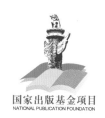

国家出版基金项目
NATIONAL PUBLICATION FOUNDATION

"十三五"国家重点出版物出版规划项目

结构性心脏病心导管介入治疗

Transcatheter Interventional Therapeutics for Structural Heart Disease

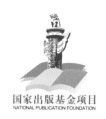

"十三五"国家重点出版物出版规划项目

结构性心脏病心导管介入治疗

Transcatheter Interventional Therapeutics for Structural Heart Disease

主　编　朱鲜阳　韩雅玲

北京大学医学出版社

JIEGOUXING XINZANGBING XINDAOGUAN JIERU ZHILIAO
图书在版编目（CIP）数据

结构性心脏病心导管介入治疗 / 朱鲜阳，韩雅玲主
编 . —北京：北京大学医学出版社，2019.6
ISBN 978-7-5659-2050-9

Ⅰ . ①结⋯　Ⅱ . ①朱⋯ ②韩⋯　Ⅲ . ①心导管插入－
介入性治疗　Ⅳ . ① R540.4

中国版本图书馆 CIP 数据核字（2019）第 181465 号

结构性心脏病心导管介入治疗

主　　编：朱鲜阳　韩雅玲
出版发行：北京大学医学出版社（电话：010-82802495）
地　　址：（100191）北京市海淀区学院路 38 号　北京大学医学部院内
电　　话：发行部 010-82802230；图书邮购 010-82802495
网　　址：http://www.pumpress.com.cn
E - m a i l：booksale@bjmu.edu.cn
印　　刷：北京信彩瑞禾印刷厂
经　　销：新华书店
责任编辑：高　瑾　责任校对：靳新强　责任印制：李　啸
开　　本：889 mm×1194 mm　1/16　印张：41.25　字数：1244 千字
版　　次：2019 年 6 月第 1 版　2019 年 6 月第 1 次印刷
书　　号：ISBN 978-7-5659-2050-9
定　　价：335.00 元

朱鲜阳简介

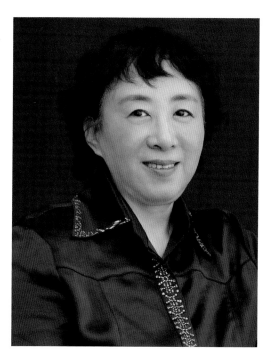

　　主任医师、教授、医学硕士、博士研究生导师。现任北部战区总医院全军心血管病研究所副所长、先心病内科主任。兼任中国医师协会心血管内科分会常委，结构性心脏病工作委员会副主任委员，中国研究型医院学会心血管影像专业委员会副主任委员，全军心血管介入委员会先心与瓣膜病组组长，中华医学会辽宁省心血管内科分会、中国医师协会沈阳市心血管内科分会、中国老年保健医学研究会心脏学会常委。《中华心血管病杂志》《中国介入心脏病学杂志》《中国心血管病研究杂志》等10余家杂志编委。享受国务院政府特殊津贴和军队优秀专业技术人才一类岗位津贴。主要从事先天性心脏病、心脏瓣膜疾病、肺动脉高压的诊断和治疗，已开展先天性心脏病和心脏瓣膜疾病介入治疗1.5万余例，成功率达到98.5%。发表学术论文156篇，主编专著9本，参编专著36本。获国家、军队和辽宁省科技成果二等奖7项，完成国家、军队和省科研课题5项，荣立三等功2次。

韩雅玲院士简介

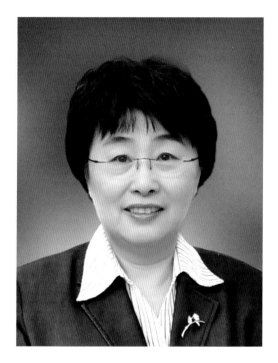

中国工程院院士，主任医师，教授，医学博士，博士研究生导师，现任北部战区总医院全军心血管病研究所所长、心血管内科主任，全军心血管病急重症救治重点实验室主任。为中华医学会心血管病学分会主任委员、中国医师协会心内科医师分会会长、《中华心血管病杂志》总编辑、全军医学科技委员会常委及内科学领域委员会副主任委员、辽宁省医学会心血管病学分会主任委员。

从事复杂危重冠心病的临床、教学与研究工作40余年。在复杂冠状动脉病变介入治疗、急性心肌梗死救治及个体化抗血栓治疗等方面完成了大量开创性工作，显著降低了危重冠心病的病死率，为提高我国危重复杂冠心病救治水平做出了重要贡献。

承担国家自然科学重点基金、国家重大新药创制创新研究开发技术平台建设课题、国家"十二五"科技支撑计划项目、国家"十三五"慢病重点专项等30余项科研课题。以第一完成人获得国家科技进步二等奖2项、何梁何利基金科学与技术进步奖1项、军队科技进步及医疗成果一等奖3项、辽宁省科技进步一等奖2项。发表论文900余篇，其中SCI论著200余篇，主编出版专著25部，主持发表心血管疾病诊治相关指南、共识及专家建议13项。享受政府特殊津贴，曾获得全国优秀科技工作者、中国发明创业奖特等奖、白求恩式好医生等荣誉称号。

编者名单

主　　编　朱鲜阳　韩雅玲

副主编　秦永文　张玉顺　宋治远　王琦光

编　　委（按姓名汉语拼音排序）

白　元（中国人民解放军海军军医大学附属长海医院）

陈　茂（四川大学华西医院）

付万林（中国人民解放军北部战区总医院）

高　伟（上海交通大学医学院附属上海儿童医学中心）

高晓明（中国人民解放军北部战区总医院）

韩雅玲（中国人民解放军北部战区总医院）

何　璐（西安交通大学附属第一医院）

胡　琼（武汉亚洲心脏病医院）

胡海波（中国医学科学院阜外医院）

黄连军（首都医科大学附属安贞医院）

蒋　鑫（中国医学科学院阜外医院）

蒋世良（中国医学科学院阜外医院）

荆全民（中国人民解放军北部战区总医院）

荆志成（中国医学科学院阜外医院）

孔祥清（南京医科大学第一附属医院）

李　奋（上海交通大学医学院附属上海儿童医学中心）

李　勇（南京医科大学第一附属医院）

李艳杰（上海交通大学医学院附属胸科医院）

刘先宝（浙江大学医学院附属第二医院）

刘晓江（中国人民解放军北部战区总医院）

吕　欣（中国人民解放军北部战区总医院）

欧袁伟翔（四川大学华西医院）

潘　欣（上海交通大学医学院附属胸科医院）

潘文治（上海复旦大学附属中山医院）

秦永文（中国人民解放军海军军医大学附属长海医院）

宋治远（中国人民解放军陆军军医大学附属西南医院）

万　珂（四川大学华西医院）

王　斌（中国人民解放军北部战区总医院）

王　耿（中国人民解放军北部战区总医院）

王　焱（厦门大学附属心血管病医院）

王慧深（广州中山大学附属第一医院）

王建安（浙江大学医学院附属第二医院）

王琦光（中国人民解放军北部战区总医院）

王祖禄（中国人民解放军北部战区总医院）

肖家旺（中国人民解放军北部战区总医院）

徐　凯（中国人民解放军北部战区总医院）

徐　亮（中国医学科学院阜外医院）

徐仲英（中国医学科学院阜外医院）

许旭东（中国人民解放军海军军医大学附属长海医院）

闫朝武（中国医学科学院阜外医院）

姚　青（中国人民解放军陆军军医大学附属西南医院）

曾　智（四川大学华西医院）

张　军（中国人民解放军空军军医大学附属西京医院）

张曹进（广东省人民医院）

张端珍（中国人民解放军北部战区总医院）

张刚成（武汉亚洲心脏病医院）

张戈军（中国医学科学院阜外医院）

张瑞岩（上海交通大学医学院附属瑞金医院）

张铁铮（中国人民解放军北部战区总医院）

张玉顺（西安交通大学附属第一医院）

张智伟（广东省人民医院）

赵世华（中国医学科学院阜外医院）

赵仙先（中国人民解放军海军军医大学附属长海医院）

赵振刚（四川大学华西医院）

周达新（上海复旦大学附属中山医院）

朱　玲（广州中山大学附属第一医院）

朱鲜阳（中国人民解放军北部战区总医院）

朱永胜（南方医科大学深圳医院）

朱政斌（上海交通大学医学院附属瑞金医院）

前　言

　　结构性心脏病这一概念的提出是近十余年之事，但一经提出便立即获得广泛认同与接受，它并非指某个单一疾病，而是众多疾病的统称。具体而言，结构性心脏病囊括除冠心病、高血压和心律失常之外所有存在心脏和近心端大血管解剖结构改变的心血管疾病，故先天性心脏病、心脏瓣膜疾病、心肌病和心包疾病均在其列。之所以提出此概念，是因为上述疾病具有如下特点：均以心脏结构改变为首要表现，继而引起血流动力学和心脏功能改变；所诱发的并发症，如心律失常和血栓形成等，无论其发病机制或处理方式，均与其他疾病不同；既往均需外科手术方可治愈。

　　结构性心脏病介入治疗的兴起与突飞猛进的发展是近年来心血管疾病治疗领域的最大亮点，而且这种高速发展仍将继续，甚至有人认为，下一个 10 年乃是结构性心脏病介入治疗的 10 年。时至今日，结构性心脏病介入治疗技术有些已经成熟并获得全面推广，如先天性心脏病介入治疗；有的则方兴未艾，如经导管瓣膜置换术和左心耳封堵术等，许多新型器材和各种改良型器材仍在不断创新研发之中。

　　如何尽快成为一名出色的结构性心脏病介入治疗专家？无外乎三个字：一是"练"，即实地操作，但各种结构性心脏病患病率均远低于冠心病，而且不同疾病、不同器材操作方法均不一样，因此，培养一名熟练的结构性心脏病介入专家需历时 8～10 年之久，才能经多见广、蓄积深厚、驾轻就熟、得心应手；二是"悟"，即通过观摩他人操作而掌握其精髓，去其糟粕，但这必须在介入治疗数量可观的结构性心脏病中心方可实现；其三则是"学"，即从书本系统学习介入操作原理，

了解操作程序，掌握操作要领，最终消化成自己的东西。

　　纵观当下，虽有诸多结构性心脏病介入治疗专著，但重点方向并不一致，有的以较为成熟的先天性心脏病介入治疗为主，有的以治疗效果和进展为主，而具体操作较为简略，有的则以并发症防治为主，真正能作为结构性心脏病介入操作台旁参考工具书的少而又少。有鉴于此，今特邀全国著名结构性心脏病介入治疗专家撰写此书，每位专家所撰写章节皆为其最擅长领域，最终目的，乃是希望本著作既能成为结构性心脏病介入治疗初学者的教科书，又能成为操作熟练者的操作台旁参考书。出于此目的，本著作重点阐述各种结构性心脏病的适应证选择，介入治疗操作过程，特殊病变的操作方式与器材选择，规范化操作方法以预防并发症发生，以及并发症发生后的处理，同时尽量多用实际图像予以详尽描述，使读者具有更为直观的印象。某些病种的介入治疗，目前上市器材较少，不少新型器材尚在研究之中，或者仍在改良之中，则只能以其代表性器材为例阐述其操作过程与操作要点。

　　介入操作看似少数几个人的操作，实则为团队艺术，没有团队的通力合作，介入操作也就难以实施，尤其是影像学，乃介入操作基础，操作后护理也是重要一环，因此，本著作对结构性心脏病相关影像学知识和术后护理也进行了简要介绍。

　　最后，对参与撰写本著作的每位专家表示衷心的感谢，感谢他们在百忙之中撰写本书，感谢他们和他们的家人为此付出的心血和时间，也感谢他们将自己的经验和见解无私奉献给大家。如

果读者能从本书中获得些许受益，则倍感欣慰。

由于结构性心脏病内容庞杂，不同病种操作方式不一，同一疾病不同器材操作方式也不同，更兼新技术、新器材和新操作方式不断问世，纰漏之处在所难免，如有不妥之处，还望大家不吝斧正。

2019 年 6 月

目 录

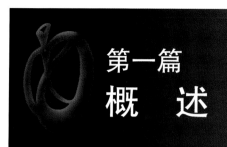

1 结构性心脏病介入治疗的现状与发展

（韩雅玲　朱鲜阳）

一、概述

结构性心脏病（structural heart disease）是近年来在心血管领域中涌现出来的一个新型亚专业，系指以心脏和大血管解剖结构为原发改变的一大类疾病，囊括先天性心脏病、心脏瓣膜疾病、心肌病和心包病变等诸多疾病[1-2]。随着先天性心脏缺损封堵术、经导管瓣膜修复术、经导管瓣膜置换术等诸多新型导管技术的问世，将结构性心脏病从其他心血管疾病中分离出来独立阐述显得愈发重要，因此，2006年美国经导管心血管治疗（Transcatheter Cardiovascular Treatment，TCT）学术会议，正式提出结构性心脏病这一概念后立即获得举世认可，也成为心脏病介入治疗领域的里程碑事件[3]。

结构性心脏病介入治疗经历了漫长的探索过程，在过去20年，以心导管为基础的介入治疗迅速发展，结构性心脏病成为当今心脏病介入治疗领域中的亮点。目前，大多数解剖结构适合的先天性心脏病可通过介入治疗达到治愈，内外科联合镶嵌手术以及经皮瓣膜成形与植入术的临床应用，则进一步改变了结构性心脏病的传统治疗模式，扩大了结构性心脏病的治疗范围。自2000年以来，各种介入治疗新技术爆发式涌现，经导管主动脉瓣植入术、经导管肺动脉瓣植入术、经导管三尖瓣植入术、经皮左心耳封堵术、经皮二尖瓣关闭不全修复术等新兴技术问世。这些新技术的创新性应用以及术前和术中影像学技术的显著进步，均极大地推动了这一新领域的发展。

二、先天性心脏病介入治疗的发展与现状

先天性心脏病是先天性畸形最常见的一种，定义为出生时就已存在的心脏循环结构或功能的异常，通常是胎儿时期以血管发育异常或发育障碍以及出生后应当退化的组织或结构未能退化（部分停顿）所致，由于解剖学异常导致血流动力学改变又显著影响了循环系统其他部分的结构和功能形成。常见的先天性心脏病包括左、右心腔之间的异常通道，如房间隔缺损、室间隔缺损和动脉导管未闭，心脏正常通路的梗阻（瓣膜、心室流入道或流出道梗阻），心脏结构发育不良或缺如，心脏与肺循环连接异常，心脏与体循环连接异常等。根据流行病学调查提示，先天性心脏病的发生率占全部活产婴儿的6‰～10‰[4]，国内每年估计有（12～15）万先天性心脏病婴儿出生。2012年国家卫生和计划生育委员会（现卫健委）发布的《中国出生缺陷防治报道》指出，2000年至2011年围产期先天性心脏病发生率呈上升趋势，2011年为2000年的3.56倍，其中城市

为 2000 年的 4.41 倍，农村为 2.97 倍[5]。先天性心脏病的治疗方法主要有外科手术和介入治疗，大多数患者可以治愈。介入治疗可分为两大类：①封堵术类，包括房间隔缺损封堵术、室间隔缺损封堵术、动脉导管未闭封堵术、冠状动脉瘘封堵术、肺动静脉瘘封堵术、外科修补术后残余漏封堵术、瓣膜替换术后瓣周漏封堵术、复杂先天性心脏病侧支血管封堵术等。②扩张术类，包括球囊房间隔造口术、球囊瓣膜成形术及血管成形术等。据不完全统计，每年我国先天性心脏病总手术量达 10 万余例，其中介入治疗约 3 万例，外科手术约 7 万例（复杂先天性心脏病外科手术约 4000 例），能够治疗的先天性心脏病患者为每年新增病例的 70%。

1966 年 Rashkind 和 Miller 采用球囊导管房间隔造口术治疗完全性大动脉转位，标志着介入治疗开始进入先天性心脏病领域，1967 年 Porstmann 经导管应用泡沫塑料塞成功封堵动脉导管未闭，则开启先天性心脏病封堵治疗的先河[6]。20 世纪90 年代 Amplatzer 系列封堵器问世后，因其设计简单，操作简便，成功率高，安全性良好等特点，成为先天性心脏病介入治疗的主要器械，为先天性心脏病介入治疗注入巨大活力。自 2001 年末，秦永文教授等一批国内专家，开始自主研发各种介入治疗封堵器，由于其价格低廉，迅速得到推广，使我国在先天性心脏病介入治疗领域的病种和数量均达到了国际领先水平，尤其是室间隔缺损的介入治疗，国产封堵器术后完全性房室传导阻滞发生率显著减少。至今国产室间隔缺损封堵器治疗膜周部室间隔缺损的病例数达近 5 万余例，

并发症发生率既低于进口室间隔缺损封堵器，同时也低于外科手术。相比之下，美国 AGA 公司生产的室间隔缺损封堵器因在临床应用中发生房室传导阻滞比例较高（需要安置人工心脏起搏器的完全性房室传导阻滞发生率高达 3.8%），并且有一些患者在术后 1 年发生房室传导阻滞，导致至今尚未通过美国食品药品监督管理局（Food and Drug Administration，FDA）的批准应用[7]。

随着介入治疗技术不断提高和介入器械的不断改进，近 10 年来我国先天性心脏病介入治疗的病例数呈逐年上升的趋势（图 1-1），从 2009 年的 16 980 例增加至 2017 年的 32 126 例，几乎翻了一番[8]。根据国家卫健委先天性心脏病介入治疗信息网络直报系统统计，目前我国共有近 400 所医院开展了先天性心脏病介入治疗，县级医院有 3 所，从事先天性心脏病介入治疗的医师共计 600 余名。2017 年我国大陆医院先天性心脏病介入治疗总例数为 28 453例，成功率为 98.5%，总并发症发生率为 0.7%。2017年主要先天性心脏病介入治疗例数排名前五位分别为房间隔缺损封堵术、动脉导管未闭封堵术、室间隔缺损封堵术、卵圆孔未闭封堵术和经皮球囊肺动脉瓣扩张术。其中，卵圆孔未闭封堵术较 2016 年有大幅度提升，增长幅度为 47.8%。2017 年与 2016 年对比，在患者年龄与介入治疗成功率、操作失败率、并发症发生情况等方面变化幅度小，表明先天性心脏病介入治疗技术的发展已进入稳定阶段。

常规先天性心脏病的介入治疗手段虽已趋向成熟，但结构性心脏病影像学技术、介入器材和操作技术仍日新月异，可降解封堵器、经皮单纯

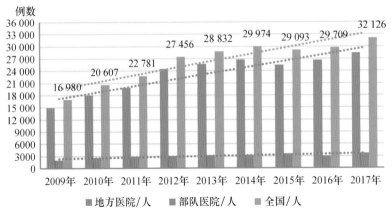

图 1-1　2009—2017 年中国先天性心脏病介入治疗状况，包含地方医院和部队医院

心脏超声引导下介入、3D打印技术指导、胎儿先天性心脏病、内外科联合的"镶嵌治疗"等先天性心脏病介入治疗俨然已成为研究的热点。

（一）新型封堵材料的临床应用

近几十年来，封堵器经历了各种各样的变化，从不锈钢到钴基合金，再到镍钛合金，但主要材料还是金属合金封堵器，目前临床上广泛应用的封堵器仍然是镍钛合金材料。镍钛合金除了具有超弹性及形状记忆功能外，还具有良好的生物组织相容性、抗腐蚀性和抗毒性。具有代表性的Amplatzer间隔封堵器于2001年12月被美国FDA批准应用于临床。目前市场上镍钛合金封堵器还有Helex封堵器、Occlutech™封堵器、Starflex CardioSEAL、PFM Nit-Occlud™、Cardia Ultrasept（formerly Atriasept）、Cocoon™封堵器以及国产封堵器等[9-13]，均各有特点。

尽管镍钛合金封堵器已普遍应用于临床，封堵效果好，但是有学者提出，作为主要制造材料的镍钛合金中镍含量较高，血液中镍浓度过高有无危害目前尚无法得知。为防止因镍大量释放入人体而出现尚不为人知的潜在危害，2010年深圳先健科技公司研发了生物陶瓷镀膜封堵器Cera™，并开始应用于临床。此类型封堵器主要是在传统的镍钛合金封堵器设计的基础上，利用等离子体辅助沉积技术，在真空条件下于镍钛合金表面形成一层陶瓷层，使金属钛镀层与碳、氮、氧等化合而转化为生物涂层，从而减少镍离子释放、提高耐腐蚀性，故其组织相容性更好[14]。国内多项比较生物陶瓷膜封堵器与普通镍钛合金封堵器的封堵效果及生物相容性研究显示，前者的生物相容性明显优于后者，而封堵效果无明显差异。因该封堵器临床应用时间较短，其优势和本身相关缺点尚待进一步的临床验证[15]。

以上封堵材料均为金属制品，在机体内不可降解，并且与人体直接接触后可能会激活机体凝血因子活化、促进炎症因子释放。由于传统封堵器植入后将终身存在于患者体内，其远期并发症、对心脏顺应性的影响等均难以完全避免。为了解决传统封堵器的缺点，新材质封堵器的研发一直在进行，目前生物可降解封堵器也成为新型封堵器的

积极研发方向。封堵材料也经历了不可降解—部分可降解—完全可降解的发展模式。理想的生物可降解材料须具备良好的生物相容性、足够的机械支撑力、完美的顺应性和形状记忆能力、适宜的降解时间、较好的示踪性能。生物可降解封堵器是由一种可代替聚酯纤维的降解材料，通过生物工程技术形成的高纯度的无细胞基质型胶原蛋白[16]。此种封堵器植入体内后会按照一定规律发生水解、降解，最终分解成生物体可以吸收的小分子，此封堵器会诱导生物体特定细胞的生长，最终演变为生物体的自身组织。理想的完全生物可降解封堵器无需在体内永久停留，当缺损被自身结缔组织和内皮细胞牢固覆盖时，封堵器完全被机体吸收，致使缺损最终由自身组织修复。

已知的生物可降解封堵器多为房间隔缺损封堵器，动脉导管未闭封堵器和室间隔缺损封堵器的研制较少且进展较慢。理论上此种封堵器对于减少远期并发症、改善患者预后均会有良好表现。但此类型封堵器仍在动物和临床试验阶段，能否最终适用于人体仍有许多问题需要解决。BioSTAR封堵器是第一个完成临床试验的部分可降解封堵器，并得到欧盟认证进入了临床应用阶段。它由美国马萨诸塞州波士顿的NMT医疗中心研制，主要用胶原膜替代了聚酯纤维来制作封堵器的薄膜。整个封堵器框架由无磁镍钴铬钼合金和传统CardioSEAL封堵器组成，利用4根金属合金丝支撑起伞片[17]。BEST临床试验显示了BioSTAR封堵器高效、完整封堵房间隔缺损及卵圆孔未闭的效果。Hoehn等在9例先天性心脏病患者身上进行了BioSTAR封堵器的第一次临床研究，证实该封堵器在中小型缺损的封堵治疗中安全、有效，并发现BioSTAR封堵器对保持房间隔缺损合并房间隔膨出瘤患者的房间隔稳定性方面更具有优势[18]。Baspinar等进一步进行了在33例房间隔缺损患者体内植入BioSTAR封堵器的随访研究，证明BioSTAR封堵器在小于18mm的中央型房间隔缺损的介入治疗中具有安全性和有效性[19]。基于此，目前BioSTAR封堵器仅用于封堵18mm以内中央型小缺损，因此，患者的筛选和选择合适大小的缺损是保证封堵器植入成功与安

全的必要条件。BioSTAR 封堵器临床研究的成功与发展，标志着从合金封堵器向可降解封堵器的巨大进步。但是封堵器中仍存在部分金属骨架，因此不能算是真正意义上的完全可降解封堵器。

2018 年 2 月 2 日中国医学科学院阜外医院成功完成了全球首例"完全可降解室间隔缺损封堵器"植入术，手术在心脏不停跳的情况下，全程采用超声引导，通过仅拇指大小的切口，成功植入完全可降解室间隔缺损封堵器，同年 5 月广东省人民医院经导管植入生物可降解房间隔缺损封堵器获得成功，标志着中国在完全可降解封堵器领域取得突破性进展[20-21]。该类封堵器选用生物相容性良好的完全可降解材料，并通过了严格的动物实验及国家权威部门检测，生物安全性已得到临床认可。3～6 个月内质量几乎不变，保证了足够的支撑性能，6～12 个月降解明显，2～3 年降解完全，与传统封堵器相比，完全可降解封堵器植入人体心脏后可逐渐被自身组织所替代，在完全覆盖缺损的同时，实现了体内无异物残留，杜绝了远期并发症。新型完全可降解封堵器的临床应用，对先天性心脏病介入治疗技术的发展具有重要的意义。

然而，关于生物可吸收封堵器仍有亟待解决的问题，临床大规模推广仍需要更多、更大规模的循证证据：①如何选择可降解高分子材料？封堵器如何固定成型？如何调节使其达到可以替代金属的机械强度？②对完全可吸收封堵器应用于人体后的降解速率、框架支撑维持的时间及其他必要数据尚不十分明确；③对较大缺损的封堵器研究尚不足；④多数生物可降解封堵器应用仍存在多种并发症风险，即使进入临床研究阶段也应在经过严格选择的研究中心进行。

（二）经导管卵圆孔未闭封堵术

长期以来人们认为卵圆孔未闭（patent foramen ovale，PFO）不会造成临床后果。1988 年 Lechat 等首先报道了 PFO 与隐源性卒中（cryptogenic stroke）的病例对照研究，＜55 岁脑卒中患者中，原因明确者 PFO 的发生率为 21%，不明原因且没有危险因素者中 PFO 的发生率高达 54%，对照组为 10%。一项 meta 分析总结了 1988—2008 年的 29

项队列研究，其中 27 项显示 PFO 与隐源性卒中有明显相关性，隐源性卒中患者 PFO 发生率是已知原因脑卒中的 3.32 倍[22]。

2016 年前完成的 3 项 PFO 封堵与药物治疗的随机对照研究，包括 CLOSURE Ⅰ试验、PC 试验和 RESPECT 试验并未显示在预防不明原因脑卒中方面封堵 PFO 优于药物治疗[23-25]。2015 年 Brauser 等在美国 TCT 会议上公布了 RESPECT 研究长期随访的结果，中位随访时间长达 5.9 年，PFO 封堵治疗组的脑卒中复发率显著低于药物治疗组。封堵组中脑栓塞的发生率较药物治疗组降低约 3.5 倍。长期应用 Amplatzer PFO 封堵器，无 1 例发生与封堵器相关的血栓、移位及侵蚀。主要血管并发症发生率 0.9%，封堵器植入并发症发生率 0.4%，提示 PFO 封堵术安全性高。预防隐源性卒中复发，封堵 PFO 优于药物治疗，在并发房间隔膨出瘤或大量分流的人群中，PFO 封堵治疗的获益更加明显[26]。该研究结果发表在 2017 年新英格兰医学杂志上，提出使用效果最佳、并发症少的 Amplatzer PFO 封堵器进行 PFO 介入治疗，可使 PFO 合并隐源性卒中患者的脑血管事件复发风险显著降低。美国 FDA 于 2016 年 10 月 27 日批准了 Amplatzer PFO 封堵器用于临床。此后，一系列的临床研究进一步证实 PFO 封堵术可以降低＜60 岁隐源性卒中患者的复发风险。我国学者敏锐地发现 PFO 与隐源性卒中的关系，通过堵闭异常的卵圆孔，可以显著地降低卒中复发的风险，根据最新国内外研究进展，结合国内经验，于 2015 年率先提出了"卵圆孔未闭处理策略中国专家建议"[27]；并在此基础上，又于 2017 年提出了"卵圆孔未闭预防性封堵术中国专家共识"[28]，推进了 PFO 的封堵术在临床上的规范化应用，加速了我国预防脑卒中进程，为显著降低隐源性卒中的致残致死率做出了贡献。

2018 年 ACC 最新公布了来自韩国的一项多中心、随机、开放标签的 DEFENSE-PFO 研究结果[29]，纳入高危 PFO 隐源性脑卒中患者 120 例，按照 1∶1 的比例分别接受经导管 PFO 封堵联合药物治疗或单纯药物治疗[30]。高危 PFO 包括：合并房间隔膨出瘤（房间隔膨出至少 15 mm），或者房间隔摆动幅度过大（≥10 mm），或 PFO 直径

≥ 2 mm。主要终点是 2 年随访期间出现卒中、血管源性死亡或心肌梗死溶栓定义下的大出血。次要终点包括无症状的缺血性脑卒中。PFO 封堵联合药物治疗组随访期间没有终点事件发生，而单纯药物治疗组有 6 例发生了终点事件（2 年事件率 12.9%；95 CI% 3.2 ～ 22.6），Kaplan-Meier 曲线显示两组间有显著差异（log-rank $P = 0.013$）。该研究表明，PFO 隐源性脑卒中患者接受封堵治疗的获益情况与经食管超声心动图（TEE）评估的 PFO 及邻近房间隔的形态特征相关。高危 PFO 隐源性卒中患者，PFO 封堵联合药物治疗的主要终点事件发生率和脑卒中复发率均低于单纯药物治疗，为 PFO 封堵术预防卒中复发又添力证。

（三）单纯超声心动图引导下经皮先天性心脏病介入治疗

基于超声心动图在先天性心脏病介入治疗中的重要作用，中国医学科学院阜外医院在不断探索和改进后，开展了单纯超声引导下经皮介入治疗单纯先天性心脏病（包括房间隔缺损、室间隔缺损、动脉导管未闭、肺动脉瓣狭窄等）技术[30-32]。此技术采用超声引导，完全不使用放射线及造影剂，保护患者和医护人员免受放射线的影响，且充分发挥了超声实时、动态、图像直观的优点，术中无需使用放射线及造影剂，可以有效保护患者及医护人员；术中无需身着铅衣等放射线防护设备，大大降低医护人员的劳动强度；该技术无需大型昂贵的造影设备，医院投入费用相对较少。单纯超声引导下经皮先天性心脏病介入治疗具有一定的优势，但是它也存在一定的问题，要求高超的超声影像技术和熟练的操作方法，培训时间长，很难在各级医院进行复制，尚不能在临床中广泛应用。相信经过操作技术的不断改进，在制定严格的手术指征、成熟的操作规范并严格培训医护人员后，该技术将会具有一定的临床应用前景。

（四）3D 打印技术指导下先天性心脏病的介入治疗

3D 打印技术在先天性心脏病的介入治疗方面

前景无限，国内外已陆续有 3D 打印技术指导先天性心脏病介入诊疗的报道。该技术通过对 CT、磁共振和超声心动图等图像资料进行重建处理，构造出心脏三维模型，能够切换不同的视角，从而直观地展现出畸形解剖部位及心脏空间结构，有助于术前诊断、手术评估及手术方案制订。医生通过研究患者的心脏模型，分析病情，评估手术风险，制订可靠的手术方案，选择合适的封堵器，甚至对复杂手术进行体外模拟，从而提高手术的成功率。国外有学者报道在 3D 打印技术指导下，应用主动脉覆膜支架成功为合并右肺静脉异位引流的上腔型房间隔缺损患者进行介入治疗，改变了该疾病必须外科手术修复的传统观念[33-34]。而对于缺损边缘短小的房间隔缺损病例，在 3D 打印模型上进行封堵测试可以筛选合适病例，使更多可能的患者获益于微创治疗。中国医学科学院阜外医院率先应用 3D 打印技术，采用动脉导管未闭封堵器成功进行下腔型房间隔缺损封堵术，使得患者免于外科开胸手术，远期预后良好[35-36]。我中心也成功地对 2 例下腔型房间隔缺损进行封堵，其中 1 例为外科修补术后残余漏，避免二次开胸手术的巨大风险。因此，3D 打印技术在心血管疾病的诊治中发挥了独特的作用，但也有自身的不足，需要改进。首先，模型精细程度有待加强。目前，3D 建模数据来源于临床的超声、CT、磁共振成像检查，然而这些检查都存在各自的局限性。其次，3D 打印技术材料昂贵，且构建过程繁琐，难以普及。随着科技的不断进步与材料的不断更新，相信 3D 打印技术将会成为先天性心脏病介入治疗的重要辅助手段[37]。

（五）胎儿先天性心脏病介入治疗

随着医学影像技术的发展和操作技术的成熟，胎儿介入心脏病学已成为介入心脏病学中又一个迅速发展的分支。国际上胎儿先天性心脏病的干预方法主要有三类：产前胎儿心脏介入术、宫内介入治疗、胎儿体外循环手术。前两类均有临床报道，第三类全球未有成功案例，仅有动物实验报道。临床应用比较成熟的只有宫内先天性心脏病介入治疗。自从 1991 年美国 Allan 和 Tynan 医生团队报道了第一例成功进行宫内经导管胎儿球囊主动脉瓣扩张术，至今已相继报道超过 200 例的临床病例[38]。由于报道的病例少，这些病例的诊断、治疗和随访资料非常珍贵，因此相关研究者建立了国际胎儿心脏介入注册数据库。21 世纪初期，美国波士顿儿童医院 Tworetzk 医生团队为胎儿介入心脏病学领域的发展做出巨大的贡献，积累了大量病例资料，证实胎儿心脏介入具有可行性[39]。

胎儿心脏介入治疗尚缺乏适应证，但就其临床应用而言，主要围绕左心发育不良综合征防治。其主要操作技术有球囊主动脉瓣狭窄扩张术和球囊房间隔造口术，前者主要用于防止左心发育不良综合征形成和进展，后者则主要用于改善房间隔完整或者有限制性房间隔缺损的左心发育不良综合征胎儿的远期存活率。2002 年奥地利林茨儿童心脏中心进行了首例宫内胎儿肺动脉闭锁 / 重度肺动脉瓣狭窄球囊扩张术，进一步拓宽了胎儿心脏介入的适用范围[40]。目前胎儿心脏介入治疗技术主要包括：胎儿主动脉瓣成形术、胎儿肺动脉瓣成形术、胎儿房间隔成形术。

1. 胎儿球囊主动脉瓣扩张术

对于严重主动脉瓣狭窄合并进展性左心发育不良综合征的胎儿，主动脉瓣成形术后双心室循环的比例增加。目前，胎儿心脏介入治疗国际数据库登记已有 18 个中心，共计 370 例病例，技术成功的主动脉瓣成形术后双心室循环率为 31%，占活产儿的 43%。主动脉瓣成形术并非根治手术，所有病例出生后都仍需要至少 1 次以上的手术治疗，最终达到双心室的生理循环[41-42]。至今尚缺乏主动脉瓣成形术长期的随访结果，预后不清楚。精确选择手术病例和时机是主动脉瓣成形术后双心室循环的关键。在美国波士顿儿童医院的临床资料中，共有 88 例左心发育不良综合征胎儿实施球囊主动脉瓣成形术，与未实施手术的胎儿相比，成功实施球囊主动脉瓣扩张术的胎儿主动脉及二尖瓣生长发育得到明显改善，左心室血流动力学指标向良性方向改变。在该组研究资料中，患病胎儿出生以后 30%一期手术建立了双心室循环，8% 在一期姑息后二期手术建立双心室循环，其余患儿的主动脉瓣、二

尖瓣及左心室情况较对照组也有不同程度改善[43]。

2. 胎儿房间隔成形术

该手术在技术上可行，治疗左心发育不良综合征操作相关死亡率低，但是手术时机存在争议，需权衡胎儿死亡、早产与长期左心房高压所致肺部疾病的风险进行综合考虑。随着治疗手段的进步，患左心发育不良综合征的胎儿及新生儿的预后不断改善，但伴有限制性房间通道的左心发育不良综合征胎儿的死亡率仍很高，尽早解决左心房高压及限制性房间通道才能促进肺动脉系统正常发育，因而需要更为精细的器械、更加成熟的技术、更早期（妊娠早-中期）实施胎儿介入手术并保证足够的房间交通，才能真正改善预后。

3. 胎儿肺动脉瓣成形术

室间隔完整的肺动脉瓣闭锁和重度肺动脉瓣狭窄的特点为肺动脉瓣膜性狭窄或闭锁，伴有不同程度的右心室和三尖瓣发育不良，少数伴有冠状动脉畸形。重度肺动脉瓣狭窄可进展为肺动脉瓣闭锁，使右心室及三尖瓣的发育在中晚孕期逐渐恶化，导致出生后无法进行双心室矫治，预后不良。严重的三尖瓣反流，可能导致宫内胎儿心力衰竭、水肿、自发性流产或胎儿死亡。对于进展型右心室发育不良的室间隔完整型肺动脉闭锁胎儿，胎儿期介入治疗能够促进右心生长发育，增加出生后建立双心室循环的机会。研究表明，胎儿三尖瓣 Z 值≤－3 分，出生后双心室修补可能性小，因此需要提前于宫内进行有效的干预。2002 年至今，美国波士顿儿童医院实施了 11 例伴进展型右心室发育不良的室间隔完整的肺动脉闭锁胎儿（孕 21 ~ 28 周）的球囊肺动脉瓣扩张术，最初 4 例扩张术失败，胎儿死亡。随后 7 例顺利实施介入治疗，出生后均建立了双心室循环，相比于未接受治疗干预的室间隔完整的肺动脉闭锁的对照患儿，手术成功的 7 例胎儿在三尖瓣环、右心室和肺动脉瓣环等方面的生长发育情况均有明显改善[44]。另一项研究报道了 13 例宫内球囊肺动脉成形术，12 例手术取得技术成功，仅 1 例室间隔完整的肺动脉闭锁患儿手术失败。虽然手术成功的患儿出生后仍需要及时地接受肺动脉扩张治疗，但是双心室循环的建立和预后有了较大

程度的改善，孕妇的不良反应也非常少见，证实了孕期行宫内球囊肺动脉成形术的可行性和有效性[45]。广东省人民医院在国内率先成功开展了首例胎儿心脏病宫内介入治疗手术（目前已成功完成 5 例），不仅填补了我国胎儿心脏病宫内介入治疗的空白，也开创了我国胎儿严重先天性心脏病治疗新的历程。总之，孕期宫内心脏介入治疗技术可行，成功地打开闭锁的肺动脉瓣有助于宫内胎儿的右心室、三尖瓣和肺动脉瓣等继续发育，提高出生后建立双心室循环的可能性。

（六）内外科联合的"镶嵌治疗"

内外科联合的"镶嵌治疗"为复杂先天性心脏病开辟了新的治疗方向。采取介入和传统外科治疗手段，使难治或过去不可治的复杂先天性心脏病成为可治疾病，以最大限度提高治疗效果、减少手术并发症、降低手术死亡率，拓宽了心血管疾病的治疗指征。已开展的"镶嵌治疗"主要有：经导管血管栓塞术，如体肺侧支血管栓塞治疗法洛四联症及肺动脉闭锁外科术前体肺侧支血管栓塞；经皮血管球囊成形和支架植入术治疗主动脉缩窄、肺动脉狭窄和肺静脉狭窄；经导管瓣膜射频打孔治疗室间隔完整的肺动脉闭锁；外科术后残余梗阻与分流以及 Fontan 术后窗孔堵塞术等。这些"镶嵌治疗"方法可以在外科手术前或后进行，对于外科手术者不能达到的可视术野中血管侧支采用介入方法封堵；外科手术后残余狭窄可用球囊扩张、支架植入得到矫治；而外科术后残余分流可经导管封堵，内外科完美结合互补，避免患者再次开胸手术的风险。2005 年 4 月北部战区总医院开展国内首例射频打孔并球囊扩张术治疗室间隔完整的肺动脉闭锁获得成功[46]，此患者近期随诊已完全达到治愈标准。随着器械的小型化和专门化，复杂先天性心脏病的介入治疗将向低龄化发展，尤其是新生儿和婴幼儿，甚至是胎儿的介入治疗明显增多，使一些复杂先天性心脏病得到治愈或改善术后的长期效果。当然，镶嵌治疗的发展仍需进一步改进操作器械，需要"一站式"镶嵌手术治疗平台，相信这一技术必将成为未来结构性心脏病治疗的新模式。

近十余年来，先天性心脏病的诊治由分娩后发展至胎儿期，由儿童期过渡至成人期，由二级预防提前至孕前的一级预防，手术治疗方式由外科开胸矫治发展为微创介入，取得了前所未有的进步。我国先天性心脏病的介入治疗也逐步达到了国际先进水平，进入相对稳定状态，但是仍然缺乏统一、规范的流行病学数据库，无法准确获得中国先天性心脏病人群的发病率、诊断与治疗情况，约 30% 尚未治疗患者的资料及术后的长期随访资料等，严重影响我国先天性心脏病的发展。因此，加强先天性心脏病医师的培训，建立区域性的数据库，做好病例登记及长期随访评价，以此总结经验、提高水平，才能更好地促进我国先天性心脏病治疗的发展。

三、心脏瓣膜疾病介入治疗的发展与现状

心脏瓣膜疾病的传统治疗手段为瓣膜修复术和换瓣手术，随着传统手术风险的增加，部分患者将逐渐丧失手术机会，如何通过介入方式治疗此类患者一直困扰着介入治疗医生。1982 年日本学者 Inoue 率先开展经皮球囊二尖瓣成形术（percutaneous balloon mitral valvuloplasty），在心脏瓣膜疾病的介入治疗领域具有划时代的意义。随着操作经验的不断积累，在全世界范围内该技术逐渐成为风湿性二尖瓣狭窄的首选治疗，1989—1993 年间，全世界共完成了 26 650 例应用 Inoue 球囊的经皮球囊二尖瓣成形术。我国于 20 世纪 80 年代中期开始开展该手术，对风湿性二尖瓣狭窄的治疗达到了满意的效果，10 年生存率达 95%[47]。另一项包含 912 例具有良好成形术后即刻效果（瓣口面积 ≥ 1.5 cm²，二尖瓣反流中度以下）患者的队列研究中，平均随访时间为 12 年，20 年总的生存率为 75%，无外科手术的生存率为 46%，而无任何再次干预的生存率为 38%[48]。

老年钙化性主动脉瓣狭窄经皮球囊成形术的围术期并发症及远期效果不理想，为解决这一难题，人们开始探讨经导管带瓣膜支架植入术的可行性。1992 年 Adersen 等首次应用带瓣膜支架

成功进行动物实验研究[49]。2000年Bonhoeffer等首次于人体经导管植入肺动脉瓣治疗肺动脉瓣关闭不全获得成功，开创了经导管瓣膜置换术的先河[50]。2002年法国Cribier医生等在此基础上完成第一例经导管主动脉瓣置换术（transcatheter aorticvalve replacement，TAVR），之后该技术得到了快速发展和传播[51]。近年来，随着经皮主动脉瓣、肺动脉瓣置换术的熟练和器械的不断改进，经导管瓣膜治疗术逐步扩展至经导管二尖瓣钳夹术、经导管二尖瓣置换术以及经导管三尖瓣置换术等，使得经导管心脏瓣膜疾病介入治疗的方式更加多样化，技术也更加成熟。

（一）经导管主动脉瓣置换术

近年来，经导管主动脉瓣置换术在欧美国家迅速发展，并相继发布了经导管主动脉瓣置换术的专家共识和指南。目前全球已有1000余家医疗中心开展该项技术，超过30万例患者成功地接受了经导管主动脉瓣置换术治疗。国内经导管主动脉瓣置换术2010年起步于上海的中山医院和北京的阜外医院。2012年9月，中国医学科学院阜外医院首次使用我国启明医疗器械公司生产的国产Venus-A瓣膜，成功进行经导管主动脉瓣置换术，并启动了该瓣膜临床注册研究，标志着经导管主动脉瓣置换术瓣膜国产化时代的到来。目前，全国可行经导管主动脉瓣置换手术的中心有20个省市逾80家医院，总共完成手术2000余例，其中，经外周血管入路约1600例。国内完成的病例中，绝大多数为国产自主研制的瓣膜。Venus-A瓣膜和J-Valve（苏州杰成医疗科技公司）均已于2017年5月获得中国国家食品药品监督管理总局（China Food and Drug Administration，CFDA）批准，进入商业化市场[52]。Venus-A主要在心内科应用，而J-Valve主要在心外科应用。值得一提的是，J-Valve是国内首个具有自主知识产权经心尖途径的主动脉瓣膜系统，其最大特点是在支架外面有3个锚定脚，使得瓣膜具有自动定位的功能，不需要医生去寻找主动脉瓣环、定位瓣膜，而且该瓣膜还可用于治疗主动脉瓣反流。我国经导管主动脉瓣置换术起步较晚，缺少适合于国人的大

型临床研究，因此，为更好地推动经导管主动脉瓣置换术在我国规范、安全地开展并与国际接轨，中国医师协会心血管内科医师分会结构性心脏病专业委员会与中华医学会心血管病学分会结构性心脏病学组于2015年12月联合发布《经导管主动脉瓣置换术中国专家共识》[53]。

目前临床应用最广泛的经导管主动脉瓣置换术装置有两种类型，Edwards球囊扩张型和CoreValve自膨胀型生物瓣膜。前者以SAPIEN系列瓣膜为代表，也是最早开展大型随机对照试验的经导管主动脉瓣置换术的瓣膜，后者则以CoreValve系列瓣膜为代表，两种类型瓣膜系统的临床试验为治疗有症状的重度主动脉瓣狭窄患者贡献了大量高质量的循证证据。PARTNER研究具有里程碑式的意义，是第一个对比经导管主动脉瓣置换术与外科主动脉瓣置换术疗效的大型随机对照研究。该研究以1年全因死亡率作为主要研究终点，证实了对于外科手术高危主动脉瓣狭窄患者，经导管主动脉瓣置换术并不劣于外科开胸换瓣手术[54]。因此，2012年欧洲心脏病学会（ESC）与欧洲心胸外科协会（EACTS）颁布的心脏瓣膜疾病诊疗指南，以及2014年美国心脏协会（AHA）与美国心脏病学会（ACC）颁布的心脏瓣膜疾病诊疗指南，均对经导管主动脉瓣置换术的适应证作了如下推荐：外科手术高危的症状性重度主动脉瓣狭窄患者可行经导管主动脉瓣置换术治疗（推荐类别Ⅱa，证据等级B）；若术后症状可得到明显改善、预期寿命超过1年，外科手术禁忌的症状性重度主动脉瓣狭窄患者应行经导管主动脉瓣置换术治疗（推荐类别Ⅰ，证据等级B）[55]。CoreValve人工瓣膜的代表性临床试验，研究人群同样为外科手术高危和禁忌患者，以1年全因死亡率作为主要终点，通过对照设计证明，经导管主动脉瓣置换术在1年生存率方面优于保守治疗和外科瓣膜置换术，这是首次显示经导管主动脉瓣置换术优于外科瓣膜置换术的临床大样本证据，对临床指南的编写也具有重大意义[56]。

2016年的PARTNER Ⅱ研究作为PARTNER研究的延续，以中危重度主动脉瓣狭窄患者为

研究对象，随机分配至经导管主动脉瓣置换术组（879 例）或外科瓣膜置换术组（867 例），以 2 年全因死亡率作为主要研究终点，证实在外科手术中危人群中，经导管主动脉瓣置换术效果并不劣于外科瓣膜置换术[57]。2016 年 ACC 上公布的 PARTNER 2A 研究，也即最新一代 SAPIEN XT 瓣膜的前瞻性随机临床试验，入选了 1078 例外科手术中危患者，证实 Sapien XT 瓣膜相对于外科瓣膜置换术在死亡等主要终点事件方面相同，而卒中的风险性显著下降，不论是预后还是瓣膜功能，均优于老一代瓣膜[58]。据此，2017 年 AHA/ACC 指南新增外科手术中危的症状性重度主动脉瓣狭窄患者为经导管主动脉瓣置换术适应证（推荐类别Ⅱa，证据等级 B）[59]。2017 年 SURTAVR 大型多中心随机对照研究，探索了自膨胀型瓣膜在外科手术中危患者人群中的应用，入选外科手术中危主动脉瓣狭窄患者，随机分配至经导管主动脉瓣置换术组或外科主动脉瓣置换术组，主要终点设定在术后 2 年，结果显示经导管主动脉瓣置换术与外科瓣膜置换术组在复合终点（全因死亡、致残性卒中）事件方面无统计学差异，该结果同样证实，对于外科手术中危人群，经导管主动脉瓣置换术和外科瓣膜置换术疗效相似[60]。NOTION 研究选取了 280 例有症状的重度主动脉瓣狭窄患者（其中 81.8% 为手术低危患者），随机分配至经导管主动脉瓣置换术组（$n = 145$）

和外科瓣膜置换术组（$n = 135$），比较两组患者的 2 年全因死亡率，结果同样显示在低危患者中，经导管主动脉瓣置换术不劣于外科瓣膜置换术[61]。2018 年欧洲血运重建大会（EuroPCR）上来自丹麦的 Lars Sondergaard 教授公布了 NOTION 研究 6 年随访结果[62]。5 年临床和血流动力学结果显示，外科瓣膜置换术和经导管主动脉瓣置换术组中，全因死亡、卒中及急性心肌梗死的发生率相似。与外科瓣膜置换术组比较，经导管主动脉瓣置换术组的血流动力学结果保持了一贯的优势。6 年随访结果显示，与外科瓣膜置换术组比较，经导管主动脉瓣置换术组全因死亡率略高（42.5% vs. 37.7%，$P = 0.58$），但无统计学差异。对于主动脉瓣瓣口面积及跨瓣压差等指标，经导管主动脉瓣置换术组优于外科瓣膜置换术组（$P < 0.001$）。

随着大型随机对照试验的不断充实以及手术器械的不断改进，经导管主动脉瓣置换术在手术高危、禁忌的症状性重度主动脉瓣狭窄患者人群中的安全性与有效性得到越来越多的证据支持（表 1-1）。同时，PARTNER、US Pivotal Trial 等里程碑式临床研究的长期随访结果也逐渐公布，显示经导管主动脉瓣置换术在 3 年甚至 5 年随访时仍不亚于外科瓣膜置换术。继 PARTNER 系列研究的 5 年随访结果后，2018 年 CoreValve US. Pivotal 研究小组也于 JACC 公布了高风险组临床

表 1-1 经导管主动脉瓣置换术治疗重度主动脉瓣狭窄患者里程碑式的临床试验

试验名称	平均年龄	患者数量（TAVR/SAVR）	外科手术风险	平均 STS 评分	TAVR 装置	主要终点	主要终点观察时间	结论
PARTNER ⅠB（2010）	83	358（179/179）	极高危	11.5	SAPIEN	死亡	术后 1 年	对于禁忌外科手术的 AS 患者，TAVR 优于药物治疗
PARTNER ⅠA（2011）	84	699（348/351）	高危	12	SAPIEN	死亡	术后 1 年	对于外科手术高危患者，TAVR 不亚于 SAVR
US. Pivotal Trial（2014）	83	747（390/357）	高危	7	CoreValve	全因死亡	术后 1 年	对于外科手术高危患者，TAVR 优于 SAVR
PARTNER ⅡA（2016）	82	2032（1011/1021）	中危	6	SAPIEN XT	死亡与致残性脑卒中联合	术后 2 年	对于外科手术中危患者，TAVR 不亚于 SAVR
SURTAVR（2017）	80	1660（864/796）	中危	4.5	CoreValve，Evolut R	全因死亡或致残性脑卒中	术后 2 年	对于外科手术高危患者，TAVR 不亚于 SAVR

研究 5 年随访结果，进一步证实了经导管主动脉瓣置换术的瓣膜 5 年耐久性与外科植入瓣膜类似（免除严重 SVD 概率 97.0% *vs.* 98.9%）；经导管主动脉瓣置换术的瓣膜拥有更佳的血流动力学效果，但对于生物瓣膜，尤其是经导管主动脉瓣置换术的瓣膜，仍需 10 年以上更长时间的随访结果[63]。基于大量高质量临床研究证据，2017 年 ESC/EACTS 指南做出如下更改：对于外科手术高危的症状性重度主动脉瓣狭窄患者，经导管主动脉瓣置换术的推荐类别上升至 I 类，证据等级升至 A 级；对于手术禁忌的症状性重度主动脉瓣狭窄患者，经导管主动脉瓣置换术的推荐类别仍为 I 类，证据等级升至 A 级[59]。相信随着临床研究证据的不断增多，经导管主动脉瓣置换术的应用将会从高危和极高危的患者向中低危患者发展。

经导管主动脉瓣置换术虽然是微创手术，但是手术风险和并发症不可避免，并且在某些方面并发症的预后不如外科瓣膜置换术，目前仍有一些经导管主动脉瓣置换术相关问题未得到解决。如表 1-2 显示，经导管主动脉瓣置换术的主要并发症包括死亡、严重瓣周漏、永久起搏器植入、脑卒中以及大血管并发症等[64]。未来的经导管主动脉瓣置换术会向更低危人群、二叶式主动脉瓣、单纯主动脉瓣反流以及无症状性重度主动脉瓣狭窄人群扩展。然而，GARY 研究结果显示，在中低危患者中，扩展经导管主动脉瓣置换术适应证需谨慎，尽管结果可以接受，但并发症的发生率依然不容忽视[65]。当然，人工瓣膜的耐久性、人工瓣膜血栓形成、预防脑卒中的脑保护策略、经导管主动脉瓣置换术后的抗栓治疗等等，也需要临床研究尽快解决。正在进行的 PARTNER 3 与 US Evolut R Low Risk 研究、NOTION-2 研究以及其他后续的随机对照研究，将会逐渐解答以上问题。

随着经导管主动脉瓣置换术的不断熟练以及经验的不断积累，目前经导管主动脉瓣置换术正变得越来越安全，国际上有学者提出"极简式"（minimalist approach）经导管主动脉瓣置换术的概念[66]，即在局麻＋轻度镇静、不需要经食管超声的条件下进行经导管主动脉瓣置换术，理想中的极简式不需要麻醉医生、外科医生和超声科医生，完全可在导管室进行，不需要即刻进行心肺复苏或 ECMO 支持。极简式经导管主动脉瓣置换术尝试将手术从术前、术中、术后等多个环节进行简化，以保证患者可以安全地尽早出院。加拿大渥太华的临床医学中心已经建立了极简式经导管主动脉瓣置换术的临床路径，并在 2012—2014 年间进行"3M 研究"评估了该路径的有效性、安全性和可行性。研究在北美的 13 家医院将渥太华极简式经导管主动脉瓣置换术临床路径运用于临床当中，共纳入 411 例患者，主要终点事件为术后 30 天内的全因死亡及脑卒中，以及术后第 2 天出院患者所占比例[67]。结果显示所有患者术后 30 天内的全因死亡及脑卒中风险均处于较低水平（2.9%），而且 80.1% 的患者术后第 2 天出院。与其他相关研究相比，该研究的各类不良事件的发生风险较低，且住院时间大大缩短，显示出极简式经导管主动脉瓣置换术的可行性与安全性。2018 年 TCT 公布的 SOLVE-TAVI 也证实采用局麻镇静的极简式经导管主动脉瓣置换术理念具有与全麻手术相仿的安全性，当然还需要在真实世界中进行更多的实践。

（二）经皮肺动脉瓣植入术（percutaneous pulmonary valve implantation）

2000 年 Bonhoeffer 报道首例经皮肺动脉瓣植入术以来，这一技术已逐步应用于肺动脉瓣反流的患者，给复杂先天性心脏病，如法洛四联症矫正术后合并肺动脉瓣反流患者带来了新的治疗机会[68]。目前在 35 个国家 200 家中心（其中欧洲 154 家）已有超过 1 万例患者接受经皮肺动脉瓣植入术治疗。临床应用的瓣膜支架主要有两种：美敦力公司的 MELODY 瓣膜和爱德华公司的 SAPIEN 瓣膜。2006 年 Edwards-Cribier 主动脉瓣膜被成功植入右心室流出道，开启了 SAPIEN 肺动脉瓣的发展之路，而 MELODY 球囊扩张带铂铱合金支架瓣膜是最早应用也是临床应用最多的，分别于 2006 年获得欧盟和加拿大药品监督管理部门的批准，2010 年获得美国 FDA 的批准。

表 1-2 经导管主动脉瓣置换术里程碑式的临床试验术后 30 天及长期随访并发症回顾

试验	外科手术风险	术后 30 天并发症（%）										随访时间（年）	术后长期随访并发症（%）					
		术后 30 天死亡率		中度以上瓣周反流		永久起搏器植入		卒中或 TIA		大血管并发症			死亡率		中度以上瓣周反流		卒中和 TIA	
		TAVR	SAVR	TAVR	SAVR	TAVR	SAVR	TAVR	SAVR	TAVR	SAVR		TAVR	SAVR	TAVR	SAVR	TAVR	SAVR
PARTNER IB	极高危	5.0	2.8	12	NA	3.4	5.0	6.7	1.7	16.2	1.1	5	71.8	93.6	NR	NR	16.0	18.2
PARTNER IA	高危	3.4	6.5	12.2	0.9	3.8	3.6	5.5	2.4	11	3.2	5	67.8	62.4	NR	NR	15.9	14.7
US.Pivotal Trial	高危	3.3	4.5	9	1.0	19.8	7.1	5.7	6.5	5.9	1.7	3	32.9	39.1	5.9	0	15.2	21.0
PARTNER IIA	中危	3.9	4.1	3.7	0.6	8.5	6.9	6.4	6.5	7.9	5.0	2	16.7	18.0	8.0	0.6	12.7	11.0
SURTAVR	中危	2.0	1.3	3.4	0.3	25.9	6.6	3.4	5.3	6.0	1.1	2	11.4	11.6	4.9	0	10	11.0

TIA：短暂性脑缺血发作

经皮肺动脉瓣植入术的临床主要指征尚未完全明确，参照外科推荐肺动脉瓣置换术的指征，目前普遍认为应该包括临床和解剖形态学两个方面，在选择患者前需常规进行超声心动图、心电图、心脏 MRI 等影像学检查，评估右心室功能和右心室流出道的解剖学特征。国内自 2013 年完成首例经皮肺动脉瓣植入术以来，已有多个中心开展了经皮肺动脉瓣植入术，国产的自膨胀型瓣膜临床试验也接近完成。为促进我国经皮肺动脉瓣植入术规范、健康的发展，中华医学会心血管病学分会结构性心脏病学组与中国医师协会心血管内科医师分会结构性心脏病专业委员会于 2016 年编写了《经皮肺动脉瓣置入术中国专家建议》[69]。共识中对经皮肺动脉瓣植入术进行了推荐：（1）伴有右心室流出道狭窄的先天性心脏病外科矫治术后并发的中重度肺动脉瓣反流。（2）患者有右心室流出道功能不全的相关症状，包括运动耐量下降、右心衰竭；或者患者无症状但有以下任一种情况：①中度以上功能性三尖瓣反流；② MRI 测得的右心室舒张末期容积指数 ≥ 130 ml/m^2；③ MRI 测得的右心室射血分数 < 45%；④ QRS 波宽度 ≥ 160 ms；⑤持续性房性或室性心律失常。（3）解剖学上适合行经皮肺动脉瓣植入术。（4）年龄 ≥ 10 岁或体重 ≥ 25 kg。

在 2008 年美国 TCT 会议上，Bonhoeffer 教授报道了全球 656 例植入美敦力公司的 MELODY 肺动脉瓣膜支架患者的手术及术后随访情况，仅有 1 例死亡，38 例进行了支架的二次植入，随访结果满意[70]。2011 年 Eicken 等报道了 102 例经皮肺动脉瓣植入术研究，所有患者术后肺动脉瓣反流明显减轻。近年来经皮肺动脉瓣植入术相关临床研究进行回顾性分析显示（表 1-3）[71-76]，经皮肺动脉瓣植入术后 1、2、4 年随访不需再次干预的比例分别为 90%、80% 和 70%，5 年不需换瓣膜手术的比例约为 92%。再次干预或替换瓣膜的主要原因是术后跨肺动脉瓣压差高、

表 1-3　经皮肺动脉瓣植入术的研究结果——文献回顾

作者	瓣膜种类	病例数	平均年龄（岁）	手术成功率（%）	随访时间（年）	不需再次干预（%）	感染性心内膜炎例数	改善指标
Cheatham, USA, 2015	Melody	170	19	NA	4.5	76	3	运动耐量 NYHA 心功能分级
Borik, Canada, 2015	Melody	51	20	NA	4.5	68	1	右心室大小 最大氧耗量
Armstrong, USA, 2015	Melody	101	20	98	1.0	97	3	NYHA 心功能分级 三尖瓣反流
Biernacka, Poland, 2015	Melody SAPIEN	40 20	25	93	1.7	90	4	NYHA 心功能分级，右心室舒张末期容积，右心室射血分数，最大氧耗量
Haas, Germany, 2015	SAPIEN	22	22	90	0.5	NA	0	NYHA 心功能分级
Butera, Italy, 2013	Melody	63	24	94	2.5	92	2	右心室舒张末期容积，右心室射血分数，右心室收缩末期容积
Lurz, UK, 2008, 2011	Melody	155	21	95	2.3	93 ～ 70	5	右心室舒张末期容积，右心室射血分数，最大氧耗量
Kenny, USA, 2011（COMPASSION）	SAPIEN	36	30	97	0.5	97	—	NYHA 心功能分级，右心室舒张末期容积

支架压迫或支架断裂。经皮肺动脉瓣植入术早中期随访结果发现术后患者的运动耐量、NYHA心功能分级、最大氧耗量、右心室舒张末期容积、右心室射血分数、右心室收缩末期容积均得到明显改善。

近期来自加拿大与欧洲3项300例前瞻性、多中心的经皮MELODY肺动脉瓣植入术研究显示，右心室流出道功能不全患者常可出现严重三尖瓣反流，术后65%的三尖瓣反流得到改善。随访5年期间，持续三尖瓣反流的患者急剧减少[74]。这一发现可能扩展右心室流出道功能不全患者行经皮肺动脉瓣植入术的适应证。总体看来，经皮肺动脉瓣植入术是安全、可行、有效的，但与经导管主动脉瓣置换术相比，经皮肺动脉瓣植入术的病例相对较少。经皮肺动脉瓣植入术的器械仍处于研发改进中，适应证也在不断拓展，所以相关技术和材料方面仍存在着很大的提升空间。由于这些研究均是单中心的观察性研究，经皮肺动脉瓣植入术的长期益处还需更多研究，尤其是随机对照研究来证实，相信在不久的将来，经皮肺动脉瓣植入术将会成为复杂先天性心脏病患者矫治术后残余肺动脉瓣狭窄与反流的首选常规治疗手段。

（三）经导管植入"瓣中瓣"技术

经导管"瓣中瓣"技术主要应用于经导管植入瓣膜支架位置不佳时的瓣膜再次植入以及外科生物瓣衰败后经导管植入新瓣膜，以避免二次手术的高风险。瓣中瓣技术不仅可以用在主动脉瓣，也可用于肺动脉瓣、二尖瓣、三尖瓣。Edwards和CoreValve支架瓣膜都有过类似的报道。瓣中瓣技术目前多用于外科生物瓣衰败，但鲜有经导管主动脉瓣置换术瓣膜衰败后使用该技术的高质量临床报道。小样本观察性研究显示，30天生存率在83%～92%之间，长期疗效则有待更多循证医学证据来验证[77]。

（四）经导管二尖瓣修复或植入术

二尖瓣关闭不全主要包括老年退行性变、风湿性疾病引起原发性二尖瓣关闭不全与继发性瓣环扩大引起的相对性二尖瓣关闭不全。长期中、重度二尖瓣关闭不全可引起左心室重构、心房颤动和肺动脉高压等，最终导致心力衰竭甚至死亡。外科手术修复和二尖瓣置换是治疗二尖瓣关闭不全的主要传统方法，近年来迅速发展的经皮二尖瓣修复或置换术，为许多失去外科手术机会及外科手术高风险患者带来了希望。经皮二尖瓣关闭不全介入治疗的方法主要有瓣环成形术（直接或间接）、缘对缘瓣叶修复术、人工腱索重建术、心室重构术及经导管二尖瓣置换术（transcatheter mitral valve replacement）等。

经导管二尖瓣置换术目前正处于临床研究阶段，该技术通过导管将人工瓣膜输送至二尖瓣区释放，以恢复瓣膜功能。研发中的经导管二尖瓣装置种类较多，有CardiAQ、Tiara、Medtronic TMV、Highlife TMV、Fortis、Cardiovalve、Endovalve、Gorman TMV和MitrAssist等，但至今仍无一款成熟的瓣膜可用。相对而言，美敦力公司的Intrepid系统和雅培公司的Tendyne系统相对效果较好[78]。INTREPID研究纳入50例重度二尖瓣关闭不全、高手术风险、轻度或无二尖瓣钙化和左心室射血分数≥20%的患者，结果显示，Intrepid系统经导管二尖瓣置换术成功率高达98%，但死亡率偏高，30天死亡率高达9.8%，1年存活率为76.5%[79]。Tendyne系统，早期对28例患者进行试验显示，结果令人满意，成功率达93%，30天死亡率仅4%，但最新75例患者的手术统计结果显示，手术成功率仅80%，30天死亡率为6.7%，不尽如人意。2016年公布的临床注册研究显示，经导管二尖瓣置换术术后并发症发生率高，12.5%的患者需要二次瓣膜植入，左心室流出道梗阻率为10.5%，而术后30天病死率则达到25.0%[80]。

目前治疗二尖瓣关闭不全应用最为广泛的是MitraClip系统（Abbott Vascular，美国），该技术基于"缘对缘"原理，适用于二尖瓣反流量3～4级，反流束在瓣叶中央2/3以内；瓣叶接合部长度≥2 mm，深度≤11 mm；瓣叶粘连缝隙≤10 mm、宽度≤15 mm的患者。通过股静脉输送导管，穿刺房间隔后送至左心系统，应用夹子将二尖瓣的前叶和后叶夹住，形成"二孔化"二尖瓣，从而减轻或者消除二尖瓣反流。MitralClip 系统是第一个被批准用于高危或不能手术的重度二尖瓣关闭不全且解剖符合要求的经导管二尖瓣装置，自 2003 年完成首例 MitraClip 术后，该技术在世界各地迅速开展，在全球范围内已使用超过 30 000 例[80]。EVEREST Ⅰ 及 EVEREST Ⅱ 等系列研究，以及 TVT 研究均证实了 MitraClip 系统治疗二尖瓣关闭不全的安全性及有效性[81-83]。基于上述证据，2008 年 MitraClip 系统通过欧洲 CE 认证，并在 2013 年通过 FDA 审批。2017 年欧洲 ESC 指南推荐其用于虽接受最佳药物治疗但仍有症状的重度功能性二尖瓣反流（推荐类别Ⅱ B 类，证据等级 C 级）[84]。2018 年公布的 MITRA-FR[85] 和 COAPT[86] 研究却得到了截然相反的结果。MITRA-FR 研究的术后 12 个月随访结果显示出明显的安全性和有效性，但在硬性临床终点、死亡率和再入院率方面没有任何获益，两组差异无统计学意义。随后公布的 COAPT 研究纳入研究对象是在应用最大耐受剂量的优化药物治疗后仍有心力衰竭症状的患者。术后 24 个月随访结果显示，与优化药物治疗组相比，优化药物治疗联合 MitraClip 组的心力衰竭再入院率相对下降 47%，全因死亡风险相对下降 38%，器械相关并发症的发生率更低（8.5% *vs.* 14.6%），术后随访终点重度瓣膜反流的复发率更低（5% *vs.* 17%）。COAPT 研究在降低死亡风险和再次入院率方面显著获益，介入治疗的即刻效果更好，其结果证实使用 MitraClip 可以改善严重功能性二尖瓣关闭不全患者预后，对于今后临床实践具有指导性意义。

我国治疗二尖瓣反流仍以外科手术为主。随着我国人口老龄化，手术高危人群将逐渐增多，外科手术风险加大，微创、介入治疗必将成为今后的发展趋势。2012 年第六届东方心脏病学会议上演示了 MitraClip 手术，至今国内共完成此项手术不足 20 例，显示国内在此领域仅为初步阶段。值得关注的是中国自主研制、具有自主知识产权的 MitralStitch™ 系统，该系统采用经心尖路径微创修复二尖瓣反流，其最大亮点在于既可以实现单纯人工腱索植入术，又可以完成二尖瓣缘对缘修复术，且前叶和后叶牵拉靠近的程度可调。与 MitralClip 系统相比，其应用范围更广，MitralStitch™ 既可被用于修复治疗器质性二尖瓣反流，又可被用于修复功能性二尖瓣反流。相较 MitraClip 系统必须经股动脉路径，MitralStitch™ 二尖瓣瓣膜修复系统经心尖路径使操作距离更短，器械可控性更强，且避免了 MitralClip 使用过程中，穿刺房间隔到达手术部位所带来的潜在风险。首批人体试验完成 10 例，随访结果显示 5 例患者的二尖瓣反流完全消失，5 例患者二尖瓣反流变得非常轻微，达到了预期的手术效果[87]。MitralStitch™ 二尖瓣瓣膜修复系统的设计原理与其他同类产品相比，具有以下优势和特点：①有利于抓捕瓣叶的定位件设计；②有独特的瓣膜夹持探测功能，保证有效瓣叶夹持面积；③有特殊的人工腱索缝合及防撕裂固定设计；④完全超声引导下操作；⑤有远期 X 线下人工腱索固定状态监测；⑥与其他器械的操作繁琐、耗时较长相比，MitralStitch™ 更加便于术中操作，可显著缩短手术时间。值得关注的是大样本的临床试验结果，有待于临床应用审批。

（五）经皮三尖瓣修复术及置换术

三尖瓣反流是最常见的三尖瓣病变，发生率较高，75% 的三尖瓣反流为继发性或功能性，少数为原发性病变。三尖瓣反流进展相对缓慢，研究表明，中、重度三尖瓣反流是引起患者死亡的独立危险因素。外科三尖瓣环成形术或瓣膜替换术是治疗三尖瓣反流的主要方法，而近年来经导管瓣膜介入治疗技术的快速发展给此类患者，尤其是外科手术高风险患者提供了新的治疗选择。经导管三尖瓣介入治疗包括经导管三尖瓣修复术与经导管三尖瓣替换术，前者包括 MitraClip 系统、Trialign 系统、FORMA 修复系统、Cardioband、TriCinch 系统以及尚在研究开发的 TRAIPTA、Cardiac Implants 和 TV occluder 系统等；后者包括经导管三尖瓣原位与异位（上、下腔静脉）带瓣膜支架植入术[88-93]。

Boudjemline 等研发了双盘面为骨架的带瓣膜支架经导管三尖瓣原位植入，并于 2005 年在 7 只母羊身上进行了试验，该研究证实了通过导管在三尖瓣的位置植入带瓣膜支架的可行性。同时也提出此类器械设计面临的巨大挑战：①三尖瓣环直径较大，设计置换瓣膜难度较大；②三尖瓣解剖结构的影像学成像和定位不准确；③三尖瓣处血流压力和速度偏低，生物瓣膜更容易有血栓沉积；④三尖瓣瓣膜不易固定，支架材料的耐久性有限，且易形成瓣周漏。目前关于经皮三尖瓣原位瓣膜置换的临床案例较少，均为生物瓣置换术后或者人工瓣环术后患者，植入生物瓣或瓣环对介入瓣膜植入起到固定作用，该手术并非真正意义上的经导管三尖瓣置换手术。全球数款介入性三尖瓣瓣膜正在研发中。国内海军军医大学长海医院与宁波健世生物科技有限公司共同合作研发设计了 LuX-Valve 经导管人工三尖瓣，并已成功地开始临床人体试验研究。2017 年在美国 TCT 大会上，Lux-Valve 的亮相引起了与会专家的极大关注，作为国内首创自主研发的经导管三尖瓣置换系统，填补了三尖瓣置换产品的空白。2017 年 TCT 会议上公布了 TriValve 注册登记研究结果，共纳入 178 例行经导管三尖瓣修复术的三尖瓣反流患者。使用器械类型为：65% MitraClip，10% Trialign，8% TriCinch，7% Cardioband；6% FORMA；3% 腔静脉主动脉瓣植入术。结果显示，66.4% 的患者手术成功；30 天死亡率 2.2%，1 年随访总体生存率 83%[89]。虽然经导管三尖瓣修复存在技术可行性，但是如何选择适合人群仍需进一步研究。总体来讲，虽然介入技术在三尖瓣治疗领域已取得诸多成就，但仍处于发展的初级阶段，在广泛应用前仍需要更多的临床研究来验证各种技术的安全性及实用性。

随着材料科学的进步和介入心脏病学经验的积累，经皮瓣膜置换的临床研究工作正逐渐成为热点，其可行性已得到验证，正在探索其安全性和长期预后。临床医师必须清醒地看到这项新技术仍面临着诸多问题，应进一步加强对器械的小型化、带瓣支架覆盖冠状动脉入口的长期影响、术后的瓣膜反流以及远期预后等问题的探索。相信这些问题将随着技术进步而逐步得以解决，经皮瓣膜置换的适应证也将不断得以拓展。

（六）瓣周漏的介入治疗

人工心脏瓣膜置换术后瓣周漏（paravalvular leak）是瓣膜置换术后特有的并发症，发生率在国内尚无确切的统计学报道。外科机械瓣和生物瓣置换术后瓣周漏虽不常见，但也时有发生。国外文献报道，二尖瓣置换术后瓣周漏发生率为 7%～17%，主动脉瓣置换术后瓣周漏发生率为 2%～10%[94]。随着经皮主动脉瓣置换术的发展，瓣周漏也会相应增加并成为其主要并发症之一。一项回顾性研究显示，无论经导管植入 Edwards SAPIEN 或者 CoreValve 瓣膜，其瓣周漏即刻发生率均达 21%[95]。图 1-2 为瓣周漏患者的管理流程。再次外科手术是治疗术后瓣周漏的常规方法，但创伤大，手术风险高，再次发生瓣周漏的概率仍大于 10%。近年来随着经导管介入治疗技术和新型 Amplatzer 封堵器的问世和改进，以及实时三维超声影像学发展，经导管封堵已成为瓣周漏的一线治疗。自 1992 年 Hourihan 等首次报导经导管应用 Rashkind 动脉导管未闭封堵器成功封堵主动脉瓣周漏以来，国内外关于介入治疗瓣周漏的报道日益增多，其技术成功率为 65%～90%，术后随访大部分患者症状明显改善[96]。

美国 AHA/ACC 协会在 2014 版《心脏瓣膜疾病治疗指南》中指出，人工瓣膜置换术后存在心功能不全和（或）反复机械性溶血而再次开胸手术风险高的瓣周漏，如果解剖形态学符合介入条件者，建议首选经导管介入方法封堵[96]。美国梅奥诊所曾对 126 例瓣周漏患者进行经导管介入治疗，介入治疗适应证包括心力衰竭、溶血和右心衰竭，平均 STS 评分为 6.7，19% 患者既往有外科瓣周漏修复病史[97]，最终 91.3% 患者成功植入封堵装置，其中 76% 患者瓣周漏减少至轻度或消失。术后残余反流与随后外科手术修复、临床症状恶化显著相关。一项纳入 12 项研究 362 例患者的 meta 分析显示，瓣周漏的经导管介入治疗的技术成功率为 86.5%，手术成功率为 76.5%[98]。最近来自英国与爱尔兰的大样本研究报道显示，瓣

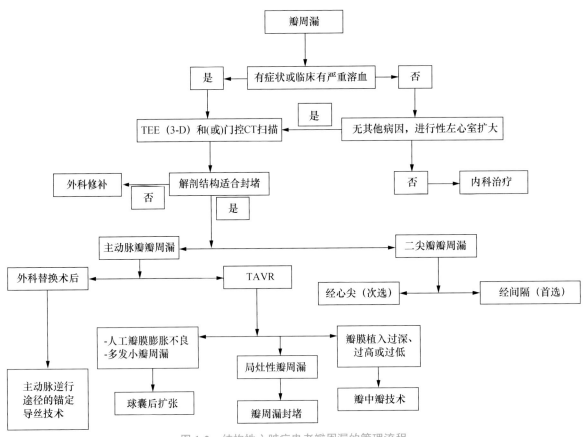

图 1-2 结构性心脏病患者瓣周漏的管理流程

TEE（3-D）：三维经食管超声心动图

周漏介入治疗成功率达91%，介入术后仍持续反流是死亡、瓣膜外科手术、迟发封堵装置血栓、新发溶血等联合终点的独立危险因素。至今只有一项研究评估了初次瓣周漏术后需再次行经皮介入治疗的原因与预后[99]。研究入选 2004—2015 年单中心行经导管治疗的 223 例瓣周漏患者，其中 7% 患者为再次手术，再次手术的主要适应证为闭合不完全导致瓣周漏复发[100]。该研究强调对经导管介入治疗瓣周漏术后长期随访的重要性，外科手术高风险、合并轻度以上瓣周漏的患者与长期预后较差有关。

- **瓣周漏介入治疗的适应证**
  1. 伴有心力衰竭；
  2. 有症状或出现需要输血治疗的溶血性贫血；
  3. 左心室扩大；
  4. 不能解释的左心室射血分数降低。
- **瓣周漏介入治疗的禁忌证**
  1. 活动性感染性心内膜炎；

2. 外科人工瓣膜裂开超过 1/3 瓣环的周长；
3. 经导管瓣膜错位。

- **瓣周漏介入治疗并发症**
  1. 人工瓣膜瓣叶损伤；
  2. 封堵装置血栓形成；
  3. 紧急外科手术；
  4. 出血、溶血和血红蛋白尿；
  5. 心脏压塞；
  6. 卒中；
  7. 急性肾损伤；
  8. 感染性心内膜炎。

上文显示为介入封堵瓣周漏的适应证、禁忌证与并发症。在上述并发症中最常见并应重视的是二尖瓣瓣周漏封堵术后溶血和血红蛋白尿。Kim 和 Hijazi 曾分别报道二尖瓣瓣周漏封堵术后出现严重溶血而再次手术取出封堵器并外科修补瓣周漏的病例，认为因封堵器的金属属性，以及圆柱状结构与二尖瓣瓣周漏的典型新月形形态不符，是造成瓣周漏局部残余反流、引起红细胞破裂的主要原因[101]。因此，术前仔细分析瓣周漏的形状，选择合适封堵器有效封堵瓣周漏可减少溶血的发生。瓣周漏在经导管瓣膜介入治疗术后十分常见。药物治疗对于瓣周漏无效，及早识别与干预十分必要。除了常规影像学检查外，多模式成像技术如多维 CT 扫描与三维经食管超声，对于术前评估与手术指引是必不可少的手段。经导管封堵人工瓣膜置换术后瓣周漏安全、有效，具有创伤小、恢复快、成功率高、并发症发生率低等特点，对具备适应证和手术高危的患者可作为替代外科再次手术的治疗选择。

三、经皮左心耳封堵术

经皮左心耳封堵术（percutaneous left atrial appendage occlusion）在中国起步较晚，但发展迅速，自 2014 年 3 月 CFDA 批准经皮左心耳封堵术应用于临床，国内已开展将近 5000 例手术。开展左心耳封堵的医院遍及全国 31 个省市，接近 200 家医院，手术量超过 100 台的中心已达 11 所。在我国心房颤动的发生率约为 0.77%，随着人群老龄化，心房颤动的患病率明显增高，估计约有 1000 万心房颤动患者[102]。非瓣膜性心房颤动 90% 的血栓来源于左心耳，导致较高的致死、致残率。经皮左心耳封堵术可有效预防心房颤动患者脑卒中发生，尤其适用于有华法林治疗禁忌证或出血高风险的患者。

目前临床上应用的封堵器主要有美国雅培公司的 Amplatzer Cardiac Plug（ACP）与 Amplatzer Amulet 封堵器、波士顿科学公司的 Watchman 封堵器、国产深圳先健公司的 LAmbre 封堵器等[103]。Watchman 封堵器自 2002 年起开始研发至 2015 年获得美国 FDA 批准，其先后经历了初步证实安全性和有效性的 PROTECT-AF 随机对照研究，针对高血栓栓塞风险人群且与华法林比较的 PREVAIL 试验，再到针对华法林治疗有禁忌人群的"CAP""ASAP"注册登记研究，以及反映真实世界的 EWOLUTION、"ALLCOMER"、EMEA 研究，均进一步证实植入 Watchman 封堵器的经

皮左心耳封堵预防非瓣膜性心房颤动患者血栓栓塞是安全的，且疗效不劣于长期口服华法林抗凝治疗的疗效，尤其是 PROTECT-AF 研究的 5 年随访数据显示，按每 100 例患者年发生率计算，左心耳封堵组在卒中 / 系统性血栓 / 心血管死亡的复合终点事件发生率方面明显低于华法林组（2.44% vs. 3.66%，P = 0.04）；全因卒中和缺血性卒中发生率与华法林相当；在出血性卒中（0.16% vs. 1.06%，P = 0.005），心血管死亡和不明原因死亡（1.03% vs. 2.32%，P = 0.009）上则明显低于华法林组[104]。PREVAIL 研究 5 年随访结果显示，左心耳封堵组与华法林相比在卒中 / 系统性血栓栓塞 / 心血管死亡 / 不明原因死亡的复合终点事件发生率上没有达到非劣效性标准（3.65% vs. 2.94%，P = 0.47），但是左心耳封堵术后缺血性卒中和系统性血栓事件发生率则达到了非劣效性标准[105]。"PROTECT-AF" 和 "PREVAIL" 两项 RCT 研究合并分析结果显示，按 100 例患者 / 年发生率计算，左心耳封堵组在卒中 / 系统性血栓 / 心血管死亡的复合终点事件以及全因卒中和系统性血栓事件发生率上仍然不劣于华法林组，而且在出血性卒中（0.17% vs. 0.87%，P = 0.0022）、致残 / 致死性卒中（0.44% vs. 1.0%，P = 0.03）、心血管死亡 / 不明原因死亡（1.3% vs. 2.2%，P = 0.027）、全因死亡（3.6% vs. 4.9%，P = 0.035）和封堵术后主要出血事件（1.7% vs. 3.6%，P = 0.0003）方面均优于华法林组[106]。

2018 年 JACC 杂志发表 Fauchier 的研究，回顾性分析 2012 年 2 月至 2017 年 1 月期间，法国 8 个心脏中心 469 例接受左心耳封堵患者的数据（272 例植入 Watchman™ 封堵器，197 例植入 Amplatzer 封堵器），平均随访时间（13±13）个月，结果显示左心耳封堵术后封堵器表面血栓年发生率高达 7.2%，缺血性卒中发生率高达 4%。该研究结果一经发布，即在左心耳封堵领域引起了强烈震动和广泛热议[107]。此后，Dukkipati 等也发表了类似的论文，结果与法国医生大相径庭。该研究分析了 FDA 批准的 4 个前瞻性研究［PROTECT-AF（n = 463）、PREVAIL（n = 269）、CAP（n = 566）、CAP2（n = 578）］共 1739

例接受左心耳封堵患者封堵器表面血栓的发生率，显示 65 例患者检测到封堵器表面血栓，发生率为 3.74%，提示封堵器表面血栓形成与缺血性卒中和全身性血栓栓塞高风险（＞3 倍）有关；封堵器表面血栓发生的预测因素包括：永久性心房颤动，缺血性卒中病史，左心耳直径较大，射血分数较低以及合并外周血管疾病。同时，封堵器表面血栓并不增加死亡率，也不增加全身性卒中发生率，有封堵器表面血栓的病例仅 10% 发生卒中，而左心耳封堵后绝大多数（86.6%）卒中发生于没有封堵器表面血栓的患者。上述数据证实左心耳封堵术后封堵器表面血栓发生率并不高，导致血栓的风险不大。患者在左心耳封堵术后接受规范的抗栓治疗，则不会增加封堵器表面血栓发生和缺血性卒中的风险[108-111]。

总之，对于那些无法长期口服抗凝药的非瓣膜性心房颤动患者，经皮左心耳封堵术治疗在减少心脑血管不良事件复合终点的发生方面优于华法林；对于有华法林治疗禁忌证的心房颤动患者，经皮左心耳封堵术可作为预防血栓事件的替代治疗。然而，随着经皮左心耳封堵术和新型口服抗凝药在临床应用中的快速增长，术前必须确定经皮左心耳封堵术和新型口服抗凝药孰优孰劣。经皮左心耳封堵术和新型口服抗凝药作为心房颤动患者脑卒中预防的两种新策略，目前都只有与华法林的同期对比研究，尚无左心耳封堵和新型口服抗凝药直接对比研究，而且，在短期内也难以完成经皮左心耳封堵术与新型口服抗凝药的直接比较研究。有 meta 分析以华法林为桥梁，间接对比经皮左心耳封堵术与新型口服抗凝药，发现经皮左心耳封堵术预防心房颤动脑卒中效果更优，但现实情况如何，尚有待研究。

左心耳封堵术仍然是一项具有挑战性的技术，安全开展左心耳封堵术有多方面的技术要求，包括特殊的认识和操作技能，并且要考虑到这些介入治疗的高风险性。实施左心耳封堵术的术者需要掌握多方面的知识，包括介入心脏病学（成人或儿童）、电生理和心脏外科手术。总体而言，心房颤动患者脑卒中的预防，尤其是左心耳封堵术，需要内科医师、电生理学专家、介入心脏病学专家、神经病学专家、影像学专家、心脏外科专家以及其他方面的专家共同努力，才能更好地将经皮左心耳封堵术应用于心房颤动患者，减少卒中发生。

结构性心脏病介入治疗是一个全新的学科领域，我国在这一领域已经取得了令人瞩目的成绩，同时也遇到诸多挑战。中国医师协会心血管内科医师分会和中华医学会心血管病学分会均已成立结构性心脏病学组，编写了《中国常见先天性心脏病介入治疗专家共识》《2015 年先天性心脏病相关性肺动脉高压诊治中国专家共识》《卵圆孔未闭预防性封堵术中国专家共识》《经导管主动脉瓣置换术中国专家共识》《经皮肺动脉瓣置入术中国专家建议》和《中国经皮球囊二尖瓣成形术指南 2016》《中国动脉导管未闭介入治疗指南 2017》，加强结构性心脏病介入治疗技术的规范化。国家卫健委严格推行心血管疾病介入治疗技术的准入和培养制度，加大规范化技术推广和培训，使这一治疗技术更好地为患者服务。从事结构性心脏病的同道应该积极开展多中心的协作研究，建立我国注册登记数据库，坚持完整的长期随访制度，将临床应用的经验进行科学总结，保证介入治疗的长期安全性。结构性心脏病涉及内科、外科、介入、影像等多学科交叉领域，这决定了应更加重视学术团队的建设和人才培养，建立一个多学科合作的团队，为结构性心脏病患者的治疗共同决策。经过不断的探索和研究，相信在结构性心脏病领域，我国心血管医生未来必定会取得更加辉煌的成就。

参考文献

［1］ Kim MS, Hansgen AR, Wink O, et al. Rapid prototyping: a new tool in understanding and treating structural heart disease. Circulation, 2008, 117: 2388-2394.

［2］ Franke J, Steinberg DH, Sievert H. Interventional treatment of structural heart disease. Minim Invasive Ther Allied Technol, 2009, 18: 110-121.

［3］ Steinberg DH, Staubach S, Franke J, et al. Defining structural heart disease in the adult patient: current scope, inherent challenges and future directions. Eur Heart J Suppl, 2010, 12: 2-9.

［4］Baumgartner H，Bonhoeffer P，De Groot NM，et al. ESC Guidelines for the management of grown-up congenital heart disease（new version 2010）. Eur Heart J，2010，31：2915-2957.

［5］中华人民共和国卫生部.《中国出生缺陷防治报告（2012）》问答. 中国实用乡村医生杂志，2012，19：3-5.

［6］中国医师协会儿科医师分会先天性心脏病专家委员会，中华医学会儿科学分会心血管学组，《中华儿科杂志》编辑委员会. 儿童常见先天性心脏病介入治疗专家共识. 中华儿科杂志，2015，53：17-24.

［7］秦永文. 常见先天性心脏病介入治疗中国专家共识. 介入放射学杂志，2011，20：87-92.

［8］蒋世良，朱鲜阳. CCIF2018/2017年中国大陆先天性心脏病介入治疗数据发布. http：//www.drvoice.cn/article/2984.

［9］Feldman T. A conversation with Dr.Ted Feldman：interventional treatment of structural heart disease. Catheter Cardiovasc Interv，2008，71：1002-1005.

［10］Hernández Hernández F，Rumoroso Cuevas JR，García Del Blanco B，et al. UPdate on interventional cardiology 2013.Rev Esp Cardiol，2014，67：305-311.

［11］Kavinsky CJ，McElhinney DB，Blankenship JC. SCAI Isthe voice of congenital and structural heart disease interventionalists. Catheter Cardiovasc Interv，2016，87：349-350.

［12］Kenny D，Hijazi ZM. Transcatheter approaches to non-valvar structural heart disease. Int J Cardiovasc Imaging，2011，27：1133-1141.

［13］Singh HS，Osten M，Horlick E. Future horizons for catheter-based interventions in adult congenital and structural heart disease.Future Cardiol，2012，8：203-213.

［14］王宝亭，耿鸿武. 中国医疗器械行业发展报告. 北京：社会科学文献出版社，2017：235-246.

［15］谢育梅，邱庆欢，张智伟，等. 生物陶瓷镀膜封堵器治疗儿童左向右分流型先天性心脏病的中远期随访研究. 中华实用儿科临床杂志，2015，11：818-822.

［16］黄曜，朱鲜阳. 先天性心脏病生物可吸收封堵器的研究现状及展望. 中国介入心脏病学杂志，2017，25：215-219.

［17］Jux C，Bertram H，Wohlsein P，et al. Interventional atrial septal defect closure using a totally bioresorbable occluder matrix：development and preclinical evaluation of the BioSTAR device. J Am Coll Cardiol，2006，48：161-169.

［18］Hoehn R，Hesse C，Ince H，et al. First experience with the BioSTAR-device for various applications in pediatric patients with congenital heart disease. Catheter Cardiovasc Interv，2010，75：72-77.

［19］Happel CM，Laser KT，Sigler M，et al. Single center experience：Implantation failures，early，and late complications after implantation of a partially biodegradable ASD/PFO-device（BioStar®）. Catheter Cardiovasc Interv，2015，85：990-997.

［20］刘浩生. 中国医学科学院阜外医院完成一例"完全可降解封堵器"植入术. 中华医学信息导报，2018，33：7.

［21］邢泉生，武钦. 心脏间隔缺损生物可降解封堵器的研究进展. 中华胸心血管外科杂志，2017，33：380-384.

［22］Saver JL，Mattle HP，Thaler D. Patent foramen ovale closure versus medical therapy for cryptogenic ischemic stroke：a topical review. Stroke，2018，49：1541-1548.

［23］Furlan AJ，Reisman M，Massaro J，et al. CLOSURE I investigators. Closure or medical therapy for cryptogenic stroke with patent foramen ovale. N Engl J Med，2012，366：991-999.

［24］Khattab AA，Windecker S，Jüni P，et al. Randomized clinical trial comparing percutaneous closure of patent foramen ovale（PFO）using the Amplatzer PFO occluder with medical treatment in patients with cryptogenic embolism（PC-Trial）：rationale and design. Trials，2011，12：56.

［25］Carroll JD，Saver JL，Thaler DE，et al. RESPECT Investigators. Closure of patent foramen ovale versus medical therapy after cryptogenic stroke. N Engl J Med，2013，368：1092-1100.

［26］Saver JL，Carroll JD，Thaler DE，et al. Long-term outcomes of patent foramen ovale closure or medical therapy after stroke. RESPECT Investigators. N Engl J Med，2017，377：1022-1032.

［27］张玉顺，朱鲜阳，蒋世良，等. 卵圆孔未闭处理策略中国专家建议. 心脏杂志，2015，4：373-379.

［28］张玉顺，朱鲜阳，孔祥清，等. 卵圆孔未闭预防性封堵术中国专家共识. 中国循环杂志，2017，32：209-214.

［29］Lee PH，Song JK，Kim JS，et al. Cryptogenic stroke andhigh-risk patent foramen ovale：The DEFENSE-PFO Trial，2018，71：2335-2342.

［30］Pan XB，Ou-Yang WB，Hu SS，et al. Percutaneous closure of atrial septal defects under transthoracic echocardiography guidance without fluoroscopy or intubation in chlidren.J Interv Cardiol，2015，28：390-395.

［31］Ou-Yang WB，Li SJ，Pan XB，et al. Echocardiographic guided closure of perimembranous ventricular septal defects. Ann Thorac Surg，2015，100：1398-1402.

［32］Qu-Yang WB，Pan XB，Hu SS，et al. Perventricular device closure of perimembranous ventricular septal defect：effectiveness of symmetric and asymmetric occluder. Eur J Cardiothorac Surg，2017，51：478-482.

［33］Gertz ZM，Strife BJ，Shah PR，et al.CT angiography for planning of percutaneous closure of a sinus venosus atrial septal defect using a covered stent. Journal Of Cardiovascular Computed Tomography，2018，12：174-175.

［34］Crystal MA，Vincent JA，Gray WA. The wedding cake solution：A percutaneous correction of a form fruste superior sinus venosusatrial septal defect. Catheter Cardiovasc Interv，2015，86：1204-1210.

［35］杨帆，郑宏，吕建华，等．3D 打印技术指导下采用动脉导管未闭封堵器治疗下腔型房间隔缺损一例．中华心血管病杂志，2015，43：631-633.

［36］Glkler M，Halbfa B J，Koch A，et al. Multimodality 3D-roadmap for cardiovascular interventions in congenital heart disease—a single-center，retrospective analysis of 78 cases. Catheter Cardiovasc Interv，2013，82：436-442.

［37］Thakkar AN，Chinnadurai P，Breinholt JP，et al. Transcatheter closure of a sinus venosus atrial septal defect using 3D printing and image fusion guidance. Catheter Cardiovasc Interv，2018，92：353-357.

［38］Maxwell D，Allan L，Tynan M J，et al. Balloon dilatation of the aortic valve in the fetus：a report of two case. Br Heart J，1991，65：256-258.

［39］Tworetzky W. Balloon dilation of severe aortic stenosis in the fetus：Potential for prevention of hypoplastic left heart syndrome：candidate selection，technique，and results of success intervention.Circulation，2004，110：2125-2131.

［40］Tulzer G，Arzt W，Franklin RC，et al. Fetal pulmonary valvuloplasty for critical pulmonary stenosis or atresia with intact septum. Lancet，2002，360：1567-1568.

［41］Freud LR，Tworetzky W. Fetal interventions for congenital heart disease. Curr Opin Pediatr，2016，28：156-162.

［42］Sanapo L，Moon-Grady AJ，Donofrio MT. Perinatal and delivery management of infants with congenital heart disease. Clin Perinatol，2016，43：55-71.

［43］Walsh M，Verghese G，Ferguson M，et al. Counseling practices for fetal hypoplastic left heart syndrome. Pediatric Cardiology，2017，38：946-958.

［44］Wang Q，Wu YR，Jiao XT，et al. Fetal pulmonary valve stenosis or atresia with intact ventricular septum：predictors of need for neonatal intervention.Prenatal Diagnosis，2018，38：273-279.

［45］Schidlow DN，Freud L，Friedman K，et al. Fetal interventions for structural heart disease. Echocardiography，2017，34：1834-1841.

［46］朱鲜阳，韩秀敏，崔春生，等．经导管射频打孔并球囊扩张治疗婴儿室间隔完整的肺动脉瓣闭锁．中华儿科杂志，2007，45：194-198.

［47］Aragao IPB，Peixoto E，Peixoto R，et al. Long-term follow-up of percutaneous mitral valvuloplasty with single balloon technique：survival and event-free survival.JACC-Cradiovascular Intervention，2018，11：S61.

［48］中华医学会心血管病学分会结构性心脏病学组．中国经皮球囊二尖瓣成形术指南 2016. 中华医学杂志，2016，96：2854-2863.

［49］Bonhoeffer P，Boudjemline Y，Saliba Z，et al. Transcatheter implantation of a bovine valve in pulmonary position：a lamb study.Circulation，2000，102：813-816.

［50］Nishimura RA，Otto CM，Bonow RO，et al. 2017 AHA/ACC Focused Update of the 2014 AHA/ACC Guideline for the Management of Patients With Valvular Heart disease：a report of the American College of Cardiology/American Heart Association Task Force On Clinical Practice Guidelines. J Am Coll Cardiol，2017，70：252-289.

［51］Cribier A，Eltchaninoff H，Bash A，et al. Percutaneous transcatheter implantation of an aortic valve prosthesis for calcific aortic stenosis：first human case description. Circulation，2002，106：3006-3008.

［52］Pan W，Zhou D，Ge J.The current situation of transcatheter aortic valve replacement in China 2017. West China Medical Journal，2018，33：132-136.

［53］中华医学会心血管病学分会结构性心脏病学组，中国医师协会心血管内科医师分会结构性心脏病专业委员会．经导管主动脉瓣置换术中国专家共识．中国介入心脏病学杂志，2016，12：661-667.

［54］Herrmann HC，Pibarot P，Hueter I，et al. Predictors of mortality and outcomes of therapy in low-flow severe aortic stenosis：a placement of aortic transcatheter valves（PARTNER）trial analysis. Circulation，2013，127：2316-2326.

［55］Nishimura RA，Otto CM，Bonow RO，et al. 2014 AHA/ACC guideline for the management of patients with valvular heart disease：a report of the American College of Cardiology/American Heart Association task force on practice guidelines. Circulation, 2014, 129: E521-E643.

[56] Barker CM, Reardon MJ. The CoreValve US pivotal trial. Seminars in Thoracic and Cardiovascular Surgery, 2014, 26, 179-186.

[57] Kodali S, Thourani VH, White JA, et al. Early clinical and echocardiographic outcomes after SAPIEN 3 transcatheter aortic valve replacement in inoperable, high-risk and intermediate-risk patients with aortic stenosis. Eur Heart J, 2016, 37: 2252-2262.

[58] Tummala R, Banerjee K, Sankaramangalam K, et al. Clinical and procedure outcomes with SAPIEN3 versus the SAPIEN XT prosthetic valves in transcatheter aortic valve replacement: a systematic review and meta-analysis. Cath Cardiovasc Interv, 2018, 92: 149-158.

[59] Baumgartner H, Falk V, Bax JJ, et al. 2017 ESC/EACTS Guidelines for the management of valvular heart disease. Eur Heart J, 2017, 38: 2739-2791.

[60] Reardon MJ, Mieghem NM, Popma JJ, the SURTAVI Investigators. Surgical or transcatheter aortic-valve replacement in intermediate-risk patients. N Engl J Med, 2017, 376: 1321-1331.

[61] Thyregod HG, Steinbruchel DA, Ihlemann N, et al.Transcatheter versus surgical aortic valve replacement in patients with severe aortic valve stenosis: 1-year results from the all-comers NOTION randomized clinical trial.J Am Coll Cardiol, 2015, 65: 2184-2194.

[62] Mehmet C, Konstantinos M. TAVR for low-risk patients: The final frontier.Catheter and Cardiov Interven, 2018, 92: 417-418.

[63] Waksman R, Rogers T, Torguson R, et al. Transcatheter aortic valve replacement in low-risk patients with symptomatic severe aortic stenosis.J Am Coll Cardiol, 2018, 30, 72: 2095-2105.

[64] DurkoAP, Osnabrugge RL, Kappetein AP. Long-term outlook for transcatheter aortic valve replacement.trends in cardiovascular medicine, 2018, 28: 174-183.

[65] Walther T, Hamm CW, Schuler G, et al.Perioperative results and complications in 15 964 transcatheter aortic valve replacements prospective data from the GARY registry.J Am Coll Cardiol, 2015, 65: 2173-2180.

[66] Babaliaros V, Devireddy C, Lerakis S, et al. Comparison of transfemoral transcatheter aortic valve replacement performed in the catheterization laboratory (minimalist approach) versus hybrid operating room (standard approach): outcomes and cost analysis. JACC Cardiovasc Interv, 2014, 7: 898-904.

[67] Attizzani GF, Alkhalil A, Padaliya B, et al. Comparison

of outcomes of transfemoral transcatheter aortic valve implantation using a minimally invasive versus conventional strategy. Am J Cardiol, 2015, 116: 1731-1736.

[68] Bonhoeffer P, Boudjemline Y, Saliba Z, et al. Percutaneous replacement of pulmonary valve in a right-ventricle to pulmonary-artery prosthetic conduit with valve dysfunction.Lancet, 2000, 356: 1403-1405.

[69] 中华医学会心血管病学分会结构性心脏病学组，中国医师协会心血管内科医师分会结构性心脏病专业委员会．经皮肺动脉瓣置入术中国专家建议．中国介入心脏病学杂志，2016，24：541-544.

[70] Hijazi ZM, Ruiz CE, Zahn E, et al. SCAI/AATS/ACC/STS operator and institutional requirements for transcatheter valve repair and replacement, part Ⅲ: pulmonic valve. J Am Coll Cardiol, 2015, 65: 2556-2563.

[71] Cheatham JP, Hellenbrand WE, Zahn EM, et al. Clinical and hemodynamic outcomes up to 7 years after transcatheter pulmonary valve replacement in the US melody valve investigationaldevice exemption trial. Circulation, 2015, 131: 1960-1970.

[72] McElhinney DB, Cheatham JP, Jones TK, et al. Stent fracture, valve dysfunction, and right ventricular outflow tract reintervention after transcatheter pulmonary valve implantation: patient related and procedural risk factors in the US Melody Valve Trial. Circ Cardiovasc Interv, 2011, 4: 602-614.

[73] Alkashkari W, Balan P, Heitschmidt M, et al. Pre-closure of femoral venous access sites used for very large-sized sheath insertion with Perclose device in adults undergoing cardiac intervention. Catheter Cardiovasc Interv, 2010, 76: S3-S36.

[74] McElhinney DB, Benson LN, Eicken A, et al. Infective endocarditis after transcatheter pulmonary valve replacement using the Melody valve: combined results of 3 prospective North American and European studies. Circ Cardiovasc Interv, 2013, 6: 292-300.

[75] Haas NA, Moysich A, Neudorf U, et al. Percutaneous implantation of the Edwards SAPIEN pulmonic valve: initial results in the first 22 patients. Clin Res Cardiol, 2013, 102: 119-128.

[76] Wilson WM, Benson LN, Osten MD, et al. Transcatheter pulmonary valve replacement with the Edwards Sapien system: the Toronto experience. JACC Cardiovasc Interv, 208: 1819-1827.

[77] Khan A, Dangas G. Transcatheter valve-in-valve for failing bioprosthetic aortic valve: Usually a good idea.

Catheter Cardiovasc Interv, 2018, 92: 1412-1413.

[79] Geis NA, Puls M, Lubos E, et al. Safety and efficacy of MitraClipTM therapy inpatients with severely impaired left ventricular ejection fraction: results from theGerman transcatheter mitral valve interventions (TRAMI) registry. Eur JHeart Fail, 2018, 20: 598-608.

[80] Toyama K, Rader F, Ayabe K, et al. Mitral annular motion in patients after transcatheter MitraClip and mitral valve surgery. Echocardiography, 2017, 34: 334-339.

[81] Hayashida K, Yasuda S, Matsumoto T, et al. AVJ-514 trial-Baseline characteristics and 30-day outcomes following MitraClip (xi) treatment in a Japanese cohort. Circ J, 2017, 81: 1116-1122.

[82] Alozie A, Paranskaya L, Westphal B, et al. Conventional surgery for early and late symptomatic mitral valve stenosis after MitraClip (xi) intervention: an institutional experience with four consecutive patients. Heart Lung Circ, 2017, 26: 1330-1338.

[83] Mendirichaga R, Singh V, BlumerV, et al. Transcatheter mitral valve repair with MitraClipfor symptomatic functional mitral valve regurgitation. Am J Cardiol, 2017, 120: 708-715.

[84] Otto CM, Baumgartner H. Updated 2017 European and American guidelines for prosthesis type and implantation mode in severe aortic stenosis. Heart, 2018, 104: 710-713.

[85] Obadia JF, Messika-Zeitoun D, Leurent G, et al. Percutaneous repair or medical treatment for secondary mitral regurgitation. N Engl J Med, 2018, 379: 2297-2306.

[86] Stone GW, Lindenfeld J, Abraham WT, et al. Transcatheter mitral-valve repair in patients with heart failure. N Engl J Med, 2018, 379: 2307-2318.

[87] Wang S, Meng X, Luo Z, et al.Transapical beating-heart mitral valve repair using a novel artificial chordae implantation system. Ann Thorac Surg, 2018, 106: 265-267.

[88] E-EshmawiA, Tang GHL, Verma S, et al. Innovations in tricuspid valve intervention. Current Opinion in Cardiology, 2017, 32: 166-173.

[89] Taramasso M, Hahn RT, Alessandrini H, et al. The international multicenter triValve registry: Which patients are undergoing transcatheter tricuspid repair? JACC: Cardiov Interv, 2017, 10: 1982-1990.

[90] CampeloPF, Perlman G, Philippon F, et al. First-in-man experience of a novel transcatheter repair system for treating severe tricuspid regurgitation. J Am Coll Cardiol, 2015, 66: 2475-2483.

[91] Schofer J, Bijuklic K, Tiburtius C, et al. First-in-human transcatheter tricuspid valve repair in a patient with severely regurgitant tricuspid valve. J Am Coll Cardiol, 2015, 65: 1190-1195.

[92] Hammerstring C, Schueler R, Malasa M, et al. Transcatheter treatment of severe tricuspid regurgitation with the MitraClip system. Eur Heart J, 2016, 37: 849-853.

[93] Vismara R, Gelpi G, Prabhu S, et al. Transcatheter edge-to-edge treatment of functional tricuspid regurgitation in an ex vivo pulsatile heart model. J Am Coll Cardiol, 2016, 68: 1024-1033.

[94] Goel K, Eleid MF.Paravalvular leak in structural heart disease. Curr Cardiol Rep, 2018, 20: 18.

[95] Waterbury TM, Reeder GS, Pislaru SV, et al. Techniques and outcomes of paravalvular leak repair after transcatheter aortic valve replacement. Catheter Cardiovasc Interv, 2017, 90: 870-877.

[96] Calvert PA, Northridge DB, Malik IS, et al. Percutaneous device closure of paravalvular leak: combined experience from the United Kingdom and Ireland. Circulation, 2016, 134: 934-944.

[97] Nietlispach F, Maisano F, Sorajja P, et al. Percutaneous paravalvular leak closure: chasing the chameleon. European Heart Journal, 2016, 37: 3495-3502.

[98] Pilgrim T, Franzone A. Strategies for paravalvular prosthetic leak closure: competing or complementary? JACC Cardiovascular Interventions, 2017, 10: 1970-1972.

[99] Kim MS, Casserly IP, Garcia JA, et al. Percutaneous transcatheter closure of prosthetic mitral paravalvular leaks: are we there yet. JACC Cardiovasc Interv, 2009, 2: 81-90.

[100] Krishnaswamy A, Kapadia SR, Tuzcu EM. Percutaneous paravalvular leak closure imaging, techniques and outcomes. Circ J, 2013, 77: 19-27.

[101] Calvert PA, Northridge DB, Malik IS, et al. Percutaneous device dlosure of paravalvular lLeak: combined experience from the United Kingdom and Ireland. Circulation, 2016, 134: 934-944.

[102] Cruz GI, Fuertes BM, Moreno SJ, et al. Left atrial appendage occlusion: the current device landscape and future perspectives. Interv Cardiol Clin, 2018, 7: 253-265.

[103] Betts TR, Leo M, Panikker S, et al. Percutaneous left atrial appendage occlusion using different

technologies in the United Kingdom： a multicenter registry. Catheter Cardiovasc Interv，2017，89：484-492.

［104］Lam SC，Bertog S，Gafoor S，et al. Left atrial appendage closure using the Amulet device： an initial experience with the second generation Amplatzer Cardiac Plug. Catheter Cardiovasc Interv，2015，85：297-303.

［105］Abualsaud A，Freixa X，Tzikas A，et al. Side-by-side comparison of LAA occlusion performance with the Amplatzer Cardiac Plug and Amplatzer Amulet. J Invasive Cardiol，2016，28：34-38.

［106］Tarantini G，DAmico G，Latib A，et al. Percutaneous left atrial appendage occlusion in patients with atrial fibrillation and left appendage thrombus： feasibility，safety and clinical efficacy. EuroIntervention，2017，13：1595-1602.

［107］Fauchier L，Cinaud A，Brigadeau F，et al. Device-relatedthrombosis after percutaneous left atrial appendage occlusion for atrial fibrillation. J Am Coll Cardiol，2018，71：1528-1536.

［108］Dukkipati SR，Kar S，Holmes DR，et al. Device-related thrombus after left atrial appendage closure. Circulation，2018，138：874-885.

［109］CruzGI，Fuertes BM，MorenoE SJC，et al. Left atrial appendage occlusion in the presence of thrombus with a Lambre device. JACC Cardiovasc Interv，2017，10：2224-2226.

［110］Regueiro A，Bernier M，OHara G，et al. Left atrial appendage closure： initial experience with the Ultraseal device. Catheter Cardiovasc Interv，2017，90：817-823.

［111］Sabiniewicz R，Hiczkiewicz J，Wanczura P，et al.First-in-human experience with the Cardia Ultraseal left atrial appendage closure device： the feasibility study. Cardiol J，2016，23：6524.

2 结构性心脏病的影像学规范化诊断

（闫朝武　赵世华）

近年来，心血管病影像学技术发展迅猛，为结构性心脏病的临床诊断和治疗提供了重要依据。X线胸片、超声心动图和心血管造影等技术成为临床常规检查的一部分，在结构性心脏病诊断中亦不可或缺。而最新的多排螺旋CT（简称MSCT）和心血管磁共振成像（简称CMR）等技术则进一步提高了临床诊断的效率和准确性，大大弥补了常规方法的不足[1]。然而，鉴于电离辐射、严格的心率和呼吸控制等因素，MSCT和CMR并非结构性心脏病的首选检查方法，目前其主要作用是补充超声心动图和心导管法造影在诊断中的不足，此外也适用于评价外科根治术或姑息性手术的治疗效果和术后随访等。

随着结构性心脏病介入治疗手术复杂程度的不断增加，其对心脏影像学的要求也越来越高。作为介入治疗的重要基石，心脏影像学的发展也推动着心脏介入治疗不断进步，二者相辅相成。结构性心脏病种类繁多，远非一个章节所能涵盖的[2]。有鉴于此，本章简要论述临床常见且与介入治疗密切相关的一些先天性心脏病（congenital heart disease）和心脏瓣膜疾病（valvular heart disease）的影像学诊断，以期对这些常见病治疗有所帮助。

一、先天性心脏病

（一）房间隔缺损

房间隔缺损（atrial septal defect）是常见的先天性心脏病之一，女性稍多于男性，占先天性心脏病的15%～20%。房间隔缺损分为多个类型，其中Ⅱ孔型最为常见，也是介入治疗的主要类型，本章主要介绍这类房间隔缺损。其他类型相对少见，虽然也有介入治疗成功的个案报告（如下腔

型、冠状静脉窦型等），但多数学者认为外科手术仍是这些类型房间隔缺损治疗的首选方式，在此限于篇幅不详做阐述（下文其他结构性心脏病的分析也以此类推）。房间隔缺损临床症状和血流动力学变化取决于缺损大小、心房水平分流量及肺血管阻力等因素。因为心脏具有较强的代偿能力，房间隔缺损病变早期通常无明显症状，分流量大的患者易反复发生呼吸道感染。多数患者出现症状的时间发生在中、青年或老年期，此时心脏常处于失代偿期，而房间隔缺损引发的并发症如肺动脉高压、心律失常等陆续出现。

常见体征是在胸骨左缘第二、三肋间闻及2级柔和的收缩期杂音。不同程度的右房室扩大以及缓慢发生的肺动脉高压为其主要病理生理学改变。临床上，诊断房间隔缺损的最常用方法是超声心动图（经胸及经食管），不仅可以明确房间隔缺损的诊断，而且可以提供其缺损大小、边缘条件及伴发畸形等信息，为介入封堵治疗提供依据。

1. X线平片及心导管造影

房间隔缺损X线特征取决于缺损的大小和伴发畸形。房间隔缺损小于10 mm的成人患者，X线胸片通常无明显异常或仅有轻微征象，临床上往往难以发现。而中-大缺损患者，X线胸片表现为：双侧肺血增多，肺动脉段凸出，右心房、右心室增大，心影呈"二尖瓣"型等典型特征（图2-1）。封堵术后X线平片可以评估疗效（图2-2）。因心肺兼顾，还可以在X线平片上发现房间隔缺损患者其他可能伴发的病变或畸形，如伴肺动脉高压患者可以出现"枯树征"，伴心上型肺静脉畸形引流患者可以出现"雪人征"（图2-3）或"半雪人征"等等。这些对指导临床诊疗具有重要的意义。

目前，心导管检查及造影很少用于房间隔缺

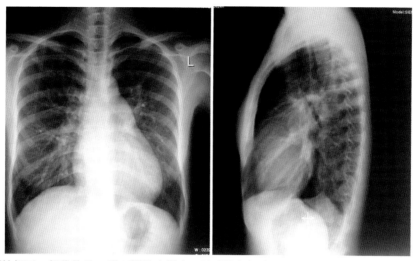

图 2-1　房间隔缺损正、侧位胸片，示双侧肺血增多，肺动脉段轻度凸出，右房室增大；为典型房间隔缺损表现

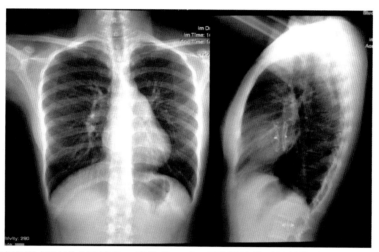

图 2-2　房间隔缺损封堵术后复查 X 线胸片。正、侧位胸片均可见封堵器影，形态、位置良好

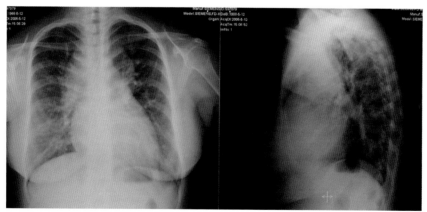

图 2-3　房间隔缺损伴心上型肺静脉畸形引流，X 线胸片除有继发于房间隔缺损的征象外，上纵隔影增宽，可见"雪人征"，这是心上型肺静脉畸形引流的征象

损的诊断，更多应用于肺动脉高压的评价、伴发畸形的诊断和介入治疗。心导管检查过程中右心房比上、下腔静脉血氧含量高 9% 则提示心房水平左向右分流。造影方法以肺静脉-左心房造影为宜，行四腔位投照。值得注意的是，导管径路异常对诊断的价值有限，当导管从右心房自然进入左心房并非

一定就是房间隔缺损，也可能是卵圆孔未闭所致。

2. 超声心动图

经胸二维超声心动图（TTE）可以显示解剖缺损。心尖四腔心切面显示较好。彩色多普勒超声心动图则进一步提高诊断的敏感性。经食管超声心动图（TEE）则能更清楚地显示细节，包括房间隔缺损的类型、数量和大小，以及缺损周边残存组织长短等。因此，超声心动图在房间隔缺损封堵术前筛查和术中监测方面起重要作用（图2-4）。另外，三维TEE（3D-TEE）偶尔也应用于房间隔缺损的诊断，因其能够立体显示完整的房间隔缺损形态，辅助经导管介入封堵治疗。

3. 多排螺旋CT/心血管磁共振成像

目前MSCT很少应用于房间隔缺损的诊断，其主要价值在于除外房间隔缺损的伴发畸形，尤其是肺静脉畸形引流，左侧三房心等的诊断；另外，在诊断冠状静脉窦型房间隔缺损等少见类型方面MSCT也具有一定优势。房间隔缺损在MSCT

上的征象主要包括：房间隔连续性中断（两个层面以上），右心负荷增加导致的右心房、右心室增大，肺动脉扩张等。另外，对中、老年患者，MSCT也应用于术前除外冠心病。近年来，随着3D打印技术的发展，基于MSCT的高清图像，也可以制作个体化房间隔缺损心脏模型指导临床介入封堵治疗。笔者于2016年在国际上首次报道了3D打印辅助下的边缘不良型房间隔缺损介入封堵，验证了3D打印个体化心脏模型能够有效指导患者和封堵器选择，避免手术的盲目性（图2-5）[3-5]。

（二）室间隔缺损

室间隔缺损（ventricular septal defect）是最常见的先天性心脏病，发病率占先天性心脏病的20%。室间隔缺损的临床症状、血流动力学改变及预后等亦取决于缺损大小。根据解剖学部位，室间隔缺损可大致分为膜周部（包括膜部）、肌部和漏斗部三大类，其中前两类是介入封堵的主要

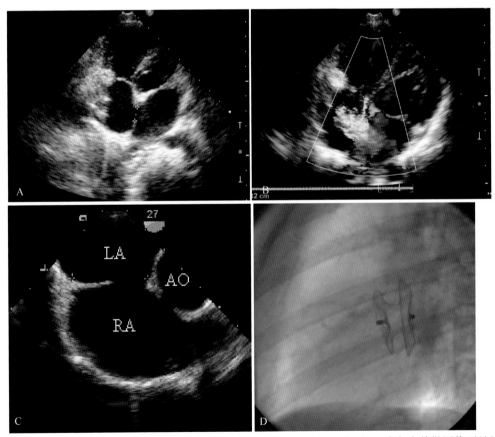

图2-4　二维经胸超声心动图心尖四腔心切面显示房间隔中部回声脱失（**A**）；同一切面彩色多普勒图像可见红五彩镶嵌色的血流从左心房进入右心房（**B**）。经食管大动脉短轴切面能够更加清晰地显示房间隔缺损的残端（**C**）；**D**图为经导管植入Amplatzer封堵伞后的X线投影图。LA：左心房；RA：右心房；AO：主动脉

封堵术前：
3D打印心脏模型　　　基于心脏模型进行　　　封堵后：
　　　　　　　　　　　体外试封堵　　　　　　MSCT上的三维图像

图 2-5　左侧为封堵前，MSCT 检查提示房间隔后下边缘缺如（箭头所示），3D 打印心脏模型能够直观反映房间隔缺损的大小和边缘条件。中间为在个体化心脏模型（高弹性橡胶）上进行体外试封堵，提示 38 mm 封堵器可以成功封堵房间隔缺损。右图为术后复查，MSCT 提示封堵器形态、位置良好，重建 MSCT 图像显示体内封堵器形态、位置与体外试封堵一致。这验证了个体化心脏模型能够准确模拟人体房间隔缺损病变并且可以帮助医师术前筛选合适患者

适应证。膜周部或膜部室间隔缺损最多见，约占室间隔缺损的 80%；肌部缺损最少见，约占 3%。漏斗部缺损约占室间隔缺损的 20%。漏斗部缺损又可分为两个亚型：①干下型，位置最高，因缺损上缘为肺动脉瓣，又称肺动脉瓣下型。②嵴内型，位于室上嵴，又称穿嵴型。心肌梗死后或外科术后（如肥厚型心肌病疏通术等）造成的室间隔缺损发生率低，本章不做探讨。

　　室间隔缺损临床症状取决于缺损大小、心室水平分流量、病程及伴发病变或畸形等多个因素。较小的膜周部室间隔缺损，特别是隔瓣下型膜周部室间隔缺损可因瓣叶与缺损边缘粘连而变小甚至出现自然闭合可能（多在 6 岁以内）。若室间隔缺损较大，分流量亦大，可在很小年龄发生心力衰竭或进展为肺动脉高压，因此需引起高度重视。病程长的巨大室间隔缺损患者，随着肺动脉高压的加重，可发生艾森门格综合征。

　　1. X 线及心导管造影

　　X 线征象取决于室间隔缺损造成的血流动力学改变和伴发病变或畸形。小的室间隔缺损病变，心影可以大致正常（Roger 病），此时的诊断更多依赖于临床体征和超声心动图检查。随着缺损的增大和分流量的增加，X 线胸片出现左心为主的心影增大和双侧肺血增多（图 2-6）。当缺损造成中-大量分流时，肺动脉段明显凸出伴双侧肺动脉扩张。当大量分流造成肺动脉高压时，双肺外围血管出现扭曲变细，与双侧肺门处扩张的肺动脉形成对比，即"枯树征"。晚期发生艾森门格综合征时，则左心室缩小和右心增大，此时基本上已经丧失治疗机会。

　　右心导管检查中右心室血氧含量高于右心房 5%，提示心室水平左向右的分流，同时可测定肺动脉压。造影方法以左心室造影为宜，长轴斜位为显示膜周部室间隔缺损最理想的投照体位。左心室充

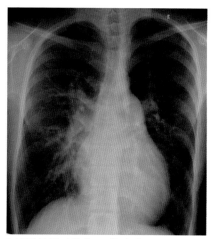

图 2-6　室间隔缺损后前位 X 线胸片。可见双侧肺血增多，主动脉结不宽，肺动脉段凸出，心影增大

盈后右心室立即显影并且可见过隔血流束为室间隔缺损的可靠征象。根据右心室显影的密度、分流柱的喷射方向及右心室最早显影的部位，一般可大致判断其分流量及缺损的解剖类型（图2-7）。心血管造影检查可以明确诊断，指导介入治疗（图2-8）。

2. 超声心动图

二维超声心动图是室间隔缺损常用的检查方法，可准确显示室间隔缺损的部位、形态、大小和类型等，其直接征象是室间隔回声的连续性中断，断端部位回声增强。大部分类型的室间隔缺损均可从四腔位切面观察到室间隔的回声脱失。大动脉短轴等切面，通过观察分析回声连续性中断部位及其与周围组织结构的毗邻关系，可对部分室间隔缺损做出分型诊断。一般情况下，回声连续性中断靠近三尖瓣隔叶（10点）者多为膜部室间隔缺损；靠近三尖瓣叶根部者多为三尖瓣隔瓣下缺损，如累及范围较大则为膜周部缺损；位于12点钟位置者多为嵴下型。彩色多普勒超声心动图在室间隔缺损右心室侧可探及红五彩镶嵌色高速血流，更有助于显示室间隔缺损（图2-9）。

3. 多排螺旋CT/心血管磁共振成像

很少专门用来直接诊断室间隔缺损。但CT增强扫描和MR常规扫描均可显示室间隔连续性中断以及相应的继发改变如左、右心室扩大和肺动脉扩张等征象。此外，MR电影于心室收缩期可见过隔的无信号血流束。室间隔连续性中断是室间隔缺损的直接征象，根据中断的部位及其与周围组织的关系可以对室间隔缺损的类型进行划

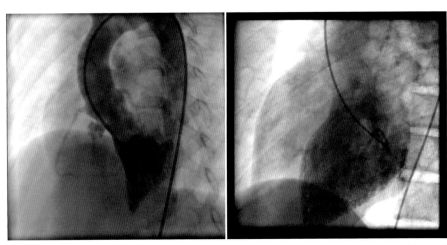

图 2-7　左侧为膜周部室间隔缺损，可见膜周部呈"囊袋状"向右心室膨出，基底部破口，造影剂进入右心室。右侧为肌部室间隔缺损，室间隔中部可见小缺损，舒张期显影清楚，收缩期近于闭塞

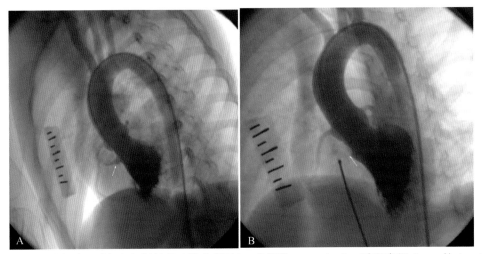

图 2-8　左心室造影长轴斜位：膜部室间隔缺损（箭头所示），直径约5 mm（**A**）；采用直径6 mm的Amplatzer AGA封堵伞（箭头所示）封堵后，分流消失（**B**）

分。临床上，MSCT/CMR 仅是诊断室间隔缺损的补充，其主要目的多是为了除外其他病变或畸形。

（三）动脉导管未闭

动脉导管未闭（patent ductus arteriosus）也是常见的先天性心脏病，女性多见，占先天性心脏病的 12% ～ 15%。动脉导管在胎儿期不可缺失，一般生后 6 个月内闭合，少数可延迟至 1 年，持续不闭者即动脉导管未闭。根据解剖形态，可以分为多个类型。形态学上，动脉导管未闭大致可以分为下列五种类型。①管型，导管两端直径相等而导管长度超过宽度；②漏斗型，导管一端直径大于另一端，一般是主动脉端粗而肺动脉端细；③窗型，动脉导管粗而短，像主动脉与肺动脉间直接吻合；④哑铃型，中间细而两端粗；⑤动脉瘤型，动脉导管两端细而中间呈动脉瘤样扩张，瘤壁往往脆而薄，这一类型又可分为自发性和继发性两者（其中，前者多见于婴幼儿，预后良好；而后者多见于年长儿

及成人，往往由感染和手术引起，预后不良）。临床上，所见最多者为漏斗型，管型和窗型次之，哑铃型与动脉瘤型少见。漏斗型动脉导管未闭是介入封堵的主要类型；其次是管型，多数也可经介入封堵治疗；其他类型临床少见。

正常情况下，主动脉压高于肺动脉压，故动脉导管未闭引起连续性左向右分流，久之可发生肺动脉高压。轻者可无症状，重者可出现活动后心悸、气短、反复呼吸道感染等。合并重度肺动脉高压者可发生艾森门格（Eisenmenger）综合征，临床上出现分界性发绀。

1. X 线及心导管造影检查

细小动脉导管未闭患者 X 线平片上往往无明显异常（图 2-10）。典型动脉导管未闭患者的典型 X 线征象包括：肺血增多，肺动脉段凸出，主动脉结凸出或增宽，部分病例可有"漏斗征"以及左心房、左心室增大。"漏斗征"的病理基础是动脉导管主动脉端管腔漏斗状扩张，在后前位上的投影即成"漏斗

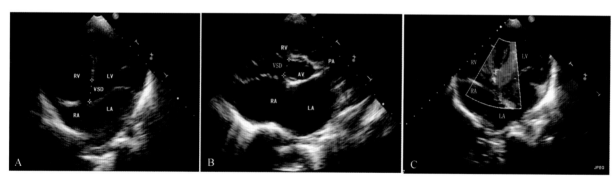

图 2-9 二维超声心动图四腔心切面（**A**）显示室间隔膜周部回声脱失；大动脉短轴切面（**B**）示主动脉前壁与室间隔连续性中断；彩色多普勒四腔心切面（**C**）示大量分流性血流由左心室通过室间隔缺损进入右心室，夹杂少许红五彩镶嵌色血流

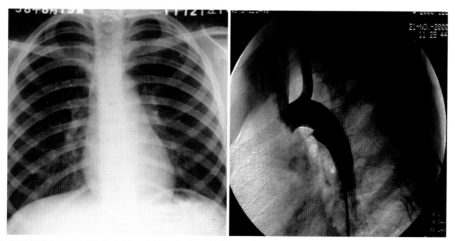

图 2-10 细小动脉导管未闭心脏大小及双肺血无明显变化。左侧为正位胸片，右侧为造影，提示细小动脉导管未闭

征"。粗大动脉导管未闭患者可以出现左心衰竭或肺动脉高压的征象（图2-11），这主要取决于双侧肺血管的反应性（高阻力或低阻力因人而异）。

右心导管测量肺动脉血氧含量高于右心室5%，则提示动脉导管未闭或其他心底部左向右分流。导管自肺动脉进入降主动脉通常提示动脉导管未闭的存在。心血管造影体位一般取左侧位或右前斜位。主动脉造影弓降部充盈的同时主肺动脉亦显影即可确诊。心导管及造影检查的主要目的是了解合并的肺动脉高压病变程度以及指导介入封堵治疗（图2-12至图2-14）[6]。

2. 超声心动图

二维超声心动图经胸切面可显示左心室容量

负荷增加和肺动脉增宽；大动脉短轴切面可显示降主动脉峡部和主肺动脉之间的异常通道，彩色多普勒显示异常血流信号，同时在肺动脉端可获得位于零线上的连续性高速血流频谱，呈阶梯样改变（图2-15）。

3. 多排螺旋CT（MSCT）/心血管磁共振成像（CMR）

MSCT/CMR检查的直接征象是主动脉弓下可见一异常交通与肺动脉分叉处相连，其他征象包括继发的左侧房室增大、肺动脉扩张等。MSCT/CMR更重要的价值在于除外合并的其他畸形，尤其是主动脉畸形，如主动脉弓发育不良、主动脉缩窄等（图2-16）。

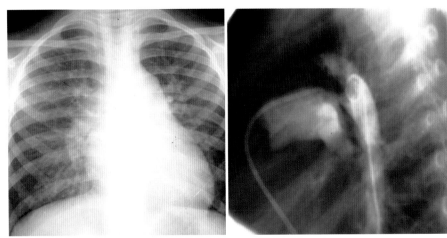

图2-11　粗大动脉导管未闭。左侧胸片提示双肺肺血明显增加，主动脉结增宽，肺动脉段凸出伴心脏增大（左房室增大为主）。右侧造影提示粗大动脉导管未闭，通过动脉导管未闭肺动脉提前显影

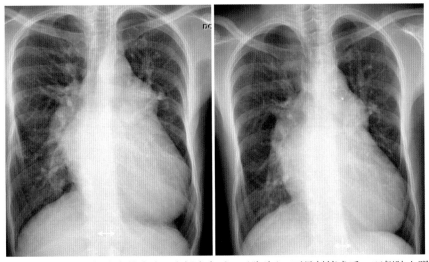

图2-12　介入封堵后心脏的变化（左侧为术前胸片，右侧为术后3天胸片）。可见封堵术后，双侧肺血明显改善，心影回缩

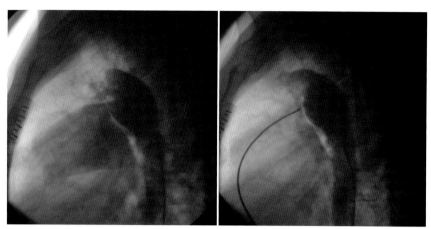

图 2-13　主动脉左侧位造影（应用动脉导管未闭封堵器介入封堵动脉导管未闭）。主动脉显影后即见粗大动脉导管未闭，肺动脉显影。封堵后重复造影提示封堵器形态位置良好，无残余分流

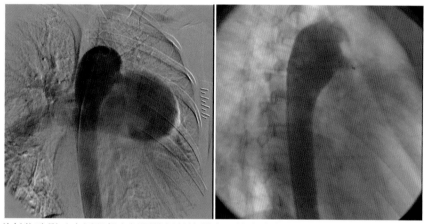

图 2-14　主动脉右前斜位造影（应用肌部室间隔缺损封堵器介入封堵动脉导管未闭）。左侧图提示，主动脉显影后通过粗大动脉导管未闭肺动脉显影。右侧图为封堵后重复造影提示封堵器形态位置良好，无残余分流

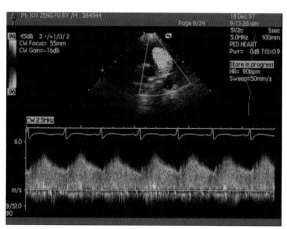

图 2-15　彩色多普勒超声大动脉短轴切面，左肺动脉和降主动脉之间可见异常血流，同一位置连续多普勒超声示连续性分流频谱

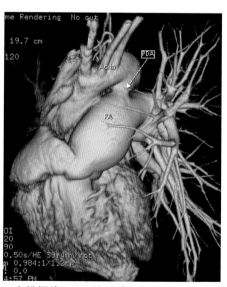

图 2-16　多排螺旋 CT 三维重建图提示，主动脉与肺动脉之间可见粗大异常交通，箭头所示为动脉导管未闭

（四）肺动脉瓣狭窄

单纯性肺动脉瓣狭窄（pulmonary stenosis）是常见的先天性心脏病之一。国外资料统计占先天性心脏病的 10%～20%，国内统计占 5%～10%。大多数患者，特别是轻-中度狭窄者，早期无症状，而在常规体检时发现。典型体征为胸骨左缘第二、三肋间闻及 3～4 级喷射样收缩期杂音并可及震颤。症状出现早晚与狭窄程度有关，一般单纯肺动脉瓣狭窄不影响儿童的生长和发育。轻症者（右心室-主肺动脉收缩压差 < 50 mmHg），90% 以上心电图正常或仅为电轴右偏；中-重度狭窄者心电图呈右心室肥厚，需手术或介入治疗。值得提出的是，在大多数先天性复杂畸形中，常合并肺动脉瓣狭窄，包括肺动脉瓣、瓣下和瓣上狭窄等。肺动脉瓣叶增厚，开放受限以及继发性右心室肥厚和主肺动脉扩张为肺动脉瓣狭窄的典型征象。

1. X 线及心导管造影检查

轻度肺动脉瓣狭窄患者 X 线胸片大多无明显异常。中-重度患者，出现双侧肺血减少，双侧肺门不对称，可以出现特征性的肺动脉段"直立样"凸出征象（图 2-17）。其他继发征象包括右房室增大等。心导管造影检查的特征性征象包括"圆顶征"及"喷射征"等（图 2-18）。

2. 超声心动图

超声心动图特征包括肺动脉瓣增厚伴开放受限，收缩期肺动脉瓣呈圆顶征；多普勒显示跨瓣

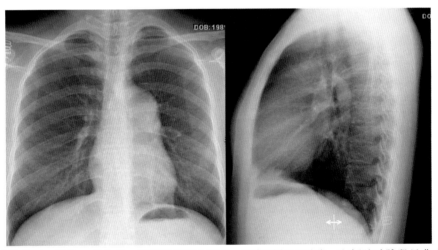

图 2-17　肺动脉瓣狭窄正、侧位 X 线胸片。可见双侧肺血减少，双侧肺门不对称，左侧肺动脉段呈典型的"直立样"凸出，右房室增大。这些是典型肺动脉瓣狭窄征象

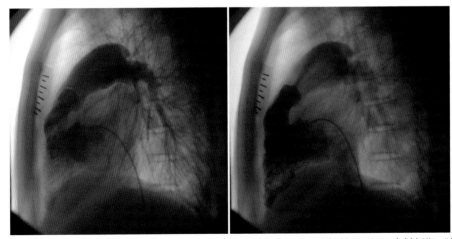

图 2-18　右心室左侧位造影提示肺动脉瓣增厚粘连，开放受限；可见典型的"圆顶征"和"喷射征"，肺动脉呈狭窄后扩张改变

流速增加；其他继发性改变包括主肺动脉狭窄后扩张，以及右房室增大等。

3. 多排螺旋 CT/ 心血管磁共振成像（CMR）

肺动脉瓣叶增厚，甚至出现钙化和赘生物形成。主肺动脉及左肺动脉可见管腔扩张。有时可见二瓣化畸形表现，表现为"花蕾征"和"鱼口状"改变。继发于右心压力负荷的征象包括，右心室壁肥厚，肌小梁粗大等。其中，CMR 不仅可全面显示肺动脉瓣狭窄的继发性改变，而且电影序列可以清楚地显示肺动脉瓣叶开放受限（圆顶征），显示通过肺动脉瓣口的高速血流信号（喷射征），并可通过测量峰值流速计算跨瓣压力阶差（图 2-19）。

（五）主动脉窦瘤破裂

主动脉窦瘤破裂（ruptured sinus of valsalva aneurysm），是指由于先天性或后天性因素的影响，主动脉窦变成薄壁囊状结构，向外凸出累及

邻近心脏结构，并最终破入邻近心腔内，形成主动脉与受累心腔之间的血液分流，最终导致一系列的血流动力学改变。主动脉窦瘤形成及破裂主要是主动脉窦壁弹力纤维和（或）肌性组织先天性缺失所致。另外感染、手术、创伤、炎症以及退行性改变等也都可以引起后天性（获得性）主动脉窦瘤，但后者常有多个窦同时受累。临床上，主动脉窦右窦瘤最常见，无窦瘤次之，而左窦瘤少见。患者的临床表现主要取决于瘤体破入的部位以及对血流动力学的影响。其中以胸痛和呼吸困难多见；破口较小时患者可以无明显症状，而当较大的破口形成时，患者可以出现急性左心衰竭的表现。而当窦瘤破入心包时，将出现急性心脏压塞，病情更为凶险。

主动脉窦瘤可以发生在任何一个窦内，考虑到上述主动脉窦的解剖学特点，右窦可以破入右心房及右心室，破入心包罕见；无窦可以破入左、右心房；而左窦则可以破入左心房和心包内（图

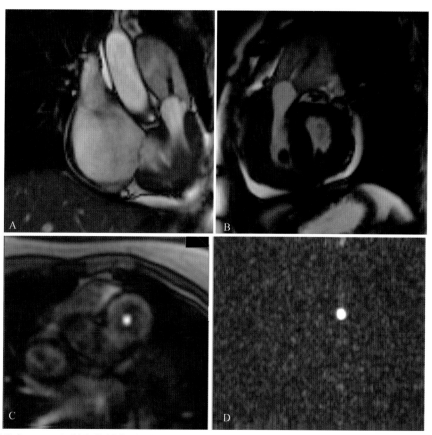

图 2-19 肺动脉瓣狭窄 CMR 电影右前斜位（**A**）、矢状位（**B**）示肺动脉瓣开放明显受限，可见圆顶征（短尾箭头）、喷射征（长箭头）。**C**、**D** 为 VEC 电影，可见肺动脉瓣口

2-20）。主动脉窦瘤破裂常有内、外破口，内破口与主动脉窦相通，形成窦瘤蒂部；外破口与毗邻心腔相通，多为单破口。

主动脉窦瘤常伴有其他先天性心脏病，其中以室间隔缺损最多见，尤其是主动脉右窦瘤合并室间隔缺损的概率更高，有报道可达40%～50.6%。当合并室间隔缺损时，需要注意的是，究竟是主动脉窦瘤合并室间隔缺损，还是高位室间隔缺损导致主动脉瓣脱垂进而造成瓣呈瘤样凸出，少数患者甚至凸入右心室造成诊断困难。鉴别要点在于瘤样结构与主动脉瓣环的关系。合并室间隔缺损，瘤体可开口于主动脉瓣环之上；如果继发于主动脉瓣脱垂，则瘤体远离窦部，开口于主动脉瓣之下。合并主动脉瓣畸形和关闭不全者也不少见，当同时合并室间隔缺损时，主动脉窦瘤外凸导致主动脉瓣叶边缘弯曲、脱垂，进而产生主动脉瓣关闭不全；当无室间隔缺损时，主动脉二瓣化畸形等因素常是主动脉瓣关闭不全的原因。另外，当主动脉窦瘤体积较大时，其牵拉作用也可造成主动脉瓣关闭不全。其他先天性心血管畸形都可以合并存在，但发生率很低。值得注意的是，当合并右心室流出道狭窄时，需要鉴别狭窄的原因，即狭窄是由右心室流出道本身发育异常所致，还是主动脉窦瘤凸入漏斗间隔造成梗阻。主动脉窦瘤扩张膨凸可以对邻近心脏组织造成压迫，除了上述右心室流出道外，冠状动脉及房室传导系统都可受累，出现相应症状。

在对主动脉窦瘤破裂的诊断中，各种影像学

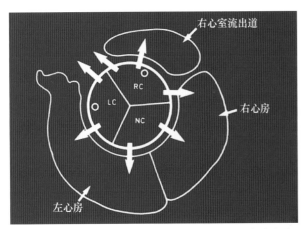

图2-20 主动脉窦毗邻解剖示意图。RC，主动脉右窦；LC，主动脉左窦；NC，主动脉无窦

手段起主要作用，尤其是超声心动图（经胸超声心动图，必要时辅以经食管超声心动图检查）无疑扮演着重要的角色。下面简要介绍常见的影像学表现。

1. X线及造影检查

未破裂的患者X线胸片多无阳性征象；当瘤体破入右心系统后，将出现左向右分流的征象。依据血流动力学影响以及合并的畸形，患者心影可以呈多种外形，以主动脉型和二尖瓣-主动脉型多见。特征性征象之一是患者肺血增加程度较轻，与心影的增大程度不相符；系由于心室功能受损所致，当合并主动脉瓣关闭不全时将更加明显。特征性征象之二是患者肺动脉段凸出（肺动脉高压）程度通常不十分明显，而肺静脉高压的征象，如肺淤血及肺水肿等则较明显。

目前对大多数患者来说，超声心动图已经能够满足诊断需要，但对少数无创性检查不满意的患者，或者主动脉窦瘤较小和破入少见部位患者，以及拟行介入封堵治疗的患者需要进一步行心血管造影检查[7]。造影体位以双斜位最佳，造影部位通常选择主动脉根部（图2-21）。造影可见：①受累主动脉窦局限性囊状凸出，通常可见相对较细的瘤蒂与窦相连；部分患者可出现受累主动脉窦本身扩大，多为合并畸形或瘤体内口宽大所致；②可见主动脉窦瘤凸出的方向和部位，双斜位时容易确定；③窦瘤内、外破口的详细情况，及破入的心腔；④伴发的畸形或继发的其他病变，尤其是室间隔缺损及主动脉瓣关闭不全的情况（图2-22，图22-23）。

2. 超声心动图

超声心动图是临床诊断主动脉窦瘤破裂的主要方法，可以准确显示出主动脉窦瘤的形态、大小、膨凸的方向、破口的直径等详细信息。由于主动脉整个心动周期的压力均高于心腔压力，因此整个心动周期连续多普勒均能够记录到高速湍流频谱（图2-24）。

3. 多排螺旋CT/CMR

MSCT与CMR不受声窗限制，能够准确显示出主动脉窦瘤的形态、大小、破口及破入的心腔等详细信息。其中MSCT还能够对病变进

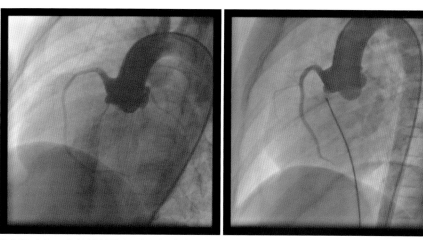

图 2-21　升主动脉造影（左心室长轴斜位）示：主动脉右窦瘤形成，瘤体破入右心室；瘤底可见一破口，直径约 2 mm。经导管植入 6/4 mm ADO 封堵后重复造影示封堵完全，无残余分流，主动脉瓣也无反流。这是一名 7 岁男性患儿，在外院以室间隔缺损行外科修补术，术后复查超声心动图时发现新出现主动脉右窦瘤，伴窦瘤破裂入右心室。考虑该患儿的主动脉窦瘤为外科手术意外损伤所致

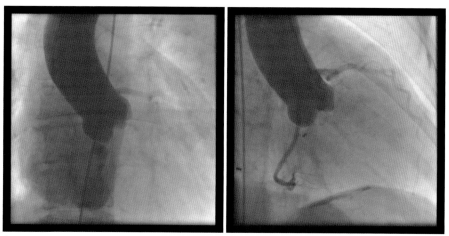

图 2-22　升主动脉造影（右前斜位）示：主动脉无窦瘤形成，并破裂入右心房；破口最窄处直径约 4 mm；经导管植入 8/6 mm ADO 封堵后重复造影示封堵完全，无残余分流，主动脉瓣也无反流

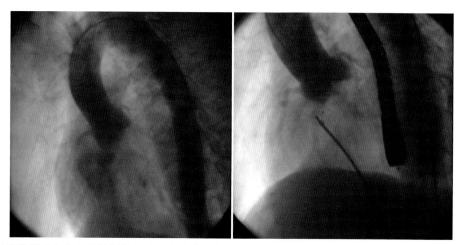

图 2-23　升主动脉造影（左心室长轴斜位）示：主动脉右窦瘤形成，瘤体破入右心房；瘤底可见一破口，直径约 6 mm；主动脉瓣少量反流。经导管植入 10/8 mm ADO 封堵后重复造影示封堵完全，无残余分流，主动脉瓣反流无加重

行三维重建，使病变处立体显示，对主动脉窦瘤的诊断具有重要价值（图 2-25）。而 CMR 可对病变处进行任意角度扫描，电影序列的应用能够近乎实时地观察病变处信息。对超声心动图检查显示病变困难的患者，可行 MSCT/CMR 补充。

（六）主动脉缩窄

主动脉缩窄（coarctation of the aorta）主要是指降主动脉胸段先天性狭窄，男性多于女性，上肢血压比下肢血压高为其临床特点。根据其发生部位分为导管后型（成人型）和导管前型（婴儿型）。导管后型通常较局限，多为主动脉内隔膜样狭窄；导管前型可局限存在或广泛累及主动脉峡部和弓部。

X 线提示心脏多无明显增大，但可见两种特殊征象：①第 4 至第 8 后肋骨下缘可见蚀迹影，5 岁后可见，成人患者中约 3/4 可见此征象，其为

扩张的侧支循环血管所致；②"3"字形征，使得主动脉结似有两段，上一段凸出为主动脉结，而下一段凸出为缩窄后扩张管腔所致；服钡食管可见反"3"字形征。心导管及造影是明确诊断的金标准，通常在行经导管球囊成形术和支架植入术时操作（图 2-26）。

超声心动图可以初步诊断主动脉缩窄，但受声窗所限，难以全面了解病变情况。MSCT/CMR 能够全面了解主动脉缩窄病变情况，对指导临床治疗具有重要意义（图 2-27）。近年来，有学者单纯应用 CMR 引导主动脉缩窄介入治疗获得成功（图 2-28）。

（七）肺动-静脉瘘

肺动-静脉瘘（pulmonary arterio-venous fistula）是肺动脉与肺静脉之间的异常交通，多数为先天性病变，部分患者也可由后天病变引起。本部分主要论述先天性肺动-静脉瘘。由于肺动脉血未经

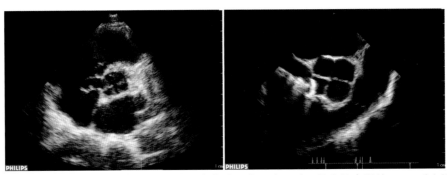

图 2-24　经食管超声心动图提示：主动脉右窦瘤形成，瘤体破入右心房，破口最窄处直径约 6 mm（左图）；经导管植入 10/8 mm ADO 封堵后，经食管超声心动图提示主动脉窦瘤破口封堵完全，封堵器形态、位置良好

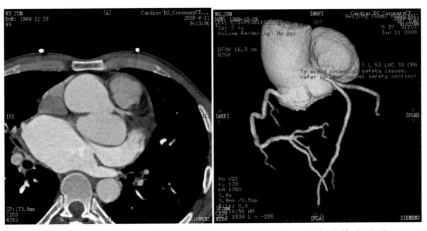

图 2-25　MSCT 提示主动脉左窦瘤形成，挤压周围组织但瘤体未破裂

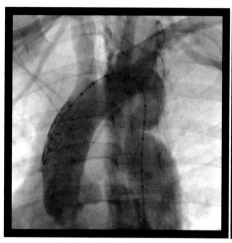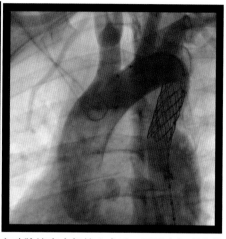

图 2-26　升主动脉造影提示主动脉弓降部局限性缩窄形成；主动脉缩窄支架植入术后，可见支架形态位置良好，主动脉缩窄段管腔血流通畅

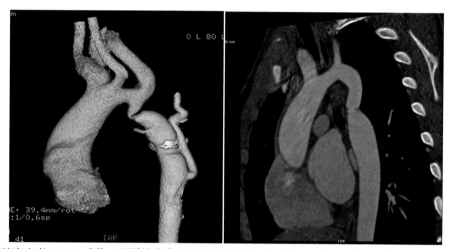

图 2-27　主动脉缩窄患者 MSCT 成像，不同的重建方法可以全面了解主动脉病变情况及侧支血管形成等信息，指导介入治疗

肺泡壁微血管换气而直接进入肺静脉，造成肺内右向左分流。患者临床症状的轻重取决于右向左的分流量。根据病理解剖学特征，肺动-静脉瘘可以分为囊型和弥漫型两大类，前者又可进一步分为单纯型和复杂型两个亚型。目前，对肺动-静脉瘘的诊断主要通过造影检查进行诊断，并辅助进行介入封堵治疗；其他影像学方法仅作为补充（图 2-29，图 2-30）。

二、心脏瓣膜疾病

心脏瓣膜疾病（valvular heart disease）分为先天性和获得性，后者占绝大多数。风湿性心脏病（rheumatic heart disease）是最常见的获得性心脏瓣膜疾病，以二尖瓣损害最常见，其次为主动脉瓣，三尖瓣损害少见，肺动脉瓣损害罕见。同时累及两个或两个以上瓣膜者称为联合瓣膜病，以二尖瓣和主动脉瓣联合病变最为常见。

X 线胸片、超声心动图、心血管造影、MSCT 及 CMR 等多种影像学技术可用来评估心脏瓣膜疾病。超声心动图实时、快捷，不受心率和心律影响，是目前评估心脏瓣膜功能的首选检查方法。导管法造影可直接观察瓣膜狭窄和反流，结合心导管检查还可准确地测量跨瓣压差，但因其有创，很少单独用于诊断，仅在介入治疗或其他心血管造影时应用。值得提出的是 X 线胸片可心肺兼顾的特点在心脏瓣膜疾病的诊断和鉴别诊断中具有不可替代的作用。X 线胸片不仅可粗略地反映房室大小的变化，更重要的是能够反映肺循环的变化，如肺淤血和肺循环高压等。

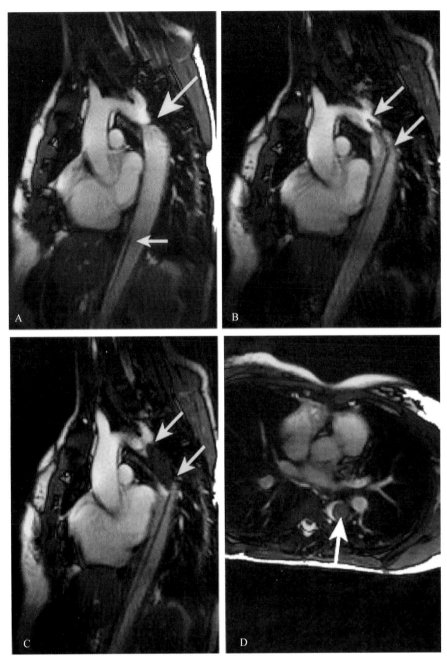

图 2-28　介入 CMR 不仅可以准确诊断主动脉缩窄（**A**），而且可以引导介入球囊成形术（**B**，导管通过缩窄处；**C** 和 **D**，球囊扩张），避免了常规 X 线的电离辐射损伤。该图显示了导管进入主动脉到球囊扩张的全过程

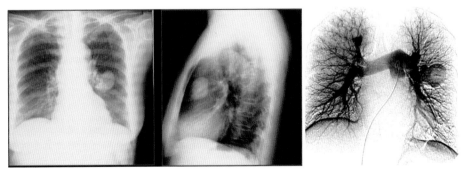

图 2-29　囊型肺动-静脉瘘。X 线胸片正位提示左肺肺门处可见一团块影形成，边缘光滑；侧位可见该团块影近前纵隔。肺动脉造影提示左侧囊状肺动-静脉瘘形成

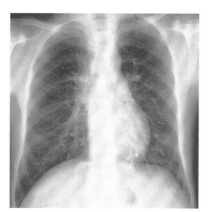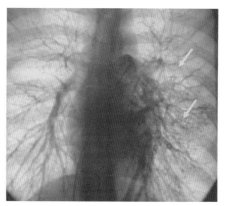

图 2-30　正位胸片提示左侧肺野纹理紊乱，造影提示左肺弥漫型肺动-静脉瘘形成

（一）二尖瓣狭窄

二尖瓣狭窄（mitral stenosis）最常见的病因为风湿性，2/3 的患者为女性。单纯二尖瓣狭窄占风湿性心脏病的 25%，二尖瓣狭窄伴关闭不全占 40%；联合瓣膜病变时以二尖瓣狭窄与主动脉瓣关闭不全并存最常见。先天性畸形，包括瓣叶、腱索及乳头肌发育异常（如单组乳头肌等）亦可致二尖瓣狭窄。因风湿引起的慢性炎症及结缔组织增生，可导致二尖瓣叶增厚、粘连、缩短和钙化；合并心房颤动时左心耳及左心房内可形成附壁血栓。通常狭窄的二尖瓣呈漏斗状，开放受限，瓣口呈"鱼口"状。正常人的二尖瓣口面积为 $4 \sim 6 \ cm^2$，当瓣口面积缩小至 $1.5 \sim 2.0 \ cm^2$ 时为轻度狭窄、$1.0 \sim 1.5 \ cm^2$ 为中度狭窄、小于 $1 \ cm^2$ 为重度狭窄。二尖瓣狭窄导致左心房扩大和压力升高，进一步引起肺静脉和（或）肺循环高压，晚期可出现右心室肥厚和扩张、继发性三尖瓣关闭不全和右心衰竭。

1. X 线及心导管造影

二尖瓣狭窄患者 X 线平片的征象取决于其引起的血流动力学变化。轻度二尖瓣狭窄患者，X 线平片可以大致正常。中度以上二尖瓣狭窄患者，X 线平片出现左心房增大，肺循环高压及继发的右心增大征象（图 2-31）。左心房增大征象包括：双房影，向后挤压食管造成食管压迹，通过服钡可以对其进行分级，也可抬高左侧支气管，使支气管夹角增大等等。肺循环高压征象包括：双肺淤血，肺动脉段凸出；进一步发展可以出现肺间质性肺水肿（可以出现 Kerley A 线和 B 线）和肺泡性肺水肿，胸腔积液等征象。长期肺淤血可以造成含铁血黄素沉积在肺野中形成点状影。另外，病程较长的患者可以出现二尖瓣钙化，可在二尖瓣环区观察到对应的钙化影。

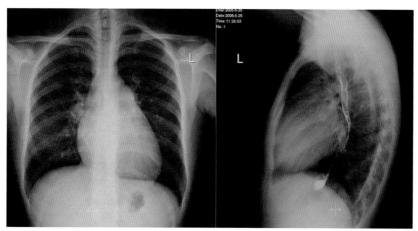

图 2-31　典型二尖瓣狭窄 X 线胸片。双肺淤血，主动脉结小，肺动脉凸出，左心房右心室大为主；心影呈"二尖瓣型"；可见"双房影"，侧位服钡食管压迹 II 度

目前，心导管检查主要应用于指导二尖瓣狭窄的介入治疗。左心室造影舒张期二尖瓣口可见类圆形的负性充盈凸向左心室内，提示二尖瓣开放受限，重症者可见"喷射征"。心房颤动合并陈旧性附壁血栓者，冠状动脉造影中有时可见造影剂在左心房内溢出称之为"烟雾征"，是左心房附壁血栓的特征性表现。

2. 超声心动图

M 型超声心动图（ME）：二尖瓣前叶曲线呈"城墙样"改变，EF 斜率减低（A）。二尖瓣后叶与前叶的运动曲线呈平行同向运动，前后叶回声均增强。二维超声心动图（2DE）：舒张期瓣叶开放受限，前叶体部膨向左心室流出道方向，前后叶呈弯钩状。左心室短轴切面示二尖瓣开放时瓣口呈"鱼口样"狭窄，并可测量二尖瓣口面积（图 2-32）。多普勒超声心动图（D-Echo）：于二尖瓣口左心室侧可测量流经二尖瓣口的舒张期血流速度，通常 > 1.5 cm/s（正常 ≤ 1.2 cm/s）；经二尖瓣口高速血流呈红五彩镶嵌色（图 2-33）。

3. 多排螺旋 CT/CMR

MSCT 平扫可识别二尖瓣或左心房壁钙化；增强扫描可显示左心房、右心室增大以及左心房

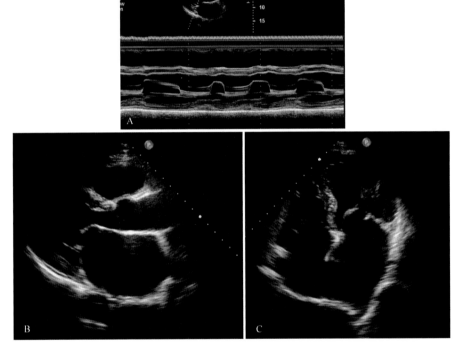

图 2-32　**A**.二尖瓣狭窄的 M 型超声心动图所见；**B**.二维超声心动图左心室长轴切面所见；**C**.心尖四腔心切面所见

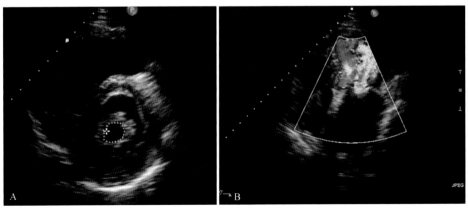

图 2-33　左心室短轴切面测量瓣口狭窄面积为 1.8 cm^2（**A**）；彩色多普勒四腔心切面（**B**）示左心房扩大，左心房血流进入左心室呈红五彩镶嵌色

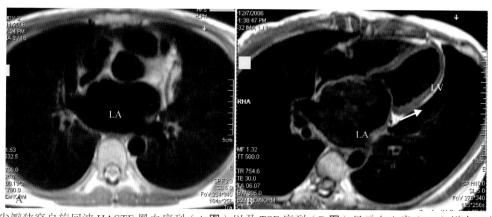

图 2-34 二尖瓣狭窄自旋回波 HASTE 黑血序列（**A** 图）以及 TSE 序列（**B** 图）显示左心房（LA）增大、左心室（LV）腔不大，二尖瓣瓣叶呈帆状（B 图箭头所示）

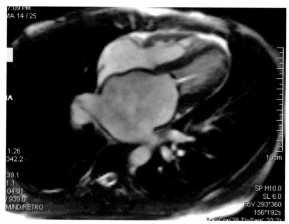

图 2-35 二尖瓣狭窄梯度回波 CMR 电影序列可见通过二尖瓣狭窄瓣口的细长高速血流信号（舒张期四腔心层面）

内继发性血栓等。CMR 常规 SE 序列可显示左心房和右心室扩大（图 2-34）。CMR 电影时心室舒张期可见左心房喷射血流，于二尖瓣口下方引起信号缺失（图 2-35）。值得一提的是，经二尖瓣口电影序列扫描，能够直接观察二尖瓣的最大开放程度，并可进行面积测量，进行定性及半定量分析（图 2-36）。

（二）二尖瓣关闭不全

二尖瓣结构包括瓣环、瓣叶、腱索、乳头肌等异常均可引起二尖瓣关闭不全（mitral regurgitation）。风湿性心脏病二尖瓣关闭不全常常与二尖瓣狭窄并存，此外瓣膜退行性变、感染性心内膜炎、瓣膜赘生物形成等亦可引起二尖瓣关闭不全。临床上左心室扩张引起的继发性二尖瓣关闭不全亦不少见，如扩张型心肌病、各种原因所致的左心衰竭等。值得提出的是在先天性心脏病中，有时候冠状动脉异常起源于肺动脉引起乳头肌缺血可导致二尖瓣关闭不全，应引起重视。

左心房、左心室扩张是二尖瓣关闭不全最主要的病理生理学变化，通常两者的变化程度一致。急性期因左心房室容量负荷短期内骤增，严重者可发生急性肺水肿。慢性迁延性病变，主要表现

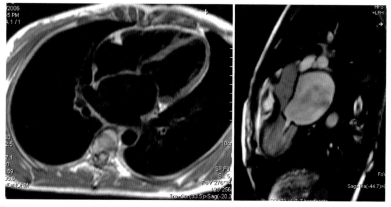

图 2-36 CMR SE（**A**）和 Cine 电影序列（**B**）示左心房扩大和二尖瓣开放受限

为左心房室继发性扩张，X线胸片主要表现为左房室扩大，通常肺淤血并不严重，这一点有别于二尖瓣狭窄。

1. X线胸片及心导管造影

（1）中度二尖瓣关闭不全，左心房和左心室不同程度增大，但肺野清晰或仅有轻度肺淤血。

（2）重度二尖瓣关闭不全，左心房和左心室明显增大，二者增大程度相称。

（3）风湿性心脏病（风心病）二尖瓣狭窄和二尖瓣关闭不全常常并存，X线征象两者兼之（图2-37）。以二尖瓣狭窄为主时表现为肺淤血和肺循环高压，心影呈"二尖瓣普大型"；以二尖瓣关闭不全为主时表现为左心房和左心室扩大，左心房增大往往达中度以上。

左心室造影可见造影剂逆流入左心房。根据造影剂进入左心房数量可估计二尖瓣关闭不全程度。左心房密度轻度增高或部分充盈为轻度，左

心房迅速全部充盈为重度，二者之间为中度。

2. 超声心动图

（1）二维超声心动图和M型超声心动图显示二尖瓣口收缩期对合欠佳以及左心房室扩大，并可根据瓣叶结构异常推断病因。如风湿性二尖瓣关闭不全，多合并二尖瓣狭窄，表现为二尖瓣叶增厚、钙化和赘生物附着；继发性二尖瓣关闭不全多由左心室扩大引起二尖瓣环扩张所致，此外可直接显示腱索或乳头肌断裂等。

（2）D-Echo可定性、定量诊断，彩色多普勒敏感性和准确性更高，显示收缩期左心房内二尖瓣口五彩镶嵌反流束（图2-38）。

需要注意的是，目前经导管二尖瓣夹闭术（MitraClip）和瓣膜植入术均需要超声心动图的评价（图2-39，图2-40），尤其是3D成像具有重要价值，能够全面准确了解病变情况及手术疗效[8]。另外，超声心动图和3D打印相结合，能够提供患

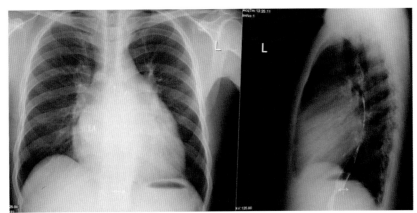

图2-37　风心病二尖瓣狭窄合并关闭不全：后前位X线胸片示肺淤血，左心房左心室大，可见双心影和气管隆凸角度开大（箭头所示）；侧位示左心房大，食管Ⅱ度压迹，食管前间隙消失

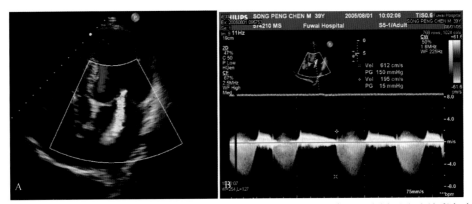

图2-38　彩色多普勒四腔心切面（A）：收缩期左心房内蓝五彩镶嵌反流性血流束；二尖瓣反流连续彩色多普勒血流频谱（B）：收缩期左心房内可探及位于零线下的反流性血流频谱

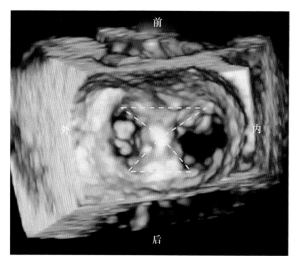

图 2-39　MitraClip 术后，二尖瓣口被分为两部分，开放良好

者个体化二尖瓣模型，这对辅助患者介入治疗大有裨益。

3. 多排螺旋 CT/CMR

MSCT 诊断价值有限，间接征象是左心房室扩大。一般来说，二尖瓣关闭不全时，左心房、室内径均明显增大，两者的增大程度基本一致，房室增大的程度基本可反映病变的严重程度。

CMR 的 SE 序列可直接显示左房室扩大。二尖瓣关闭不全电影收缩期左心房内可见反流所致的无信号区，轻度者局限于左房室瓣口区，重度则可延伸至左心房后壁（图 2-41）。

目前，经导管二尖瓣介入治疗有多种方法在临床获得应用，其中经导管二尖瓣环缩术需要准确了解冠状静脉窦及冠状静脉的解剖结构以指导器械植入，而目前 MSCT 在这方面效果极佳，能够有效提供临床信息（图 2-42）。

（三）主动脉瓣狭窄

正常主动脉瓣为三瓣，最大开放面积 3 ～ 4 cm²。当瓣口面积减少一半时，收缩期并无明显跨瓣压差，但当瓣口面积 < 1.0 cm² 时，则引起重要血流动力学变化。主动脉瓣狭窄（aortic stenosis）引起左心室后负荷增加，导致向心性肥厚，晚期失代偿时，则出现左心室扩张和左心功能不全。

先天性主动脉瓣二瓣畸形是引起主动脉瓣狭窄最常见的原因，通常出生时并无交界处融合和

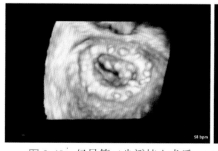
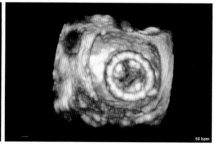

图 2-40　经导管二尖瓣植入术后，二尖瓣环及瓣叶的 3D 超声心动图成像

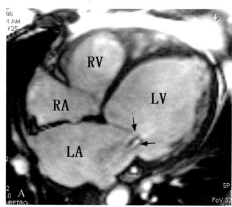
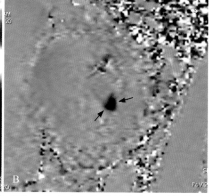

图 2-41　二尖瓣关闭不全在 TrueFISP 电影序列四腔心切面上表现为，左心房、室明显扩大，两者增大程度基本一致；右心房、室内径大致正常。收缩期左心房内可见因质子失相位所致的反流血液流空信号（图 A，黑箭头）。在通过二尖瓣口垂直血流方向的 VEC 相位编码电影上，可测量反流面积及反流量（图 B，箭头所示）。LA：左心房；LV：左心室；RA：右心房；RV：右心室

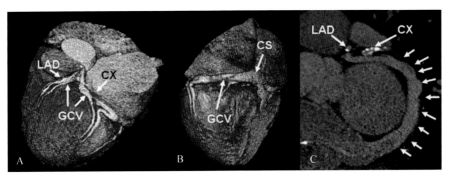

图 2-42　MSCT 三维重建图像清晰显示冠状静脉窦及其冠状静脉分支、走行。LAD：左前降支；CX：回旋支；GCV：心大静脉

狭窄，但随着年龄增长，至成年期，瓣膜退行性钙化可形成窄缝状狭窄，这也是老年人单纯性主动脉瓣狭窄的主要原因。其他导致主动脉瓣狭窄的原因包括风湿性、感染性、高胆固醇血症、弹性假黄瘤、钙磷代谢失调（甲状旁腺功能亢进、Paget 病）、尿黑酸尿症（alkaptonuria）、Fabry 病及药物性原因等。主动脉瓣听诊区闻及收缩期喷射性杂音为其典型体征。

1. X 线平片及心导管造影

狭窄主动脉瓣造成的升主动脉扩张是主动脉瓣狭窄的重要征象，左心室改变早期以肥厚为主，后期失代偿阶段，左心室可以出现扩张改变伴双肺淤血征象。主动脉瓣狭窄患者主动脉瓣常可见钙化影（图 2-43）。

2. 超声心动图

不同类型主动脉瓣狭窄的超声心动图征象不同。风湿性心脏病所致主动脉瓣狭窄往往合并其他心脏瓣膜病变，并且通常狭窄与关闭不全同时

存在；瓣叶交界处增厚粘连，开放受限，病程长的患者可见钙化灶。老年退行性主动脉瓣狭窄表现为：主动脉瓣增厚钙化，回声增强，开放受限；这些病变常见于老年患者，钙化主要位于主动脉瓣侧的主动脉窦基底部，瓣膜交界处通常无粘连。先天性主动脉瓣狭窄以二瓣化畸形常见。

3. 多排螺旋 CT/CMR

垂直于主动脉瓣口电影序列扫描，能够直接观察主动脉瓣最大开放程度，并可测量面积，进行定性或半定量分析。一般认为，轻度主动脉瓣狭窄时瓣口面积为 1.5 ～ 3 cm²，1.0 ～ 1.5 cm² 为中度，< 1.0 cm² 为重度。主动脉二瓣畸形患者，在主动脉窦层面可见呈 "一" 字形的主动脉瓣闭合缘。

电影序列多角度扫描均可显示左心室各壁呈均匀一致性增厚，尚可直接显示增厚的主动脉瓣叶[9]。晚期失代偿时左心室腔扩大，左心室收缩功能减弱。特别是应用左心室流出道平面内流速编码电影与垂直于主动脉瓣口经过平面的流速

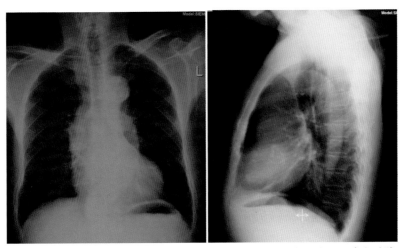

图 2-43　主动脉瓣狭窄的 X 线胸片，提示升主动脉扩张，主动脉结增宽伴少许钙化灶，降主动脉迂曲；左心房室增大

编码电影（velocity-encoded cine，VEC Cine）序列扫描，采用合适的最大流速编码，经过平面的 VEC Cine 可应用 Bernoulli 方程计算跨瓣压力阶差，则能够进一步定量评估狭窄程度（图2-44）。一般认为，压力阶差＜ 20 mmHg 为轻度，20 ～ 50 mmHg 为中度，＞ 50 mmHg 为重度狭窄。

目前，可以根据 MSCT 图像将主动脉瓣狭窄钙化组织与周围正常组织如实打印于一个心脏模型，这不仅能够准确了解病变解剖学特征，而且能够反映病变的病理生理学特征。在结构性心脏病介入治疗领域，基于影像学数据的 3D 打印技术不断获得推广应用，已成为提高介入治疗成功率、降低手术风险和并发症发生率的重要辅助手段。

（四）主动脉瓣关闭不全

主动脉瓣关闭不全（aortic insufficiency）为主动脉瓣或主动脉根部疾患所致的主动脉瓣关闭异常，约 2/3 的主动脉瓣关闭不全为风湿性，但单纯风湿性主动脉瓣关闭不全少见，常合并二尖瓣狭窄。其他原因包括马方综合征（Mafan'syndrome）、梅毒性主动脉炎、Ehlers-Danlos 综合征、感染性心内膜炎、主动脉夹层、外伤以及其他任何致主动脉瓣环扩张的疾患。

主动脉瓣关闭不全时，左心室同时接受来自左心房回流以及主动脉反流的血液，导致左心室容量负荷增加，左心室腔扩大。急性主动脉瓣关闭不全时，如果反流量大，左心室难以适应过度的容量负荷，短期内可发生急性左心功能不全。缓慢发生的主动脉瓣关闭不全，由于左心室强大的代偿能力，能够在较长时间内维持相对正常心功能。主动脉瓣区舒张期"叹气"样杂音是其主要体征，其他还有水冲脉、股动脉"枪击音"等周围血管征。

1. X 线及心导管检查

主动脉瓣关闭不全患者早期心脏处于代偿期，

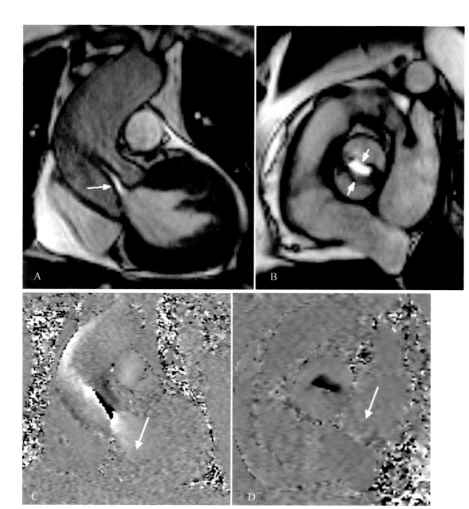

图 2-44　主动脉瓣二瓣畸形伴狭窄左心室流出道长轴 TrueFISP 电影序列收缩期（**A** 图）和垂直于主动脉瓣的 TrueFISP 电影序列收缩期（**B** 图），主动脉瓣开放明显受限，可见高速喷射性血流信号（**A** 图，长箭头）；主动脉瓣为二瓣畸形，瓣叶明显增厚，开放受限，呈"一"字形（**B** 图，短箭头）。**C** 和 **D** 分别为相对应切面主动脉瓣口的 VEC Cine 电影序列，最大峰值流速达 528.4 cm/s，经Bernoulli 方程计算后跨瓣压力阶差为 111.68 mmHg。信号缺失区系血流通过狭窄的瓣膜口所致，与主动脉瓣狭窄程度相对应（箭头所示）

其心影变化不显著。随着病变进展，左心室不断增大，心胸比值明显增加。另外，主动脉瓣关闭不全造成的升主动脉往返血流使其管腔扩张显著，甚至可累及主动脉结处。与主动脉瓣狭窄不同的是，其主动脉瓣钙化影相对少见。目前，心导管检查及造影很少应用于主动脉瓣关闭不全的临床诊断。

2. 超声心动图

多普勒超声心动图检查能够直观反映出主动脉瓣反流束，是目前诊断主动脉瓣关闭不全的主要临床方法。超声心动图不仅可以明确主动脉瓣解剖学结构异常，还可以定量评估主动脉瓣关闭不全的严重程度及左心容量负荷增加等继发性改变。

3. 多排螺旋 CT/CMR

显示主动脉瓣环扩大，升主动脉普遍扩张，左心室腔扩大，左心室壁正常或偏薄。左心室最大舒张末横径通常大于 55 mm，严重者可达 80～90 mm。在斜矢状位和斜冠状位 CMR 电影序列上（图 2-45），主动脉瓣反流束的宽度及长度与主动脉瓣关闭不全的严重程度大致成正比，如反流束宽度占左心室流出道宽度小于 30% 为轻度关闭不全，30%～60% 为中度关闭不全，> 60% 为重度关闭不全。

（五）肺动脉瓣关闭不全

肺动脉瓣关闭不全（pulmonary insufficiency）多为后天因素所致，常常继发于重度肺动脉高压，或为外科术后并发症。先天性肺动脉瓣关闭不全及继发于风湿性心脏病的肺动脉瓣关闭不全临床罕见。多普勒超声心动图可以观察肺动脉瓣反流束抵达右心室流出道，并可以进行半定量估测。

目前，继发于法洛四联症等先天性心脏病外科手术造成的肺动脉瓣关闭不全受到临床重视，对这些患者进行二次外科手术风险高、效果差，而经导管肺动脉瓣植入术的临床疗效理想，正在临床推广应用。针对这些患者，常规超声心动图检查在全面评估病变时存在很大局限性，而 MSCT/CMR 优势明显。基于 MSCT 图像，可以对病变部位进行准确的术前评价和术后随访，并能够和 3D 打印结合辅助介入手术治疗。而在全面评

图 2-45　主动脉瓣关闭不全舒张期近似冠状位左心室流出道 TrueFISP 电影（**A 图**）及平面内 VEC-MR(In Plane VEC MR Cine，**B 图**），心室舒张期均可见主动脉瓣反流信号，但 VEC-MR 所示的反流信号（箭头）比 TrueFISP 电影所示的反流信号长且粗大，提示更为敏感。**C 图** 为左心室舒张期垂直于主动脉瓣的 VEC-MR（通过平面内，Through Plane VEC MR Cine）电影，关闭不全的主动脉瓣口清晰可见（箭头），**D 图** 为一个心动周期内主动脉瓣反流量随时间变化曲线图，前向流量为 Y 轴 > 0 ml/s 曲线下面积（**a**），反流量为 Y 轴 < 0 ml/s 曲线下面积（**b**），反流指数即为反向血流除以总的前向流量，该患者的反流指数为 53.1%

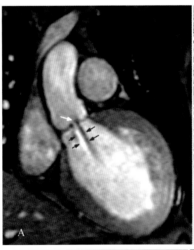
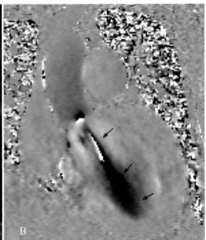
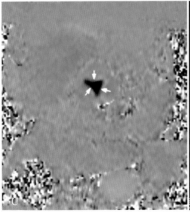
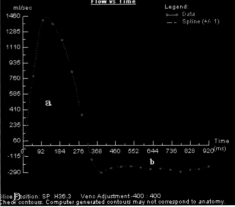

估右心功能方面，CMR 是目前公认的无创性检查"金标准"。

（六）联合瓣膜疾病

联合瓣膜疾病以风湿性心脏病最多见，是临床上常见心脏高度扩大的原因之一。由风湿热引起的心脏瓣膜疾病常发生多个瓣膜的联合损害，可以多种组合形式出现，但最常见的是二尖瓣合并主动脉瓣损害，其中又以二尖瓣狭窄合并主动脉瓣关闭不全最多见。一般来说，与受累瓣膜损害相对应的心房、心室腔、心室壁及大血管增大或扩张，如受累瓣膜程度不一时，心血管形态学改变多反映病变较重的瓣膜征象。晚期，则发生重度肺循环高压、心力衰竭等。

1.二尖瓣狭窄合并主动脉瓣关闭不全

X 线表现兼有两种病理变化的特征，心影呈"二尖瓣普大"型或"主动脉"型。以二尖瓣狭窄为主者，肺淤血和肺循环高压较重，左心室可有不同程度增大；以主动脉瓣关闭不全为主者，左心室明显扩大。

主动脉瓣关闭不全时，二维超声心动图主要表现为左心室长轴切面舒张期主动脉瓣关闭时瓣叶之间有缝隙，间接征象为左心室明显扩大。彩色多普勒超声舒张期左心室流出道内可探及来自主动脉瓣口的五彩镶嵌反流信号，通过测定反流束宽度与左心室流出道宽度的比值可估测主动脉瓣关闭不全的严重程度，当反流束宽度 / 左心室流出道宽度比值小于 30% 为轻度反流，30% ～ 60% 为中度反流，大于 60% 为重度反流（图 2-46）。

2.二尖瓣与主动脉瓣联合损害合并肺循环高压及三尖瓣相对关闭不全

患者 X 线平片上心影呈"普大"型，重度肺循环高压，各房室均明显扩张，心胸比率往往在 0.70 以上（图 2-47）。是临床上心脏高度扩大的常

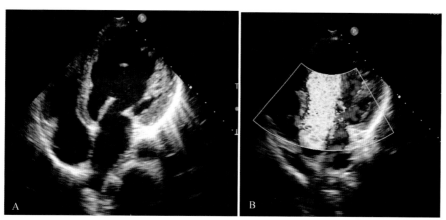

图 2-46　二维超声心动图示左心室明显扩大（**A**），彩色多普勒超声舒张期左心室流出道内可探及大量来自主动脉瓣口的五彩镶嵌反流信号（**B**）

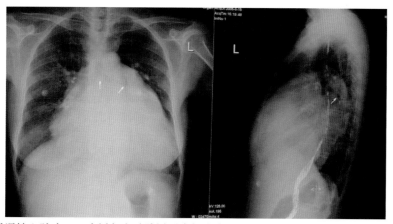

图 2-47　风湿性心脏病，二尖瓣与主动脉瓣联合损害合并重度肺循环高压及继发性三尖瓣关闭不全

结构性心脏病心导管介入治疗

见原因之一，多为风湿性心脏病晚期。

参考文献

［1］刘玉清．心血管病影像诊断学．合肥：安徽科学技术出版社，2000.

［2］周爱卿．先天性心脏病心导管术．上海：上海科学技术出版社，2009.

［3］Chaowu Y，Hua L，Xin S. Three-dimensional printing as an aid in transcatheter closure of secundum atrial septal defect with rim deficiency：in vitro trial occlusion based on a personalized heart model. Circulation，2016，133：e608-610.

［4］Yan C，Wang C，Pan X，et al. Three-dimensional printing assisted transcatheter closure of atrial septal defect with deficient posterior-inferior rim. Catheter Cardiovasc Interv，2018，92：1309-1314.

［5］Yan C，Li S，Song H，et al. Off-label use of duct occluder in transcatheter closure of secundum atrial septal defect with no rim to right pulmonary vein. J Thorac Cardiovasc Surg，2018，Dec 12. pii：S0022-5223（18）33239-33242.

［6］Yan C，Zhao S，Jiang S，et al. Transcatheter closure of patent ductus arteriosus with severe pulmonary arterial hypertension in adults. Heart，2007，93：514-518.

［7］Zhao SH，Yan CW，Zhu XY，et al. Transcatheter occlusion of the ruptured sinus of Valsalva aneurysm with an Amplatzer duct occluder. Int J Cardiol，2008，129：81-85.

［8］Boekstegers P，Hausleiter J，Baldus S，et al. Germany Society of Cardiology Working Group on Interventional Cardiology Focus Group on Interventional Mitral Valve Therapy. Percutaneous interventional mitral regurgitation treatment using the Mitra-Clip system. Clin Res Cardiol，2014，103：85-96.

［9］Friedrich M，Schulz-Menger J，Dietz R. Magnetic resonance to assess the aortic valve area in aortic stenosis. J Am Coll Cardiol，2004，43：2148-2149.

3 超声心动图在介入治疗中的应用

（张　军　朱永胜）

经心导管微创介入治疗结构性心脏病是医学领域近年来形成的一门新兴学科分支。超声心动图在经心导管微创介入治疗结构性心脏病的术前病例选择、术中监测以及术后随诊方面具有较大的临床价值，与 X 线、心血管造影协同检查对提高经心导管介入治疗结构性心脏病的成功率、减少并发症起到了重要的作用。

第一节　超声心动图在房间隔缺损介入治疗中的应用

房间隔缺损封堵成功与否与术前正确筛选病例、确定封堵器大小以及术中监测等因素有着密切的关系。超声心动图在诊断房间隔缺损、测量缺损的大小、缺损残缘长短等方面与其他诊断技术相比具有明显的优越性，对指导房间隔缺损封堵术具有重要的意义[1]。

一、超声心动图在房间隔缺损封堵术前病例筛选中的作用

超声心动图具有无创、直观、实时地显示房间隔缺损等优点，是目前房间隔缺损封堵术病例适应证筛选最为理想的检查方法。

（一）房间隔缺损封堵（ASD）的适应证与禁忌证

1. 适应证

1974 年 King 和 Mill 开始进行 ASD 的介入治疗。此后，先后有 Sederis 伞、Cardio-Seal 伞等不同类型的封堵器应用于临床。但上述封堵器的设计均有一定缺陷，并发症较多。

自从 1997 年 Amplatzer 房间隔缺损封堵器应用于临床以来，使房间隔缺损介入治疗的适应证范围有较大扩展，已基本取代了上述房间隔缺损封堵器。该封堵器具有以下特点：①采用记忆合金，在体内温度下具有自膨胀特性、封堵器易于复原成原有形状；②由双盘及连接双盘的"腰部"三部分组成，易于固定于房间隔缺损及其周缘；③引导系统与封堵器间由螺丝连接，拉入、推出鞘管收放自如；如封堵器大小不合适，可更换封堵器（图 3-1）。

由于国内先天性心脏病发病率较高，在房间隔缺损封堵方面积累了更为丰富的经验。国内在房间隔缺损的大小选择上通常较国外的标准大一些。房间隔缺损封堵术的适应证通常应满足以下条件：

（1）中央型继发孔房间隔缺损。

（2）外科手术后的残余缺损。

（3）房间隔缺损≤ 36 mm。

（4）房间隔缺损距上腔静脉、下腔静脉及二尖瓣≥ 5 mm。

（5）心房水平左向右分流或以左向右为主的分流。

（6）无其他需外科手术矫治的心内畸形。

2. 禁忌证

（1）房间隔缺损合并严重肺动脉高压，出现右向左分流。

（2）原发孔房间隔缺损。

（3）混合型房间隔缺损。

结构性心脏病心导管介入治疗

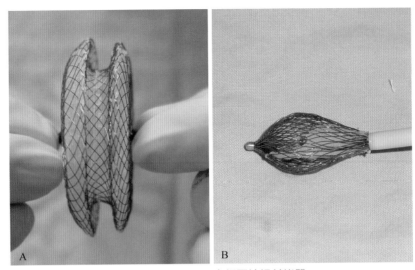

图 3-1　Amplatzer 房间隔缺损封堵器

A. Amplatzer 房间隔缺损封堵器，可见双盘及中间的腰部结构；**B.** 封堵器收入鞘管内

（4）下腔型及上腔型房间隔缺损。

（5）超出封堵器适用范围的大房间隔缺损。

（二）超声心动图对术前病例与封堵器的选择

1. 经胸超声心动图

（1）扫查及观测内容

房间隔缺损封堵术要求准确测量房间隔缺损大小、了解残留的房间隔长度及软硬情况，以便术前确定是否适合进行封堵介入治疗及选择合适型号的封堵器。其中，房间隔缺损大小及周缘的情况是

直接关系到房间隔缺损能否成功进行封堵的关键条件。常规超声心动图为二维切面成像，而房间隔缺损为空间结构；因此，正确理解二维超声心动图各切面与房间隔缺损、边缘与周边结构的位置关系、选择不同的切面显示房间隔缺损不同部位是做好房间隔缺损封堵术前病例选择的关键所在[2]。

（2）主要观察切面

1）大血管短轴切面：测量房间隔缺损前后径、房间隔缺损前缘至主动脉根部后壁的距离、房间隔缺损后缘距左心房后壁的距离及房间隔（包括缺损）总长度（图 3-2）。

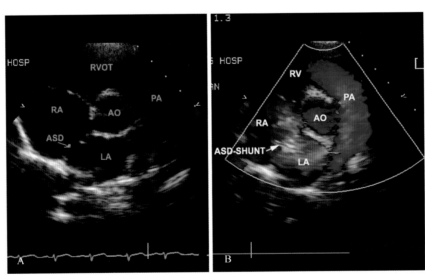

图 3-2　大血管短轴切面显示房间隔缺损及心房水平左向右分流

A. 房间隔回声中断，断端回声增强。**B.** 彩色多普勒显示心房水平红色左向右分流。LA：左心房，RA：右心房，AO：主动脉，RVOT：右心室流出道，PA：肺动脉，ASD：房间隔缺损，RV：右心室，ASD-SHUNT：房间隔缺损分流

2）胸骨旁四腔心切面：测量房间隔缺损后上前下径、房间隔缺损前下缘至二尖瓣前瓣附着点的距离、房间隔缺损后上缘至左心房后上壁的距离及房间隔总长度（图3-3）。

3）剑突下上、下腔静脉长轴切面：该切面主要测量房间隔缺损上缘至上腔静脉入口处的距离和房间隔缺损下缘至下腔静脉入口处的距离，并测量房间隔缺损大小及房间隔总长度。标准的剑突下上、下腔静脉长轴切面可显示上、下腔静脉及右心房等，但通常不易显示房间隔及左心房或仅显示很小部分房间隔及左心房，影响房间隔与上、下腔静脉结合处的观察。此时探头略向左偏，大部分患者可显示房间隔与上、下腔静脉结合部（图3-4）。

（3）技术方法及注意事项

1）扫查原则：房间隔缺损封堵术的切面扫查原则为多切面、多角度、连续摆动扫查，以求尽可能地探测到房间隔缺损最大径及观测房间隔缺损全部周缘的情况。此外，也可减少因扫查角度所致的假性回声失落。

2）尽可能用较高频率探头及利用组织谐波功能：对于小儿患者可用较高频率探头以提高分辨率、清晰显示房间隔缺损边缘的情况。如有组织谐波功能可利用此功能提高对房间隔缺损边缘的显示清晰率、降低心腔内的噪声回声信号，此功能尤其对较胖患者可以有效地改善图像质量。根据我院经验，95%以上的患者采用经胸超声心动

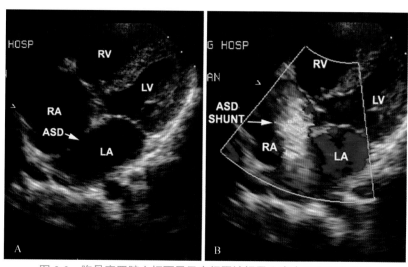

图3-3 胸骨旁四腔心切面显示房间隔缺损及心房水平左向右分流

A. 房间隔回声中断，右心房、右心室扩大。**B.** 彩色多普勒显示心房水平红色左向右分流。LV：左心室，LA：左心房，RV：右心室，RA：右心房，ASD：房间隔缺损，ASD-SHUNT：房间隔缺损分流

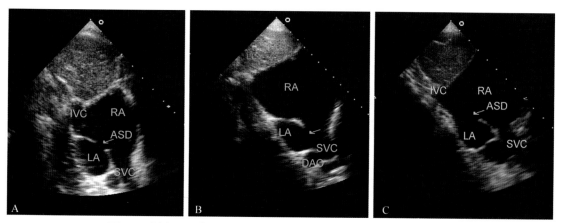

图3-4 剑突下心房两腔及上、下腔静脉长轴切面房间隔缺损声像图

A. 显示房间隔中部回声中断，距上、下腔静脉入口均有距离，为中央型房间隔缺损。**B.** 显示房间隔上部回声中断，其上端距上腔静脉入口处无残缘，为上腔型房间隔缺损。**C.** 显示房间隔下部回声中断，其下端距下腔静脉入口处无残缘，为下腔型房间隔缺损。LA：左心房，RA：右心房，SVC：上腔静脉，IVC：下腔静脉，ASD：房间隔缺损，DAO：降主动脉

图结合组织谐波功能可以完成术前筛选。极少数患者因过于肥胖、胸廓畸形及心脏转位等原因经胸超声心动图图像不满意或观测受限制时可用经食管超声心动图[3-4]。

3）注意合并畸形：房间隔缺损封堵术术前超声心动图检查除需要了解房间隔缺损类型、大小及周缘情况外，还应注意合并畸形的检查。合并畸形分为可经介入治疗的合并畸形和需要外科治疗的合并畸形两类。前者包括肺动脉瓣狭窄、二尖瓣狭窄、室间隔缺损、动脉导管未闭。合并肺动脉瓣狭窄或二尖瓣狭窄者超声心动图术前应观察瓣叶狭窄程度、瓣叶厚度及有无钙化、肺动脉瓣环情况、主干及左右分支有无狭窄等，以明确是否适合在房间隔缺损封堵术中同期以球囊扩张狭窄之瓣膜。合并室间隔缺损及动脉导管未闭者应观察室间隔缺损或动脉导管未闭大小及室间隔缺损周缘及其与瓣膜的距离，并测量有无肺动脉高压及分流方向。在确定合并这些畸形可以一并行介入治疗后再决定介入治疗，否则应行手术治疗。如发现房间隔缺损合并其他需手术矫治的畸形如完全型或部分型肺静脉异位引流、完全型大血管转位等，则应行手术治疗。因此，有无合并畸形存在也是术前选择病例不容忽视的关键因素之一。

2. 经食管超声心动图

（1）经食管超声心动图的优点

国外及国内部分医院房间隔缺损封堵术均采用经食管超声心动图检测。经食管超声心动图由于距心脏近，探头与心脏之间无其他干扰图像的结构，可以采用较高频率的探头清晰显示心内结构[5]。

（2）扫查切面、方法及观察内容

1）心房两腔心切面：观测房间隔缺损上下径，测量房间隔缺损距上、下腔静脉的距离（图3-5）。经食管超声心动图观察房间隔缺损下腔静脉侧残缘具有一定难度，应在心房两腔切面的基础上将探头进一步向下插入至清楚显示下腔静脉入口或其血流后，逐渐轻轻回撤及轻微左右旋转探头，直至显示下腔静脉侧房间隔缺损残缘。

2）四腔心切面：观察房间隔缺损大小、缺损距二尖瓣隔瓣附着点的长度及后上方房顶部残余间隔的长度及软硬程度。

3）大血管短轴切面：观察房间隔缺损大小及其距主动脉后壁和距心房后壁残余间隔的长度及软硬程度。

（3）经食管超声心动图的不足

经食管超声心动图观察房间隔缺损也有其不足，操作者对此应有充分认识[6]。

1）由于经食管超声房间隔缺损位于图像近场，而近场角度范围较小，扫查时要注意多角度、不同深度观察房间隔缺损各边缘情况。少数患者右心房过大，能够显示的左心房过小，甚至存在

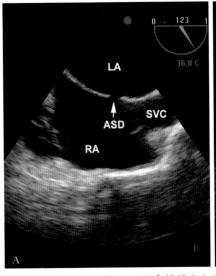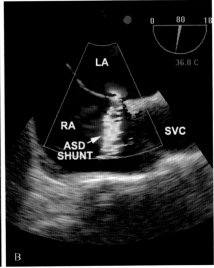

图 3-5　经食管超声心动图房间隔缺损声像图

A. 经食管超声心动图心房两腔心切面清晰显示房间隔中上部近上腔静脉处回声中断。**B**. 彩色多普勒显示心房水平蓝色为主左向右分流。
LA：左心房，RA：右心房，SVC：上腔静脉，ASD：房间隔缺损，ASD-SHUNT：房间隔缺损分流

观察盲区。

2）由于近场角度小，对于有些较大房间隔缺损不能完全地显示其全貌，影响其大小的测量。

3）部分患者不适宜行经食管超声心动图检查，婴幼儿及小儿无麻醉条件下无法行经食管超声心动图。

4）经食管超声心动图为半介入性检查，患者有一定痛苦。

经胸超声心动图不如经食管超声心动图显示心内结构清晰，但在医生有丰富的经食管超声心动图指导房间隔缺损封堵术经验的基础上，掌握适当的扫查手法和技巧，并采用组织谐波技术，大部分患者可用经胸超声心动图代替经食管超声心动图。

（四）封堵器大小的选择

Amlpatzer 房间隔缺损封堵器为双盘连腰封堵器，其腰部大小即为封堵器型号的大小，封堵时靠其腰部堵住房间隔缺损。因此，选择合适大小的封堵器是封堵成败的关键。传统的方法是将测量球囊通过房间隔缺损，通过导管向其内推注生理盐水和 X 线造影剂的混合液充盈球囊，待其出现切迹后用 X 线、经食管超声心动图测量房间隔缺损的伸展径；或者将球囊导管取出后在体外推注等量的生理盐水，用特制的卡尺测量其腰部大小代替房间隔缺损伸展径。在准确测量伸展径的基础上，再加 1～2 mm 作为封堵器大小的选择标准。该方法选择封堵器大小准确、可靠；但对于大房间隔缺损较难测量（最大测量球囊为 34 mm），且对于软缘房间隔缺损如操作不当易造成软缘撕裂。我院早年（1998—2008 年）行房间隔缺损封堵术 1500 余例，从早期经食管超声心动图测量球囊伸展径，与 X 线测量球囊伸展径及体外测量充盈球囊腰径比较；到经胸超声心动图测量球囊伸展径，与 X 线测量球囊伸展径及体外测量充盈球囊腰径比较；发展到最后直接用经胸超声心动图测量房间隔缺损，选择封堵器大小，已形成一套成功的经验。作者认为部分大于 35 mm 的硬缘房间隔缺损也可以封堵，但应具备以下条件：①房间隔缺损距二尖瓣环及上腔静脉或下腔静脉＞ 5 mm。②距主动脉后壁可无房间隔缺损缘，但对侧房间隔缺损缘需＞ 5 mm，且

为硬缘。③如一侧缘为软缘，则此缘需要足够长，去除无支撑力的软缘后缺损径≤ 36 mm。

对于软缘房间隔缺损的软缘支撑力度的判断，则有赖于配合介入封堵的超声心动图医生的经验。一般而言，较厚、回声较强而不动的缺损缘属硬缘，对封堵器有足够的支撑力；较薄而晃动的缺损缘较软，对封堵器支撑力不如硬缘，但对封堵器仍有一定的支撑力，需视其回声和晃动程度对封堵器支撑力作具体判断；而菲薄且来回飘摆的缺损缘则完全无支撑力。无支撑力的软缘测量时应予剔除。

为了分析经胸超声心动图测量的房间隔缺损最大径与封堵器大小的选择之间的关系、以便为房间隔缺损封堵提供参考数据，作者将本组经胸超声心动图测量硬、软缘房间隔缺损最大径与所选的封堵器大小进行相关分析。结果显示经胸超声心动图测量的硬缘房间隔缺损最大径与封堵器大小、房间隔缺损最大径及封堵器释放后腰部大小（房间隔缺损实际大小的验证值）高度相关；经胸超声心动图测量的软缘房间隔缺损最大径与封堵器大小、房间隔缺损最大径及封堵器释放后腰部大小也密切相关，但不如前者；超声心动图测量的大小剔除房间隔缺损软缘后与封堵器大小、房间隔缺损最大径及封堵器释放后腰部大小的相关性较未剔除房间隔缺损软缘时有所改善；上述结果对硬缘和软缘房间隔缺损封堵器大小的选择具有临床实际指导意义（表 3-1）。

二、超声心动图在房间隔缺损封堵术中的应用

（一）术中协助判断导管、鞘管是否穿越房间隔缺损

房间隔缺损封堵术判断导丝、导管是否穿越房间隔缺损主要是通过 X 线透视观察。如果遇有心脏转位等原因，介入医生术中需应用超声心动图进一步协助判断导管、鞘管的位置是否正确，超声检查则可以明确地观察到导管、鞘管是否穿越房间隔缺损。检查时应注意超声的扫查手法，逐步旋转探头发现导管或鞘管的长轴确实穿越房

表 3-1　经胸超声心动图测量的房间隔缺损与封堵器的相关关系

项目	n	X	Y	直线回归方程	r	P 值
硬缘 ASD	298	ASD	封堵器	Y = 1.11X + 2.67	0.98	< 0.0001
	223	ASD	封堵器腰	Y = 0.99X + 0.24	0.99	< 0.0001
软缘 ASD	62	ASD	封堵器	Y = 0.89X + 11.46	0.84	< 0.0001
	46	ASD	封堵器腰	Y = 0.92X + 4.60	0.86	< 0.0001
	46	ASD 剔软缘	封堵器	Y = 1.00X + 5.07	0.90	< 0.0001
	46	ASD 剔软缘	封堵器腰	Y = 0.94X − 0.03	0.89	< 0.0001

间隔缺损方可。通常大血管短轴切面容易确定导管、鞘管与房间隔缺损的关系。

（二）观测球囊腰部的大小及有无分流

经食管超声心动图和经胸超声心动图均能在术中观察测量球囊的腰部大小以及球囊充盈房间隔缺损后是否还有分流存在，从而判断球囊充盈的合适程度、正确选择封堵器型号。充盈球囊腰部大小的测量包括 X 线、超声及撤出测量球囊后体外充盈等量盐水实测三种方法。而在确定球囊充盈合适程度（心房水平分流消失、并且球囊出现切迹）方面超声心动图优于其他两种方法。利用超声心动图测量球囊腰的大小需注意超声切面的来回摆动扫查，以保证声束通过球囊中心、测量到球囊的最大腰部径。

（三）观察封堵器左心房侧盘释放后的位置正确与否

Amplatzer 房间隔缺损封堵器为双盘连腰封堵器，型号大小即为其腰的大小。左心房侧伞盘边比腰部宽 7 mm，右心房侧伞盘边比腰部宽 5 mm，即左心房侧伞盘直径比腰部直径大 14 mm，而右心房侧伞盘直径约比腰直径大 10 mm。封堵时靠腰部堵住房间隔缺损及两侧伞盘夹住房间隔。因此，对于 < 20 mm 的封堵器而言，可谓相对"小腰大边"；而对于 > 20 mm 的封堵器而言，则是相对"大腰小边"。在 > 20 mm 的房间隔缺损，特别是 > 25 mm 的房间隔缺损封堵器操作过程中，当左心房侧伞盘释出鞘管后，拉近房间隔缺损处时，往往一侧伞盘容易越过缺损处（尤其是主动脉侧无缘者）。此时，如果盲目在 X 线下释出右心房侧伞盘，则双盘释出后多不能分别位于

房间隔缺损残缘的两侧，而拉入右心房；或即使不拉入右心房，由于一侧封堵器的双盘均进入或部分进入右心房，导致封堵器的位置不正确而需要收回封堵器重新操作。在封堵器左心房侧伞盘释出后逐渐拉近房间隔缺损的过程中，利用超声心动图实时监测封堵器左心房侧伞盘是否接近房间隔缺损以及接近房间隔缺损后伞盘与房间隔缺损的关系对下一步是否释出右心房侧伞盘及如何释出右心房侧伞盘（释出时机、速度及鞘管后退速度等）具有明确而重要的指导作用。

（四）右心房侧伞盘释出后封堵器的位置正确与否

在左心房侧伞盘释出并贴近房间隔缺损或几乎接近房间隔缺损后，可在超声心动图观察下逐渐释出封堵器的腰部，观察到其越过房间隔缺损后再释出右心房侧伞盘。右心房侧伞盘释出后，超声心动图应多切面扫查观察房间隔缺损一周，是否左、右侧伞盘均分别位于房间隔缺损两侧。经食管超声心动图可以清晰准确地对此做出判断。如左、右侧伞盘分别位于房间隔缺损两侧且封堵器两盘贴合紧密时，则房间隔缺损残缘与两盘之间延续；如封堵器两盘之间有间隙时，则可观察到房间隔残缘位于两盘之间。术者可以有意识地牵拉封堵器使两盘略分开，更有利于观察两盘是否夹住房间隔残缘。经胸超声心动图由于声衰减、分辨率等原因观察此现象不如经食管超声心动图清晰、确切，尤其是对于位于封堵器远场一侧的伞盘更不易观察。但有经验的超声医生仍可以根据封堵器与房间隔缺损之间的位置关系、牵拉时封堵器各边缘有无移动情况以及有无封堵器边缘的分流等情况做出正确的判断。

（五）确定封堵器的牢固性

封堵器双盘伞盘释出后，在超声心动图的监测下嘱术者适当用力牵拉、推挤封堵器。如封堵器固定牢固，牵拉时封堵器右心房侧伞盘被牵拉开、离开房间隔，封堵器左心房侧伞盘无移动，放松后右侧伞盘回至原位，恢复原夹于房间隔的形态；推挤时封堵器无移位（图3-6）。若封堵器选择过小，则牵拉封堵器时封堵器移位，左心房侧伞盘一边越过房间隔缺损或整个封堵器进入右心房；推挤封堵器

时右心房侧伞盘一边越过房间隔缺损或整个封堵器进入左心房。相当一部分患者房间隔缺损的主动脉侧无残缘，此时在大血管短轴切面显示封堵器左、右侧伞盘释出后其前缘需分别位于主动脉短轴的左、右心房侧，封堵器呈"Y"型，前部"抱住"主动脉（图3-7），如呈"I"型则封堵器固定不牢固，容易将封堵器拉入右心房。但如主动脉侧房间隔残缘较长，则封堵器不呈"Y"型，而表现为"I"型，但这种情况较少见。推、拉封堵器确定封堵牢固后，最后旋下推送杆释放封堵器。

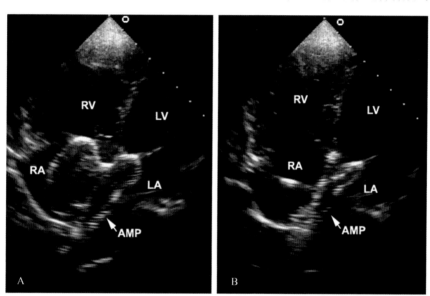

图 3-6　房间隔缺损封堵器牢固性检测

封堵器完全释放前，于胸骨旁四腔心切面监测下牵拉（**A**）、推送（**B**）输送杆显示封堵器固定良好，无移位。LV：左心室，LA：左心房，RV：右心室，RA：右心房，AMP：Amplatzer封堵器

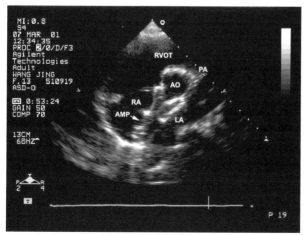

图 3-7　大血管短轴切面房间隔缺损封堵术后声像图

大血管短轴切面显示大房间隔缺损封堵后之Amplatzer封堵器回声，封堵器位置及固定良好，呈"Y"型"抱住"主动脉。LA：左心房，RA：右心房，AO：主动脉，RVOT：右心室流出道，PA：肺动脉，AMP：Amplatzer封堵器

（六）检测有无残余分流

封堵器双侧伞盘释出后，分别于无牵拉及牵拉状态下用彩色多普勒检测有无残余分流（图3-8）。由于封堵器仍连于推送杆、未完全释放，封堵器一侧双伞盘往往贴合不紧密；故有时于贴合不紧密的双伞盘之间可见起自封堵器腰部沿右心房侧伞盘走行的小束分流。封堵器完全释放后，封堵器一边的双伞盘贴合，此分流可消失。如果封堵器选择偏大，即使封堵器完全释放后双侧伞盘也不能贴合紧密，可于伞盘间仍发现残余小分流，大部分患者待3个月后心内膜覆盖伞盘后，小分流可消失。如封堵器选择过大，则左、右侧伞盘均较厚，不利于心内膜覆盖，此种残存小分

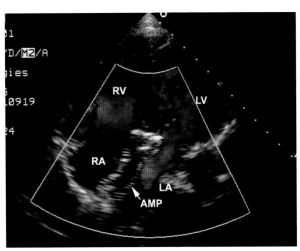

图 3-8　胸骨旁四腔心切面房间隔缺损封堵术后彩色多普勒血流图

胸骨旁四腔心切面显示封堵器固定良好，彩色多普勒下无心房水平分流。LV: 左心室，LA: 左心房，RV: 右心室，RA: 右心房，AMP: Amplatzer 封堵器

流可能不消失。因此，封堵器的大小选择一定要合适，过小易出现封堵器移位甚至脱落，过大则封堵器过厚，不利于心内膜覆盖，出现残余分流、甚至微血栓。在超声心动图术后检测中如出现封堵器伞盘边缘与房间隔残缘之间的分流束，则多表示封堵器过小，应更换较大的封堵器。残余分流的定量以分流的起始宽度计算：微量＜1 mm，少量 1～2 mm，中量 2～3 mm，大量＞3 mm。

（七）检测有无二尖瓣反流

在房间隔缺损封堵术过程中，左、右心房侧伞盘释出、封堵器固定于房间隔但封堵器未释放前，必须用超声心动图检测有无封堵器导致的二尖瓣反流。这种情况往往发生于房间隔缺损距二尖瓣根部距离过近，封堵器左心房侧伞盘顶在二尖瓣隔瓣导致其关闭不到位所致，此时则要考虑撤出封堵器。根据我院经验，为避免此种情况的发生，在选择房间隔缺损封堵病例时缺损距二尖瓣根部距离最好大于 7 mm，最少不能小于 5 mm。部分房间隔缺损患者由于右心室过大，室间隔向左心室移位等原因可合并二尖瓣前瓣轻度脱垂而出现少量反流，故封堵术前应注意观察有无此种情况及反流量的多少。以免将已有的少量二尖瓣反流误认为封堵器所致。若术前二尖瓣反流已达中量，则不适合行封堵术，而应选择外科手术同

时处理房间隔缺损及二尖瓣关闭不全的问题。

（八）术中特殊问题的观察和处理

房间隔缺损封堵术中可能出现的急症主要有心脏压塞和封堵器脱落，超声心动图可以及时、有效地发现这些异常情况，有利于介入医生及时采取紧急处理措施。

1. 注意有无新出现的心包积液

在封堵术全过程中超声心动图医生都应注意有无新出现的心包积液，及时发现有无心包积液出现或原有的心包积液量增加。封堵术中由于操作等原因发生导管、鞘管甚至封堵器本身损伤心耳、心房壁等可导致心脏压塞。急性心脏压塞的心包积液量不像慢性心包积液量那么大，一般超声心动图胸骨旁左心室长轴切面观测到左心室后壁后方 5 mm 液性暗区时，患者即可出现明显症状，甚至血压下降等。急性心脏压塞积液量的增加速度与心壁损伤口大小直接相关。对于积液量增加较快、心包穿刺抽出积血治疗无效者，应立即手术。超声心动图在术前应观察有无心包积液及其量的多少，以便术中观察是否为新出现的心包积液或原有的心包积液量突然增加。如发现上述情况，立即通知介入医生，采取紧急救治措施。

2. 封堵器脱落

通常封堵器大小选择合适的患者，封堵器不会发生脱落。封堵器选择过小、房间隔残缘较短的病例可能会出现封堵器脱落。脱落入右心室的患者往往出现频发室性期前收缩（早搏），应急诊行超声心动图检查，较小的封堵器可进入肺动脉，而较大的可进入右心室或位于右心房室环处；少数封堵器可脱入左心系统。一旦发现封堵器脱落，封堵器较小者可尝试经导管取出，如失败应行外科手术取出；封堵器较大者一般不易经导管取出，应急诊外科手术取出。

三、超声心动图在房间隔缺损封堵术后的应用

超声心动图具有简便、易行、可重复检查的

优点，对房间隔缺损封堵术后的疗效观察具有重要作用。可以对术后有无残余分流、封堵器有无移位、对瓣膜有无影响等做出明确的判断。国外曾有报道封堵术后一年半内超声心动图检查发现左心房壁和主动脉窦壁磨破穿孔的报道，甚至发生猝死，考虑与房间隔缺损过大、边缘过短、封堵器选择过大有关。在房间隔缺损合并房间隔瘤封堵后如房间隔瘤壁过薄、封堵器边缘对瘤壁进行长期摩擦也可产生瘤壁磨破现象。

超声心动图在房间隔缺损封堵术后定期复查测量右心系统大小变化，可以判断封堵的疗效以及患者的恢复情况。

第二节　超声心动图在室间隔缺损介入治疗中的应用

既往外科手术是治疗室间隔缺损的唯一方法。目前室间隔缺损封堵术已在临床较为广泛应用，并成为室间隔缺损治疗方法之一。超声心动图检查方法具有无创、实时显示心血管内部结构、连接关系和血流动力学变化状态等优点，可用于室间隔缺损封堵术治疗前明确诊断，选择适应证、禁忌证和治疗方案；术中实时监测引导介入治疗操作、准确判定治疗效果；术后定期动态随访观察近期和远期疗效。在室间隔缺损介入治疗中超声心动图与 X 线检查密切结合，可以提高介入治疗的成功率、减少并发症的发生[7]。

一、超声心动图在室间隔缺损封堵术前的应用

（一）室间隔缺损封堵的适应证和禁忌证

1. 适应证

不同类型的室间隔缺损，其周围的毗邻关系不同，超声心动图的适应证选择亦有所区别。

（1）膜部型室间隔缺损

1）缺损口大小：左心室侧最大径一般≤ 16.0 mm，儿童患者缺损口最大径一般≤ 10.0 mm。当左心室缺损口最大径成人≥ 12 mm、儿童≥ 8.0 mm 时，缺损口右心室侧径应＜左心室侧径 1/2，且右心室侧孔周缘粘连牢固。缺损口左、右心室侧最小径分别＞ 3.0 mm 和 2.0 mm。

2）缺损残端距主动脉瓣距离：偏心型封堵器≥ 1.5 mm，对称型封堵器＞ 2.0 mm。

3）缺损残端距三尖瓣距离＞ 2.0 mm。

4）无病理性主动脉瓣反流和中度以上三尖瓣反流。

5）年龄≥ 3 岁。

6）心室水平左向右分流。

7）左心室有不同程度扩大。

8）无其他需要外科手术治疗的心脏畸形。

（2）嵴内型室间隔缺损

1）缺损口大小：左心室侧最大径≤ 6.0 mm，儿童最大径≤ 5.0 mm。

2）缺损残端距肺动脉瓣距离＞ 3.0 mm。

3）缺损残端距主动脉右冠瓣距离≥ 0 mm（偏心型封堵器）。

4）无主动脉瓣脱垂及主动脉瓣反流。

（3）肌部室间隔缺损

1）缺损口大小：最大径＜ 14.0 mm，儿童最大径＜ 10.0 mm。

2）缺损残端距心尖及室间隔与右心室的前、后联合处＞ 5.0 mm。

3）缺损口：单孔缺损。左心室侧为单孔而右心室侧因肌小梁分隔成数孔，且左心室侧缺损不大于上述标准者也可考虑封堵治疗。

2. 禁忌证

（1）缺损类型

1）干下型、隔瓣下型室间隔缺损。

2）部分嵴内型和部分肌部室间隔缺损。

（2）缺损大小

1）≥ 8.0 mm 的嵴内型室间隔缺损。

2）右心室侧缺损口与左心室侧缺损口相同，均较大，且缺损缘较薄的膜部型室间隔缺损（一

般 > 10.0 mm ）。

3）超出封堵器适用范围的大室间隔缺损。

（3）缺损残端距瓣膜之间距离及瓣膜情况

1）缺损残端距主动脉瓣或三尖瓣 ≤ 1 mm（嵴内型室间隔缺损除外）。

2）主动脉瓣脱垂及主动脉瓣反流。

3）缺损边缘大部分由三尖瓣瓣叶构成。

4）三尖瓣瓣叶的主要腱索附着于缺损缘。

（4）紧邻心尖及室间隔与右心室的前、后联合处的肌部室间隔缺损

（5）心室水平右向左或双向分流。

（6）感染性心内膜炎合并缺损周围赘生物。

（7）合并需要外科手术治疗的心脏畸形。

（三）主要观察切面及测量内容

超声心动图检查室间隔缺损时，需根据患者的具体情况选择合适的检查部位，采用多切面、多方位、多角度连续观测，进行综合判断。室间隔缺损的类型不同，超声心动图观察切面和内容亦不同[8]。

1. 膜部型室间隔缺损

（1）非标准左心室长轴切面：在胸骨旁左心室长轴切面的基础上声束略向右扫查，观察和测量室间隔缺损残端距主动脉右冠瓣的距离（图 3-9）。

（2）大血管短轴切面：测量室间隔缺损残端距三尖瓣隔瓣的距离（图 3-9）及缺损口左、右心室侧大小。

（3）心尖五腔心切面：测量室间隔缺损残端距主动脉右冠瓣及无冠瓣的距离（图 3-9）及缺损口左、右心室侧大小。

（4）大血管短轴、胸骨旁五腔心等切面：观察三尖瓣瓣叶及腱索的附着位置、运动状态；缺损周缘与三尖瓣瓣叶和（或）腱索粘连等情况；缺损口右心室侧形态及左、右心室侧缺损口的多少。

（5）在上述不同切面测量彩色血流分流束的多少、宽度及瓣膜反流情况。

由于膜部型室间隔缺损邻近三尖瓣瓣叶及腱索，缺损的右心室侧常与三尖瓣瓣叶和（或）腱索粘连，加之分流血流的长期冲击，导致缺损周缘纤维组织增生，使缺损口右心室侧粘连的形态各异，通常此种表现称为假性室间隔膜部瘤。根据西京医院超声心动图检查室间隔缺损的表现特征[9]，将膜部型室间隔缺损口形态大体分为四种类型（图 3-10）：①不规则型，缺损口左心室侧径较大，通常中部径 ≤ 左心室侧径，亦可 > 左心室侧径，缺损口的右心室侧有多个类似"花瓣样"局限性突起，突起处可呈单孔或多孔，此型发生率较高，占 37.0%；②漏斗型，缺损口右心室侧径 < 中部径 < 左心室侧径，此型发生率略低于不规则型，为 26.4%；③瘤型，缺损口左心室侧径与中部径相似，通常右心室侧径 < 左心室侧径，呈"球形"突出，发生率为 21.3%；④管型（隧道型），缺损口左心室侧径与中部径及右心室侧径相似，此型发生率最低，仅为 15.3%。超声心动图于大血管短轴、胸骨旁或心尖五腔心等切面，可见缺损口呈瘤样或漏斗样向右心室膨出，其右

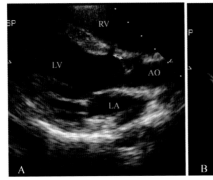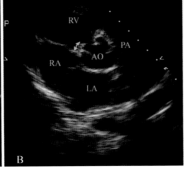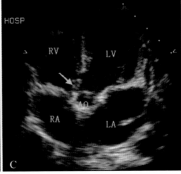

图 3-9　室间隔缺损与主动脉瓣及三尖瓣的关系

A. 左心室长轴切面显示室间隔缺损残端与主动脉右冠瓣之间距离（箭头）；B. 大血管短轴切面显示室间隔缺损残端与三尖瓣之间距离（箭头）；C. 心尖五腔心切面显示室间隔缺损残端与主动脉无冠瓣之间距离（箭头）。RV：右心室，LV：左心室，LA：左心房，AO：主动脉，RA：右心房；PA：肺动脉

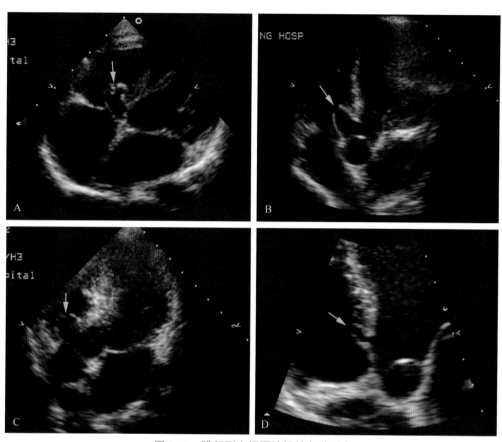

图 3-10　膜部型室间隔缺损的各种形态

A. 不规则型；**B**. 漏斗型；**C**. 瘤型；**D**. 管型（隧道型）

心室侧可为单个或多个回声连续中断（缺损右心室侧单孔或多孔）。由于膜部型室间隔缺损所在位置的特殊性及复杂性，缺损口右心室侧的粘连形态变异较大，选择封堵器应根据缺损口形态及左、右心室侧缺损口大小而定。二维超声心动图可观察假性室间隔膜部瘤壁的形态、厚薄、回声强弱及其活动度来判断缺损周缘粘连牢固与否，彩色多普勒可以判断缺损右心室侧是否为多孔，进而决定是否可以进行封堵及选择封堵器的大小。一般管型和漏斗型选偏心或对称型封堵器，瘤型选"小腰大边"封堵器，不规则型根据左心室缺损口大小选择对称型封堵器。

2. 嵴内型室间隔缺损

（1）大血管短轴及右心室流出道长轴切面：测量缺损口左、右心室侧大小及缺损残端距肺动脉后瓣和三尖瓣隔瓣之间距离。

（2）胸骨旁左心室长轴切面：测量缺损口左、右心室侧大小及缺损残端距主动脉右冠瓣之间的距离。

（3）在上述不同切面测量彩色血流分流束的宽度。

由于嵴内型室间隔缺损位置较高，缺损的左心室侧上缘常紧邻主动脉右冠瓣（图 3-11），可伴有程度不同的主动脉右冠瓣脱垂，脱垂的右冠瓣或多或少遮挡缺损口，导致超声测量时对缺损口大小的低估。于大血管短轴切面，脱垂的瓣叶可完全遮挡缺损口，影响室间隔缺损位置的判断和缺损口大小的准确测量。超声心动图检查时，应多部位、多切面、多角度连续扫查，观察有无主动脉瓣脱垂及其程度、缺损口与主动脉瓣和肺动脉瓣之间的关系，准确判断室间隔缺损的类型。根据二维超声心动图测量缺损口的大小，并结合彩色多普勒分流束的宽度，可较准确判断嵴内型室间隔缺损口的大小。

3. 肌部室间隔缺损

肌部室间隔缺损可发生于肌部室间隔任何部位，多数位于室间隔前部、中部和心尖部。由于肌部室间隔缺损位置不同，超声心动图在选择切

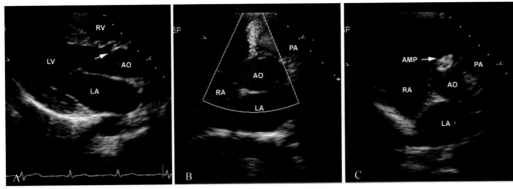

图 3-11　嵴内型室间隔缺损

A. 胸骨旁左心室长轴显示室间隔缺损紧邻主动脉右冠瓣下（箭头）；**B**. 大血管短轴彩色多普勒显示心室水平分流位于约 12 点处；**C**. 用偏心封堵器封堵后，可观察到封堵器距肺动脉瓣尚有距离。RV：右心室，LV：左心室，LA：左心房，AO：主动脉，RA：右心房，PA：肺动脉，AMP：Amplatzer 封堵器

面上变异较大，应根据患者具体情况选择切面。通常采用左心室系列短轴、胸骨旁左心室长轴、胸骨旁四腔或五腔心等切面观察。

（1）测量缺损口左、右心室侧大小。

（2）测量缺损残端与瓣膜间距离。

（3）观察室间隔缺损的位置及与调节束、腱索和肌小梁的关系。

（4）位于近心尖部的肌部室间隔缺损，注意测量缺损下缘残留室间隔的长度。

（5）位于室间隔与右心室的前、后联合处附近的肌部室间隔缺损，注意测量缺损边缘距室间隔与右心室的前、后联合处的长度。

（6）肌部室间隔缺损可为单发或多发缺损，应注意缺损左心室侧为单个缺口、右心室侧呈多孔时与多发性室间隔缺损的鉴别。

（四）技术方法及注意问题

1. 扫查原则

室间隔缺损封堵术前超声心动图检查时，必须根据患者的具体情况选择合适的检查部位，提倡采用多部位、多切面、多方位、多角度连续扫查法，以求尽可能全面观测室间隔缺损及其周围的比邻关系。

2. 仪器条件的选择

根据受检者情况选择合适的探头频率，通常儿童患者可选用较高频率的探头（如 5 MHz 或 8 MHz），以提高分辨率，清楚显示室间隔缺损边缘情况。并可应用组织谐波功能，以降低心腔内的噪声回声信号，有效地改善图像质量。

3. 注意合并畸形

室间隔缺损封堵术前检查，应特别注意合并畸形。合并畸形分为可介入性治疗的合并畸形和需要外科手术治疗的合并畸形。前者包括肺动脉瓣狭窄、房间隔缺损、动脉导管未闭、二尖瓣狭窄。超声心动图检查时，应明确瓣叶狭窄的程度、房间隔缺损类型及残端情况等，以确定是否在室间隔缺损封堵术同期进行合并畸形的介入性治疗。室间隔缺损封堵术前确定有无合并畸形及合并畸形的类型，对选择手术治疗方案极为重要。

4. 室间隔缺损合并主动脉瓣脱垂的鉴别诊断

干下型、嵴内型及膜周部型室间隔缺损患者，常可合并不同程度的主动脉瓣脱垂。脱垂的瓣叶约 56% ～ 77% 为右冠瓣，其瓣叶可部分或完全遮盖室间隔缺损口，造成超声心动图对缺损类型及大小判断和测量的误差。较小的膜周部型或部分嵴内型室间隔缺损的患者合并轻微主动脉瓣脱垂且不伴主动脉反流者多数可用偏心型封堵器进行封堵，而干下型室间隔缺损往往合并主动脉瓣脱垂且不能行封堵术治疗。超声心动图需进行鉴别并准确分型。

超声心动图表现：脱垂的主动脉瓣超越瓣环连线水平脱入左心室流出道，常部分或完全遮挡缺损口；大血管短轴切面彩色多普勒显示分流束由脱垂的主动脉瓣叶两侧穿隔进入右心室，或仅显示缺损下缘分流束，而其上缘由于脱垂瓣叶遮挡不显示分流，从而造成对缺损部位和大小的误判（图 3-12）；检查时应根据二维超声心动图和彩色多普勒综合判断。

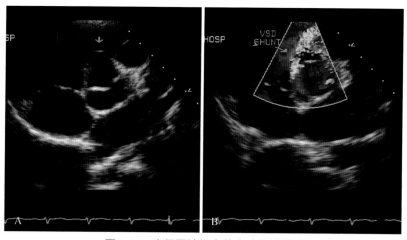

图 3-12　室间隔缺损合并主动脉瓣脱垂

A. 大血管短轴切面显示菲薄的主动脉瓣右冠瓣叶脱垂，由 11 点至肺动脉根部遮挡缺损口（箭头），为干下型室间隔缺损；**B**. 大血管短轴切面显示分流束由脱垂的主动脉瓣叶的右侧缘穿隔，如不注意结合左图仔细观察，则可能诊断为嵴下或嵴内型室间隔缺损。VSD-SHUNT：室间隔缺损分流

（五）封堵器类型及型号大小的选择

选择合适类型及大小的封堵器是封堵成功与否的关键。超声心动图与 X 线左心室造影综合观测室间隔缺损的大小及其与周边结构的关系对选择封堵器的类型和大小具有决定性的作用。由于缺损口大小及形态各异、缺损口残端与瓣膜间距离不同以及缺损口周缘粘连的牢固性差别，在选择封堵器类型及大小时亦有不同。

1. 膜部或膜周部型室间隔缺损

单纯膜部或膜周部型室间隔缺损周缘解剖结构特殊而复杂，缺损口右心室侧边缘增厚或粘连的形态各异，选择封堵器的原则不同。自 2002 年 6 月至 2008 年，西京医院行膜部型室间隔缺损封堵术治疗患者 2000 余例，根据超声心动图检查显示的缺损口左心室侧大小、缺损口右心室侧形态及分流口多少、缺损口周缘粘连的牢固性程度和缺损残端与瓣膜之间的距离，选择封堵器的类型和型号大小，已形成了一套较成功的经验[9]。室间隔缺损封堵原则上按左心室侧缺损口大小选择封堵器大小。较小的缺损在超声所测缺损最大径或分流宽度基础上加 1 ～ 2 mm 选择封堵器大小；若缺损口较大、右心室侧周缘粘连不牢固或为多出口者，在超声所测缺损口径或分流宽度基础上加 2 ～ 3 mm 甚至更多。缺损口形态是封堵器选择的另一主要因素。管型或漏斗型、右心室侧分

流孔为单孔、缺损口周缘粘连牢固，选用对称型或偏心型封堵器；缺损口呈瘤型者可选用"小腰大边"的特殊封堵器，大小以左心室侧伞盘能够占据整个瘤腔为原则；对于少数瘤型、而右心室侧粘连牢固且为单一出孔者也可考虑采用普通对称型封堵器封堵右心室侧出口，但需持谨慎态度，以防因术前对右心室侧出口牢固度判断不准确而造成术后封堵器移位及残余分流。缺损口右心室侧呈不规则型者，选用对称型封堵器封堵左心室侧缺损口。根据西京医院超声心动图研究结果：对于不同形态的缺损口，封堵器大小与缺损大小的差值最小者为管型，平均大 1.2 mm；最大者为瘤型，平均大 2.3 mm；室间隔缺损最大径（X）与封堵器型号大小（Y）的关系为 $Y = 0.94X + 1.92$。

2. 嵴内型室间隔缺损

嵴内型室间隔缺损的左心室侧上缘紧邻主动脉右冠瓣，多数缺损上端与主动脉瓣之间无距离，因此应选择主动脉侧伞盘无边的偏心性封堵器类型。放置封堵器后左心室侧伞盘有可能"托住"主动脉右冠瓣，对瓣叶无明显影响，而不出现主动脉瓣关闭不全。封堵器大小选择，可根据二维超声心动图多切面所测缺损口左、右心室侧大小及彩色多普勒血流束宽度，同时参考 X 线左心室造影分流宽度进行综合判定。根据西京医院对嵴内型室间隔缺损封堵的经验，若缺损口 < 5 mm 时，通常在测量最大缺损径或分流束宽度基础上

选择大 2 ～ 3 mm；若缺损口 ≥ 5 mm 时，则选择大 3 ～ 4 mm 或更大的封堵器。部分患者可伴有主动脉瓣脱垂，常可影响缺损大小的准确测量，脱垂较明显时不应选择封堵治疗。

3. 肌部室间隔缺损

先天性肌部室间隔缺损，其周缘均为肌性间隔组织，有较大的延展性。通常较小的肌部室间隔缺损在超声所测舒张期缺损口径基础上大 3 ～ 4 mm；较大的肌部室间隔缺损，视情况可选择比缺损加大一倍的封堵器大小。

二、超声心动图在室间隔缺损封堵术中的应用

（一）术中协助判断鞘管是否穿越室间隔缺损进入左心室

室间隔缺损封堵术的第一步是建立封堵轨道，通常是在 X 线下完成的。当心脏位置有变异、旋转，介入医生对 X 线显示的鞘管位置有怀疑、不能确定其是否进入左心室时，超声心动图可以协助判断鞘管是否由右心室进入左心室（图 3-13）。在判断鞘管位置时，应注意超声的扫查手法，通常选择胸骨旁五腔心切面或剑突下五腔心切面，逐步地连续摆动、旋转扫查导管、鞘管的长轴影像，可以确定其与室间隔缺损口之间的关系。

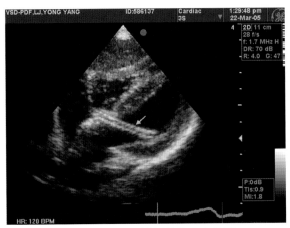

图 3-13　室间隔缺损封堵术中监测

胸骨旁五腔心切面显示输送鞘管由右心室穿过室间隔进入左心室，并可显示鞘管前端的位置

（二）观察封堵器左心室侧伞盘的位置

室间隔缺损封堵器的左心室侧伞盘在左心室内释出后逐渐拉近室间隔缺损的过程中，应用超声心动图可实时监测封堵器左心室侧伞盘是否接近室间隔缺损口（图 3-14）。使用偏心型封堵器时，超声心动图可观察左心室侧伞盘的短缘或无缘侧是否位于主动脉瓣侧、较长侧伞盘是否位于下方，协助介入医生调整封堵器上下的位置，避免因偏心型封堵器方向不佳造成的对主动脉瓣的影响。

（三）监测封堵器右心室侧伞盘的位置

当右心室侧伞盘释出后，超声心动图观察封

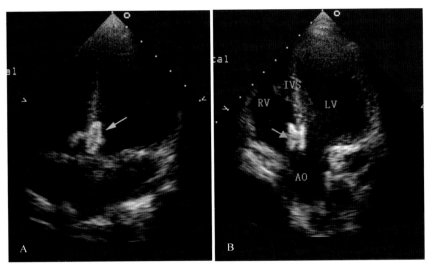

图 3-14　室间隔缺损封堵术中监测封堵器释放

A. 封堵器左心室侧伞盘平行于室间隔缺损并贴近缺损口（箭头所示）；B. 右心室内盘状回声为释出的封堵器右心室侧伞盘（箭头所示），显示封堵器双盘分别位于室间隔两侧。RV：右心室，LV：左心室，AO：主动脉，IVS：室间隔

堵器左、右心室侧伞盘是否分别位于室间隔缺损两侧、封堵器与三尖瓣叶及主动脉瓣的关系。超声心动图对左、右心室侧伞盘释出后是否分别位于室间隔缺损两侧具有明确的指导意义。

（四）判断有无残余分流

封堵器双侧伞盘释出后，彩色多普勒应监测封堵器周围有无残余分流（图 3-15）。封堵器释放后，由于封堵器伞盘与室间隔缺损暂时贴合不紧密，可能出现封堵器腰部低速度、微量分流，此种分流大多数于 1 个月内心内膜覆盖封堵器表面后可消失。若伞盘边缘与缺损残端之间有残余分流，且残余分流速度 ≥ 3 m/s，可能为封堵器型号选择过小，若此时释放封堵器则可因高速血流冲击封堵器造成红细胞大量破坏而发生溶血。遇有这种情况应更换较大的封堵器。

（五）检测主动脉瓣和三尖瓣有无反流

在封堵器左、右心室侧伞盘释出，封堵器未释放之前，超声心动图应检测封堵器与主动脉瓣及三尖瓣的关系，确定封堵器有无影响瓣膜而导致主动脉瓣或三尖瓣反流。若封堵器影响瓣膜、其反流较明显，则应撤出封堵器。为避免此种情况发生，在室间隔缺损封堵术前筛选时，若缺损与瓣膜之间距离过短、主动脉瓣脱垂较明显或三尖瓣叶构成缺损口右心室侧底，同时伴瓣叶中量反流时，应选择外科手术治疗。而对于因缺损口

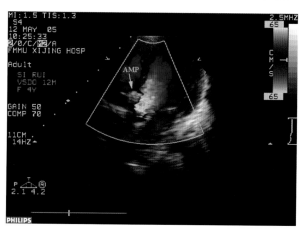

图 3-15　室间隔缺损封堵术中监测有无分流
心尖五腔心切面彩色多普勒血流图显示封堵器强回声，未见残余分流（箭头所示）。AMP：Amplatzer 封堵器

右心室侧三尖瓣瓣叶和（或）腱索粘连导致缺损口分流方向发生改变、心室水平分流后即通过三尖瓣反流入右心房且反流量不大者，在封堵缺损后三尖瓣反流可能反而减少。

（六）监测有无新出现的心包积液或原有的心包积液量增加

超声心动图在封堵术前应观察有无心包积液及其量的多少。在封堵术的全过程中，应特别注意有无新的心包积液出现或原有的心包积液量增加。若出现心包积液或原有的积液量增加且积液量增加速度较快，应立即进行心包穿刺抽出积血，并根据患者情况决定是否采用外科手术治疗。

三、超声心动图在室间隔缺损封堵术后的应用

（一）评价封堵技术成功率及术后完全封堵率

在选择适应证和合适的封堵器类型及大小的前提下，经心导管闭合单纯膜部或膜周部型室间隔缺损的技术成功率较高，不同类型封堵器技术成功率亦不同。文献报道，早期应用 Rashkind 封堵器技术成功率为 86.0%；弹簧圈闭合室间隔缺损技术成功率为 88.0%；术后 24 h 及 72 h 完全封堵率为 97.7%。Amplatzer 封堵器技术成功率为 98.0% ～ 100%；术后即刻完全封堵率为 98.5% ～ 100%。西京医院 2005 年总结 1000 余例封堵技术成功率为 97.8%；术后即刻完全封堵率为 94.6%，72 h 完全封堵率为 98.9%，1 年完全封堵率为 99.8%[10]。

（二）检测术后并发症

1. 封堵器移位及残余分流

室间隔缺损封堵术后，通常在术后 3 ～ 4 天进行超声心动图复查，观察室间隔缺损封堵器位置固定情况、有无封堵器的移位及残余分流等。膜部型室间隔缺损，若缺损口右心室侧三尖瓣和（或）腱索粘连不牢固、封堵器选择较小，可能会发生封

堵器的微移位或明显移位，导致残余分流。选用偏心性封堵器封堵嵴内型室间隔缺损时，由于封堵器主动脉侧无边，易进入室间隔缺损口，如封堵器选择过小则术后可发生封堵器移位；而选择封堵器过大则可能影响主动脉瓣造成主动脉瓣反流。通常嵴内型室间隔缺损选用偏心性封堵器大于左心室侧缺损口 2 ~ 3 mm，且室间隔缺损不宜 > 8 mm。封堵器移位时，超声心动图可发现封堵器的形态及位置异常，彩色多普勒显示封堵器移位处可出现左向右分流（图 3-16）。室间隔缺损封堵术后不同时间残余分流发生率不同。Rashkind 和 Cardio-SEAL 封堵器闭合膜部型室间隔缺损后 24 h，残余分流发生率约 30.0%，随访至 66 个月时，残余分流发生率约 4.0%；Amplatzer 封堵器闭合膜部型室间隔缺损 24 h 及 6 个月随访，残余分流率约 1.0%。西京医院室间隔缺损封堵术后患者，72 h 残余分流率为 1.1%，12 个月残余分流率为 0.2%。

当封堵器轻微移位时，二维超声心动图较难发现，但彩色多普勒敏感性较高，可发现残余分流的变化。一般来说，轻微移位不会影响封堵器的牢固性，如果没出现溶血等其他并发症，可以继续观察而不需进行其他处理；一些病例随术后封堵器周围组织的粘连、增生，残余分流可逐渐消失。如果封堵器移位明显（图 3-16）、出现明显溶血表现，应外科手术取出封堵器，并修补室间隔缺损[11]。

2. 三尖瓣反流、腱索断裂伴关闭不全

三尖瓣的关闭不全是单纯膜部或膜周部型室间隔缺损较常见的并发症之一。GU 等报道小型猪膜部型室间隔缺损封堵后 4 只发生轻到中度的三尖瓣关闭不全。西京医院室间隔缺损患者封堵术后，三尖瓣关闭不全发生率为 2.6%。三尖瓣腱索断裂多由于介入医生早期对导丝、导管及鞘管缠绕及穿过腱索影像学特征认识不足、操作过力等原因所致，随着介入医生经验和操作熟练程度的增加，三尖瓣腱索断裂的发生率将明显减少。另一个发生三尖瓣腱索断裂的可能原因为封堵器距离腱索附着点过近，封堵器释放后随心跳长期摩擦导致部分腱索断裂。超声心动图可确定三尖瓣关闭不全的原因，发现三尖瓣连枷样运动（图 3-17）或瓣叶明显脱垂、甚至呈甩鞭样运动的断裂的三尖瓣腱索等。当三尖瓣反流量较大时，可导致右心腔扩大及心功能障碍，应早期选择外科手术治疗[12]。

3. 主动脉瓣反流

嵴内型室间隔缺损或较大的膜周部型室间隔缺损封堵时，由于封堵器距主动脉瓣较近、封堵器选择过大时可影响主动脉瓣关闭，导致主动脉瓣反流。极少数患者虽然在封堵器释放前无主动脉瓣反流，而释放后出现少量主动脉瓣反流；发生原因可能为输送杆与封堵器松开前由于输送杆的牵拉封堵器未影响主动脉瓣，而输送杆与封堵

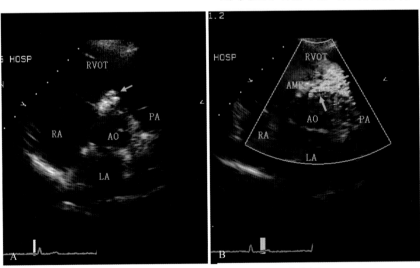

图 3-16 嵴内型室间隔缺损封堵术后残余漏

A. 大血管短轴切面显示嵴内型室间隔缺损术后封堵器左上缘向右心室移位（箭头所示）；B. 彩色多普勒血流图示封堵器移位处左向右分流（箭头所示）。RA：右心房；RVOT：右心室流出道；PA：肺动脉；LA：左心房；AO：主动脉；AMP：Amplatzer 封堵器

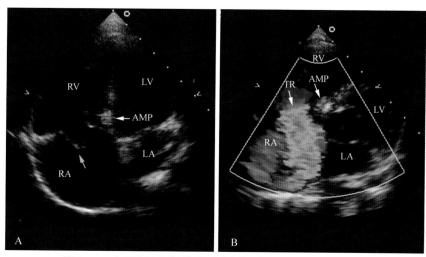

图 3-17 室间隔缺损封堵术后腱索断裂导致三尖瓣关闭不全

A. 胸骨旁四腔心切面显示室间隔缺损封堵术三尖瓣前瓣因腱索断裂导致连枷样运动（箭头所示）；B. 彩色多普勒血流图显示三尖瓣大量反流。RV：右心室，RA：右心房，LV：左心室，LA：左心房，TR：三尖瓣反流，AMP：Amplatzer 封堵器

器松开后封堵器位置发生改变，靠主动脉瓣侧封堵器缘触及主动脉瓣所致。

4. 假性动脉瘤、动-静脉瘘

心导管术穿刺操作不当可导致股动脉假性动脉瘤或动-静脉瘘。彩色多普勒可显示假性动脉瘤及动-静脉瘘口处的射流，确定其具体部位及大小，选择治疗方案及观察治疗后效果。较小的假性动脉瘤及动-静脉瘘可在彩色多普勒超声心动图指引下压迫瘤口或瘘口局部使其闭合，治疗效果明显优于常规盲压方法。较大的假性动脉瘤也可在彩色多普勒超声指引下向瘤内注射凝血酶治疗。

（三）心脏大小及功能变化

室间隔缺损封堵术后，由于心室水平分流消失，肺循环血流量减少，使左、右心负荷逐渐减轻，左心室大小随之有不同程度改善。一般而言，可行封堵治疗的室间隔缺损不会太大；较小的室间隔缺损封堵后心腔大小的改变不甚明显或比较缓慢，而较大一些的室间隔缺损封堵后心腔大小的改变较明显、恢复也较快[13-16]。

第三节 超声心动图在动脉导管未闭介入治疗中的应用

动脉导管未闭传统的治疗方法是外科手术。1966 年 Porstmann 等首先应用经导管泡沫塑料塞子（Ivalon）栓塞动脉导管未闭，并获得成功。继之有 Rashkind 双平面、纽扣式补片、弹簧圈、Amplatzer 封堵装置等应用于临床。1997 年 Amplatzer 封堵器引入我国，近年来国产动脉导管未闭封堵器已应用于临床，因其形态、性能及操作方法与 Amplatzer 封堵器相似，且经济实用，应用较为广泛。目前，动脉导管未闭封堵技术已成为成熟的介入治疗方法[17]。

一、超声心动图在动脉导管未闭封堵术前的应用

（一）封堵术的适应证及禁忌证

1. 适应证

（1）单纯动脉导管未闭的最窄内径一般 ≤ 12 mm，部分直径 ≥ 13 mm 者亦可应用导管封堵，但需根据肺动脉压力、年龄等情况综合判断。

（2）动脉导管未闭或合并有房间隔或室间隔缺损，且允许同时封堵治疗者。

（3）动脉导管未闭外科手术后存在较大的残

余分流患者。

（4）肺动脉高压患者，应以左向右分流为主，肺血管阻力应小于 8 Woods 单位。

（5）体重≥ 5 kg。

2. 禁忌证

（1）动脉导管未闭为复杂性先天性心脏病生存的主要通道。

（2）肺动脉压过高，以右向左分流为主的患者。

（3）感染性心内膜炎合并导管周围赘生物。

（4）合并其他必须行外科手术的心脏及大血管畸形。

（三）技术方法及注意问题

能否准确测量动脉导管未闭的大小，是封堵术能否成功的关键因素之一，对于动脉导管未闭诊断方面应注意以下问题：

1. 主要观测项目

（1）判断动脉导管未闭的位置和形态。

（2）测量动脉导管未闭的长度、导管的主动脉侧和肺动脉侧内径及导管的最窄处内径。

（3）测量彩色多普勒血流分流束的宽度，观察分流的方向及时相。

（4）测定动脉导管未闭的分流速度及压力阶差，估算肺动脉压力。

2. 多切面扫查

由于动脉导管未闭与声束的角度问题，胸骨旁肺动脉长轴切面容易造成测量上的误差，尤其难以

观测动脉导管未闭的长径；但此切面上彩色多普勒成像最好，因此可在该切面测量分流的彩色宽度，再结合二维超声图像进行判断（图 3-18）。胸骨上窝主动脉弓长轴切面动脉导管未闭的走行与声束方向几乎垂直，能显示动脉导管未闭的形态、主动脉侧和肺动脉侧动脉导管未闭的大小、走行等。但部分患者此切面不能有效地显示动脉导管未闭。

3. 观测动脉导管未闭的形态及其与周围结构的关系

动脉导管未闭的形态及其与周围结构的关系和选择封堵器的类型和大小密切相关，漏斗型动脉导管未闭选择的封堵器可以比管型动脉导管未闭略大，长径较大或窗型的动脉导管未闭应选择相对较大的封堵器。此外，动脉导管未闭与主动脉和肺动脉之间的夹角有可能影响到封堵器释放后的形态；尤其是儿童患者选用较大封堵器时，主动脉侧伞盘可能影响到降主动脉血流。

4. 测量肺动脉压力

肺动脉压力的大小影响着封堵术适应证的选择和术后的恢复。对于肺动脉高压患者，可以利用频谱多普勒观测分流的时相和速度；应用收缩期的分流速度计算出主动脉和肺动脉之间的压力阶差。通常，左向右分流压力阶差≥ 20 mmHg 封堵效果较好。

（四）封堵器大小选择

超声心动图对动脉导管未闭诊断的符合率很

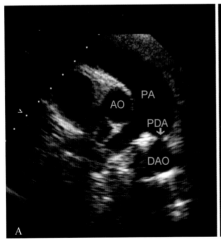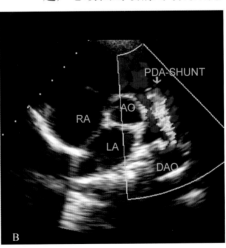

图 3-18　动脉导管未闭超声心动图

A. 胸骨旁大血管短轴切面显示降主动脉和左肺动脉之间回声中断，为动脉导管未闭；B. 同一切面彩色多普勒显示动脉导管未闭左向右分流。LA：左心房，RA：右心房，AO：主动脉，PA：肺动脉，DAO：降主动脉，PDA：动脉导管未闭，PDA-SHUNT：动脉导管未闭分流

高，但对于动脉导管未闭解剖类型的判断和大小的观测受患者自身的条件（诸如肥胖、肺气）及切面的选择、测量的部位、仪器的调节等影响，与心血管造影对比有一定的差异。西京医院对148例进行封堵治疗的动脉导管未闭患者进行超声心动图与心血管造影检查，比较两者对导管大小的测量值，当导管2.5～10 mm时，超声心动图测量值稍大于心血管造影测量值，但比较接近，平均差值为0.3 mm；导管直径＞10 mm时，超声心动图测量值小于心血管造影测量值，平均差值为2.6 mm。对于10 mm以下的动脉导管未闭，术前超声心动图检查可以基本确定能否进行封堵术，并可帮助选择封堵器的大小；而对于10 mm以上的动脉导管未闭，术前应行心血管造影检查，并与超声心动图结果相结合进行综合判断，以确保封堵术成功。

对于一般大小（4～6 mm）的动脉导管未闭，所选择的Amplatzer封堵器直径成人一般应大于动脉导管最窄直径3～4 mm；儿童因动脉导管弹性较大，一般大于动脉导管最窄直径4～6 mm。对于较小的动脉导管未闭，封堵器直径选择可适当偏小些；对于较大的动脉导管未闭，封堵器直径选择应适当加大。动脉导管未闭手术后残余分流患者，封堵器直径应大于残余分流处最窄宽度2～3 mm。由于动脉导管未闭的大小、形态、走行个体差异较大，还应根据患者的具体情况进行综合判断和选择。

二、超声心动图在动脉导管未闭封堵术中的应用

（一）观察封堵器位置

观察封堵器两端是否分别位于未闭的动脉导管两侧（图3-19），若不合适可适当调整至最佳位置。可指导术者将封堵器送至未闭动脉导管内最窄处，并释放封堵器至动脉导管内。

（二）判断有无残余分流

一般情况下封堵即刻彩色多普勒血流图即可见降主动脉向肺动脉的分流消失（图3-18）。若发现封堵器内残余分流，但分流量及分流速度不大，可以观察10 min，超声心动图监测若发现分流消失或明显减少，可释放封堵器。若封堵器封堵后残余分流明显并呈射流则说明封堵器型号可能偏小，需更换封堵器的型号。若残余分流速度＞3 m/s，封堵器释放后有可能引起溶血。

（三）封堵器对周围结构有无影响

在封堵器未释放前，应多切面扫查观察封堵器是否影响降主动脉和左肺动脉内径，有无因内径变小而发生湍流。在年龄较小、动脉导管未闭

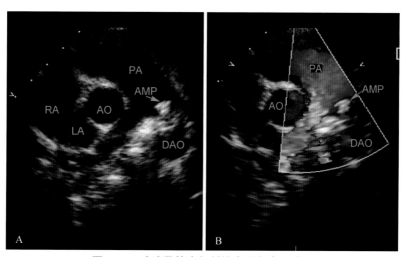

图3-19 动脉导管未闭封堵术后超声心动图

A.胸骨旁大血管短轴切面显示动脉导管内封堵器位于降主动脉和肺动脉之间，固定良好；B.同一切面彩色多普勒显示分流消失。LA：左心房，RA：右心房，AO：主动脉，PA：肺动脉，DAO：降主动脉，AMP：Amplatzer封堵器

较大的儿童患者尤其应注意这一点。

三、超声心动图在动脉导管未闭封堵术后的应用

封堵术后可应用超声心动图定期对患者进行随访观测，了解术后恢复情况及进程，判断是否出现并发症，帮助指导临床医生掌握病情进展以及改进手术方法。

（一）评价封堵术后闭合率及残余分流

动脉导管未闭封堵术后，不同的介入治疗方法其手术成功率及残余分流亦有差别。技术成功率：Amplatzer 法及 Coil 弹簧栓子及 Sideris 法可达 100%，Porstmann 法和 Rashkind 法分别为 92% 及 98.7%。即刻封堵闭合率：Amplatzer 法 91.7% ～ 98.6%，Coil 法为 97.2%，Sideris 法封堵闭合率为 85%，Porstmann 法和 Rashkind 法封堵闭合率分别为 100% 及 92.8%。术后彩色多普勒定期检查残余分流发现率：Amplatzer 法术后 24 ～ 48 h 为 4.3% ～ 8.1%。Coil 弹簧栓子法封堵动脉导管未闭，超声多普勒随访 1 个月残余分流率为 20%。

（三）心脏大小及左心功能变化

动脉导管未闭封堵术后，左心系统大小恢复通常较为明显。文献报道，动脉导管未闭封堵术后 1 周左心室舒张末期内径（LVDd）、左心房内径（LAD）及肺动脉内径（PAD）缩小，LVDd、LAD、PAD 术前分别为：57.5 mm±7.3 mm、36.7 mm±4.8 mm 及 26.0 mm±2.8 mm；术后分别为：50.4 mm±5.4 mm、33.1 mm±4.0 mm 及 24.4 mm±3.2 mm。射血分数及小轴缩短率由术

前的 65.6%±5.0%、36.7%±3.3% 下降至术后的 59.9%±7.3% 及 32.2%±5.05%。说明动脉导管未闭封堵术后，由于降主动脉向肺动脉内持续性左向右分流阻断，左心高动力性血流状态得以纠正。

（四）术后并发症

文献报道，动脉导管未闭封堵术后并发症发生率为 2.4%。常见并发症有：

1. 溶血

溶血常与残余分流有关，通过封堵器的分流速度越快，则越易发生机械性溶血。Tomita 等报道 218 例弹簧栓子封堵患者有 5 例发生溶血，且均有残余分流。吕氏报道使用 Amplatzer 法封堵 130 例患者，仅出现 1 例溶血。对溶血患者，彩色多普勒检查可发现残余分流，并可定期观察残余分流量及分流速度的变化，以选择治疗方案。

2. 封堵器的移位或脱落

若封堵器型号选择不合适，可出现封堵器的移位和脱落。通常，弹簧栓子法封堵脱落较 Amplatzer 法多见，Akagi 等报道，多中心使用弹簧栓子治疗 535 例患者，弹簧栓子脱落率达 12%。

3. 降主动脉或左肺动脉狭窄

当选择封堵器过大或位置放置不当时，可导致降主动脉或左肺动脉狭窄。二维超声心动图检查表现为降主动脉或左肺动脉内径变小，彩色及频谱多普勒显示，降主动脉或左肺动脉内湍流，血流速度增快。

4. 血管损伤

系手术穿刺操作过程及术后所导致的并发症，二维超声心动图及彩色多普勒可发现血管损伤的部位、判断病变程度及大小、选择治疗方案、连续观察治疗后效果。

第四节　超声心动图在卵圆孔未闭介入封堵术中的应用

卵圆孔未闭（patent foramen ovale）是第一房间隔和第二房间隔之间存在潜在的间隙或者是两者分离的结果，而非房间隔的缺损。由于第一房间隔

通常像一个活瓣样结构遮挡着卵圆孔，卵圆孔未闭通常表现为隧道样结构，并功能性地连通左、右心房，当左、右心房之间存在压力阶差时，就会出现

间断性的血液分流。卵圆孔未闭也可以为呈圆形或椭圆形的孔状结构。有些卵圆孔未闭病例是由于心房扩大和重构之后第二房间隔上部受到牵拉，从而导致卵圆孔处第一房间隔和第二房间隔的分离。另外一些卵圆孔未闭是由于第一房间隔形成膨胀瘤，菲薄、卷曲，而不能将卵圆孔遮蔽所形成。胎儿期卵圆孔是将来自胎盘的含氧血输送到重要器官的必经之处，因此必须保持开放，在出后两个月之内大多数会自行闭合。但是也有 20% ～ 25% 正常人在成年以后存在卵圆孔未闭。卵圆孔未闭的发生率和大小是随着年龄而变化的，一项包含 965 例尸检研究的报告发现总体卵圆孔未闭发生率为 27.5%，但是 30 岁以下的检出率为 34.3%，而 30 ～ 80 岁为 25.4%，80 岁以上降至 20.2%；该组卵圆孔未闭的大小是 1 ～ 19 mm，其中 98% 的卵圆孔未闭为 1 ～ 10 mm；卵圆孔未闭大小随着年龄增大而变大，10 岁之前平均为 3.4 mm，90 岁以上者平均为 5.8 mm[18-19]。

一、经皮卵圆孔未闭封堵术

经皮卵圆孔未闭封堵术是卵圆孔未闭首选的治疗方法，已被证实是一种非常安全的治疗[20]。在开展此项目的二十余年里，有很多厂商的器械可供选择。尽管对于将其作为有效预防脑卒中发病的主要手段来讲还很有争议，但是对于卵圆孔未闭合并有静脉血栓和（或）复发性脑卒中的患者来说封堵治疗还是很好的选择。临床研究证实卵圆孔未闭封堵术安全，而且并发症很少。卵圆孔未闭封堵术的常见并发症包括器械血栓附着和栓塞、空气栓塞、心房颤动等。

二、卵圆孔未闭的超声诊断

卵圆孔是通过房间隔第一隔和第二隔重叠处相互粘连融合而闭合的。当存在卵圆孔未闭时，房间隔并无明显的缺损，经胸超声心动图（剑突下切面）在部分患者中可以显示房间隔第一隔和第二隔呈"搭错"样，两者之间或可见细窄的缝隙，彩色多普勒血流成像会显示房间隔第一隔和第二隔之间的缝隙内有左向右或者右向左的分流。

分流方向主要取决于左、右心房之间的压力差，多数病例为持续性左向右分流，少数病例由于右心房压升高可以出现右向左分流，或者在某些特殊的条件下出现右向左分流，如咳嗽或做 Valsalva 动作。大多数成人卵圆孔未闭用经胸超声心动图的二维和彩色多普勒血流检查都无法显示清楚，更无法进行准确的测量，因此建议除了个别经胸超声心动图可非常清楚显示卵圆孔未闭的患者，绝大多数欲行封堵治疗的卵圆孔未闭患者术前均应接受经食管超声心动图检查[21]。

三、经食管超声心动图在卵圆孔未闭术前的应用

卵圆孔的解剖结构对封堵治疗至关重要。因此术前应用超声心动图准确评估卵圆孔未闭的形态、宽度、长度和所导致右向左的分流的严重程度，对于决定是否进行介入治疗，以及封堵器的选择和治疗的难度预测都非常有价值。卵圆孔未闭的超声检查报告必须包括卵圆孔未闭的宽度、长度和分流的血流宽度与方向，以及是否合并房间隔膨胀瘤等重要信息（图 3-20 至图 3-22）。根据目前的指南，推荐应用食管中段的四腔心切面、两房心切面、上下腔静脉长轴切面、主动脉根部短轴切面观察卵圆孔未闭。一般根据卵圆孔未闭大小将其分为 3 类：①大卵圆孔未闭，为 ≥ 4 mm，②中卵圆孔未闭，为 2 ～ 3.9 mm，③小卵圆孔未闭，为 < 2 mm。

经食管超声心动图除了可以清晰显示卵圆孔未闭的详细解剖结构之外，还可用来观察各个心腔特别是左心耳有无血栓、瓣膜病变、部分性肺静脉异位引流等常见合并症。

四、右心声学造影的方法及其在卵圆孔未闭的诊断与鉴别诊断中的应用

卵圆孔未闭的右向左分流也可以通过右心声学造影来显示。而且右心声学造影所显示的左心房和左心室内右向左分流来的微气泡的数量和密度是确定卵圆孔未闭是否具有临床意义和影响，以及是否

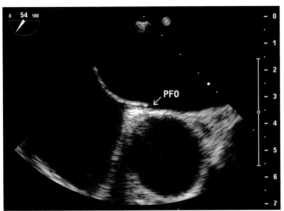

图 3-20　卵圆孔未闭的经食管超声心动图二维图像

显示房间隔第一隔和第二隔呈 "搭错" 样结构，两者之间的间隙即为卵圆孔未闭（PFO）

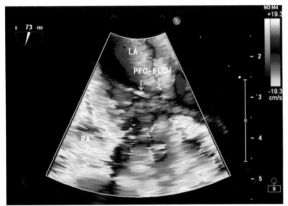

图 3-21　卵圆孔未闭的经食管超声心动图彩色多普勒图像

显示房间隔第一隔和第二隔之间的间隙可见彩色血流（PFO-FLOW）由左心房（LA）向右心房（RA）分流

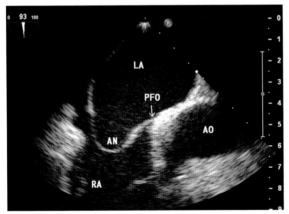

图 3-22　卵圆孔未闭合并房间隔膨胀瘤的经食管超声心动图二维图像

显示房间隔第一隔呈瘤样（AN）凸向右心房（RA），并与第二隔呈 "搭错" 样结构，两者之间的间隙即为卵圆孔未闭（PFO）。LA：左心房；AO：主动脉

需要干预、治疗的重要指标（图 3-23，图 3-24）。右心声学造影是检出卵圆孔未闭右向左分流最敏感的方法。能够达到较好右心显影效果的右心声学造影

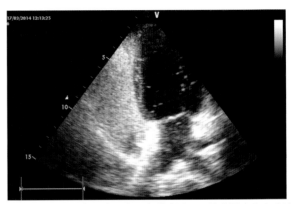

图 3-23　经胸超声心动图右心声学造影显示的少量右向左分流

显示 Valsalva 动作结束 3 ～ 5 个心动周期后左心房和左心室内出现造影剂少量微泡，提示心内或心外存在少量右向左分流

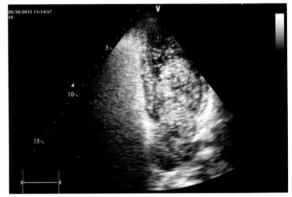

图 3-24　经胸超声心动图右心声学造影显示的大量右向左分流

显示 Valsalva 动作结束 3 ～ 5 个心动周期后左心房和左心室内出现造影剂云雾状微泡，提示心内或心外存在大量右向左分流

方法是改良的手振生理盐水法（即抽取 8 ml 生理盐水 + 1 ml 自体血液 + 0.5 ～ 1 ml 空气，通过一个三通开关将两个 10 ml 注射器相连，反复将其在两个注射器之间快速抽吸 10 ～ 15 次，然后经上肢静脉快速推注）。另外也可以选用维生素 B_6 + 碳酸氢钠注射液混合后即刻静脉注射，进行右心声学造影，其二氧化碳微气泡在右心室停留时间持续相对较短，但多数情况下都可以达到理想的造影结果。在经肘静脉或股静脉注射右心声学造影剂之后，用经颅多普勒（TCD）、经胸超声心动图或者经食管超声心动图观察左心房和左心室内是否出现微气泡显影。cTTE 或 cTEE 右向左分流量的分类以左心房内所见微泡数量最多时为标准：①小量分流：微泡 < 10 个 / 帧，②中量分流：微泡 10 ～ 30 个 / 帧，③大量分流：微泡 > 30 个 / 帧，呈云雾状或整个心腔浑浊。cTCD 的分级以注射造影剂后 20 s 内见到的栓子信号（ETs）的数量为标准：Ⅰ级 = 1 ～

10 个栓子信号（ETs），Ⅱ级 = 11 ~ 30 Ets，Ⅲ级 = 31 ~ 100 Ets，Ⅳ级 = 101 ~ 300 Ets，Ⅴ级 > 300 Ets；Ⅰ、Ⅱ级为小分流，Ⅲ ~ Ⅴ级为较大分流[22]。

如果静息状态进行经胸超声心动图右心声学造影，在 3 ~ 5 个心动周期之后，左心房和左心室内出现微气泡显影，考虑这部分微气泡主要来源于肺动-静脉短路，即肺循环右向左分流。如果静息状态进行经胸右心声学造影，左心房和左心室内未出现微气泡显影，再于做 Valsalva 动作同时进行经胸超声心动图右心声学造影，当右心房造影剂微泡显影最佳时，突然呼气放松，观察即刻是否发生右心房向左心房分流，如果左心房和左心室内出现微气泡显影，考虑为卵圆孔处的右向左分流。但是这种方法判断是比较粗略的，仅供参考。因此对于经胸超声心动图右心声学造影和经颅多普勒（TCD）的发泡试验已检查发现存在明显右向左分流的患者，建议行经食管超声心动图右心声学造影。

经食管超声心动图右心声学造影时[23]，同样要观察在静息状态和做 Valsalva 动作时有无右向左分流，以及其来源，是来自于卵圆孔未闭的心房水平的右向左分流（图 3-25，图 3-26），还是存在肺动静脉畸形或称肺动静脉瘘所致的肺循环的右向左分流（图 3-27）。据作者观察，肺动静脉畸形在隐源性脑卒中患者中的检出率也较高。所以术前一定要鉴别清楚右向左分流是来自卵圆孔未闭，还是来自于肺循环，或者是两者同时存在。术前实时三维（RT-3D）经食管超声心动图，不但

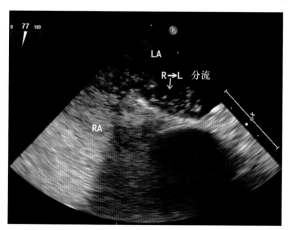

图 3-25　经食管超声心动图右心声学造影房间隔水平右向左分流

显示 Valsalva 动作结束后即刻大量造影剂微泡通过卵圆孔处由右心房（RA）进入左心房（LA），直接显示房间隔水平的右向左分流

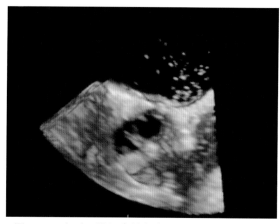

图 3-26　实时三维经食管超声心动图右心声学造影

显示大量造影剂少量微泡通过卵圆孔处由右心房进入左心房

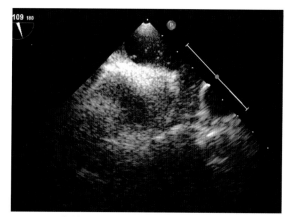

图 3-27　经食管超声心动图右心声学造影显示肺循环水平右向左分流

显示大量造影剂微泡直接由左上肺静脉进入左心房，提示肺循环水平的右向左分流

有助于更好显示卵圆孔未闭的形态、房间隔膨出瘤的大小及其活动度，而且也可以和右心声学造影联合应用，直观地显示右向左分流造影剂微泡的来源及其数量等（图 3-26）。

五、卵圆孔未闭封堵术的适应证

为规范卵圆孔未闭封堵术的临床应用，国内本领域专家在借鉴国内外相关内容的基础上，结合我国具体情况，形成了《卵圆孔未闭预防性封堵术中国专家共识》，提出经皮卵圆孔未闭封堵术的适应证和禁忌证[24]。

（一）适应证

①不明原因脑卒中或短暂性脑缺血发作合并卵

圆孔未闭，有中-大量右向左分流；或使用抗血小板或抗凝治疗仍有复发；或有明确深静脉血栓；②顽固性或慢性偏头痛合并卵圆孔未闭，有中-大量右向左分流；③卵圆孔未闭合并静脉血栓或下肢静脉曲张/瓣膜功能不全，有中-大量右向左分流；④斜卧呼吸-直立性低氧血症伴卵圆孔未闭，有中-大量右向左分流；⑤高危卵圆孔未闭：卵圆孔未闭合并房间隔膨出瘤或间隔活动度过大、大的卵圆孔未闭、卵圆孔未闭合并静息右向左分流；⑥年龄18～60岁（合并明确不明原因脑卒中者，年龄可适当放宽）。

（二）相对适应证

①偏头痛合并卵圆孔未闭，有中量右向左分流；②卵圆孔未闭伴静脉血栓形成高危因素（长期坐位或卧床等），有中等量右向左分流；③卵圆孔未闭伴颅外动脉栓塞；④合并卵圆孔未闭的特殊职业（如潜水员、飞行员等）；⑤临床难以解释的缺氧合并卵圆孔未闭。

（三）禁忌证

①可以找到任何原因的脑栓塞，如心源性脑栓塞、血管炎、动脉硬化；②抗血小板或抗凝治疗禁忌者，如3个月内有严重出血情况，明显的视网膜病，有颅内出血病史，明显的颅内疾病；③下腔静脉或盆腔静脉血栓形成导致完全梗阻，全身或局部感染，败血症，心腔内血栓形成；④妊娠；⑤合并肺动脉高压或卵圆孔未闭为特殊通道；⑥急性脑卒中2周以内。

六、超声在卵圆孔未闭封堵围术期的应用

术中应用经食管超声心动图或经胸超声心动图可协助术者判断导引钢丝是否从卵圆孔未闭处穿过房间隔，观察导丝在心腔内走行、鞘管通过卵圆孔的情况、封堵器左/右伞盘的打开之前和之后所处的位置、打开得是否充分、与周围组织结构的关系等（图3-28，图3-29）。在选择封堵器的型号、大小时，以往曾经使用球囊测量卵圆

孔未闭的伸展径，并根据伸展径选择封堵器型号，这既不符合卵圆孔未闭的病理解剖特点，并有可能扩大、撕裂卵圆孔未闭的原始孔径，且伸展径的测量增加了手术操作程序和时间，有可能增加与操作相关的并发症发生率。而现在所采用卵圆孔未闭专用封堵器，与房间隔缺损封堵器的区别在于前者腰部纤细，无需考虑腰部直径与缺损大小的关系。术后封堵器位置、形态大多正常，无脱落和松动表现。

总之，超声心动图在卵圆孔未闭封堵治疗中具有重要作用，封堵前对卵圆孔未闭的诊断、封堵适应证及封堵器型号的选择与房间隔缺损封堵不尽相同。特别需要予以注意的是，对卵圆孔未闭的分流方向和超声诊断方法的选择应具有正确的概念：经胸超声心动图检查中多数卵圆孔未闭表现为左向右分流，而非理论定义的右向左分流；经食管超声心动图及声学造影诊断卵圆孔未闭右向左分流的敏感性高于经胸超声心动图检查。

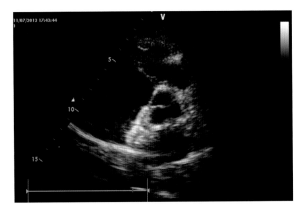

图3-28　卵圆孔未闭封堵术后经胸超声心动图心底短轴切面图显示卵圆孔未闭封堵术后封堵器位置和形态正常

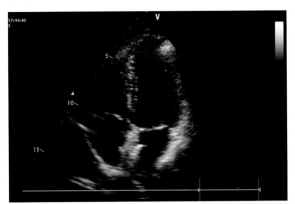

图3-29　卵圆孔未闭封堵术后经胸超声心动图心尖四腔心切面图

显示卵圆孔未闭封堵术后封堵器位置和形态正常

第五节　超声心动图在经皮球囊二尖瓣狭窄成形术中的应用

二维超声心动图可以显示风湿性心脏病二尖瓣狭窄瓣叶增厚的程度、瓣叶活动度、有无钙化等，彩色多普勒可以有效地判断是否合并二尖瓣反流并判断反流程度，频谱多普勒可以测量二尖瓣狭窄的压力阶差。因而，超声心动图在经皮球囊二尖瓣狭窄成形术的病例筛选、术中监测和术后随访方面具有重要的作用[25]。

一、适应证的选择

二尖瓣狭窄球囊扩张介入治疗的效果与二尖瓣病变程度的轻重以及二尖瓣功能的好坏具有密切的关系。超声心动图观察二尖瓣形态学改变、运动状态以及彩色多普勒观察有无反流等对预测介入治疗的成功率具有明确的指导意义。

（一）二尖瓣病变程度打分法

1. 瓣膜活动度

1分：仅瓣尖活动受限；2分：瓣膜下部活动受限、中部基底部活动正常；3分：舒张期瓣膜中下部活动受限、基底部向前运动；4分：舒张期瓣膜只有轻微或无前向运动。

2. 瓣膜增厚

1分：瓣尖轻度增厚（4～5 mm）；2分：瓣尖增厚明显（5～8 mm）、瓣叶中部厚度正常；3分：瓣膜整体增厚（5～8 mm）；4分：瓣膜整体明显增厚（>8 mm）。

3. 瓣下结构

1分：瓣下局部腱索轻度增厚；2分：腱索增厚达近端1/3；3分：腱索增厚达远端1/3；4分：腱索广泛增厚、缩短并扩展到乳头肌。

4. 瓣膜钙化

1分：瓣尖局限性回声增强；2分：瓣尖散在弥漫的回声增强；3分：回声增强蔓延至瓣叶中部；4分：瓣膜大部分回声增强。

将上述四个方面的瓣膜病变情况累计后获得半定量的积分值。积分值越大，说明瓣膜病变越重。Wilkin应用二尖瓣积分对经皮球囊二尖瓣成形术的效果进行预测，发现当积分值>11时，经皮球囊二尖瓣成形术的效果较差；积分值越小，经皮球囊二尖瓣成形术的效果越好。根据临床经验，积分值<8时可考虑行经皮球囊二尖瓣成形术治疗。尽管二尖瓣积分法对经皮球囊二尖瓣成形术术前病例选择具有明确的指导意义，但其预测作用并非十分满意，临床上还需考虑其他影响因素。

（二）二尖瓣钙化的影响

1. 钙化程度

二尖瓣明显纤维化、钙化是经皮球囊二尖瓣成形术效果不佳的主要原因之一。超声心动图发现二尖瓣明显增强的（回声强度相当于心包的回声强度）点、条甚至团状回声是其判断钙化的主要依据。Henry报道经手术切下的二尖瓣标本证实的钙化发生率占超声心动图强回声的74%。Schweize用X线对手术切下的二尖瓣标本拍片发现X线证实的钙化发生率占超声心动图强回声的67%。研究显示无论超声心动图还是X线标本拍片对于严重的纤维化与轻度钙化均难以区分；而只有前者可以用于临床活体检测。实际上，只要超声心动图发现二尖瓣瓣缘有明显增强的团状回声，经皮球囊二尖瓣成形术的效果多数不佳。

2. 钙化部位

二尖瓣钙化的部位对经皮球囊二尖瓣成形术效果具有明显的影响。研究显示X线标本拍片和超声心动图二尖瓣钙化位于前外和后内两个交界处（交界处前、后瓣均钙化融合）及交界处前瓣或后瓣者分别占71.4%和76.9%。二尖瓣前外和后内两个交界处的钙化对经皮球囊二尖瓣成形术效果影响最大，经皮球囊二尖瓣成形术的主要作用是扩张前、后瓣叶的交界处，而交界处的钙化直接阻碍了经皮球囊二尖瓣成形术的扩张作用。非交界处有明显局限性钙化、而与之相邻的部位钙化不明显，此时行经皮球囊二尖瓣成形术如果力度过大，则容易造成瓣叶的撕裂。

（三）二尖瓣反流

理论上，存在二尖瓣反流者不宜行经皮球囊二尖瓣成形术。由于彩色多普勒检测二尖瓣反流的敏感性极高，彩色多普勒发现极少量的二尖瓣反流时根据患者综合情况，仍可考虑在适当掌握扩张力度的条件下行经皮球囊二尖瓣成形术。轻-中度以上的二尖瓣反流时不宜行经皮球囊二尖瓣成形术。

二、超声心动图于经皮球囊二尖瓣成形术中监测

（一）术中定位

经食管超声心动图或经胸超声心动图可以显示房间隔卵圆窝处回声的厚薄和动度情况，为术中选择房间隔穿刺部位提供初步信息。房间隔穿刺一般情况在 X 线透视下即可完成，如遇个别穿刺困难者可用超声心动图配合观察；但二维超声心动图实时追踪活动的导管前端费时、费事，实时三维超声心动图在这方面的作用有所加强。此外，超声心动图也可对导管球囊是否位于二尖瓣口做出正确的判断，避免导管盲目移动造成瓣叶损伤。

（二）评价疗效

超声心动图可于经皮球囊二尖瓣成形术后即刻评价其效果。二维超声心动图二尖瓣口短轴切面显示经皮球囊二尖瓣成形术后二尖瓣口面积 > 1.5 cm² 或频谱多普勒测量跨瓣压差 < 10 mmHg 且无明显二尖瓣反流（不超过少量）者为效果良好。如术前瓣膜较厚、狭窄较明显，不易扩张至上述程度时，不可强行扩张，以免造成二尖瓣反流；

此时，可以以二尖瓣口面积比术前增加 > 50% 为有效标准。

（三）检出并发症

彩色多普勒超声心动图可于经皮球囊二尖瓣成形术后即刻观察有无新出现的二尖瓣反流或原有的少量反流量增大，对于一次扩张效果不理想是否需要进一步继续扩张以及扩张力度的掌握具有指导作用。如出现明显的二尖瓣反流，超声心动图对反流量的大小、是否发生腱索断裂和瓣叶撕裂等可以做出明确的判断，为下一步是否需要采取手术治疗提供详细的资料。此外，超声心动图术中还可及时、准确地发现有无新出现的心包积液或原有的心包积液量突然增大，对判断介入过程中有无心壁损伤所致的心包积血具有明确的诊断意义。一旦发现上述情况，应及时报告介入医生并跟踪观察心包积液量增加的速度。心包积液量增加速度较慢者可在超声心动图定位下行心包穿刺抽出心包积血，并继续跟踪观察心包积液量增加的速度，必要时可再次行心包穿刺。心包积液量增加速度较快者，应提醒医生立即行心包切开引流及外科手术修补。

三、超声心动图经皮球囊二尖瓣成形术后随访

经皮球囊二尖瓣成形术后由于球囊对瓣叶交界的撕裂损伤，部分患者可发生再狭窄，应定时复查超声心动图。已有研究证实二维超声心动图测量的经皮球囊二尖瓣成形术后再狭窄面积与"金标准"心导管测量值相关性不佳；可能与经皮球囊二尖瓣成形术后再狭窄瓣叶变形、呈不规则形，影响二维超声心动图反射成像有关。可以应用频谱多普勒法测量跨瓣压力阶差和压力降半时间计算二尖瓣口面积的方法进行经皮球囊二尖瓣成形术后二尖瓣再狭窄的评估。此外，超声心动图还可以观察左心房大小的变化、二尖瓣反流情况等，进行术后随访的综合评估。

第六节　超声心动图在左心耳封堵术中的应用

左心耳封堵术是对于那些不愿意进行抗凝治疗或有出血倾向的非瓣膜病性心房颤动患者的替代治疗方法,阵发性、持续性和永久性心房颤动患者均适用。经皮左心耳封堵术开展已有十余年,近期一项随机对照试验(PROTECT AF)证实了经导管左心耳封堵术的安全性,并且证实左心耳封堵术在防治心房颤动所引起的脑卒中、血栓形成或者死亡等方面均不亚于口服抗凝剂治疗。早期应用的封堵器主要是 PLAATO 封堵器,目前应用最为广泛的是 Watchman 封堵器和 Amplatzer™ 塞式封堵器。

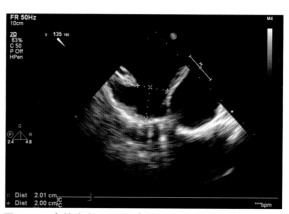

图 3-30　食管中段 135° 经食管超声心动图二维超声图像
显示左心耳呈分叶状,但其前叶的工作深度与左心耳开口处宽度相近

一、左心耳封堵术前超声心动图评估

显示左心耳的标准切面包括食管中段 0°、45°、90° 和 135° 切面。经皮左心耳封堵术前经食管超声心动图对于确定左心耳各种不同解剖形态具有重要的作用,而且是判断左心耳内是否存在血栓的首选和最可靠的手段。经食管超声心动图在术前就可以根据左心耳的分叶数目,以及左心耳的形状、梳状肌大小和分布,判定左心耳的形态分型;可以准确测量左心耳开口处不同的径线大小、有效工作深度及计算两者的比例。国人左心耳中鸡翅型、仙人掌型、风向袋型、菜花型分别约占 35%、24%、23%、18%[26]。对于绝大多数左心耳封堵器来讲,左心耳前叶的有效工作深度应该大于或等于左心耳开口处的径线,才可能成功实施封堵术。左心耳开口处径线大小也决定了需要选用的封堵器的大小。选取至少 4 个角度的经食管超声心动图视图来测量左心耳开口直径:0° 切面(从冠状动脉回旋支到嵴部下 2 cm 的点)、45°、90°、135°(从二尖瓣环的顶端到嵴部下 2 cm 的点)。测量左心耳可用深度时,应该在 135° 切面测量从开口线到左心耳前叶远端的距离(图 3-30)。左心耳开口可能为圆形、椭圆形或不规则形状;135° 通常为长轴,45°~60° 通常为短轴,经食管实时

三维超声可以直观显示左心耳的开口形态。总之,术前经食管超声心动图进行检查与评估,对于左心耳封堵术至关重要[27]。

二、经食管超声心动图在左心耳封堵术中的应用

经食管超声心动图是目前在经皮左心耳封堵术中最常用的引导和监测手段。左心耳封堵的每个步骤都需要经食管超声心动图的密切监测与引导。

1. 房间隔穿刺

经食管超声心动图对引导房间隔定点穿刺具有重要作用,推荐穿刺位点:房间隔中下靠后部位,推荐使用双腔静脉切面和主动脉根部短轴切面的正交双平面来确认穿刺位点位置是否合适。穿刺过程中还可以观察到加硬导丝将房间隔顶起,然后突破的过程,确保导丝在准确的穿刺点穿入了左心房(图 3-31)。

2. 指引封堵器导引系统置入左心耳

观察将其送入左上肺静脉。在左上肺静脉内交换封堵器导引系统,然后送入猪尾导管,在经食管超声心动图监测和引导下将猪尾导管由左上肺静脉滑入左心耳(图 3-32)。在经食管超声心动图的食管中段 120°~135° 切面观察下,沿猪尾导

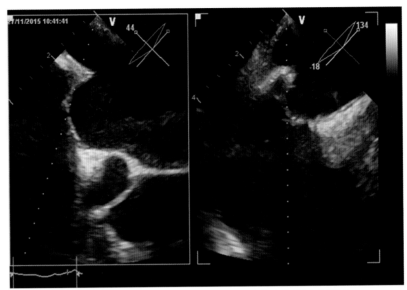

图 3-31　经食管超声心动图双平面法引导房间隔穿刺图像

两个正交（44° 和 134°）的经食管超声心动图切面同时显示房间隔的穿刺点，位于房间隔后、下部，为理想的穿刺位置

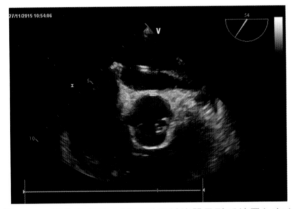

图 3-32　经食管超声心动图引导封堵器导引系统置入左心耳图像

图中可见封堵器导引系统穿过房间隔后进入了左心耳

管将封堵器导引鞘送入左心耳前叶，可以保证封堵器与左心耳同轴性，如果送入后叶，通常同轴性欠佳，导致操作失败。

3. 封堵器型号的选取

根据左心耳开口的最大直径（造影 / 超声）选择相应尺寸的封堵器：对于 Watchman 封堵器通常要求植入后直径应压缩 8% ～ 20%；左心耳可用工作深度应大于、等于或略小于左心耳开口直径，封堵器植入方不受影响。

4. 鞘管精确定位

在 X 线透视引导下，不透射线标记环可指引鞘管到达左心耳合适位置和深度，根据所选封堵器的大小，调整鞘管，让标记环和左心耳开口对齐，然

后撤出猪尾导管，在此过程中应用经食管超声心动图密切观察鞘管的头端是否抵达前叶的顶端，是否插入过深，有无左心耳周围心包积液的突然增多。

5. 监测器械展开过程

经食管超声心动图和 X 线透视监测下，缓慢平稳地展开器械（最少 3 ～ 5 s），观察器械远端，防止释放位置前跳，展开过程中，禁止向前推动轴心。在器械展开后封堵器释放前用经食管超声心动图和 X 线透视判断以下条件是否都满足：①位置：封堵器最大直径平面刚好在或稍远于左心耳开口平面；②锚定：倒刺嵌入组织 / 器械位置稳定，应该通过牵拉试验观察封堵器在外力牵拉下是否移位（图 3-33）；③大小：封堵器相对于原

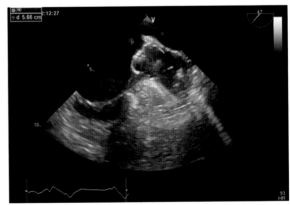

图 3-33　左心耳封堵器在展开后向外移位的经食管超声心动图图像

图中显示封堵器在牵拉试验时其腰部整体都位于左心耳外，因此固位不良，不宜释放，需要回收后重新放置

直径压缩 8% ～ 20%（多数情况下达到 30% 也合理）；④封堵：器械覆盖开口平面，左心耳所有瓣叶都被封堵。

三、封堵术后评估

在 0°、45°、90°、135° 切面应用二维或三维灰阶图像（图 3-34，图 3-35），观察封堵器位置与方向，检视其与左心耳内壁之间有无残存的间隙，测量封堵器的压缩比，应用彩色多普勒血流图观察封堵器边缘有无左心耳与左心房之间往返的彩色血流束通过，如果有残余分流，测量血流束宽度。残余分流宽度 ≤ 5 mm 即在许可范围内（图 3-36）。远期随访包括经胸或经食管超声定期观察封堵器的位置和形态是否正常，表面有无异常回声

附着，记录患者有无发生脑卒中或其他相关疾病等。前期的临床研究已经证实了左心耳封堵术能够有效预防心房颤动所引起的脑卒中的发生[28-30]。

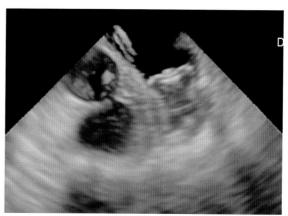

图 3-35　左心耳封堵器释放后经食管超声心动图的三维图像
经食管超声心动图三维图像显示左心耳封堵器释放后位置和形状良好

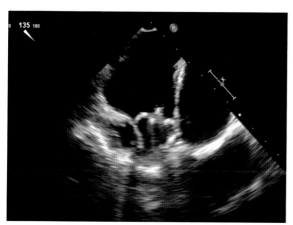

图 3-34　左心耳封堵器释放后的经食管超声心动图二维图像
经食管超声心动图二维图像显示左心耳封堵器释放后的位置和形状良好

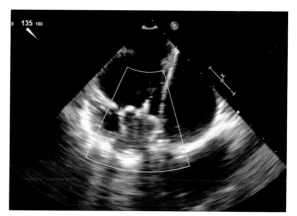

图 3-36　左心耳封堵器释放后的经食管超声心动图二维彩色多普勒（CDFI）图像
经食管超声心动图彩色多普勒图像显示左心耳封堵器释放后其一侧有窄束（约 3 mm）的残余分流

第七节　超声心动图在瓣周漏诊疗中的应用

风湿性、先天性心脏瓣膜疾病以及白塞病等原因导致的心脏瓣膜严重狭窄和（或）关闭不全，常需进行人工瓣膜置换术。术后由于瓣环缝线松脱、断裂，或者人工瓣环缝合处自体组织撕裂均可导致人工瓣环周围瓣周漏（para-valvular leakage）。瓣周漏是心脏人工瓣膜置换术后比较常见的并发症，较大的瓣周漏可引起心力衰竭、溶血等并发症，既往需要外科手术重新换瓣，近年来在国际和国内经导

管封堵瓣周漏的报道逐渐增多。经胸和经食管超声心动图在瓣周漏诊断，封堵术中引导、监测，以及术后疗效评价等方面至关重要。

一、经胸超声心动图诊断瓣周漏

1. 瓣周漏可发生于二尖瓣、主动脉瓣、三尖瓣，甚或是肺动脉瓣位人工瓣置换术后，但以二

尖瓣位人工瓣瓣周漏最为常见[31]，其次是主动脉瓣位人工瓣瓣周漏。二维及彩色多普勒超声可以对各个瓣膜的人工瓣瓣周漏进行诊断，并且可以做到定性、定位和定量诊断。对于瓣周漏的诊断往往首先是在术后复查超声心动图时由彩色多普勒超声敏感地发现人工瓣的反流，并且能够鉴别反流是源自瓣周，而非人工瓣本身。彩色多普勒血流显像还能够对反流量进行准确的定量，从而评估瓣周漏的大小和严重程度。在显示最大反流的切面，二维超声也往往能够显示人工瓣瓣环与自身瓣环之间的间隙。旋转探头的动态扫查过程，通过观察能够连续显示瓣周漏的二维超声或彩色多普勒血流所旋转的角度范围，可以对瓣周漏的位置和范围进行评估，或者是在人工瓣的短轴切面上，用二维或者彩色多普勒超声进行观察和评估。

2. 在金属瓣置换术后，在胸骨旁切面上由于金属瓣后方存在"彗星尾"征或者其他伪像，生物瓣的金属瓣环也会形成后方伪像，所以都存在超声观察的盲区，需要补充心尖部或剑突下切面进行观察和诊断。对于二尖瓣和主动脉瓣位人工瓣的瓣周漏，经胸超声均需要在胸骨旁长轴和短轴切面，特别是心尖部各切面，以及剑突下各切面进行综合评价。对于二尖瓣位人工瓣的瓣周漏，在心尖四腔心切面、心尖左心室长轴和心尖两腔心切面，可以分别显示二尖瓣位人工瓣内、外侧，前、后方，或者前外、后内侧的瓣周漏及其反流。对于主动脉瓣位人工瓣的瓣周漏，心尖五腔心切面和心尖左心室长轴切面，可以分别显示主动脉瓣位人工瓣内、外侧，与前、后方的瓣周漏及其反流（图 3-37）。

3. 切面图像往往只能反映瓣周漏的一个径线，也就是其宽度，对其累及的范围往往只能做粗略的估计。三维心脏成像能够更好地显示和评估心脏结构异常，近年来，经胸实时三维超声心动图（RT3D-TTE）的成像速度和质量不断提高，特别是矩阵型换能器所采用的先进技术，大大提高了其分辨率和穿透力，目前经胸实时三维超声心动图技术已经比较成熟，进入实用性阶段。对检测瓣周漏以及准确评价心功能都具有重要价值，但是由于经胸实时三维超声心动图在胸骨旁成像时，

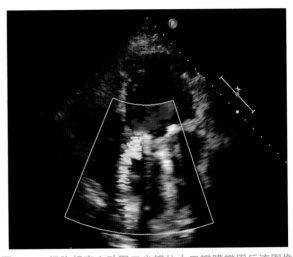

图 3-37　经胸超声心动图二尖瓣位人工瓣膜瓣周反流图像
经胸彩色多普勒超声显示二尖瓣位人工瓣的瓣环外侧近间隔处明显反流，即瓣周反流

无论是二尖瓣，还是主动脉瓣置换术后，都会受到人工瓣装置所造成的伪像的影响，即便是生物瓣，其瓣环后方也会有声影的影响。而从心尖部扫查成像的话，尽管可能显示二、三尖瓣或者主动脉瓣位人工瓣的全貌，但是由于距离探头较远，而且可能受到胸壁、肋骨、肺气的干扰，成像质量常常不甚理想[32]。

二、经食管超声心动图诊断瓣周漏

经食管超声心动图是将超声探头置于食管内，从心脏后方扫查、显示心脏和大血管结构与其血流，避免了肺气、骨骼、胸壁等因素的干扰，并且探头距离心脏更近，能够获得更清晰的图像，特别是在显示心脏后上方结构，如二尖瓣、房间隔、左心耳及降主动脉方面明显优于经胸超声心动图。目前常用的二维经食管心脏超声探头多为多平面探头，它由一组圆形或矩形排列的晶片组成，控制探头扫描方向及角度，通过调节旋钮，可在不同深度对心脏进行 0～180° 全方位连续扫描，获得一系列的二维、M 型、频谱与彩色多普勒超声图像。

二维经食管超声心动图通过左心房鸟瞰二尖瓣，图像非常清晰。在食管中段通过在不同角度对二尖瓣及其瓣周连续扫查，对其二维和彩色多普勒超声图像进行观察，很容易发现二尖瓣位人工瓣的瓣周漏，并且能够对瓣周漏的位置进行确

定。与经胸超声心动图相仿，经食管超声心动图也可以获得心脏四腔心切面、左心室长轴切面和左心两腔心切面，图像与经心尖切面几乎一样，只是前后颠倒，但是对二尖瓣左心房面和瓣周情况，特别是瓣周漏显示得更加清晰（图3-38）。因此可以根据瓣周漏出现的切面及其宽度和能够显示漏口的角度范围，确定瓣周漏的位置、宽度和大致范围。

经食管实时三维超声心动图（RT3D-TEE）能够实时显示心脏的容积图像，提供心脏各部位的实时动态三维立体图像，可从不同方位和角度实时显示人工瓣装置及其周围结构的空间立体形态和活动，确定瓣周漏口的部位、大小、形态、与瓣环的关系，定量测量瓣周反流，尤其是对二尖瓣位瓣周漏的显示直观而全面，而且可以调整角度去观察、测量，特别是能对漏口累及瓣周的范围直接显示（图3-39），因此评估非常准确，具有其他显像技术无法比拟的优势。由于扫描角度原因，主动脉瓣位人工瓣实时三维经食管超声心动图图像多数情况下会受到伪像干扰，而三尖瓣位或者肺动脉瓣位人工瓣由于距离经食管探头相对较远，因此，图像质量稍差些。

三、瓣周漏介入封堵术中及术后超声心动图的应用

由于经食管超声图像清晰，不干扰手术视野和介入操作，因此目前已经普遍应用实时三维经食管超声心动图进行瓣周漏封堵术中实时监测，有助于介入操作顺利进行。首先通过超声观察，进一步确定漏口的数目、大小和累及范围；然后，

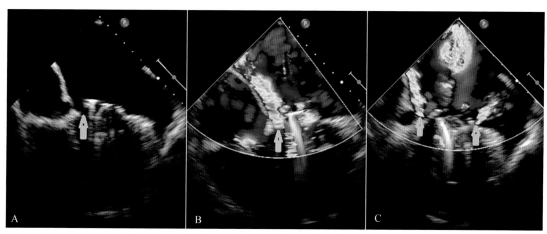

图 3-38　二尖瓣位人工瓣膜瓣周漏的经食管超声心动图图像

A. 二维超声显示二尖瓣位人工瓣的瓣环外侧近间隔处的回声中断，即瓣周漏（箭头所指）；**B**. 彩色多普勒超声显示二尖瓣位人工瓣的瓣环外侧近间隔处明显反流，即瓣周反流（箭头所指）；**C**. 彩色多普勒超声显示二尖瓣位人工瓣的瓣环外除了近间隔处的明显反流外，在近左心耳开口处另外可见一束较少量的反流，故为多发性（箭头所指）

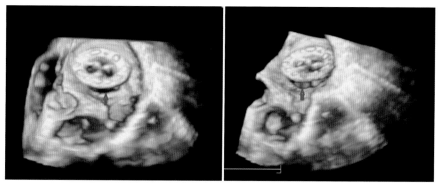

图 3-39　二尖瓣位人工瓣（生物瓣）的瓣周漏实时三维经食管超声心动图

二尖瓣位人工瓣膜近左心耳开口处与自身瓣环组织发生分离，即瓣周漏（箭头所指），实时三维经食管超声心动图可显示其位置、大小、范围、方向等空间立体结构信息

协助观察导丝、鞘管和封堵器的位置，指引导丝经由主动脉逆行到达主动脉瓣的瓣周漏，或者经由腔静脉、右心房穿过房间隔或由心尖部切口到达二尖瓣的瓣周漏，帮助确定导丝、鞘管和封堵器穿过了病患瓣膜的瓣周漏漏口，而非瓣口（图3-40）；在封堵器打开时，观察封堵器的两个盘状结构是否充分张开，并且分别位于漏口和瓣根部的两侧，而且将漏口闭合（图3-41），可以做牵拉试验，以证实封堵器固位良好。在封堵器释放以

后，再用彩色多普勒血流显像观察漏口处封堵器周围有无明显残余反流，如果残余反流较多需要在漏口处再植入另外的封堵器，还需要超声协助观察导丝穿过了残余漏口，新的封堵器与已放置的封堵器没有重叠、干扰和缠绕，并且能够有效封闭残余的漏口，对于瓣周漏破损范围较大者，此点尤为重要。在封堵器释放完毕之后，还需要用超声观察封堵器放置之后人工瓣膜启闭是否受到阻碍，并且观察有无卡瓣、血栓、赘生物等[33-35]。

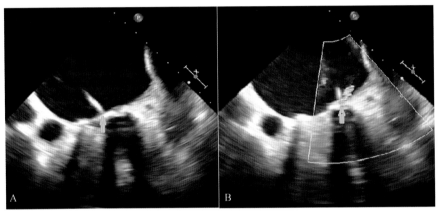

图 3-40　术中经食管超声心动图显示导丝通过二尖瓣位人工瓣的瓣周漏口图像

A. 二维超声心动图显示导丝穿过二尖瓣位人工瓣的瓣周漏口；**B.** 彩色多普勒超声心动图证实导丝穿过处的人工瓣的瓣周漏处反流

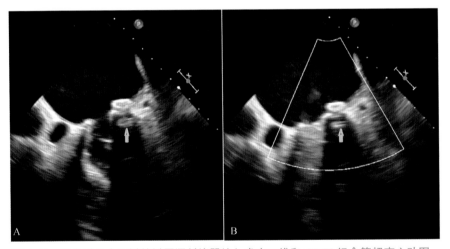

图 3-41　二尖瓣位人工瓣的瓣周漏封堵器植入术中二维和 CDFI 经食管超声心动图

A. 二维经食管超声心动图显示封堵器植入后二尖瓣位人工瓣的瓣周漏口被封闭，可见封堵器；**B.** 彩色多普勒超声心动图证实封堵器放置处人工瓣的瓣周反流消失

第八节　超声心动图在经导管主动脉瓣植入术中的应用

经导管主动脉瓣植入术（transcatheter aortic valve implantation，TAVI）是通过介入导管将人工

心脏瓣膜输送至主动脉瓣区打开，从而完成人工瓣膜植入，恢复主动脉瓣的瓣膜功能。手术无需

开胸，因而创伤小、术后恢复快。在经导管主动脉瓣植入术的每一步操作中，包括患者选择、操作路径挑选、人工瓣膜类型和大小的确定、操作引导，以及近期或远期并发症的诊断等都要用到影像技术，包括经胸和经食管超声心动图[36]。

一、经导管植入的主动脉瓣人工瓣膜及其输送技术

目前在国际上经导管主动脉瓣植入术最常用的两种人工瓣膜是爱德华 SAPIEN™ 和美敦力 CoreValve™，其他很多人工瓣膜的结构设计都与两者有相似之处。爱德华 SAPIEN™ 瓣是一种需要用球囊扩张的人工瓣膜，由一个圆柱形的不锈钢支架，和镶嵌于其内的三个对称的、由牛心包制作的瓣叶所组成（图 3-42）。CoreValve™ 人工瓣膜由猪心包组织缝在一个自膨胀式的镍铬框架上，并形成三叶瓣结构（图 3-43）。瓣膜展开后，瓣叶结合点位于瓣环上方，其下部骨架贴附于左

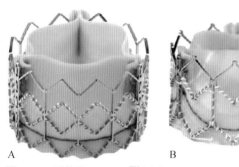
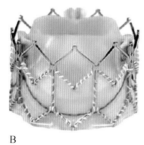

图 3-42 爱德华 SAPIEN™ 瓣（A）和爱德华 SAPIEN-XT™ 瓣（B）

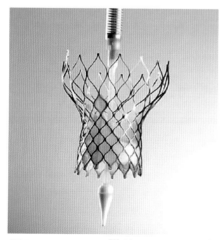

图 3-43 CoreValve™ 的 ReValving 系统

心室流出道，其中间部分有一个较细的腰部，必须在 Valsalva 窦和冠状动脉开口的水平展开，才不会影响到冠状动脉的血流。常用的经导管主动脉瓣植入术人工瓣膜输送技术有两种：①经股动脉逆向输送技术：经股动脉通道，在快速右心室起搏的同时进行主动脉瓣球囊扩张成形术；随后将人工瓣膜放置在主动脉瓣水平、冠状动脉开口水平以下，并在快速右心室起搏下将瓣膜打开。②经心尖部输送技术：这种方法在近左心室心尖部的胸壁前侧方做小切口，然后切开心包，再将一根鞘管经左心室心尖部直接插入左心室腔，然后在 X 线透视和经食管超声心动图的引导下进行主动脉瓣球囊扩张成形，再置入人工瓣膜。

二、经导管主动脉瓣植入术前超声心动图的应用

1. 经导管主动脉瓣植入术适应证选择

正确筛查和选择适合的患者，主要是基于临床标准和对心血管解剖特征进行仔细分析，对于经导管主动脉瓣植入术的成功至关重要。对候选者的选择非常复杂，而且需要多学科团队协作，需要应用多种影像学手段将主动脉瓣、主动脉和外周血管的解剖特点描画得完整而清晰。

2. 超声心动图评估

术前超声心动图在对经导管主动脉瓣植入术候选者的评估中至关重要，能提供很多解剖结构和血流动力学等方面的信息[37]。

（1）经胸超声心动图

1）选择重度狭窄的患者：应用多普勒超声测量跨主动脉瓣的峰值和平均压力阶差，或者应用连续血流方程法计算主动脉瓣面积（AVA）。根据目前经导管主动脉瓣植入术指南，重度主动脉瓣狭窄定义为 AVA $< 1 \, cm^2$（$< 0.6 \, cm^2/m^2$），或者跨主动脉瓣平均压力阶差 $> 40 \, mmHg$。当存在左心室收缩功能衰竭时，尽管主动脉瓣面积在重度狭窄的范围内，其跨瓣压力阶差也比较低。多巴酚丁胺负荷试验可以鉴别此种情况，而且能够用来评价收缩功能储备。

2）确定患者的解剖结构是否适合做经导管主

动脉瓣植入术：测量瓣环的径线，显示主动脉瓣结构特征的细节，包括瓣叶数目、活动度、瓣叶的厚度，对钙化的大小和分布也要描述。二叶型主动脉瓣曾经是经导管主动脉瓣植入术的一个排除标准，但是近年来国内、外也有很多例对二叶型主动脉瓣狭窄成功实施经导管主动脉瓣植入术的报道。

3）主动脉瓣环直径的准确测量：该项测量的位置是在主动脉瓣叶插入点，从组织-血液界面至血液-组织界面，从后缘至前缘进行，不管瓣叶钙化的程度如何（图3-44）。当瓣膜钙化范围较大，从主动脉瓣延伸至二尖瓣前叶或室间隔，如果考虑经胸二维超声心动图对瓣环的测量不可靠，应考虑用二维或三维经食管超声心动图测量。

4）综合评估左、右心室的大小和功能、主动脉瓣反流和心脏其他结构和功能，左心室流出道的显著梗阻和左心室血栓是经导管主动脉瓣植入术的禁忌证，心包明显钙化则是经心尖部经导管主动脉瓣植入术的禁忌证。

（2）经食管超声心动图

术前如果经胸超声心动图对主动脉根部解剖结构、主动脉瓣环大小或者瓣叶数目等显示不清都应推荐进行经食管超声心动图检查。实时三维经食管超声心动图与多排CT的主动脉瓣环测量值有很好的相关性。经食管超声心动图还可用于区分主动脉瓣口的开放类型为中心性或是偏心性，评估主动脉瓣钙化严重程度、位置和对称性，测量主动脉瓣环到冠状动脉开口处的距离，判断经导管主动脉瓣植入术中冠状动脉开口受压、堵塞

的风险。如果经食管超声心动图发现主动脉弓的粥样斑块过多，围术期发生栓塞的风险大大增加，就需要采用经心尖部途径进行治疗。

三、经导管主动脉瓣植入术围术期超声心动图的应用

经胸超声心动图在经导管主动脉瓣植入术中的应用非常有限，可用来确定和标记左心室心尖部的位置。经食管超声心动图则会被应用于多个环节[38]。

在球囊扩张成形术时经食管超声心动图可以帮助确定球囊的位置，球囊扩张后用来检测主动脉瓣反流，在植入过程中帮助确定人工瓣膜的位置，在植入后即刻检查其功能，快速发现各种并发症。当瓣叶钙化不是很严重，X线透视不能很好地显示瓣膜时，经食管超声心动图可以指导将球囊放置在主动脉瓣的相应位置。它在最终确定所采用的人工瓣膜大小时也非常有用。在右心室快速起搏时，经食管超声心动图可以用来确认球囊在膨胀时位置不变，并确定钙化的主动脉瓣叶在球囊膨胀时未被挤向冠状动脉窦和冠状动脉开口。

在人工瓣膜展开即刻，经食管超声心动图用来确认瓣膜的位置和功能是否满意，瓣膜支架是否为圆形结构，有无明显的瓣膜或瓣周反流，需要联合应用二维和彩色多普勒检查，必要时也可以做三维检查。当自身瓣膜钙化比较少或者进行瓣中瓣操作（也就是在另一个生物瓣内做经导管主动脉瓣植入术）时，经食管超声心动图可作为

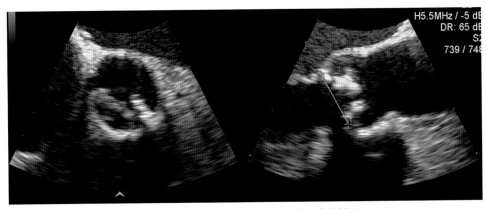

图3-44 用经食管超声心动图测量主动脉瓣环

在经食管超声心动图的主动脉瓣短轴和左心室流出道长轴切面上，把图像调整至标准切面，才能避免测量到偏斜的径线

主要的引导手段。如果人工瓣膜放置位置过低，它会紧贴于二尖瓣瓣器（图3-45）；如果有明显的主动脉瓣下室间隔肥厚，人工瓣膜很难稳固；如果人工瓣膜放置太高，它就会向主动脉移动，阻塞冠状动脉开口，或者引起瓣周反流。

应用超声心动图还可观察经导管主动脉瓣植入术的围术期并发症：①主动脉瓣位人工瓣膜位置异常造成主动脉或左心室的梗阻，主要是由于人工瓣膜放置位置过高或过低；②主动脉瓣反流与瓣周反流；③二尖瓣反流：由于主动脉瓣位人工瓣膜影响到二尖瓣前叶，右心室起搏导致的左心室运动不同步，输送系统造成二尖瓣下瓣器损伤或变形所致；④新出现的左心室壁运动异常：多由冠状动脉口急性闭塞所致；⑤心脏压塞：由左心室或右心室穿孔所致；⑥主动脉根部夹层或破裂。

四、经导管主动脉瓣植入术的植入后随访

超声心动图对经导管植入的人工瓣膜的随访

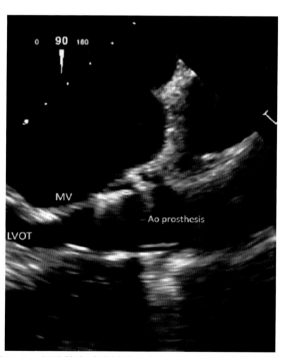

图 3-45 经导管主动脉瓣植入术中植入人工瓣位置过低的经食管超声心动图图像

经食管超声心动图显示 SAPIEN™ 瓣植入位置过低，其支柱位置紧邻二尖瓣前叶。LVOT，左心室流出道；MV，二尖瓣；Ao prosthesis，植入的主动脉瓣

检查在大多数方面与外科植入的人工瓣膜术后随访相同，但需要注意以下两个方面[39-40]。

1. 有效瓣口面积计算

一般是基于瓣前左心室流出道宽度和血流速度，与瓣后血流速度，应用连续血流方程法进行计算而得。瓣前速度必须在支架的近心侧下方测得，瓣后速度一般都用连续波多普勒测得，反映人工瓣膜的支架远心侧的速度。

2. 主动脉瓣反流定量

它可能包括了中央部反流和PVR，多项指南都建议采用以下的标准，即基于反流束宽度所占左心室流出道内径的比例：≤ 25% 为轻度，26% ～ 64% 为中度，≥ 65% 为重度。这种方法在评估瓣周反流时受到限制，因为此类反流往往是偏心性的，而且形态不规则。美国超声心动图学会 / 欧洲超声心动图协会（ASE/EAE）指南建议对于瓣周反流束，反流束占缝合环周长的比例可以作为严重程度的半定量指标：< 10% 缝合环为轻度，10% ～ 20% 为中度，> 20% 为重度。

尽管经导管主动脉瓣植入术介入治疗取得了很大的成功，而且技术上不断进步，但是也存在局限性。新型瓣膜和输送系统也在不断发展，未来会迎来很多进展，包括给患者带来不同的血管径路选择，扩大目标人群，更精确的瓣膜植入，发展出经久耐用的人工瓣膜等，因此也需要影像学方面的进步，包括心血管超声影像学不断发展，以适应其需求。

参考文献

［1］张军，李军，张玉顺，等. 超声心动图指导 Amplatzer 封堵器在房间隔缺损封堵中的价值. 中国超声医学杂志，2001，17：425-428.

［2］刘延玲，戴汝平，王浩，等. 经食管超声心动图引导房间隔缺损封堵治疗的研究. 中华心血管病杂志，2001，29：12-14.

［3］张军，姚志勇，李军，等. 经胸超声心动图术前及术中指导房间隔缺损封堵术. 中国超声医学杂志，2002，18：268-270.

［4］张军，李军，李利，等. 经胸超声心动图指导硬缘房间隔缺损封堵术. 中华超声影像学杂志，2006，15：182-185.

［5］Aeschbacher BC，Chatterjee T，Meier B，et al.

结构性心脏病心导管介入治疗

Transesophageal echocardiography to evaluate success of transcathether closure of large secundum atrial septal defects in adults using the buttoned device. Mayo Clin Proc, 2000, 75: 913-920.

［6］Santoro G, Pascotto G, Russo MG, et al. Early electrical and geometric changes after percutaneous closure of large atrial septal defect. Am J Cardiol, 2004, 93: 876-880.

［7］周达新，葛均波，陈灏珠. 室间隔缺损封堵治疗的疗效和安全性. 中华心血管病杂志，2003，31：330-333.

［8］Thanopoulos BD, Karanassios E, Tsaousis GS, et al. Catheter closure of congenital/acquired muscular VSDs and perimembranous VSDs using the Amplatzer devices. Interv Cardiol, 2003, 16: 399-407.

［9］李军，张军，姚志勇，等. 经胸超声心动图对室间隔缺损封堵术的选择标准和方法学研究. 中国超声医学杂志，2003，19：584-587.

［10］胡海波，蒋世良，徐仲英，等. Amplatzer 封堵器治疗膜周部室间隔缺损的近期疗效评价. 中华医学杂志，2004，84：1592-1596.

［11］张玉顺，李寰，代政学，等. 室间隔缺损介入治疗后并发封堵器移位的原因分析. 心脏杂志，2005，17：172-174.

［12］李军，张军，周晓东，等. 超声心动图对不同类型室间隔缺损封堵适应证的研究. 中华超声影像学杂志，2005，14：85-88.

［13］李军，张军，宋艳，等. 室间隔缺损封堵术并发三尖瓣反流的原因分析. 中华超声影像学杂志，2005，14：900-903.

［14］Jian Yang, Lifang Yang, Yi Wang, et al. Transcatheter device closure of perimembranous ventricular septal defects: mid-term outcomes. Eur Heart J, 2010, 31: 2238-2245.

［15］张军，李军，石晶，等. 超声心动图在嵴内型室间隔缺损封堵中的作用. 心功能杂志，2005，17：275-278.

［16］孔祥清. 先天性心脏病介入治疗. 南京：江苏科学技术出版社，2003.

［17］张玉顺，朱鲜阳，张军. 先天性心脏病介入治疗与超声诊断进展. 西安：世界图书出版公司，2005.

［18］Rigatelli G, Magro B, Oliva L. Anatomo-functional characterization of IAS for catheter-based interventions. Am J Cardiovasc Dis, 2011, 1: 227-235.

［19］Tobis J, Shenoda M. Percutaneous treatment of patent foramen ovale and atrial septal defects. JACC, 2012, 60: 1722-1732.

［20］Daniëls C, Weytjens C, Cosyns B, et al. Second harmonic transthoracic echocardiography: the new

reference screening method for the detection of patent foramen ovale. Eur J Echocardiogr, 2004, 5: 449-452.

［21］Belkin RN, Pollack BD, Ruggiero ML, et al. Comparison of transesophageal and transthoracic echocardiography with contrast and color flow Doppler in the detection of patent foramen ovale. Am Heart J, 1994, 128: 520-525.

［22］Fan S, Nagai T, Luo H, et al. Superiority of the combination of blood and agitated saline for routine contrast enhancement. J Am Soc Echocardiogr, 1999, 12: 94-98.

［23］Yared K, BaggishAL, Solis J, et al. Echocardiographic assessment of percutaneous patent foramen ovale and atrial septal defect closure complications. Circ Cardiovasc Imaging, 2009, 2: 141-149.

［24］张玉顺，朱鲜阳，孔祥清，等. 卵圆孔未闭预防性封堵术中国专家共识. 中国循环杂志，2017，32：209-214.

［25］王新房. 超声心动图学. 第 4 版. 北京：人民卫生出版社，2009.

［26］Sick PB, Schuler G, Hauptmann KE, et al. Initial worldwide experience with the WATCHMAN left atrial appendage system for stroke prevention in atrial fibrillation. J Am Coll Cardiol, 2007, 49: 1490-1495.

［27］吴晓霞，张凤羽，孟越之，等. 经食管超声心动图对左心耳形态的分析. 中国超声医学杂志，2016，32：414-417.

［28］Chue CD, Giovanni J, Steeds RP. The role of echocardiography in percutaneous left atrial appendage occlusion. European Journal of Echocardiography, 2011, 12: i3-i10.

［29］Brinkman V, Kalbfleisch S, Auseon A, et al. Real time three-dimensional transesophageal echocardiography-guided placement of left atrial appendage occlusion device. Echocardiography, 2009, 26: 855-858.

［30］Ostermayer SH, Reisman M, Kramer PH, et al. Percutaneous left atrial appendage transcatheter occlusion (PLAATO system) to prevent stroke in high-risk patients with non-rheumatic atrial fibrillation: results from the international multi-center feasibility trials. JACC, 2005, 46: 9-14.

［31］Kim MS, Casserly IP, Garcia JA, et al. Percutaneous transcatheter closure of prosthetic mitral paravalvular leaks: are we there yet? JACC: Cardiovasc Interv, 2009, 2: 81-90.

［32］Pate G, Thompson CR, Munt BI, et al. Techniques

for percutaneous closure of prosthetic paravalvular leaks. Catheter Cardiovasc Interv, 2010, 67: 158-166.

[33] Garcia-Fernandez MA, Cortes M, Garcia-Robles JA, et al. Utility of real-time three-dimensional transesophageal echocardiography in evaluating the success of percutaneous transcatheter closure of mitral paravalvular leaks. J Am Soc Echocardiogr, 2010, 23: 26-32.

[34] Hagler DJ, Cabalka AK, Sorajja P, et al. Assessment of percutaneous catheter treatment of paravalvular prosthetic regurgitation. JACC Imaging, 2010, 3: 88-91.

[35] Becerra JM, Almeria C, de Isla LP, et al. Usefulness of 3D transoesophageal echocardiography for guiding wires and closure devices in mitral perivalvular leaks. Eur J Echocardiogr, 2009, 10: 979-981.

[36] Vahanian A, Baumgartner H, Bax J, et al. Guidelines on the management of valvular heart disease. Eur Heart J, 2007, 28: 230-268.

[37] Vivas D, Perez de Isla L, Zamorano J. Using echocardiography to guide intrventional procedures. Curr Cardiovasc Imaging Rep, 2008, 1: 9-15.

[38] Messika-Zeitoun D, Serfaty JM, Brochet E, et al. Multimodal assessment of the aortic annulus diameter: implications for transcatheter aortic valve implantation. JACC, 2010, 55: 186-194.

[39] Shames S, Koczo A, Hahn R, et al. Flow characteristics of the SAPIEN _ aortic valve: the importance of recognizing in-stent flow acceleration for the echocardiographic assessment of valve function. J Am Soc Echocardiogr, 2011, 24: B63.

[40] Zoghbi WA, Chambers JB, Dumesnil JG, et al. Recommendations for evaluation of prosthetic valves with echocardiography and Doppler ultrasound. J Am Soc Echocardiogr, 2009, 22: 975-1014.

4 心导管检查在结构性心脏病诊疗中的应用

（张曹进）

第一节 概　　述

心血管疾病因其病因学不同，造成不同类型的心血管异常。一部分疾病因心脏、血管解剖畸形所致，如结构性心脏病等；一部分疾病因各种原因导致电生理异常。因此，临床实践中需要从不同的角度完成对心血管疾病的诊断、病情评估。心导管检查技术是将心导管送至心脏及大血管需要检查的部位，借以了解心脏或大血管的血流动力学及血氧含量的变化，有利于心血管疾病的诊断、病情观察和疗效评价的一种有创性检查方法，心导管检查包括左、右心导管检查两个方面的内容。有些患者的心导管检查侧重于心血管解剖畸形的诊断，如上世纪推广的心腔内心音图、现今广泛应用于临床的心血管造影；而有些患者则侧重于对疾病的病理生理学异常的评估，如心内电生理检查、心脏血管血流动力学评价等。心导管检查的具体内容简述如下。

一、心腔内心音图

心腔内心音图是使用顶端带有微拾音器的心导管送入心脏大血管腔内接收心音振动波从而记录到心腔内心音图，以判断心脏杂音或异常心音的起源，有助于心内分流、反流性疾病诊断。1954 年以来 Soulie、Moseovitz 等先后用不同方法进行心腔内心音图的描计，并于 1963 年由陈灏珠教授在国内首先应用。在当时先天性心脏病、心脏瓣膜疾病等疾病诊断中发挥其作用，但之后随着超声心动图等无创性心血管检查技术的准确性提高，目前已基本被临床淘汰。

二、选择性心血管造影

20 世纪 80 年代超声心动图技术的发展使大部分结构性心脏病得到比较准确的诊断，受声窗限制，超声心动图对于一些复杂先天性心脏病、主肺动脉畸形等观察有限。而选择性心血管造影即将造影剂在 X 线照射下快速注入血流，从而显示血液流动的顺序，进一步了解心脏大血管的充盈情况。

选择性心腔 / 血管内造影可从多体位、多角度清晰地观察心脏解剖结构，同时还可进一步获得相关血流动力学资料。相较于其他影像学检查技术，目前仍是检查此类疾病的金标准，主要用于两方面：其一，复杂或复合畸形的诊断；其二，某些心血管疾病介入 / 外科术后疗效评价。鉴于超声心动图、心脏 CT/MRI 等无创影像学检查技术的快速发展，心血管造影检查的部分功能逐渐被替代。

此外，一些复杂先天性心脏病术后，如法洛四联症体肺分流术后，需要行升主动脉选择性造影或选择性体肺分流血管造影，观察肺动脉发育情况及有无吻合口的狭窄或阻塞等；单心室合并肺动脉狭窄 Glenn 术后，需行上腔静脉造影，观察腔静脉进入肺动脉的血流情况及有无吻合口狭窄，并可同时测量腔静脉及肺动脉相应部位的压力等。

三、冠状动脉造影

冠心病为心脏多发疾病，选择性冠状动脉造影早已在临床广泛应用并作为冠心病检查的金标准，可准确显示冠状动脉先天性发育畸形及后天各种原因导致的狭窄病变，尤其对一些冠状动脉弥漫性钙化、严重心律不齐或心房颤动病变，冠状动脉造影准确性明显优于冠状动脉 CT 检查。近年来将超声技术应用于心导管检查而产生的血管内超声技术则可更加精确地评估到血管断面的病变结构特点。

四、心脏电生理检查

常规的体表心电图检查为心脏不同部位心电情况的综合反映，为克服这一局限性，更好地了解心脏局部的电生理特点，心腔内心电图检查应运而生。心腔内心电图或心脏电生理检查即将电极导管插入心脏内，通过电生理记录仪显示和记录波形。心律失常作为临床常见病种，以心脏电生理异常导致的症状及血流动力学异常为特点。心脏电生理检查有助于了解窦房结和房室传导系统功能、旁路传导束的定位、室上性和室性心动过速的发病机制和病灶定位，成为心律失常患者射频消融、植入电子装置或外科手术治疗前必须施行的检查。

五、血流动力学检查

心脏血流动力学检查即将导管插入不同的心脏大血管腔内获取不同部位的压力情况，可进一步以示踪剂浓度梯度、变化推测心排血量、周围血管阻力等。20 世纪 50—60 年代心导管血流动力学评价几乎是所有外科手术前的金标准。20 世纪 80—90 年代，随着超声心动图等无创检查技术的发展，心导管血流动力学评价逐渐被无创性心脏检查手段所取代。目前心脏血流动力学评价主要用于一些特殊治疗（如经皮球囊成形术、经皮瓣膜置换术、室间隔化学消融术等）之前。此外，在一些结构性心脏病尤其是复杂的先天性心脏病中，无创检查评估血流动力学仍存在局限性，为准确判断此类心脏疾病的血流动力学状态，心导管检查仍为术前常规的检查项目。

六、心肌活检

随着疾病病因学检查的不断进展，心内膜心肌活检逐渐发展并用于更加准确地判断心脏超微结构。心内膜心肌活检早期广泛用于心脏移植后排除反应的监测。此外尚无其他绝对适应证，主要取决于患者的特殊性及风险 / 获益比值，其最终诊断需要与患者临床表现、无创性检查结果综合分析得出。其常用于一些特殊的扩张 / 肥厚型心肌病（如蒽环霉素诱发的心肌病）、心脏肉瘤、巨细胞心肌炎、嗜酸性粒细胞增多症等。

本章主要阐述血流动力学检查及心血管造影在结构性心脏病诊疗中的应用。

第二节 心导管检查的术前准备

一、术前检查

心导管检查术前常规需完善血常规、血型、肝肾功能、电解质、出凝血时间、特殊免疫学检查（丙型肝炎抗体，乙型肝炎抗原、抗体，人类免疫缺陷病毒，梅毒血清学）和 X 线胸片、心电图、心脏彩超等检查。

血常规简单易行但不容忽视。白细胞计数增高，可见于急性细菌感染，特别是严重的肺部感染，不适宜行心导管检查。重度贫血者需纠正贫血后再手术。血小板计数＜ $50×10^9$/L 时，患者术中可能会出血不止。严重的肝功能异常往往伴凝血功能障碍，也容易出现出血并发症。正常的凝血功能是手术顺利进行的保障。术中需要使用造影剂时，肾功能不全的患者发生造影剂肾病的概率大大提高，是否进行手术需权衡利弊。电解质紊乱特别是低钾血症，因其容易引起心律失常，术前应予以纠正。如患者罹患传染性疾病（慢性肝炎、隐性梅毒），术中应使用一次性手术巾单，注意消毒隔离，加强自我防护，避免交叉感染。术前诊断冠心病或术中操作涉及冠状动脉或心肌的患者，建议加做血心肌酶和心肌标志物测定。合并心力衰竭者加做血脑钠肽测定。

X 线胸片、体表 12 导联心电图和心脏彩超也是术前需完善的基本检查。有阳性发现时需分析是否为手术禁忌、是否需进一步检查。X 线胸片有助于术者了解心脏、大血管的大小、形态、位置和轮廓以及与毗邻器官的关系、肺内血管的变化，使术者于术前对心脏情况有初步估计。心电图则是一项简单、便捷反映患者心脏电活动情况的检查。通过心电图，可以反映患者心律失常、心肌缺血/梗死、房室肥大或电解质紊乱等情况，与其他临床资料相互印证。冠心病尤其是合并急性下壁心肌梗死患者，须行包括右心室、后壁在内的 18 导联心电图检查。需进行心导管检查的患者，可能存在心血管系统的畸形、心脏功能状态的改变，超声心动图可以为术者提供这些信息，对手术具有重要的指导意义。此外，部分患者术前尚需进一步行经食管超声心动图（TEE）、血管 CT、心脏 MRI 等检查。

二、术前准备工作

包括掌握患者病情、解释工作、签署手术同意书和其他术前准备工作。

1. 掌握患者的病情

术前应该熟悉患者的一般情况，包括主诉、现病史、既往史、个人史、家族史及阳性体征、辅助检查情况，全面掌握患者病情。重点了解患者有无药物、食物过敏史，术前检查是否完善。

2. 术前解释工作

向家属和患者做好病情的解释工作，减轻其紧张情绪。这个过程可由医生、护士共同完成，尤其对首次接受介入手术的患者，向其说明介入手术的必要性、简单过程、手术前后配合注意事项（如术中术后平卧、术后床上排便等），以及手术成功后将为其带来的益处等，使其保持镇定、增强信心。良好的解释工作还有助于增进医患沟通，建立和谐的医患关系。

3. 签署手术知情同意书

（1）严格履行签字手续，知情同意书上注明心导管检查的必要性、可能发生的各种风险和并发症，对高危患者要反复交代，要求患者本人和（或）法定监护人签字同意。对具有完全民事行为能力的患者，签字家属应获得患者本人的授权委托。

（2）心导管检查完成后需要接受介入治疗（如使用封堵器、血管内支架、射频消融等）的患者，向其家属说明原因、费用、并发症等。

（3）需要分次完成者向其说明原因及间隔时间。

（4）详细交代发生各种并发症的可能性、处理方法。

对高危患者及手术难度大的病例，建议行术前讨论。术前讨论由上级医生召集各级分管医生及导管室人员，认真讨论是否有心导管术适应证、手术时机是否合适、预计手术并发症出现的概率，识别高危患者并给予特殊重视，检查各项术前医嘱及签字是否完成，根据不同病情安排合适的手术人员，提前完成器械准备等。

4. 特殊患者的术前准备

（1）发热及女性患者月经来潮等情况应延期手术；情绪紧张者手术前晚可给予镇静剂，以利于其充分睡眠；有活动义齿者，应取下义齿，以防脱落或误咽。造影剂过敏或严重过敏体质的患者，于术前一日及术前给予地塞米松、异丙嗪，术中使用非离子型造影剂。

（2）合并左心功能不全而不能平卧的患者，需先纠正心力衰竭再进行手术。通过强心、利尿、减轻心脏负荷等治疗，使其心功能改善且能平卧 24 h 以上，方可以安排手术。术中、术后继续抗心力衰竭治疗。合并右心功能不全的患者，如患者血压、血氧平稳，可以安排手术。

（3）合并肾功能不全的患者，如不需使用造影剂，术前无需水化。需要造影的肾功能不全患者，术前需水化12～24 h，使用生理盐水或0.45% 氯化钠溶液1～2 ml/min，同时使用等渗造影剂。

（4）糖尿病患者最好将空腹血糖降至正常水平，术日给予常规用量的半量中长效胰岛素，必要时使用抗生素预防感染。高血压患者将血压控制在160/100 mmHg以下比较安全。

（5）行心脏瓣膜置换术后需长期口服华法林者，术前3～4日停用华法林，停药当日起给予低分子肝素4000～6000 IU，每12 h 1次。术日晨停用低分子肝素1次。拔管止血后继续使用低分子肝素。次日起，联合使用低分子肝素、华法林（通常为3～5天），监测调整国际标准化比值（INR）至2.0～3.0，停用低分子肝素，继续服用华法林。

第三节　左心导管检查

左心导管检查时将导管送至心脏左心室及主动脉，观察导管走行途径，记录各部位的压力曲线，采取各部位的血标本，测其血氧含量，结合右心导管检查获得参数，计算心排血量及血流动力学指标，同时又可经导管注入造影剂或进行临床电生理检查，了解左心室功能、室壁运动及心腔大小、主动脉瓣和二尖瓣功能，并可发现主动脉、颈动脉、锁骨下动脉、肾动脉及髂总动脉等血管病变。左心导管检查有多种方法，临床较常用的方法是从周围动脉（如股动脉、桡动脉或肱动脉）逆行插管，送至主动脉、左心室，也可利用右心导管经过畸形的通路如房间隔缺损或开放的卵圆孔进入肺静脉、左心房等，或穿刺房间隔进入左心房。

一、左心导管检查的适应证

（1）先天性心脏病或心脏瓣膜疾病外科手术或介入性治疗的术前评估。

（2）主动脉及其分支、周围动脉病变的术前诊断。

（3）心肌病或疑有心包缩窄的病情评价或诊断。

（4）冠状动脉疾病外科/介入性治疗的术前评估和（或）术后疗效评价。

（5）肺血管疾病的侧支血管评估。

（6）危重症患者或术后患者的血流动力学监测。

（7）心电生理检查，如左束支电位检测、左心室标测等。

二、左心导管检查的禁忌证

心导管检查无绝对禁忌证，可根据临床需要、心功能状态、合并症的严重程度、病情控制的程度和安全措施的准备，以及心导管检查获得的血流动力学信息、相关诊断的价值与有创操作可能出现的风险进行综合评估，权衡利弊决定取舍，不少患者于控制感染和风湿活动、纠正心律失常和电解质紊乱后，仍可完成有关检查。具体禁忌证如下：

（1）急性感染性疾病，包括亚急性感染性心内膜炎、急性心肌炎。

（2）活动性风湿病。

（3）严重心律失常，尤其是室性心律失常。

（4）严重的肝肾功能不全，不适宜行心血管造影者。

（5）严重心力衰竭未纠正者。

（6）电解质紊乱未纠正者。

（7）凝血功制障碍未有效控制者。

（8）碘过敏或有显著的过敏体质（造影时禁忌）。

（9）严重动脉粥样硬化伴穿刺插管部位或远端血流减少者需权衡利弊。

（10）其他病情危重或患者不能配合的情况。

三、操作步骤及注意事项

左心导管检查目前主要通过桡动脉或股动脉穿刺插管，其他方法如经肱动脉切开插管、腋动脉或肱动脉经皮穿刺插管、心房间隔穿刺或直接穿刺左心室等除一些特定情况下使用外，一般较少采用。本部分以经股动脉穿刺途径为例：

（一）经皮股动脉穿刺插管

患者取仰卧位于 X 线透视台上，按手术操作常规消毒铺巾，术者用左手在患者右腹股沟韧带下 2.0 ～ 2.5 cm 处可清楚触及股动脉搏动最强点，局部麻醉后，在穿刺部位作 2 ～ 3 mm 的皮肤切口，再用蚊式弯钳沿插管方向钝性分离皮下组织。术者左手示指、中指和无名指持续触诊股动脉，轻压固定穿刺点上方的动脉走向，右手持血管穿刺针，针尖朝脐侧，针头斜面向上，针体与皮肤呈30°角，沿左手指下的动脉走行缓慢进针，当针尖抵动脉壁时，即可出现搏动感。此时轻缓进针到动脉腔内，即有落空感，随见鲜红色动脉血呈搏动性线性喷出。若进针力度过大，可能穿透动脉后壁，此时缓慢回撤穿刺针直至针尖退至股动脉腔内时，可见动脉血喷出，表明穿刺成功。术者左手固定穿刺针，右手将导引钢丝软端通过穿刺针送入动脉腔内约 15 ～ 20 cm。其后，左手固定导引钢丝保持不动，右手从血管内撤出穿刺针，并稍用力加压穿刺部位防止出血。随之通过导引钢丝插入动脉扩张管和外鞘并保持导引钢丝在外鞘管末端数厘米，然后稍用力旋转推进扩展管和外鞘管进入动脉内，固定外鞘管后拔出扩张管和导引钢丝，抽吸外鞘管中的血液后注入肝素3000 U，然后用肝素盐水冲管备用。

（二）股动脉穿刺插管的操作要点及注意事项

1. 穿刺位置要准确

股动脉总干下行分为股浅动脉和股深动脉，由于股动脉总干的管径粗、壁较厚，穿刺部位一般选择股动脉总干较为安全。若穿刺位置过低可能穿刺到浅表股动脉，由于浅表股动脉很细、易发生血管阻塞和造成插管困难，此外也较易形成假性动脉瘤。

为了减少血管穿刺相关的并发症，穿刺点的定位尤为重要。但是，腹股沟皮肤皱褶并不是可靠的股动脉解剖标志，很可能造成穿刺点过低而误穿股浅动脉，故应避免将腹股沟皮肤皱褶作为穿刺的解剖标志。触诊股动脉搏动最强点也不是经股动脉途径进行介入的良好预测指标，有时可因股动脉搏动微弱而触诊困难，尤其是肥胖或低血压患者，以及既往有血肿或瘢痕患者。值得注意的是，经典的触诊髂前上棘和耻骨结节代表腹股沟韧带，也并不总是可靠。

股动脉穿刺通常有两种方法。目前临床常用的 Seldinger 穿刺法为前壁穿刺法，穿刺针只穿透动脉前壁而进入动脉腔内。另一种技术为透壁法，穿刺针先后穿透血管的前、后壁，然后略退穿刺针进入血管腔内。前壁穿刺技术仅造成一个动脉伤口，缺点是针尖可能引起血管内膜损失，后者虽然很少导致血管内膜损失，但可能会因血管后壁穿破而出现腹膜后血肿。

预防动脉径路血管并发症的前提在于准确的穿刺技术，减少穿刺次数有助于降低血管径路并发症的发生率。与一次穿刺成功组相比，反复动脉穿刺者动脉血栓形成及动脉搏动减弱者显著增多。以下几种方法有助于准确定位穿刺点：

（1）透视指导穿刺：理想的穿刺部位位于股骨头上方、股动脉分叉近段、腹股沟韧带远段这一区域。股动脉穿刺前透视指导有助于识别骨性标志，尤其股骨头（安全区）。超过腹股沟韧带尤其超越腹壁下动脉会增加腹膜后血肿风险，因为此处压迫时缺乏股骨头的支撑；相反，低于股骨头会增加假性动脉瘤和动静脉瘘的风险。多数情况下分叉位于股骨头中心的下方，如果没有超声或术前影像学检查，股骨头中心可作为最佳穿刺部位。由于穿刺针需在皮下组织走行一段距离才进入股动脉，因此在刺入皮肤到达股动脉之前，应重复透视确认穿刺针位于股骨头下内象限的底部。

（2）超声引导穿刺：由于股动脉与股骨头的

解剖存在变异，透视不能保证总能准确识别最佳穿刺部位。超声引导下股动脉穿刺具有以下优势：能直接观察股动脉及其分支股浅动脉和股深动脉；观察到针尖刺入股动脉前壁，避免刺破后壁；避开动脉粥样硬化和钙化斑块；避免不慎刺入股静脉。尤其适用于位置较深、直径较小的股动脉，肥胖患者以及全身抗凝的患者，对于此类患者首次穿刺成功很重要，能有效降低并发症的发生率。

（3）微穿刺技术：穿刺次数以及使用穿刺针的大小都与血管并发症相关，采用 21 G 微穿刺针配合 0.018 英寸导丝进行动脉穿刺，相对于传统的 18 G 穿刺针可以缩小 56% 的穿刺口，在误穿静脉、导丝前送不畅或经微穿刺鞘管股动脉造影证实股动脉不在安全区时，可以明显提高压迫止血的成功率，减少股动脉途径并发症。

（4）股动脉造影：建议所有患者穿刺成功后即刻行股动脉造影确认穿刺点确实位于股动脉内，美国 AHA 专家共识将穿刺后行股动脉造影列为 I C 类推荐[1]。腹壁下动脉是腹股沟韧带前的最后主要分支。并发症的发生多见于穿刺点低于股动脉分叉或高于腹壁下动脉下界。同侧 30° 股动脉造影可以更好地将股动脉主干与股浅动脉、股深动脉的分叉分开，优于后前位造影。造影时向中间适当牵拉鞘管有助于确认穿刺部位。如果穿刺部位不理想，拔出鞘管后压迫止血。重复穿刺后置入大鞘管前应再次造影以确认是否位于最佳穿刺部位。

2. 穿刺针的角度调整[2]

体型较胖或股动脉位置较深者，穿刺针与皮肤的角度可适当加大，甚至可达 60°；体型瘦长或股动脉较表浅者，穿刺针与皮肤的角度可适当减小，甚至可达 15°；调整合适的穿刺角度，有利于避免穿刺针贯穿股动脉，减少血管后血肿的发生率。

3. 向股动脉内推送导引钢丝

如遇到阻力不要强行推送，应小心撤出导引钢丝，避免强力推送导丝导致血管内膜撕裂；观察穿刺针尾孔是否有血液呈搏动性喷出，若血流消失或呈"点滴状"血流，提示穿刺针尖并不在血管腔内，应调整针尖位置直至再现喷射性血流。

（三）左心导管检查的操作要点及注意事项

在导引钢丝指引下，选用合适的心导管送至需检查部位如升主动脉、主动脉根部和左心室后，拔出导引钢丝，即可进行有关检查，如测压、抽取血液标本、造影等。以猪尾导管为例，选用 150 cm 的 0.035 英寸导引钢丝插入导管内，使软头与导管顶端平齐，一并经外鞘管送入股动脉，在 X 线的指引下，先将导丝 J 型软头部分伸出导管约 20 cm 左右，再将导管和导丝一并推送，当导丝送至升主动脉根部时，固定导丝，然后推送导管经主动脉弓直抵升主动脉，撤出导丝，回抽导管内血液，并用肝素盐水冲管后即可进行预定的检查。如要进行左心室检查，则可将在主动脉根部的导管头端按顺时针方向旋转（后前位透视下，猪尾导管顶端呈"6"型）推送入左心室，也可先将导丝软头通过主动脉瓣口送入左心室后，再将导管沿导丝送入，并及时调整导管顶端的位置，使之游离于左心室腔中，避免接触左心室壁导致室性心律失常，然后进行相应的检查。

（四）压力测定和血氧饱和度测量的操作要点及注意事项

（1）测压时必须保证心导管、三通管、压力延长管、换能器的连接严密和通畅。

（2）心导管、三通管、压力延长管必须定时用肝素盐水冲洗，排气要完全、避免气泡和血凝块堵塞导管影响压力测定。如发现压力波形与导管位置不符，需仔细检查。

（3）测压前必须零位校准，以避免零点漂移带来的误差。

（4）测压及取血标本时要保持准确、良好的心导管位置。正确的心导管位置是游离于心脏、大血管腔内，如心导管头端顶在血管壁或心腔壁上，则会造成取血标本困难，测压不准确。测压时不要触动心导管，以保证测压的稳定性。

（5）每个部位取血标本测定血氧饱和度时必须

充分冲洗导管，并用 10 ml 注射器先抽取 2～4 ml 导管内（前一个部位）残留血液后，再用 1 ml 注射器抽取血样标本。

（6）肺静脉取血标本时建议选择右肺静脉，而尽量避开选择左肺静脉，尤其是合并肺动脉高压患者。因为右心房的较低血氧饱和度的静脉血由于心房水平的右向左分流，有可能会直接冲向左肺静脉，导致左肺静脉近心端的血氧饱和度低于实际水平。

（7）先天性心脏病合并肺动脉高压患者，主动脉压力的测量应与肺动脉压力的测量同步进行，而且两根心导管的头端应位于同一水平。因为同一患者即使在平卧时，股动脉的压力也常比降主动脉起始端高 10～15 mmHg。

（8）左心室压力测定时可同时记录左心室收缩压、舒张压和平均压，根据压力曲线测量左心室舒张末压。由于左心室的主动舒张，左心室舒张压可能会为负值。

五、心导管检查资料的分析

（一）左心系统的压力及其变化的意义

1. 左心房压力

正常左心房平均压为 4～8 mmHg，以胸前后径中点为零点时测定。心房压力曲线可反映心房内的压力变化，该曲线基本上由两个向上的 a 波和 v 波所构成，此两波间各有向下的倾斜，为 X 倾斜和 Y 倾斜。a 波是左心房收缩波，出现于心电图 P 波之后、R 波之前，av 波是左心室等容收缩期二尖瓣关闭波，在心电图 R 波之后。X 倾斜是左心室收缩早期波，v 波是左心房充盈波，其顶峰标志左心室开始舒张，随后二尖瓣开放，压力下降形成 Y 倾斜，在左心室舒张中期其充盈趋向缓慢。左心房压增高常见于二尖瓣狭窄、二尖瓣关闭不全、左心功能不全［收缩和（或）舒张功能不全］、缩窄性心包炎和限制型心肌病等。例如二尖瓣狭窄时整个左心房压力曲线增高，尤以 a 波或 av 波最为显著，v 波多较小，但在伴肺动脉高压的患者中 v 波可能很显著。二尖瓣关闭不全

时，左心房压力曲线形态与二尖瓣狭窄不同，v 波高耸，且下降支陡，a 波与 av 波相对较小，v 波与 av 波压力参数相差 5 mmHg 以上。正常左心房压力曲线见图 4-1。

2. 肺静脉压力曲线

肺静脉压力曲线的形态和压力参数与左心房压力曲线相似（图 4-2），除肺静脉狭窄外，其他异常变化的临床意义与左心房压力增高相同。

3. 左心室压力

正常左心室收缩压相当于正常主动脉收缩压，大约为 90～120 mmHg，舒张压为 0～10 mmHg。正常左心室压力曲线见图 4-3。在左心室收缩压前有个向上的波即左心房传来的 a 波，左心室等容收缩期中压力曲线迅速上升，在心电图 S 波之后，压力超过主动脉的舒张压而向主动脉射血，压力继续上升达到高峰，在射血后期略有下降至心电图 T 波末部。主动脉瓣关闭进入等容舒张期，压力曲线迅速下降，并降至最低水平。此后心室舒张而迅速充盈，压力略升高并维持水平直至下一次收缩。左心室收缩压增高常见于高血压、主动脉瓣 / 左心室流出道狭窄，左心室舒张压增高常

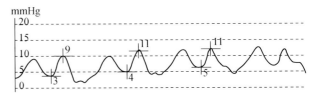

图 4-1　正常左心房压力曲线

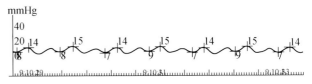

图 4-2　正常肺静脉压力曲线

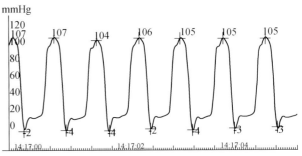

图 4-3　正常左心室压力曲线

见于左心室心功能不全、缩窄性心包炎和限制型心肌病等。

4. 主动脉压力

正常主动脉收缩压为 90 ～ 140 mmHg，舒张压为 60 ～ 90 mmHg。正常主动脉压力曲线在心电图 S 波之后，在主动脉瓣开放、左心室射血时迅速上升，有时在达到顶峰之前可出现升支切（凹）迹，曲线顶峰常出现在心电图 T 波开始处，在左心室射血后期压力曲线逐渐下降，至主动脉瓣关闭时，压力曲线略回升，形成切（凹）迹，其后左心室进入舒张阶段，主动脉压力降低至一定水平后不再降低，维持到下次左心室射血时再次上升。各种原因导致主动脉缩窄时，其近端主动脉内压力增高，以收缩压增高更为明显，压力曲线表现为幅度增大、高峰后移、波峰较尖锐及下降支较陡；其远端主动脉内压力明显降低，以收缩压降低更为明显，压力曲线表现为幅度减小、上升缓慢、顶峰后移、波峰变宽且圆钝。连续测压可出现明显的收缩期压差，主动脉压力曲线见图 4-4。

5. 心腔及主动脉间压力曲线的连续记录

将心导管依次从左心房撤至左心室、主动脉，或从主动脉缩窄的近端撤至远端连续记录压力曲线，有助于诊断二尖瓣、主动脉瓣或其他部位狭窄。在连续测压时，正常患者主动脉与左心室收缩压相等，但前者舒张压明显高于后者。如左心

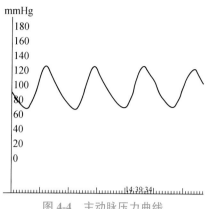

图 4-4　主动脉压力曲线

室收缩压较主动脉收缩压高出 10 ～ 20 mmHg 以上，应考虑为主动脉瓣口狭窄，按其狭窄部位可分为三种类型：

（1）主动脉瓣上狭窄：压力曲线提示左心室收缩压增高，导管到达主动脉后收缩压不变，而舒张压升高，当导管撤至主动脉瓣上狭窄区，收缩压下降而舒张压不变，连续测压可出现两次压力阶差：先舒张压增高，后收缩压下降。压力曲线示意图见图 4-5。

（2）主动脉瓣狭窄：压力曲线提示左心室收缩压增高，导管到达主动脉后收缩压下降，舒张压升高，连续测压出现一次压力阶差：收缩压下降同时舒张压增高。压力曲线示意图见图 4-6。

（3）主动脉瓣下狭窄：压力曲线提示左心室收缩压增高，导管到达左心室流出道后，收缩压下降而舒张压不变，导管撤至主动脉后收缩压不

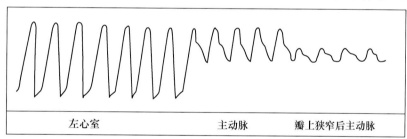

图 4-5　主动脉瓣上狭窄示意图

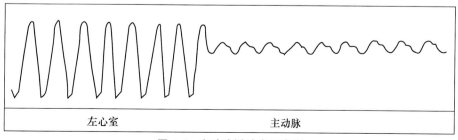

图 4-6　主动脉瓣狭窄示意图

变而舒张压升高，连续测压出现两次压力阶差：先收缩压下降，后舒张压增高。压力曲线示意图见图4-7。

（二）心腔内及主动脉血氧含量的测定及临床意义

正常肺静脉血氧饱和度在95%以上，无体肺分流者，左心房血氧饱和度与肺静脉相似，由于左心室接受了小部分心肌和肺实质的静脉血流，故在左心室和主动脉水平血氧饱和度可比左心房、肺静脉略低，但一般不低于89%。某些左至右分流型先天性心脏病、二尖瓣和（或）主动脉瓣及主动脉病变时，在肺静脉、左心房、左心室的血氧含量并无明显变化，左心腔及大血管内血氧异常多见于严重的肺部疾病、右向左分流型先天性心脏病、左向右分流型先天性心脏病的分流逆转等，若低于89%说明该部位有右向左分流存在。

左心系统含氧异常的临床意义主要如下：

（1）肺静脉内血氧饱和度降低：见于严重肺和支气管病变、肺动静脉瘘等疾病。

（2）左心房血氧饱和度降低：见于某些先天性心脏病，如房间隔缺损合并重度肺动脉高压时分流逆转、房间隔缺损伴三尖瓣下移畸形、大血管转位伴房间隔缺损、完全性肺静脉畸形引流伴房间隔缺损、腔静脉畸形引流入左心房、房间隔缺损合并肺动脉瓣和（或）右心室流出道/肺动脉狭窄、房间隔缺损合并右心室舒张功能障碍以及肺动脉高压合并卵圆孔开放等。

（3）左心室内血氧饱和度降低：见于法洛四联症、心室双出口、大血管转位伴室间隔缺损、室间隔缺损合并重度肺动脉高压时分流逆转等。

（4）主动脉血氧饱和度降低：见于大血管转位、永存动脉干和半共干、心室双出口、动脉导管未闭或主肺动脉窗合并重度肺动脉高压时分流逆转等。其中，动脉导管未闭合并重度肺动脉高压时分流逆转者临床常表现为差异性发绀，即降主动脉血氧饱和度低于升主动脉；主肺动脉窗合并重度肺动脉高压发生分流逆转时升主动脉血氧饱和度低于左心室。

（三）有关血流动力学参数的计算及其临床意义

根据下列公式和血流动力学参数可反映左心功能及瓣膜情况：

$$体循环总阻力（SVR）= \frac{主动脉平均压（mmHg）}{左心排血量（ml/s）} \times 1332$$

$$二尖瓣阻力 = \frac{左心房平均舒张压（mmHg）－左心室平均舒张压（mmHg）}{左心排血量（ml/s）} \times 1332$$

$$主动脉瓣阻力 = \frac{左心室平均收缩压（mmHg）－主动脉平均收缩压（mmHg）}{左心排血量（ml/s）} \times 1332$$

$$左心室流出道阻力 = \frac{左心室平均收缩压（mmHg）－左心室流出道平均收缩压（mmHg）}{左心排血量（ml/s）} \times 1332$$

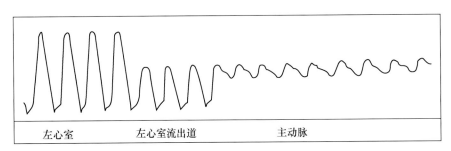

图4-7 主动脉瓣下狭窄示意图

阻力单位为dyn·s·cm^{-5}（达因·秒·厘米$^{-5}$）或Wood units（Wood单位），2013年第五届国际肺动脉高压会议建议阻力单位统一使用"Wood单位"[3]，两者之间的比例为80:1。体循环总阻力正常值为1300～1800 dyn·s·cm^{-5}（达因·秒·厘米$^{-5}$）或16～23 Wood单位。左心室后负荷的大小决定了体循环血管总阻力的高低。高血压、主动脉瓣狭窄和外周血管痉挛时，体循环总阻力增高；当左心排血量无明显变化时，外周血管扩张、血压下降则导致体循环总阻力降低。

二尖瓣阻力增加见于二尖瓣狭窄，主动脉瓣阻力增加见于主动脉瓣狭窄，左心室流出道阻力增加见于主动脉瓣下狭窄和梗阻性肥厚型心肌病。

第四节　右心导管检查

近年来由于超声心动图、CT/MRI等影像学技术的快速发展，应用右心导管检查作为心脏病诊断方法的范围已大大缩小。一些常见的先天性心脏病如房间隔缺损、室间隔缺损、动脉导管未闭、房室间隔缺损及法洛四联症等均可应用超声心动图确诊，除了评价血流动力学变化外，一般不再依赖右心导管检查。现阶段右心导管检查内容主要包括压力测定（安静和运动时）、心血管造影（右心房、右心室和肺动脉）和血氧、分流量及心排血量测定等右心血流动力学资料分析。

一、右心导管检查的适应证

（1）测量心腔及血管内的压力，了解上下腔静脉、右心房、右心室、肺动脉及肺小动脉的压力变化，若将导管嵌入肺小动脉的末梢部，则可测定"肺动脉嵌顿压"；根据患者病情需要，可选择性地测量某些部位的压力，如门脉高压患者可直接测量肝静脉的压力等。

（2）测定心腔及血管各部位血液的氧含量，判断心腔内和大血管间有无分流，结合各部位的压力，计算其分流量、心排血量、血管阻力等指标，综合分析血流动力学参数。

（3）根据心导管的异常走行途径，必要时进行选择性心血管造影来证实心脏的某些畸形，有助于复杂性先天性心脏病的诊断。

（4）为心包疾病、限制型心肌病以及某些左心系统疾病的诊断和鉴别诊断提供依据。

（5）明确肺动脉高压原因（特别是明确是否存在先天性心脏病），并可作为先天性心脏病合并肺动脉高压的术前检查和评估方法。

（6）肺动脉栓塞性疾病，在测定肺血管各部位压力的同时必须进行肺动脉造影以助于进一步明确诊断。

（7）借助右心导管的基本技术，可以进行心腔内心电图、心腔内心音图、射频消融、心脏起搏、心内膜心肌活检、选择性指示剂稀释曲线测定以及瓣膜球囊扩张成形、房间隔缺损介入治疗等操作，危重症患者的血流动力学监测，肺动脉瓣膜支架植入术后疗效的评估等。

二、右心导管检查的禁忌证

右心导管检查的禁忌证与左心导管检查的禁忌证类似，有些只是相对性禁忌，经治疗后仍可完成右心导管检查，可根据临床需要与病情控制的程度及安全措施的准备，权衡利弊决定右心导管检查的时期。

三、操作步骤及注意事项

右心导管插管技术通常分为静脉切开法和静脉穿刺法两类。静脉切开法一般选用左或右贵要静脉及其分支、左或右大隐静脉。因这些血管的走行与右心导管的弯曲度相匹配，比较容易通过三尖瓣口进入右心室及肺动脉，由于穿刺技术的进步和配套设施的改良，目前此法已很少应用，本部分不作介绍。穿刺法多选用股静脉，特殊病例也可选用锁骨下静脉、颈内静脉。

（一）静脉穿刺技术的操作要点及注意事项

1. 股静脉穿刺

以穿刺右侧股静脉为例。患者取平卧位，腹股沟区常规消毒、铺巾，在腹股沟韧带中点下方 2～3 cm 处（肥胖者略下移 1～2 cm），术者左手无名指、中指、示指触摸搏动的股动脉，以此为标志，在股动脉搏动内侧 0.5 cm 处为穿刺点，用 1% 普鲁卡因或 1% 利多卡因 3～5 ml 行皮内、皮下和沿预定进针方向作逐层浸润麻醉，然后术者用左手示、中、无名指三指并拢形成一直线，触摸并固定股动脉，在其内侧 0.5 cm 处行股静脉穿刺。右手持连接注射器的穿刺针，针尖斜面向上，与皮肤呈 30°～45° 角，根据患者皮下脂肪厚薄，可适当调整进针角度。沿股静脉走行方向（与术者左手三只手指形成的直线平行）负压穿刺进针（图 4-8）。当穿刺针进入股静脉后有阻力突然消失之感，同时可见血液由穿刺针进入注射器内，拔掉注射器可见血液缓慢流出，提示穿刺针尖位于股静脉腔内。可经穿刺针送入导引钢丝约 15 cm 后，退出穿刺针并保留导引钢丝，在皮肤穿刺口处沿皮肤纹理作一小切口，切口的大小可参考后续诊断或治疗所需要的导管外径。若经穿刺针送入导引钢丝时有阻力，应拔出导丝，观察穿刺针溢出血液的通畅度或转动针尖斜面后再送，直到通畅无阻力。如果见鲜红色血液经穿刺针喷射出来，则提示穿刺入股动脉，应拔针并局部压迫止血 3～5 min，确定无活动性出血后，重新定位或调整方向后再次穿刺。

2. 颈内静脉穿刺

颈内静脉位于颈动脉的外侧，且稍靠前，行至甲状软骨水平，颈内静脉正好在胸锁乳突肌后面。若将锁骨作为底边，胸锁乳突肌胸骨端的外侧缘和锁骨端的内侧缘与其共同围成一个三角形，颈内静脉到达此三角形顶部时位置转浅，向下至锁骨后方，汇入锁骨下静脉。在其汇入锁骨下静脉之前，颈内静脉在三角形内，由稍靠外渐移向靠内（亦即从胸锁乳突肌锁骨头的内侧缘，向三角形中间靠拢）。此时，颈总动脉伴气管而行，位置偏向深部；臂丛神经下行到这里，与锁骨下静脉之间，为前斜角肌所分隔；而膈神经又在前斜角肌的前侧。因此，该三角区是颈内静脉穿刺的最佳穿刺部位（图 4-9）。

颈内静脉穿刺多选择右侧颈内静脉，因为右侧颈内静脉距上腔静脉较近，可避免误伤胸导管，另外，右侧胸膜顶稍低于左侧，右侧颈内静脉较直，而左侧较迂曲。

穿刺方法：嘱患者去枕平卧，头向左转，明确交汇点后，以该点下方 0.5～1.0 cm 处作为穿刺点。将接有注射器的穿刺针针尖斜面向上，与颈部皮肤呈 30° 角，沿右侧乳头方向向下、向后，右颈动脉的外侧进针，深度因胸壁厚薄而异，一般为 2～5 cm 不等，边进针边回抽，出现静脉血并通畅无阻时，即可固定针头，移去注射器，并导入导引钢丝。然后在 X 线透视下确认钢丝进入右心房，最好是下腔静脉后，方可导入扩张管和外鞘管。如针已深入 3～5 cm，仍未见到回血，可带负压边回退，如仍然无回血，须将针回拔至皮下，改变穿刺方向。送入导引钢丝时不能有阻力，如有阻力要重新调整位置，无阻力则插入导

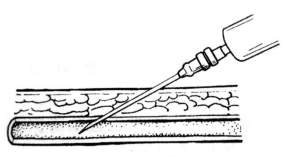

图 4-8　股静脉穿刺示意图

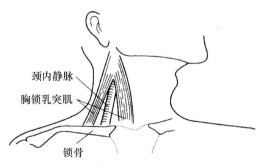

图 4-9　颈内静脉的穿刺部位示意图

引钢丝过针头约 5 cm，退出穿刺针。

3. 锁骨下静脉穿刺

锁骨下静脉穿刺左右侧均可。患者去枕平卧，稍垫高穿刺侧肩胛或压低肩关节，采用头低肩高位或平卧位，头转向对侧，显露胸锁乳突肌的外形，常规消毒皮肤，铺消毒巾。取锁骨中点锁骨下缘 1 cm 处为穿刺点，局部用普鲁卡因或利多卡因逐层浸润麻醉后，将接有注射器的穿刺针斜面朝向足侧，针尖指向头部方向，与皮肤呈 10°～30° 角，指向胸骨上窝与环状软骨之间推进，针尖先抵向锁骨，然后回撤，再抬高针尾，紧贴锁骨下缘负压进针 4～5 cm，若通畅回抽出暗红色静脉血，则可固定针头，移去注射器，导入导引钢丝，建议在透视下确认导引钢丝进入右心房，最好是下腔静脉后，才能导入扩张管和外鞘管。若误入锁骨下动脉，可立即拔针，并局部压迫止血。锁骨下静脉穿刺，如技术操作不当，易刺伤肺尖，可发生气胸、血肿、血胸、气栓、感染等并发症，故应掌握适应证，谨慎操作，如果引起气胸等并发症，应立即拔针，进行胸透检查并严密观察，随时处理。

（二）扩张管和外鞘管的植入

以股静脉为例，穿刺成功后，沿导引钢丝将穿刺点皮肤切开 2～4 mm，用血管钳沿导引钢丝分离皮下组织，将扩张管和外鞘管沿导丝送入股静脉内。推送鞘管中必须注意导引钢丝始终要露出鞘管尾端，扩张管和外鞘管保持嵌合状态。为减少对血管的损失，可按顺时针方向转动鞘管后再送。推送成功后，将导引钢丝和扩张管一并拔出，在外鞘管中抽 2～3 ml 血液弃之，随之注入肝素盐水，以密封排气及预防血栓形成。

（三）右心导管检查的操作要点及注意事项

将腔内充满肝素盐水的右心导管沿外鞘管插入股静脉，在 X 线透视指引下，沿髂静脉、下腔静脉送入右心房，此后通过三尖瓣送入右心室。当导管难以直接通过三尖瓣时，可撤出导管，加大其头端弯度后重新送入，或者在指引导丝的辅助下，导丝 J 头端顶住右锁骨下静脉，增大推送幅度，在右心房形成一个弧圈，调整导管使其顶端指向三尖瓣口，此时轻轻回撤指引导丝，则导管即可顺利弹入右心室。然后经肺动脉瓣至肺动脉，直至导管顶端嵌入肺小动脉末梢，即可开始按检查目的进行相关检查。如将心导管依次逐步撤出，分别抽取肺内血管（肺小动脉）、肺动脉主干、右心室、右心房及腔静脉等处血标本作血氧测定，并实时记录压力曲线。术者操作熟练时，也可以在右心导管送入的同时完成心腔和血管内压力的记录和血液标本的采集。若疑存在异常分流，则可将心导管送入异常通道，必要时选择性造影以明确诊断。

（四）压力测定和血氧饱和度测量的操作要点及注意事项

压力的测定及血氧饱和度的测量操作基本与左心导管检查相同。但是，以下的几项细节值得术者注意[2]：

（1）记录肺动脉压力时，需同时记录肺动脉收缩压、舒张压和平均压。

（2）记录肺小动脉嵌顿压时，如记录到的压力曲线波动太大可嘱患者呼气末屏气几秒后再记录。无二尖瓣或肺动脉、肺静脉狭窄的患者，左心室舒张末压与肺静脉压力、肺小动脉嵌顿压基本相等，不能直接记录肺小动脉嵌顿压的患者，可以测定左心室舒张末压或者肺静脉压力（房间隔缺损或卵圆孔开放的患者）。

（3）动脉导管未闭者测定肺动脉压力时，应分别记录肺动脉主干及左、右肺动脉压力，避免在动脉导管未闭处记录压力，减少主动脉压力传导到肺动脉主干而产生的误差。

（4）所有压力的测定和记录均应在呼气末状态完成。

（5）动脉导管未闭患者血液标本的采集点应在左右肺动脉，而不应是肺动脉主干，血氧饱和度可取左、右肺动脉血氧饱和度的均值。

（6）上腔静脉血液标本的采集点应位于左、右锁骨下静脉与颈内静脉汇聚点及上腔静脉与右心房连接处之间。如接近颈内静脉则导致血氧饱和度偏低，如接近锁骨下静脉则导致血氧饱和度偏高。

（7）下腔静脉血液标本的采集点应位于肝静脉水平至下腔静脉右心房连接处之间，避免低于肝静脉导致血氧饱和度偏高。

（8）热稀释法仅适用于非体肺分流的患者，而体肺分流的患者只能用 FICK 法测量心排血量。

（9）对于诊断不明确的患者，要及时在相应的血管或心腔内进行选择性的造影以明确诊断。

五、心导管检查资料的分析

（一）右心系统的压力及其变化的意义

右心系统的压力曲线应在胸前后径中点位零点时描记，其正常值及变化的意义如下。

（1）腔静脉压力：正常上腔静脉平均压力为 3～6 mmHg，下腔静脉平均压为 5～7 mmHg。腔静脉压力升高表示腔静脉血液向右心房回流障碍。

（2）右心房压力：正常右心房平均压为 0～5 mmHg，深吸气时可降至 －7 mmHg，呼气时可升至 18 mmHg，超过 10 mmHg 即表示右心房压升高。与左心房压力曲线类似，右心房压力曲线也由两个低平向上的 a 波和 v 波所构成，a 波是由于心房收缩所致，在心电图 P 波之后，第一心音（S1）之前。在 a 波下行支上有时有一个向上的小波称为 c 波（或称 av 波），为三尖瓣关闭所引起，在心电图 R 波之后。a 波下行支称为 X 倾斜，在右心室射血早期，a 波降至最低点，相当于心电图 T 波开始处，在右心室射血后期大量血液由上下腔静脉向右心房回流遂产生 v 波，相当于第二心音（S2）及心电图 T 波稍后处，随后右心室舒张，心房血液向心室充盈，心房内压降低形成 Y 倾斜波，以后心房再次收缩又出现 a 波。

三尖瓣狭窄、重度肺动脉瓣狭窄、法洛四联症、严重的肺动脉高压等患者右心室负荷过重时，a 波可显著增高达 10 mmHg 以上，且持续时间延长，达到 c（av）波处或与之融合，有时可呈双峰。右心室衰竭和三尖瓣关闭不全患者可见 v 波异常，尤其三尖瓣关闭不全患者由于右心室收缩时血液反流，在右心房压力曲线中可出现向上的

波形，称为 S 波，此波与 v 波融合形成一宽的向上波，酷似右心室的高原波。而慢性缩窄性心包炎时 a 波与 v 波几乎呈同一高度，X 倾斜变浅而 Y 倾斜较为显著使整个右心房压力曲线呈 M 型。

（3）右心室压力：正常右心室收缩压为 18～30 mmHg，舒张压为 5～8 mmHg，平均压为 15 mmHg。吸气时右心室压力可降至 15/－6 mmHg，呼气时可升至 30/7 mmHg。在心室等容收缩期中（指三尖瓣关闭至肺动脉瓣开放之间的时相），压力曲线迅速上升，相当于心电图中 R 波与 S 波之间，第一心音末压力达到最高峰。在右心室射血期，右心室压力维持于高水平而略有下降。至射血完毕，右心室舒张初期肺动脉瓣关闭，压力曲线开始下降，在等容舒张期中，压力曲线迅速下降，其最低水平相当于心电图 T 波的终末第二心音开始之后。此后心室迅速充盈，使压力曲线略有短暂回升，然后维持此水平直至下次心室收缩。

肺动脉瓣狭窄时，由于右心室射血至肺动脉受阻，使右心室压力增高，压力曲线形成顶峰圆钝的所谓等腰三角形。肺动脉高压时，右心室收缩压增高，压力曲线呈缓慢上升至顶峰，达顶峰后维持片刻，即进入右心室舒张期而使压力曲线下降，故肺动脉高压时右心室压力曲线最高处在射血后期而非射血早期。右心室舒张充盈障碍者，如慢性缩窄性心包炎、限制型心肌病、心内膜纤维组织增生症、大量心包积液和右心室衰竭等均可造成右心室压力曲线改变，右心室收缩时压力曲线上升的最高峰可高于正常人，波顶较为尖锐，舒张期压力曲线下降，但其最低点不达到零点，然后压力曲线又迅速上升并维持在一定水平直至下次心室收缩。

（4）肺动脉压力：正常肺动脉收缩压为 18～30 mmHg，舒张压为 6～12 mmHg，平均压为 10～18 mmHg。如肺动脉平均压超过 25 mmHg，则诊断为肺动脉高压。

肺动脉压力曲线始于右心室收缩与肺动脉瓣开放，右心室射血使压力曲线迅速上升，达到一定高度后很快略为回降，之后又继续上升，形成收缩期顶峰，在右心室射血 2/3 以后，压力逐渐降低，曲线开始下降。当肺动脉瓣关闭时，由于

肺动脉壁的收缩作用，压力曲线又略为上升形成一个切（凹）迹，此后右心室舒张，肺动脉压力下降到舒张压水平。

肺动脉高压时，压力曲线高于正常压力水平，顶峰出现较晚且较圆钝。肺动脉瓣狭窄时肺动脉压力曲线低于正常水平。缩窄性心包炎及限制型心肌病时肺动脉舒张压增高，收缩期波峰与舒张期波底的距离缩小，而收缩压多无明显增高。正常及异常肺动脉压力曲线示意图见图 4-10。

（5）肺小动脉嵌顿压：反映左心房的压力，正常平均压为 6 ~ 12 mmHg，超过 12 mmHg 视为增高。

当心导管顶端紧紧嵌入肺小动脉时，所测得压力实质上是由左心房传来的，故其压力曲线与左心房曲线相似，但各波出现略迟。肺小动脉嵌顿压增高常见于二尖瓣狭窄、二尖瓣关闭不全以及所有导致左心室收缩和（或）舒张功能下降的左心系统疾病。二尖瓣狭窄患者整个压力曲线增高，a 波异常高。二尖瓣关闭不全时，左心房反流的 v 波可逆向传导到肺动脉，导致肺小动脉嵌顿压力曲线的 a 波和 v 波都增高。

（6）心腔间压力曲线连续记录：通过连续测定并记录相邻两腔室的压力曲线变化，有助于某些心脏瓣膜疾病和血管狭窄的诊断。例如在正常情况下，肺动脉和右心室收缩压相等，而舒张压则肺动脉高于右心室。当肺动脉瓣狭窄时，肺动脉收缩压和舒张压均显著低于正常，而右心室收缩压明显高于肺动脉收缩压，在肺动脉瓣形成明显的跨瓣压力差。在正常情况下，右心室舒张时右心室与右心房压力相差不多，而右心室收缩压则明显高于右心房。当三尖瓣狭窄时，右心房压明显增高，在右心室舒张期中右心房压明显高于右心室舒张压，可达 3 ~ 12 mmHg。

（二）心腔内及血管内血氧含量的测定及临床意义

右心导管检查常规抽取血标本部位包括：上、下腔静脉，右心房上、中、下部，右心室流入道、心尖部、流出道，肺动脉主干、左或右肺小动脉及主动脉（图 4-11）。有左向右分流的患者，混合静脉血氧标本应选取分流所在的上游心腔的血液或者上、下腔静脉血液氧含量的均值（目前尚无统一标准）。血氧含量有两种计算方法，一种是容积百分比（vol%），即在标准状态下每 100 ml 血液所含氧的毫升数，最大含量为 20vol%；另一种是以氧饱和度计算，即所测得血标本的含氧绝对值占血液充分氧饱和后的绝对值的百分数，目前常用血氧饱和度计算血氧含量，各部位的血氧饱和度的正常范围见表 4-1。

根据血氧饱和度的异常可初步分析分流部位，具体分析如下：

（1）心房水平左向右分流：当右心房血氧饱和度超过上腔静脉 8%，则表明存在心房水平左向右分流，临床上可见于房间隔缺损、左心室-右心

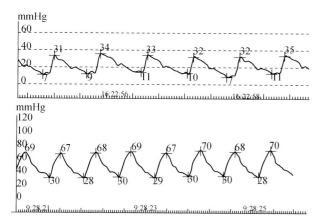

图 4-10　肺动脉压力曲线

上图：正常肺动脉压力曲线，下图：肺动脉高压时的肺动脉压力曲线

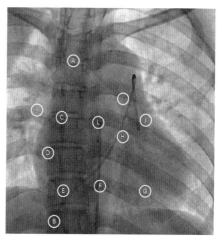

图 4-11　心导管检查时抽取血标本的部位

A.上腔静脉；**B**.下腔静脉；**C**.右心房上部；**D**.右心房中部；**E**.右心房下部；**F**.右心室流入道；**G**.右心室心尖部；**H**.右心室流出道；**I**.肺动脉主干；**J**.左肺动脉；**K**.右肺动脉；**L**.主动脉

表 4-1 正常人体各处血氧饱和度	
位置	血氧饱和度（%）
下腔静脉	76 ～ 88（平均 83.0）
上腔静脉	66 ～ 84（平均 76.8）
右心房	72 ～ 86（平均 79.5）
右心室	64 ～ 84（平均 78.5）
肺动脉	73 ～ 85（平均 78.0）
肺毛细血管	平均 98.2
动脉	95 ～ 99（平均 97.3）
右心房与上腔静脉间的血氧饱和度差	< 8
右心房与下腔静脉间的血氧饱和度差	< 4
右心室与右心房间的血氧饱和度差	< 3
右心室与肺动脉间的血氧饱和度差	< 2

房通道、肺静脉畸形引流入右心房、主动脉窦动脉瘤破入右心房以及室间隔缺损伴三尖瓣关闭不全等。

（2）右心室水平左向右分流：右心室血氧饱和度比右心房高 4% 以上，则表明有心室水平左向右分流存在。临床上可见于室间隔缺损、动脉导管未闭并肺动脉瓣关闭不全等。

（3）肺水平左向右分流：肺动脉血氧饱和度比右心室高 2% 以上，则表明有肺水平左向右分流的存在。临床上可见于动脉导管未闭、主动脉窦瘤破入肺动脉、冠状动脉畸形引流入肺动脉等。

（4）上腔静脉或下腔静脉水平左向右的分流：上腔静脉血氧饱和度超过 84%，下腔静脉血氧饱和度超过 88%，上、下腔静脉血氧饱和度差达 8% 以上，可考虑在上或下腔静脉水平处有左向右分流存在，临床上多见于肺静脉畸形引流入上、下腔静脉所致。

（5）右向左分流：正常情况下，动脉血氧饱和度为 94% ～ 100%，若动脉血氧饱和度低于 89%，提示动脉中混有静脉血，说明存在右向左分流。

右心导管检查获得的一系列血氧含量的对比，对分流型先天性心脏病分流部位的判断有重要价值，但是，由于采血标本的位置和血氧测定技术上的困难和误差，有时给临床诊断也会带来一定的误判。所以，临床诊断需要结合多方面的资料综合分析，必要时需要进行心血管造影，以协助诊断。同时，由于临床影像学诊断技术的进步，一些诊断明确的病例，也不一定都需要进行心导管检查。

（三）有关血流动力学参数的计算及其临床意义

1. 心排血量的计算

心脏每分钟搏出的血量称为心排血量（cardiac output，CO）。因为心排血量的多少与体表面积相关，所以常规使用心脏指数（体表面积对 CO 进行校正）来进行人与人之间的对比。心脏指数的正常值是每分钟每平方米体表面积 2.6 ～ 4.2 L。测量 CO 的常用方法有：指示剂稀释法、温度稀释法和 Fick 法。指示剂稀释法因过于繁琐费时，目前已基本不用，现临床常用的是后两种方法。

（1）温度稀释法：在 20 世纪 50 年代，Fegler 最先提出用热稀释法测量心排血量，直到 70 年代，Swan 和 Ganz 医生用一根特殊的温敏肺动脉导管，证实了这种方法的可靠性和可重复性，从而使热稀释法测量心排血量成为了临床实践标准。根据温敏导管的不同，分为标准热稀释法（20 世纪 50—70 年代）和连续热稀释法（20 世纪 90 年代）。

1）标准热稀释法运用染料 / 指示剂稀释原理，利用温度变化作为指示剂，将一定量的已知温度液体，通过导管（四腔 Swan-Ganz 导管）快速注入右心房，冰冷的液体与心内血液混合，使其温度降低，由内置在导管里的热敏电阻感知到这种温度的下降，得到一条相似的"时间-温度曲线"（图 4-12）。标准热稀释法操作要点及注意事项：

①正确的注射方法：注射盐水温度比肺动脉内血液温度至少低 10℃；必须在 4 s 内快速平稳地将 10 ml 冰盐水快速注射到漂浮导管的近端腔内（位于右心房），两次注射需间隔 70 s 以上。

②正确的导管位置：导管必须正确位于主肺动脉末端，才能获取准确的心输出量；术者操作时必须采用标准的球囊充气、确定能获取正确的右心房波和肺动脉波形。

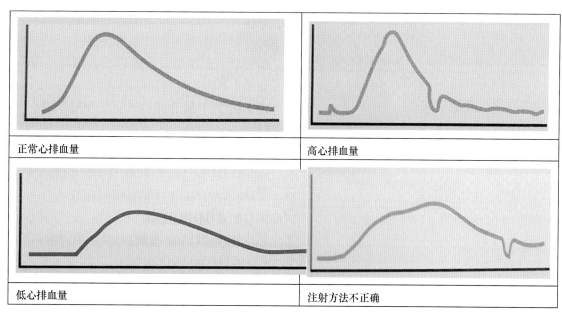

正常心排血量	高心排血量
低心排血量	注射方法不正确

图 4-12　热稀释法心排血量曲线。在注射生理盐水后，正常的曲线上升支较陡，曲线较平滑，下降支稍有延长直至回到基线。曲线下面积与心排血量呈反比，当心排血量降低时，回到基线需要更长的时间，因此，曲线下的面积较大。当心排血量高时，冷生理盐水从右心系统移动快速，温度迅速下降到基线水平，曲线下面积小

③保证数据的准确性：最好由一个人操作，至少用 3 次心输出量值进行加权平均。删除热稀释曲线较差的测量值和（或）报警时的测量值，以及与平均值相差 10% 以上的测定值。

2）连续热稀释法：提供连续心输出量，连续混合静脉氧饱和度，以及连续心室舒张末期容量的监测。其原理是依据热量守恒的定律（改良的 Stewart-Hamilton 公式），利用漂浮导管内置的热敏导丝连续向血液内发放小的脉冲能量，通过肺动脉飘浮导管所记录的肺动脉主干末端处的血温变化发放的能量曲线与血温变化波形之间存在相关解码关系，由此获得冲刷波形——稀释曲线，从而计算出心排血量，与标准热稀释法相比较，其具有一点的优势，如表 4-2。

热稀释法相对易操作，并且不需要抽血采样，可以计算大多数患者的肺循环血流量。但是，存

表 4-2　标准热稀释法与连续热稀释法优缺点的比较

标准热稀释法	连续热稀释法
需要液体	无需液体
间歇性	连续性
人工操作	自动
容易产生误差	更准确

在体肺分流的患者，由于肺动脉血受到心内分流的影响，不能反映混合静脉血的血氧含量，所以热稀释法不能应用于体肺分流的患者。

（2）Fick 法：是根据 Adolph Fick 在 19 世纪 70 年代提出的理论发展起来的。Fick 认为，某个器官对一种物质的摄取或释放，是流经这个器官的血流量和动静脉血中这种物质的差值的乘积。为测量人的 CO，选择肺作为靶器官，设定氧气为被测量的物质。通过计算肺在吸入的空气中摄取的氧气含量和通过肺的动静脉氧浓度差就可以计算肺动脉的血流量。在没有体肺分流时，大多数人肺循环血流量基本等于体循环血流量。因此，应用 Fick 法就可以计算体循环血流量。

Fick 法计算 CO 的公式是：

CO（L/min）＝氧耗量（ml/min）/ 通过肺的动静脉氧浓度差（ml/L）

正常氧耗量指数（每平方米体表面积的氧耗量）为每分钟每平方米 110 ～ 150 ml。通常，男性的氧耗量高于女性，并随着年龄的增长而降低。甲状腺功能亢进、发热、运动时氧耗量升高，相反，甲状腺功能减退、体温过低时氧耗量降低。氧耗量直接测定比较繁琐，临床上常采用体表面积和基础热卡推算法间接测定每分钟氧耗量。

结构性心脏病心导管介入治疗

$$每分钟氧耗量（ml）=\frac{基础热卡（卡）\times 209}{60}\times 体表面积（m^2）$$

基础热卡和体表面积可按年龄、体重和身高查表获得。

然而，研究表明间接测定的氧耗量和计算的氧耗量并不十分相符，所以想通过 Fick 法正确地计算 CO，必须直接计算氧耗量。

计算通过肺的动静脉氧浓度差需要在流入和流出肺的血管（例如肺动脉和静脉）里采集血标本，然后用采到的血标本分析其氧含量。因为肺静脉血的氧含量与体循环动脉血相似（前提是不存在右向左分流）。这样通常采取体循环动脉血和肺动脉血来通过 Fick 法计算 CO。体循环动脉血和肺动脉血的氧含量可以直接测量，也可以通过血样中氧饱和度和血红蛋白（hemoglobin，Hb）浓度来计算：氧含量 = Hb（g/dl）×1.34（每克 Hb 含 O_2 的毫升数）× 血氧饱和度，其中 1.34 是每克 Hb 的携氧量，因为在 100% 氧饱和状态下，每克 Hb 可以结合的最大 O_2 量为 1.39 ml，正常情况下，红细胞中含有少量不能结合 O_2 的高铁 Hb 以及其他能影响 Hb 与 O_2 结合的因素，如少量 HbCO，因此，1 gHb 实际结合的 O_2 量低于 1.39 ml，通常按 1.34 ml 计算。

所以 Fick 法计算 CO 的公式演变为：

$$心排血量（CO，L/min）=\frac{氧消耗量（ml/min）}{（主动脉血氧饱和度-混合静脉血氧饱和度）\times 1.34Hb（g/dl）}\times\frac{1}{10}$$

$$心排血指数［CI，L/（min\cdot m^2）］=CO/BSA（m^2），BSA 为体表面积$$

$$右心排血量（肺循环血流量，L/min）=\frac{氧消耗量（ml/min）}{（肺静脉血氧饱和度-肺动脉血氧饱和度）\times 1.34Hb（g/dl）}\times\frac{1}{10}$$

$$有效肺循环血流量（L/min）=\frac{氧消耗量（ml/min）}{（肺静脉血氧饱和度-混合静脉血氧饱和度）\times 1.34Hb（g/dl）}\times\frac{1}{10}$$

目前，血氧饱和度的判断尚无统一标准，更多的学者参考以下原则[2]：①体动脉血氧饱和度：多以股动脉血为准。②混合静脉血氧饱和度：没有体肺分流的患者采用肺动脉主干部位的肺动脉血氧饱和度，体肺分流的患者采用上下腔血氧饱和度的平均值或者取分流之前右心腔的血氧饱和度代替之。③肺动脉血氧饱和度：以肺动脉血实测值为准。④肺静脉血氧饱和度：如能直接取到肺静脉血（如右心导管经房间隔缺损进入肺静脉）则以实测值为准。⑤多数情况下不能直接取得肺静脉血氧饱和度，采取以下方法估测：当存在心内分流性先天性心脏病时，如果体动脉血氧饱和度＞95% 时，肺静脉血饱和度以 100% 计算；如果体动脉血氧饱和度＜95% 时，肺静脉血氧饱和度以 95% 为准；当不存在心内分流先天性心脏病时（如特发性肺动脉高压等），肺静脉血氧饱和度则按左心室血氧饱和度计算。

因此，Fick 法计算 CO 时，当动静脉氧饱和度差很小时，在测量中出现的错误就会被放大。例如，在患者 CO 较低，具有相对较宽的动静脉氧饱和度差时，Fick 法计算出的 CO 最准确；相反，在患者具有相对较窄的动静脉氧饱和度差时，计算 CO 的准确性较差。

尽管 Fick 法曾经被认为是"金标准"，但这种方法具有一定的局限性：

1）测量过程中患者必须处于生理学稳定状态，而大多数测量心排血量患者都是危重患者，也就是处于"不稳定状态"。

2）氧耗量的测量不够准确：①间接测量的氧耗量是根据正常人年龄、性别和体表面积估算出来的，而患者基础代谢与正常人不同，有创检查时的不适和紧张进一步影响代谢状况，使患者实际氧耗量与估算值不符。②直接测量的氧耗量，由于某些客观因素也会导致患者实际氧耗量产生较大误差，例如：收集的呼出空气不充分造成估算出的氧耗量偏低，从而使计算出的 CO 也低于正常值；收集呼出空气的时机不准确导致估算出的氧耗量不准确；对收集袋内氧含量的分析未能在收集之后立即进行，导致可能空气在袋内外之间弥散；使用的极谱分析系统，如果气体感受器测量得不够规范准确，那么计算的氧气和二氧化碳的含量就是不正确的；如吲哚氰绿等某种物质被输入血液，会使分光光度法测量出的氧饱和度不准确；混合静脉血样被肺毛细血管血液，或是左向右分流的血液所污染，而不是真正意义上的混合静脉血。③肺血管病患者多数伴有动脉低氧血症，当动脉血氧饱和度＜95% 时如何估算肺静脉血氧饱和度并无统一标准。④存在影响样本血氧饱和度的因素，如取样位置、注射器中的肝素盐水的存量、抽取血标本后的空气含量等。

2. 分流量的计算

正常情况下左、右心排血量相等，当存在左向右或右向左分流时，则两者不等，其分流量可由下列公式计算：

左向右分流量＝右心排血量－有效肺循环血流量

右向左分流量＝左心排血量－有效肺循环血流量

由分流量与体或肺循环之比可求取分流率：

$$分流量占体循环血流量（左心排血量）的百分率（\%）= \frac{分流量（L/min）}{体循环血流量（L/min）} \times 100$$

$$分流量占肺循环血流量的百分率（\%）= \frac{分流量（L/min）}{肺循环血流量（L/min）} \times 100$$

临床上根据分流量的多少和分流量占体或肺循环血流量的百分率可用于评估分流的严重程度，以判定是否需要手术治疗。

3. 有关肺循环阻力计算的公式：

$$肺总阻力 [单位为 dyn \cdot s \cdot cm^{-5}（达因 \cdot 秒 \cdot 厘米^{-5}）] = \frac{肺动脉平均压（mmHg）}{右心排血量（ml/s）} \times 1332$$

$$肺小动脉阻力（单位同上）= \frac{肺动脉平均压（mmHg）－肺毛细血管平均压（mmHg）}{右心排血量（ml/s）} \times 1332$$

肺总阻力正常值为 200 ～ 300 dyn · s · cm^{-5}，肺小动脉阻力为 47 ～ 160 dyn · s · cm^{-5}。肺动脉阻力增高见于各种原因所致肺动脉高压，包括：①大量左向右分流致肺循环血量显著增多性心脏病，如较大的房、室间隔缺损，动脉导管未闭等；②肺血管病变，如特发性肺动脉高压、慢性肺部疾病、肺栓塞等；③继发于左心衰竭、二尖瓣病变等。

第五节　心导管检查的附加试验

心导管检查获得基线状态下的血流动力学资料基本能反映患者的疾病严重程度，但是对一些特殊状态的患者需要通过药物、运动负荷等附加试验才能更准确地判断患者的病情，协助临床治疗方案的制订、疗效和预后的评价。本节主要介绍目前临床常见的两个附加试验。

一、急性肺血管扩张试验

肺动脉高压（pulmonary arterial hypertension）

患者的早期肺血管病变常以肺小动脉收缩痉挛为主，选择性的血管扩张剂使肺动脉平滑肌舒张，肺血管阻力下降，此时常称为反应性肺动脉高压，而随着疾病进展，肺血管重构比例增加，血管内径逐渐变窄，即使给予选择性血管扩张剂，也不能使肺动脉扩张，此时一般称为阻力性肺动脉高压。临床实践中准确界定反应性与阻力性肺动脉高压十分重要，但非常困难，肺动脉高压患者通过心导管检查术中吸入选择性肺血管扩张剂进行急性肺血管扩张试验（acute pulmonary vasodilator testing，APVT），观察药物对肺循环和体循环血流动力学的影响，以及肺血管对药物的反应性，可评价肺血管反应性和病变严重程度，对肺动脉高压治疗方案的制订及判断患者预后具有十分重要的指导意义。

（一）急性肺血管扩张试验的适应证

APVT的主要意义是：①筛选钙通道阻滞剂（calcium channel blocks，CCBs）的敏感患者；②判断患者预后，阳性反应者预后一般较好；③先天性心脏病相关性肺动脉高压患者进行手术适应证的选择。2015年ESC肺动脉高压指南提出其适用于特发性肺动脉高压、遗传性肺动脉高压和药物相关性肺动脉高压，以筛查适合应用钙通道阻滞剂治疗的患者[4]。根据2018年中国肺高血压诊断和治疗指南，将肺动脉高压临床分为5种类型：1.肺动脉高压；2.左心疾病所致肺高血压；3.呼吸系统疾病和（或）缺氧所致肺高血压；4.肺动脉阻塞性疾病所致肺高血压；5.未知因素所致肺高血压。目前指南仅推荐第1大类肺动脉高压行APVT，不推荐第2、3、4、5类肺动脉高压患者行APVT，其结果可能是误导性的，同时试验阳性患者也十分罕见（表4-3）[4]。而先天性心脏病合并重度肺动脉高压的患者，因存在体肺分流，则不能采用特发性肺动脉高压等非结构异常患者APVT的阳性标准。但是，行APVT可为药物治疗或外科手术指征的选择提供重要参考，目前先天性心脏病相关性肺动脉高压患者一般建议对肺动脉压力/体循环压力（Pp/Ps）＞0.67、肺血管阻力/体循环血管阻力（Rp/Rs）＞0.3、肺循环血流量/体循环血流量（Qp/Qs）＜1.5的患者行APVT[5-6]，如肺血管阻力已显著升高，即使Qp/Qs＞1.5也可考虑行APVT，以评估患者预后。

（二）急性肺血管扩张试验的药物选择

理想试剂应符合以下条件：选择性作用于肺血管床，作用迅速且半衰期短，对体循环影响小，

表4-3 急性肺血管扩张试验的建议和证据级别		
建议	推荐类别	证据等级
血管反应性试验仅能在肺动脉高压诊疗中心进行	I	C
血管反应性试验适用于I型肺动脉高压、H型肺动脉高压和药物相关肺动脉高压患者，检测患者是否适合大剂量CCB治疗	I	C
血管反应性试验阳性标准是：mPAP下降幅度≥10 mmHg、mPAP绝对值≤40 mmHg且心输出量增加或无变化	I	C
推荐NO用于血管反应性试验	I	C
静脉用的依前列醇可作为血管反应性试验的选择用药	I	C
腺苷可作为血管反应性试验的替代用药	II a	C
伊洛前列素的吸入剂可作为血管反应性试验的替代用药	II b	C
在急性血管反应性试验时，不推荐口服或静脉用的CCB作为试验用药	III	C
用于检测患者是否适合大剂量CCB的血管反应性试验不推荐用于除I型肺动脉高压、H型肺动脉高压和药物相关性肺动脉高压以外的肺动脉高压患者和第2、3、4和5类肺动脉高压患者	III	C

mPAP：平均肺动脉压

操作方便、给药途径和剂量调整便捷、价格低廉、不良反应少等。目前国内外常用试剂如下[4, 7]：

（1）一氧化氮（nitric oxide，NO）：NO 是一种高效、安全的选择性肺血管扩张剂，在降低患者的肺动脉阻力的同时对体循环无明显影响。欧美的肺动脉高压指南皆推荐使用 NO 作为 APVT 的首选试剂，但获得最大扩血管效应的吸入浓度目前尚无定论，常用浓度为 10 ~ 80 ppm（推荐 20 ~ 40 ppm，1 ppm = 10^{-6}），吸入时间为 15 min。因 NO 半衰期短，仅 15 ~ 30 s，到达体循环前就已失活，故对体循环影响较小，不良反应为持续高浓度 NO 导致的毒性反应，如高铁血红蛋白形成、DNA 结构损伤、肺血管突然扩张导致的肺水肿、停药后反弹等。目前我国尚未正式批准 NO 医用。

（2）依前列醇：为 APVT 的替代药之一，使用时以 2 ng/（kg·min）的起始剂量静脉泵入，每 10 ~ 15 min 剂量增加 2 ng/（kg·min），以最终达到最大效应，剂量范围为 2 ~ 10 ng/（kg·min），依前列醇半衰期为 3 min，由于为静脉给药，其对体循环血管也有一定扩张作用，常见不良反应为头痛、恶心、胸闷、低血压等，多数在剂量下调后可好转，缺点是费用昂贵，而国内至今无该药上市。

（3）腺苷：腺苷作为标准试剂，曾广泛用于 APVT，使用方法如下：起始剂量 50 μg/（kg·min），每 2 ~ 3 min 剂量增加 25 ~ 50 μg/（kg·min），直至患者出现不适或达到最大剂量［200 ~ 300 μg/（kg·min）］。终止试验指征包括：①肺动脉压下降达到目标值；②体循环收缩压下降 30% 或 < 85 mmHg；③用药达到预期的最大剂量；④心率增加 40% 以上或 > 100 次 / 分，或者 < 60 次 / 分并出现低血压症状；⑤与用药前相比，右心房压增加 20% ~ 50%，或心脏指数减少 > 10%；⑥出现不能耐受的不良反应，如恶心、潮红、头痛、胸闷等。腺苷半衰期短，仅为 5 ~ 10 s，使用时需要采用静脉泵以便控制剂量。腺苷可作为 APVT 的替代用药，缺点是不良反应较多，对肺循环和体循环压力均存在显著影响，制约其在临床广泛使用。

（4）吸入型伊洛前列素：雾化吸入伊洛前列素可选择性作用于肺血管，对体循环影响小，并能纠正通气血流失调、改善肺换气功能。剂量：体重 40 kg 以下患者 25 ng/（kg·min）；体重 40 kg 以上患者 1 μg/min，加等量体积生理盐水稀释，使用较好的雾化吸入装置，使气溶胶粒子颗粒直径约 3 ~ 4 μm，以保证气雾颗粒最大限度地沉积于肺泡内，吸入 10 min。伊洛前列素需用雾化器，半衰期 5 ~ 25 min，不良反应较少，主要副作用主要有头痛、面红、眩晕、咳嗽等，但一般均能忍受。少见副作用有体循环血压下降和气道痉挛等，因此需监测血压和呼吸等，出现严重不适或血流动力学恶化应及时停止试验。终止试验指征：①体循环收缩压降至 90 mmHg 以下；②右心房压升高 20% ~ 50%，心脏指数减少 > 10%；③出现无法耐受的不良反应，如恶心、潮红或头痛；④达到最大药物剂量。

（5）吸氧试验：应用面罩或鼻导管给予 100% 纯氧 15 ~ 20 min，也可以评估肺血管反应性。此法操作简便，副作用小，费用低，但吸入高浓度氧可增加肺动脉血氧饱和度和物理溶解的氧气，导致 Fick 法计算所得肺血流量高于实际，从而低估肺血管阻力，因此肺阻力计算时应该使用氧分压校正氧饱和度。另外，氧气的物理溶解受导管室的温度、湿度、大气压强等影响，目前已不推荐用于 APVT。

（6）其他药物：如乙酰胆碱、硝酸甘油、妥拉唑啉、钙通道阻滞剂、异丙肾上腺素等，都曾作为 APVT 的使用药物，因为选择性差及不良反应多等诸多原因现皆已被淘汰。

（三）急性肺血管扩张试验的阳性标准

对于特发性肺动脉高压等无心血管结构异常的患者而言，APVT 阳性标准为[4]：平均肺动脉压（mPAP）下降幅度 ≥ 10 mmHg 且绝对值降至 40 mmHg 以下，心输出量（CO）不变或者增加。必须满足此三项标准，方可确定为阳性。

先天性心脏病相关性肺动脉高压尚无统一阳性标准。按特发性肺动脉高压标准，先天性心脏病相关性肺动脉高压无阳性患者存在，而且所有先天性心脏病相关性肺动脉高压均不能从钙通道阻滞剂治疗中获益。故对先天性心脏病相关性肺动脉高压而言，APVT 主要用于判断有无手术指征及评估手术预后，不宜沿用特发性肺动脉高压患者的阳性标准。目前国内外部分中心较常用的标准为[7]：试验后血流动力学同时达到以下几项标准，考虑为 APVT 阳性，可行手术治疗，否则决定是否手术需十分慎重：①肺血管阻力指数（pulmonary vascular resistance index，PVRI）下降 > 20%，且绝对值 < 6 WoodU·m²；②肺 / 体循环收缩压比值（Rp/Rs）下降 > 20%，且 Rp/Rs < 0.3；③CO 增加或不变。APVT 对于先天性心脏病相关性肺动脉高压性质的评价有一定的价值，但也存在局限性，不能仅凭该项试验作为肺动脉高压性质判断和手术指征的依据，尤其对成人患者的参考价值要小于儿童患者。如何选择更为理想的扩血管药物和血流动力学参数，建立以循证医学为基础的阳性标准，从而提高其诊断价值，还需要进一步研究。

二、试封堵试验

对于先天性心脏病合并重度肺动脉高压临界病变的患者，决定其是否具有手术指征常常并非易事，介入治疗术中利用封堵器或球囊导管临时关闭心脏缺损，实时监测手术后近期肺动脉压及其他血流动力学指标的变化情况，并同时观察患者主诉症状和生命体征等，此种治疗式诊断方法称为试封堵试验，可用于判断肺血管病变程度、肺动脉高压的性质、手术指征及预后。此法多用于动脉导管未闭（patent ductus arteriosus）和房间隔缺损（atrial septal defect）合并重度肺动脉高压的患者，由于受解剖条件及介入封堵器械和风险的限制，室间隔缺损（ventricular septal defect）尚未见有采用该方法的报道。该方法的缺点是存在一定危险性，有诱发肺动脉高压危象的可能，目前尚未探索出可关闭缺损的确切指标和截点。

（一）封堵指征及阳性标准[2, 7]

1.对于动脉导管未闭合并重度肺动脉高压患者，

如心导管检查肺动脉收缩压（sPAP）> 70 mmHg，肺动脉 / 体循环收缩压比值（Pp/Ps）> 0.8、Qp/Qs > 1.0 ~ 1.5、SaO₂ > 90%，缺损条件适合介入封堵者可考虑行试验性封堵，已诊断艾森门格综合征的患者无试封堵指征。

多数学者认为，试封堵后 sPAP（或 mPAP）降低 20% ~ 30% 或 30 mmHg 以上，主动脉压无下降，SaO₂ 不变或者上升，肺血管阻力（PVR）下降，且患者无不适症状和全身反应，观察 20 min 后可进行永久封堵，考虑为动力性肺动脉高压。也有研究认为，以试封堵术后 Pp/Ps 作为判断指标最为可靠，如试封堵后 Pp/Ps < 0.5，可永久关闭动脉导管未闭，术后肺动脉压最终将完全恢复正常；反之，如比值 > 0.5，即使封堵术后 PAP 显著下降，也必然存在术后持续性肺动脉高压。

试封堵后如肺动脉压升高或主动脉压下降，患者出现心悸、气短、胸前区不适、烦躁、心率及血压下降等全身反应时应立即收回封堵器，说明肺血管病变严重，预后差，不宜关闭缺损；试封堵后如肺动脉压仅少许下降或无明显变化、主动脉压和动脉血氧饱和度无下降，患者无不适症状，预后难以估测，最好应用肺动脉高压靶向药物治疗后再行试封堵。

2.合并重度肺动脉高压的中央型房间隔缺损患者，由于心内分流为三尖瓣前水平，肺动脉高压产生机制、病程进展快慢均与三尖瓣后水平不同，对于心导管结果提示肺动脉压 > 60 mmHg 且 Pp/Ps ≤ 0.8、PVR < 10 Wood、Qp/Qs > 1.3、动脉血氧饱和度 > 90% 的患者，如房间隔缺损条件适合可考虑试封堵术。

术中房间隔缺损完全封堵后，如 sPAP 下降 25% 以上，主动脉压无明显下降，动脉血氧饱和度升高至 94% 以上，三尖瓣反流减轻，可考虑永久关闭房间隔缺损。目前多认为，房间隔缺损合并肺动脉高压患者的肺血管阻力更能反映肺血管病变的严重程度，也有人认为 Rp/Rs 更能反映肺血管病变程度，临床多以 PVR ≥ 8 ~ 10 Wood、Rp/Rs ≥ 0.4 为手术禁忌证，不宜行缺损关闭手术。与动脉导管未闭相比，房间隔缺损的封堵试验阳性标准更为严格。

部分学者认为，如果封堵后 sPAP 下降不明显，或伴有左心室腔小，可使用带孔房间隔缺损封堵器进行封堵，既可以防止术后左心房压力骤然上升、左心室前负荷突然增大而出现急性左心衰竭、肺水肿和心律失常，同时有效减少了左向右分流以防止肺动脉高压进一步进展，对远期可能出现的肺动脉高压进行性加重也有减压缓冲作用，以减轻患者右心功能不全。但也有学者对此持不同意见，认为对于远期预后难以估计的肺动脉高压临界病变患者有扩大封堵指征之嫌。

（二）疗效评价及争议

介入试封堵术前全面评价先天性心脏病患者的肺动脉高压程度、性质是非常必要的。少数患者肺动脉高压程度与其房间隔缺损大小和病程并不匹配，过早出现的严重的肺动脉高压或肺动脉高压程度难以用单纯的心房水平分流解释，可能为合并特发性或遗传性肺动脉高压导致，但临床实际中常常难以准确鉴别。此类患者预后可能差于单纯的先天性心脏病相关性肺动脉高压患者，并不适合关闭缺损，需长期靶向治疗并定期随访。

试封堵试验仅能反映手术后即刻的肺血管反应状态，并不能反映肺血管床的病变程度及指导远期预后的判断，少数患者虽然试封堵试验达到了阳性标准，封堵后观察到的即刻疗效并不完全反映真实的肺血管病变状态，术后仍可能持续残存肺动脉高压，甚至肺动脉压进行性升高并逐渐出现右心衰竭。尤其是，先天性心脏病相关性肺动脉高压受多方面因素影响，其中肺循环容量、肺血管阻力和右心功能是影响肺动脉压力最重要的三个因素。这三个因素相互影响，在不同状态下，对肺动脉压力的影响也不同。试封堵试验模拟纠正心血管畸形，切断左向右分流导致的容量负荷对肺动脉压力的影响，而不改变患者的肺血管阻力和右心室收缩功能。试封堵试验仅减少了容量负荷对肺动脉压力的影响，临床实践中不能仅根据肺动脉压力的改变来判断是否有关闭或修补心血管畸形的手术指征。尤其在高阻力低心输出量的患者，纠正心血管畸形后肺血管阻力降低不明显，如果患者后续的靶向药物治疗不规范，会增加心血管不良事件的发生。因此，试封堵试验作为先天性心脏病相关性肺动脉高压患者是否具有手术适应证的判断指标，其临床价值有限。即使试封堵试验短期效果令人满意，但由于纳入标准和排除标准并不统一，所以不能以此做出定论。如何评价患者手术后的远期疗效目前仍缺乏有效可靠的手段，需要多中心、大规模、长期随访研究结果的验证和支持，并希望能探索出可行介入治疗的压力或肺血管阻力截点值以供临床应用。

第六节　心导管检查并发症的处理和预防

心导管检查是有创操作，不可避免地会发生一些并发症，临床常见的主要有以下几类：①与穿刺或检查操作有关的血管并发症，如血管穿刺部位局部出血和血肿、感染、血管痉挛破裂、动静脉瘘、假性动脉瘤、腹膜后血肿等；②与导管操作有关的并发症，如心律失常、导管导丝打结嵌顿、断裂；③与栓塞及造影剂有关的并发症，包括血栓栓塞、空气栓塞和造影剂肾病等。以下就常见的并发症简述如下。

一、动脉内膜撕裂和夹层血肿

多见于操作动作粗鲁，推送导丝或导管遇到阻力，强行推送导致动脉内膜撕裂或损失，使血液经破损内膜进入动脉壁中层形成夹层血肿，此时应立即终止手术，退出导丝或导管并作相应处理。因此，为避免动脉内膜损伤，在推送导管或导引钢丝时应操作轻柔，如遇阻力切忌强行推送，必要时可注射造影剂观察。

二、动脉血肿或假性动脉瘤

穿刺位置不当导致压迫止血困难，可形成局部血肿或假性动脉瘤；或者拔管止血时压迫的位置和力度不当、压迫时间不足也会导致局部血肿形成。因此股动脉穿刺前必须熟悉股总动脉解剖位置，穿刺时进针点应在腹股沟韧带下方，压迫止血位置应因股动脉的穿刺点为中心，而不是压迫皮肤穿刺切口处。压迫的力度应以触及局部动脉搏动明显同时足背动脉又可触及为合适。如果压迫止血过程中患者下肢皮肤青紫、足背动脉搏动减弱或消失，以及患者下肢麻木或疼痛，则提示压迫力量过大。股动脉血肿一旦形成需立即重新压迫止血，血肿过大或压迫止血效果不理想者需要外科处理。假性动脉瘤多因穿刺浅表股动脉或术后动脉修补不完善造成。因此，关键在于注意操作技术，避免穿刺浅表股动脉。

三、动脉内血栓形成或动脉栓塞

任何导致血液淤滞、血管内皮损伤及血液高凝状态的因素均可促进血栓形成，介入操作因导管与器械均可能损伤血管内膜，从而导致局部血栓形成，无论动脉和静脉，均有可能出现，但以股动脉血栓形成最常见，发生率约为0.17%～0.25%。

与患者有关的因素包括①年龄：儿童患者更容易发生血栓形成，主要原因是儿童血管偏细，鞘管相对粗大，造成血管内皮损伤严重。老年患者因制动和压迫导致血流缓慢，围术期如不给予适当抗凝，也容易形成血栓。②动脉粥样硬化与钙化：对于动脉粥样硬化和钙化患者，一方面在穿刺过程中或手术操作过程中可因斑块脱落而在其表面形成新鲜血栓，另一方面也可因压迫止血或加压包扎不当而导致粥样硬化的股动脉血流改变而形成血栓。

与术者操作有关的因素包括①反复穿刺，血管壁过度损伤导致局部血栓形成。动脉内膜损伤是血栓形成的重要因素，损伤部位越多，程度越严重，血栓形成的概率越高，因此穿刺动脉应尽可能追求一次性成功。②输送鞘管和导管过大，

损伤血管内皮，促进血栓形成。与血管破裂相同，这种情况主要见于婴幼儿或者必须使用大型号鞘管的成人。③术中、术后未用肝素或肝素使用量不足，导致血液凝固，或者鞘管内外壁血栓形成。④拔出鞘管时，未"喷血"而是压迫状态下拔除，这主要见于操作经验不熟练的操作者。正确拔除动脉鞘时应喷出 1 ml 左右血液，以便附着于鞘管上的血栓排出，而经验不足的操作者由于害怕出血或者压迫点不准确，常常用力压迫穿刺点然后拔出鞘管，此时如果鞘管上存在血栓，则滞留于穿刺点，加上压迫，导致血管闭塞。⑤按压与包扎力度不当。通常按压力度分 3 个阶段：拔出鞘管后即刻力度应大，尤其是成人；约 2～3 min 后逐渐减轻压力至能感觉到股动脉强烈搏动而穿刺伤口又无渗血为宜；如果感觉压迫已经生效，可以放松力度至无渗血，轻轻压迫并观察，然后加压包扎即可。对于儿童，由于肌肉不发达，皮下脂肪较薄，加上血管细小，不宜过度用力，以压迫至穿刺点有动脉搏动但不渗血为宜。有些操作者由于担心出现出血并发症，过度用力压迫，压迫时间偏长，或者包扎过紧，加压包扎时间过长，均可导致血管完全闭塞。

动脉损伤、长时间动脉痉挛可造成动脉血栓形成。手术操作过程中形成的血栓，或动脉粥样硬化斑块在操作时脱落冲向动脉远端可导致动脉栓塞。栓塞的肢体可表现为麻木、疼痛、皮肤苍白和皮肤温度降低等症状，相应动脉搏动减弱或消失，严重者需外科手术摘除栓子或溶栓治疗。

四、心绞痛和心肌梗死

在升主动脉推送导管时其顶端若误入冠状动脉内，可阻断冠状动脉血流诱发心绞痛甚至心肌梗死。为避免上述并发症关键在于检查时应全身肝素化，尽量减少导引钢丝在血管内停留时间，术中经常抽取和冲洗导管，仔细检查并排出位于输液管、输入液体或注射器内的气泡，拧紧所有接头，若导管误入冠状动脉应立即后撤，如怀疑较大冠状动脉内存在血栓，必要时可考虑进行冠状动脉内溶栓或冠状动脉成形术。

五、动静脉瘘

动静脉瘘的发生率约 0.14% ～ 1.38%，引起的临床改变主要是股动、静脉之间的左向右分流，可能带来的不利因素包括下肢血流减少和左向右分流引起的右心负荷过重可能导致的心力衰竭及血栓形成。股动静脉瘘自然闭合率仅约 38%。因此，一旦发生，大部分需干预治疗。

与患者有关的因素：①股动、静脉走行变异。②年龄：股静脉与股动脉之间解剖关系与年龄有关，中老年患者的股静脉位于股动脉内下方或外下方的可能性较年轻人大，因此，中老年患者行股静脉穿刺时应考虑此种可能。③性别：女性患者股静脉直径较男性小，此外，女性股静脉位于股动脉内下方的比例显著增高，导致女性患者行股静脉穿刺时损伤动脉的可能性更大。

与术者操作有关的因素：①穿刺点位置不当：穿刺点偏低，不仅导致压迫止血困难，形成血肿和假性动脉瘤，而且血管重叠的可能性更大，很容易穿破股浅动脉再穿刺股静脉形成动静脉瘘。②输送鞘管粗大，同时穿刺动脉和静脉之后送入鞘管，则会导致破口扩大，小破口在拔除鞘管后，在血管壁的弹性回缩下可自动闭合，但破口大则很难闭合，即使手动压迫有时也难以达到目的。③术后抗凝治疗：介入治疗术后的患者，由于抗凝或抗血小板治疗，有可能导致之前闭合的动静脉瘘再通。

六、血管迷走反射

血管迷走反射（vasovagal reaction，VVR），又称血管神经性迷走反射，因其常在拔鞘管时发生故而常称之为"拔管综合征"。VVR 往往在介入后休息 4 ～ 6 h 进行拔管时发生，临床上较为常见，只是大部分症状轻微而未引起重视。VVR 多表现为拔除动脉鞘时突然发生血压下降、心率减慢、面色苍白、全身大汗淋漓、恶心、呕吐、呼吸减慢、神志淡漠、疼痛，紧张和血容量偏低是引起VVR 的主要原因，精神过度紧张、动脉穿刺部位有血肿、局部按压力量过猛等为其主要诱发因素，尤其是有晕厥病史者更容易发生。如患者在拔鞘管时感到疼痛和紧张，刺激可通过外周感受器传入中枢神经，通过传出神经使血管扩张和心动过缓，导致血压下降，加上介入过程中诸多原因引起患者血容量偏低而引发 VVR。为此，拔除鞘管前应向患者做好解释工作，消除恐惧和紧张心理，必要时局部麻醉，避免疼痛。VVR 多为良性经过，但若处理不及时亦可导致死亡。因此，一旦发生应紧急处理：首先保持卧位，轻者给予快速补充等渗盐水 500 ～ 1000 ml，静脉注射阿托品 0.5 ～ 1.0 mg，患者多在 15 ～ 30 min 缓解，重者应立即静脉注射多巴胺 3 ～ 10 mg，阿托品 0.5 ～ 2.0 mg，必要时给予多巴胺 500 ～ 1000 μg/min 静脉滴注，多在 30 ～ 40 min 内恢复正常。

七、心律失常

心律失常是心导管检查过程中最常见的并发症，各种类型的心律失常都可发生。大多是由于导管操作引起，在撤出导管后即消失，不需处理。但有时可能发生严重心律失常，甚至导致死亡，对于这类心律失常必须早期诊断及时处理。因此，在心导管检查及造影过程中需密切监护心电图。

八、造影剂肾病

造影剂肾病是指排除了其他肾脏损害因素而在使用造影剂后 2 ～ 3 天发生的急性肾功能损害，具体表现为血清肌酐（Scr）与造影前相比升高 25% 以上。由于患者的基础情况、造影剂的类型和对肾损害评估标准不一致，关于造影剂肾病报道的发病率也有明显差异。文献报道心血管介入术后造影剂肾病的发生率为 0.21% ～ 0.77%。

造影剂肾病尚无特效治疗方法。一旦发生后只能采取对症治疗，主要的措施是维持水、电解质平衡，造影前后密切监测肾功能指标，积极处理并发症，加强营养支持。合并有急性肾衰竭时需透析治疗，对于口服二甲双胍的患者在造影前后 2 天应停服该药，待肾功能恢复至造影前水平再重新服药，以免发生乳酸性酸中毒。原用非甾体药物和利尿剂的患者，造影前应停药，并补足血容量。腹膜透析和血液透析均可有效清除造影剂，有利于控制病情的进展。预防措施：①严格掌握适应证，控制造影剂的用量和渗透性。在高危患者中最好使用低渗性造影剂，而有研究认为在正常人中使用高渗或低渗造影剂对术后肾功能不全的发生没有影响。避免在短时间内大剂量反复使用造影剂。②水化是使用最早、目前被广泛接受的有效降低造影剂肾病发生率的方法。造影前补液可纠正亚临床脱水，造影后补液可减轻造影剂引起的渗透性利尿，故静脉补液一直被认为是预防造影剂肾病的经典手段。③药物防治。如前列地尔等药物。

第七节　心导管检查在结构性心脏病中的应用

心导管检查作为一种有创的心血管检查，能为临床提供丰富的心血管影像和血流动力学参数，为治疗方案的治疗和疗效的评估提供准确的信息。结构性心脏病临床分类众多、心血管畸形临床表现各异，血流动力学参数纷繁复杂。本节结合典型病例，介绍心导管检查在不同类型的结构性心脏病诊疗中的应用。

一、左向右分流型先天性心脏病

左向右分流型先天性心脏病由于心血管畸形的位置不同，导致的血流动力学变化也完全不同。因此，不同的先天性心脏病在心导管检查时需要观察的内容也截然不同，尤其是合并肺动脉高压时，完整、准确的血流动力学参数直接影响患者的手术治疗方式和时机的选择。本节以房间隔缺损为例，介绍左向右分流型先天性心脏病在心导管检查时需要注意的操作细节、血流动力学参数和影像学特征。

（一）临床资料

患者，女性，26岁，2008年4月因活动时胸闷、气促3年初次在本院就诊。自幼发现有房间隔缺损，无不适。就诊前3年上2层楼有胸闷、气促，伴口唇青紫，持续时间不一，休息可自行缓解，无夜间阵发性呼吸困难，无关节红肿热痛，无头晕、黑矇、晕厥等病史。门诊超声心动图提示：房间隔缺损，肺动脉高压。在完善相关检查的基础上行心导管检查，结果提示房间隔缺损合并重度肺动脉高压（表4-4）。

表 4-4　血流动力学资料（治疗前）

基线		急性肺血管扩张试验	
参数	数值	参数	数值
肺动脉收缩压（PAPs，mmHg）	117	肺动脉收缩压（PAPs，mmHg）	109
肺动脉平均压（PAPm，mmHg）	80	肺动脉平均压（PAPm，mmHg）	76
主动脉收缩压（APs，mmHg）	116	主动脉收缩压（APs，mmHg）	107
右心房平均压（Ram，mmHg）	9	右心房平均压（Ram，mmHg）	9
肺小动脉楔压（PAWP，mmHg）	12	肺小动脉楔压（PAWP，mmHg）	12
主动脉血氧饱和度（SaO$_2$，%）	95	主动脉血氧饱和度（SaO$_2$，%）	96
肺动脉收缩压/主动脉收缩压（Pp/Ps）	1.01	肺动脉收缩压/主动脉收缩压（Pp/Ps）	1.02
肺循环血流量/体循环血流量（Qp/Qs）	0.87	肺循环血流量/体循环血流量（Qp/Qs）	1.07
肺血管阻力（PVR，Wood）	16.45	肺血管阻力（PVR，Wood）	12.5
肺血管阻力/体循环阻力（Rp/Rs）	0.99	肺血管阻力/体循环阻力（Rp/Rs）	0.76

给予波生坦、他达那非治疗半年后患者症状明显缓解，日常活动无明显受限，超声心动图提示：房间隔缺损，肺动脉高压。复查心导管检查，血流动力学资料见表4-5。

综合分析，给予介入治疗关闭房间隔缺损，术后继续波生坦联合他达那非，严格随访，患者日常活动正常，无明显气促等症状。2014年4月复查心导管检查，血流动力学资料见表4-6，患者肺动脉压力及肺血管阻力明显下降，但仍明显异常，继续降低肺动脉高压的靶向药物治疗，现患者仍处于临床随访中。

（二）病例解析

房间隔缺损是成人常见的先天性心脏病之一，分流量小且右心室大小正常的房间隔缺损患者通常无症状，一般无需治疗。建议进行包括评估临床症状，特别是心律失常、可能的矛盾栓塞事件等在内的常规随访。每2～3年重复超声心动图评估右心室的大小、功能及肺动脉压力。成年房间隔缺损患者如果合并高血压、冠状动脉疾病或心脏瓣膜疾病等，将会降低左心室顺应性、增加左向右分流的程度。如果合并肺动脉高压，建议行心导管检查明确肺动脉压力严重程度和评估手

表 4-5　血流动力学资料（介入治疗前）

基线		急性肺血管扩张试验	
参数	数值	参数	数值
肺动脉收缩压（PAPs, mmHg）	92	肺动脉收缩压（PAPs, mmHg）	80
肺动脉平均压（PAPm, mmHg）	60	肺动脉平均压（PAPm, mmHg）	54
主动脉收缩压（APs, mmHg）	100	主动脉收缩压（APs, mmHg）	110
右心房平均压（Ram, mmHg）	8	右心房平均压（Ram, mmHg）	9
肺小动脉楔压（PAWP, mmHg）	10	肺小动脉楔压（PAWP, mmHg）	11
主动脉血氧饱和度（SaO₂, %）	97	主动脉血氧饱和度（SaO₂, %）	99
肺动脉收缩压/主动脉收缩压（Pp/Ps）	0.92	肺动脉收缩压/主动脉收缩压（Pp/Ps）	0.73
肺循环血流量/体循环血流量（Qp/Qs）	1.39	肺循环血流量/体循环血流量（Qp/Qs）	1.57
肺血管阻力（PVR, Wood）	8.55	肺血管阻力（PVR, Wood）	6.07
肺血管阻力/体循环阻力（Rp/Rs）	0.52	肺血管阻力/体循环阻力（Rp/Rs）	0.44

表 4-6　血流动力学资料（介入治疗术后 5 年）

基线		急性肺血管扩张试验	
参数	数值	参数	数值
肺动脉收缩压（PAPs, mmHg）	83	肺动脉收缩压（PAPs, mmHg）	68
肺动脉平均压（PAPm, mmHg）	50	肺动脉平均压（PAPm, mmHg）	40
主动脉收缩压（APs, mmHg）	138	主动脉收缩压（APs, mmHg）	144
右心房平均压（Ram, mmHg）	4	右心房平均压（Ram, mmHg）	4
肺小动脉楔压（PAWP, mmHg）	6	肺小动脉楔压（PAWP, mmHg）	6
主动脉血氧饱和度（SaO₂, %）	97	主动脉血氧饱和度（SaO₂, %）	98
肺动脉收缩压/主动脉收缩压（Pp/Ps）	0.6	肺动脉收缩压/主动脉收缩压（Pp/Ps）	0.47
肺循环血流量/体循环血流量（Qp/Qs）	1	肺循环血流量/体循环血流量（Qp/Qs）	1
肺血管阻力（PVR, Wood）	6.64	肺血管阻力（PVR, Wood）	4.24
肺血管阻力/体循环阻力（Rp/Rs）	0.61	肺血管阻力/体循环阻力（Rp/Rs）	0.46

结构性心脏病心导管介入治疗

术适应证及手术时期。有肺血管反应阳性的证据和明显左向右分流的肺动脉高压患者建议介入/外科修补房间隔缺损。肺动脉高压的靶向药物治疗适用于具有不可逆性肺血管病史或不适合直接手术关闭房间隔缺损的患者，但术后高肺血管阻力患者也需要给予降低肺动脉高压的靶向药物治疗。

有些病例因各种因素，如合并肺动脉高压、右心室心肌病等导致右心房压与左心房压相当时，超声心动图在心房水平不能清晰显示分流信号，可能会导致漏诊，在心导管检查时出现以下情况，将有助于临床诊断：①右心房血氧含量高于上腔静脉1.9容积%或右心房血氧饱和度高于上腔静脉8%以上，或导管通过缺损的房间隔即可确诊；②导管通过缺损的部位如在心影的上方，且上腔静脉血氧饱和度增高或从右心房直接进入肺静脉，提示为上腔静脉型房间隔缺损；③如果导管在心影中部通过，可能提示卵圆孔未闭或继发孔型房间隔缺损；④如果导管通过的部位较低，在8~9胸椎水平，且较易进入左心室，则提示原发孔型房间隔缺损。

通过心导管检查可以测压及计算分流量，以了解肺动脉压力、缺损的分流量等。直接测量各腔室和血管的压力，可以直接判断压力是否异常或相邻管腔是否狭窄，在测压中如发现肺动脉与右心室间有20~30 mmHg的压差，提示有相对性肺动脉瓣/右心室流出道狭窄，超过40 mmHg以上，多为器质性狭窄。心输出量的计算需采用Fick法，各部位血液标本的采集需注意以下细节（图4-13）：①如果存在双向分流，肺静脉血标本的采集尽量在右上肺静脉，而不选用左肺静脉，避免右心房分流到左心房的血液对左肺静脉血液标本的干扰；②上

腔静脉血液的采集位置应在左、右锁骨下静脉汇聚部位与上腔静脉右心房入口之间；③下腔静脉血液采集部位应在肝静脉与下腔静脉右心房入口之间。

《2008年ACC/AHA成人先天性心脏病治疗指南》[5]建议明显左向右分流的肺动脉高压患者，在肺动脉收缩压/主动脉收缩压（Pp/Ps）< 2/3或者肺血管阻力/体循环阻力（Rp/Rs）< 2/3时可以考虑介入或手术修补房间隔缺损，或者患者对肺血管扩张剂有反应或者试封堵试验阳性者也可尝试关闭房间隔缺损（推荐类别Ⅱb，证据等级C），但对肺血管扩张剂有反应及试封堵试验阳性标准未明确定义。《2010年欧洲成人先天性心脏病治疗指南》[6]建议房间隔缺损相关性肺动脉高压患者，明显左向右分流且PVR < 5 Wood时不论是否合并临床症状，均建议关闭房间隔缺损（推荐类别Ⅰ，证据等级B）；在基线状态、急性肺血管扩张试验或者肺动脉高压靶向药物治疗后PVR > 5 Wood且Rp/Rs < 2/3或者Pp/Ps < 2/3，同时存在明显左向右分流（Qp/Qs > 1.5），也可以考虑关闭房间隔缺损（推荐类别Ⅱb，证据等级C）。

二、复杂性先天性心脏病

复杂性先天性心脏病常合并多个心腔内或血管间的异常通道，导致血流动力学的变化也与常见的左向右分流型先天性心脏病迥然不同。此类疾病的心导管检查目的是在明确心血管畸形的基础上，尽可能准确地分析血流动力学特点。本部分以右心室双出口为例，介绍心导管检查的操作要点及注意事项。

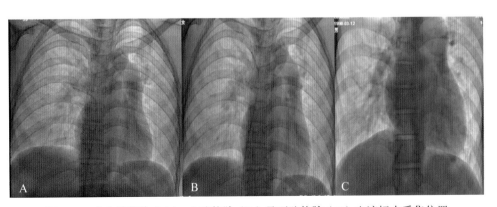

图4-13　右上肺静脉（**A**）、上腔静脉（**B**）及下腔静脉（**C**）血液标本采集位置

（一）临床资料

患者为 3 个月女婴，因"发现心脏杂音 1 个半月"入院。于出生后 42 天体检时发现轻微心脏杂音，平素易出汗，生长发育迟缓，就诊于当地某医院，查体发现心脏杂音增强，行心脏彩超检查示："复杂先心病，右心室双出口"。我院心脏彩超提示：右心室双出口，二尖瓣近闭锁，左心室发育不良，膜周部室间隔缺损（主动脉瓣下），肌部室间隔缺损，房间隔缺损（继发孔型），三尖瓣反流（中-重度），肺动脉高压（重度），永存左上腔静脉。查体：体温 36.9℃，脉搏 132 次 / 分，呼吸 36 次 / 分，血压 109/56 mmHg，体重 4.5 kg，身长 56 cm，末梢血氧饱和度 92%。神志清楚，呼吸稍平稳，四肢末梢及口唇未见明显发绀，颈软，颈静脉无怒张，双肺呼吸音清，未闻及干湿啰音，心界不大，心率 132 次 / 分，律齐，P2 亢进，胸骨左缘第 2 ～ 4 肋间闻及 3/6 级收缩期杂音，向心前区传导，腹平软，无压痛，肝右肋下 2 cm 触及，质软，无压痛，脾肋下未触及，无杵状指，双下肢无水肿，病理征未引出。

入院后行左右心导管检查，行心室造影检查（经股动脉穿刺口送入猪尾导管经主动脉瓣、室间隔缺损至右心室）明确诊断（图 4-14）。

明确诊断后行主肺动脉环缩术，术中测量肺动脉压 19/11 mmHg，主动脉压 74/39 mmHg。术后 1 年心导管检查复查，结果见表 4-7。

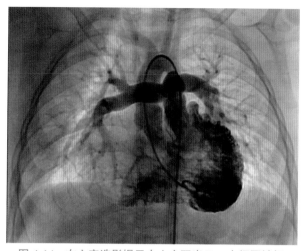

图 4-14　右心室造影提示右心室双出口、室间隔缺损

完善心导管检查后行左上腔静脉-肺动脉双向分流术（Glenn 术）。3 年后，拟行全腔肺动脉吻合术，再次行心导管检查，血流动力学资料见表 4-8，心血管造影结果见图 4-15。经严格血流动力学评

表 4-7　术后 1 年的血流动力学资料

参数	数值
肺动脉收缩压（mmHg）	21
肺动脉平均压（mmHg）	15
主动脉收缩压（mmHg）	82
右心房平均压（mmHg）	3
右心室平均压（mmHg）	32
肺循环血流量 / 体循环血流量（Qp/Qs）	1.7
肺血管阻力（Wood）	7

表 4-8　Glenn 术后 1 年血流动力学资料

参数	数值	参数	数值
肺动脉收缩压（mmHg）	15	肺循环总阻力（Wood）	1.54
肺动脉舒张压（mmHg）	12	肺小血管阻力（Wood）	0.12
肺动脉平均压（mmHg）	13	体循环阻力（Wood）	19.9
肺小动脉楔压（mmHg）	12	肺血管阻力 / 体循环阻力（Rp/Rs）	0.01
主动脉收缩压（mmHg）	91	肺循环血流量（L/min）	8.46
主动脉舒张压（mmHg）	55	体循环血流量（L/min）	3.21
主动脉平均压（mmHg）	73	有效肺循环血流量（L/min）	2.57
右心室收缩压（mmHg）	96	肺循环血流量 / 体循环血流量（Qp/Qs）	2.64
右心室舒张压（mmHg）	− 5	左向右分流量（L/min）	5.89
右心室平均压（mmHg）	30	心排血指数 [L/（min·m²）]	4.99

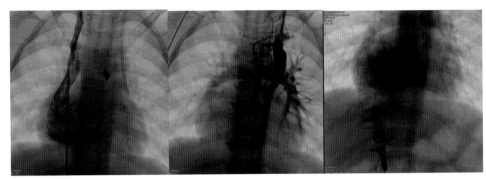

图 4-15 心血管造影提示左上腔静脉与肺动脉吻合口通畅，主动脉无明显侧支血管供应肺循环，下腔静脉无明显狭窄

估后行全腔静脉肺动脉连接术。术后患儿恢复良好，目前临床随访中。

（二）病例解析

本例是右心室双出口、室间隔缺损、房间隔缺损、左心室发育不良合并肺动脉高压的复杂先天性心脏病外科分期手术治疗的一个典型病例。由于超声心动图、心脏 CT/MRI 技术的逐步完善，即使复杂性先天性心脏病，这些无创技术也基本能满足诊断需求，心血管造影仅是无创影像学检查的一个补充，关键的是提供每次术前的血流动力学资料，为手术方式的选择提供重要的参考信息。尤其在行全腔静脉-肺动脉吻合术时，肺动脉压力及肺血管阻力是手术能否进行和预后是否良好的关键信息。同时行选择性的心血管造影，主要是明确 Glenn 术后上腔静脉与肺动脉吻合处是否会出现狭窄，肺动脉发育是否良好，下腔静脉是否通畅，房室瓣是否有反流。

三、心脏瓣膜疾病

临床常见的心脏瓣膜疾病包括二尖瓣狭窄 / 关闭不全、主动脉瓣狭窄 / 关闭不全、肺动脉瓣狭窄 / 关闭不全、三尖瓣狭窄 / 关闭不全，可以为单一或者多个瓣膜复合病变。随着介入心脏病学的发展，此类疾病的治疗从早期的完全外科开胸手术逐渐演变为经皮导管的介入治疗或者内外科镶嵌治疗。因超声心动图、心脏 CT/MRI 等无创影像学的快速发展，心导管检查在心脏瓣膜疾病诊疗中的价值主要是对血流动力学尤其是压力变化的检查。本部分以肺动脉瓣狭窄为例，解释心导管检查在心脏瓣膜疾病介入诊治中的应用。

（一）临床资料

患者，女性，59 岁。因反复活动后气促加重 1 年入院。入院查体：胸骨左缘第 2 肋骨处可闻及 3 级喷射性收缩期杂音，肺动脉瓣区第 2 心音减弱、分裂。心电图提示窦性心律，心脏彩超：右心室流出道内径正常，肺动脉及其分支内径正常。肺动脉瓣增厚、粘连、回声增强、开放受限，连续多普勒测定肺动脉跨瓣压差 87 mmHg。

应用右心导管测右心室及肺动脉压力（表 4-9），跨肺动脉瓣右心室压差 91 mmHg。右心室造影提示肺动脉瓣狭窄，测量肺动脉瓣环直径 20.7 mm。根据心导管检查结果和心血管造影诊断为先天性肺动脉瓣狭窄（重度）。有介入治疗指征，选择 26 mm 二尖瓣狭窄扩张球囊，使用 26 mm 直径扩张肺动脉瓣 1 次。测量右心室及肺动脉压力，跨肺动脉瓣右心室压差降至 34 mmHg。右心室造影提示肺动脉喷射征消失，肺动脉瓣扩张效果良好。

（二）病例解析

本例为成年患者，病变早期无明显症状，至

表 4-9 肺动脉瓣狭窄球囊扩张前后压力变化资料

mmHg	右心室		肺动脉	
	术前	术后	术前	术后
收缩压	115	64	24	30
舒张压	0	2	15	13
平均压	47	22	19	19

中年以后发病，表现为活动后气急。心脏超声图发现肺动脉瓣狭窄和右心室壁增厚，诊断上除频谱多普勒有肺动脉瓣口流速异常增快以外，还提示肺动脉瓣增厚和开放受限，肺动脉扩张。心导管检查和心血管造影可进一步明确诊断，且指导介入治疗完成并观察疗效。首先，根据肺动脉至右心室连续压力测定，表明狭窄部位在肺动脉瓣水平，排除瓣上和瓣下等混合性狭窄，且同时可评估肺动脉瓣狭窄程度。明确介入治疗的指征后，在有效的肺动脉瓣球囊扩张后，右心室压降低，同时肺动脉血流量增加导致肺动脉压力轻度升高，心导管测定肺动脉至右心室收缩压差为 34 mmHg，右心室造影提示肺动脉喷射征消失，均提示球囊扩张有效。

四、其他

随着结构性心脏病介入治疗技术的日新月异，此前只能外科手术治疗的一些结构性心脏病逐渐能用介入的方式解除结构性异常。在介入诊疗过程中，需要心导管检查提高准确的血流动力学资料和影像学支持。例如梗阻性肥厚型心肌病化学消融时，一方面在治疗前后需要监测左心室压力及主动脉压力的变化，另一方面需要通过选择性的冠状动脉造影，准确定位需要干预的血管，并观察术中无水酒精是否会溢出。在经皮主动脉瓣植入术时，需要严密监测左心室与主动脉压力的变化，了解主动脉瓣狭窄是否消除或主动脉瓣反流是否减轻，更重要的是需要通过主动脉造影，以明确主动脉瓣膜的定位是否合理以及对冠状动脉开口是否产生影响。尤其在一些复合型先天性心脏病"一站式"介入治疗时，需要通过影像学检查结果及不同部位的压力变化选择合理的治疗策略。

参考文献

［1］Levine GN，Bates ER，Blankenship JC，et al. 2011 ACCF/AHA/SCAI Guideline for Percutaneous Coronary Intervention：a report of the American College of Cardiology Foundation/American Heart Association Task Force on Practice Guidelines and the Society for Cardiovascular Angiography and Interventions. Circulation，2011，124：e574-651.

［2］张曹进. 心导管检查的临床应用及操作规范. 北京：人民卫生出版社，2017.

［3］Hoeper MM，Bogaard HJ，Condliffe R，et al. Definitions and diagnosis of pulmonary hypertension.JACC，2013，62：D42-50.

［4］Galiè，N；Humbert，M；Vachiery，JL，et al. 2015 ESC/ERS Guidelines for the diagnosis and treatment of pulmonary hypertension：The Joint Task Force for the Diagnosis and Treatment of Pulmonary Hypertension of the European Society of Cardiology（ESC）and the European Respiratory Society（ERS）：Endorsed by：Association for European Paediatric and Congenital Cardiology（AEPC），International Society for Heart and Lung Transplantation（ISHLT）. Eur Heart J，2016，37：67-119.

［5］Warnes CA；Williams RG；Bashore TM，et al. ACC/AHA 2008 Guidelines for the Management of Adults with Congenital Heart Disease：a report of the American College of Cardiology/American Heart Association Task Force on Practice Guidelines（writing committee to develop guidelines on the management of adults with congenital heart disease）. Circulation，2008，118：e714-833.

［6］Baumgartner H，Bonhoeffer P，De Groot NM，et al. ESC Guidelines for the management of grown-up congenital heart disease（new version 2010）. Eur Heart J，2010，31：2915-2957.

［7］中国医师协会心血管内科医师分会. 2015 年先天性心脏病相关性肺动脉高压诊治中国专家共识. 中国介入心脏病学杂志，2015，23：61-69.

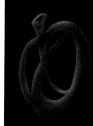

第二篇
先天性心脏病心导管介入治疗

5 胎儿先天性心脏病介入治疗现状与进展

（张智伟）

自20世纪80年代后期，随着超声心动图仪器及技术的发展，许多先天性心脏畸形已可在胎儿时期进行诊断。利用胎儿超声心动图检查在生前协助诊断胎儿心脏畸形，可指导孕母及家属的围产期管理以及对生产医院进行选择，使患儿在出生后可以得到及时的内、外科干预，提高了这类患儿出生后的存活率。虽然大部分先天性心脏病在胎儿时期不会对胎儿的生命造成威胁，但有部分疾病如主动脉瓣狭窄/左心发育不良综合征、肺动脉瓣狭窄/肺动脉瓣闭锁、限制性卵圆孔等，在胎儿时期可呈进展性发展，最终造成不可逆转的心血管系统损害，严重者可导致胎儿宫内死亡。自20世纪90年代初，有学者开始尝试进行胎儿心脏病的介入治疗，试图在这些不可逆的改变产生前对胎儿进行救治，缓解病情并争取生后的双心室矫治机会。

胎儿心脏介入手术是在胎儿时期专为复杂先天性心脏病胎儿所进行的一种充满技术挑战的介入手术。其适应证仅限于特定的几种先天性心脏病，如：危重主动脉狭窄伴进行性左心发育不良综合征（hypoplastic left heart syndrome，HLHS），肺动脉闭锁并室间隔完整（pulmonary atresia/intact ventricular septum，PA/IVS）伴进行性右心不良综合征，HLHS合并完整或限制性房间隔[1]。在这些高危胎儿中，病情可随孕周的增加而加重，若不在早期进行干预，可导致心血管系统的不可逆损害，甚至造成胎儿水肿、心力衰竭或宫内死亡。胎儿心脏介入手术可以缓解心脏梗阻并促进心室和心脏大血管的发育，改善生后结局，并避免可能存在的神经系统发育问题。

随着诊疗技术的发展以及多学科团队的组建，胎儿心脏介入手术的安全性和有效性已得到越来越多的胎儿医学及胎儿心脏病学家的认可，并在全世界多个心脏/妇儿中心得到开展。随着病例数及经验的增加，越来越多的证据显示胎儿心脏介入治疗可以缓解或改变疾病的进程，可作为一种挽救心室及心脏大血管发育的治疗方式[2]。

第一节　胎儿主动脉瓣球囊扩张术

胎儿主动脉瓣狭窄（aortic stenosis，AS）可以单发，也可合并二尖瓣畸形、左心室心肌疾病等问题。AS所包含的疾病谱广泛，最轻的仅需在出生后进行主动脉瓣球囊成形术，严重者在胎儿时期即可发展成 HLHS。严重的 AS 可以在任何孕周出现；出现得越早，特别是在孕早期或者孕中期即达到中-重度狭窄，越有可能发展成为 HLHS。在胎儿 AS 的患者中，主动脉瓣环可以是正常发育的，也可以是发育不良的；主动脉瓣瓣膜形态多样，包括三瓣、二瓣、单瓣。左心室不断地将血液从狭窄的主动脉瓣泵出，久而久之会导致左心室功能下降、左心室扩大及二尖瓣反流，同时心肌灌注量的减少会导致心肌坏死及生长停滞[3]。AS 同时可导致升主动脉、主动脉弓及降主动脉的发育不良，主动脉缩窄等疾病的发生。

在胎儿时期早期诊断 AS 的病例中，有一部分可通过胎儿心脏介入缓解瓣膜狭窄的程度，从而使左心室得到发育的机会，避免向 HLHS 进展，为出生后双心室矫治手术争取机会；与此同时，胎儿心力衰竭、水肿情况均可以得到缓解。另外，介入手术后，左心室前向血流增加、心室内压力的减低均可以提高冠状动脉的灌注血量，从而缓解心肌缺血损伤。

胎儿主动脉瓣球囊扩张术（fetal aortic valvuloplasty，FAV）在两种情况下可以考虑进行：危重 AS 合并进展性 HLHS，危重 AS 合并大量二尖瓣反流、巨大左心房及胎儿水肿[4-6]。危重 AS 的诊断标准是：在胎儿超声心动图下见肥厚、几乎不活动的主动脉瓣，彩色多普勒模式下仅见少量前向血流或湍流。值得注意的是，由于 AS 可导致左心室功能障碍，因此在多普勒模式下会低估跨瓣压差，故而左心室功能障碍不可作为选择 FAV 患者的标准。患有 AS 的胎儿若在中孕期的胎儿超声心动图中见到中-重度左心室功能障碍、主动脉横弓及卵圆孔水平的反向血流、二尖瓣血流频谱呈单峰，均提示进展性 HLHS。这类患者若左心室长径 Z 值≥-2，则可以在孕 30 周前接受 FAV[7]。在第二种情形中，尽管这些胎儿的左心室形态通常是正常的，但由于瓣膜狭窄和大量的二尖瓣反流，使得主动脉瓣前向血流减少，主动脉横弓出现反向血流、心力衰竭、水肿，且肺静脉和右心室受到压迫。作为降低胎儿死亡率的"补救"措施，可以考虑在 30～34 周进行主动脉瓣成形术及房间隔造口术（巨大左心房及肺血管减压）[8]。

FAV 在局部麻醉或者全身麻醉下进行。穿刺针在超声监测下通过穿刺母亲腹壁从而进入羊膜腔，通过穿刺胎儿胸腔进入左心室，此后采用冠状动脉球囊对狭窄的主动脉瓣进行扩张，球囊-瓣环径比值通常在（0.8～1.37）:1，此时 FAV 的安全率及成功率最高[10]（图 5-1）。在球囊扩张后，如果能在超声监测下探及跨主动脉瓣膜的前向血流则说明手术技术成功；主动脉瓣反流也可作为 FAV 有效扩张主动脉瓣的标志。术中若无法通过经腹部超声心动图获得高质量的图像监测，可以尝试剖腹术或使用胎儿镜以获得最佳的图像。

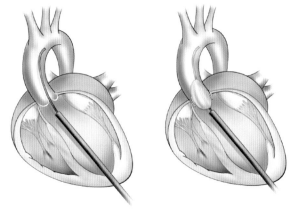

图 5-1　穿刺针经心尖穿刺后，通过导丝将球囊置于主动脉瓣环处进行主动脉瓣球囊成形术[9]

在 FAV 中，由于胎儿心包积血、心动过缓导致胎儿血流动力学不稳定很常见。在心包积液/心包积血对心脏持续性外压造成心动过缓前，应及时进行心包引流。其他影响因素包括胎儿和母亲的麻醉、手术操作的机械性刺激等。

在术后的随访过程中，我们需注意胎儿左心室功能及形态的发育情况。通常，成功施行 FAV 的胎儿在出生前都可探及较为满意的主动脉瓣前向血流。在出生后，最亟待回答的问题是：左心室自身是否可以承受整个体循环的心输出量。回答这个问题需要综合考虑左心室的形态及功能、二尖瓣和主动脉瓣形态、主动脉横弓以及动脉导管的血流模式等问题，以协助制订出对每个患者最好的治疗方案。对于各项指标处于临界值的患儿，可考虑进行分期的左心室锻炼手术，而非在新生儿期进行双心室循环手术，这样可使左心室有更多的时间得到充足锻炼并促进其发育，使之经过渡阶段后可以承受体循环压力。在成功进行FAV的胎儿中，有30%可在新生儿期进行双心室手术，通常，这些患者的左心室长轴Z值＞0，左心室横轴Z值＞0，主动脉瓣瓣环径Z值＞3.5，二尖瓣瓣环径Z值＞2，由于二尖瓣反流导致左心室高压、主动脉瓣狭窄且最大跨瓣压差≥20 mmHg，并有轻度的心内膜弹力纤维增生[11]。另外，主动脉瓣前向血流的增加在理论上可以减少由主动脉横弓反向血流导致的神经系统发育异常的出现[5-6]。

波士顿儿童医院从2000年3月至2013年1月进行最初100例FAV患者的回顾性分析中指出[12]，77例获得技术成功（45%得到双心室矫治；其中70例存活至出生的患儿有50%得到双心室矫治），

11例在FAV操作后宫内死亡，1例在FAV失败后母亲选择终止妊娠。38例胎儿在出生后获得了双心室循环矫治［31例在一开始便进行双心室手术；7例首先进行了1期手术，之后再次接受双心室手术；这些患者中92%（35例）FAV技术上成功］。这些患者在术后1年的总体存活率为80%±4%，5年总体生存率为75%±5%。平均时长为5.4年的随访中，接受双心室循环矫治的患者96%±4%在5年内没有心源性死亡，10年时为84%±12%没有心源性死亡，均比HLHS的患者好（log-rank P = 0.04）。在最近的超声心动图检查中，这些患者左心室舒张末容量的平均Z值为＋1.7（－1.3至＋8.2），其中80%的患儿射血分数正常。

第二节　胎儿肺动脉瓣球囊扩张术

肺动脉闭锁合并室间隔完整（pulmonary atresia with an intact ventricular septum，PA/IVS）为肺动脉瓣的非均质性损伤，其特点是右心室流出道与肺动脉总干交通的缺失。胎儿时期PA/IVS患者的右心室形态多样，右心室可以正常大小，也可以是发育不良并缺乏右心室流出道，同时也可出现异常的右心室-冠状动脉交通。在后者，右心室发育不良可归咎于右心室室壁极度肥厚导致右心室流出道的梗阻。当孕中期和孕晚期观察到右心变小时，在剩余的孕周中右心系统将呈继续变小的趋势，最终导致右心发育不良。严重的肺动脉瓣狭窄可以进展为完全闭锁。

在胎儿期诊断PA/IVS相对容易，尽管肺动脉瓣闭锁和危重肺动脉瓣狭窄有时难以区分，但由于二者的相似性，这并不影响产前或产后的治疗。对于此病，胎儿超声心动图要求获得相关的生物学指标包括心胸比率、瓣膜和心室腔大小、右心和左心大小的比例、瓣膜和心室的Z值、心脏瓣膜和心房水平的血流动力学状态、胎儿脐动脉和静脉导管血流状态、动脉导管的形态、血流方向以及血流速度等。在评价PA/IVS或危重肺动脉瓣狭窄合并室间隔完整（critical pulmonary stenosis with an intact

ventricular septum，CPS/IVS）时，除了评估肺动脉瓣膜形态和瓣叶发育程度，还需要仔细评估右心室形态以及肥厚程度，特别是在瓣膜下狭窄时需注意右心室流出道狭窄，这在1/3的病例中可以见到，目前认为可能是继发于心室肥厚。通常，三尖瓣与右心室腔的大小相适应，但也可合并三尖瓣发育不良。三尖瓣严重发育不良导致的三尖瓣关闭不全是继发于右心室超负荷的右心室发育潜在可靠指标，但是大量的三尖瓣反流可以导致右心室的负性重塑[13]。同时，若出现低速三尖瓣反流，则意味着右心室压力低，提示严重的心肌病变。肺动脉通常由逆向灌注的动脉导管供血，大小及形态可为正常。在1/3的PA/IVS患者身上可见窦状隙开放[14]。同时，不能忽略对左心室腔的评估，极少数患儿可合并主动脉瓣发育不良或主动脉瓣上狭窄，这些合并畸形都会影响疾病的预后。

胎儿三尖瓣和肺动脉瓣Z值可用于预测胎儿生后的双心室手术或单心室手术。Gardiner等的研究[15]认为三尖瓣Z值是一个很好的预测指标，但最好的预测生后双心室矫治的指标是：肺动脉瓣Z值＞－1，23周前三尖瓣平均Z值≥－3.4，26周前三尖瓣平均Z值＞－3.95。在26～31周

时联合运用肺动脉瓣平均 Z 值以及三尖瓣 / 二尖瓣瓣环比值的均值，在 31 周后联合运用平均三尖瓣 Z 值以及平均三尖瓣 / 二尖瓣瓣环比值，也可对生后是否可进行双心室矫治进行预判。右心房压力评分以及冠状动脉瘘的存在也是很好的独立预测因子：右心房压力评分＞ 3 则预测可以施行双心室矫治，而若探及肺动脉–心室瘘则只能进行单心室手术。

不同中心对所采用的评价指标不尽相同，同样的，胎儿肺动脉瓣球囊扩张术（fetal pulmonary valvuloplasty，FPV）的适应证也没有统一的标准。各中心根据各自的经验、专家的水平以及合作能力、器械的适合程度等因素进行患者的选择。FPV 的最佳治疗对象为仅在肺动脉瓣水平有狭窄，右心室发育不良仍可探及，同时右心室流出道发育良好。禁忌证包括肺动脉瓣瓣膜以及右心室流出道的其他畸形、其他的心脏畸形以及心外畸形、染色体异常以及双胎妊娠。右心室流出道闭锁或者近闭锁也是禁忌证，因为此时没有足够的空间可供操作进行。窦状隙开放以及双胎妊娠同样也是禁忌证。

胎儿 PA/IVS 或 CPS/IVS 的自然进展、新生儿期预后指标的评价以及出生后矫治方案仍处于不断的探索之中。对于右心系统持续性发育迟缓甚至停止的患儿，FPV 可以使右心室以及肺血管床获得继续发育的机会，力争在出生后可以进行双心室循环的矫治手术[16]。在某些病例中，FPV 同时也可以逆转胎儿水肿，避免胎儿宫内死亡[17]。通常，胎儿肺动脉瓣球囊扩张术在局部麻醉或者全身麻醉下进行。胎儿可通过肌内注射芬太尼、阿托品等药物进行麻醉，防止因操作等刺激导致的心动过速发生。在超声的引导下，经母亲腹壁穿刺后将穿刺针进入羊膜腔，当穿刺针穿过闭锁的肺动脉

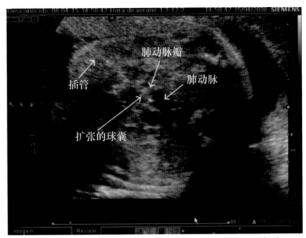

图 5-2 冠状动脉球囊用于扩张胎儿肺动脉瓣[18]

瓣后，使用球囊对肺动脉瓣进行扩张（图 5-2）。

对来自奥地利 Linz 的 Tulzer 和 Arzt 医师所进行的 FPV 的术后即时效果和结局进行回顾[19]，在 23 例胎儿中共进行了 25 次 FPV，其中 15 例为 PA/IVS，8 例为 CPS，23 例胎儿均存活至出生，其中 6 例早产。在 17 例技术成功的病例中，所有的指标在术后即刻均有明显改善，最明显的改善是三尖瓣流入时间，从时间较短的单峰血流频谱变成较长的双峰血流频谱，同时，三尖瓣反流减少。但即使是在最成功的病例中，仍存在跨肺动脉瓣的压力阶差。2 例在新生儿期死亡的病例均为早产病例，1 例合并 CHARGE 综合征，在 33 周早产放置 BT 分流管道后由于血流动力学不稳定而死亡；另一例在 30 ＋ 4 周早产并在出生后进行了成功的介入手术，右心室发育及肺动脉瓣发育良好，但患者在术后发生了严重的小肠坏死性炎症并在肠道广泛切除术后死亡。在剩余的 21 例病例中，15 例进行了双心室矫治，3 例为一个半心室矫治，3 例还未确定。在平均 1.63 年的随访（0.1 ～ 16.36 年）中，患儿出生后 1 年的存活率为 90.2%。

第三节 胎儿房间隔造口术

在正常的胎儿循环中，富含氧气的脐带血流通过卵圆孔进入左心系统，从而供应全身。当房间隔完整或者呈限制性时，血液从右心房进入左心房的通道受阻或完全被堵死，左、右心房之间

沟通的缺失阻碍了含氧量高的血液从胎盘经左心进入升主动脉以及体循环，是胎儿期最致命的疾病，可导致左心房血流方向的改变以及左心腔的重塑。在这类患儿中，左心室通常很小且发育不良，二尖瓣器发育欠佳，可合并心内膜弹力纤维增生及主动脉发育不良，最终进展为 HLHS。在 HLHS 的胎儿中，25% 合并限制性卵圆孔，约 6% 房间隔完整[20]，而在病例解剖中，完整的房间隔仅占 1%[21]。此外，胎儿期完整或限制性的房间隔还可导致胎儿非免疫性水肿、宫内窘迫，继发的肺部异常发育表现为先天性肺囊性淋巴管扩张以及肺静脉肌化，而这个情况在出生后无法逆转，影响出生后的存活率。

心房水平交通口直径＜ 1 mm 且血流动力学和解剖改变提示出生后需紧急行左心房解压的 HLHS 胎儿可考虑行胎儿房间隔造口术。目前，胎儿期人为制造房间隔缺损的方法包括球囊扩张、支架植入、射频打孔或者激光打孔。房间隔射频

打孔或激光打孔只能在房间隔上产生一个很小的通道，此通道在术后很快就会闭合。因此，目前推荐的可以使房间隔保持开放至出生的方法是球囊房间隔造口术或者支架植入术。2008 年波士顿中心报道了最大一组的胎儿房间隔球囊扩张术[22]，在 21 个尝试球囊扩张的病例中，19 例技术成功，胎儿并发症包括心动过缓、心包或胸腔积液。但是，经过胎儿房间隔球囊扩张术的孩子在出生后长期存活率与仅在出生后进行房间隔介入手术的新生儿相同。在一些房间隔厚且为肌性组织的病例中，单纯进行球囊房间隔造口术则其房间隔交通口仍不能长时间维持，因此需要放置支架，但是支架植入较球囊造口难度明显增加，其并发症的风险也相应增高，尤其是支架栓塞 / 血栓形成的风险。在多伦多中心完成的 8 例支架植入（图 5-3），7 例技术成功的病例中，1 例支架栓塞，1 例血栓形成[23]；波士顿中心完成的 9 例中，4 例技术成功，3 例出现血栓[24]。

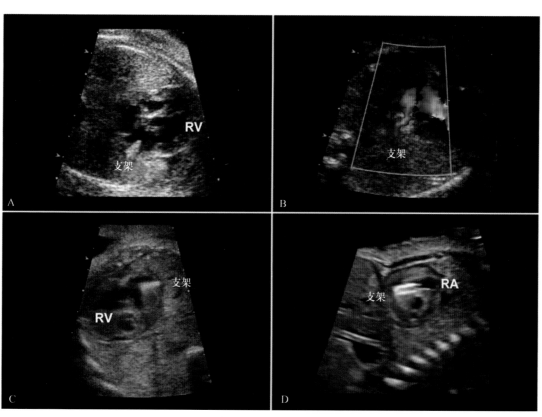

图 5-3　房间隔支架放置后的超声图像

第四节 胎儿心脏介入治疗在我国的发展现状

目前，我国一共完成 5 例胎儿心脏宫内介入治疗手术，均由来自广东省人民医院的由多学科专家组成的团队共同完成。第一例在 2016 年 9 月进行，胎儿诊断为 PA/IVS，经 FPV 治疗后，肺动脉瓣开放情况及右心室发育情况明显改善（图5-4），患儿在出生后首先进行了改良 B-T 分流术，约 1 岁的时候完成双心室循环矫治手术。此后，该团队又成功完成了 4 例 FPV，诊断均为 CPS/IVS。在这 5 例病例中，所有病例在术中均出现心率减低以及心包积液，撤出操作器械并停止操作、

经母体注射肾上腺素后心率可恢复，心包积液在术后 1～2 天可自行吸收。第 1 例和第 3 例在手术过程中因胎位、穿刺路径以及心律、心率等问题在一次尝试时无法顺利进行 FPV，但均在第二次尝试时成功。第 2、3 例患儿在出生后重新完善超声心动图的评估，并在新生儿期进行了肺动脉瓣球囊扩张术，术后随访结局良好，肺动脉瓣开放情况及右心室发育情况良好（图5-5）。第 4、5 例刚刚出生，目前新生儿仍在密切监测中，手术术式及时机待定。

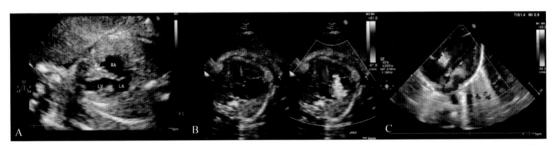

图 5-4 FPV 术前右心室发育不良（**A**），经 FPV 后右心室发育得到改善（**B**），出生后右心室纵径接近左心室纵径，提示右心室发育良好（**C**）

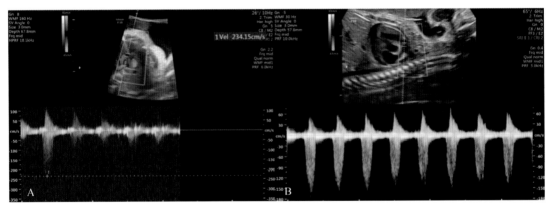

图 5-5 肺动脉瓣环处血流频谱

A. 术前肺动脉瓣环处仅于部分心动周期可测得前向血流；**B**. 胎儿肺动脉瓣球囊扩张术后肺动脉瓣环处血流明显增多且流速减低

参考文献

［1］McElhinney DB，Tworetzky W，Lock JE. Current status of fetal cardiac intervention. Circulation，2010，121（10）：1256-1263.

［2］Yuan SM，Humuruola G. Fetal cardiac interventions：

clinical and experimental research. Postepy Kardiol Interwencyjnej，2016，12（2）：99-107.

［3］Simpson JM，Sharland GK. Natural history and outcome of aortic stenosis diagnosed prenatally. Heart，1997，77（3）：205-210.

［4］McElhinney DB，Tworetzky W，Lock JE. Current

status of fetal cardiac intervention. Circulation, 2010, 121 (10): 1256-1263.

[5] Pedra SF, Peralta CF, Pedra C. Future Directions of Fetal Interventions in Congenital Heart Disease. Interv Cardiol Clin, 2013, 2 (1): 1-10.

[6] Pedra SR, Peralta CF, Crema L, et al. Fetal interventions for congenital heart disease in Brazil. Pediatr Cardiol, 2014, 35 (3): 399-405.

[7] Makikallio K, McElhinney DB, Levine JC, et al. Fetal aortic valve stenosis and the evolution of hypoplastic left heart syndrome: patient selection for fetal intervention. Circulation, 2006, 113 (11): 1401-1405.

[8] Butera G, Cheatham J, PedraCA, et al. Fetal and Hybrid Procedures in Congenital Heart Diseases. Switzerland: Springer, 2016: 46-47.

[9] Emery SP, Kreutzer J, McCaffrey FM, et al. The learning curve for a fetal cardiac intervention team. Minim Invasive Surg, 2010, 2010: 674185.

[10] Gardiner HM. Progression of fetal heart disease and rationale for fetal intracardiac interventions. Semin Fetal Neonatal Med, 2005, 10 (6): 578-585.

[11] McElhinney DB, Marshall AC, Wilkins-Haug LE, et al. Predictors of technical success and postnatal biventricular outcome after in utero aortic valvuloplasty for aortic stenosis with evolving hypoplastic left heart syndrome. Circulation, 2009, 120 (15): 1482-1490.

[12] Freud LR, McElhinney DB, Marshall AC, et al. Fetal aortic valvuloplasty for evolving hypoplastic left heart syndrome: postnatal outcomes of the first 100 patients. Circulation, 2014, 130 (8): 638-645.

[13] Gomez ME, Herraiz I, Mendoza A, et al. Fetal intervention in right outflow tract obstructive disease: selection of candidates and results. Cardiol Res Pract, 2012, 2012: 592403.

[14] Kipps AK, Powell AJ, Levine JC. Muscular infundibular atresia is associated with coronary ostial atresia in pulmonary atresia with intact ventricular septum. Congenit Heart Dis, 2011, 6 (5): 444-450.

[15] Gardiner HM, Belmar C, Tulzer G, et al. Morphologic and functional predictors of eventual circulation in the fetus with pulmonary atresia or critical pulmonary stenosis with intact septum. J Am Coll Cardiol, 2008, 51 (13): 1299-1308.

[16] Tulzer G, Arzt W, Franklin RC, et al. Fetal pulmonary valvuloplasty for critical pulmonary stenosis or atresia with intact septum. Lancet, 2002, 360 (9345): 1567-1568.

[17] Galindo A, Gutierrez-Larraya F, Velasco JM, et al. Pulmonary balloon valvuloplasty in a fetus with critical pulmonary stenosis/atresia with intact ventricular septum and heart failure. Fetal Diagn Ther, 2006, 21 (1): 100-104.

[18] Gomez M E, Herraiz I, Mendoza A, et al. Fetal intervention in right outflow tract obstructive disease: selection of candidates and results. Cardiol Res Pract, 2012, 2012: 592403.

[19] Tulzer A, Arzt W, Gitter R, et al. Immediate effects and outcome of in-utero pulmonary valvuloplasty in fetuses with pulmonary atresia with intact ventricular septum or critical pulmonary stenosis. Ultrasound ObstetGynecol, 2018, 52 (2): 230-237.

[20] Rychik J, Rome JJ, Collins MH, et al. The hypoplastic left heart syndrome with intact atrial septum: atrial morphology, pulmonary vascular histopathology and outcome. J Am Coll Cardiol, 1999, 34 (2): 554-560.

[21] Bharati S, Lev M. The surgical anatomy of hypoplasia of aortic tract complex. J Thorac Cardiovasc Surg, 1984, 88 (1): 97-101.

[22] Marshall AC, Levine J, Morash D, et al. Results of in utero atrial septoplasty in fetuses with hypoplastic left heart syndrome. Prenat Diagn, 2008, 28 (11): 1023-1028.

[23] Chaturvedi RR, Ryan G, Seed M, et al. Fetal stenting of the atrial septum: technique and initial results in cardiac lesions with left atrial hypertension. Int J Cardiol, 2013, 168 (3): 2029-2036.

[24] Kalish BT, Tworetzky W, Benson CB, et al. Technical challenges of atrial septal stent placement in fetuses with hypoplastic left heart syndrome and intact atrial septum. Catheter Cardiovasc Interv, 2014, 84 (1): 77-85.

6 动脉导管依赖性先天性心脏病的诊断与治疗

（朱　玲　王慧深）

先天性心脏病是临床上最常见的出生缺陷，发生率约6‰～8‰，而动脉导管依赖的先天性心脏病并不常见，其属于复杂先天性心脏病范畴。患此类疾病的患者往往在新生儿期就由于胎儿循环至出生后循环的转变而发生了严重的体循环或肺循环系统受累，其生存必须依赖于各种体肺分流，尤其依赖动脉导管的开放才能维持适合的体循环及肺循环。这种依赖动脉导管维持循环的先天性心脏病统称为"动脉导管依赖性先天性心脏病"。患有动脉导管依赖性先天性心脏病的新生儿，出生后早期可无明显症状，其临床体征也较为隐匿，因此临床上对具有此类心脏疾患的新生儿早期漏诊率可高达25%以上，但在随后的生长过程中随其肺血管阻力的突然下降及肺血流量的显著增加及导管收缩闭合，症状也会随之出现。比如：出生后数小时或数日出现导管收缩，患儿出现重度发绀、休克、酸中毒或循环衰竭，即处于死亡的高危状态中，高达40%未进行治疗的患儿在出生后6周随访前已出现明显症状或死亡。因此，出生后早期诊断及治疗在防止新生儿伴有此类疾病导致的致命损伤方面具有重要意义。本章重点阐述动脉导管依赖性先天性心脏病的血流动力学情况、临床特点、诊断及治疗以及最新的介入辅助治疗及其重要意义，旨在协助介入及儿科医师在日后临床工作中做出正确决策。

一、临床分类

（一）动脉导管依赖的肺循环先天性心脏病

因出生后血液循环发生了变化，肺动脉参与肺循环的血流主要由通过动脉导管从体循环（主动脉）向肺循环（肺动脉）提供，肺循环血流量减少，故此类疾病临床上多表现为严重发绀。动脉导管依赖的肺循环先天性心脏病通常具有右心系统梗阻或右向左分流病变，如法洛四联症（Tetralogy of Fallot，TOF）的严重类型、室间隔完整的肺动脉闭锁（intect ventricular septum with pulmonary atresia，PA/IVS）、室间隔完整的重度肺动脉瓣狭窄（intect ventricular septum with severe pulmonary valvular stenosis，severe PVS/IVS）、室间隔缺损的肺动脉闭锁（ventricular septal defect with pulmonary atresia，PA/VSD）、重度三尖瓣下移畸形（Ebstein anomaly）、右心室或三尖瓣发育不良以及伴有重度肺动脉瓣狭窄或肺动脉闭锁的其他复杂先天性心脏病。在重度肺动脉瓣狭窄或法洛四联症病例中，右心室仅有少量前向血流进入肺动脉，通过动脉导管流入肺动脉的血流对于维持循环起着极其重要的作用。伴有室间隔缺损（ventricular septal defect，VSD）或完整室间隔的肺动脉闭锁患儿，假如在胎儿出生前未建立足够的体肺侧支循环，则经动脉导管血流显得至关重要。如三尖瓣下移畸形伴有重度三尖瓣关闭不全或三尖瓣发育不良的新生儿，因其肺血管阻力高，收缩期右心室难以产生足够压力，前向血流未能使肺动脉瓣充分开启，肺血少，大部分血流经过房间隔缺损或卵圆孔未闭出现右向左分流，导致患儿易表现为严重青紫（图6-1）。

（二）动脉导管依赖的体循环先天性心脏病

此类疾病因出生前体循环血流主要由肺动脉

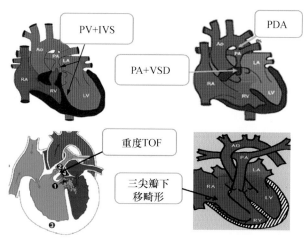

图 6-1　动脉导管依赖的肺循环先天性心脏病示意图

PA + IVS：室间隔完整的肺动脉闭锁；PA + VSD：伴有室间隔缺损的肺动脉闭锁，PDA：动脉导管未闭，TOF：法洛四联症

（肺循环）通过动脉导管流入主动脉（体循环），当出生后动脉导管收缩或关闭时，临床上患儿可出现明显体循环血流量不足的表现，如低血压、休克或循环衰竭等。其包括多种左心系统梗阻疾病，如左心发育不良综合征（hypoplastic left heart syndrome，HLHS）、重度主动脉瓣狭窄（aortic stenosis，AS）或主动脉缩窄（coarctation of aorta，CoA）、主动脉弓离断（interrupted aortic arch，IAA）或其他伴有左心系统梗阻的复杂先天性心脏病。因该疾病患儿需要以动脉导管开放来维持全身或下半身血流灌注，倘若出现动脉导管收缩，患儿则可出现全身灌注减少、外周动脉搏动减弱以及进行性酸中毒、少尿甚至无尿等情况（图 6-2）。

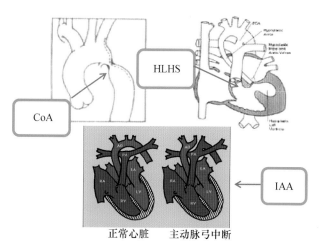

正常心脏　　主动脉弓中断

图 6-2　动脉导管依赖的体循环先天性心脏病

CoA：主动脉缩窄，HLHS：左心发育不良综合征，IAA：主动脉弓离断

（三）其他动脉导管依赖性先天性心脏病

此类最常见的疾病为完全性大动脉转位（complete transposition of great arteries，TGA），系指两条大动脉与心室连接不一致，主动脉出自右心室，肺动脉出自左心室，导致体静脉的回心血液又到体循环，而经过肺循环的血液再流入肺循环形成无效循环。完全性肺静脉异位引流（total anomalous pulmonary venous return，TAPVR）指应流入左心房的所有肺静脉血未流入左心房，而经过另一种渠道流入右心房。在此类青紫型先天性心脏病中，倘若无大房间隔缺损或室间隔缺损来进行足够的心房水平或心室水平混合，患儿可出现严重青紫，所以此时必须依赖动脉导管开放来维持循环（图 6-3）。

根据以上不同分类，临床上新生儿出生后常伴有发绀、持续性气促或呼吸困难、酸中毒等表现。

二、临床特点

（一）发绀

无论何种类型动脉导管依赖性先天性心脏病的新生儿，在房、室间隔完整或限制性房、室间隔缺损情况下，血液无法实现充分混合，就可表现为明显发绀。能否正确区分发绀的类型在临床上至关重要，发绀由其病理生理机制不同可分为周围性发绀和中心性发绀两类。周围性发绀患儿通常四肢末端青紫而伴有正常动脉血氧饱和度，感染、寒冷、休克、低心排血量、低血糖或代谢紊乱是导致周围性发绀的常见诱因。中心性发绀的患儿则出现肢端、口唇、结膜等部位青紫同时

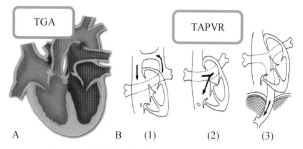

图 6-3　其他动脉导管依赖性先天性心脏病

A. 完全性大血管转位（TGA）；**B.** 完全性肺静脉异位引流（TAPVR）的三个类型

伴有动脉血氧饱和度的下降，但中心性发绀必须与红细胞增多症的新生儿相鉴别。另一方面，中心性发绀中起源于肺部疾病的发绀，当新生儿出现哭闹时发绀会有所减轻，而动脉导管依赖性先天性心脏病患儿哭闹通常可使发绀进行性加重，因此早期及时鉴别不同病因发绀对临床治疗有确定性的指导意义。

（二）持续性气促或呼吸困难

动脉导管依赖的体循环先天性心脏病由于肺循环血流增多，大多数都有气促或呼吸困难症状，也伴有喂养困难、易激惹和处于垂危状态。刚出生时，由于肺动脉阻力尚未迅速下降，患儿可不表现出临床症状；而随着肺动脉压力的下降，患儿可逐渐出现呼吸频率＞60次/分的明显气促。大多数动脉导管依赖的完全性肺静脉异位引流，尤其是伴有肺静脉回流障碍的心下型完全性肺静脉异位引流，发绀及呼吸困难更常见。而其他动脉导管依赖的体循环先天性心脏病一般无临床可见的发绀，但通常有气促及明显呼吸困难症状。

（三）体循环低灌注、休克或循环衰竭

出现体循环低灌注、休克或循环衰竭症状的常见先天性心脏病多为左心系统梗阻性病变，如左心发育不良综合征、重度主动脉瓣狭窄或主动脉缩窄和主动脉弓离断等。患有上述动脉导管依赖的体循环先天性心脏病新生儿，随着动脉导管关闭，出现进行性加重的呼吸困难、皮肤湿冷、花斑纹，由于机体严重灌注不足所致酸中毒、休克、少尿、多器官功能障碍等病理生理机制，最终导致循环衰竭。此外，尽管患有体循环梗阻性疾病的婴儿通常存在心脏杂音或脉搏细弱等体征，但详细的病史询问或体格检查却无法提高临床检出率，早期明确诊断还是要依赖于尽早进行的超声心动图。胸部X线以及心电图检查、各种实验室检查对于此类疾病与其他急诊情况（如新生儿感染、脑膜炎、低血糖、代谢紊乱等）相鉴别也具有重要意义。

三、诊断

（一）血氧饱和度监测

血氧饱和度监测是既简便又常用于先天性心脏病的首选诊断手段[1-2]。最先由de-Wahl Granelli等在1995年报道并指出新生儿出院前进行血氧饱和度监测可以使动脉导管依赖性先天性心脏病的诊断率提高至92%，尽管血氧饱和度监测的敏感性有限，尚不足以使其成为唯一诊断手段，但由于其价廉、易操作的特点，结合体格检查，可有效地协助早期发现问题并降低临床漏诊率及死亡率。de-Wahl Granelli等进行的研究表明，5例漏诊病例均为主动脉弓梗阻性病变，而该类动脉导管依赖的体循环先天性心脏病患儿其差异性发绀则为具有重要鉴别意义的临床体征。因此，我们认为常规进行四肢血氧饱和度监测对于避免临床漏诊动脉导管依赖的体循环先天性心脏病是非常有必要的。中国儿科医学会已经建议并在所有新生儿机构推广如下措施：目前采纳复旦附属儿科医院的模式，对新生儿常规进行听诊结合经皮血氧饱和度的监测，可以在新生儿早期诊断出98%以上的先天性心脏病患者[3]。

（二）心电图

所有类型的动脉导管依赖性先天性心脏病患者均具有其典型的心电图表现。心电图可表现为电轴右偏、右心室肥厚，偶可伴有右心房肥大。然而这些表现并不具有诊断特异性，故心电图检查尽管容易实施，但除了其在心律失常诊断上的重要价值之外，一般情况下其临床意义却较为有限。但在肺动脉闭锁和左心系统梗阻性病变出现严重发绀的患儿，当出现缺氧、酸中毒、休克、少尿、电解质紊乱等病理情况时，可诱发心脏传导阻滞、心动过缓或心动过速等各种类型心律失常，因此心电图检查可以协助医师及时发现危及生命的心律失常情况，并及时采取有效的治疗手段纠正机体内环境。

（三）胸部X线检查

虽然某些特殊的复杂先天性心脏病在心影上

有特殊表现，比如完全性肺静脉异位引流心上型的"雪人"心，完全性大动脉转位的"蛋型"心，法洛四联症的"靴型"心等，但是很多时候在新生儿早期这些特征还来不及表现出来，而且往往心影上方的胸腺影会干扰对整个心影形态的观察。但是对于动脉导管依赖的肺循环先天性心脏病和伴重度肺动脉狭窄的完全性大血管转位，通常胸部 X 线检查提示正常或肺循环血流减少。伴有共同肺静脉干及垂直静脉有梗阻的完全性肺静脉异位引流可出现肺充血或肺水肿等特征性胸片表现，但临床上仍需要与肺炎、胎粪吸入及早期肺气肿等肺实质性病变相鉴别。动脉导管依赖的体循环先天性心脏病和无肺动脉狭窄的完全性大血管转位多表现出严重肺循环充血情况。

（四）超声心动图

对于先天性心脏病而言，超声心动图是最有价值的诊断手段，它具有非侵入性、易获取、可重复性强、高效等显著优点，可用于早期疾病诊断及排他性诊断。通过二维超声心动图获取各种常规切面包括剑下长短轴、心尖四腔心、胸骨旁长短轴切面及胸骨上窝切面等，可详尽了解心脏大血管解剖情况，通过 M 型超声可对心脏进行各腔室大小、室壁厚度、收缩功能等的判断，脉冲或连续多普勒技术可通过测定瓣膜狭窄病变或反流血流速度估测压力阶差，多种多样的多普勒波形和彩色血流图谱可评估不同的心脏异常生理状况，并可以动态观察动脉导管的开放与维持血流

情况（图 6-4）。

（五）CT 和 MRI 检查

近年来，CT 和 MRI 越来越成为不可取代的最受心儿科和心外科医师青睐的检查手段。对于动脉导管依赖性先天性心脏病，它比心脏彩超可提供更详细的肺动脉及分支肺动脉、主动脉弓、动脉导管、主动脉-肺动脉侧支连接、肺静脉及冠状动脉走行情况。尤其增强 MRI 或薄层 CT 血管造影三维重建技术可为各种复杂先天性心脏病提供各种心外血管结构及走行的关键信息。虽然 Sarikouch[4] 等认为心血管 MRI 检查在儿科心脏重症监护治疗病房（PCICU）患儿中可在无明显影响血流动力学基础上安全实施，但因其检查时间较长，重症患儿不易在床边获取资料，目前在常规检查中仍受限制。

四、治疗原则

（一）内科治疗

往往这一类患儿出生后会逐渐出现呼吸急促、呼吸困难、喂养困难、发绀、酸中毒、心力衰竭、休克等严重的临床表现和不稳定的生命体征，急需进入重症监护室［重症监护治疗病房（ICU）、新生儿重症监护治疗病房（NICU）］，在严密的监护条件下开始治疗。

1. 静滴前列腺素 E1

对疑患有动脉导管依赖性先天性心脏病，临床表现为休克或重度发绀的新生儿，即使心脏儿

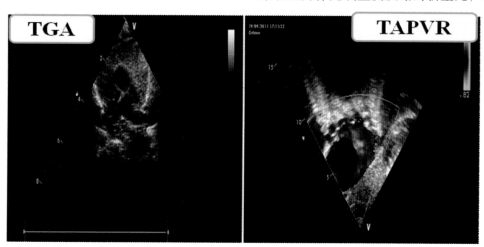

图 6-4　完全性大血管转位（TGA）和心内型完全性肺静脉异位引流（TAPVR）的超声心动图典型特征

科医师尚未给出明确诊断，首要处理必须包括基础、高级生命支持以及前列腺素 E1 静滴以维持动脉导管开放。治疗过程中应注意观察心脏杂音、外周动脉搏动变化情况，倘若处理后患儿出现心脏杂音增强、发绀减轻，提示心脏疾患可能为动脉导管依赖的肺循环先天性心脏病、完全性大血管转位或完全性肺静脉异位引流等；假如出现脉搏增强，则提示可能为动脉导管依赖的体循环先天性心脏病。而对于不伴有心脏杂音、外周动脉搏动正常的发绀患儿，虽然目前对此临床情况尚存争议[5]，但在转院过渡期间暂不给予前列腺素 E1 静滴可能更适宜。对于梗阻性完全性肺静脉异位引流，尤其是在肺静脉共干明显梗阻的病例中，前列腺素可降低肺血管阻力，因此增加肺循环血流量而加重肺静脉淤血，此时前列腺素 E1 仅能起到有限的临床作用，对此目前临床也有争议。临床上应注意，对于维持动脉导管开放的前列腺素 E1 维持剂量远远小于使其重新开放的必需剂量，通常从 3 ～ 5 ng/（kg·min）起始治疗，该剂量下呼吸暂停的发生风险也明显减低。

对于动脉导管依赖性先天性心脏病而言，动脉导管开放可为体肺循环提供更多血流，对新生儿早期存活至关重要，对于尚未确诊而高度怀疑动脉导管依赖性先天性心脏病的患儿，可以尝试以适合的低剂量前列腺素 E1 静滴以维持动脉导管开放。而呼吸暂停作为应用前列腺素 E1 的不良反应，常可致患儿需要进行气管插管辅助呼吸，但发生呼吸暂停并非为前列腺素 E1 减量或停用的指征。Lim 等报道[6]氨茶碱可预防前列腺素 E1 使用引起的呼吸暂停，临床上可在使用前列腺素 E1 之前给予氨茶碱 6 mg/kg 负荷量，余 72 h 内每 8 h 以 2 mg/kg 剂量静脉应用。

2.其他血管活性药物的应用

当动脉导管开放建立后，必须注意掌握体肺循环血流的平衡。在此类患儿中，体循环、肺循环、心肌三者的血流供应便处于相互竞争关系。前列腺素 E 的最初使用必须采取足够剂量维持动脉导管开放。假如出现低心排血量情况，临床上必须重新评估患儿其前列腺素 E1 用量是否足够、是否存在血容量不足或有无贫血等情况。在血压允许的条件下，应用小剂量硝普钠可以改善循环障碍所致代谢性酸中毒情况。此外，小剂量硝酸甘油的应用可以改善酸中毒时循环障碍、心功能恶化，降低出生后数小时内死亡率，当血压过低不能维持肾灌注时，小剂量多巴胺 1 ～ 5 μg/（kg·min）同时也有加强心肌收缩作用，但是新生儿的血压只要尿量和循环好，也没有必要调整得太高，否则容易导致心肌耗氧量增加，应具体根据个体化情况进行调整。

总之，对于患有动脉导管依赖性先天性心脏病的低出生体重儿及早产儿，采用前列腺素 E1 维持静滴以维持动脉导管开放，是临床上一项确凿有效、能使患儿继续生长发育，从而争取时间使进一步外科或介入手术治疗获得最佳时机的治疗措施（图 6-5）。

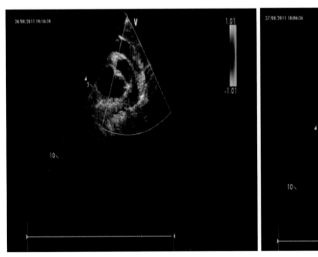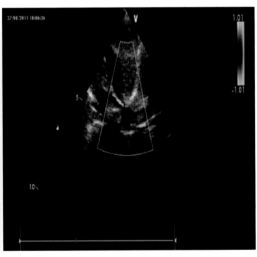

图 6-5　完全性大血管转位患儿静滴前列腺素 E1 后动脉导管重新开放的超声心动图特征

（二）介入治疗

1. 房间隔球囊造口术

房间隔球囊造口术是一种古老的心脏介入术，于 1966 年第一次由 Rashkind 和 Miller 在完全性大血管转位伴有明显低氧血症的新生儿中实施并获成功。其认为如果动脉导管细小或已闭合，患儿仅存限制性房间隔缺损或卵圆孔来进行体肺循环混合时应考虑急诊房间隔球囊造口术[7]，而及时发现此类患儿，与心脏中心专家进行沟通，使患儿早期得到相关治疗是解决问题的根本。在我国早期大动脉调转术未成熟时不少心脏中心也曾实施过此手术，此手术操作比较容易，可在心导管室或超声指引下在床旁实施（图 6-6）。

2. 肺动脉瓣射频或激光打孔术

在一些单纯肺动脉瓣环水平的肺动脉闭锁病例中可采用此类手术，先在肺动脉瓣射频或激光打孔后进行球囊扩张[8]，此手术要求患儿具有发育尚可的右心室，而且必须除外右心室依赖的冠状动脉循环，如球囊扩张不满意及动脉导管细小的部分患儿还可同时进行动脉导管支架植入术（图 6-7）。

3. 动脉导管支架植入术

动脉导管支架植入术是自 1991 年 Coe 首次报道应用于新生儿动脉导管依赖性先天性心脏病的一种新型微创手术[9]，它有助于早期肺动脉发育并为行二期手术或完全矫治术做前期准备工作。近 20 多年来大量临床研究表明动脉导管支架植入术可起到与体肺分流术相同的效果，目前逐渐应用于新生儿动脉导管依赖性先天性心脏病，并积累了一定的临床经验和形成了比较一致认可的规范性操作体系。专家认为动脉导管支架植入术可避免外科手术带来的创伤，而且有文献报道，于动脉导管支架植入术与外科体肺分流术后，应用 Nakata 指数及 McGoon 比值比较左右肺动脉发育情况，发现两种手术术后数月左右肺动脉发育状态无显著性差异，甚至动脉导管支架植入术后的肺动脉发育优于后者[10-13]（图 6-8）。此外动脉导管支架植入术还可应用于外科体肺分流术后管道局部狭窄、管道内血栓形成等并发症的补救治疗中[14-15]。支架的成功植入可以在新生儿期起到即刻改善患儿血氧状态，稳定内环境的作用，在法洛四联症伴有重度肺动脉瓣狭窄或接近闭锁的肺动脉瓣的患儿，植入支架后甚至日后可以做到双心室矫治，单心室矫治患儿可以替代外科体肺分流，直接进入二期双向 Glenn 术，而且术中发现支架植入后再进行外科手术，无论是双心室矫治还是单心室矫治其二期手术安全而风险低[16]。下面分步介绍新生儿动脉导管支架植入术的适应证、排除标准、手术过程及抗凝药物选择，以及术中和术后随访和存在问题等。

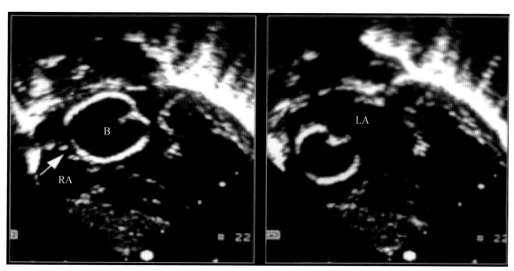

图 6-6　超声引导下的房间隔球囊造口术[17]

RA：右心房，LA：左心房，B：扩张的球囊

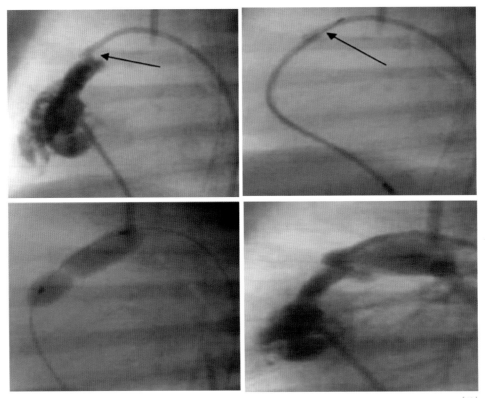

图 6-7　单纯肺动脉瓣闭锁射频打孔并进行球囊扩张过程，箭头所示为闭锁肺动脉瓣部位[18]

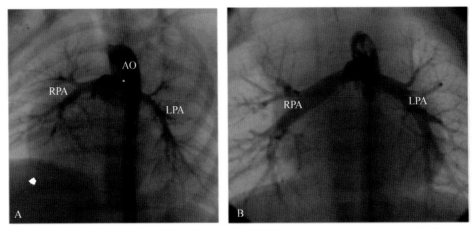

图 6-8　动脉导管支架植入术前术后降主动脉造影比较左右肺动脉发育情况[19]

A. 支架植入术前；**B**. 支架植入术后。AO：降主动脉，RPA：右肺动脉，LPA：左肺动脉

（1）适应证

重度缺氧，用前列腺素 E1 来维持开放动脉导管而动脉导管最窄内径仍＜ 2.5 mm，经皮血氧饱和度＜ 75% 的生命体征极其不稳定，存在外科手术高风险的所有动脉导管依赖性先天性心脏病[20-22]。

1）短期增加肺血流，日后可进行双心室矫治术的重度法洛四联症（包括伴有室间隔缺损的肺动脉闭锁、室间隔完整的肺动脉闭锁和重度肺动脉瓣狭窄可进行球囊扩张术的新生儿）。

2）虽可行一次性大动脉调转术，但已经过了最佳手术时机需要锻炼左心室的完全性大血管转位的新生儿，动脉导管支架植入术可替代 BT 分流（Blalock-Taussig shunt）。

3）部分三尖瓣下移畸形合并重度三尖瓣反流的重度发绀新生儿。

4）各种评估确定无法进行双心室矫治的动脉导管依赖性先天性心脏病，动脉导管支架植入术可以替代 BT 分流。

5）不伴有肾功能或者其他重要脏器功能衰竭的患儿。

（2）排除标准

1）基础血氧饱和度＞80%的收缩不完全的动脉导管，最窄内径＞2.5 mm的生命体征尚稳定的新生儿。

2）动脉导管形态极度扭曲并太长，一个支架很难完整植入或植入困难，很可能发生严重手术并发症的新生儿。

3）体重低于2.5 kg的新生儿。

4）肾或其他重要脏器功能严重衰竭者。

5）伴有严重黄疸或者出凝血功能紊乱者。

（3）手术过程

1）术前禁食4 h，建立中心静脉通路。

2）术前6 h常规停用前列腺素E1，但动脉导管扭曲或极度收缩经皮血氧饱和度低于60%的新生儿可酌情继续静滴前列腺素E1，直到手术顺利结束方可停用。

3）常规全麻下进行气管插管，血管入路常规选择股动脉置入3～4 F短鞘，股静脉或者保留的脐静脉置入5 F短鞘，一旦动脉穿刺立即给予肝素100 U/kg。手术最重要的部分就是评估动脉导管，包括从主动脉发出部位、大小、形状、长度、有无扭曲、走行及与肺动脉连接部位关系，尤其注意观察左右肺动脉起始部有无狭窄。建议此时用双球管心导管机进行造影可减少造影次数，进而减少造影剂用量、放射剂量及总手术时间并提高手术安全性。

4）首先行主动脉弓造影，观察动脉导管起源于主动脉弓的位置，粗略观察动脉导管大小、长度、扭曲程度、走行方向后进行选择性动脉导管造影，根据动脉导管起源的位置不同可选择Judkin右冠管、Cobra导管或剪猪尾管经动脉途径或Judkin右冠管经静脉途径经过室间隔缺损至主动脉造影，每一个动脉导管形态及走行略有不同，因此采取何种角度暴露更完善尚无定论，但观察与肺动脉的关系，尤其观察左右肺动脉的起始端的时候往往采用左前斜位加头位观察左肺动脉起始端，右前斜位加足位观察右肺动脉起始端（左位心）。参照造影导管测量动脉导管长度、大

小等等。

5）根据动脉导管起源及走行不同还可选择不同动脉或静脉路径进行支架植入，比如垂直动脉导管也可选择腋动脉路径进行支架植入[23-25]（图6-9，图6-10）。

常规从降主动脉发出的动脉导管支架植入顺序如下：

①置入4 F长鞘到动脉导管壶腹部，将4 FJudkin右冠管或Cobra导管放置在动脉导管入口处，用0.014英寸短软头冠状动脉导丝经过动脉导管进入分支肺动脉远端，此时注意连接好Y接头以免出血过多，导丝固定好以后可通过导管进行手推选择性造影，再重新测量动脉导管的长度有助于评估比较扭曲的动脉导管长度（但要注意操作有可能造成动脉导管痉挛变形），导丝固定好后，将导管顺着导丝推进。

②选择支架：主要根据体重，体重＞3.0 kg时选择4.0 mm，＜3.0 kg时选择3.5 mm的药物涂层冠状动脉支架，选择支架长度时不仅要考虑可以完全遮盖肺动脉及扭曲的狭窄段也要考虑支架充分扩张时其长度会缩短15%～20%的情况，支架可选择的长度为8～24 mm，如动脉导管长又扭曲时还可以考虑进行先后两个支架植入（图6-11）。

③台下准备好支架（参照冠状动脉支架植入术）。

④经导丝送入覆有支架的球囊导管，缓慢到位时，后撤导管，此时双手适当做相对运动，保持支架在正确位置上推出导管或者长鞘，手推造影再次确认支架位置后迅速扩张球囊释放支架，支架充分扩张后反复手推造影确认支架位置和支架与左右肺动脉及降主动脉的关系。术毕撤出导丝和长鞘，如监测需要可考虑保留长鞘或者交换其他柔软导管在静脉系统，返回ICU。

（4）抗凝原则

除了在手术过程中全量肝素化之外，术后要警惕支架内血栓形成，因此推荐术后静脉滴注肝素20 U/（kg·h）至少持续24 h，并且观察出凝血功能的各个指标，随时进行适当调整，然后改用阿司匹林5 mg/（kg·d），也可考虑氯吡格雷，但在新生儿期不主张使用双联抗血小板药物。

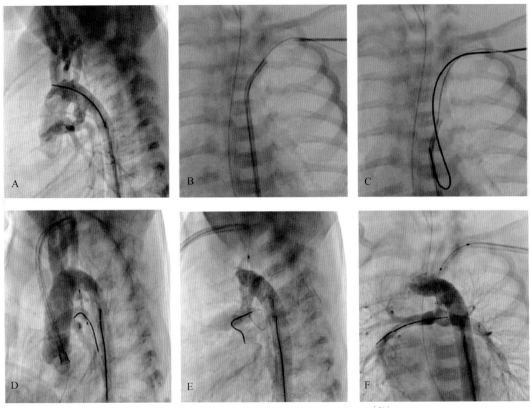

图 6-9　经腋动脉路径动脉导管支架植入术 [26]

A. 左侧位主动脉弓造影观察动脉导管形态；**B、C**. 在正位下进行腋动脉穿刺（经股动脉放置一 0.014 英寸导丝到腋动脉指引）；**D、E**. 腋动脉放置 5 F 动脉鞘管约进入 3 cm，腋动脉途径引入 0.014 英寸导丝经动脉导管到左右肺动脉远端；**F**. 经动脉导管植入 4 mm×14 mm 冠状动脉支架

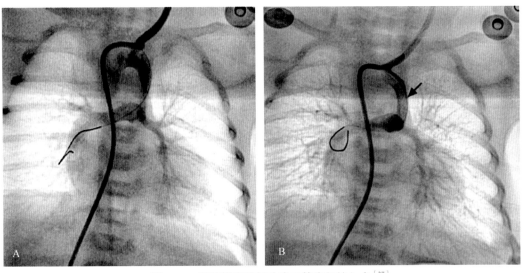

图 6-10　经股静脉路径动脉导管支架植入术 [27]

A. 支架植入术前主动脉弓造影显示动脉导管与肺动脉连接部狭窄；**B**. 支架植入术后主动脉弓造影显示支架植入部位良好，动脉导管与肺动脉连接通畅。

（5）术中并发症及处理

术中可能发生的并发症：包括动脉导管痉挛、支架移位、脱落及栓塞等。动脉导管痉挛在那些导管长而有较多狭窄段的患儿中经常发生，因此手术过程中需备有前列腺素 E1，如术中导丝已经插入，轨道建立完整，即刻进行支架植入，但如果血氧饱和度急剧下降，尚未建立好轨道时可以暂缓手术，静注前列腺素 E1 观察。注意建立轨道

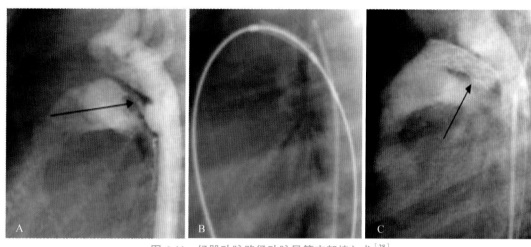

图 6-11　经股动脉路径动脉导管支架植入术[28]

A 图箭头处显示支架植入前细小动脉导管；C 图箭头处显示支架植入术后动脉导管

时冠状动脉导丝的稳定性，以免发生上述球囊扩张时支架移位脱落引起栓塞，此类并发症如果得不到及时有效处理往往会导致一系列严重并发症，甚至是致命性的。经静脉途径进行支架植入时因长鞘较硬有可能发生三度房室传导阻滞，也应注意观察心电图变化，及时采取措施纠治。另外，在术后数小时内还有可能发生支架内血栓，因此应注意观察有无无法纠治的急剧血氧饱和度下降和低血压、酸中毒等，虽然这种并发症不常发生，但需要及时进行溶栓或球囊再通处理。患儿年龄小、体重轻，容易发生失血过多性休克等影响循环稳定的并发症。手术时间稍微延长或者反复发生心律失常、血氧饱和度下降等因素会造成酸中毒和电解质失衡等；导管室内温度太低会引起新生儿耗氧量增加，体温中枢紊乱致发热或者体温不升，甚至硬肿等严重并发症。

（6）术后随访及存在问题

术后应该返回 ICU 进行监护和观察，及时发现和处理各种前面所述可能发生的情况，并且密切观察患儿生命体征，如果一切顺利，可于调整好后逐步撤离呼吸机等生命支持。随后恢复正常喂养，观察生长发育情况，建议每个月进行规律随访，监测经皮血氧饱和度、血压，必要时行超声心动图（图 6-12）、心电图及胸片等检查。动脉导管支架植入术后随访过程中要注意观察有无血氧饱和度明显下降，患儿生长发育停滞等，如有此状况要考虑是否存在支架狭窄、左右肺动脉

分支与支架连接处有无狭窄等[29-30]，必要时应进行导管检查监测压力和造影评估左右肺动脉发育、形态及支架情况，根据情况再决定是否进行支架球囊扩张或外科手术。除此之外，虽然不常见但还要注意支架植入术后肺血过多导致的肺水肿和心力衰竭。

Santoro 认为那些高危动脉导管依赖的肺循环先天性心脏病患儿中，动脉导管支架植入术比外科体肺分流术更易实施、更安全、更有效。该手术成功与否的关键在于血管穿刺，有一定柔韧性的冠状动脉支架植入在动脉导管中更有益于左右肺动脉平衡发育（图 6-9）。Santoro 等[31] 总结了 2003—2013 年共 119 例新生儿及婴儿动脉导管依赖的肺循环先天性心脏病，支架植入成功率为93.3%，术中术后并发症发生率为 17.6%，死亡率为 3.6%，后期肺动脉床发育良好，均可进行二期手术或完全矫治术，甚至还有一少部分患儿仅采取动脉导管支架植入术就可解决生存问题，因此认为在动脉导管依赖的肺循环先天性心脏病中行动脉导管支架植入术较外科开胸体肺分流术具有更好的前景。

国内目前仅有有限的中心开展了动脉导管支架植入术，但是都是个案病例，经验不多，尽管我们仍然缺乏覆膜支架在动脉导管支架植入术中的应用经验和术后的处理成功经验，但从国外一系列的文献报道中显示此技术可减少动脉导管的血管内皮细胞增生机制来分析，此类手术有

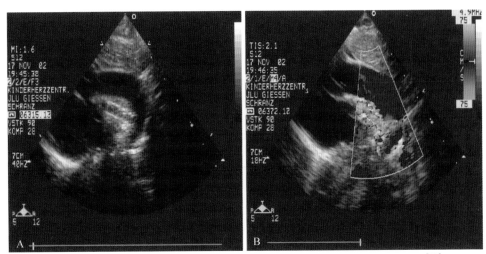

图 6-12　室间隔完整的肺动脉闭锁患儿动脉导管支架植入术后超声心动图[32]

A. 支架植入术后胸骨上窝切面清晰显示动脉导管内支架影；**B**. 支架植入术后胸骨上窝切面 CDFI 显示降主动脉经动脉导管至肺动脉血流通畅

望会为复杂先天性心脏病的临床疗效带来更理想的结果。

（三）外科手术治疗

重症法洛四联症、室间隔缺损或室间隔完整的肺动脉闭锁早期先行体肺分流术以促进肺动脉床发育。动脉导管依赖的完全性大血管转位或完全性肺静脉异位引流，如肺动脉瓣无狭窄应该考虑大动脉调转术或完全性肺静脉异位引流矫治术，但在术前调整好内环境、把握最佳时机选择手术才能提高手术成功率。左心发育不良综合征、重度主动脉瓣狭窄或主动脉缩窄及主动脉弓离断患儿，也可根据病情轻重及疾病分型考虑 Blalock-Taussig 分流或一次性根治术。

参考文献

［1］de-Wahl Granelli A，Wennergren M，Sandberg K，et al. Impact of pulse oximetry screening on the detection of duct dependent congenital heart disease：a Swedish prospective screening study in 39，821 newborns. BMJ，2009，338：a3037.

［2］Pekka Valmari.Should pulse oximetry be used to screen for congenital heart disease？ Arch Dis Child Fetal Neonatal Ed，2007，92：F219-F224.

［3］Zhao QM，Ma XJ，Ge XL，The neonatal congenital heart disease screening group. Pulse oximetry with clinical assessment to screen for congenital heart disease in neonates in China：a prospective study. Lancet，2014，384（9945）：747-754.

［4］Sarikouch S，Schaeffler R，Körperich H，et al. Cardiovascular magnetic resonance imaging for intensive care infants：safe and effective？ Pediatr Cardiol，2009，30：146-152.

［5］Brodlie M，Chaudhari M，Hasan A. Prostaglandin therapy for ductal patency：how long is too long？ Acta Paediatr，2008，97：1303-1304.

［6］Lim DS，Kulik TJ，Kim DW，et al. Aminophylline for the prevention of apnea during prostaglandin E1 infusion. Pediatrics，2003，112：e27-29.

［7］Penny，Shekerdemian. Management of the neonate with symptomatic congenital heart disease. Arch Dis Child Fetal Neonatal Ed，2001，84：F141-F145.

［8］Xu HP，Gao W，Zhou AQ. Cardiac catheterization in neonates：experience in 26 neonates. Zhong guo Dang Dai Er Ke Za Zhi，2006，8：21-23.

［9］Coe JY，Olley PM. A novel method to maintain ductus arteriosus patency. J Am Coll Cardiol，1991，18：837-841.

［10］Schranz D，Michel-Behnke I，Heyer R，et al. Stent implantation of the arterial duct in newborns with a truly duct-dependent pulmonary circulation：a single-center experience with emphasis on aspects of the interventional technique. J Interv Cardiol，2010，23：581-588.

［11］Amoozgar H，Cheriki S，Borzoee M，et al. Short-Term Result of Ductus Arteriosus Stent Implantation Compared With Surgically Created Shunt. Pediatr Cardiol，2012，33：1288-1294.

［12］Santoro G，Gaio G，Capozzi G，et al. Fate of hypoplastic pulmonary arteries after arterial duct stenting in congenital Heart disease with duct-dependent pulmonary circulation. JACC Cardiovasc Interv, 2015, 121626-1632.

［13］Santoro G, Capozzi G, Capogrosso C, et al. Pulmonary artery growth after arterial duct stenting in completely duct-dependent pulmonary circulation. Heart, 2016, 102: 459-464.

［14］Kaestner M, Handke RP, Photiadis J, et al. Implantation of stents as an alternative to reoperation in neonates and infants with acute complications after surgical creation of a systemic-to-pulmonary arterial shunt. Cardiol Young, 2008, 18: 177-184.

［15］Moszura T, Ostrowska K, Dryżek P, et al. Late emergency arterial duct stenting in a patient with tetralogy of Fallot and occluded Blalock-Taussig shunt. Cardiol J, 2011, 18: 87-89.

［16］Vida VL, Speggiorin S, Maschietto N, et al. Cardiac operations after patent ductus arteriosus stenting in duct-dependent pulmonary circulation. Ann Thorac Surg, 2010, 90: 605-609.

［17］Penny. Shekerdemian. Management of the neonate with symptomatic congenital heart disease. Arch Dis Child Fetal Neonatal Ed, 2001, 84: F141-F145.

［18］Xu HP, Gao W, Zhou AQ. Cardiac catheterization in neonates: experience in 26 neonates. Zhongguo Dang Dai Er Ke Za Zhi, 2006, 8: 21-23.

［19］Santoro G, Gaio G, Capozzi G, et al. Fate of hypoplastic pulmonary arteries after arterial duct stenting in congenital Heart disease with duct-dependent pulmonary circulation. JACC Cardiovasc Interv, 2015, 121626-1632.

［20］Santoro G, Gaio G, Palladino MT, et al. Stenting of the arterial duct in newborns with duct-dependent pulmonary circulation. Heart, 2008, 94: 925-929.

［21］Santoro G, Palladino MT, Russo MG. Neonatal patent ductus arteriosus recanalization and stenting in critical Ebstein's Anomaly. Pediatr Cardiol, 2008, 29: 176-179.

［22］Raval A, Thakkar B, Madan T, et al. Ductus arteriosus stenting: A promising percutaneous palliation in patients with duct-dependent pulmonary circulation. Rev Port Cardiol, 2016, 35: 583-592.

［23］Polat TB. Stenting the vertical ductus arteriosus via axillary artery access using "wire-target" technique. Congenital Heart Disease, 2017, 12: 800-807.

［24］Alwi M. Stenting the ductus arteriosus: Case selection, technique and possible complications. Ann Pediatr Card, 2008, 1: 38-45.

［25］Tola HT, Ergul Y, Saygi M, et al. Ductal stent implantation in Tetralogy of Fallot with aortic arch abnormality. Tex Heart Inst J, 2015, 42: 281-284.

［26］Polat TB. Stenting the vertical ductus arteriosus via axillary artery access using "wire-target" technique. Congenital Heart Disease, 2017, 12: 800-807.

［27］Tola HT, Ergul Y, Saygi M, et al. Ductal stent implantation in Tetralogy of Fallot with aortic arch abnormality. Tex Heart Inst J, 2015, 42: 281-284.

［28］Xu HP, Gao W, Zhou AQ. Cardiac catheterization in neonates: experience in 26 neonates. Zhong guo Dang Dai Er Ke Za Zhi, 2006, 8: 21-23.

［29］Bijulal S, Sasikumar D, Rashid A. Unexpected complication of uncovered aortic end in ductal stenting. Cardiology in the Young, 2017, 27: 573-574.

［30］Michel-Behnke I, Akintuerk H, Thul J, et al. Stent implantation in the ductus arteriosus for pulmonary blood supply in congenital heart disease. Catheter Cardiovasc Interv, 2004, 61（2）: 242-252.

［31］Santoro G, Gaio G, Giugno L, et al. Ten-years, single-center experience with arterial duct stenting in duct-dependent pulmonary circulation: Early results, learning-curve changes, and mid-term outcome. Cathe and Cardio Inter, 2015, 86: 249-257.

［32］Michel-Behnke I, Akintuerk H, Thul J, et al. Stent implantation in the ductus arteriosus for pulmonary blood supply in congenital heart disease. Catheter Cardiovasc Interv, 2004; 61（2）: 242-252.

7 房间隔缺损的介入治疗

（朱鲜阳　王琦光）

房间隔缺损（atrial septal defect，ASD）是指在胚胎发育过程中，房间隔的发生、吸收和融合出现异常，导致左、右心房之间残留未闭的缺损。本病约占所有先天性心脏病的 10%，占成人先天性心脏病的 20%～ 30%，女性多见，男女发病率之比为 1 :（1.5 ～ 3）。根据房间隔缺损胚胎学发病机制和解剖学特点可将房间隔缺损分为继发孔型和原发孔型，前者常见，占房间隔缺损的 60%～ 70%，是介入治疗的主要选择类型；后者占房间隔缺损的 15%～ 20%，缺损位于房间隔的下部，需手术矫治。人类最早认识房间隔缺损始于 1934 年，1948 年外科手术闭合房间隔缺损，1954 年 Gibbon 采用体外循环方式实施房间隔缺损修补术，开启了体外循环心内直视手术的新纪元，该方式目前仍然是房间隔缺损标准外科手术方式。1976 年 Mills 和 King 通过导管放置闭合器关闭房间隔缺损获得成功，此后陆续进行改良，1997 年 Amplatzer 封堵器的问世，为房间隔缺损介入治疗的推广铺平了道路，目前这种方式已成为房间隔缺损标准介入方式，我国每年有近万人次进行房间隔缺损介入封堵治疗。

一、自然病史

继发孔型房间隔缺损的总体自然闭合率可达 87%。生后 3 mm 以下的房间隔缺损在 1 岁半内可 100% 的自然闭合，缺损在 3 ～ 8 mm 之间在 1 岁半内有 80% 以上可自然闭合，但缺损在 8 mm 以上者很少能够自然闭合。房间隔缺损的自然愈合年龄为 7 个月至 6 岁，中位数为 1.6 岁。右心室增大者的自愈率为 9.5%，右心室正常者的自愈率为 63.6%。大多数房间隔缺损儿童期一般无症状，

亦不影响活动，多数患者到了青春期后才出现症状。大、中型房间隔缺损在 20 ～ 30 岁左右将发生充血性心力衰竭和肺动脉高压，特别是 35 岁后病情发展迅速，如果不采取干预措施，患者会因肺动脉高压而使右心室容量和压力负荷均增加，进而出现右心功能衰竭，而且无论是否手术治疗，均可在成人阶段出现房性心律失常（心房扑动或心房颤动），此外部分患者因矛盾性血栓而引起脑血管栓塞。对于手术干预的预后，据 Murphy 报道，术前无肺动脉高压、心力衰竭及心房颤动的患者，早期施行关闭手术，生存率与正常人相同。随访发现，24 岁前实施手术者，长期生存率与正常同龄同性别的对照组相同，40 岁以后手术者，生存率仅 40%，心房颤动的发生率亦明显升高。因此，对于成人房间隔缺损患者，只要超声心动图检查有右心室容量负荷的证据，均应尽早关闭缺损。另外，尽管传统观点认为小于 10 mm 的小型房间隔缺损无心脏扩大和临床症状，可不作外科手术治疗，但考虑到小型房间隔缺损可能并发矛盾性血栓和脑脓肿，而且这两种并发症好发于成年人，尤其是 60 岁以后，因此成年人小型房间隔缺损也主张进行闭合治疗。

二、解剖分型

房间隔缺损可根据胚胎发生机制和解剖学特点、缺损位置和大小进行分类。

（一）按胚胎学发病机制和解剖学特点可将房间隔缺损分为以下几型：

1. 继发孔型

最为常见，占房间隔缺损的 60%～ 70%，占

所有先天性心脏病的 7%，占 40 岁以上先天性心脏病患者的 30%～40%。缺损位于房间隔中央卵圆窝部位，因胚胎期继发隔（第二房间隔）发育不良或继发孔过大，上下边缘不能接触，形成继发孔型房间隔缺损。

2. 原发孔型

占所有房间隔缺损的 15%～20%。缺损位于房间隔的下部，因原发房间隔（第一房间隔）发育不良或者中心心内膜垫发育异常，使原发房间隔与中心心内膜垫不能相互融合连接形成原发孔型房间隔缺损。其上缘为原发房间隔形成的弧形边缘，下缘为二尖瓣、三尖瓣的共同瓣环。目前倾向于将此型归属于房室隔畸形的一种。

3. 冠状静脉窦型

此型非常罕见，指冠状静脉窦与左心房无间壁，又称无顶冠状静脉窦（图 7-1）。

（二）按缺损所在房间隔的位置，可将房间隔缺损分为以下四型

1. 中央型

也叫卵圆孔型，最常见，发生率占继发孔型房间隔缺损的 75% 以上，呈椭圆形，位于冠状窦的后上方，相当于卵圆窝的部位，距离传导系统较远，多数为单发，个别为筛孔形。

2. 下腔型

约占继发孔型房间隔缺损的 10%，位于房间隔的后下方，下缘缺如，与下腔静脉入口相连，左心房的后壁构成缺损的后缘。

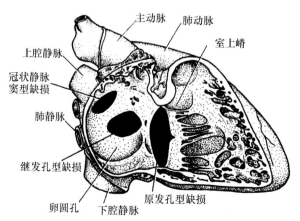

图 7-1 房间隔缺损解剖分型，分为原发孔型、继发孔型和冠状静脉窦型缺损

3. 上腔型

又称静脉窦型，位于房间隔的后上方，紧靠上腔静脉的入口，上界缺如，常与上腔静脉连通，国外报道此型约占继发孔型房间隔缺损的 15%，国内报道此型比例较小，仅占 3.5%。值得注意的是，此型合并部分型右肺静脉异位连接的发生率可达 90%。

4. 混合型

同时存在上述两种以上缺损。

（三）为了便于对房间隔缺损大小进行大体表述，还可以按照缺损的直径进行分型

通常将小儿 5 mm 以下的缺损称为小型房间隔缺损，5～10 mm 者为中型缺损，10 mm 以上者为大型缺损。成人缺损在 10 mm 以下为小型缺损，10～20 mm 为中型缺损，20～30 mm 为大型缺损。巨大缺损在成人一般指缺损直径（球囊测量直径）大于 30 mm 以上者；对于小儿，12 kg 以下者球囊测量缺损直径大于 24 mm，17 kg 以下者大于 28 mm，均为巨大缺损。

三、介入治疗适应证及禁忌证

（一）适应证[1-2]

（1）年龄≥ 2 岁。

（2）继发孔型房间隔缺损直径≥ 5 mm，伴右心容量负荷增加，≤ 36 mm 的左向右分流房间隔缺损。

（3）缺损边缘至冠状静脉窦，上、下腔静脉及肺静脉的距离≥ 5 mm；至房室瓣≥ 7 mm。

（4）房间隔的直径大于所选用封堵伞左心房侧的直径。

（5）不合并必需外科手术的其他心脏畸形。

（二）相对适应证

随着房间隔缺损介入技术的提高和经验的积累，国内专家提出相对适应证[3]：

（1）年龄＜ 3 岁，但伴有右心系统负荷增加。

（2）房间隔缺损前缘残端缺如或不足，但其他边缘良好。

（3）缺损周围部分残端不足 5 mm。

（4）特殊类型房间隔缺损如多孔型或筛孔型房间隔缺损。

（5）伴有肺动脉高压，但肺循环血流量 / 体循环血流量（Qp/Qs）≥ 1.5，肺总阻力 ≤ 4 Wu，动脉血氧饱和度 ≥ 92%，可试行封堵。

（三）禁忌证

（1）原发孔型房间隔缺损及静脉窦型房间隔缺损。

（2）感染性心内膜炎及出血性疾患。

（3）封堵器安置处有血栓存在，导管插入处有静脉血栓形成。

（4）严重肺动脉高压导致右向左分流。

（5）伴有与房间隔缺损无关的严重心肌疾患或瓣膜疾病。

（6）近 1 个月内患感染性疾病，或感染性疾病未能控制者。

（7）患有出血性疾病，未治愈的胃、十二指肠溃疡。

（8）左心房或左心耳血栓，部分或全部肺静脉异位引流，三房心，左心房或左心室发育不良。

四、介入器材选择

目前国际上有 Amplatzer（图 7-2）、StarFLEX、GOREVR CARDIOFORM ASD Occluder（GCO，美国 W.L. Gore & Associates 公司，图 7-3）等[4-6]多种房间隔缺损封堵器。但在我国仅有 Amplatzer

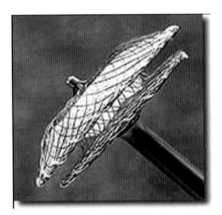

图 7-2 双盘状房间隔缺损封堵器

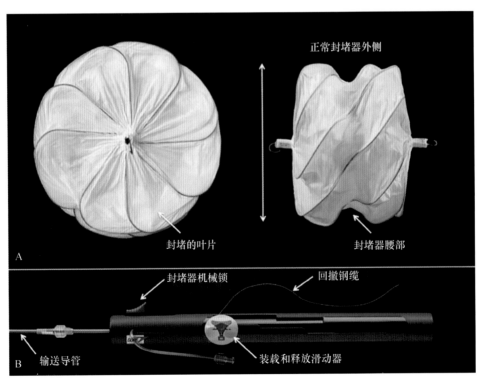

图 7-3 GOREVR CARDIOFORM ASD Occluder（GCO）房间隔缺损封堵器由美国 W.L. Gore & Associates 公司生产

A. 封堵器呈叶片状；B. 封堵器的输送系统

双盘型封堵器广泛用于临床。美国 AGA 公司生产的 Amplatzer 房间隔封堵器，由具有自膨胀性的双盘及连接双盘的腰部三部分组成。双盘及腰部均系镍-钛记忆合金编织成的密集网状结构，双盘内充填高分子聚合材料。根据 Amplatzer 封堵器腰部直径决定型号大小，从 4 mm 至 40 mm，每一型号相差 2 mm（其中 ≤ 20 mm 每一型号相差 1 mm），封堵器左心房侧的边缘比腰部直径大 12 ～ 14 mm，右心房侧伞面比腰部直径大 10 ～ 12 mm。此种封堵器具有自膨胀性能，可多次回收再重新放置，输送鞘管细小，适于小儿的房间隔缺损封堵。2002 年起，国家食品药品监督管理局批准注册国产房间隔缺损封堵器应用于临床，价格仅为进口同类产品的 1/3 左右。

五、操作方法

（一）术前检查和准备

1. 常规实验室检查项目

心脏 X 线片，心电图，超声心动图，血常规，肝、肾功能和血电解质，出、凝血时间和传染病指标等。检查目的为全面评价患者的心脏和其他脏器的功能，必要时根据病情增加相关项目。

2. 术前经胸（TTE）和（或）经食管超声心动图（TEE）检查，重点观察内容为：

（1）经胸超声心动图切面：通常在以下 3 个切面监测，并测量房间隔缺损大小（图 7-4）：①大动脉短轴切面，观察主动脉前后缘及其对侧缘即

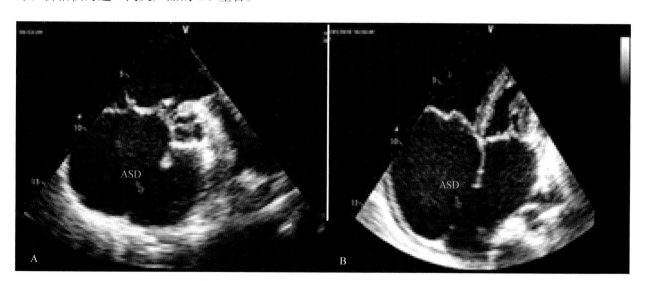

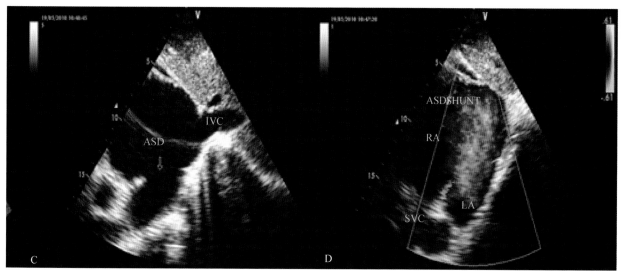

图 7-4　经胸超声心动图在大动脉短轴切面（**A**）、四腔心切面（**B**）和剑下两房心切面（**C**、**D**）测量房间隔缺损大小
ASD：房间隔缺损；SVC：上腔静脉；IVC：下腔静脉；LA：左心房；RA：右心房；ASDSHUNT：通过房间隔缺损彩色血流束

房间隔后壁有无房间隔残端组织及残端的长度与厚度；②四腔心切面，观察房间隔缺损与二、三尖瓣的距离及心房顶部房间隔的残端，测量房室环部位和残端组织的长度和厚度；③剑下两房心切面，观察上腔静脉和下腔静脉部位房间隔缺损边缘的长度和厚度。

（2）经食管超声心动图切面通常选择心房两腔、大动脉短轴、四腔心等切面，主要有助于观察经胸超声心动图不能清楚显示的房间隔及周围残端组织边缘的图像，尤其是心房两腔心切面可以充分观察上、下腔静脉端房间隔缺损残端的长度及厚度。

3. 术前准备

常规签署术前书面同意书，与患者及其家属或监护人交代介入治疗中可能发生的并发症，取得同意后方可进行手术。

（二）操作过程

（1）麻醉：婴幼儿采用全身麻醉，术前 5～6 h 禁食水，同时给予一定比例添加钾镁的等渗盐水和足够热量的葡萄糖静脉补液。成人和配合操作的大龄儿童可选用局部麻醉。

（2）常规穿刺右股静脉，送入动脉鞘管，静脉推注肝素 100 U/kg，此后每隔 1 h 追加负荷剂量的 1/4～1/3。

（3）常规右心导管检查，测量右心房、右心室和肺动脉的压力，并留取血样标本行血氧分析。

（4）将右心导管经房间隔缺损处进入左心房和左上肺静脉，交换 0.035 英寸 260 cm 长加硬导丝置于左上肺静脉内。

（5）选用球囊导管测量房间隔缺损大小：沿加硬导丝送入测量球囊，用稀释造影剂（1:4）充盈球囊，在左前斜位 45°＋头位 20° X 线透视观察下，将球囊嵌于房间隔缺损缺口处可见腰征出现（图 7-5），牢记推入造影剂剂量，回抽造影剂将球囊退出，用等量造影剂再次充盈球囊，用卡尺测量球囊腰部直径，同时与 X 线和超声心动图测得缺损直径大小比较，根据测量结果选择封堵器。此方法直观、准确，早期均用于判断房间隔缺损的伸展直径，缺点是有时会撕裂缺损边缘，

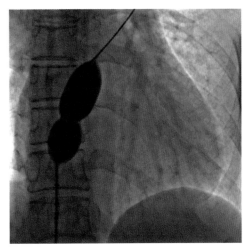

图 7-5　选用球囊导管测量房间隔缺损大小的 X 线下后前位图像

使房间隔缺损增大而导致介入治疗失败或使选择的封堵器型号增大。随着对房间隔缺损介入治疗经验的积累和超声心动图仪器图像清晰度的增加，目前国内已基本不再使用球囊测量房间隔缺损的伸展直径。偶尔在超声图像欠清晰或多孔房间隔缺损不能准确判断时，才考虑应用球囊导管测量。

（6）封堵器选择：对于使用球囊导管测量的房间隔缺损，选择的封堵器直径应比球囊测量的缺损伸展直径大 1～2 mm。多数医院根据经胸超声心动图测量的房间隔缺损最大缺损直径，成人增加 4～6 mm、小儿增加 2～4 mm 选择封堵器，较大缺损且边缘较薄时可能增加 8～10 mm。对于儿童或身材较矮小的患者要测量房间隔总长度，以便判断所选择的封堵器是否能充分展开，防止选择的封堵器伸展长度超过房间隔总长度，造成周围组织和瓣膜的损伤。送入封堵器前，要将所选择的封堵器收入传送短鞘内，反复用生理盐水冲洗无气泡后备用。

（7）送入输送鞘：根据封堵器大小，选择不同型号的输送鞘管（表 7-1），在加硬导丝导引下置于左心房内或左上肺静脉开口处。

（8）封堵器植入：在 X 线和超声心动图监测下沿输送鞘管送入封堵器至左心房，打开左心房侧伞，回撤至房间隔的左心房侧，然后固定推送杆，继续回撤鞘管，打开封堵器的右心房侧伞。在左前斜位 45°～60° 加头向成角 20°～25° X 线

表 7-1 根据封堵器型号推荐所需的输送鞘管

型号	右盘直径（mm）	左盘直径（mm）	腰部直径（mm）	腰高（mm）	推荐鞘管（Fr.）
XJFS08	16	20	8	4	SFAQ7F
XJFS10	18	22	10	4	SFAQ7F
XJFS12	22	26	12	4	SFAQ8F
XJFS14	24	28	14	4	SFAQ9F
XJFS16	26	30	16	4	SFAQ9F
XJFS18	28	32	18	4	SFAQ9F
XJFS20	30	34	20	4	SFAQ10F
XJFS22	32	36	22	4	SFAQ10F
XJFS24	34	38	24	4	SFAQ12F
XJFS26	36	40	26	4	SFAQ12F
XJFS28	38	42	28	4	SFAQ12F
XJFS30	40	44	30	4	SFAQ12F
XJFS32	42	46	32	4	SFAQ12F
XJFS34	44	50	34	4	SFAQ14F
XJFS36	46	52	36	4	SFAQ14F
XJFS38	48	54	38	4	SFAQ14F
XJFS40	50	56	40	4	SFAQ14F

下见封堵器呈"工"字型展开，少许用力反复推拉输送杆，封堵器固定不变。行超声心动图检测，在四腔心切面上，封堵器夹在房间隔两侧；在大动脉短轴切面上见封堵器与主动脉形成"Y"字形；在剑下两房心切面上，封堵器夹在房间隔缺损的残缘上，无残余分流（图7-6）；对周边结构包括二尖瓣、三尖瓣和冠状静脉窦等无不良影响；心电图监测无房室传导阻滞。如达到上述条件，可旋转推送杆释放封堵器，撤出鞘管，局部加压包扎后返回病房。

（三）术后处理及随访

（1）术后局部压迫沙袋 4 ~ 6 h，卧床 20 h；术前 1 h 和术后 8 h 静脉分别给予 3 次抗生素，预防感染。

（2）术后肝素抗凝 48 h。普通肝素 100 U/（kg·d），分 4 次静脉注入，低分子肝素皮下注射，每 12 h 一次。

（3）术后口服阿司匹林，小儿 3 ~ 5 mg/（kg·d），成人 3 mg/（kg·d），共 6 个月；封堵器直径 ≥ 30 mm 时加服氯吡格雷 75 mg/d 1 个月；有心

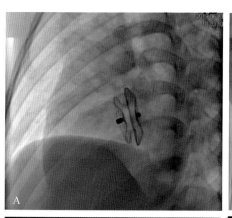
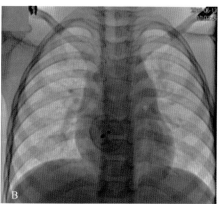
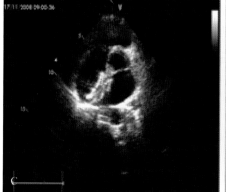
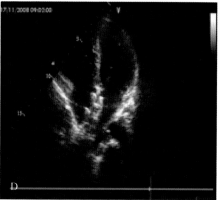

图 7-6 植入房间隔缺损封堵器图像，在左前斜位 45° ~ 60° 加头向成角 20° ~ 25° X 线下，封堵器呈"工"字型展开（**A**），封堵器释放后后前位 X 线图像（**B**）及超声心动图大动脉短轴切面（**C**）和四腔心切面（**D**）显示封堵器夹在房间隔两侧

房颤动者应该长期服用华法林，监测 PT 和 INR，使 INR 达到 1.5～2.5。也可长期口服新型抗凝药。

（4）术后 24 h，1、3、6 个月至 1 年复查心电图、超声心动图，必要时复查心脏 X 线片。

六、特殊情况下房间隔缺损的介入治疗

（一）房间隔缺损合并重度肺动脉高压

房间隔缺损患者肺动脉高压发生率为 16%～18%，男女比例为 1:4，中-重度肺动脉高压约占 27%，因肺动脉高压而导致右向左分流者占 6%～13%，出现艾森门格综合征概率仅为心室水平和肺动脉水平分流型先天性心脏病的 1/6[7]。房间隔缺损合并肺动脉高压患者多数病情较重，心功能较差，多伴有房性心律失常。预期寿命 40～50 岁，从出现症状到死亡时间为 1～19 年，平均为 8 年。在 20～40 岁患者中，有 14% 患者出现肺动脉高压后呈现进行性发展，死亡原因包括充血性心力衰竭、肺内感染、肺栓塞和猝死。此外，部分肺动脉高压患者即使采用介入或外科手术关闭缺损，也不能阻止肺动脉高压的发展。根据外科手术治疗的经验，肺动脉压力和阻力重度增高，平静状态时 Qp/Qs ≤ 1.5，肺血管阻力超过体循环阻力 75%，有双向分流或右向左分流者应禁忌闭合手术。Steele 等随访了经手术治疗后 25 年的 40 例肺血管阻力明显升高者，发现肺血管阻力指数高于 15 Wu，外科手术不再有任何益处。对这类患者判断肺动脉高压的性质甚为重要，是因为分流量引起的动力型肺动脉高压还是由于肺血管病变引起的阻力型肺动脉高压需经心导管检查，明确肺动脉高压的性质后可采用相应的治疗方法。对于伴有明显三尖瓣反流、心房水平双向分流以左向右为主者，如果肺动脉压力与主动脉压力比 ≤ 0.8，封堵缺损后，测量肺动脉压力下降 25% 以上，而主动脉压力不降或下降不明显，血氧饱和度升高 94% 以上和三尖瓣反流减轻，可以行介入或外科手术治疗。Jose 等[8]对 29 例（平均年龄 56 岁 ±14 岁）房间隔缺损伴肺动脉收缩压 > 40 mmHg（平均 65 mmHg±23 mmHg），Qp/Qs 平均值 1.8±0.5 者行封堵治疗后，平均随访

（21±14）个月，超声心动图检查示肺动脉压持续降低至 31 mmHg ±11 mmHg，证实部分房间隔缺损并肺动脉高压者行介入治疗是安全和有效的。大型 ASD 伴肺血管阻力增加，肺小血管造影显示肺动脉发育尚可，同时 Qp/Qs ≥ 1.5，可试行封堵术，如果封堵后肺动脉压下降不明显，可使用带孔房间隔缺损封堵器进行封堵（图 7-7），以减少心房水平左向右的分流量进而降低肺循环压力，但术后必须给予降肺动脉压的靶向药物如内皮素受体拮抗剂、前列环素类和磷酸二酯酶抑制剂等治疗，远期疗效有待进一步观察。对房间隔缺损合并肺动脉高压患者实施封堵术时，必须严密监测肺动脉和主动脉压力及血氧饱和度的变化。如果封堵后肺动脉压力和肺血管阻力明显下降，而体循环压力和动脉血氧饱和度不下降或者升高，则可以考虑释放封堵器（图 7-8），否则应立即收回封堵器。部分研究者认为，这类患者先使用靶向药物治疗 3～6 个月后，待肺动脉高压改善后再行房间隔缺损封堵术更为安全[9]。目前尚无足够的临床经验可以明确进行介入治疗的肺动脉高压界限，而且术后长期效果也有待进一步肯定，因此，这种治疗具有较大的风险，是否可以安全释放封堵器需要足够的临床经验判断，对于临床经验不足的术者来说，不提倡将房间隔缺损合并肺动脉高压封堵术的适应证任意扩大。

（二）多发孔型房间隔缺损的介入治疗

术前必须采用经胸超声心动图仔细检查以判断缺损的大小、数目和缺损之间距离，必要时行经食管超声确定。对于存在 2 个多孔房间隔缺损，但缺损的间距 ≤ 10 mm，可选择一个封堵器闭合；多个缺损的间距 > 10 mm，无法采用一个封堵器

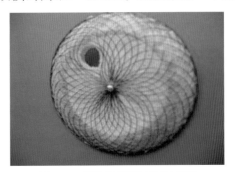

图 7-7　带孔房间隔缺损封堵器

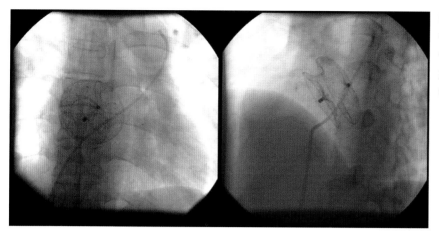

图 7-8　图中显示封堵前后将端孔导管置于肺动脉内监测压力的正侧位图像，采用带孔封堵器封堵房间隔缺损并肺动脉高压的患者，操作中必须严密监测肺动脉压力的变化

实施介入治疗，需要选择 2 ～ 3 个封堵器分别闭合；目前，国内厂家已生产出小腰大边房间隔封堵器，可以一次封堵多个缺损（图 7-9）。如果缺损数目过多，缺损过大，缺损间距过大，用 2 ～ 3 个闭合器仍不完善，则外科手术是最佳选择。

（三）合并房间隔膨出瘤的介入治疗

房间隔膨出瘤临床少见，其发生率仅为 0.2% ～ 1.1%，常合并继发孔型房间隔缺损。可引起房性心律失常、脑栓塞、肺栓塞及冠状动脉栓塞等并发症，建议采取干预措施。房间隔缺损合并房间隔膨出瘤时，因房间隔膨出瘤处组织发育薄弱，正确判定缺损的最大直径有一定困难。建议术中采用球囊测量最大缺损口的伸展直径，通过测量球囊对周围房间隔组织的挤压，薄弱的间隔多能被撑开，并将小缺损孔的血流一起阻断，然后用超声心动图进一步检测有无通过房间隔的血流及分流量大小。由于房间隔膨出瘤内血流淤

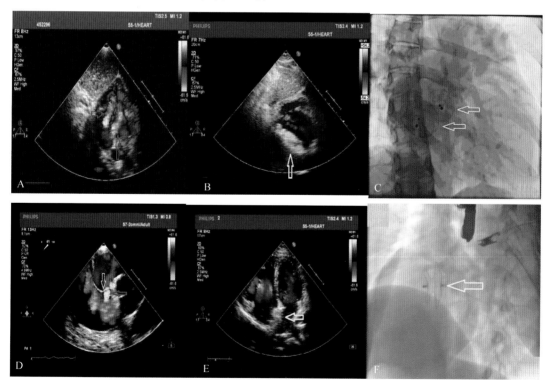

图 7-9　多发孔型房间隔缺损封堵术前后超声心动图图像及封堵术后 X 线影像

A 和 B. 经胸超声心动图剑突下两房心切面显示过房间隔两束左向右分流束以及封堵术后封堵器位置良好，分流消失。C. 应用 2 枚封堵器封堵后后前位 X 线影像。D. 经食管超声心动图在两房心切面显示房间隔缺损合并房间隔膨出瘤，可见左向右分流束。E. 经胸超声心动图心尖四腔心切面显示房间隔膨出瘤完全夹闭，未见残余分流。F. 应用小腰大边房间隔缺损封堵器进行封堵后左前斜位 50° ＋头位 25° X 线影像

注：红色箭头所指为房间隔缺损；黄色箭头所指为房间隔缺损封堵器；绿色箭头所指为房间隔膨出瘤

144

结构性心脏病心导管介入治疗

滞，容易形成血栓，而房间隔膨出瘤的摆动使形成的血栓更易于脱落引起栓塞。因此，有栓塞病史者建议术前行经食管超声心动图检查除外附壁血栓，术中要仔细观察所有缺损是否完全关闭并且要尽量完全覆盖膨出瘤。否则，建议外科手术处理。

（四）短残端房间隔缺损的介入治疗

在房间隔缺损介入治疗中，超声测量缺损残端是选择合适患者的关键。在所有存在残端不足的房间隔缺损中，最为常见的是缺损前缘残端缺乏。存在残端不足时，介入治疗应注意以下几点：

（1）缺损前缘残端不足而后缘残端足够时可以行介入治疗。缺损前缘残端不足或缺乏时，若后缘、下腔静脉缘及后上缘残端≥5 mm，可以尝试介入治疗，但应选择偏大的封堵器。

（2）缺损的主动脉缘残端不足时，释放封堵器前要仔细进行超声心动图检查，若见封堵器呈"Y"型夹持在升主动脉的后壁，则封堵器一般稳定牢靠。

（3）下腔缘残端不足的缺损实施封堵术时，容易出现封堵器脱落，当下腔残端≤4 mm时应谨慎选择介入治疗，最好采用经食管超声心动图判断。

（五）老年房间隔缺损患者的治疗

老年房间隔缺损特点是病程长，往往合并有不同程度的心功能损害、肺动脉高压及房性心律失常，故介入治疗难度较大，易出现并发症，应更加充分做好术前准备，围术期需仔细观察病情变化[10-12]。老年房间隔缺损患者封堵术后，临床症状和血流动力学均有明显改善，长期随访中仍保持良好的状态，证明介入闭合缺损对老年患者获益较大[13]。

（1）年龄50岁以上患者，介入治疗前建议常规行冠状动脉造影除外冠状动脉病变。

（2）有心房颤动病史患者术前应行经食管超声检查左心房和左心耳是否合并血栓形成，伴有持续性房颤的患者可以同时行左心耳和房间隔缺损封堵术。

（3）老年房间隔缺损长期右心系统负荷过重，使室间隔偏向左侧致使左心室受挤压，左心功能不全，封堵房间隔缺损后左心负荷骤然增加，容易加重左心功能不全并诱发心律失常，因此术后应严密观察患者心功能和心律变化，一旦出现心力衰竭的表现应立即给予药物治疗。当左心室舒张内径≤35 mm、左心室容积指数≤30 ml、左心房平均压力≥15 mmHg时，可以选用带孔房间隔缺损封堵伞治疗[14]。

（4）部分老年人血小板数量偏低，术后需用华法林抗凝治疗，而不能使用阿司匹林、氯吡格雷等抗血小板药物。

七、疗效分析

目前我国房间隔缺损封堵术已经全面推广，经验趋于成熟，对于条件和大小合适的房间隔缺损操作成功率可达100%。主要决定技术成功率的因素是适应证的选择，操作者经验和手术技术的熟练程度三个方面。许多病例介入治疗失败的重要原因在于恣意放大介入治疗适应证。据北部战区总医院总结全军多所治疗中心4000余例房间隔缺损封堵术显示，总体成功率可达99.36%，并发症发生率仅0.28%[15]。

八、并发症及处理

（一）残余分流

1.表现

残余分流根据多普勒左向右分流信号判定，无左向右分流信号为效果佳，封堵器植入早期可出现经封堵器的星点状分流，但不应出现呈束状的过隔血流束。左向右分流束直径<1 mm为微量残余分流，1～2 mm为少量残余分流。由于Amplatzer型封堵器具有良好的生物相容性，植入人体后，封堵器内血栓形成和金属表面内皮化使其具有很高的闭合率。即刻残余分流发生率为6%～40%，术后72 h为4%～12%，而3个月之后残余分流发生率仅为0.1%。临床发生残余分

流多见于缺损不规则，所选封堵器偏小，展开封堵器后在其边缘出现残余分流[16]，或者缺损为多发或者筛孔状，未行封堵术时，大部分血流经过最大的缺损进入右心房，超声心动图无法发现小型缺损而误以为是单孔型缺损，一旦闭合大缺损后，小型缺损的血流随即显现出来，形成残余分流假象。

2. 处理方法

（1）术后出现通过封堵器的微量分流，一般不需要处理，随着时间的推移会自行闭合。

（2）因缺损不规则导致所选封堵器偏小，可考虑更换更大的封堵器。

（3）封堵器覆盖以外部分发现束状的分流，且缺损 ≥ 5 mm 应考虑再植入另 1 枚封堵器，保证完全封堵；如缺损 ≤ 5 mm，可不予处理。

（二）血栓栓塞

左心房的封堵器表面形成血栓，即封堵器相关血栓可引起全身动脉的血栓栓塞，如外周动脉栓塞、视网膜动脉栓塞等。一篇国外 meta 分析报道房间隔缺损封堵术后封堵器相关栓塞发生率约为 1.0%（95% CI 0.8 ～ 1.0%）[17]，但其发生多见于美国 NTM 公司生产的器械如 CardioSeal 和 Starflex（NMT 医疗器械，Boston，MA，USA）[18]。先前文献报道 407 例房间隔缺损封堵术后封堵器相关血栓发生率为 1.2%，且为不同类型的封堵器，封堵器相关血栓的发生率不同，Amplatzer 封堵器相关血栓发生率最低为 0%，CardioSeal 封堵器为 7.1%，Starflex 封堵器为 5.7%，Helex 封堵器为 0.8%，封堵器相关血栓形成有意义的危险因素为术后心房颤动[19]。国内报道血栓栓塞并发症的发生率较低，术中和术后应用肝素抗凝及抗血小板药物，可减少血栓栓塞并发症。对直径较大的房间隔缺损，封堵术后 6 个月内应加强超声心动图随访，以便及时发现封堵器表面血栓。一旦发现血栓，应加强抗凝治疗，如血栓移动度较大，有发生脱落危险者，应考虑行外科治疗。

（三）气体栓塞

主要是术中未能排尽封堵器和输送鞘内的气体所致。临床表现为突发胸痛、胸闷，心率减慢，心电图 ST 段明显抬高，多见于右冠状动脉气栓或因栓塞脑血管而出现意识障碍和肢体运动障碍等栓塞症状。对症处理后通常在 20 ～ 30 min 病情可缓解，但也有致残的报道。预防气体栓塞的主要措施是严格操作程序，充分排空输送鞘和封堵器中的气体，当输送鞘置入左心房后，嘱患者平静呼吸，并堵住输送鞘体外开口，避免因负压导致气体进入左心房。一旦出现上述症状，应立即吸氧，心率减慢者给予阿托品加快心率，同时给予硝酸甘油防止血管痉挛加重病情，必要时立即穿刺股动脉，将导管置入动脉栓塞发生处，用生理盐水冲洗。

（四）头痛或偏头痛

发生率约为 7%，疼痛的部位、性质、程度及持续时间因人而异，最长时间持续半年，有的伴有呕吐、恶心、肢体麻木、耳鸣、听力下降。为术者选择过大的封堵器使其表面不能形成完整的内皮化，或为术后抗血小板治疗不够或存在阿司匹林抵抗，导致微小血栓形成、脱落并阻塞脑血管所致。因此，房间隔缺损介入治疗术后抗血小板治疗最少半年，如有头痛史可延长至 1 年，并根据具体情况决定是否加用氯吡格雷等加强抗血小板治疗或改用华法林抗凝治疗。

（五）穿刺部位血肿和股动静脉瘘

因静脉压力低，静脉穿刺很少引起血肿。发生血肿可能系同时穿刺了动脉，且术后压迫止血不当所致。小型血肿可以不用特殊处理，少量的淤血能够自行吸收；偏大的血肿应立即压迫穿刺处，防止继续出血导致血肿增大，同时挤出淤血。股动静脉瘘系因穿刺针同时穿透股动脉和股静脉使二者之间形成通道所致，或穿刺时下肢外展不足使动静脉血管不能充分展开或者血管畸形引起。形成股动静脉瘘后，腹股沟处可有包块，伴疼痛，穿刺区域或包块处可闻及连续性血管样杂音，并可伴有震颤。出现股动静脉瘘后应积极处理，瘘口小者可经手压迫或超声引导按压修复治疗，瘘口大且经压迫法无法治愈时需及时行外科手术修补。

结
构
性
心
脏
病
心
导
管
介
入
治
疗

（六）心脏压塞

与操作者经验不足、对心脏解剖结构不熟悉有关，在推送导管和多次释放与回收封堵器过程中引起心壁穿孔所致，多发生于左心耳处，发生率约0.12%。发生心脏压塞之后，轻者可无明显症状，重者立即出现胸闷胸痛、心悸、血压下降甚至呼吸困难等症状。预防方法主要是操作者在推送导管、导引导丝和输送鞘过程中动作应轻柔，切忌粗暴，一旦出现阻力，立即停止前送并回撤。出现心脏压塞后，必须立即停止操作，严密监视心率、血压和心包积液容量变化。如心脏壁破口较小，超声观察心包积液量增加不明显，可给予鱼精蛋白中和肝素，避免患者深呼吸和体位变化，多可自愈；如破口大，心包积液量迅速增加时，应立即行心包穿刺，留置猪尾导管于心包内，抽出心包内积血并从股静脉鞘管中回输至患者体内，直至心包积液量不再增加后撤出留置的导管，再择期行介入治疗；经心包穿刺抽液后症状无改善者需尽快行外科手术治疗。

（七）封堵器移位或脱落

封堵器移位或脱落发生率为0.24%～1.44%[20]，术中封堵器脱落常在封堵器推出输送鞘时发生，可能与推送时发生旋转、封堵器螺丝过松等因素有关；术后脱落多与所选封堵器偏小或房间隔缺损边缘薄软、短小有关。封堵器可脱落至左心房或右心房，较多脱落在右心房，并可进入左心室或右心室，甚至脱入肺动脉或主动脉。封堵器脱落后患者可出现心悸、胸闷等症状，重新闻及已消失的杂音，同时出现心律失常，心律失常的性质因封堵器脱落的部位而不同。心电监测可见房性或室性早搏甚至心动过速。术前和术中超声心动图的判断最为重要，若经胸超声心动图不能清楚显示缺损边缘或缺损较大者，应采用经食管超声心动图进一步明确以避免封堵器脱落。重要在于规范化治疗，选择适当的封堵器，尤其是下腔静脉缘残端薄而短者，释放封堵器前需要反复推拉封堵器并观察其形态和位置是否有异常。封堵器脱落后如未发生心室颤动可经导管取出，国

内外均有成功取出的报道，若封堵器较大或者难以取出时应行急诊外科手术。

（八）心律失常

由于传导系统的先天发育异常，加上血流动力学变化对心脏组织电生理特性产生不良影响，房间隔缺损患者在病程进展及治疗过程中可出现各种心律失常[21-23]。窦性心动过速、窦性心动过缓、室上性心动过速、频发房性早搏、房室传导阻滞和心房颤动等均可在术中和术后出现。过大封堵器植入易损伤窦房结及其邻近区域，或者使窦房结动脉供血受阻均可导致窦房结功能暂时性障碍，而封堵器对房室结的挤压，或对房室结及其周围组织摩擦造成暂时性水肿，则可导致房室结功能障碍或减退。多数患者上述心律失常可迅速缓解，个别患者可持续数小时甚至更长时间。因此，房间隔缺损介入治疗后3个月内应注意避免剧烈咳嗽和活动，减少封堵器对周围组织的刺激。出现心律失常后应用激素等药物对症处理多可缓解，若出现完全性房室传导阻滞时可植入临时或永久起搏器治疗，部分患者于取出封堵器后心律失常消失。

（九）心脏磨蚀

封堵器对心脏磨蚀形成主动脉与右心房和左心房瘘，或者心房壁、心室壁破裂为房间隔缺损封堵术的严重并发症，发生率约0.05%～0.46%[24]。患者主要表现为持续性胸痛和血流动力学改变。最初报道于2004年，28例房间隔缺损封堵术后患者，其中8例在术后5天至8个月间出现这种并发症，1例在术后3年发生并逐渐发展成心包积液。所有患者均发生在靠近主动脉根部的心房侧，出现这种情况的患者89%存在房间隔缺损的主动脉侧边缘不足[25]。文献报道，心脏磨蚀可能出现于植入24 h内，大部分在6个月内，也有的病例在9年后出现。心脏磨蚀可导致心包出血、心脏压塞或主动脉瘘。MAUDE数据库报道了18 333例房间隔缺损封堵器植入中有23例（0.13%）发生心脏磨蚀事件[26]。一项28 142例经导管闭合房间隔缺损/卵圆孔未闭的meta分析中，15例

（0.05%）发生磨蚀。先天性心血管介入研究联盟（CCISC）对 3010 例植入封堵器磨蚀的调查中，发现 14 例（0.46%）房间隔缺损介入术后出现磨蚀。同时注意到 90% 的磨蚀患者有主动脉边缘的缺陷。相对运动的心脏和植入主动脉根部的封堵器伞盘突出磨蚀主动脉是最常见的可能机制[27]。据中国医学科学院阜外医院蒋世良主任报告的国家卫健委先天性心脏病心血管介入治疗注册登记中，51 931 例房间隔缺损中有 9 例（0.02%）发生心脏磨蚀，明显低于国外文献报道，是否与国内主要使用国产封堵器，封堵器材料与进口伞比较相对较软，或主动脉侧缘较短小时国内专家更倾向于采用封堵器包裹主动脉而非顶在主动脉缘上的植入方法有关。总之，若房间隔缺损位置较偏、主动脉残端较短或缺失，建议严格掌握适应证，对于此类患者，避免选择过大的封堵器是防止心脏磨蚀的关键因素，必须仔细观察封堵器植入后的状况，是否会对主动脉或周围组织造成不良影响，一旦出现通常应尽快选择外科手术治疗，但国内外各有一例介入治疗成功的报道。

（十）溶血

房间隔缺损封堵术后溶血罕见，考虑系血细胞在较大网状双盘结构中流动所致。此时可停用阿司匹林等抗血小板药物，促进封堵器表面血栓形成，另外给予大剂量激素稳定细胞膜，减少细胞碎裂。亦有因封堵器过大磨损二尖瓣而造成机械性溶血的报道，应及时采用多普勒超声心动仪检查，一旦证实为封堵器磨损应尽早进行外科手术，取出封堵器，修复二尖瓣和房间隔缺损。

（十一）其他少见并发症

已有房间隔缺损封堵术后患感染性心内膜炎而需要开胸手术治疗的报道[28-31]，因此，术后预防感染十分重要。此外，也有少数瓣膜损伤（包括二尖瓣、三尖瓣和主动脉瓣的损伤）[32-37]和镍过敏[38-41]的报道，尽管这些情况发生率极低，甚至可以忽略不计，但也需引起医生的注意。

参考文献

[1] 中国心血管医师分会. 常见先天性心脏病介入治疗中国专家共识. 介入放射学杂志, 2011, 20: 3-9.

[2] 中国医师协会儿科医师分会先天性心脏病专家委员会, 中华医学会儿科学分会心血管学组, 《中华儿科杂志》编辑委员会. 儿童常见先天性心脏病介入治疗专家共识. 中华儿科杂志, 2015, 53: 17-24.

[3] 朱鲜阳, 陈火元. 房间隔缺损介入治疗现状与未来. 心血管病学进展, 2008, 29: 343-346.

[4] Thomas KJ, Larry AL, Zahn E, et al. Results of the U.S. multicenter pivotal study of the Helex septal occluder for percautaneous closure of secundum atrial septal defects. J Am Coll Cardiol, 2007, 49: 2215-2221.

[5] JuxC, Bertram H, Wohlsein P, et al. Interventional atrial septal defect closure using a totally bioresoorbableoccluder matrix: development and preclinical evaluation of the BioSTAR device. J Am Coll Cardiol, 2006, 48: 161-169.

[6] deHemptinne Q, Horlick EM, OstenMD, et al. Initial clinical experience with the GOREVR CARDIOFORM ASD occluder for transcatheter atrial septal defect closure. Catheter Cardiovasc Interv, 2017, 90: 495-503.

[7] 中国医师协会心血管内科医师分会. 2015 年先天性心脏病相关性肺动脉高压诊治中国专家共识. 中国介入心脏病学杂志, 2015, 23: 61-69.

[8] Jose S, Alfonso M, Miguel R, et al. Effectiveness of percutaneous device occlusion for atrial septal defect in adult patients with pulmonary hypertension. Am Heart J, 2002, 144: 887-880.

[9] Skoro-Sajer N, Gerges C, Balint OH, et al. Subcutaneous treprostinil in congenital heart disease related pulmonary arterial hypertension. Heart, 2018, 104: 1195-1199.

[10] Holzer R, Cao Q-L, Ziyad M, et al. Closure of a moderately large atrial septal defect with a self-fabricated fenestrated Ampatzer septal occluder in an 85-year-old patient with reduced diastolic elasticity of left ventricle. Cath CardiovascInterv, 2005, 64: 513-517.

[11] Patel A, Lopez K, Banerjee A, et al. Transcatheter closure of atrial septal defects in adults > or = 40 years of age: immediate and follow-up results. Interv Cardiol, 2007, 20: 82-88.

[12] Elshershari H, Cao QL, Hijazi ZM, et al. Transcatheter device closure of atrial septal defects in patients older than 60 years of age: immediate and follow-up results. Invasive Cardiol, 2008, 20: 173-176.

[13] Komar M, Przewlocki T, Olszowska M, et al. The

148

结构性心脏病心导管介入治疗

benefit of atrial septal defect closure in elderly patients. Clinical Interventions in Aging，2014：9 1101-1107.

［14］陈火元，朱鲜阳，盛晓棠，等．带孔房间隔缺损封堵器治疗房间隔缺损合并重度肺动脉高压的疗效观察．中国介入心脏病学杂志，2015，11：601-605.

［15］朱鲜阳，张端珍．结构性心脏病介入治疗现状分析．中华心血管病杂志，2008，36：608-612.

［16］Chessa M，Carminati M，Butem G，et al．Early and late complications associated with transcatheter occlusion of secundum atrial septal defect．J Am Coll Cardiol，2002，39：1061-1065.

［17］Abaci A，Unlu S，Alsancak Y，et al．Short and long term complications of device closure of atrial septal defect and patent foramen ovale：meta-analysis of 28，142patients from 203 studies. Catheter CardiovascInterv，2013，82：1123-1138.

［18］Delaney JW，Li JS，Rhodes JF，et al．Major complications associated with transcatheteratrialseptaloccluder implantation：a review of the medical literature and the manufacturer and user facility device experience（MAUDE）database. Congenit Heart Dis，2007，2：256-264.

［19］Krumsdorf U，Ostermayer S，Billinger K，et al．Incidence and clinical course of thrombus formation on atrial septal defect and patient foramen ovale closure devices in 1000 consecutive patients. J Am Coll Cardiol，2004，43：302-309.

［20］Bartel T，Bonatti JO，Müller S，et al．Device dislocation，probably due to paroxysmal coughing early after percutaneous closure of secundum type atrial septal defect. Am J Cardiol，2008，101：548-549.

［21］Oliver JM，Gallego P，Gonzalez A，et al．Predisposing conditions for atrial fibrillation in atrial septal defect with and without operative closure．Am J Cardiol，2002，89：39-43.

［22］Hessling G，Hyca S，Brockmeier K，et al．Cardiac dysrhythmias in pediatric patients before and 1 year after transcatheter closure of atrial septal defects using the Amplatzer septal occluder. Pediatr Cardiol，2003，24：259.

［23］Chun DS，Turrentine MW，Moustapha A，et al．Development of aorta-to-right atrial fistula following closure of secundum atrial septal defect using the Amplatzer septal occluder. Catheter CardiovascInterv，2003，58：246-251.

［24］Amin Z，Hijazi ZM，Bass JL，et al．Erosion of Amplatzer septal occluder device after closure of secundum atrial septal defects：review of registry of complications and recommendations to minimize future risk. Catheter CardiovascInterv，2004，63：496-502.

［25］Slesnick TC，Nugent AW，Fraser CD，et al. Acute bacterial endocarditis after implantation of an Amplatzer septal occluder device. Circulation，2008，117：e326-e327.

［26］Jalal Z，Hascoet S，Baruteau AE，et al．Long-term complications after transcatheter atrial septal defect closure：a review of the medical literature. Can J Cardiol，2016，32：1315.e11e8.

［27］Arnaz A，Turkekul Y，Yalcinbas Y，et al．Late cardiac rupture after Amplatzer septal occluder implantation.Tex Heart Inst J，2016，43：541-542.

［28］Zahr F，Katz WE，Toyoda Y，et al．Late bacterial endocarditis of an Amplatzer atrial septal defect occluder device. Am J Cardiol，2010，105：279-280.

［29］Aruni B，Sharifian A，Eryazici P，et al．Late bacterial endocarditis of an Amplatzer atrial septal device. Indian Heart J，2013，65：450-451.

［30］Kim DJ，Shim CY，You SC，et al．Late bacterial endocarditis and abscess formation after implantation of an Amplatzer septal occluder device. Circulation，2015，131：e536-538.

［31］Thibodeau-Jarry N，Ibrahim R，Ducharme A，et al．Late infection of an atrial septal defect closure device：a possible complication. Can J Cardiol，2015，31：1204.e9-11.

［32］Wilson NJ，Smith J，Prommete B，et al．Transcatheter closure of secundum atrial septal defects with the Amplatzer septal occluder in adults and children-follow-up closure rates，degree of mitral regurgitation and evolution of arrhythmias. Heart Lung Circ，2008，17：318-324.

［33］Takaya Y，Kijima Y，Akagi T，et al．Fate of mitral regurgitation after transcatheter closure of atrial septal defect in adults. Am J Cardiol，2015，116：458-462.

［34］Schoen SP，Boscheri A，Lange SA，et al．Incidence of aortic valve régurgitationandoutcome after percutaneous closure of atrial septal defects and patent foramen ovale. Heart，2008，94：844-847.

［35］Sadiq M，Kazmi T，Rehman AU，et al．Device closure of atrialseptal defect：Medium-term outcome with special reference to complications. Cardiol Young，2012，22：71-78.

［36］Loar RW，Johnson JN，Cabalka AK，et al．Effect of percutaneous atrial septal defect and patent foramen ovale device closure on degree of aortic regurgitation. Catheter CardiovascInterv，2013，81：1234-1237.

［37］Fang F，Wang J，Yip GW，et al. Predictors of mid-term functional tricuspid regurgitation after device closure of atrial septal defect in adults：Impact of pre-operativetricuspid valve remodeling. Int J Cardiol，2015，187：447-452.

［38］Rodés-Cabau J，Mineau S，Marrero A，et al. Incidence，timing，and predictive factors of new-onset migraine headache attack after transcatheter closure of atrial septal defect or patent foramen ovale. Am J Cardiol，2008，101：688-692.

［39］Wertman B，Azarbal B，Riedl M，et al. Adverse events associated with nickel allergy in patients undergoing percutaneous atrial septal defect or patent foramen ovale closure. J Am Coll Cardiol，2006，47：1226-1227.

［40］Rodés-Cabau J，Horlick E，Ibrahim R，et al. Effect of clopidogrel and aspirin vs aspirin alone on migraine headaches after transcatheter atrial septal defect closure：The CANOA randomized clinical trial. JAMA，2015，314：2147-2154.

［41］Turner DR，Owada CY，Sang Jr CJ，et al. Closure of secundum atrial septal defects with the AMPLATZER septal occluder：a prospective，multicenter，post-approval study. CircCardiovasc Interv，2017，10（8）. pii：e004212. doi：10.1161.

8 经皮卵圆孔未闭的介入治疗

（张玉顺　何　璐）

第一节　概　　述

一、卵圆孔未闭的定义及发生率

卵圆孔是房间隔中部的一个裂隙，胚胎时期，为了维持右向左分流的血液循环特点，来自母亲的脐静脉血液不经过肺血管，而是经此通道进入胎儿的左心系统，然后分布到全身各个器官，以提供胎儿发育所需的氧气和营养物质，故此时期卵圆孔持续开放。出生后，随着正常肺循环的建立，右心压力降低，左右心房间压力阶差增加，胚胎期房间隔的原发间隔自上而下逐步吸收，继发间隔从房顶自上而下形成，卵圆孔逐渐发生功能性闭合，一年后达到解剖上的闭合。若大于3岁的幼儿卵圆孔仍未闭合者即在卵圆窝顶端遗留月牙形裂隙，称为卵圆孔未闭（patent foramen ovale，PFO）（图8-1）。

卵圆孔未闭的发生率尚无精确统计，成人尸检发现，约25%～34%的人卵圆窝部两层隔膜未完全融合[1]；在一组965例尸检患者中，27.3%存在卵圆孔未闭，其发生率由小于30岁的34.3%逐渐下降至81～100岁的20.2%，且无性别差异[2]。

二、卵圆孔未闭的病理生理特征

（一）左向右分流或无分流卵圆孔未闭

在胎儿期，原发隔的自由边缘为卵圆孔的瓣膜，只允许血流从右心房进入左心房，起着单向瓣膜的作用。此时右向左分流是胎儿的生理需要。出生后，由于呼吸交换使得肺血流量增加，左心房压力增高，压迫卵圆孔瓣膜使之关闭，在新生儿和小婴儿期卵圆孔瓣膜较薄，左心房压力高于右心房，卵圆孔发生功能性闭合。随着婴儿的生长，卵圆孔瓣膜粘连僵直，活动减弱，纤维组织增生使孔道闭塞，在结构上关闭卵圆孔。一般在第8个月或更长的时间，左、右两心房间的血运完全断绝，1年后达到解剖上关闭。若大于3岁的幼儿卵圆孔仍未闭合，才称为卵圆孔未闭。理论

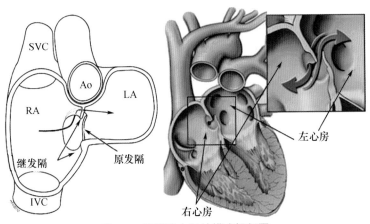

图 8-1　卵圆孔未闭的模式解剖图

LA：左心房；RA：右心房；Ao：主动脉；SVC：上腔静脉；IVC：下腔静脉

上讲，即使卵圆孔未闭合，由于正常时左心房压力（8～10 mmHg）无论收缩期或舒张期都比右心房高3～5 mmHg。在此生理状态下，未闭的卵圆孔在功能上与瓣膜相类似，一般不引起血液分流。但在变异的卵圆孔未闭，其瓣发育不良，就可以有左向右分流。因此，正常情况下，卵圆孔未闭可以是无分流或者有左向右分流，但由于左向右分流量很小，不会引起血流动力学改变，无重要临床意义。

（二）右向左分流卵圆孔未闭

由于形成卵圆孔未闭间隔结构的特殊性，使得左心房的原发隔（纤维组织，薄、甚至非常薄）易摆动，这样一旦右心房压力超过左心房，就会推开左心房侧较薄的原发隔，形成右向左分流（right-to-left shunt）。一般情况下，左心房压力高于右心房，卵圆孔处于关闭状态无分流，或有少量左向右分流。要形成右向左分流，必需右心房压力超过左心房。许多生理性或病理性因素都可以引起右心房压力一过性或持续性升高，如心房间的周期性压力差变化；Valsalva动作末、咳嗽、潜水等。而肺动脉高压、慢性阻塞性肺疾病、肺栓塞等则引起右心房压慢性升高，表8-1列出了常见的引起右心房压力升高的主要原因。但除了压力梯度变化外，卵圆孔未闭的解剖变异对右向左分流的大小及持续时间有很大影响。

短暂的右心房压升高，可引起一过性右向左分流，持续的右心房压力增高，则伴随连续的右向左分流。卵圆孔未闭-右向左分流可引起反常栓塞等相关临床综合征。大约5%的脑卒中或偏头痛

表 8-1　引起右心房压力升高的主要原因

生理性	病理性
负荷量运动	慢性肺疾病
鼻出血	肺栓塞
耳减压	肺动脉高压
用力大便	肺动脉瓣狭窄
性交	三尖瓣反流
咳嗽	右心房梗死
Valsalva 动作	心脏压塞
潜水	呼气末正压通气
吹喇叭	左心室循环支持

患者在发生症状前，曾有明显的紧张或剧烈运动，提示有可能升高右心房压力，产生右向左分流。

三、卵圆孔未闭相关临床综合征

卵圆孔未闭相关临床综合征的提出源于对反常栓塞的认识和证实。早在1887年，德国病理学家Cohnheim[3]就提出反常栓塞的概念，随之不断被尸检所证实，特别是1985年以来超声心动图证实了卵圆孔未闭处有骑跨血栓[4]，卵圆孔未闭-反常栓塞被广泛研究，已发现不明原因脑卒中、偏头痛、斜卧呼吸-直立型低氧血症、神经减压病、冠状动脉正常的心肌梗死、阻塞性睡眠呼吸暂停综合征、高原性肺水肿、脑白质病变、原因不明的急性缺血性事件（急性肾栓塞、急性下肢动脉栓塞）等都与卵圆孔未闭有关。卵圆孔未闭有"脑的后门"之称，甚至提出"洞在心，病在脑"的理论。

第二节　卵圆孔未闭的诊断方法

一、卵圆孔未闭的超声诊断方法

（一）经胸超声心动图

成人因受各种因素如肥胖、肺气过多等的影响，常规经胸超声心动图（transthoracic echocardiography，TTE）对卵圆孔未闭检出率低。TTE剑下两房心切面，卵圆孔未闭检出率最高，为最佳切面。常规TTE虽可见原发隔和继发隔呈"搭错样"改变（图8-2A），但即使结合彩色多普勒显像亦很难准确测量卵圆孔未闭的大小（图8-2B）。对卵圆

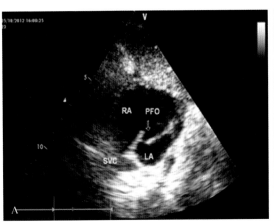
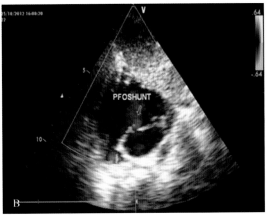

图 8-2 TTE 剑下两房心切面

A. 二维超声心动图示房间隔原发隔与继发隔呈"搭错样"改变；**B**. 彩色血流示心房水平卵圆孔处少量左向右分流（PFOSHUNT）。RA：右心房；LA：左心房；PFO：卵圆孔未闭；SVC：上腔静脉

孔未闭结构常漏诊，当合并存在房间隔瘤（atrial septal aneurysm）和小房间隔缺损时，易漏诊同时合并的小房间隔缺损。值得注意的是，TTE 对卵圆孔未闭的检出率与经验有关，对于缺乏经验的初学者来说，检出率极低。故对于临床上高度怀疑卵圆孔未闭-反常栓塞的患者，若常规 TTE 未发现问题，应做经胸超声心动图右心声学造影（contrast transthoracic echocardiography，cTTE）或对比增强经颅多普勒（contrast-enhanced transcranial Doppler，cTCD）发泡试验进一步检查。如需了解卵圆孔未闭结构特征则需行经食管超声心动图（transesophageal echocardiography，TEE）检查。

（二）经食管超声心动图

目前，TEE 仍是诊断卵圆孔未闭的"金标准"和首选方法。高度怀疑有卵圆孔未闭-反常栓塞时行 TEE 检查，可能会发现 TTE 漏诊的病例。行 TEE 检查可明确房间隔解剖结构，对卵圆孔未闭进行分类，指导卵圆孔未闭封堵治疗，如明确卵圆孔未闭的形态、位置、并发缺损的数量和大小、残余房间隔长度、软硬情况及可能会影响封堵器放置的其他解剖结构。

1. 测量卵圆孔未闭的大小和长度

TEE 可比较准确地测量卵圆孔未闭大小，应测量卵圆孔未闭入口（右心房面）或出口（左心房面）的大小及卵圆孔未闭的长度（图 8-3）。

2. 了解与周边结构的关系

与封堵房间隔缺损相类似，封堵卵圆孔未闭最为担心的是有无主动脉侵蚀并发症，虽然很罕见，但应引起足够的重视。这要求了解卵圆孔未

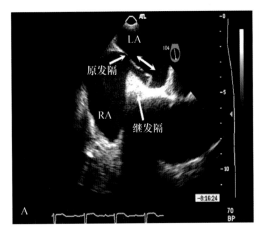
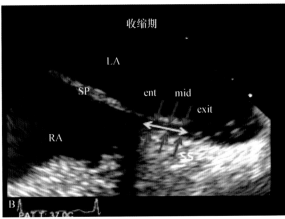

图 8-3 TEE 测量卵圆孔未闭的大小和长度

A. 测量卵圆孔未闭的出口直径（绿色箭头）及长度；**B**. 测量收缩期卵圆孔未闭的大小及长度（黄色箭头）。RA：右心房；LA：左心房

闭与周围组织的关系，特别是与主动脉根部或上腔静脉之间的距离，如图8-4。文献报道，卵圆孔未闭与上腔静脉之间的平均距离是12.2 mm，与主动脉根部的平均距离是8.1 mm，这也决定了选择的封堵器大小。

3. 了解卵圆孔未闭的结构特征

术前精确的TEE检查可清楚了解房间隔的解剖结构，了解卵圆孔未闭的分型，有助于封堵器的选择与放置。如长管型卵圆孔未闭、合并房间隔膨出瘤的卵圆孔未闭、合并继发间隔肥厚的卵圆孔未闭、杂交缺损等（图8-5），需要个体化选择封堵器。具体会在下文中详述。值得注意的是，TEE对于了解卵圆孔未闭的结构特征无可替代，建议所有拟行卵圆孔未闭介入治疗的患者，都应

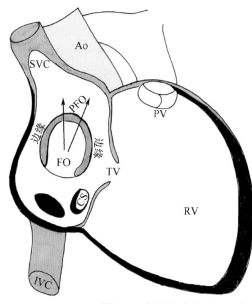
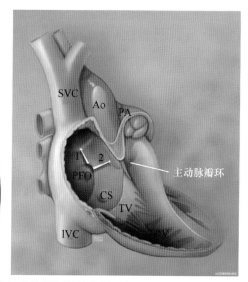

图 8-4 卵圆孔未闭（PFO）介入术前需测量的变量示意图

1. 代表卵圆孔未闭距上腔静脉缘的最短距离；2. 代表卵圆孔未闭距主动脉瓣环的最短距离。SVC：上腔静脉；Ao：主动脉；PA：肺动脉；CS：冠状窦；TV：三尖瓣；IVC：下腔静脉；RV：右心室；PV：肺动脉瓣；FO：卵圆窝

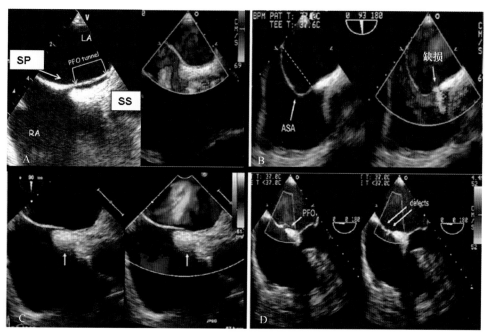

图 8-5 TEE 显示卵圆孔未闭分型

A. 长管型卵圆孔未闭；B. 房间隔膨出瘤及卵圆窝处小缺损；C. 肥厚的继发间隔与卵圆孔未闭的毗邻关系；D. 杂交缺损，卵圆孔未闭合并卵圆窝处多发小缺损。SP：原发隔；SS：继发隔；LA：左心房；RA：右心房；ASA：房间隔膨出瘤；PFO tunnel：卵圆孔未闭隧道

作 TEE 检查，以明确诊断及了解其结构特征。但对于经验丰富的医疗中心，特别是简单型卵圆孔未闭，亦可以酌情处理。

（三）三维经食管超声心动图

近年来，三维 TEE 已被越来越多地应用于卵圆孔未闭的术前诊断或介入术中指导。三维 TEE 可以清楚显示卵圆孔未闭结构，卵圆孔未闭和周围其他结构的关系，及介入手术中卵圆孔未闭与封堵器的位置关系。三维 TEE 可测量卵圆孔未闭大小、长度，以及与周围组织的关系（图 8-6），一般来说，三维 TEE 测量的卵圆孔未闭直径较 TEE 大。国外学者 Rona 等[5] 将三维 TEE 用于卵圆孔未闭的分型，对于理解卵圆孔未闭的复杂性、选择合理的封堵器及减少术中术后并发症等都有借鉴意义。

（四）心腔内超声

自 20 世纪 90 年代以来，心腔内超声（intera-cardiac echocardiography，ICE）开始应用于临床。新型的相控阵 ICE 探头，能直接提供心腔内解剖结构的信息，已作为一种新的监测、引导技术应用于各种心脏介入手术。ICE 为发现或证实卵圆孔未闭的存在和栓塞定位提供了更有效、更准确的检查方法。在卵圆孔未闭的封堵治疗中，ICE 可清晰地显示卵圆孔未闭解剖形态及周围结构，如主动脉根部、上腔静脉和肺静脉等，并引导导管经卵圆孔未闭通道进入左心房，精确指引封堵器放置在合适的位置。相比 TEE，ICE 更容易使患者接受。但 ICE 技术的推广应用还受到以下因素的影响：①单平面影像，操作较困难，缺乏多平面扫描的灵活性，有时为寻找理想切面耗时长。②成本高，超声导管为一次性用品；虽然目前美国 FDA 已经批准了可以应用重复消毒的 ICE 导管，手术器材费用仍然较贵。③习惯性问题，介入医师熟悉 X 线透视图像，需要对心腔内超声切面有一个适应过程。

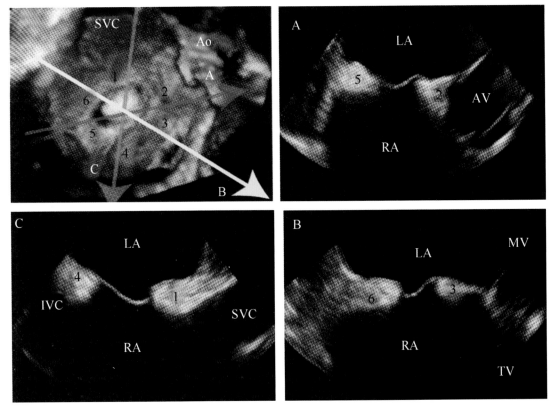

图 8-6 三维 TEE 显示卵圆孔未闭周边组织结构的关系

三维 TEE 下卵圆孔未闭及周边结构的显像，根据 A ~ C 不同切面来观察卵圆孔未闭的 6 个边缘。二维短轴切面 A：卵圆孔未闭的前后缘，2 为前缘 AV，5 为后缘；二维短轴切面 B：3 为前下缘，6 为后上缘；二维切面 C：卵圆孔未闭的上下缘，1 为上缘 SVC，4 为下缘 IVC。Ao：主动脉；SVC：上腔静脉；IVC：下腔静脉；LA：左心房；RA：右心房；AV：主动脉瓣；MV：二尖瓣；TV：三尖瓣

二、卵圆孔未闭的结构特征和高危卵圆孔未闭的超声特点

（一）卵圆孔未闭的结构特征

超声诊断卵圆孔未闭的结构特征可总结如下：①卵圆孔未闭形态复杂多变，其原因主要在于卵圆孔未闭构成的特殊性，原发隔为纤维样组织，薄、摆动大，继发隔为肌性组织，较厚。薄的原发隔可摆动很大，形成间隔摆动过大的卵圆孔未闭或房间隔膨出瘤、多孔卵圆孔未闭等，这些均为易发生反常栓塞的解剖特征。②卵圆孔未闭的长度和大小变化大。卵圆孔未闭原发隔和继发隔之间重叠的程度为其长度，不融合的距离为其大小。卵圆孔未闭长度和大小范围变化很大，如长度为 3～18 mm（平均 8 mm）、大小为 1～19 mm（平均 4.9 mm）。一般按直径大小＜2 mm、2～4 mm 和＞4 mm 将其分为大、中和小型卵圆孔未闭。应注意的是静息状态的大小，由于原发隔薄弱的关系，其大小是可变的。就好似"风吹门帘"一样，一过性右心房压高于左心房压如心脏舒张末期、收缩期始、咳嗽、大笑、Valsalva 动作等，左侧薄弱的原发隔被推开，其大小就会变化，出现右向左分流。张玉顺等[6]报道32 例不合并房间隔膨出瘤的小型卵圆孔未闭，TEE测量大小为 0.6～2.0 mm（平均 1.4 mm±0.5 mm），其中 8 例（25%）cTCD 静息状态就有右向左分流，cTCD Ⅲ级以上右向左分流占比一半以上，达 17 例。

（二）高危卵圆孔未闭的超声特点

临床上，将超声检查发现卵圆孔未闭合并房间隔膨出瘤、卵圆孔未闭合并原发间隔活动度过大（＞6.5 mm）、大型卵圆孔未闭、卵圆孔未闭合并过长的下腔静脉瓣或希阿里网，及有静息右向左分流等结构的卵圆孔未闭称为高危卵圆孔未闭，其更容易发生反常栓塞[7]。

三、超声诊断右向左分流的方法

（一）经胸超声心动图右心声学造影（cTTE）

临床怀疑卵圆孔未闭者先行常规 TTE，TTE发现、疑似或未发现卵圆孔未闭者都可行 cTTE检查，cTTE 检查的敏感性可达 63%～100%[8]。cTTE 检查一般选择心尖四腔心切面，需要先制备激活盐水，多推荐加血生理盐水。先在静息状态下注射激活盐水，观察右心微泡显影后左心有无微泡显影及显影的时间和多少；再嘱患者深吸气后，在屏气状态下用力憋气，注射激活盐水，当微泡进入右心时快速呼气（Valsalva 动作），观察左心微泡显影情况。应注意，Valsalva 动作有效性、推注激活盐水的时机等对 cTTE 结果均有影响。有效 Valsalva 动作的标志是：呼气后可观察到房间隔凸向左心房。

根据 cTTE 左心微泡显影的时间，可判断右向左分流来源于心脏内或肺动静脉畸形（pulmonary arteriovenous malformations）。显影时间在 3～5个心动周期内，右向左分流多来源于卵圆孔未闭，超过 5 个心动周期多考虑为肺动静脉畸形。目前尚没有一项被广泛接受的评估右向左分流的分级方案，按照中国专家共识标准[7]，静止的单帧图像上左心房内出现的微泡数量将右向左分流分为：0 级，左心房内没有微泡，无右向左分流；Ⅰ级，左心房内 1～10 个微泡/帧，为少量右向左分流；Ⅱ级，左心房内 10～30 个微泡/帧，为中量右向左分流；Ⅲ级，左心房内可见＞30 个微泡/帧，或左心房几乎充满微泡，心腔浑浊，为大量右向左分流（图 8-7）。

（二）经食管超声心动图右心声学造影

和 cTTE 一样，经食管超声心动图右心声学造影（contrast transesophageal echocardiography，cTEE）亦可用于判断右向左分流的多少。其操作方法与判断标准同 cTTE。但 TEE 为半创伤性检查，操作过程中患者比较痛苦，难以配合 Valsalva动作。虽然这些不妨碍诊断能力，但会影响卵圆孔未闭出现右向左分流敏感性，中国人民解放军总医院和西安交通大学第一医院研究 cTEE 诊断卵圆孔未闭-右向左分流检出率均低于 cTTE[9-11]。Cabanes 等[12]研究认为，结合声学造影 TTE 和TEE 诊断卵圆孔未闭阳性率分别为 10%～18% 和18%～33%，TEE 与尸检发生率接近。近年 TTE

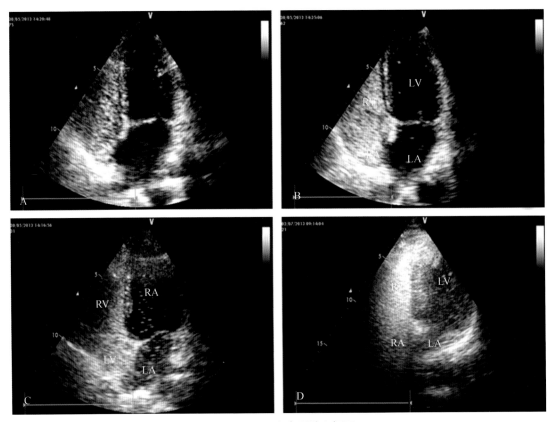

图 8-7　cTTE 心尖四腔心切面

A. 0 级，没有微泡；B. Ⅰ级，1 ～ 10 个微泡；C. Ⅱ级，10 ～ 30 个微泡，密度低；D. Ⅲ级，> 30 个微泡，密集状。RA：右心房；
LA：左心房；RV：右心室；LV：左心室

应用谐波功能，可提高其诊断敏感性。亦有学者
应用三维超声行右心声学造影。

（三）对比增强经颅多普勒（cTCD）

TCD 结合注射超声声学造影剂，能在脑循环
中探及来自卵圆孔未闭的微泡，从而推测存在右
向左分流。被认为是仅次于 TEE 的确定心内分
流的有效途径。cTCD 优于 cTEE 的最大特点是
它可以通过非侵入的方法使患者轻松完成标准的
Valsalva 动作。cTCD 微泡数量分级双侧标准为：0
级，无微栓子信号，无右向左分流；Ⅰ级，1 ～ 20
个微泡信号（单侧 1 ～ 10 个），为少量右向左分
流；Ⅱ级，≥ 20 个微泡信号（单侧≥ 10 个）、非
帘状，为中量右向左分流；Ⅲ级，栓子信号呈帘
状（curtain）或淋浴型（shower），为大量右向左
分流（图 8-8）。cTCD 最大优点是无创伤，缺点在
于难以区分右向左分流的来源。cTCD 对右向左分

流敏感性为 68% ～ 100%，特异性为 65% ～ 100%，
而 cTTE 特异性为 97% ～ 100%[13-14]。

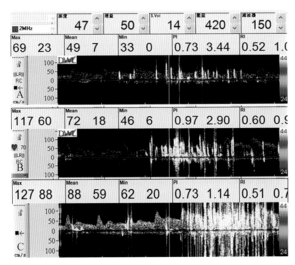

图 8-8　cTCD 微泡数量分级

A. Ⅰ级，1 ～ 20 个微泡信号（单侧 1 ～ 10 个）；B. Ⅱ级，≥ 20
个微泡信号（单侧≥ 10 个）；C. Ⅲ级，栓子信号呈帘状或淋浴型

第三节　经皮卵圆孔未闭介入治疗的适应证和禁忌证

一、经皮卵圆孔未闭介入治疗的中国专家共识

虽然对于卵圆孔未闭的治疗尚存一定争议，国际上亦无明确的指南，但我国学者根据最新国内外研究进展，结合国内经验，于 2015 年提出了《卵圆孔未闭处理策略中国专家建议》[7]；并在此基础上，又于 2017 年提出了《卵圆孔未闭预防性封堵术中国专家共识》[15]。

（一）适应证

①不明原因脑卒中（cryptogenic stroke，CS）或短暂性脑缺血发作（transient ischemic attack，TIA）合并卵圆孔未闭，有中至大量右向左分流；或使用抗血小板或抗凝治疗仍有复发；或有明确深静脉血栓（deep vein thrombosis，DVT）；②顽固性或慢性偏头痛合并卵圆孔未闭，有中至大量右向左分流；③卵圆孔未闭合并静脉血栓或下肢静脉曲张／瓣膜功能不全，有中至大量右向左分流；④斜卧呼吸－直立型低氧血症伴卵圆孔未闭，有中至大量右向左分流；⑤高危卵圆孔未闭：卵圆孔未闭合并房间隔膨出瘤或间隔活动度过大、大的卵圆孔未闭、卵圆孔未闭合并静息右向左分流；⑥年龄 18～60 岁（合并明确 CS 者，年龄可适当放宽）。

（二）相对适应证

①偏头痛合并卵圆孔未闭，有中量右向左分流；②卵圆孔未闭伴静脉血栓形成高危因素（长期坐位或卧床等），有中等量右向左分流；③卵圆孔未闭伴颅外动脉栓塞；④合并卵圆孔未闭的特殊职业（如潜水员、飞行员等）；⑤临床难以解释的缺氧合并卵圆孔未闭。

（三）禁忌证

①可以找到任何原因的脑栓塞，如心源性脑栓塞、血管炎、动脉硬化；②抗血小板或抗凝治疗禁忌者，如 3 个月内有严重出血情况，明显的视网膜病变，有颅内出血病史，明显的颅内疾病；③下腔静脉或盆腔静脉血栓形成导致完全梗阻，全身或局部感染，败血症，心腔内血栓形成；④妊娠；⑤合并肺动脉高压或卵圆孔未闭为特殊通道；⑥急性脑卒中 2 周以内。

二、国外指南及变迁

（一）ACC 和 AHA 双重标准使封堵卵圆孔未闭"举步维艰"

近年，房间隔缺损介入治疗已被普遍接受，美国 ACC 和 AHA 提出关闭房间隔缺损的指南[16-17]：具有右心房和右心室扩大的房间隔缺损，应该关闭（Ⅰb）。对于小型房间隔缺损指南提出：对于直径＜5 mm 的小型房间隔缺损、无右心室容量负荷过重、不影响疾病的自然转归，出现反常性栓塞或斜卧呼吸－直立性低氧血症者，需要关闭（Ⅱa）。可见，小型房间隔缺损合并反常栓塞封堵治疗"有法可依"。事实上，80% 反常栓塞来源于卵圆孔未闭，14% 的房间隔缺损可引起反常栓塞[18]。大部分卵圆孔未闭病例中，分流并不能达到关闭房间隔缺损时分流的指征，但有反常栓塞或斜卧呼吸－直立性低氧血症、运动性低血氧饱和度等。但目前美国并没有卵圆孔未闭引起反常栓塞应将其封堵的指南，亦就是说出现了"双重标准"，就会产生一个＜5 mm 的房间隔缺损伴反常栓塞，有封堵治疗的依据，但更大的卵圆孔未闭引起的反常栓塞封堵，却"无法可依"的现象。

（二）美国指南的变迁

1. 2011 年 AHA/ 美国卒中协会（ASA）房间隔膨出瘤卒中或 TIA 患者的卒中预防指南[19]建议

①伴有卵圆孔未闭的缺血性卒中或 TIA 发作患者，抗血小板治疗（Ⅱa，B）；②卵圆孔未闭患者的卒中二级预防，目前尚无充分证据表明抗凝治疗是否相当于或优于阿司匹林（Ⅱb，B）；③未明确具体抗血小板药物及剂量。

2. 2012 年美国胸科医师协会抗栓治疗和血栓形成预防指南[20]

建议：①无症状的卵圆孔未闭或房间隔膨出瘤患者，不推荐抗栓治疗（Ⅱc）；②CS 合并卵圆孔未闭，伴或不伴房间隔膨出瘤，建议阿司匹林 50 ～ 100 mg/d（Ⅰa）；③CS 合并卵圆孔未闭，伴或不伴房间隔膨出瘤，尽管使用阿司匹林治疗，但仍有脑卒中复发者，建议华法林抗凝（INR 目标值 2.5，范围 2.0 ～ 3.0），同时考虑行卵圆孔未闭封堵术（Ⅱc）；④CS 合并卵圆孔未闭，有明确深静脉血栓（DVT）者，推荐华法林治疗 3 个月（INR 目标值 2.5，范围 2.0 ～ 3.0）（Ⅰb），同时考虑行卵圆孔未闭封堵术（Ⅱc）。

3. 2014 年 AHA/ASA 房间隔膨出瘤卒中或 TIA 患者的卒中预防指南建议[21]

①对于有卵圆孔未闭的缺血性卒中或 TIA 患者，抗血小板治疗是合理的（Ⅱa，B）；②如未接受抗凝治疗，可予抗血小板治疗（Ⅰ，B）；③若伴卵圆孔未闭且为静脉来源的栓塞，则具备抗凝治疗指征，还需参照卒中特征（Ⅰ，A），当存在抗凝治疗的禁忌证时，也可考虑植入下腔静脉过滤器（Ⅱa，C）；④对于原因不明的缺血性卒中或 TIA 伴卵圆孔未闭患者，如无 DVT 证据，不建议行卵圆孔未闭封堵术（Ⅲ，A）；⑤并存卵圆孔未闭和 DVT 患者，根据 DVT 复发风险，可考虑经导管卵圆孔未闭封堵术（Ⅱb，C）。

（三）意大利共识

2013 年，由意大利心脏病介入学会（SICI-GISE），脑卒中协会（ISA-AIS），神经病学、神经放射学、神经外科学协会（SNO），心脏病学会先天性心脏病工作组，心血管医师协会（ANMCO），儿童心血管疾病学会（SICP），心血管超声影像学会（SIEC）和意大利凝血与血栓形成学会（SISET）联合声明的关于卵圆孔未闭合并

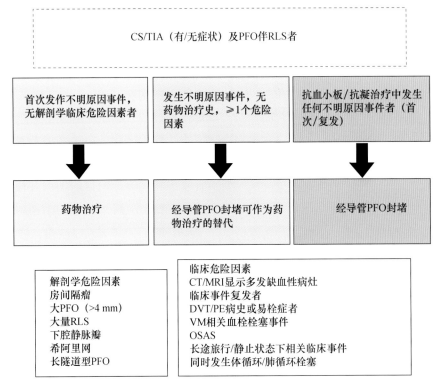

图 8-9　意大利卵圆孔未闭合并不明原因事件处理方法

CS：不明原因卒中；TIA：短暂性脑缺血发作；PFO：卵圆孔未闭；RLS：右向左分流；CT：计算机断层成像；MRI：磁共振成像；DVT：深静脉血栓；PE：肺栓塞；VM：Valsalva 动作；OSAS：阻塞性睡眠呼吸暂停综合征

CS 的管理指南[22]（图 8-9）。认为卵圆孔未闭发生不明原因事件（CS/TIA），合并有解剖学危险因素、抗血小板或抗凝治疗复发，或有 1 个以上危险因素可以封堵治疗。

（四）中国专家共识特别要求右向左分流量

中国专家共识与意大利共识非常相似，但我国专家共识要求不管任何反常栓塞相关综合征，都应有中-大量右向左分流，再结合其他因素，考虑是否行封堵治疗。事实上要求中-大量右向左分流非常重要，Sorensen 等[23]总结已发表的临床及随机对照研究（randomized controlled trial，RCT），发现有相当大的比例研究中为少-中量分流（按 V 级分类），如 SPARC 研究＜ 10 个气泡者竟占 75%，3 个 RCT 中，CLOSURE I 研究中＜ 25 个气泡者占 82%，但在 RESPECT 研究中仅为 39%；而 UPSG 研究完成的 2700 例患者，其中 99% 为大量分流（V ～ V+），如图 8-10 所示。是否这种入选病例的差异，造成研究结果的不一致尚不清楚。迄今为止，西安交通大学第一医院约 1600 例卵圆孔未闭封堵治疗，几乎均有大量右向左分流。可见，中国专家共识对适应证亦有严格的控制。

另一方面，卵圆孔未闭封堵治疗与其他先天性心脏病如房间隔缺损、动脉导管未闭和室间隔缺损有本质区别，前者封堵是为了防治反常栓塞，一般无血流动力学改变引起的心脏扩大，而后者则纠正血流动力学引起的心脏改变。也就是说，后者只需要考虑先天性病变特征，而前者除病变特征外，要考虑全身情况如有无血栓栓塞因素等，同时充分的医患交流，征得患者同意亦甚为重要。

（五）最新临床及随机对照研究结果的公布有望更改指南

总结美国的指南及其变迁，可发现，封堵卵圆孔未闭已从不提倡转向有限应用，如对于抗凝/抗血小板治疗后脑卒中复发者；及并存 DVT 且有复发风险者，可考虑行卵圆孔未闭封堵术。但需要特别提出的是，2014 年 AHA/ASA 房间隔膨出瘤卒中或 TIA 患者的卒中预防指南是在 RCT 未证明"预防卒中复发封堵治疗优于药物治疗"的结果公布后所制定的。而在 2015 年 TCT 会议上，RESPECT 研究 5 年随访得出了预防复发性不明原因卒中，Amplatzer 卵圆孔未闭封堵器治疗优于药物治疗的最终结论。在意向治疗的人群中，相比于药物治疗，封堵治疗可降低复发性不明原因卒中发生率 54%（$P = 0.042$）。正是由于此结果的公布，2016 年 11 月，美国 FDA 最终批准了 Amplatzer 卵圆孔未闭封堵器于临床应用。

如果说，Amplatzer PFO 封堵器被批准应用于临床是经皮卵圆孔未闭介入治疗的一个里程碑事件，那么，2017 年 9 月，新英格兰医学杂志上 CLOSE、REDUCE 和 RESPECT 研究的最终结果的公布[24-26]，无疑将为经皮卵圆孔未闭介入治疗带来翻天覆地的变化，最终会开启经皮卵圆孔未闭介入治疗的新纪元。三大研究均显示，卵圆孔未闭封堵较单纯药物治疗可明显降低脑卒中的复发率。此外，来自亚洲的卵圆孔未闭研究也带来了鼓舞人心的消息。2018 年，韩国的一项关于高危卵圆孔未闭的 DEFENSE 研究结果显示[27]，对于大型卵圆孔未闭、合并房间隔膨出瘤或原发间隔活动度大的卵圆孔未闭，相比单纯药物治疗，经皮卵圆孔未闭封堵能降低脑卒中的发生/复发率。我们有充分的理由相信，这四大 RCT 结果的公布，必将影响下一步指南的制定。

如果说，上述 RCT 研究结果的公布有望更改

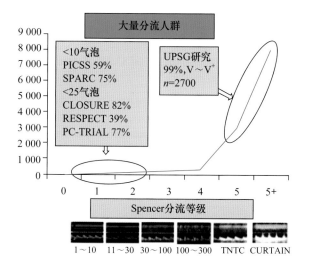

图 8-10　不同研究右向左分流分析

卵圆孔未闭治疗指南，那么，最新的来自于 BMJ Rapid Recommendations panel（快速推荐版块）的重磅推荐[28]，无疑会为卵圆孔未闭合并不明原因卒中（CS）指南的更改添上其浓厚的一笔！该小组在 2017 年 9 月于 NEMJ 发表的三大 RCT 基础上，采用系统评价的方法，得出了卵圆孔未闭封堵可能比其他方案降低缺血性卒中复发风险的建议。BMJ Rapid Recommendations panel 认为，在考虑充分证据链的条件下，有可能会改变目前的临床实践。系统评价结果显示，相比单纯抗血小板治疗，经导管卵圆孔未闭封堵可降低卒中的复发风险；相比抗凝治疗，卵圆孔未闭封堵可能并不能降低卒中复发风险，但经导管卵圆孔未闭封堵有手术并发症的风险，且与持续性房颤相关。该系统回顾同样指出了当经导管卵圆孔未闭封堵不被接受或有卵圆孔未闭封堵禁忌证时，抗血小板 / 抗凝治疗在预防卒中复发中的作用。值得注意的是，该小组提出的最新建议仅适用于年龄 < 60 岁，伴有 CS 的卵圆孔未闭人群，尤其是详细和广泛的排查仍找不出卒中病因时。对于这类人群，首先，若给予所有可选择的治疗方案，卵圆孔未闭封堵加抗血小板治疗可作为"弱推荐"（weak recommendation），而并不常规推荐抗凝治疗。如患者有抗凝治疗禁忌或拒绝接受抗凝治疗，卵圆孔未闭封堵加抗血小板治疗则作为"强烈推荐"（strong recommendation）。如果患者有经导管卵圆孔未闭封堵禁忌证或拒绝接受封堵手术时，才可将抗凝治疗作为"弱推荐"，而并不推荐抗血小板治疗。而且，研究指出，随着更深入的研究，有可能会改变目前对于抗凝治疗的建议。

第四节　经皮卵圆孔未闭介入治疗的封堵器

一、卵圆孔未闭的结构特点需要多种封堵器

卵圆孔未闭形态学上是一个细长裂隙（甚至 > 20 mm），两个间隔在靠近裂隙的边缘时卵圆孔未闭直径会更小，而在经导管卵圆孔未闭封堵过程中，主要是将原发隔拉向继发隔，实际上封堵器的选择与卵圆孔未闭大小无关，而与其形态有关。早期应用房间隔缺损封堵器介入封堵卵圆孔未闭，但由于卵圆孔未闭为非窗形缺损，而房间隔缺损封堵器的腰部较短，选择尺寸偏大的封堵器后会出现封堵器两侧心房伞盘呈圆球形，选择尺寸偏小的封堵器，则容易出现封堵器脱落，因此房间隔缺损封堵器不适合大部分卵圆孔未闭，尤其是长隧道型卵圆孔未闭的介入治疗。根据卵圆孔未闭的解剖结构设计的封堵器与房间隔缺损封堵器的不同点在于，右心房的伞盘应大于左心房的伞盘，体现重点是阻隔右向左分流，与封堵房间隔缺损正好相反；且卵圆孔未闭封堵器腰部直径细，两盘间的连接部相对较长，连接部最好有一定的长度伸展空间，并能改变方向。从解剖结构考虑，双盘细腰型封堵器适合大部分卵圆孔未闭的介入治疗，对于解剖结构特殊的患者，如房间隔脂肪瘤样肥厚、巨大卵圆孔未闭、合并房间隔膨出瘤等，需要特殊类型的封堵器才能达到完全闭合卵圆孔未闭并能将并发症发生率降至最低的可能。因此，应用一种规格和类型的封堵器难以适应解剖各异的卵圆孔未闭，对特殊类型的卵圆孔未闭需要特殊设计的封堵器方能达到治疗目的。此外，目前临床应用的卵圆孔未闭封堵器均为不可吸收材料，植入体内后永久存在，这是其弊端。可吸收的封堵器正在研制和动物实验阶段，有可能取代不可吸收封堵器。

二、封堵器差异与临床效果

国外临床先后使用 Cardio SEAL/Star Flex 封堵器、Amplatzer PFO、Helex 封堵器和 Premere™ 卵圆孔未闭封堵系统等（图 8-11）。另外，Figulla Flex Ⅱ、Nit-Occlud、CeraFlex 和 IrisFIT PFO、Terumo

PFO 封堵系统和 Ultrasept 封堵器目前也初步应用于临床或处于动物实验阶段。

实际上早在 2008 年德国学者 Horst 等的研究小组就发表了他们针对封堵器进行的 RCT[29]，所用封堵器分别为 Star Flex、Amplatzer PFO 和 Helex，但未引起足够的重视。2013 年他们已发表了该研究的 5 年随访结果[30]，进一步分析了不同封堵器疗效与安全性的差异。此后，有学者将该研究与发表的封堵与药物治疗相比较的 RCT 一起进行 meta 分析[31]，进一步发现封堵器的不同对预防不明原因卒中再发事件方面有着本质的区别。该研究共纳入 2963 例患者，共计 9309 例患者随访年。与药物组比较，Amplatzer 装置封堵组更少发生卒中，Cardio SEAL/Star Flex 封堵器与药物治疗相比不增加获益。预防卒中的最大可能性，Amplatzer 封堵器为 77.1%，Helex 封堵器为 20.9%，Cardio SEAL/Star Flex 封堵器为 1.7%，而药物仅为 0.4%。尽管各组不存在 TIA 或死亡的显著差异，但相较于药物治疗，新发心房颤动（1.0%）、Cardio SEAL/Star Flex 封堵器组最高（7.5%）、Amplatzer PFO 封堵器（3.1%）和 Helex 封堵器（2.3%）明显减低。血栓形成方面 Amplatzer PFO 封堵器组为 0.2%（2/923）、Cardio SEAL/Star Flex 封堵器组则为 2.6%（15/586），Helex 封堵器组为 0.5%（1/220）。可见，卵圆孔未闭封堵的有效性取决于使用的封堵器类型。在预防隐源性卒中

的发生上，使用 Amplatzer PFO 封堵器优于药物治疗。

Onorato 等[8]根据卵圆孔未闭解剖特征，提出选择合理封堵器的方法，见表 8-2。

三、中国目前应用的卵圆孔未闭封堵器

目前中国批准应用的经皮卵圆孔未闭介入治疗的封堵器为 Amplatzer PFO 或房间隔缺损封堵器以及类似的国产 Cardi-O-Fix PFO 封堵器。

表 8-2 卵圆孔未闭解剖特征与封堵器选择

解剖类型	封堵器
简单型卵圆孔未闭	所有封堵器
卵圆孔未闭合并房间隔膨出瘤	Amplatzer PFO、Star Flex、Intrasept、Occlutech 最好；Helex 稍差
长管型卵圆孔未闭	Premere PFO 与 In-tunnel 最佳，其他稍差
卵圆孔未闭合并显著下腔静脉瓣	全部适用，Premere PFO 稍差
卵圆孔未闭合并房间隔脂肪瘤样肥厚	全部适用，Premere PFO 最佳，Helex 稍差，In-tunnel 最差
特大型卵圆孔未闭	Amplatzer ASD 封堵器，Occlutech PFO 封堵器
多孔型卵圆孔未闭	双伞或者双盘封堵器如：Amplatzer、Star Flex、BioSTAR，Occlutech PFO

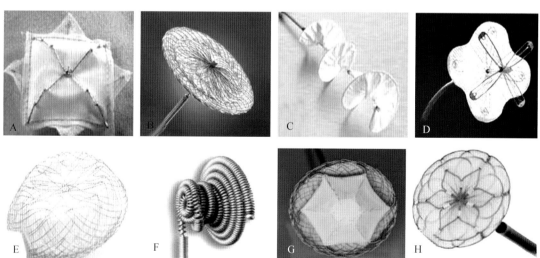

图 8-11 用于卵圆孔未闭介入治疗的封堵器

A. Star Flex 封堵器；**B**. Amplatzer PFO 封堵器；**C**. Helex 封堵器；**D**. Premere™ PFO 封堵器；**E**. Figulla Flex Ⅱ封堵器；**F**. Nit-Occlud 封堵器；**G**. IrisFIT PFO 封堵器；**H**. Ultrasept 封堵器

结构性心脏病心导管介入治疗

（一）Amplatzer PFO 封堵器

类似于 Amplatzer ASD 封堵器，但有不同。它包括两个具有记忆效应、能自我膨胀的盘片，中间通过一短、细而易弯曲的腰部连接。两个盘片由 0.005 英寸镍钛合金丝编制而成，中间充填聚酯纤维膜。有 3 点不同于房间隔缺损封堵器，首先，不是自中心封堵器；其次，仅有 4 个型号，分别为 18 mm、25 mm、30 mm 和 35 mm；最后，腰部长度及直径均为 3 mm。卵圆孔未闭封堵器型号以右盘大小来定，不像房间隔缺损封堵器是以腰部直径大小而定。18 mm 和 30 mm 封堵器左、右盘大小相等，亦为 18 mm 和 30 mm，25 mm 和 35 mm 封堵器左盘分别为 18 mm 和 25 mm。由于封堵卵圆孔理论是防止发生反常栓塞即封堵右向左分流，故右盘＞左盘。Amplatzer PFO 封堵器的操作类似房间隔缺损，易掌握，其难点在于如何通过卵圆孔。已发表的三大 RCT 中两个（RESPECT 和 PC 研究）都选用 Amplatzer PFO 封堵器。

（二）AmplatzerASD 封堵器

卵圆孔未闭封堵器应用前，AmplatzerASD 封堵器已成功使用于所有卵圆孔未闭患者中。使用合适的房间隔缺损封堵器可以避免卵圆孔未闭的偏心放置和闭合不全的风险。但一般封堵器大小难以选择，易过大选择封堵器，使封堵器过厚，有可能增加远期并发症。长管型卵圆孔未闭中，由于房间隔缺损封堵器腰部短，封堵器到位相当困难。但对于合并房间隔膨出瘤或较大卵圆孔未闭裂隙者，适宜用房间隔缺损封堵器。对于间隙＞10 mm，建议使用球囊测量其大小，使用相应大小房间隔缺损封堵器可能更好。如果 TEE 显示间隙仅几毫米，则使用卵圆孔未闭封堵器。

（三）Cardi-O-FixPFO 封堵器

为国产封堵器，由北京华医圣杰医疗公司生产，为目前国产唯一经中国食品药品监督管理总局批准的可应用于临床的卵圆孔未闭专用封堵器。类似于 Amplatzer PFO 封堵器，但型号更全，除与 Amplatzer PFO 相似的四个型号外，还有 25/25 mm 型号等。封堵器的质量和性能与进口封堵器无差别，价格仅为进口同类产品的 1/2 左右。

第五节　应用封堵器介入治疗卵圆孔未闭

一、术前准备

在签署知情同意书之后，患者应接受详细的临床检查，包括临床症状评定、其他心脑血管疾病评定、肺动脉压力评估以及卵圆孔未闭解剖学评估等，并完善相关实验室检查。应行头颅 CT 或 MRI 检查，评价脑卒中；行下肢静脉超声检查，了解静脉瓣功能或静脉血栓状况。所有患者均应完成 cTTE 及 TEE 检查，评估卵圆孔未闭的右向左分流量、卵圆孔未闭解剖特征、有无血栓及与周围组织的关系。

所有患者术前 48 h 口服阿司匹林 3 ～ 5 mg/（kg·d），氯吡格雷 75 mg/d，术前 1 h 可给予预防性抗生素。

二、介入器械

（1）封堵器：目前可应用的卵圆孔未闭封堵器包括 Amplatzer PFO 封堵器或国产类似 Cardi-O-Fix PFO 封堵器，及 Amplatzer ASD 封堵器。

（2）输送鞘管：需要 7 ～ 10 F 输送鞘管。一般封堵器的供应商会有配套供应。

（3）推送杆为不锈钢材料制作的金属杆，头端有与封堵器相连接的螺丝，顺钟向旋转为连接，逆钟向旋转为释放。通常与输送鞘管配套供应。

（4）加硬导丝主要为配合球囊测量房间隔直

径设计的，导丝较硬，在加硬导丝上充盈球囊，一般球囊移动较少。加硬导丝长 260 cm，直径为 0.9 mm。

（5）测量球囊为 Amplatzer 专用测量球囊，直径为 7 F，充盈直径有 24 mm 和 34 mm 两种规格，卵圆孔未闭一般选择 24 mm 测量球囊。球囊后方的导管上有 3 个标志，分别为 10 mm、5 mm、2 mm（测量标志的内缘）。在术中可作为测量卵圆孔未闭直径的参照。由于球囊壁比较薄，充盈后无张力，故不引起卵圆孔未闭扩大，对房间隔残缘无扩张和撕裂作用。

（6）其他材料：Seldiger 穿刺针和动脉鞘管，右心导管，或右冠状动脉造影导管，0.032/0.035 英寸、145 cm 长导丝等。必要时使用 Mullins 鞘管或 Swartz 鞘管及房间隔穿刺针。

三、操作方法

（1）麻醉：卵圆孔未闭封堵一般为成人，用 1% 普鲁卡因或利多卡因局麻。

（2）常规穿刺股静脉，送入动脉鞘管，静脉推注肝素 100 U/kg，此后每隔 1 h 追加负荷剂量的 1/4 ～ 1/3。

（3）常规右心导管检查，测量上、下腔静脉至肺动脉水平的压力，并留取血标本行血氧分析。必要时计算分流量和肺血管阻力。

（4）将右心导管经卵圆孔未闭处送入左心房和左上肺静脉，交换 0.035 英寸 260 cm 长加硬导丝置于左上肺静脉内。此为卵圆孔未闭介入治疗最为关键一步，与房间隔缺损不同，有三点需要特别强调：

1）右心房或卵圆窝造影：右心房或卵圆窝造影除了用于卵圆孔未闭形态和大小的判断外，主要在于定位作用。根据造影结果可以明确卵圆孔未闭位置、开口方向，为导丝或导管的递送提供参考，避免了盲目性，减少了心脏损伤的风险，而且提高了手术成功的概率。另外，可以辅助选择封堵器大小。

2）如何通过卵圆孔未闭：卵圆孔未闭介入治疗难点之一就是导管如何通过卵圆孔未闭通道。

当卵圆孔未闭位于下腔静脉进入右心房的入口对面时，1/3 的患者不需特别操作，导丝或导管就可直接通过卵圆孔未闭。不能直接通过卵圆孔未闭时则需多功能导管引导，当导管头端位于肝静脉水平以下，且指向脊柱方向时，将导丝朝向房间隔方向前送，这时又将会有 1/3 的患者用这一方法即可通过卵圆孔未闭。如果将导丝 J 形头端拉直仍不能通过卵圆孔未闭，则需要在后前位透视下，用多功能导管头端沿房间隔中部滑动寻找卵圆孔未闭。一旦导管头端到达卵圆窝区域，则从 8 点到 2 点的位置，前后旋转导管，以使其通过卵圆孔未闭。亦可在右心房的下部，先将导管指向患者左侧（3 点钟方向），边前送导管边顺时针（向后）旋转导管大约 1/4 圈（6 点钟方向），操作应轻柔连续完成，有时需要重复这一操作。仅在极少数情况下需要使用泰尔茂直头导丝或可操控的冠状动脉导丝通过卵圆孔未闭。

3）必要时肺动脉声学造影：一般认为，右心声学造影阳性结果 95% 归因于卵圆孔未闭，另 5% 可能与肺动静脉畸形有关。虽然可以心动周期的次数来鉴别卵圆孔未闭或肺动静脉畸形，但亦可能误判。特别当肺动静脉畸形较大时，亦可能在第 3 个心动周期内右心声学造影阳性。当怀疑卵圆孔未闭，cTTE 提示大量右向左分流，术中导管难以通过卵圆孔未闭或造影未发现卵圆孔未闭时，建议行肺动脉声学造影，以除外肺动静脉异常（图 8-12）。

（5）卵圆孔未闭大小及结构特征的确定：与

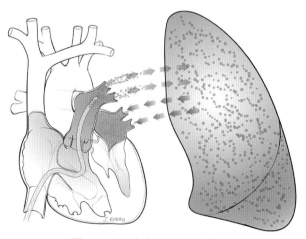

图 8-12　肺动脉声学造影示意图
气泡通过肺动静脉到达左心房

房间隔缺损介入治疗不同，卵圆孔未闭封堵更注重了解其结构特征，而对其大小选择不同封堵器时，要求亦不一致。卵圆孔未闭第一间隔柔软，开放直径可变，应用 Cardio SEAL/Star Flex 和 Helex 封堵器时，必须以球囊测量卵圆孔未闭最大径来选择封堵器，因此测量其最大直径很有必要。但应用 Amplatzer PFO 封堵器，已基本不用测量球囊。原因在于，卵圆孔未闭无论大小如何，其两个间隔所构成的活瓣样的卵圆孔未闭间距在靠近裂隙的边缘时其直径会更小。当植入 Amplatzer 封堵器关闭卵圆孔未闭时，右心房面盘片还未展开，第一隔膜将会被左心房面盘片拉向第二隔膜。这就如同将一折叠伞通过半开的门，在门的另一边打开伞，同时尝试由门外回拉伞，门将会被关上。伞能最大程度地打开，与门开的间距并无关系。但根据作者经验，在一些巨大卵圆孔未闭或较大卵圆孔未闭合并房间隔膨出瘤时，球囊测量大小有助于选择房间隔缺损封堵器的大小。故在此亦介绍卵圆孔未闭的球囊测量技术。

1）球囊测量法：在体外排空测量球囊内气体，沿导丝推送测量球囊至卵圆孔未闭处，在透视下应用 1∶4 稀释的造影剂-生理盐水充盈球囊，直到球囊中部有"腰征"出现，取正位或左前斜位测量球囊腰部直径或应用超声测量（图 8-13）。

2）球囊测量卵圆孔未闭的作用：①测量卵圆孔未闭的伸展径，以便选择封堵器。张玉顺等[32]报道，TEE 测量卵圆孔未闭最大径为 4 mm±1 mm，而球囊测量伸展径为 9 mm±4 mm，伸展径明显大于 TEE 所测最大径（$P < 0.01$）。简单型卵圆孔未闭组 TEE 测量卵圆孔未闭最大径为 3 mm±1 mm，球囊测量伸展径为 5 mm±1 mm，两者显著相关（$r = 0.97$，$P < 0.01$）；复杂型卵圆孔未闭组 TEE 测量卵圆孔未闭最大径为 5 mm±1 mm，球囊测量伸展径为 11 mm±3 mm，球囊测量伸展径明显大于 TEE 测量值（$P < 0.01$），两者结果虽有一定相关性（$r = 0.56$，$P < 0.05$），但相关性较差。②发现复合畸形（合并 < 5 mm 的房间隔缺损），接受封堵治疗的卵圆孔未闭患者，有不到 5% 存在小的房间隔缺损，常被漏诊，如果简单封堵房间隔缺损，则留下了引起右向左分流的真正缺损，复查始终有大量右向左分流。复合畸形病例，通过多功能导管时，易先通过房间隔缺损，这时如进行球囊测量，就显示房间隔缺损的特征，而非卵圆孔未闭的特征。③确定缺损部位的特征。第一间隔和第二间隔重叠长度在不同的患者中差别很大，其重叠程度决定了通过房间隔的管道样

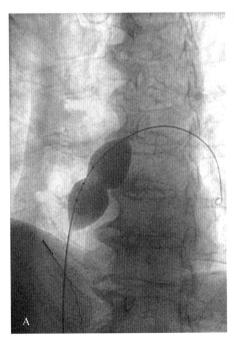
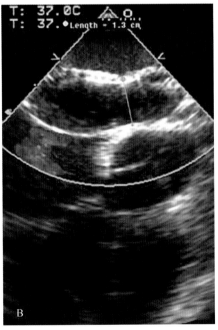

图 8-13　球囊测量卵圆孔未闭直径

A. X 线；**B**. 超声

通道的长度。不管在超声下这个管道有多长，第一间隔上缘通常很容易向下移位，从而在心房间形成一垂直交通。极度柔软的第一间隔，加上其上部没有与第二间隔融合遗留下的足够间隙，造成第一间隔的残端在缺损处部分突入左心房。通常，此边缘足够长，从而使其可以向下移位，使它可以与第二间隔下缘（卵圆窝的上部）并排在一起，这样封堵器释放时实际就垂直于房间隔水平，左右伞之间腰部尽管较短亦足够跨过房间隔。球囊测量时有一明显腰征（图 8-13A）。有时，长管型卵圆孔未闭，第一间隔仅有一个短的残端没有与第二间隔相融合，形成了一个长管型小出口与左心房相通。第一间隔短边亦不能下移到卵圆窝上缘水平，形成"不能变形的通道"。球囊测量时表现为"狗骨"现象（图 8-14）。如长度超过 8 mm，可能需要大封堵器或腰部长度可变的封堵器，或直接穿刺房间隔再封堵卵圆孔未闭。

（6）选择封堵器：卵圆孔未闭与房间隔缺损不同，房间隔缺损依赖其最大直径、参考其结构特征，而卵圆孔未闭正好相反，依赖其结构特征，大小则为参考作用。根据解剖结构特征选择个体化封堵器类别已如前述，下文仅介绍 Amplatzer 封堵器的选择。

1）选择封堵器原则：卵圆孔未闭究竟选择专用封堵器还是房间隔缺损封堵器，可遵循以下原则：裂隙小、几个毫米，用卵圆孔未闭封堵器；10 mm 以上卵圆孔未闭，使用合适的房间隔缺损封堵器可以避免卵圆孔未闭封堵器偏心放置和不全闭合，根据球囊测量结果，选房间隔缺损封堵器；长的卵圆孔未闭通道，房间隔缺损封堵器到位相当困难，选卵圆孔未闭封堵器。

选择封堵器大，能非常可靠地覆盖整个卵圆

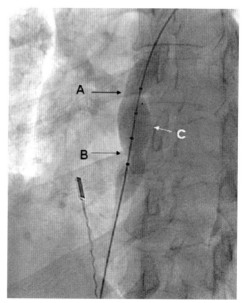

图 8-14 球囊测量不可变形的长管型卵圆孔未闭，呈"狗骨"状

A 点为卵圆孔未闭左心房侧出口；B 点为卵圆孔未闭入口压迹；C 点为管道长度

孔未闭裂隙，但它不能完全紧贴房间隔，而且由于其与主动脉间相互摩擦，有可能侵蚀心房壁。虽然尚未发现卵圆孔未闭封堵器引起主动脉侵蚀，但 Amplatzer 房间隔缺损封堵器用于卵圆孔未闭封堵有主动脉侵蚀的报道。小的封堵器能够非常好地与房间隔贴紧，从而避免侵蚀心房游离壁。然而，它可能只能部分覆盖卵圆孔未闭的裂隙（只有闭合活瓣的一半才会阻止活瓣的另一半开放），尤其是封堵器位置放偏时，会有残余分流（图 8-15）。

早期考虑到卵圆孔未闭与邻近结构的关系，特别是防止封堵器产生侵蚀作用，美国 AGA 生产商提供的卵圆孔未闭封堵器选择标准见表 8-3。按此标准，最少有 1/3 的患者不适宜介入治疗。但是，随着认识的提高，对于边缘不足（特别是主

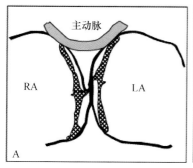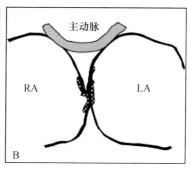

图 8-15 选择较大（A）或较小（B）卵圆孔未闭封堵器的优缺点示意图
RA：右心房；LA：左心房

结构性心脏病心导管介入治疗

表 8-3 根据解剖测量结果建议放置的封堵器

卵圆孔未闭距上腔静脉或主动脉瓣环的最短距离（mm）	封堵器型号（mm）
≥ 17.5	35
12.5 ～ 17.4	25
9 ～ 12.4	18
< 9	不植入封堵器

动脉边缘）的患者亦实行了封堵，而无并发症。现在虽很少坚持此标准，但了解卵圆孔未闭与主动脉等周围组织的距离仍非常重要，重要性在于选择大小合理的封堵器，但不是放弃封堵。切记封堵器勿紧贴主动脉（可以呈 V 字型包裹主动脉），否则会发生主动脉侵蚀。

2）封堵器选择方法：①大多数卵圆孔未闭选择 25 mm PFO 封堵器。由于简单卵圆孔未闭占介入治疗的 45%，此类卵圆孔未闭基本可以用 25 mm 封堵器；复杂卵圆孔未闭，亦有相当比例可以选择 25 mm 封堵器。因此，为防止过大选择封堵器，可先常规尝试选择 18/25 mm 中等大小封堵器，如用力不大的情况下就将左心房伞拉入右心房，则需换 25 mm 封堵器。②卵圆孔未闭具有以下特征时，如：因巨大的房间隔膨出瘤而担心发生血栓栓塞时，活动度大的原发间隔（≥ 6.5 mm），长管形的卵圆孔未闭，第二间隔特别厚或粗大的主动脉根部凸出并紧靠卵圆窝，而担心封堵器的盘片对主动脉造成侵蚀时，则直接选择 35 mm 的卵圆孔未闭封堵器。③对于巨大卵圆孔未闭，选择房间隔缺损封堵器。④无论选择何种封堵器，都

要考虑左、右伞盘与主动脉的关系，以防密切接触而发生主动脉侵蚀。

（7）根据选择的封堵器选择输送长鞘：通常按厂方推荐的要求选择，规格 7 ～ 10 F。沿导引钢丝送入输送长鞘，一直送至近左上肺静脉口，撤去传输长鞘的内扩张鞘管及导丝，保留鞘管在左心房中部，用肝素盐水冲洗传输长鞘，以保证长鞘通畅、无血栓及气体。先用生理盐水浸湿封堵器，将通过负载导管的推送杆与封堵器的右心房面盘片的螺丝口旋接，补片完全浸在肝素盐水中，回拉推送钢丝，使补片装入负载导管内，应用肝素盐水从负载鞘管的侧孔快速注入，排尽封堵器及鞘管内的气体。

（8）封堵器的植入：将负载导管插入长输送鞘管内，在透视及超声心动图监测下沿鞘管送入封堵器，打开左心房侧伞盘，回撤至卵圆孔未闭的左心房侧，然后固定输送导丝，继续回撤鞘管打开封堵器的右心房侧伞。在左前斜位 45° ～ 60° ＋头位 20° ～ 25° 透视下，封堵器呈"工"字型张开，少许用力反复推拉输送杆，封堵器应固定不变；TTE 心尖四腔心切面上和剑下两房心切面上，封堵器夹在卵圆孔未闭处房间隔的两侧；心底短轴切面上可见封堵器与主动脉抱成"V"字形。再从输送鞘管推入造影剂，观察无右向左分流。如达到上述条件，可操纵输送杆释放封堵器。撤出鞘管，压迫止血。释放封堵器后，再次从输送鞘管推入造影剂，观察分流情况（图 8-16，图 8-17）。大多数封堵器释放后无造影剂通过房间隔进入左心房。

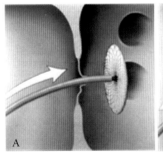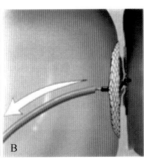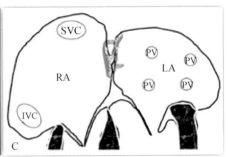

图 8-16 使用 AmplatzerPFO 封堵器封堵卵圆孔未闭模式图

A. PFO 封堵器左伞盘在左心房侧打开；**B**. 封堵器夹闭卵圆孔未闭；**C**. 植入几个月后心内膜包裹封堵器，显示为灰色部分。RA：右心房；LA：左心房；SVC：上腔静脉；IVC：下腔静脉；PV：肺静脉

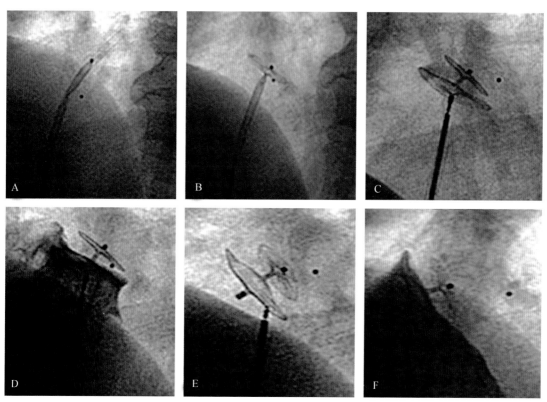

图 8-17　Amplatzer 封堵器封堵卵圆孔未闭全过程
A ～ C. 放置封堵器；**D**. 鞘管造影；**E**. 释放封堵器后；**F**. 释放后造影

四、术后用药与随访

1. 常规用药与随访

①术后卧床 12 ～ 16 h。②静脉注射肝素 10 U/（kg·h），或皮下注射低分子肝素 4000 ～ 5000 U，术后 24 h 内给予 2 次。③成人口服阿司匹林 3 ～ 5 mg/（kg·d），6 个月；氯吡格雷 50 ～ 75 mg/d，共 3 个月；应用 35 mm 以上封堵器的患者可酌情应用氯吡格雷 75 mg/d（成人）或口服华法林 6 个月；有心房颤动者口服华法林。④术后 3 个月、6 个月和 1 年应复查超声心动图，除了解封堵器位置、有无封堵器血栓及心脏结构外，重点应进行 cTTE 或 cTCD 检查，判断有无右向左分流，以及封堵器血栓。⑤必要时行 Holter 检查，了解有无新发心律失常特别是阵发性心房颤动等。

2. 疗效随访

与封堵房间隔缺损等其他先天性心脏病通过常规随访观察心脏结构的变化不同，封堵卵圆孔未闭主要基于反常栓塞的理论，随访要观察有无卒中 /TIA 等脑血管事件的发生，偏头痛的疗效等

有无改善。阿司匹林是否长期应用取决于基础性心脑血管疾病。合并基础心血管疾病如高血压、高脂血症及糖尿病等患者要坚持用药。

五、特殊类型卵圆孔未闭的介入治疗

1. 长管型卵圆孔未闭的介入治疗

（1）Amplatzer 介入治疗：长管型卵圆孔未闭介入治疗的特殊性在于封堵器的选择上，对于此型卵圆孔未闭，最合适的封堵器为可调控腰部长度的 Premere 封堵器，如图 8-18A 至 C。Amplatzer ASD 封堵器不合适，很难将其放到位置，如强行将封堵器右盘拉到右心房，则需要植入过大封堵器，最后封堵器成形差，影响内皮化，如图 8-18D。可以选择 35 mm PFO 封堵器，如图 8-19，此时，封堵器的右盘有一部分变为"腰部"，使腰部延长，右盘虽不能完全张开，但不会成形差，不影响内皮化；另外，右盘亦足够大，有足够的稳定性。

另一方面，封堵器会影响卵圆孔未闭的结

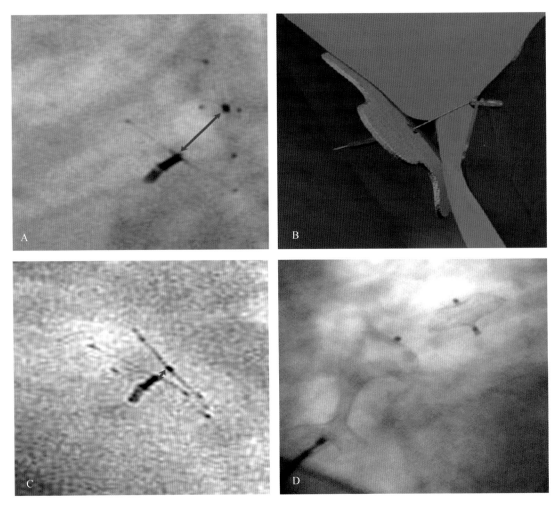

图 8-18　封堵长管型卵圆孔未闭

A ～ C. Premere 封堵器，腰部长度可调；**D**. AmplatzerASD 封堵器

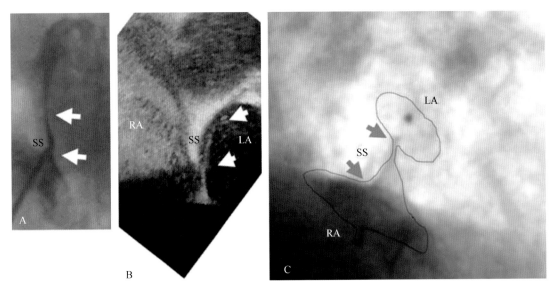

图 8-19　35 mmPFO 封堵器封堵长管型卵圆孔未闭

A. 造影长管状；**B**. 声学造影；**C**. 35 mmPFO 封堵器。RA：右心房；LA：左心房；SS：继发隔

构。Marshall 等[33] 研究了 21 例 CardioSEAL 封堵器封堵卵圆孔未闭患者，发现封堵前卵圆孔未闭重叠长度为 9.1 mm±4.7 mm，继发隔厚度 6.0 mm±1.2 mm。封堵后，封堵器将重叠长度缩短（压缩）为 0.5 mm±1.6 mm，而房间隔的位移仅为 0.9 mm±1.4 mm（图 8-20）。该研究表明，封堵器亦改变卵圆孔未闭的结构，主要是缩短了隧道长度。这提示对于大多数卵圆孔未闭要选择与卵圆孔未闭解剖结构相适合的封堵器，封堵器的腰部过长或过短均会使封堵器贴壁不好，影响内皮化进程。Amplatzer 封堵器亦如此（图 8-21）。当然对于长隧道型卵圆孔未闭，可能对卵圆孔未闭结构影响更大，进一步影响封堵器的厚度及内皮化，反而加重右向左分流。因此，有人提出应用房间隔穿刺技术封堵长隧道型卵圆孔未闭。

（2）房间隔穿刺途径封堵长管型卵圆孔未闭：房间隔穿刺封堵长管型卵圆孔未闭的原理见图 8-22，其操作过程见图 8-23。值得提出的是，该方法主要用于封堵长管型卵圆孔未闭，且不可作

为导丝通过卵圆孔未闭时的替代方法。

（3）球囊拖拉技术：先将球囊经卵圆孔未闭送入左心房，再沿导丝运用"球囊拖拉技术"来缩短长隧道的长度，从而减少封堵器在隧道中错位的可能性（图 8-24）。但此法实际作用不大，有学者统计 300 例使用该技术的患者中仅 3 例有效[18]。

2. 卵圆孔未闭合并房间隔膨出瘤的介入治疗

房间隔膨出瘤临床少见，国外报道正常人群中发生率仅为 0.2%～1.1%[34-35]，它可累及整个房间隔，也可仅局限于卵圆窝。很多资料表明，TEE 比 TTE 能更清楚地显示房间隔形态，更容易发现房间隔膨出瘤的存在。临床上，约 47% 的房间隔膨出瘤患者被 TTE 漏诊而被 TEE 所确诊[36]。房间隔膨出瘤合并卵圆孔未闭的比例高达 60%，房间隔膨出瘤不仅预示更大卵圆孔未闭的存在，而且还会使右向左分流增加。卵圆孔未闭合并房间隔膨出瘤的患者，发生反常栓塞的可能性显著增加。

大型的房间隔膨出瘤常常导致很多问题的出现，在选择封堵器的大小与类型时需要慎重考虑患者的个体化。封堵中到大型房间隔膨出瘤合并较小卵圆孔未闭时通常需要选择较大的封堵器，将瘤样间隔固定于封堵器双盘之间。一般选择 30 mm 或 35 mmPFO 封堵器。对于巨大卵圆孔未闭合并房间隔膨出瘤，房间隔缺损封堵器可能更为合适，需先用球囊测量其直径。房间隔膨出瘤有很多小穿孔聚集为两簇时，视情况可能需要植入两枚封堵器。合并多孔的房间隔膨出瘤很少可通过现有

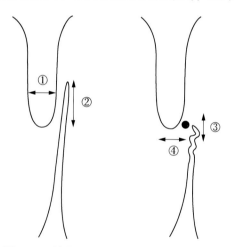

图 8-20　封堵后卵圆孔未闭间隔变化示意图
①继发隔厚度；②重叠长度；③封堵后重叠长度；④间隔厚度

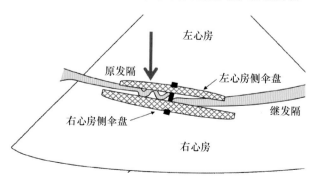

图 8-21　Amplatzer 封堵器对卵圆孔未闭的影响

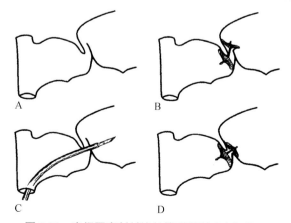

图 8-22　房间隔穿刺封堵长管型卵圆孔未闭原理
A.长管型卵圆孔未闭；**B**.封堵器位置不理想；**C**.房间隔穿刺——穿过原发隔；**D**.封堵器位置理想

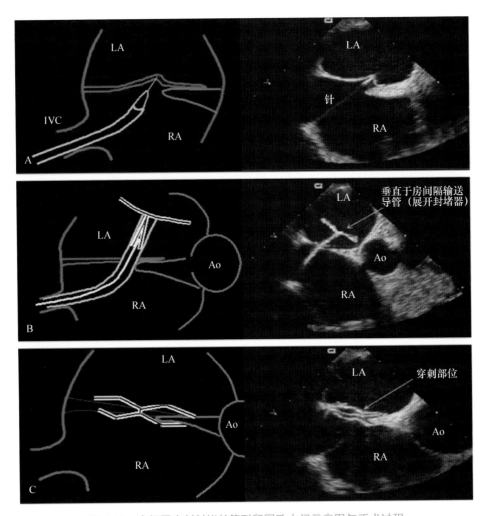

图 8-23　房间隔穿刺封堵长管型卵圆孔未闭示意图与手术过程

左：示意图；右：超声。**A**.房间隔穿刺；**B**.放置鞘管，释放左侧盘伞；**C**.释放封堵伞后。LA：左心房；RA：右心房；Ao：主动脉

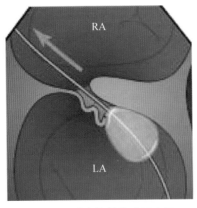

图 8-24　球囊拖拉技术示意图
RA：右心房；LA：左心房

的经导管器械来治疗，可能需要终身抗凝治疗或者外科手术处理。应注意的是，同时植入多个封堵器，有更大封堵器与房间隔错位或主动脉侵蚀的可能性。

3. 复合病变型卵圆孔未闭介入治疗

卵圆窝范围内除了卵圆孔未闭以外还存在其他缺损，通常为房间隔缺损。这种缺损可以是单个或多个缺损，可发生在卵圆窝的任何部位。在封堵治疗的卵圆孔未闭中，有 5% 合并小房间隔缺损，容易漏诊。介入治疗时，导管更易通过房间隔缺损。如果两个缺损很靠近，那么可以通过一枚封堵器有效封堵。如果两个缺损距离较远，通常需要应用两枚封堵器分别进行封堵，也可在与两个缺损等距离的房间隔上进行穿刺，然后植入一枚封堵器即可。

4. 其他

（1）房间隔脂肪瘤样肥厚：封堵卵圆孔未闭遇到此类解剖异常时，由于短腰封堵器通常不可变形，而较难通过肥厚的肌性继发隔。操作上的

难度使出现残余分流和封堵器脱落等需要外科矫正的情况增多。在一些情况下，房间隔脂肪瘤样肥厚被视为经导管封堵的绝对禁忌证。对于合并肥厚边缘和较大房间隔膨出瘤的患者，没有安全有效的封堵器可使用，因此，常考虑代替的药物与外科治疗。

（2）伴有扭曲解剖结构的卵圆孔未闭：这种特殊情况下，缺失的边缘是导致封堵器脱落的潜在危险因素。然而主动脉根部扩大了封堵器与主动脉和心房壁碰触的机会，从而增加了心脏侵蚀与主动脉根部-右心房瘘的风险。一般选择30 mm或35 mm封堵器，应注意封堵器与主动脉的关系。

参考文献

［1］Hoffman JIE，Kaplan S. The incidence of congenital heart disease. JACC，2002，39：1890-1900.

［2］Hagen PT，Scholz DG，Edwards WD. Incidence and size of patent foraman ovale during the first 10 decades of life. An autopsy study of 965 normal hears. Mayo Clin Proc，1984，59：17-20.

［3］Cohnheim J. Thrombose und nbolie. Vorlesungen uberallgemeine pathologie. Vol 1. Berlin：Hirschwald，1877：134.

［4］Nellessen U，Daniel WG，Matheis G，et al. Impending paradoxical embolism from atrial thrombus：correct diagnosis by transesophageal echocardiography and prevention by surgery. JACC，1985，5：1002-1004.

［5］Rana BS，Shapiro LM，McCarthy KP，et al. Three-dimensional imaging of the atrial septum and patent foramen ovale anatomy：defining the morphological phenotypes of patent foramen ovale. Eur J Echocardiogr，2010，11：i19-i25.

［6］张玉顺，何璐，成革胜，等. TEE 联合 cTCD 检测小型卵圆孔未闭右向左分流. 心脏杂志，2013，3：277-283.

［7］张玉顺，朱鲜阳，蒋世良，等. 卵圆孔未闭处理策略中国专家建议. 心脏杂志，2015，4：373-379.

［8］Onorato E，Casilli F. Influence of PFO anatomy on successful transcatheter closure. Invervent Cardiol Clin，2013，2：51-84.

［9］李越，翟亚楠，魏丽群，等. 经食管与经胸超声心动图造影检出卵圆孔未闭右向左分流效果比较. 中华医学超声杂志，2014，10：44-48.

［10］杜亚娟，张玉顺，成革胜，等. TTE 结合 cTTE 在卵圆孔未闭介入治疗中的应用. 心脏杂志，2015，4：78-82.

［11］Zuber M，Cuculi F，Oechslin E，et al. Is transesophageal echocardiography still necessary to exclude patent foramen ovale？Scand Cardiovasc J，2008，42：222-225.

［12］Cabanes L，Mas JL，Cohen A，et al. Atrial septal aneurysm and patent foramen ovale as risk factors for cryptogenic stroke in patients less than 55 years of age：a study using transesophageal echocardiography. Stroke，1993，24：1865-1873.

［13］Soliman OI，Geleijnse ML，Meijboom FJ，et al. The use of contrast echocardiography for the detection of cardiac shunts. Eur J Echocardiogr，2007，8（3）：S2-12.

［14］Jauss M，Zanette E. Detection of right-to-left shunt with ultrasound contrast agent and transcranial Doppler sonography. Cerebrovasc Dis，2000，10：490-496.

［15］张玉顺，朱鲜阳，孔祥清，等. 卵圆孔未闭预防性封堵术中国专家共识. 中国循环杂志，2017，32：209-214.

［16］Warnes CA，Williams RG，Bashore TM，et al. ACC/AHA 2008 guidelines for the management of adults with congenital heart disease. Circulation，2008，118：2395-2451.

［17］Feltes TF，Bacha E，Beekman RH，et al. Indications for cardiac catheterization and intervention in pediatric cardiac disease：a scientific statement from the American Heart Association. Circulation，2011，123：2607-2652.

［18］Hoffmann A，Chockalingam P，Balint OH，et al. Cerebrovascular accidents in adult patients with congenital heart disease. Heart，2010，96：1223-1226.

［19］Furie KL，Kasner SE，Adams RJ，et al. Guidelines for the prevention of stroke in patients with stroke or transient ischemic attack：a guideline for healthcare professionals from the american heart association/american stroke association. Stroke，2011，42：227-276.

［20］Kearon C，Akl EA，Comerota AJ，et al. Antithrombotic therapy for VTE disease：Antithrombotic therapy and prevention of thrombosis, 9th ed：American College of Chest Physicians Evidence-Based Clinical Practice Guidelines. Chest，2012；141：e419S-e494S.

［21］Kernan WN，Ovbiagele B，Black HR，et al. Guidelines for the prevention of stroke in patients with stroke or transient ischemic attack：a guideline for healthcare

结构性心脏病心导管介入治疗

professionals from the american heart association/ american stroke association. Stroke, 2014, 45: 2160-2236.

[22] Pristipino C, Anzola GP, Ballerini L, et al. Management of patients with patent foramen ovale and cryptogenic stroke: a collaborative, multidisciplinary, position paper: executive summary. Cath Cardio Interv, 2013, 82: 122-129.

[23] Sorensen SG, Aguilar H, McKnight WK, et al. Transcranial Doppler quantification of residual shunt after percutaneous patent foramen ovale closure. Comparison of two devices. J Interv Cardiol, 2010, 23: 575-580.

[24] Mas JL, Derumeaux G, Guillon B, et al. Patent foramen ovale closure or anticoagulation vs. antiplatelets after stroke. N Engl J Med, 2017, 377: 1011-1021.

[25] Saver JL, Carroll JD, Thaler DE, et al. Long-term outcomes of patent foramen ovale closure or medical therapy after stroke. N Engl J Med, 2017, 377 (11): 1022-1032.

[26] Søndergaard L, Kasner SE, Rhodes JF, et al. Patent foramen ovale closure or antiplatelet therapy for cryptogenic stroke. N Engl J Med, 2017, 377: 1033-1042.

[27] Lee PH, Song JK, Kim JS, et al. Cryptogenic stroke and high-risk patent foramen ovale: The DEFENSE-PFO Trial. JACC, 2018, 10.1016/j.jacc.2018.02.046.

[28] Kuijpers T, Spencer FA, Siemieniuk RAC, et al. Patent foramen ovale closure, antiplatelet therapy or anticoagulation therapy alone for management of cryptogenic stroke? A clinical practice guideline. Brit Med J, 2018, 362: k2515.

[29] Taaffe M, Fischer E, Baranowski A, et al. Comparison of three patent foramen ovale closure devices in a randomized trial (amplatzer versus cardioseal-starflex versus helex occluder). Am J Cardiol, 2008, 101: 1353-1358.

[30] Hornung M, Bertog SC, Franke J, et al. Long-term results of a randomized trial comparing three different devices for percutaneous closure of a patent foramen ovale. Eur Heart J, 2013, 34: 3362-3369.

[31] Stortecky S, Da Costa BR, Mattle HP, et al. Percutaneous closure of patent foramen ovale in patients with cryptogenic embolism: a network meta-analysis. Eur Heart J, 2015, 36: 120-128.

[32] 王星烨, 成革胜, 张玉顺, 等. 超声测量卵圆孔未闭直径与球囊伸展径的比较. 心脏杂志, 2015, 27: 394-396.

[33] Marshall AC, Lock JE. Structural and compliant anatomy of the patent foramen ovale in patients undergoing transcatheter closure. Am Heart J, 2000, 140: 303-307.

[34] Silver MD, Dorsey JS. Aneurysms of septum primum in adults. Arch Pathol Lab Med, 1978, 102: 62-65.

[35] Pearson AC, Nagelhout D, Castello R, et al. Atrial septal aneurysm and stroke: a transesophageal echocardiographic study. JACC, 1991, 18: 1223-1229.

[36] Serafini O, Misuraca G, Greco F, et al. Prevalence of structural abnormalities of the atrial septum and their association with recent ischemic stroke or transient ischemic attack: echocardiographic evaluation in 18631 patients. Ital Heart J, 2003, 4: 39-45.

9 经皮室间隔缺损的介入治疗

（白　元　秦永文）

第一节　概　　述

室间隔缺损（ventricular septal defect，VSD）是一种常见的先天性心脏病，是指左、右心室间隔上单发或多发的缺损。国外曾有研究显示，室间隔缺损是最常见的儿童先天性心脏病，约占37%，在成人先天性心脏病中占第二位，仅次于二叶主动脉瓣。该病在新生儿中的检出率约为0.7%，占全部先天性心脏病的20%～30%[1-3]。由于室间隔缺损有较高的自然闭合率（接近50%），故本病约占成人先天性心血管疾病的10%。室间隔缺损的男女发病率大致相等，可单独存在，也可与其他畸形并存，如房间隔缺损、动脉导管未闭、法洛四联症、大动脉转位、三尖瓣闭锁等[4-6]。导致室间隔缺损的因素多样，孕期病毒感染、毒物接触和基因突变如 *TBX5* 突变等均可能导致胎儿出生后室间隔缺损。按照缺损发生的部位分为膜周部（膜部）室间隔缺损和肌部室间隔缺损，一般位于膜部的缺损较大，而在肌部者较小，后者又称为 Roger 病。大的室间隔缺损可引起血流动力学改变，最终可能导致肺动脉高压、心力衰竭和心律失常，甚至死亡。小的室间隔缺损不影响血流动力学，但是有并发感染性心内膜炎的危险。传统的室间隔缺损治疗方法是外科手术修补，但手术创伤大，有一定的并发症发生率和死亡率，因此尚不是一种理想的治疗方法。1988年Lock等首次应用 Rashkind 的双面伞封堵器经导管成功关闭室间隔缺损，此后 Sideris 钮扣式补片、CardioSEAL 封堵器、弹簧圈以及可脱卸球囊也在临床上被用来通过血管介入途径封堵室间隔缺损，但由于上述封堵器操作复杂，并发症发生率高，

未能在临床上推广应用。2002年 Amplatzer 发明了治疗膜周部室间隔缺损的偏心型封堵器，并应用于临床。但是在临床应用中发现植入室间隔缺损封堵器后并发需要安置人工心脏起搏器的三度房室传导阻滞的发生率高达3.8%，未能在临床上推广应用，至今未获美国 FDA 批准。1998年上海长海医院与上海形状记忆合金材料有限公司合作在国内率先研制出房间隔缺损和动脉导管未闭封堵器，并成功应用于临床。2001年该团队在国内外又率先研制出适合于膜周部室间隔缺损的对称双盘状镍钛合金室间隔缺损封堵器，并于2001年12月21日成功治疗首例膜周部室间隔缺损的成人患者，2003年在中国上市[7-11]。国内深圳先健公司发明了烤瓷膜的室间隔缺损封堵器，经动物实验显示可以延缓镍离子的释放并加快内皮化的进程。目前亦已在国内外应用。此外，国内部分医院采用治疗动脉导管未闭的 ADO II 封堵器治疗室间隔缺损，认为操作方便，成功率高，并发症发生率低。但是，该封堵器的边缘较宽，有可能影响三尖瓣和主动脉瓣膜功能，远期疗效尚需要长期随访研究。2018年中国医学科学院阜外医院潘湘斌教授在国内率先应用可吸收室间隔缺损封堵器治疗室间隔缺损的患者取得成功。自2003年起，国内室间隔缺损介入治疗数量逐年增加，2017年全国接受经导管室间隔缺损介入治疗的患者已经达到4800余例，临床随访结果表明国产膜周部室间隔缺损封堵器治疗膜周部室间隔缺损安全，疗效可靠，并发症少。在室间隔缺损介入治疗实践中，医生发现室间隔缺损的形态各

174

结构性心脏病心导管介入治疗

异，右心室面的出口多少不一，缺损边缘与主动脉瓣的距离也不一致，对称型室间隔缺损封堵器难以适应临床治疗的需要。为了提高治疗效果，减少并发症的发生和拓宽治疗的适应证，上海长海医院团队还相继研制了适合于多孔型室间隔缺损的细腰型封堵器和适合接近主动脉瓣的零边偏心型室间隔缺损封堵器，基本上实现了室间隔缺损封堵器选择的个体化，达到了疗效和外观的完美结合[12-16]。这些新型的镍钛合金封堵器的出现，改变了室间隔缺损的治疗方法的选择。在一些大型医疗中心，室间隔缺损、动脉导管未闭和房间隔缺损三个病种的介入治疗数量逐渐超过外科手术。其中室间隔缺损的介入治疗数量约占介入治疗数量的一半，这些数字显示出介入方法在室间隔缺损的治疗中正发挥着越来越重要的作用。

第二节　室间隔缺损的应用解剖

一、室间隔及其毗邻关系

室间隔位于左、右心室之间，分肌部和膜部两部分。肌部占室间隔的大部分，主要由肌肉组成，较厚，约 1～2 cm。室间隔呈三角形，有前、后、上三缘（图 9-1）。前缘和后缘分别相当于前、后室间沟。上缘由三部分构成：①前部（动脉间部）：向上与肺动脉干和升主动脉根部相连。②中部（膜性部）：相当于三尖瓣隔瓣前 1/4 及前瓣内侧端附着处。即室间隔肌部的流入道和流出道

之间，主动脉瓣右冠瓣和无冠瓣的下方。室间隔膜部为致密的结缔组织膜，用光线透照为一亮区。海军军医大学纪荣明报道膜部室间隔平均前后长 13.8 mm，上下宽 8.4 mm，厚 1 mm。大小和形状有较大的变异，以多边形者多见，约占 63.8%，圆形或卵圆形者占 30%。③后部（房室部）：介于右心房与左心室之间，左上有二尖瓣环附着，右下有三尖瓣附着，相当于房室间隔。从室间隔左侧观察，膜部室间隔位于主动脉右瓣和后瓣连合部的下方，下方是室间隔肌部的上缘，膜部向后延续为后瓣环下方的中心纤维体。从右侧面看，膜部的前上方是室上嵴带的下缘，右侧面中部有三尖瓣隔瓣的前端附着。

二、室间隔与房室传导系统

膜部室间隔的后缘后方约 4 mm 处是房室结。膜部的后下缘有房室束经过。房室束穿过中心纤维体后进入心室，在肌性室间隔顶部（左侧心内膜下）走行很短的距离，很快向左侧呈扁带状分出左束支，先分出的纤维形成左束支后组（左后半），再分出的纤维形成前组（左前半）。从左心室面看，房室束与主动脉瓣无冠窦的下缘关系密切，房室束分叉部的前端恰好在右冠窦和无冠窦交界处（图 9-2）。从右心室面看，则三尖瓣的隔瓣斜跨房室束，但瓣叶组织内不含传导细胞。从房室结深面发出的房室束，在中心纤维体中长约

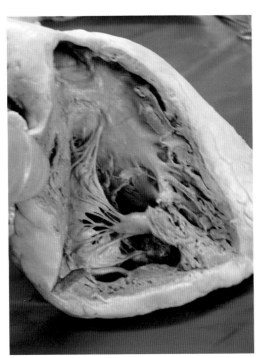

图 9-1　室间隔右心室面观

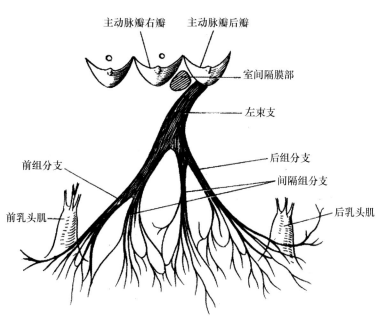

图 9-2　左心室面观察显示房室束与主动脉瓣无冠窦的下缘关系密切，房室束分叉部的前端恰好在右冠窦和无冠窦交界处[17]

1 mm。分叉前长约 10 mm，直径 1 ~ 4 mm。右束支主干在室间隔膜部下方从房室束分出后，沿室间隔右侧面向前下方，在间隔前上部的圆锥乳头肌的后下方，转向外下，达前乳头肌的基底部。膜部下缘与肌性室间隔之间为房室束的分叉部（图 9-3）。

三、室间隔缺损的形态

室间隔缺损的解剖形态多样，表现为不规则形状。因此在不同投照角度，测量的室间隔缺损直径可能有较大的差异（图 9-4）。

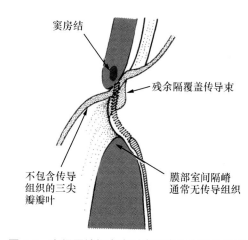

图 9-3　室间隔缺损存在时房室束的走行示意图

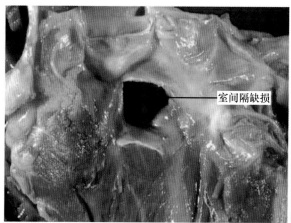

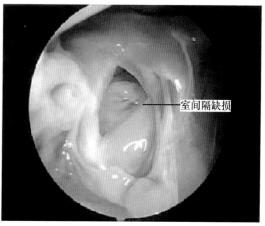

图 9-4　室间隔缺损实体标本显示缺损形态多数为不规则形[17]

四、室间隔缺损的应用解剖与介入治疗的联系

膜部室间隔为一薄层的纤维组织，在正常情况下仅有 1 mm 的厚度，室间隔缺损为不规则形状，在不同的投影体位上可能测量的大小有差异，而左心室造影为二维平面显像，有可能因投影体位的关系影响测量结果。在选择封堵器时需要结合超声检查结果综合判断室间隔缺损的大小。膜周部室间隔缺损的后下缘有传导系统通过，特别是隔瓣下型室间隔缺损，在介入治疗后有可能发生完全性房室传导阻滞，术后需要密切观察患者心电图的动态变化。此外，膜部间隔范围狭小，而传导系统与其邻近，从预防房室传导阻滞角度考虑，封堵器心室盘面覆盖的范围应该是越小越好，因此应尽可能选择金属边缘较短和腰部张力不大的封堵器[18-19]。

第三节　室间隔缺损的分型与分类

根据不同的分类标准，室间隔缺损可以有不同的类型。

一、根据室间隔缺损的解剖部位分型

Kirklin 根据缺损的位置将室间隔缺损分为以下五型（图 9-5）：

Ⅰ 型为室上嵴上方缺损。缺损位于右心室流出道，室上嵴的上方和主、肺动脉瓣的正下方为主。从右心室面观，室间隔缺损位于右心室流出道（或漏斗部）、室上嵴之上方，紧贴肺动脉瓣下。从左心室面观，室间隔缺损位于主动脉右冠瓣与无冠瓣之间，紧贴瓣膜之下，也有的位于左、右冠瓣交界附近。缺损常呈圆形，上方可与主肺动脉瓣环紧贴，成为缺损的上界。主动脉右冠瓣常因缺乏瓣环的支持而脱垂到缺损孔，造成主动脉瓣关闭不全，偶尔可造成右心室流出道轻度梗阻。少数合并主、肺动脉瓣关闭不全。此型约占 15%。

Ⅱ 型为室上嵴下方缺损。从右心室面观，缺损位于室间隔膜部，室上嵴的下后方，有时可延伸至流入、流出道或室间隔小梁部位，形成膜周部缺损。常被三尖瓣隔瓣或其腱索部分覆盖，三尖瓣隔瓣叶只接近缺损后缘，而不能完全遮盖缺损。从左心室面观，室间隔缺损位于主动脉无冠瓣与右冠瓣之下。缺损常呈圆形，直径数毫米至 3 cm 以上。缺损边缘可有完整的纤维环，有时下缘为肌肉。此型最多见，约占 60%。

Ⅲ 型为隔瓣后缺损。缺损位于膜部缺损下后方的右心室流出道，室间隔的最深处，三尖瓣的隔瓣附着部位之下，与隔瓣之间无肌肉组织。常呈椭圆形或三角形，周缘有完整的纤维环，有时下缘为肌肉组织。三尖瓣隔瓣叶常覆盖室间隔缺损。此型约占 21%。

Ⅳ 型是肌部缺损，多为心尖附近肌小梁间的缺损。有时为多发性。由于在收缩期室间隔心肌收缩，使缺损缩小，所以左向右分流较小，对心功能的影响较小。此型较少，仅占 3%。

Ⅴ 型为室间隔完全缺如，又称单心室。接受二尖瓣和三尖瓣口，或共同房室瓣口流入的血液

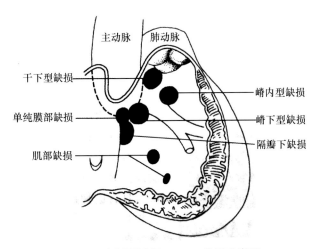

图 9-5　室间隔缺损 Kirklin 分型示意图

入共同心室腔内，再由此注入主、肺动脉内。

室间隔缺损的另外一种分类方法主要是根据解剖学上室间隔的组成进行分类。目前认为室间隔由四部分组成：膜部间隔、心室入口部间隔、小梁部间隔和心室出口或漏斗部间隔。所以室间隔缺损的类型包括了膜部室间隔缺损、流入道缺损、小梁部缺损和漏斗部缺损。如果膜部室间隔缺损累及肌部室间隔的 1/3 或以上，称为膜周部室间隔缺损（图 9-6）。

二、根据室间隔缺损的大小和体-肺分流量分类

室间隔缺损的直径多为 0.1 ～ 3.0 cm。通常膜周部缺损较大，而肌部缺损较小。如缺损直径小于 0.5 cm，左向右的分流量很小，多无临床症状。缺损边缘和右心室面向缺损的心内膜可因血流冲击而增厚，容易引起感染性心内膜炎。心脏增大多不显著，缺损小者以右心室增大为主，缺损大者左心室较右心室增大显著。由于左心室压力高于右心室，室间隔缺损时产生左向右分流。按室间隔缺损的大小和分流量的多少，一般可分为四类：①轻型病例，左至右分流量小，肺动脉压正常。②缺损为 0.5 ～ 1.0 cm 大小，有中等量的左向右分流，右心室及肺动脉压有一定程度增高。③缺损大于 1.5 cm，左至右分流量大，肺循环阻力增高，右心室与肺动脉压力明显增高。④巨大缺损伴显著肺动脉高压。肺动脉压等于或高于体循环压，出现双向分流或右向分流，从而引起发绀，形成艾森门格综合征。

三、根据室间隔缺损的造影形态分类

室间隔缺损的形态不规则，在不同投影体位上大小也不一致，有些部位的室间隔缺损造影不能显示缺损的形态和大小，有的因有主动脉窦脱垂，造影不能显示缺损的实际形态和大小。但是，绝大多数膜周部室间隔缺损在左前斜位加头位造影时可清晰显示出缺损的形态和大小。左心室造影显示室间隔缺损的形态大致可分为漏斗型、管状、囊袋型和窗型四种（图 9-7）。其中漏斗型较常见，有的为漏斗管状，其次是囊袋型，即膜部瘤型，膜部瘤型室间隔缺损的形态最复杂，可为单出口、双出口和多出口。出口大小不一，相距远近和方向不一。有的出口与室间隔平行，出口的部位可以是相互面对，即均与室间隔平行，一个朝上，另一个朝下，有的缺口呈盲端。窗型的室间隔缺损直径往往较大。管状室间隔缺损较少，形态与动脉导管未闭相似。

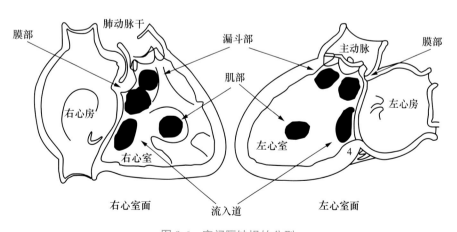

图 9-6　室间隔缺损的分型

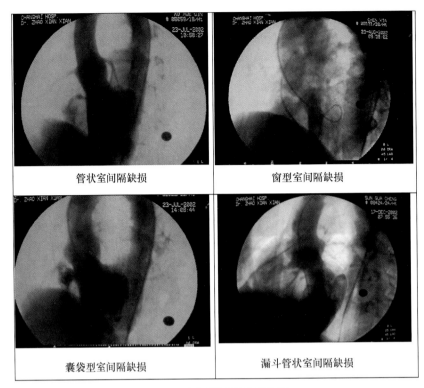

管状室间隔缺损　　　　　　窗型室间隔缺损

囊袋型室间隔缺损　　　　　漏斗管状室间隔缺损

图 9-7　室间隔缺损造影分型

第四节　室间隔缺损封堵治疗的适应证和禁忌证

一、适应证

1. 明确适应证

（1）膜周部室间隔缺损：①年龄：通常 ≥ 3 岁。②体重大于 5 kg。③有血流动力学异常的单纯性室间隔缺损，室间隔缺损直径 ≥ 3 mm 至 < 14 mm。④室间隔缺损上缘距主动脉右冠瓣 ≥ 2 mm，无主动脉右冠瓣脱入室间隔缺损及主动脉瓣反流。⑤超声心动图在大血管短轴五腔心切面显示缺损位于 9 ～ 12 点钟位置。

（2）肌部室间隔缺损 > 3 mm。

（3）室间隔缺损外科手术后残余分流。

（4）心肌梗死或外伤后室间隔穿孔。

2. 相对适应证

（1）直径小于 3 mm，无明显血流动力学异常的小室间隔缺损。临床上有因存在小的室间隔缺损而并发感染性心内膜炎的病例，因此，封堵治疗的目的是避免或减少患者因小的室间隔缺损而并发感染性心内膜炎。

（2）嵴内型室间隔缺损，缺损靠近主动脉瓣，成人常常合并主动脉瓣脱垂，超声和左心室造影多低估室间隔缺损的大小。尽管此型室间隔缺损靠近主动脉瓣，根据目前介入治疗的经验，如缺损距离肺动脉瓣 2 mm 以上，缺损直径小于 5 mm，大多数患者可成功封堵。但其长期疗效尚需随访观察。

（3）感染性心内膜炎治愈后 3 个月，心腔内无赘生物。

（4）室间隔缺损上缘距主动脉右冠瓣 ≤ 2 mm，无主动脉右冠瓣脱垂，室间隔缺损不合并主动脉瓣反流，或合并轻度主动脉瓣反流。

（5）室间隔缺损合并一度房室传导阻滞或二度 Ⅰ 型房室传导阻滞。

（6）室间隔缺损合并动脉导管未闭且动脉导管未闭有介入治疗的适应证。

（7）室间隔缺损合并主动脉窦瘤破裂，且主动脉窦瘤破裂可行介入治疗。

（8）伴有膨出瘤的多孔型室间隔缺损，缺损上缘距离主动脉瓣 2 mm 以上，出口相对集中，封堵器的左心室面可完全覆盖全部入口。

2. 禁忌证

（1）活动性心内膜炎，心内有赘生物，或存在其他感染性疾病。

（2）封堵器安置处有血栓存在，导管插入路径中有静脉血栓形成。

（3）巨大室间隔缺损，缺损解剖位置不佳，封堵器放置后可能影响主动脉瓣或房室瓣功能。

（4）重度肺动脉高压伴有双向分流。

（5）合并出血性疾病和血小板减少。

（6）合并明显的肝肾功能异常。

（7）心功能不全，不能耐受操作。

第五节　室间隔缺损封堵器与输送系统

一、目前临床上最常用的镍钛合金双盘状封堵器

（一）肌部室间隔缺损封堵器

肌部室间隔缺损封堵器由高弹性镍钛合金丝编织成盘状结构，两盘片之间连接部分呈圆柱形，长 7 mm，盘片和圆柱部分中都充填聚酯片，圆柱形腰部直径为 4～14 mm，左心室面的圆盘直径比圆柱部分大 4 mm，右心室面直径比圆柱部分大 3 mm。封堵器的两端由 316L 不锈钢圈固定，其中一端有与推送杆相匹配的螺纹（图 9-8）。用于心肌梗死后室间隔穿孔的封堵器长度为 10 mm。

（二）膜部室间隔缺损封堵器

正常人的室间隔膜部较薄，范围较小，室间隔膜部上、下、前、后和中点的厚度分别为 0.8 mm、0.7 mm、0.78 mm、0.75 mm 和 0.52 mm。因此，膜部室间隔缺损封堵器的腰部长度多为 2～4 mm。

1. AGA 公司生产的膜部室间隔缺损封堵器

AGA 公司封堵器中膜部室间隔缺损封堵器的材料与肌部缺损封堵器的相同，但形状明显不同。用于膜部室间隔缺损的封堵器腰部长 1.5 mm，两盘片的边缘呈不对称型，在靠近主动脉侧的边缘较其对侧的盘片小，边缘为 0.5 mm，与其相对的边缘为 5.5 mm，右心室侧的盘片比腰部直径大 2 mm（图 9-9）。封堵器设计的优点是可以减少对主动脉瓣膜的损伤。

2. 中国研制的室间隔缺损封堵器（以上海形状记忆合金有限公司的封堵器为例）

（1）对称型膜部室间隔缺损封堵器：由直径 0.1 mm 的高弹性镍钛合金丝编织盘状结构，两盘片之间连接部分呈圆柱形，高度 3.5～4.5 mm，盘片和圆柱部分中都缝有聚酯片，圆柱形腰部直径为 4～18 mm，左、右心室面盘片直径比圆柱部分大 4 mm。封堵器的两端由 316L 不锈钢

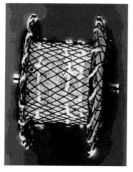

图 9-8　美国 AGA 公司生产的肌部室间隔缺损封堵器

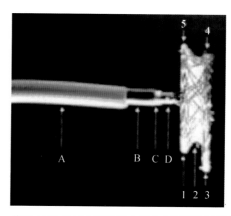

图 9-9　美国 AGA 公司生产的偏心型室间隔膜部缺损封堵器

圈固定，其中一端有与推送杆相匹配的螺纹（图9-10）。用于心肌梗死后室间隔穿孔的封堵器腰部长度为 10 mm。

（2）非对称型膜部室间隔缺损封堵器（零边偏心型）：用于膜部室间隔缺损的封堵器腰部高 3.5～4.5 mm，两盘片的边缘呈不对称型，在靠近主动脉侧的边缘较其对侧的盘片小，边缘为 0 mm，与其相对的边缘为 5.5～6 mm，右心室侧的盘片比腰部直径大 2 mm（图9-11）。这种封堵器设计的优点是减少对主动脉瓣膜的损伤。

（3）细腰型室间隔缺损封堵器：封堵器的两盘片之间连接部分呈圆柱形，高 3.5～4.5 mm，左心室面盘片直径比圆柱部分大 8 mm。右心室面盘片直径比圆柱部分大 4 mm（A4B2 型）。封堵器的两端由 316L 不锈钢圈固定，其中一端有与推送杆相匹配的螺纹（图9-12）。另一种改良型的细腰型室间隔缺损封堵器的左心室面通过特殊的编织方法制作成平整的盘片，其他部分与两侧有不锈钢铆的细腰型封堵器相同。

（4）心肌梗死后肌部室间隔穿孔封堵器：基本结构与对称型膜部室间隔缺损封堵器相同，不同点是封堵器的中间圆柱部分长 9～12 mm，盘片的直径比圆柱直径大 10～14 mm（图9-13）。

（5）肌部室间隔缺损封堵器：与用于心肌梗死后室间隔穿孔的封堵器形状相同，但是，封堵器的圆柱长度为 8 mm，两盘片的直径比圆柱直径大 4 mm。

二、输送系统

美国 AGA 公司的输送系统包括两根特制的输送钢丝和有一定弧度的输送长鞘。两根钢丝中一根是中空的，另一根是实心钢丝，空心钢丝中间可以通过实心钢丝。在空心钢丝的一端内面有一平台，其形状和大小与封堵器的右心室面的固定钢圈相匹配。用于室间隔缺损的输送系统包括长鞘管、扩张管、推送导管、推送杆、负载导管和旋转器。鞘管为抗折鞘，远端弯曲呈180°，其定型有利于鞘管放置在左心室近心尖处。4 mm 的

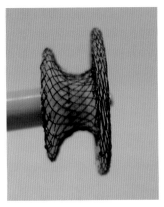

图 9-12　上海形状记忆公司生产的细腰型室间隔缺损封堵器

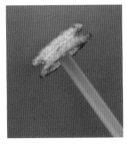

图 9-10　上海形状记忆公司生产的对称型膜部室间隔缺损封堵器

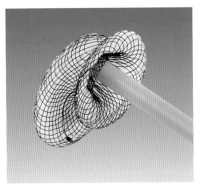

图 9-11　上海形状记忆公司生产的非对称型室间隔缺损封堵器（零边偏心型）

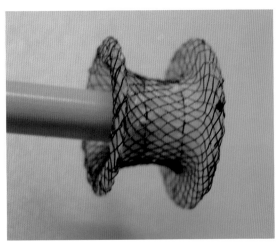

图 9-13　上海形状记忆公司生产的心肌梗死后肌部室间隔穿孔封堵器

封堵器选用 6 F 鞘管，6 mm 封堵器选用 7 F 鞘管，8～18 mm 封堵器选用 8～9 F 鞘管（表 9-1）。

国产封堵器可通过 6～10 F 鞘管推送。可选用 CooK 公司生产的抗折鞘和国产的聚四氟乙烯输送长鞘。与闭合房间隔的输送系统基本相同。不同的是，应用于室间隔缺损的输送鞘管最好能抗折。否则，导管容易打折，影响封堵器的输送。与其他封堵材料和方法相比，新型封堵器和输送系统的主要优点是输送导管（6～9 F）的直径较小，操作方便，能闭合较大直径的室间隔缺损，当封堵器选择不合适时也容易退回导管鞘内，便于取出，因此使用更安全。

三、其他器材

（1）防漏鞘管：小儿一般选用 5 F 鞘管，以减轻对血管的损伤。

（2）小儿血管穿刺装置：用于小儿的穿刺针最好选用小儿专用的穿刺鞘和穿刺针，一次穿刺成功率高，对血管的损伤较小。成人桡动脉穿刺用的穿刺针和鞘管也可选用。

（3）猪尾导管：选用 5 F 或 6 F 大小。

（4）圈套器：选用 CooK 公司生产的圈套器

表 9-1　室间隔缺损封堵器的大小与输送鞘管的选择		
封堵器直径 （mm）	封堵器长度 （mm）	选用的鞘管直径 （F）
4	7	5～6
6	7	6～7
8	7	6～7
10	7	8
12	7	9
14	7	9
16	7	9
18	7	9

或国产圈套器。应根据患者肺动脉的粗细选择相应直径的圆套器，圈套器能通过内腔直径 1 mm 的任何导管。因儿童肺动脉直径小，选择大圈的圈套器在血管内不能充分张开，选择偏小一点的圈套器一次圈套成功的机会较大。

（5）右冠状动脉造影导管和用于桡动脉造影的 TIG 导管用于通过室间隔，以便建立轨道，也有专家将猪尾导管头端切除修饰后用于室间隔缺损。

（6）直径 0.89 mm、长度为 260 cm 泥鳅导丝：钢丝前端较软，容易通过室间隔缺损进入右心室和肺动脉。

第六节　术前检查

术前检查同常规心导管检查的术前准备。主要检查心电图，超声心动图，出、凝血时间和肝肾功能等血液生化项目，以全面评价患者的心功能和其他重要脏器的功能。

术前心脏超声检查要重点观察三个切面：①心尖五腔心切面，测量室间隔缺损边缘距主动脉瓣的距离（图 9-14）；②左心室长轴切面，观察缺损与主动脉瓣膜的关系，测量缺损上缘至主动脉瓣的距离（图 9-15）；③心底主动脉短轴切面，观察室间隔缺损的位置和大小（图 9-16）。此外需要排除合并的其他心脏畸形，如房间隔缺损、肺动脉瓣狭窄，以及右心室流出道狭窄。室间隔缺

损的杂音与流出道狭窄的杂音难以区别，应用超声检查则容易鉴别两者。

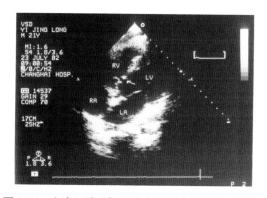

图 9-14　心尖五腔心切面见室间隔缺损（箭头所指）

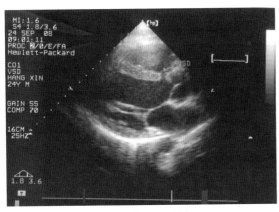

图 9-15　左心室长轴切面

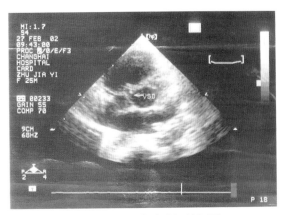

图 9-16　心底主动脉短轴切面

第七节　经导管室间隔缺损封堵术的操作方法

一、肌部室间隔缺损封堵

（1）麻醉：年长儿及成人用1%利多卡因局麻，小儿用静脉复合麻醉，一般无需气管插管。

（2）全身肝素化（100 U/kg），如手术时间超过1 h，每小时追加1000 U肝素。

（3）穿刺股动脉和静脉，放置5～6 F或7 F鞘管，行左、右心导管检查，评价分流量和肺血管阻力。送6 F猪尾导管逆行入左心室，取左前斜45°～60°，头位斜25°～30°行左心室造影，观察测量室间隔缺损大小及位置，选择合适的鞘管和封堵器。近几年，上海长海医院赵仙先等提出对于成人室间隔缺损患者也可采用经桡动脉途径进行封堵，初期效果良好，患者舒适度明显提高且并发症减少[20]。

（4）从动脉鞘内插入4～5 F TIG导管或Judkins右冠状动脉造影导管至左心室，导管经室间隔缺损进入右心室，经导管送入0.89 mm长度为260 cm泥鳅导丝，从右心室入肺动脉或上腔静脉。经右颈内静脉或股静脉插入摄取导管（圈套器）至肺动脉或上腔静脉，抓住导丝后收紧，从静脉端拉出导丝，退出导管和鞘。建立从静脉至右心房、右心室，通过室间隔缺损入左心室、主动脉、降主动脉、股动脉的轨道。如封堵靠近心尖部的室间隔缺损，需要从颈静脉拉出导丝，建

立轨道（图9-17）。

（5）沿轨道导丝从静脉端插进输送鞘至左心室，然后退出鞘内扩张器和导丝，保留长鞘在左心室主动脉瓣下，或左心室靠近心尖部。

（6）根据造影测量的缺损直径选择封堵器，封堵器的直径应比造影直径大2～3 mm。将大小合适的封堵器与推送杆相连接，完全浸在生理盐水中拉入负载短鞘内，或通过负载导管的侧管注入肝素盐水排尽封堵器中的气体。再插入长鞘内向前推送。在透视和经食管超声或经胸超声指导下送达左心室，先放出左心室面的盘片，轻轻回拉至室间隔，通过手感、透视和超声以及左心室造影确定封堵器的位置，如位置合适，超声检查无明显分流则可固定推送杆，回退鞘管，释放出

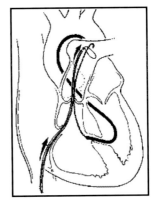

图 9-17　圈套器经右心系统入肺动脉，套住经左心室通过室间隔缺损、右心室至肺动脉的导引钢丝，建立经动脉-室间隔缺损-静脉的轨道

右心室面的盘片。当左心室盘片释放后回拉时遇有阻力，可能是鞘管插入过深，进入二尖瓣腱索中，不可暴力牵拉，应将封堵器退回至室间隔缺损左心室面处再推出左心室盘片。否则可引起二尖瓣腱索断裂和二尖瓣关闭不全[21]。

（7）重复左心室造影，检查有无分流，或存在另一部位的室间隔缺损。

（8）经超声检查证实不影响三尖瓣、二尖瓣开放，左心室造影确定封堵器大小合适后可逆钟向旋转推送杆，释放出封堵器。撤除长鞘及所有导管，压迫止血。

二、膜周部室间隔缺损封堵

（1）基本操作步骤与封堵肌部室间隔缺损相同。

（2）左心室造影，选用左前斜45°＋头位25°行左心室造影。根据造影结果选择封堵器，选择的封堵器应比造影测量的直径大1～2 mm。

（3）超声检查通常选择心尖五腔心切面和心底主动脉短轴切面。在心尖五腔心切面上可清晰显示室间隔缺损的上缘距主动脉瓣的距离。心底短轴切面上适合封堵治疗的位置在9～11点钟处。注意观察室间隔缺损及其邻近结构，如主动脉瓣有无脱垂，二尖瓣的乳头肌、腱索。

（4）经导管送入导引钢丝进入肺动脉，经股静脉送入圈套器，在肺动脉内套住泥鳅导丝，拉至股静脉处；或将导管送入上腔静脉，经圈套器套住泥鳅导丝，拉出股静脉，建立经动脉-室间隔缺损-静脉的轨道。沿泥鳅导丝送入鞘管至主动脉，缓慢回撤鞘管，一旦鞘管在主动脉瓣下，从动脉侧的导管推送导引钢丝，并达左心室心尖部，沿导丝将鞘管送至心室心尖部。

（5）将封堵器与输送杆相连接。经鞘管送入封堵器，若为偏心型封堵器，则在输送过程中，保证有铂金标记的边缘指向患者足侧。封堵器达左心室后，缓慢回撤鞘管至流出道，在二尖瓣前叶和室间隔之间，通过超声确认。回撤鞘管，释放出第一盘，如位置合适，释放出右心室面的盘片。造影确认封堵器的位置和有无分流。如位置正确，无残留分流，则逆钟向旋转推送杆，释放出封堵器（图9-18）。

国产对称型封堵器为圆盘，边缘2 mm，应用于室间隔缺损边缘距主动脉瓣膜2 mm以上的患者。放置过程较偏心型室间隔缺损封堵器容易，因为是对称型的，不需要调整封堵器的方向。作者体会，对室间隔缺损上缘距主动脉瓣2 mm以上，直径在3～10 mm的室间隔缺损，应用对称型封堵器操作简便，可减少X线的暴露时间，随访期间也未出现后期并发症，提示封堵器的对称型设计可行、安全。

（6）美国AGA公司生产的二代动脉导管未闭封堵器即ADO-Ⅱ封堵器，近年在国内也用于室间隔缺损的封堵，由于其输送鞘管更细更柔软，操作简便，故尤其适用于小儿患者（＜1岁）（图9-19）。

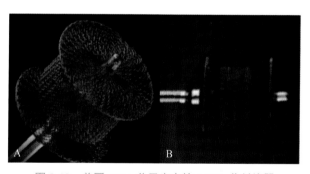

图9-19 美国AGA公司生产的ADO-Ⅱ封堵器

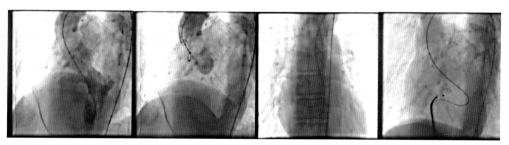

图9-18 膜周部室间隔缺损封堵过程举例

从左至右依次为左心室造影，主动脉瓣上造影，建立动静脉轨道，经静脉侧送入封堵器

184

结构性心脏病心导管介入治疗

第八节　室间隔缺损合并房间隔缺损和（或）动脉导管未闭的治疗

室间隔缺损合并房间隔缺损或动脉导管未闭，如均有适应证可同时行封堵治疗，但如果一个病变介入治疗后仍需要外科手术，则不应选择介入治疗。在室间隔缺损合并房间隔缺损介入治疗时，应首先治疗室间隔缺损，完成后再治疗房间隔缺损。室间隔缺损合并动脉导管未闭时，应首先治疗动脉导管未闭，成功后再治疗室间隔缺损，这样可减少因导管在心腔内操作引起封堵器脱位，提高治疗的安全性。

第九节　心肌梗死后室间隔穿孔的封堵

室间隔穿孔（ventricular septal rupture，VSR）是急性心肌梗死后一种少见的致命性并发症，占急性心肌梗死的 0.2%，预后极差。常见的引起室间隔穿孔的危险因素有高血压病史、高龄、女性、既往无心绞痛病史、侧支循环差等，多见于广泛前壁或右心室心肌梗死等。室间隔穿孔大多发生于心肌梗死后 1 周内，接受溶栓治疗者均在急性心肌梗死后 24 h 内出现。室间隔穿孔发生位置在前间隔者约占 60%，后间隔者约占 40%。室间隔穿孔大小为直径数毫米至数厘米不等。发生室间隔穿孔后，大部分患者会出现重度心力衰竭甚至心源性休克，死亡率高。既往此类患者均需要采取外科手术治疗，但是于室间隔穿孔后 3 周之内手术，患者死亡率可高达 50% 以上，即使患者在药物维持下渡过 3 周的危险期，手术死亡率仍可达 20%。介入治疗近年来逐渐应用于室间隔穿孔的抢救，尤其是破口直径在 15 mm 以内且血流动力学稳定的患者，其封堵器植入方法与肌部室间隔缺损操作相同。但心肌梗死后室间隔穿孔患者的一般情况较差，导管刺激心内膜可出现室性早搏和室性心动过速，并可发生持续性室性心动过速、心室颤动及阿斯综合征发作，因此术前应做好应急准备。术后溶血是较为常见的并发症（详见第 33 章）。

第十节　室间隔缺损封堵术后处理

1. 术后卧床 12 h，若采用经桡动脉途径或股动脉穿刺处使用了血管缝合器，则卧床时间可以适当缩短。

2. 持续心电监护 3 ～ 5 天，以明确术后有无心律失常尤其是各种类型的传导阻滞等。

3. 术后静滴一次抗生素。

4. 口服阿司匹林 3 ～ 5 mg/（kg·d），疗程 6 个月。对于大的室间隔缺损，因植入的封堵器相对较大，可应用肝素或低分子肝素抗凝 3 ～ 5 天。

第十一节 并发症及其处理

一、导管和导丝有关的并发症

导管本身的并发症有导管打结，导管折断，鞘管裂开，导管扭结，导引钢丝滑入血管内，导管前端的标记金属圈脱落等。发生打结时，可在透视下轻轻推送或轻轻回抽导管，将结松解，或顺着能将结变松的方向转动或推拉，注意避免使结越打越紧，发生死结。如已打成死结，无法松解，则只能将导管轻轻抽出，使死结愈打愈紧，最后将心导管抽至死结无法通过的血管处，然后切开血管，取出导管。如在心室内死结缠住腱索，无法松开，避免硬性抽出，如应用暴力拉出，可造成腱索断裂、瓣膜关闭不全。这时可经导管内送入软头的泥鳅导丝，使扭结处松开，否则需要外科手术处理。室间隔缺损建立轨道中多应用泥鳅导丝，由于反复圈套，有可能引起导丝远端损伤，再次使用时可引起导丝折断。国内曾发生折断的导丝有随血流进入肺动脉，也有进入冠状动脉近端的病例，均可应用圈套器取出，不需要外科处理。

二、血管相关并发症

1. 血管径路损伤

室间隔缺损封堵治疗中动脉鞘管较细，对股动脉的损伤较轻。由于封堵器经静脉途径送入，鞘管相对较粗，特别是室间隔缺损较大时，应用大直径的鞘管可引起股静脉损伤。如手术操作时间过长、反复推送，可引起静脉炎，甚至发生静脉血栓形成。术后患者感到局部明显疼痛，静脉变硬，有压痛。如影响静脉回流，这时可对局部进行热敷，以及应用活血化淤的中药及抗血小板药物，必要时应用抗凝药物。

2. 肺栓塞

多由于心导管嵌入肺毛细血管时间过长，或手术过程中心导管损伤血管和（或）右心室腔内膜引起血栓入肺，或心导管腔内血液凝固后被冲入血流后入肺，或术后静脉内血栓形成后脱落引起。术中规范操作，应用足够剂量的肝素抗凝和避免上述操作中易引起肺梗死的因素，可以避免或减少此类并发症。

3. 急性心肌梗死

国内曾有报道术后发现急性广泛前壁心肌梗死的病例。可能与术中抗凝不够或操作时损伤冠状动脉有关。由于抗凝不充分，在导管内、导丝或封堵器表面形成的血栓脱落至冠状动脉内引起急性心肌梗死。此种并发症极少见，一旦发生处理困难。术中应常规抗凝，一般按 100 U/kg 给予肝素抗凝，或根据 ACT 监测结果指导应用肝素剂量。术后密切观察，回病房后应常规检查心电图。术后如出现腹痛或胸痛症状，应及时检查心电图，如早期发现并发心肌梗死，及时对症治疗。

4. 动脉内血栓形成或动脉栓塞

反复多次动脉穿刺等导致动脉内膜损伤、插管损伤、术后下肢不动、伤口加压过重、长时间而严重的动脉痉挛等均可导致动脉血栓形成。此外，操作过程中抗凝不充分，在导管内或导丝上形成血栓脱落后随血流冲向动脉的远端，引起远端血管栓塞。如栓塞脑血管则引起脑梗死；栓塞外周血管可引起肢体缺血、疼痛、皮肤苍白、温度降低、远端动脉搏动减弱或消失等。严重者需要外科治疗。在早期可行溶栓治疗。

5. 假性动脉瘤、动-静脉瘘和动脉夹层

假性动脉瘤是冠状动脉造影常见的并发症，在室间隔缺损介入治疗中也有发生，发生原因有反复穿刺，局部血肿形成。发生后早期压迫止血和适当制动有一定的作用，如无效可在超声引导下压迫止血，效果较好，或在超声引导下注射凝血酶，促进瘤内血栓形成，治愈假性动脉瘤。动

静脉瘘因血管穿刺时同时穿过了静脉、动脉壁而形成，故血管穿刺时，下肢应呈外展位，使得动、静脉不要重叠在一起。动脉夹层，多为动脉穿刺时，针尖斜面一半在血管腔内，一半在血管壁中，强行导入导引钢丝，造成动脉夹层。另外，穿刺动脉尽量不要穿透对侧血管壁，导入导引钢丝前，穿刺针一定呈往外喷血状态，如导引钢丝有阻力时，停止推送。

6. 肾周包膜下出血和肾动脉栓塞

肾周包膜下出血国内曾有发生，分析原因可能是经静脉送入导管时导管进入肾动脉或肾静脉，此时用力推送导引钢丝，导引钢丝穿破肾实质。主要表现为腹痛和低血压，血红蛋白降低，超声和腹部 CT 检查可明确诊断出血的部位。小量出血，血压稳定者可行保守治疗，停用肝素，静脉给予鱼精蛋白中和肝素，并应用止血药物，必要时输血。如出血量大，经保守治疗无效，可行动脉造影明确出血部位，必要时行超选血管栓塞治疗，也可行外科手术治疗。肾动脉栓塞可能与术中抗凝不够，或导管内及导引钢丝上形成的血栓随血流漂至肾动脉处而引起栓塞。

7. 肝周出血

有病例报告，原因不明，可能系导管和导引钢丝进入肝静脉引起的穿透性损伤而引起。

8. 穿刺处出血和血肿

发生这类并发症的原因有动脉压迫止血方法不当、鞘管较大以及肝素抗凝等。一般血肿可自行吸收，理疗可促进吸收，大多不需外科处理。过大的皮下血肿需要切开皮肤取出，否则可压迫静脉引起血栓形成。如在术后发生止血困难，可应用鱼精蛋白中和肝素的作用，有助于减少并发症的发生。对小儿应选择小儿专用的穿刺针，可提高一次穿刺的成功率，有助于减少与穿刺有关的血管并发症的发生。

三、心脏结构损伤的并发症

1. 心脏穿孔

国内有个别病例术中出现右心室流出道穿孔的报道，与操作不规范有关。术中封堵器未到位，术者在右心室内推送输送鞘管，试图经右心室经室间隔缺损送至左心室。输送鞘管较硬，只能在轨道导丝上操作，轨道导丝撤出后再推送鞘管，有可能引起心壁穿孔。心壁穿孔常常出现急性心脏压塞。一经超声确定，应立即行心包穿刺引流，若出血量少，血压稳定可继续观察，如出血不止，应行外科急诊处理。

2. 腱索断裂

常常由于在建立轨道时由于导丝通过三尖瓣腱索内，此时在左前斜加头位投照上可见导管走行扭曲，通常应重新建立轨道，强行通过鞘管可引起腱索断裂。为了避免此类并发症发生，有人提出应用猪尾导管经三尖瓣至肺动脉，可减少进入腱索的机会，可避免引起三尖瓣损伤。如发生腱索断裂，应行外科处理。另外，输送鞘管放置在左心室内，鞘管从腱索间通过，此时送出封堵器或拉出时可有阻力，如应用暴力可引起二尖瓣的腱索断裂。

3. 三尖瓣关闭不全或狭窄

国内专家张玉顺等报道三尖瓣关闭不全的发生率为 1.6%。引起三尖瓣关闭不全的因素有三方面：①室间隔缺损的部位。②操作损伤。③封堵器植入影响三尖瓣启闭。隔瓣后型室间隔缺损与三尖瓣的关系密切，如封堵器植入后影响三尖瓣的关闭可引起明显的三尖瓣反流。上海长海医院曾发生 1 例，外科术中见封堵器夹住三尖瓣。因此封堵治疗术中，特别是大的室间隔缺损放置封堵器前应观察封堵器对三尖瓣的影响，如出现三尖瓣反流，应放弃封堵治疗。经导管关闭室间隔缺损的操作过程中可能损伤三尖瓣及腱索。主要是轨道通过腱索，沿轨道导丝送入导管或鞘管时强行推送，导致腱索断裂。因此，术中在建立轨道时应确认泥鳅导丝不在三尖瓣的腱索中通过。此外，释放封堵器时，应将鞘管远端推近封堵器时再旋转推送杆，以防止与腱索缠绕。封堵器边缘过长，特别是选择封堵器过大，腰部因室间隔缺损口小，封堵器腰部伸展受限，出现边缘相对较长，或封堵器的盘片形成球形外观，释放后占据较大空间将影响三尖瓣关闭。术中应行超声监测，如发现明显的三尖瓣反流，应放弃封堵治疗。

近年来也有室间隔缺损封堵术后患者三尖瓣狭窄，最终经外科手术取出封堵器的报道。这多数与术中封堵器的右心室盘面与三尖瓣腱索缠绕或损伤有关[19]（图 9-20）。

4. 主动脉瓣关闭不全

如严格遵守适应证来选择患者，一般不应出现主动脉瓣反流。张玉顺报道主动脉瓣反流的发生率为 2%，均为放置国产的对称型封堵器，随访 3 ～ 6 个月反流仍存在。分析原因是封堵器的边缘较长，影响到主动脉瓣。因此，在术中出现主动脉瓣反流，应换小一号封堵器，或选择零偏心的封堵器。术中发现新出现的主动脉瓣反流，均不应释放。

5. 心律失常

室间隔缺损封堵术中，室性早搏和短阵室性心动过速等室性心律失常较常见，与导管进入心脏直接刺激有关，调整导管的位置后，心律失常可消失，一般不需要应用抗心律失常药物。有个别病例在术中可发生心室颤动，术后未见报道，与导管刺激心肌有关，一旦发生应立即行电复律术，复律后可继续完成封堵治疗。因此，在心导管室内必须配备除颤器，以备应急时应用。术者需主要关注室间隔缺损介入治疗术后的心律失常，常见的有如下几种：

（1）室性加速性自主心律：张玉顺报道的病例中，术后出现间歇性加速性交界性心律或加速性室性自主心律伴干扰性房室脱节者占 29%，给予激素等治疗 3 ～ 7 天后均恢复正常。多发生在封堵器释放后的 1 周内，心室率在 100 次/分以

内，不需要行特殊处理，可自行消失。

（2）束支传导阻滞：室间隔缺损介入治疗中因导管刺激左心室面时可出现左束支传导阻滞，刺激右束支出现右束支传导阻滞。封堵器植入后可产生短暂的束支传导阻滞或永久性束支或房室传导阻滞，短暂性阻滞为局部水肿压迫所致，经激素治疗可恢复，一般在 3 周内恢复，如 3 周后未改善则难以恢复。

（3）房室传导阻滞：综合目前的文献，室间隔缺损介入治疗术后房室传导阻滞的发生率大约为 1% ～ 4%，完全性房室传导阻滞的发生率更低。引起术后房室传导阻滞的危险因素众多，有患者自身的因素，如低龄、术前存在束支传导阻滞、合并 Down 综合征等，也有术中操作粗暴或者封堵器选择过大等因素。此外，房室传导阻滞还可能与缺损的解剖部位有一定关系。常见于膜周部室间隔缺损和隔瓣后室间隔缺损，缺损边缘距三尖瓣侧小于 1 mm 者容易发生传导阻滞。传导阻滞多发生在封堵器植入后的 1 周内，应用激素治疗后绝大多数可恢复，提示与封堵器引起的局部水肿有关（图 9-21）[23]。因此，选择合适大小的封堵器，术后应用激素减轻局部水肿，可能是一种有效的防治措施。

（4）残余漏和溶血：以往室间隔缺损介入治疗中，应用的 Rashkind 和 CardilSEAL 封堵器关闭室间隔缺损术后残余分流发生率较高，24 h 内发生率达 30%，长期随访中减至 4%。新型镍钛合金封堵器治疗室间隔缺损术后残余分流发生率较低，如为单孔型的室间隔缺损一般不遗留残余

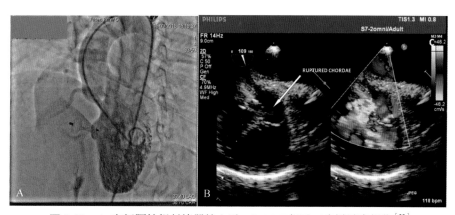

图 9-20　A. 室间隔缺损封堵器植入后；B. TEE 提示三尖瓣腱索损伤[22]

结
构
性
心
脏
病
心
导
管
介
入
治
疗

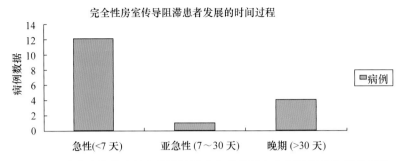

图 9-21　秦永文等发现的室间隔缺损介入术后房室传导阻滞发生时间规律

漏。多孔型室间隔缺损术后可发生残余漏，可能是封堵器只封闭了部分缺损口，两个缺口相距较远，封堵器未能完全覆盖。张玉顺报道封堵术后即刻残余分流的发生率为 32.4%，随访 6 个月后仅 1 例（0.4%）有微量残余分流。国内有多孔型室间隔缺损封堵术中仅堵闭部分缺损口，术后存在明显的残余分流，1 年后行外科治疗的报道。有残余漏就可能发生急性机械性溶血。目前植入后出现明显溶血的病例极少，发生溶血的原因可能是分流的血流束不经过封堵器的涤纶膜，而是经无涤纶膜的部分造成大量红细胞破坏而致溶血，因此释放前如超声发现存在封堵器边缘的高速血流，应更换封堵器，否则有可能引起急性机械性溶血。如出现明显的急性机械性溶血可给予碳酸氢钠碱化尿液，以防止急性肾衰竭。如经保守治疗无好转，应行外科治疗。

四、封堵器释放后移位和封堵器脱落

封堵器放置后可发生移位，其原因是封堵器选择偏小和释放时旋转或用力牵拉引起封堵器移位。发生封堵器移位往往需要外科手术治疗。封堵器脱落也可发生在输送过程中，可能是封堵器与推送杆连接不牢，推送时发生旋转。因此，在送出前应回拉封堵器，保证封堵器与推送杆可靠连接后再推送出封堵器。封堵器释放后可发生脱落至肺动脉或主动脉内的情况，通常为选择的室间隔缺损封堵器直径较小，脱落后可通过应用圈套器将其套住经导管拉出。

参考文献

[1] Qin Y, Chen J, Zhao X, et al. Transcatheter closure of perimembranous ventricular septal defect using a modified double-disk occluder. Am J Cardiol, 2008, 101（12）: 1781-1786.

[2] Lock JE, Block PC, McKay RG, et al. Trans-catheter closure of ventricular septal defects. Circulation, 1988, 78: 361.

[3] Sideris EB, Walsh KP, Haddad JL, et al. Occlusion of congenital ventricular septal defects by the buttoned device. Heart, 1997, 77: 276.

[4] Hijazi ZM, Hakim F, Haweleh AA, et al. Catheter closure of perimembranous ventricular septal defects using the new Amplatzer membranous VSD occluder: initial clinical experience. Catheter Cardiovasc Interv, 2002, 56: 508-515.

[5] Bass JL, Kalra GS, Arora R, et al. Initial human experience with the Amplatzer perimembranous ventricular septal occluder device. Catheter Cardiovasc Interv, 2003, 58: 238-245.

[6] 秦永文，赵仙先，徐荣良，等．自制封堵器经导管闭合膜部室间隔缺损的临床应用研究．第二军医大学学报，2002，23：857.

[7] 秦永文，赵仙先，徐荣良，等．经导管闭合膜部室间隔缺损的临床应用研究．中国循环杂志，2002，17：55-57.

[8] 纪荣明，李玉泉，秦永文，等．经皮穿刺封堵室间隔缺损的应用解剖．中国临床解剖学杂志，2003，21：148-150.

[9] Chessa M, Carminati M, Cao QL, et al. Transcatheter closure of congenital and acquired muscular ventricular septal defects using the Amplatzer device. J Invasive Cardiol, 2002, 14: 322-327.

[10] Arora R, Trehan V, Kumar A, et al. Transcatheter closure of congenital ventricular septal defects: experience with various devices. J Interv Cardiol, 2003, 16: 83-91.

[11] 秦永文，胡建强，赵仙先．自制室间隔缺损封堵器的生物相容性研究．第二军医大学学报，2001，22：1038-1040.

[12] 秦永文，赵仙先，李卫萍，等．应用自制封堵器经

导管闭合膜部室间隔缺损. 介入放射学杂志, 2002, 11：130.

[13] 秦永文, 赵仙先, 吴弘, 等. 自制非对称型室间隔缺损封堵器的初步临床应用. 介入放射学杂志, 2004, 13：101-103.

[14] 秦永文, 赵仙先, 郑兴, 等, 自制封堵器闭合膜部室间隔缺损的疗效评价. 介入放射学杂志, 2004, 13：104-107.

[15] Fu YC, Bass J, Amin Z, et al.Transcatheter closure of perimembranous ventricular septal defects using the new Amplatzer membranous VSD occluder：results of the U.S. phase I trial. J Am Coll Cardiol, 2006, 47：319-325.

[16] Minette MS, Sahn DJ. Ventricular septal defects. Circulation, 2006, 114：2190-2197.

[17] 秦永文. 室间隔缺损介入治疗与影像学图解. 上海：上海科学技术出版社, 2006.

[18] Munirathinam GK, Kumar B, Mishra AK. Tricuspid stenosis：A rare and potential complication of ventricular septal occluder device. Ann Card Anaesth,

2018, 21：195-199.

[19] 唐文栋, 许旭东, 白元, 等. 桡动脉入路室间隔缺损封堵术初步临床应用. 介入放射学杂志, 2018, 27：114-117.

[20] Xu XD, Liu SX, Bai Y, et al. Decreased tricuspid regurgitation following percutaneous closure of congenital perimembranous ventricular septal defect：immediate and 6-month echocardiographic assessment. Heart Vessels, 2015, 30：611-617.

[21] Bai Y, Xu XD, Li CY, et al. Complete atrioventricular block after percutaneous device closure of perimembranous ventricular septal defect：A single-center experience on 1046 cases. Heart Rhythm, 2015, 12：2132-2140.

[22] Munirathinam GK, Kumar B, Mishra AK. Tricuspid stenosis：A rare and potential complication of ventricular septal occluder device. Ann Card Anaesth, 2018, 21：195-199.

[23] 张玉顺, 兰贝蒂, 李寰, 等. 介入法治疗室间隔缺损修补术后残余漏. 中华心血管病杂志, 2005, 17：163-165.

10 动脉导管未闭的介入治疗

（张端珍）

动脉导管未闭（patent ductus arteriosus，PDA）是指胎儿时期连接肺动脉和主动脉之间的动脉导管在出生后未能正常关闭，系最常见的先天性心脏病之一，发病率约占先天性心脏病的 5%～10%，每 2500～5000 例存活新生儿中即可发生 1 例，早产儿发病率明显增加，约为 0.8%，出生时体重＜1 kg 者发病率可高达 80%，女性多见，男女比例约为 1∶2[1-4]。PDA 可单独存在，也可与其他先天畸形合并存在，如主动脉缩窄、主动脉弓离断、主动脉狭窄和左心发育不良综合征等，有时还是某些复杂先天性心脏病患者赖以存活的通道，如室间隔完整的肺动脉闭锁患者。根据 PDA 直径的大小可有不同的临床表现，大多数专家认为 PDA 一经诊断就必须进行治疗，而且基本都能通过介入方法治愈。

一、动脉导管未闭自然闭合史

胎儿动脉导管由左侧第 6 主动脉弓的背侧部分分化而来，连接于左、右肺动脉分叉处偏左肺动脉根部和主动脉弓远心端（图 10-1），构成胎儿血循环主动脉、肺动脉间的生理性通道。胎儿期肺泡不含空气，且无呼吸活动，心脏约 65% 的血量自右心室进入肺动脉，但仅 5%～10% 进入肺循环[4]，动脉导管将其他右心室进入肺动脉的血流导入主动脉，再经脐动脉到达胎盘，在胚盘内与母体血液进行代谢交换（图 10-2）。出生后由于前列腺素降低和婴儿呼吸导致血氧含量升高，促使导管自动闭合。通常足月儿出生后大约 72 h 内动脉导管发生功能性闭合，80% 在出生后 3 个月解剖性关闭。早产儿导管自行闭合时间明显延长，并且随着孕龄越短闭合时间越长，孕 30～37 周的早产儿出生后 4 天仍有 10% 导管处于开放状

态，孕 25～28 周的早产儿出生后 4 天导管未闭合率高达 80%[5]。通常认为，如果出生后 3 个月仍未闭合，则难以自行闭合，可称之为 PDA。

二、发病机制

PDA 的发病机制目前并不十分清楚，考虑主要是环境因素所致，也有基因的作用。主要环境因素包括：①早产，可能导致动脉导管纤维发育不足和前列腺素清除能力不足，而前列腺素是维持动脉导管开放的重要物质；②低氧，新生儿随着自主呼吸血氧含量的升高，导管逐渐关闭，而低氧则不利于动脉导管组织收缩，这也是室间隔完整的肺动脉闭锁患儿禁忌吸氧以改善动脉氧饱

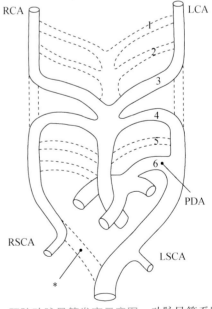

图 10-1 胚胎动脉导管发育示意图。动脉导管系胚胎发育的第 5～7 周，在主动脉弓系统发育过程中，由第 6 对腮弓的左背侧部演变而成。RCA：右侧颈动脉；LCA：左侧颈动脉；RSCA：右侧锁骨下动脉；LSCA：左侧锁骨下动脉；PDA：动脉导管未闭

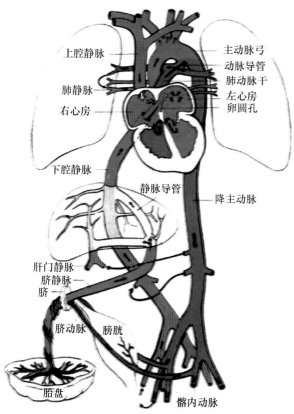

图 10-2　胎儿血液循环示意图。血液在胎盘内完成血气交换后，由脐静脉回到胎儿体内，之后分为肝门静脉和下腔静脉。下腔静脉为混合血，既有来自脐静脉含氧量较高的血液，也有来自胎儿下半身含氧量较低的血液。下腔静脉进入右心房的血液，绝大部分经卵圆孔进入左心房，而上腔静脉进入右心房的血液，流向右心室，随后进入肺动脉。肺动脉血液绝大部分经动脉导管流入主动脉，流向全身，然后经腹下动脉、脐动脉进入胎盘，与母体血液进行交换，因此，动脉导管是胚胎时期胎儿赖以生存的生理性通道

和度的原因；③其他环境因素，任何影响心脏胚胎发育的因素均可能造成心脏畸形，如孕母患风疹、流行性感冒、腮腺炎、柯萨奇病毒感染、糖尿病、高钙血症，以及孕妇接触放射线、服用抗肿瘤药物等。对孤立性 PDA 的遗传机制研究甚少，但有研究显示，骨形态生成蛋白 9 和 10 在动脉导管闭合中具有重要作用[6]。

三、病理解剖

正常人为左位主动脉弓，动脉导管肺动脉端通常开口于左、右肺动脉分叉处略偏左侧，而主动脉端一般位于左锁骨下动脉起始处远心端的主动脉前侧壁。右位主动脉弓者，动脉导管位于无名动脉根部远心端的主动脉和右肺动脉之间，双侧动脉导管者极为罕见。若为镜像型右位主动脉弓，则导管走行可左可右，即右行者动脉导管连接于主动脉弓与右肺动脉之间，左行者动脉导管位于左锁骨下动脉与左肺动脉根部之间。

动脉导管通常长约 5 ～ 10 mm，管径大小差异巨大，可 1 ～ 20 mm 不等。解剖学分类通常可分为管型、漏斗型和窗型（图 10-3）。管型又称圆柱型，最为常见，占 75% 以上，中、小导管多见，导管细长，主动脉侧、肺动脉侧和导管中段的内径相仿。窗型较少见，形态粗短，长径小于管径，此型行封堵术有一定困难。漏斗型较常见，导管一端较粗而另一端较小，状似漏斗，通常降主动脉侧入口直径大于肺动脉侧出口，少数表现相反。此外还有哑铃型和动脉瘤型，较少见，哑铃型者导管管径两头粗，中间较小，呈哑铃状，而动脉瘤型则动脉导管中间部分呈瘤样扩张。

经导管封堵术描述动脉导管形态时，多采用

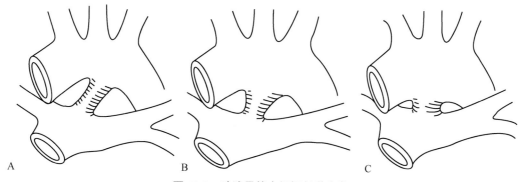

图 10-3　动脉导管未闭解剖学分类。

根据导管形态通常可分为管型（**A**）、漏斗型（**B**）和窗型（**C**）3 种解剖类型。管型表现为动脉导管主动脉端和肺动脉端大小基本相等，漏斗型表现为动脉导管主动脉端入口明显大于肺动脉端出口，而窗型通常动脉导管巨大，而且长度很短

Krichenko 分型。Krichenko 根据造影显示的动脉导管形态，将 PDA 分为如下 5 种类型[3-4]：A 型：漏斗型，主动脉端开口大于肺动脉端出口，最狭窄处位于肺动脉出口处，又可根据动脉导管肺动脉端出口与气管的关系分为 1 型、2 型和 3 型。B型：窗型，动脉导管短，肺动脉与主动脉紧贴，一般直径较大。C 型：管型，长度约在 10 mm 以内，导管两端基本相等，无狭窄。D 型：动脉瘤型，动脉导管可见多处狭窄与扩张。E 型：不规则型，动脉导管形状怪异，呈伸长的喇叭状结构，最狭窄处远离支气管前缘（图 10-4）。

四、病理生理学

PDA 对心血管系统的影响在于左向右分流导致右心室后负荷和左心室前负荷增加，影响大小取决于左向右分流量大小，而分流量大小与以下 3 个因素有关：①动脉导管大小，通常导管越大，分流量越大；②体循环–肺循环压力阶差，压力阶差越大，分流量越大；③动脉导管的形态，包括迂曲程度与长度，导管走行迂曲、长度增加者分流量将随之下降。正常人体循环血压通常远高于肺动脉压力，故通过 PDA 产生收缩期和舒张期双期左向右分流。由于左向右分流导致肺循环血量增加，返回左心室的血流量随之增加，左心室前负荷加大，左心室扩大，大型 PDA 往往首先引起左心室显著增大，并出现左心功能不全，部分患者甚至在婴幼儿期即可因前负荷增加而出现明显心力衰竭症状，由于左心前负荷明显增加，左心房也随之增大，部分患者可出现心房颤动。与

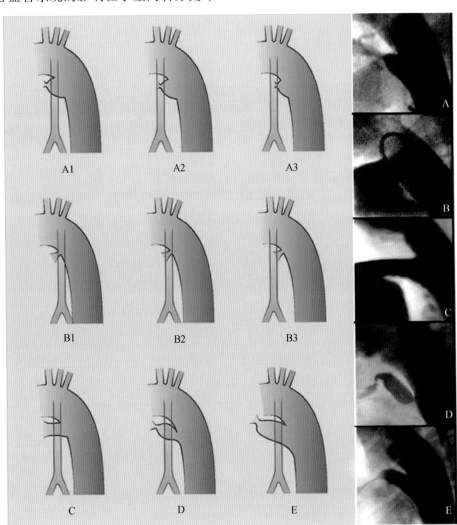

图 10-4　动脉导管未闭的 Krichenko 分型。根据升主动脉造影动脉导管的形态，将动脉导管未闭分为 5 种类型，分别是：A 型漏斗型；B 型窗型；C 型管型；D 型动脉瘤型；E 型不规则型。右边为对应的造影图像[3-4]

此同时，体循环舒张期大量血液经 PDA 流向低阻力的肺循环，导致体循环舒张压显著降低，脉压增大，从而出现水冲脉和股动脉枪击音等周围血管征。另一方面，由于主动脉压力的传递和双期左向右分流，肺动脉压升高，右心室后负荷增加，久之导致右心室肥厚，而且随着肺动脉压力的升高，肺血管承受的血流剪切力也随之增加，肺血管内皮受损，引起肺动脉高压，如不及时阻断左向右分流，肺血管受损将愈趋严重，最终出现右向左分流，发展为艾森门格综合征。长期高速的血流冲击作用也可使动脉导管及其附近的肺动脉血管内皮受损，导致 PDA 出现钙化，并引起感染性心内膜炎。PDA 对婴幼儿的影响主要表现为以下几个方面：①肺组织长期处于充血状态，导致肺内感染迁延不愈；②肺功能和心功能受损，影响患儿生长发育；③长期脑组织氧含量低，影响婴幼儿大脑发育[7]。对于早产儿，PDA 尚可诱发支气管肺发育不良、颅内出血、坏死性小肠结肠炎和视网膜病等相关并发症[2]。

五、临床表现

PDA 的临床表现主要取决于主动脉至肺动脉分流血量多少，是否产生充血性心力衰竭和继发性肺动脉高压，以及肺动脉高压的严重程度。

（一）症状

常见症状为劳累后心悸、气短、乏力，但均无特异性。小型 PDA 常无明显症状，大型 PDA 导致大量左向右分流者可因左心室前负荷显著增加而出现左心衰竭症状，新生儿导管粗大者常于出生后 3～6 周出现左心功能不全和发育障碍表现，如呼吸困难、多汗、体重不增等，且易患呼吸道感染。出现严重肺动脉高压后可出现下列症状：①呼吸困难，系肺动脉高压影响肺呼吸功能所致，最早出现，也最常见，表现为进行性活动后气短；②刺激性咳嗽，系肺动脉扩张刺激所致；③咯血，系肺毛细血管前微血管瘤破裂所致，通常表现为大咯血，痰中带血并非肺动脉高压的咯血特点；④声音嘶哑，系肺动脉显著扩张压迫喉

返神经所致；⑤晕厥，与右心室肥厚导致心律失常和心排血量下降导致脑组织供血不足有关；⑥右心室衰竭症状。

（二）体征

1. 典型体征

典型体征为胸骨左缘第 2 肋间闻及响亮的连续性机器样杂音，杂音几乎占据整个收缩期与舒张期，起初柔和，强度逐渐增强，到第 2 心音最响，至舒张期逐渐减弱，向左上胸及背部传导，伴有震颤，肺动脉瓣第 2 音增强，但常被响亮的杂音所掩盖，这种杂音通常见于中等大小且无明显肺动脉高压的患者。杂音最常见于胸骨左缘第 2 肋间，个别患者杂音最响位置在第 1 肋间或第 3 肋间，如果连续性杂音位于其他位置，应考虑冠状动脉瘘、冠状动脉异常起源、肺动静脉瘘和侧支血管循环等病变，听诊时注意区别。根据导管的大小和肺动脉高压的严重程度，PDA 还可能出现以下几种杂音：①收缩期杂音，这种杂音多见于小型 PDA 或导管迂曲者；②双期杂音，杂音以肺动脉瓣第 2 心音为界，收缩期杂音为喷射性，逐渐减弱，至肺动脉瓣第 2 音之前消失，然后产生舒张期杂音，位于胸骨左缘第 2、3 肋间，多见于合并严重肺动脉高压患者；③舒张期杂音，源于肺动脉瓣关闭不全，见于合并严重肺动脉高压患者，注意与主动脉瓣关闭不全区分；④无杂音，可见于沉默型 PDA 或严重肺动脉高压患者，前者肺动脉瓣第 2 音正常，而后者肺动脉瓣第 2 音亢进。

2. 其他体征

（1）视诊：PDA 较大的婴幼儿可见胸廓隆起，呼吸困难者，可见三凹征，有心力衰竭者见腹部膨隆，出现右心衰竭者可见体静脉淤血体征。肺动脉高压严重者可产生右向左分流，由于动脉导管位于降主动脉，而肺动脉压不可能高于体循环压，因此仅出现下肢杵状趾，而不出现口唇发绀和上肢杵状指，称为差异性发绀。

（2）触诊：典型 PDA 可在心前区触及震颤，俗称猫喘征，心尖搏动增强，并产生水冲脉，严重肺动脉高压者可见右心室搏动增强。

（3）叩诊：心浊音界可向左下扩大，出现严

结构性心脏病心导管介入治疗

重肺动脉高压后则向左、右两侧扩大，分别为右心房和右心室增大所致。

（4）听诊：除上述杂音外，肺动脉第2音通常增强，但小型PDA可完全正常，而出现严重肺动脉高压后则明显亢进，但肺动脉高压出现肺动脉瓣关闭不全后肺动脉瓣第2音可减弱。大型PDA无明显肺动脉高压，还可在二尖瓣区闻及舒张期杂音和收缩期杂音，股动脉处可闻及枪击音。

六、辅助检查

1.心电图

轻者可无明显异常变化，典型表现为电轴左偏、左心室高电压或左心室肥厚。肺动脉高压患者可见左、右心室均肥厚，此时仍提示存在左向右分流，肺动脉高压晚期则以右心室肥厚为主，并有心肌损害表现。

2.胸部X线

心影正常或增大，早期为左心室增大，分流量较大者左心房也增大，晚期出现严重肺动脉高压可见右心房和右心室增大。升主动脉和主动脉弓阴影增宽，而降主动脉管径突然缩小，形成漏斗征，为PDA典型X线表现。肺动脉段突出，肺动脉分支增粗，肺野充血，有时透视下可见肺门"舞蹈"征，严重肺动脉高压患者表现为残根样改变，即中心肺动脉扩张而周围肺血管突然变细，外周肺野清晰。

3.超声心动图

间接征象为左心房、左心室增大，肺动脉增宽；如存在肺动脉高压，可见右心房和右心室增大。直接征象为在胸骨上窝和胸骨旁肺总动脉长轴切面可见在主动脉与肺动脉分叉之间存在异常通道。彩色多普勒可见降主动脉至肺动脉的高速双期分流，连续多普勒可测得双期连续高速血流频谱，但如果肺动脉高压严重则可能因分流信号消失而漏诊。

4.CT和磁共振成像

可直接显示PDA的大小和形态，同时显示主动脉弓等周围结构，并且可进行三维重建，对诊断PDA以及发现合并畸形具有重要作用。

5.右心导管和主动脉造影

为诊断PDA金标准。无严重肺动脉高压者右心导管检查可见肺动脉血氧含量高于右心室0.5%容积以上，同时可测量Qp/Qs、肺动脉压力和肺血管阻力。降主动脉造影可见造影剂经动脉导管分流至肺动脉内，并可显示出导管的形态、内径和长度。

七、诊断与鉴别诊断

对于典型PDA，通过听诊和超声心动图通常可做出初步诊断，但如为沉默型PDA或者存在严重肺动脉高压，杂音和分流可消失，听诊和超声心动图容易漏诊，可进一步通过CT造影或心导管及主动脉造影检查明确诊断。

临床诊断PDA需与下列疾病鉴别：①主动脉窦瘤破裂，破入右心系统因产生连续性杂音而容易混淆，但多发病急骤，杂音位置较低，超声心动图可见异常血流信号位于右心而非肺动脉；②主-肺动脉间隔缺损，杂音位置低，二维超声可在主动脉根部短轴切面上显示缺损部位和大小，多普勒超声显示异常血流信号位于主肺动脉而非左肺动脉；③冠状动脉瘘，杂音依据缺损位置不同而不同，但瘘入肺动脉者很难与PDA区分，瘘口大者可见冠状动脉扩张；④冠状动脉异常起源于肺动脉，由于肺动脉血氧低，通常左、右冠状动脉之间形成大量侧支循环，因此有时可产生连续性杂音，超声心动图可见主肺动脉存在异常血流信号；⑤主动脉瓣关闭不全合并室间隔缺损，为典型的双期杂音或者以收缩期杂音为主，超声心动图可鉴别。

八、介入治疗

（一）介入治疗器材发展史

PDA传统治疗方法为外科手术结扎术，经心导管介入治疗的问世和推广得益于各种封堵器材的研制和改良。1967年Porstmann首次施行PDA封堵术获得成功[4]，当时封堵器材为明胶海绵，

1983年国内开始应用此技术，不少人进行了有益尝试。1986年Rashkind研制了双盘伞状闭合器，1990年Sideris发明钮扣式双盘状封堵器补片，1992年Cambier采用Cook弹簧圈进行封堵，1995年德国PFM公司研制出Duct-Occlud弹簧圈，这些器材均有各自的优缺点。1997年Masura报道首例Amplatzer蘑菇型封堵器治疗PDA成功，我国于1998年引进Amplatzer技术，PDA封堵术获得全面推广，尤其是国产化封堵器材推广普及之后，传统的开胸手术已逐渐被封堵术替代，成为PDA的首选治疗方法。目前国内外应用最多的仍为Amplatzer蘑菇型封堵器。近年来也有多种其他类型器材问世，例如血管塞（Amplatzer血管塞已发展至第4代）和第2代动脉导管封堵器等，对于个别存在血管瘤或主动脉缩窄者，也可直接使用主动脉覆膜支架关闭PDA。

（二）适应证和禁忌证

PDA的传统关闭方式为外科手术，但存在诸多弱点，大型PDA需采用体外循环，然后切断修复，单纯结扎术虽然不用体外循环，但容易出现残余漏和大出血，尤其是存在钙化现象的动脉导管，目前，封堵术已取代外科手术成为PDA的治疗首选方法。介入治疗适应证和禁忌证不仅受病变本身影响，也受介入器材影响，随着介入器材的不断发展，对PDA而言，介入操作本身已没有明显限制因素，尤其是年龄和体重，只是相对于某些器材而言尚有不同限制。虽然，严重肺动脉高压仍是堵塞PDA难以逾越的鸿沟，但与操作本身无关，而是针对于患者预后而言，禁忌封堵。根据目前介入治疗现状，将适应证和禁忌证总结如下：

1. 适应证

（1）有临床症状和心脏超负荷表现的单纯PDA。合并可以采用介入治疗治愈的其他先天畸形，可根据患者具体情况同时封堵，或者分不同阶段对各个缺损逐个进行介入治疗。

（2）体重≥4 kg，但这仅相对于Amplatzer封堵器和类似国产封堵器而言；随着封堵器的改良，输送鞘也随之显著缩小，封堵术受年龄和体重的限制程度明显缩小。

（3）根据PDA形态和大小所选封堵器和输送装置不会对所经途径和PDA邻近结构造成不良影响。

2. 相对适应证

（1）"沉默型"PDA：所谓沉默型PDA是指没有杂音的PDA（不包括因肺动脉高压而失去杂音的PDA），该型PDA是否实施封堵术存在一定争议。主要争议在于，这种PDA通常非常细小，不会对患者心脏功能和发育产生不良影响[3]，而封堵术虽然创伤小，但毕竟存在一定风险，封堵术获益与风险相比较，可能弊大于利。但也有人发现，虽然"沉默型"PDA对心脏功能和发育影响甚微，但和大型PDA一样，也可发生感染性心内膜炎，因此主张尽早关闭[8]。此外，沉默型PDA有时并不小，某些PDA虽然听诊没有杂音，但却并不细小，其原因与动脉导管走行有关，导管长而迂曲，或者导管起源于降主动脉与主动脉成锐角上行连接于肺动脉，均可导致杂音消失。如果临床听诊与超声心动图检查存在争议或者无法确定是否需行介入治疗，可行CT造影检查进一步明确导管大小与形态。

（2）巨大窗型PDA：是否实施封堵术取决于是否有相应大小和形态的封堵器，以及这种封堵器是否会对导管周围结构造成不良影响。如考虑实施封堵术，建议使用主动脉端和肺动脉端均有盘面的PDA封堵器或者肌部室间隔缺损封堵器，以免释放后封堵器移位。如果没有相应的封堵器，建议外科手术。

（3）合并感染性心内膜炎，但感染性心内膜炎已完全控制3个月以上。所谓完全控制，是指患者自然状态下无发热，各项感染指标完全恢复正常，赘生物消失或者完全机化。

（4）合并轻-中度二尖瓣关闭不全、轻-中度主动脉瓣狭窄和关闭不全：此时需结合PDA大小和瓣膜是否存在原发病进行综合判断。如果PDA巨大，可导致左心室因前负荷显著增加而明显扩大，继而出现二尖瓣关闭不全和主动脉瓣关闭不全，关闭缺损后二尖瓣和主动脉瓣关闭不全可明显减轻[9]；大型PDA有时也可出现"主动脉瓣相对性狭窄"现象，关闭PDA后压力阶差随之消失，但关闭 PDA 之后务必再次测量左心室至主动脉压力阶差，如果仍存在压力阶差，则需根据患者年龄和压力阶差大小综合考虑是否行 PDA 封堵术；或者虽然存在原发病，但瓣膜狭窄和关闭不全较轻，暂时无需外科手术处理，也可考虑先行 PDA 封堵术；如果 PDA 小而主动脉瓣和二尖瓣病变较重更倾向于外科手术治疗，则不宜单纯关闭 PDA 而置其他病变于不顾。

（5）PDA 合并需外科手术的其他心内畸形：此时是否对 PDA 实施封堵术取决于外科手术的要求和患者的具体情况。如果导管巨大影响患儿发育，而其他畸形因年龄小而暂时不适于外科手术治疗，则可先行 PDA 封堵术。此外，由于 PDA 位于心脏后部的胸腔深处，行 PDA 封堵术后再行心内畸形修复术可降低外科手术操作难度，则同样可以考虑先行 PDA 封堵术，然后再行外科手术，也即镶嵌治疗。

3. 禁忌证

（1）感染性心内膜炎，心脏瓣膜和动脉导管内存在赘生物，或者虽经抗感染治疗仍存在间断发热者。

（2）阻力型肺动脉高压，通常以体 / 肺循环血流量比值（Qp/Qs）< 1.5 作为判断标准，需要指出的是，有时 Qp/Qs 为 1.5 左右，但肺动脉压力极高也很难判断封堵术后肺动脉高压的变化趋势。

（3）依赖 PDA 存活者。

（4）合并其他不宜心导管操作的疾病。

（三）介入器材选择

有以下几种：

1. 蘑菇伞形封堵器

美国 AGA 公司生产 Amplatzer 动脉导管封堵器由镍钛记忆合金编织，呈蘑菇形网状结构，即主动脉侧盘面直径大于封堵器腰柱 4 mm，盘面与腰柱直接连接，内有三层高分子聚酯纤维，具有自膨胀成形性能。长度有 5 mm、7 mm 和 8 mm 三种规格，肺动脉侧直径可分为 4 ～ 16 mm 7 种型号。国产封堵器与其相似，但直径范围加大，目前最大腰径达 32 mm，也有的封堵器腰柱为圆柱状，即主动脉侧直径和肺动脉侧直径相等。

2. 第二代动脉导管封堵器（ADO Ⅱ）

ADO Ⅱ 由双盘面和腰柱组成，腰柱直径分别为 3 ～ 6 mm，长 4 ～ 6 mm，盘面直径比腰柱直径大 6 mm。盘面和腰柱内均无填充物，加上金属丝非常细小，因此可用很小的输送鞘即可输送，通常使用的输送鞘为 4 ～ 5 F。与室间隔缺损封堵器不同，腰柱并非与盘面直接连接，而是收紧后再与腰柱连接。

3. 弹簧圈

包括不可控弹簧圈封堵器，如 Gianturco 弹簧圈和可控弹簧圈封堵器，如 Cook 可控或不可控弹簧圈和 PFM Duct-Occlud 可控弹簧圈等，多用于最窄直径 ≤ 4 mm 的 PDA。

4. 其他封堵器

包括美国 AGA 公司生产的血管塞（Amplatzer Plug，目前已研制出第 4 代），成角型蘑菇伞封堵器，肌部和膜部室间隔缺损封堵器等。

以蘑菇伞形封堵器（Amplatzer 封堵器及国产类似形状封堵器）应用最多，各种 PDA 封堵器形态和名称见图 10-5。图 10-5A 为常规使用的蘑菇伞封堵器，系美国 AGA 公司研制，后进行了国产化与相应改进。封堵器仅在主动脉侧存在一个盘面，通常盘面直径比腰柱直径大 4 mm，肺动脉侧没有盘面，而是向内凹陷编制，然后用铆扣收紧，释放之后依靠腰部力量将封堵器固定于导管之内，同时依靠封堵器自身弹性，肺动脉侧自动膨起以防止封堵器移位。部分大型国产动脉导管封堵器在肺动脉侧也存在盘面，与肌部室间隔缺损封堵器相似，但盘面较主动脉侧盘面小，这种封堵器的优势在于可防止因动脉导管过大导致腰柱支撑力不够而当肺动脉压力突然升高（如剧烈咳嗽）时封堵器向主动脉方向移位。图 10-5B 显示封堵器与推送杆连接时形态。推送杆和铆扣存在螺纹，通过旋钮式操作将二者连接。图 10-5C 为封堵器规格示意图。动脉导管封堵器通常腰柱主动脉端直径（d2）大于肺动脉端直径（d1）2 mm，而盘面直径（d3）较腰柱主动脉端直径（d2）大 4 mm，因此动脉导管封堵器规格型号通常用 2 位腰柱直径值表示，即 d2/d1，通常腰柱直径均以 2 mm 递增，但目前封堵器已多样化，有的腰柱呈圆柱状，即 d1 = d2，有的则将主动脉端盘面进一步缩小，此外腰柱长度也不完全相同。图 10-5D 为第 2 代动脉导管封堵器（ADO Ⅱ）。封堵器金属丝更细，编织更为紧密，因此内部无聚酯纤维填充。主动脉侧和肺动脉侧均有盘面，但盘面并不直接过渡至腰柱，而是收紧后再与腰柱连接，这样设计的优势在于封堵器长度具有一定伸缩性。图 10-5E 为德国 PFM 公司生产的 Duct-Occlud coil 可控弹簧圈。图 10-5F 示血管塞（Amplatzer Vascular Plug）。两端均无盘面，早期用于外周血管封堵，也可用于动脉导管封堵。图 10-5G 示第 2 代血管塞，两端均有盘面，与 ADO Ⅱ 相似，但盘面与腰柱直径相等。图 10-5H 示肌部室间隔缺损封堵器，本用于肌部室间隔缺损，对于巨大动脉导管和窗型导管也具有较大优势，但属于超适应证使用。随着国产化动

脉导管封堵器规格型号的增多，目前已较少使用。图 10-5I 示成角型蘑菇伞封堵器。主动脉侧盘面不对称，适用于动脉导管主动脉端存在漏斗而且漏斗形态不对称者，或者动脉导管主动脉端开口过度靠近主动脉弓者，随着介入操作技术的成熟，这种封堵器目前也很少使用。

（四）操作方法

1. 术前检查和准备

（1）常规实验室检查项目：术前常规行心脏 X 线摄片，心电图，超声心动图检查，并化验血常规，肝、肾功能和血电解质，出、凝血时间和传染病指标等，以全面评价患者心脏和其他脏器功能，排除传染性和出血性疾病，确定是否具备手术适应证。

（2）术前准备：常规签署书面同意书，与患

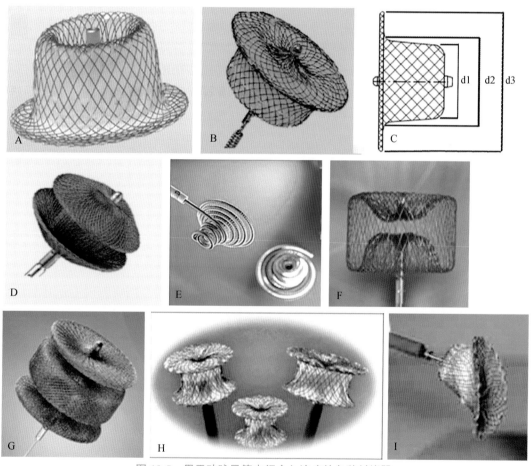

图 10-5 用于动脉导管未闭介入治疗的各种封堵器

A. 常规使用的蘑菇伞封堵器。B. 封堵器与推送杆连接时形态。C: 封堵器规格示意图。D. 第 2 代动脉导管封堵器（ADO Ⅱ）。E. 弹簧圈，图为德国 PFM 公司生产的 Duct-Occlud coil 可控弹簧圈。F. 血管塞（Amplatzer Vascular Plug）。G. 美国 AGA 公司生产的第 2 代血管塞。H. 肌部室间隔缺损封堵器。I. 成角型蘑菇伞封堵器

者及其家属或监护人交代介入治疗中可能发生的并发症，取得同意后方可进行手术。

2.操作过程

（1）麻醉：婴幼儿、12岁以下儿童和存在智力障碍的患者采用全身麻醉，术前5～6 h禁食水，同时给予添加钾镁的等渗盐水和足够热量的葡萄糖静脉维持患者血容量和能量。成人和配合操作的大龄儿童可用局部麻醉。

（2）建立动、静脉入路：常规穿刺股动、静脉，送入动、静脉鞘管，6 kg以下婴幼儿动脉最好选用4 F鞘管，以避免损伤动脉。对于成年人，也可穿刺桡动脉进行主动脉造影，但由于此时造影剂顺血流走向降主动脉，尤其是动脉导管与降主动脉成锐角向上走行的患者，动脉导管显影可能不如自股动脉送入猪尾导管造影清晰。个别患者下腔静脉缺如，此时可以考虑穿刺颈内静脉，然后进行相关操作。

（3）心导管检查和主动脉造影：将导管分别送至左心室、主动脉、右心室和肺动脉等部位测量压力、抽取血样。合并有肺动脉高压者必须行全心导管检查，计算肺血管阻力、Qp/Qs、肺/体循环压力和阻力比值等，判断肺动脉高压严重程度与性质。行主动脉弓降部造影了解其形状及大小，常规选择左侧位90°造影。成人动脉导管由于钙化、短缩，在此位置不能清楚显示，可加大左侧位投照角度至100°～110°或采用右前斜位30°加头位15°～20°来明确PDA解剖形态。注入造影剂总量≤5 ml/kg。

（4）选择封堵器和输送鞘：选择合适的封堵器是封堵术成功的关键，需结合动脉导管形态和周围结构综合考虑，同时还需考虑患者的年龄和体重。对于管型PDA，常用的蘑菇伞封堵器通常采用简单的加倍方法选择即可，但如果动脉导管过长，有时可能需要加大封堵器，通过腰柱的压缩以使长度增加；漏斗型PDA原则上所选封堵器较PDA最小直径大3～6 mm即可，但如果动脉导管较大，则需要加大封堵器型号以防止因动脉导管支撑力不强而引起封堵器移位。此外婴幼儿和儿童动脉导管弹性较大，封堵器可适度加大，但封堵器过大，可能造成医源性主动脉缩窄

和左肺动脉狭窄，而老年人，尤其是存在钙化的PDA，其弹性明显降低，此时封堵器可适当减小型号。由于ADO II两侧均有盘面且盘面较大，因此封堵器比动脉导管直径大1～2 mm即可，同时根据动脉导管长度选择封堵器腰长。不同的封堵器均标明所需输送鞘规格，通常根据说明选择即可，但国产化后某些封堵器为改善封堵效果和减少残余分流发生率，填充物增多，此时需在常规选择上加大输送鞘。为防止血管损伤，婴幼儿通常需根据体重确定输送鞘最大直径，如果封堵器所需输送鞘超过婴幼儿承受上限，则应更改封堵器类型或者放弃封堵术。

（5）建立经动脉导管通路：将多功能导管（又称端孔导管）自股静脉送入肺动脉，调整导管角度，将导管内导丝通过未闭动脉导管送至降主动脉，在导丝的协助下将多功能导管送至降主动脉，撤出导丝，经多功能导管送入260 cm加硬交换导丝至降主动脉，撤出多功能导管和穿刺鞘，留置加硬导丝以便送入输送鞘。若PDA细小或形态异常使多功能导管无法自肺动脉通过动脉导管进入降主动脉，可采取以下两种方法：①自股动脉送入相应形态的导管至主动脉弓远心端，然后送入260 cm超滑交换导丝，从主动脉侧将导丝穿过未闭动脉导管送至主肺动脉，自股静脉送入圈套器至肺动脉，抓捕交换导丝后拉出股静脉外建立输送轨道（图10-6）。②如果导管小，所使用输送鞘不大，可在导丝自主动脉经动脉导管送入肺动脉后，直接将输送鞘经股动脉送入，在导丝的协助下送至肺动脉，从动脉侧进行PDA封堵。由于涉及动脉损伤、封堵器内皮化和封堵器移位等问题，这种方法不宜推广。

（6）置入输送鞘：将内外鞘管嵌合严密后沿交换导丝送至降主动脉，固定外鞘管，撤出内芯及交换导丝。蘑菇伞封堵器使用输送鞘较粗大，自6 F至14 F不等，均带有内鞘，送入输送鞘之前穿刺鞘也需一并撤出，但ADO II和血管塞等封堵器可使用4～6 F输送鞘，因此可保留穿刺鞘。

（7）装载封堵器，展开封堵器关闭PDA。目前PDA封堵器均为旋钮式装载，装载时注意反复顺时针和逆时针旋转，观察封堵器与推送杆是否

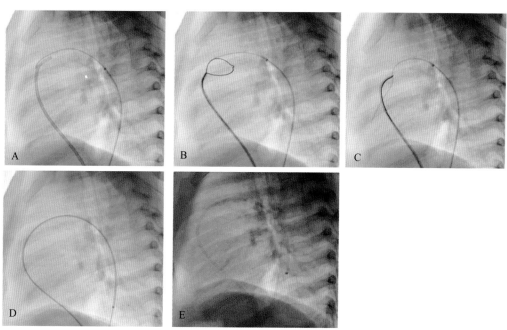

图 10-6　经动脉建立动静脉通路方法

A. 根据动脉导管走行选择相应的导管，自股动脉送至降主动脉的动脉导管开口处，送入超滑交换导丝，穿过动脉导管至肺动脉；**B.** 自股静脉送入导管至肺动脉后送入圈套器，打开圈套器抓捕交换导丝；**C.** 抓捕后将交换导丝自股静脉拉出体外；**D.** 自股静脉沿交换导丝送入输送鞘至降主动脉；**E.** 撤出交换导丝

配套，防止脱载。

不同器材操作方法

1）蘑菇伞封堵器封堵法：蘑菇伞封堵法通常只能采取经静脉途径。选择比动脉导管最窄处内径大 4～6 mm 的蘑菇伞封堵器，将其顺时针旋转连接于输送杆前端，回拉输送杆，使封堵器进入装载鞘内，用生理盐水冲洗去除封堵器及其装载鞘内气体。使用肝素盐水冲洗输送长鞘管，保证鞘管通畅而且无气体和血栓。图 10-7 显示蘑菇伞封堵器封堵动脉导管未闭流程。图 10-7A 示将猪尾导管自股动脉送至降主动脉动脉导管开口处，行主动脉左侧位造影，观察动脉导管形态，测量动脉导管主动脉端入口、肺动脉端出口直径以及动脉导管长度，根据测量结果选择相应的封堵器。建议常规测量左心室至主动脉压力阶差以排除主动脉口狭窄性病变。图 10-7B 示自股静脉送入端孔导管至肺动脉，测量肺动脉至右心室压力曲线，排除肺动脉口梗阻性病变后，自导管送入直头导丝或超滑导丝，在导管的协助下将导丝穿过动脉导管送至降主动脉，然后将导管送至降主动脉。图 10-7C 示撤出导丝，送入 260 cm 加硬交换导丝至降主动脉，保留交换导丝，撤出导管和穿刺鞘。

图 10-7D 示沿加硬导丝送入输送鞘至降主动脉后，撤出加硬导丝和输送鞘内鞘。图 10-7E 示装载封堵器，将封堵器自输送鞘送至降主动脉。图 10-7F 示将封堵器主动脉端盘面展开（腰柱仍需保留在输送鞘内），将推送杆和输送鞘一同回撤，使盘面紧密贴靠于动脉导管主动脉端开口处。图 10-7G 示固定推送杆，回撤输送鞘，使封堵器腰部展开，封堵动脉导管，同时尾部膨起贴靠于动脉导管肺动脉端出口。图 10-7H 示将猪尾导管送至降主动脉封堵器近心端进行主动脉造影，观察封堵器形态，有无残余分流，封堵器主动脉端盘面是否突出至主动脉内，肺动脉端是否过长、影响肺动脉血流。如果怀疑封堵器突出至主动脉内可能引起医源性主动脉缩窄，可用猪尾导管测量跨封堵器压力阶差；如怀疑肺动脉端过长、影响肺动脉血流，可用超声心动图检测或者直接用端孔导管测量左肺动脉跨封堵器是否存在压力阶差。图 10-7I 示如封堵器位置良好，腰部存在一定程度压缩且无残余分流，逆时针旋转推动杆释放封堵器，将推送杆撤至输送鞘内后一同撤出体外。

2）美国 AGA 公司生产的第 2 代 PDA 封堵器即 AMPLATZER™ duct occluder Ⅱ（ADO Ⅱ）

结构性心脏病心导管介入治疗

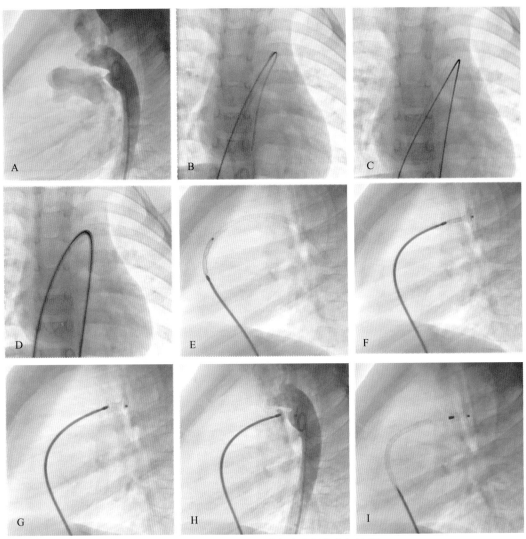

图 10-7　蘑菇伞封堵器封堵动脉导管未闭流程

A. 将猪尾导管自股动脉送至降主动脉导管开口处，行主动脉左侧位造影。**B**. 自股静脉送入端孔导管至肺动脉，送入直头导丝或超滑导丝，通过动脉导管至降主动脉，将导管送至降主动脉。**C**. 送入 260 cm 加硬交换导丝至降主动脉。**D**. 沿加硬导丝送入输送鞘至降主动脉。**E**. 装载封堵器，将封堵器自输送鞘送至降主动脉。**F**. 将封堵器主动脉端盘面展开（腰柱仍需保留在输送鞘内）。**G**. 固定推送杆，回撤输送鞘，使封堵器腰部展开，封堵动脉导管。**H**. 将猪尾导管送至降主动脉封堵器近心端进行主动脉造影。**I**. 释放封堵器

封堵法：可采用经静脉和经动脉两种途径（图 10-8），分别介绍如下。

经静脉途径（图 10-9）：封堵方法基本与蘑菇伞封堵法相同，但由于只需 4 ～ 5 F 输送鞘即可，操作更为简单。将输送鞘自股静脉送至降主动脉后撤出导丝，直接自输送鞘送入封堵器至降主动脉，先展开主动脉侧盘面和中间的腰部，然后回撤使主动脉侧盘面贴靠于 PDA 主动脉端开口，回撤输送鞘展开肺动脉侧盘面，使之贴靠于 PDA 肺动脉端。如果主动脉造影无明显残余分流，即可释放封堵器。由于 ADO Ⅱ 封堵器边缘非常柔软，将其自主动脉后撤至动脉导管内时力度

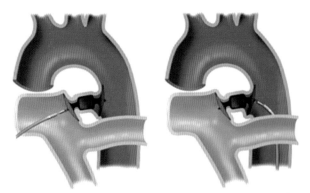

图 10-8　ADO Ⅱ 封堵器经静脉途径和经动脉途径释放示意图。由于经动脉释放后与推送杆连接的旋钮突出于动脉侧，因此仅作为无法经静脉途径释放封堵器的一种补充[10]

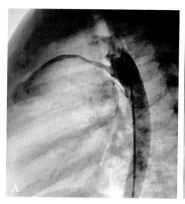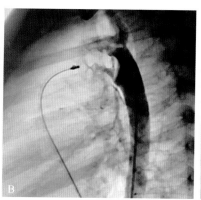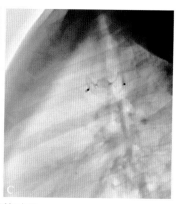

图 10-9　ADO Ⅱ 封堵器经静脉途径封堵动脉导管过程

A. 主动脉造影。动脉导管呈细长形，如果使用蘑菇伞封堵器，由于封堵器腰长不够，难以将腰柱拉至动脉导管肺动脉出口，因此选择第2 代动脉导管封堵器。**B.** 封堵动脉导管后造影。双侧盘面紧贴动脉导管主动脉端入口和肺动脉端出口，而腰柱位于动脉导管中央，由于导管偏长，封堵器腰柱与盘面连接处拉伸比较明显，但没有残余分流。**C.** 释放之后封堵器形态

不宜太大，以免直接将封堵器拉至肺动脉或者将腰部拉至肺动脉。ADO Ⅱ 封堵器腰部与两个盘面分离，非常适合于长管状 PDA，如果动脉导管非常短，不建议使用。

经动脉途径：采用图 10-6 所示方法将导丝自主动脉侧穿过 PDA 送入肺动脉后，保留导丝，自股动脉送入输送鞘至主肺动脉，然后将封堵器自输送鞘送至肺动脉，回撤全套装置，使封堵器主动脉侧盘面贴靠于 PDA 肺动脉端出口，回撤输送鞘，使封堵器腰柱放置于动脉导管内，而封堵器肺动脉侧盘面覆盖动脉导管主动脉端入口。若要在释放前明确封堵效果，可穿刺对侧股动脉，送入猪尾导管行主动脉造影。

3）弹簧圈封堵法：弹簧圈封堵也可采用经静脉和经动脉两种途径。经静脉途径封堵方法与蘑菇伞封堵法基本相同。将弹簧圈自股静脉送至主动脉后，先释放主动脉侧弹簧圈，再将输送导管退至动脉导管的肺动脉侧，回撤导丝内芯，旋转传送装置，使弹簧栓子在肺动脉侧绕 1.5 ～ 2 圈。约 10 min 后重复主动脉弓降部造影，显示弹簧圈位置合适、形状满意、无残余分流则可旋转传送柄，释放弹簧栓子。经动脉途径封堵操作可参考 ADO Ⅱ 经动脉途径封堵法。

（8）释放封堵器：经造影检查发现封堵器形态、位置良好、无明显残余分流且不影响周围结构后，逆时针旋转推动杆，解脱封堵器。

（9）撤除输送鞘管及其他导管，局部压迫止血，加压包扎后返回病房。

（五）术后处理及随诊

（1）术后局部砂袋压迫 4 ～ 6 h，卧床 24 h；静脉给予抗生素 2 次（术前 1 次和术后 1 次）。

（2）术后 24 h，1、3、6 个月和 1 年复查心电图和超声心动图，必要时复查心脏 X 线，观察封堵器形态和位置。

（六）特殊 PDA 的处理

1. 合并重度肺动脉高压

出现严重肺动脉高压之后是否可以关闭 PDA 一直是目前难点，主要原因在于尚无一种切实可行的方法将动力型和阻力型肺动脉高压明确区分。对于动力型肺动脉高压患者，手术关闭缺损是解决肺动脉高压的根本方法。将动力型肺动脉高压误判为阻力型肺动脉高压而使用靶向药物治疗，不仅给患者经济方面带来巨大负担，同时还可能因延误手术时机而使之演变为阻力型肺动脉高压，从而彻底丧失手术机会。相反，如果将阻力型肺动脉高压误判为动力型肺动脉高压而将 PDA 关闭，则患者将失去 PDA 这一缓冲通道，一旦肺动脉压力升高，反而严重影响患者预后，也可因关闭 PDA 而诱发肺动脉高压危象，导致患者死亡。既往一度将肺组织活检作为区分肺动脉高压性质的标准，认为 Heath 和 Edwards 分级 Ⅲ 级（即丛样病变）是临界病变，Ⅳ 级或以上不宜关闭 PDA，但此后有人发现这种病理变化与手术预后关系不大，不少肺活检为 Ⅳ 级病变的患者同样可

以手术。出现这种现象的主要原因在于病变分布不均，局部病变严重程度并不能代表全部肺血管病变情况，另外，肺活检还涉及伦理和安全性问题，因此目前已基本放弃这种检查方法，而主要采用血流动力学指标进行区分。

（1）右心导管术

右心导管术是目前判断肺动脉高压严重程度和先天性心脏病是否可以关闭缺损的最重要标准。先天性心脏病合并肺动脉高压可分为轻、中、重度三级，分别按照肺动脉平均压、肺血管阻力（PVR）和肺/体循环血管阻力比值进行分级（表10-1）。需要指出的是，与其他类型肺动脉高压不同，由于存在分流，肺动脉压力并不能作为准确判断先天性心脏病相关性肺动脉高压严重程度的准确指标，肺血管阻力和肺/体循环血管阻力比值评价肺血管病变更为客观、准确。

判断肺动脉高压是否为阻力型的另一个重要指标为肺循环/体循环血流量（Qp/Qs），这也是先天性心脏病相关性肺动脉高压的独有指标。虽然并不以此作为肺动脉高压分级标准，但一般而言，Qp/Qs > 1.5 可考虑为动力型肺动脉高压。《2010版 ESC 成人先天性心脏病处理指南》认为[11]，PDA 合并肺动脉高压时如果肺动脉/体循环压力比值 < 2/3 或者肺/体循环血管阻力比值 < 2/3，应该关闭 PDA（推荐类别 I，证据等级 C），肺动脉/体循环压力比值或者肺/体循环血管阻力比值 ≥ 2/3，但 Qp/Qs > 1.5，或者采用一氧化氮进行急性肺血管扩张试验后 Qp/Qs > 1.5，也可考虑关闭 PDA（推荐类别 II a，证据等级 C）。《2015版 ESC/ERS 肺动脉高压诊断与治疗指南》[12]则未再将先天性心脏病按照分流水平进行规定，而是认为所有先天性心脏病患者如果存在

肺动脉高压，只有肺血管阻力 < 2.3 WU（或者肺血管阻力指数 < 4 WU·m²），才具有关闭缺损适应证（推荐类别 II a，证据等级 C），而肺血管阻力 > 4.6 WU（或者肺血管阻力指数 > 8 WU），为关闭缺损禁忌证（推荐类别 II a，证据等级 C）。从临床实践来看，将先天性心脏病按不同分流水平规定各自的手术适应证更为稳妥，但标准仍有待商榷。以 PDA 合并重度肺动脉高压为对象的临床研究显示，PDA 合并肺动脉高压以肺血管阻力 > 4.6 WU 作为手术禁忌证并不合适，该研究显示，在术前合并重度肺动脉高压但术后肺动脉高压消失的 PDA 患者中，肺血管阻力平均值高达 7.14 WU，远高于《2015版 ESC/ERS 肺动脉高压诊断与治疗指南》标准。相对而言，《2010版 ESC 成人先天性心脏病处理指南》更接近临床实践标准，也符合中国临床标准，该标准主要以 Qp/Qs > 1.5 作为标准，同时参考肺/体循环压力和血管阻力比值。以 Qp/Qs > 1.5 无疑可将大部分肺动脉高压患者的性质进行区分，但张端珍等的研究显示，在重度肺动脉高压（肺动脉平均压 > 45 mmHg），即使 Qp/Qs > 1.5，封堵术后仍有高达 13% 的患者术后出现持续性肺动脉高压[13]，因此目前认为，Qp/Qs 位于 1.5 ~ 2.0 之间是否直接实施封堵术需要慎重考虑，以免术后发生肺动脉高压。

（2）急性肺血管扩张试验：急性肺血管扩张试验源于特发性肺动脉高压，早期研究显示，特发性肺动脉高压中约有 8% 的患者肺小动脉尚处于收缩状态而未发生严重重构，此部分患者采用肺血管扩张剂可以将其扩张，即急性肺血管扩张试验阳性，并能从钙通道阻滞剂治疗中获益。目前研究显示，只有特发性、遗传性和药物相关性三类肺动脉高压且急性肺血管扩张试验阳性者可从钙通道阻滞剂治疗中获益，而先天性心脏病相关性肺动脉高压不存在急性肺血管扩张试验阳性患者，也不宜采用钙通道阻滞剂治疗。目前普遍使用的 2003 年威尼斯阳性标准也仅针对上述三类肺动脉高压而言，但这并不表示，先天性心脏病相关性肺动脉高压没有行急性肺血管扩张试验的必要。事实上，急性肺血管扩张试验可为先天性

表 10-1	肺动脉高压分级			
	正常	轻度	中度	重度
肺动脉平均压（mmHg）	10 ~ 24	25 ~ 35	36 ~ 45	> 46
肺血管阻力（WU）	2.5 ~ 3.75	3.75 ~ 7	7 ~ 10	> 10
肺/体循环血管阻力比值	≤ 0.3	0.3 ~ 0.45	0.45 ~ 0.75	> 0.75

心脏病相关性肺动脉高压是否关闭缺损提供依据。《欧洲成人先天性心脏病指南》认为，如果急性肺血管扩张试验后心导管检查数据达到关闭缺损的标准，同样可以考虑手术治疗，也有人认为，如果急性肺血管扩张试验后，患者达到以下几项要求，可以考虑手术治疗[14]：①肺血管阻力指数下降 20%；②肺 / 体循环血管阻力比值下降 20%；③试验后肺血管阻力指数＜ 6 WU·m²；④试验后肺 / 体循环血管阻力比值＜ 0.3。

关于急性肺血管扩张试验试剂，国外标准试剂为医用一氧化氮，但国内没有相关试剂。国内早期曾使用腺苷作为急性肺血管扩张剂，但操作比较繁琐，而且副作用较多，需要严密实时监控患者症状和生命体征以免发生意外。研究显示，无论特发性还是先天性心脏病相关性肺动脉高压，伊洛前列素在有效性和安全性方面均较腺苷具有独特的优势[15-16]，目前已成为国内通用试剂。

（3）封堵试验：封堵试验是指采用封堵器或球囊等将缺损关闭，根据完全关闭缺损之后血流动力学变化趋势判断肺动脉高压性质的一种方法。先天性心脏病合并重度肺动脉高压，尤其是处于艾森门格综合征前期（肺动脉压力显著升高，分流量已明显降低，但尚未出现发绀）的患者，如何正确判断肺血管病变的类型是手术成功的关键。虽然右心导管术和急性肺血管扩张试验可提供重要参考数据，但目前尚无任何一项或几项血流动力学指标可将肺动脉高压性质彻底区分。事实上，即使按照肺血管阻力和 Qp/Qs 判断可以关闭 PDA 的患者，部分患者术后仍存在持续性肺动脉高压。封堵试验早期用于房间隔缺损，但与之相比，PDA 封堵试验操作更为简单，判断效果也更为准确，因为后者不存在左心室小和封堵缺损之后因左心室前负荷急剧增加而导致左心功能不全、肺动脉压力急性上升等问题。PDA 封堵试验尚无明确适应证标准，由于操作简便，如果肺动脉压力明显升高而且没有杵状趾形成即可考虑，但封堵试验中应严密监测，以免发生意外。操作方法如下：按 PDA 封堵术常规操作，展开封堵器关闭 PDA，但不释放封堵器，立即同时检测肺动脉和主动脉压力，如果患者出现心悸、气短、烦躁、

心前区不适等症状，或者主动脉压力降低、肺动脉压力不降反而升高，说明不适合关闭 PDA，应立即收回封堵器，否则可进一步观察。

封堵试验后永久关闭 PDA 的标准目前仍在探讨之中，早期研究认为，如果封堵术后肺动脉压力明显下降，而主动脉压力和动脉血氧饱和度不下降，且无全身反应可进行永久封堵。曾有人建议以肺动脉平均压下降≥ 25% 作为永久关闭 PDA 标准，但张端珍等的研究显示[17]，术后肺动脉平均压绝对值及其下降幅度均不能作为释放封堵器标准。例如，在随访术后存在持续性肺动脉高压的患者中，封堵术后约 50% 的患者即刻肺动脉平均压降低了 25%，也就是说，如果以封堵术后肺动脉平均压下降≥ 25% 作为永久关闭 PDA 标准，将有约 50% 的术后肺动脉高压患者因此而误判。进一步研究显示[13]，封堵术后肺动脉收缩压 / 主动脉收缩压比值可精准预测患者是否存在术后持续性肺动脉高压，如果比值＜ 0.5，可永久关闭 PDA，即使肺动脉压力封堵术后即刻高于正常，也将逐渐降至正常而不会出现术后持续性肺动脉高压，否则，即使封堵术后当时肺动脉压力显著下降，肺动脉高压也将持续存在。该标准简单有效而且非常直观，但需注意的是必须在无残余分流或仅微量残余分流的基础上同时测量肺动脉和体循环压力，如果存在明显残余分流，则势必影响测量结果，导致判断失误。

（4）治-闭结合（treat-and-repair）策略：对于 PDA 封堵术后肺动脉压力下降但未达到上述标准或者严重肺动脉高压暂时不适于封堵的患者可采用靶向药物治疗一段时间后，再重新评定是否进行封堵，也就是所谓的 treat-and-repair 策略[18]。该方法原理与急性肺血管扩张试验相同，只是一个观察肺血管对单剂量肺血管扩张剂的急性反应，而另一个则是观察肺血管对靶向药物的慢性反应。目前两种方法均无统一的关闭缺损标准，有些人认为经治疗后如果再次右心导管检查达到关闭缺损要求（该标准与其他未实施靶向治疗的标准相同），即可实施关闭，但考虑到是在靶向药物干预下的结果，我们认为，此时的关闭缺损标准应该更为严格，否则必然无法避免术后肺动脉高压的

发生。

（5）部分关闭法：这是一种折中方案，适用于仍存在左向右分流但肺动脉高压非常严重的患者。封堵试验后如果肺动脉压力降低不理想，可先将 PDA 部分关闭。这种治疗存在两方面益处：①观察肺动脉压力变化趋势，如果部分关闭一段时间后，肺动脉压力明显下降甚至恢复正常，可进一步将残余小孔关闭，如果肺动脉压力下降不明显甚至随时间延长而上升，也可防止因失去 PDA 的缓冲作用而导致肺动脉高压急剧加重。②减少左向右分流，降低肺动脉压力，从而增加靶向药物治疗效果。操作方法如下[19]：在封堵器上打一小孔，然后经过小孔带导丝送入封堵器关闭 PDA，沿导丝送入支架，行球囊扩张，将支架固定于封堵器上，从而使封堵器产生一永久存在的小型通道，撤回球囊并释放封堵器（图 10-10）。

2. 婴幼儿 PDA

早产儿 PDA 发生率非常高，早产儿存在 PDA 可伴发支气管肺发育不良、坏死性小肠结肠炎和脑室内出血，从而增加早产儿病死率，但 PDA 和上述并发症的因果关系并不十分清楚[20]。由于怀疑 PDA 可能引起上述并发症，许多人试图对早产

儿 PDA 进行干预，促进 PDA 尽早闭合。研究显示，非甾体抗炎药如吲哚美辛、布洛芬和对乙酰氨基酚（扑热息痛）等可有效促进早产儿 PDA 闭合[21-22]。文献报道，布洛芬、对乙酰氨基酚、吲哚美辛口服治疗，疗效无明显差异，PDA 关闭率均可达 64% ～ 72%，但对乙酰氨基酚治疗高胆红素血症发生率低于布洛芬和吲哚美辛，使用布洛芬和对乙酰氨基酚肾功能异常和少尿发生率低于吲哚美辛[23]。整体而言，药物关闭 PDA 存在争议，有人认为，与延迟关闭比较，无论何时给予药物，早产儿并不能从药物关闭 PDA 中获益，对长期效果也无改善作用[24-27]；对于足月儿，药物闭合 PDA 的争议更大，有人认为上述药物也能有效闭合 PDA，也有人认为无效[28]。随着介入治疗器材的进展，尤其是弹簧圈、血管塞和 ADO Ⅱ等小型封堵器的问世，它们可通过细小输送鞘释放，使得新生儿乃至早产儿 PDA 封堵术已成为现实，甚至极低体重的早产儿采用介入治疗也可取得良好效果，封堵术成功率可达 88%[29-30]。meta 分析显示[31]，婴儿期 PDA 封堵术技术成功率可达 92.2%，总体不良事件和有临床意义的不良事件发生率分别为 23.3% 和 10.1%。然而，和药物关

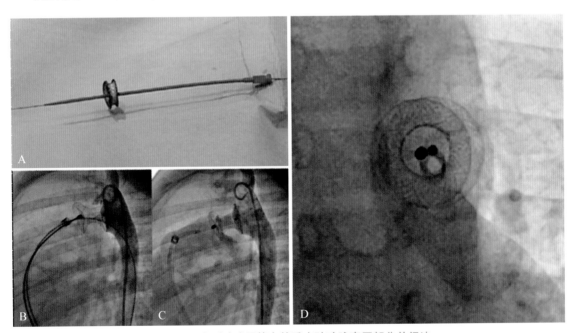

图 10-10　大型动脉导管合并重度肺动脉高压部分关闭法

A. 选择相应大小和形态的封堵器（此处作者所选的是肌部室间隔缺损封堵器），在封堵器腰柱上用扩张鞘制作一小孔；**B**. 先在输送鞘内送入 0.014 英寸导丝，然后导丝穿过封堵器制作的小孔，将封堵器自输送鞘送入，关闭动脉导管；**C**. 沿 0.014 英寸导丝送入支架，以球囊扩张支架使之固定于封堵器之上；**D**. 释放之后形态，封堵器上留置小孔清晰可见[19]

闭 PDA 一样，早产儿是否需在早期实施 PDA 封堵术同样存在争议。有研究认为，对 4 kg 以内早产儿实施 PDA 封堵术有助于维护患儿呼吸系统健康[32]，但也有研究发现，通过减少液体入量和适当给予利尿剂，虽然 PDA 关闭时间延迟，但早产儿病死率和并发症发生率并不增加，相反，药物和封堵器关闭 PDA 后，支气管肺发育不良的发生率反而增加[20]，因此如何把握新生儿 PDA 封堵时机仍有待探讨。鉴于新生儿 PDA 自发闭合率非常高，分流小和症状轻者并发症发生率并不高[33]，无论药物还是介入治疗均存在不同程度的副作用，过早关闭 PDA 并没有意义。

由于婴幼儿体重小，并发症可能比大龄儿童和成人增加，进行 PDA 封堵术操作时应注意以下事项：

（1）正确选择封堵伞的型号：婴幼儿动脉导管弹性较大，植入封堵器后动脉导管最窄直径大多增宽，年龄越小增大越明显，选择的封堵器最好大于动脉导管最窄处 4 ~ 6 mm，管状 PDA 选用封堵器要比 PDA 直径大一倍以上。

（2）防止左肺动脉狭窄：封堵时避免封堵器过分向肺动脉端牵拉，造成医源性左肺动脉狭窄。如多普勒超声心动图显示左肺动脉血流速度超过 1.5 m/s，提示存在左肺动脉狭窄，应调整封堵器的位置。

（3）防止出现医源性主动脉缩窄：封堵术不但要考虑动脉导管大小，同时还要考虑主动脉大小，使主动脉侧的封堵器盘面尽量位于主动脉的壶腹部，术后应常规测量升主动脉到降主动脉的连续压力曲线，如压力阶差大于 10 mmHg，提示存在狭窄，必须回收封堵器，重新选择合适的封堵器。

（4）动脉导管形态变异较大：婴幼儿尤其是早产儿，动脉导管形状变异大，主动脉壶腹部直径相对较小，常规蘑菇伞封堵器植入后会突入主动脉腔内，造成主动脉变形和狭窄，此时宜选用成角型封堵器或盘面较小的封堵器。

（5）防止血管损伤：由于早产儿和低体重儿动脉非常细小，PDA 封堵术的主要并发症为医源性动脉损伤[32]。无论输送鞘和导管，在条件允许的

情况下，均越小越好，动脉造影通常选择 4 F 导管，对于体重 ≤ 8 kg 的婴幼儿静脉不宜选用 ≥ 9 F 的输送鞘。送入输送鞘时应逐渐扩张静脉穿刺口，以免大鞘管造成静脉痉挛、撕裂、内膜卷曲断裂而产生静脉血栓和破裂等并发症。

3. 巨大 PDA

儿童体重 < 8 kg，动脉导管直径 ≥ 6 mm，或成人动脉导管直径 ≥ 10 mm 为巨大 PDA，可选用国产大型号蘑菇伞或肌部室间隔缺损封堵器封堵。操作中应该避免反复多次释放和回收导致肺动脉夹层。由于缺损大，封堵器腰部和盘面支撑力减弱，加上体-肺循环压力阶差巨大，因此应选择强度更大的封堵器，否则容易移位和脱落。大型 PDA 封堵术后更容易出现残余分流、血红蛋白尿和血小板减少等并发症，术后应加强观察。成人大型 PDA 患者封堵术后，由于左向右分流突然中断，血压可突然急剧升高，但通常为一过性，随着体循环动脉的自身调节，血压可逐渐恢复正常。封堵术时应加强动态血压监测，如果血压显著升高，应经静脉给予短效扩血管药物尽快将血压降至正常，术后也需加强监测。

4. PDA 合并左心室增大

出现左心室增大的 PDA 往往比较粗大，但大型 PDA 亦有不出现左心室增大的情况；而左心室增大时左心功能已出现不全先兆或者已经出现明显左心衰竭。这部分患者封堵 PDA 方法可参考巨大 PDA 封堵术，不同之处在于术后处理。通常合并左心增大的 PDA，尤其是存在心力衰竭的患者，术前应给予利尿剂降低心脏负荷，封堵术后由于肾灌注压明显升高，患者尿量将显著增多，容易出现低血钾现象，因此，封堵术后应及时停用或减少利尿剂的剂量，同时密切监测血钾变化。此外，封堵术后左心室存在重构问题，张端珍等[34]对左心室增大的 PDA 患者进行随访发现，封堵术后半年之内 87% 的患者左心室大小恢复正常，虽然 6 ~ 12 个月之间有少数患者左心室大小恢复正常，但随后随访发现，这部分患者左心室再次扩大，也即约 13% 的患者术后左心室无法永久恢复正常。通过对左心室大小和心功能变化分析发现，封堵术后心脏重构时间为 6 个月，

结构性心脏病心导管介入治疗

如果 6 个月后无法恢复正常，则难以恢复。因此，对于左心室增大的 PDA，封堵术后不仅要加强随访，同时需给予抗心力衰竭药物，对于术后 6 个月左心室大小仍未恢复正常的患者，建议其长期服用抗心力衰竭药物以防止心功能恶化。

5. 中老年 PDA

中老年 PDA 血管壁有不同程度钙化，开胸手术危险大，易出现大出血、残余漏和动脉瘤等并发症，应首选介入治疗。50 岁以上患者需常规行冠状动脉造影排除冠状动脉病变。由于血管壁纤维化和钙化加重，血管弹性差，封堵器不宜过大，以免引起术后胸闷不适等症状，一般封堵器直径较动脉导管最窄处加大 2～4 mm 即可。

6. 外科手术后再通

PDA 外科手术后再通的患者，由于局部组织粘连、纤维化及瘢痕形成，管壁弹性差，可伸展性小，且结扎后漏斗部有变小变浅的倾向，封堵器也不宜选择过大，一般比最窄处直径加大 1～2 mm 即可，若动脉导管管径无变化，则可大 3～4 mm。对于形态怪异的小型 PDA 多选用弹簧圈或 ADO Ⅱ 进行封堵。

7. 合并下腔静脉肝下段缺如

合并下腔静脉肝下段缺如时，常规方法操作受限，可通过特殊途径释放封堵器。根据动脉导管的大小和形状，可穿刺右锁骨下静脉、右颈内静脉，但最好是选用右颈内静脉或经主动脉侧送入封堵器进行封堵。

（六）疗效评价

应用弹簧圈和 Amplatzer 蘑菇伞封堵器行 PDA 封堵术均取得了满意的疗效。弹簧圈的手术成功率为 95%，Amplatzer 蘑菇伞封堵器的手术技术成功率达 98%～100%。术后残余分流是评价 PDA 封堵术疗效的最主要指标，弹簧圈的术后即刻残余分流发生率为 36.2%，术后 24～48 h 为 17.7%，术后 1～6 个月为 11%，术后 1 年为 4.3%；Amplatzer 蘑菇伞术后即刻残余分流发生率为 34.9%，其中主要为微量至少量分流，术后 24～48 h 为 12.3%，术后 1～3 个月为 1%，术后 6 个月为 0.2%[35]。

（七）并发症及处理

PDA 封堵术技术目前已非常成熟，成功率几乎达到 100%，并发症非常少见。诸多并发症与操作不熟练和封堵器选择不当有关，其中，部分为心导管术共有并发症，如穿刺部位血栓形成、出血、血肿，假性动脉瘤和动静脉瘘，因导管刺激心脏导致的心律失常等；部分为先天性心脏病封堵术共有并发症，如残余分流以及因残余分流导致的溶血和血红蛋白尿，封堵器脱载、移位和脱落，导管和输送鞘所经过途径导致的血管损伤，封堵器所在部位引起的不适，患者感染未控制或者未严格按照无菌操作而导致的感染性心内膜炎等。PDA 封堵术特有的并发症如下：

（1）降主动脉狭窄：蘑菇形封堵器的发生率为 0.2%，主要发生在婴幼儿，系封堵器过多突入降主动脉所致。轻度狭窄（跨狭窄处压力阶差小于 10 mmHg）可严密观察，如狭窄较重需外科手术。

（2）左肺动脉狭窄：主要由于封堵器突入肺动脉过多所致。弹簧圈发生率约 3.9%，蘑菇形封堵器的发生率为 0.2%。与 PDA 解剖形态有关，术中应根据解剖形态选择合适的封堵器。轻度狭窄可严密观察，若狭窄较重则需外科手术。

（3）一过性高血压：术后短暂血压升高和心电图 ST 段下移多见于大型 PDA 封堵术后动脉系统血容量突然增加等因素所致，可用硝酸甘油或硝普钠静脉滴注，也有的病例会自然缓解。部分患者出现术后高血压可用降压药物治疗。

（4）残余分流：随着封堵器的不断改良，残余分流的发生率现已显著降低。PDA 造影残余分流半定量分级方法如下：无残余分流，造影显示造影剂不通过封堵器进入肺动脉侧；微量残余分流：仅封堵器肺动脉端轻微显影；少量残余分流：肺动脉显影，但肺动脉瓣不显影；中量残余分流：肺动脉显影，并可见肺动脉瓣显影。通常只有少量以内的残余分流方可释放封堵器。出现残余分流的原因如下：①相对于动脉导管，选择封堵器偏小；②动脉导管不规则，或者出现钙化，封堵器无法随动脉导管形态塑形或贴合不严密；③封堵器本身填充物不够或出现破损。发现存在明显残余分流，应及时收回封堵器，重新选择适当的封堵器或外科手术，否则容易出现机械性溶血、封堵器移位等不良后果。

（5）声带麻痹：仅 Liang 等[36]报道 1 例小型 PDA 应用弹簧圈封堵后出现声带麻痹。可能原因是动脉导管较长，直径较小，植入弹簧圈后引起动脉导管张力性牵拉和成角，从而损伤左侧喉返神经所致。

（6）血小板减少：该并发症并不少见，多见于大型 PDA 封堵器选择偏大的患者，婴幼儿和成人均有可能发生，似乎以儿童多见，严重血小板减少均发生于所选封堵器直径 ≥ 14 mm 的病例，通常术后次日血小板即开始降低，术后 1～2 周恢复正常[37-38]。原因尚不清楚，可以肯定的是与肝素无关，由于有研究显示房间隔缺损患者也可出现类似现象，因此可能与血小板消耗有关。通常使用激素后血小板可逐渐恢复正常，如果严重减少，也可输注血小板治疗。

参考文献

［1］Forsey JT，Elmasry OA，Martin RP. Patent arterial duct. Orphanet J Rare Dis，2009，4：17.

［2］田方，石文静．胎龄＜28 周早产儿动脉导管未闭的治疗进展．中国当代儿科杂志，2015，17：1142-1147.

［3］Baruteau AE，Hascoët S，Baruteau J，et al. Transcatheter closure of patent ductus arteriosus：past，present and future. Arch Cardiovasc Dis，2014，107：122-132.

［4］Schneider DJ，Moore JW. Patent ductus arteriosus. Circulation，2006，114：1873-1882.

［5］Benitz WE. Committee on Fetus and Newborn，American Academy of Pediatrics. Patent ductus arteriosus in preterm infants. Pediatrics，2016，137（1）. doi：10.1542/peds.2015-3730.

［6］Levet S，Ouarné M，Ciais D，et al.BMP9 and BMP10 are necessary for proper closure of the ductus arteriosus. Proc Natl Acad Sci USA，2015，112：E3207-3215.

［7］Lemmers PM，Benders MJ，D'Ascenzo R，et al. Patent ductus arteriosus and brain volume. Pediatrics，2016，137（4）. pii：e20153090. doi：10.1542/peds.2015-3090.

［8］Fortescue EB，Lock JE，Galvin T，et al. To close or not to close：the very small patent ductus arteriosus. Congenit Heart Dis，2010，5：354-365.

［9］丁雪燕，何蓉蓉，许旭东，等．成人经皮动脉导管未闭封堵术后主动脉瓣关闭不全的临床分析．第二军医大学学报，2016，37：636-639.

［10］Gruenstein DH，Ebeid M，Radtke W，et al. Transcatheter closure of patent ductus arteriosus using the AMPLATZER™ duct occluder Ⅱ（ADO Ⅱ）.Catheter Cardiovasc Interv，2017，89：1118-1128.

［11］Baumgartner H，Bonhoeffer P，De Groot NM，et al；Task Force on the Management of Grown-up Congenital Heart Disease of the European Society of Cardiology（ESC）；Association for European Paediatric Cardiology（AEPC）；ESC Committee for Practice Guidelines（CPG）.ESC Guidelines for the management of grown-up congenital heart disease（new version 2010）. Eur Heart J，2010，31：2915-2957.

［12］Galiè N，Humbert M，Vachiery JL，et al；ESC Scientific Document Group 2015 ESC/ERS Guidelines for the diagnosis and treatment of pulmonary hypertension：The Joint Task Force for the Diagnosis and Treatment of Pulmonary Hypertension of the European Society of Cardiology（ESC）and the European Respiratory Society（ERS）：Endorsed by：Association for European Paediatric and Congenital Cardiology（AEPC），International Society for Heart and Lung Transplantation（ISHLT）.Eur Heart J，2016，37：67-119.

［13］Zhang DZ，Zhu XY，Lv B，et al. Trial occlusion to assess the risk of persistent pulmonary arterial hypertension after closure of a large patent ductus arteriosus in adolescents and adults with elevated pulmonary artery pressure. Circ Cardiovasc Interv，2014，7：473-481.

［14］Beghetti M，Tissot C.Pulmonary hypertension in congenital shunts.Rev Esp Cardiol，2010，63：1179-1193.

［15］Jing ZC，Jiang X，Han ZY，et al. Iloprost for pulmonary vasodilator testing in idiopathic pulmonary arterial hypertension. Eur Respir J，2009，33：1354-1360.

［16］Zhang DZ，Zhu XY，Meng J，et al.Acute hemodynamic responses to adenosine and iloprost in patients with congenital heart defects and severe pulmonary arterial hypertension. Int J Cardiol，2011，147：433-437.

［17］张端珍，朱鲜阳，崔春生，等．动脉导管未闭并重度肺动脉高压封堵术后肺动脉压力变化．心脏杂志，2014，26：708-712.

［18］Kijima Y，Akagi T，Takaya Y，et al.Treat and repair strategy in patients with atrial septal defect and significant pulmonary arterial hypertension. Circ J，2016，80：227-234.

[19] Singhi AK, Sivakumar K. A novel method of creation of a fenestration in nitinol occluder devices used in closure of hypertensive patent arterial ducts. Ann Pediatr Cardiol, 2016, 9: 53-58.

[,20] Sung SI, Chang YS, Chun JY, et al. Mandatory closure versus nonintervention for patent ductus arteriosus in very preterm infants. J Pediatr, 2016, 177: 66-71.

[21] Yang B, Gao X, Ren Y, et al. Oral paracetamol vs. oral ibuprofen in the treatment of symptomatic patent ductus arteriosus in premature infants: A randomized controlled trial. Exp Ther Med, 2016, 12: 2531-2536.

[22] El-Mashad AE, El-Mahdy H, El Amrousy D, et al. Comparative study of the efficacy and safety of paracetamol, ibuprofen, and indomethacin in closure of patent ductus arteriosus in preterm neonates. Eur J Pediatr, 2017, 176: 233-240.

[23] 方秀业. 口服布洛芬、对乙酰氨基酚、吲哚美辛治疗早产儿动脉导管未闭的对比研究. 医药前沿, 2015, 5 (15): 75-76.

[24] Sosenko IR, Fajardo MF, Claure N, et al. Timing of patent ductus arteriosus treatment and respiratory outcome in premature infants: a double-blind randomized controlled trial. J Pediatr, 2012, 160: 929-935.

[25] Mitra S, Florez ID, Tamayo ME, et al. Association of placebo, indomethacin, ibuprofen, and acetaminophen with closure of hemodynamically significant patent ductus arteriosus in preterm infants: a systematic review and meta-analysis. JAMA, 2018, 319: 1221-1238.

[26] Yoo H, Lee JA, Oh S, et al. Comparison of the mortality and in-hospital outcomes of preterm infants treated with ibuprofen for patent ductus arteriosus with or without clinical symptoms attributable to the patent ductus arteriosus at the time of ibuprofen treatment. J Korean Med Sci, 2017, 32: 115-123.

[27] Terek D, Yalaz M, Ulger Z, et al. Medical closure of patent ductus arteriosus does not reduce mortality and development of bronchopulmonary dysplasia in preterm infants. J Res Med Sci, 2014, 19: 1074-1079.

[28] Alipour MR, Mozaffari Shamsi M, Namayandeh SM, et al. The effects of oral ibuprofen on medicinal closure of patent ductus arteriosus in full-term neonates in the second postnatal week. Iran J Pediatr, 2016, 26: e5807.

[29] Zahn EM, Peck D, Phillips A, et al. Transcatheter closure of patent ductus arteriosus in extremely premature newborns: early results and midterm follow-up. JACC Cardiovasc Interv, 2016, 9: 2429-2437.

[30] Philip R, Waller BR, Agrawal V, et al. Morphologic characterization of the patent ductus arteriosus in the premature infant and the choice of transcatheter occlusion device. Catheter Cardiovasc Interv, 2016, 87: 310-317.

[31] Backes CH, Rivera BK, Bridge JA, et al. Percutaneous patent ductus arteriosus (PDA) closure during infancy: a meta-analysis. Pediatrics, 2017, 139 (2). pii: e20162927. doi: 10.1542/peds.2016-2927. Epub 2017 Jan 13.

[32] Backes CH, Cheatham SL, Deyo GM, et al. Percutaneous patent ductus arteriosus (PDA) closure in very preterm infants: feasibility and complications. J Am Heart Assoc, 2016, 5 (2). pii: e002923. doi: 10.1161/JAHA.115.002923.

[33] Weber SC, Weiss K, Bührer C, et al. Natural history of patent ductus arteriosus in very low birth weight infants after discharge. J Pediatr, 2015, 167: 1149-1151.

[34] 张端珍, 朱鲜阳, 仇俊玲, 等. 大型动脉导管未闭封堵术后左心室功能变化. 心脏杂志, 2015, 27: 210-212.

[35] Ghasemi A, Pandya S, Reddy SV, et al. Trans-catheter closure of patent ductus arteriosus-What is the best device? Catheter Cardiovasc Interv, 2010, 76: 687-695.

[36] Liang CD, Ko SF, Huang SC, et al. Vocal cord paralysis after transcatheter coil embolization of patent ductus arteriosus. Am Heart J, 2003, 146: 367-371.

[37] 张坡, 朱鲜阳, 张端珍, 等. 动脉导管未闭介入封堵术后严重血小板减少的治疗效果分析. 中华心血管病杂志, 2016, 44: 868-872.

[38] Zhang P, Zhu XY. Severe thrombocytopenia complicating transcatheter occlusion of a patent ductus arteriosus. J Invasive Cardiol, 2013, 25: E88-92.

11 经皮球囊肺动脉瓣成形术

（李 奋）

一、概述

肺动脉瓣狭窄（pulmonary stenosis）是一类常见的先天性心脏畸形，占所有先天性心脏病的 8% ～ 10%。1982 年，Kan 等首先报道采用球囊扩张导管进行静态的球囊扩张技术，称为经皮球囊肺动脉瓣成形术（percutaneous balloon pulmonary valvuloplasty，PBPV），此后获得广泛应用。30 余年来，随着对经皮球囊肺动脉瓣成形术应用的适应证、方法学、术前后血流动力学、作用机制及随访等深入研究及较大数量的临床应用研究，表明经皮球囊肺动脉瓣成形术为简便、有效、安全、经济的治疗肺动脉瓣狭窄的首选方法，对于大部分病例，经皮球囊肺动脉瓣成形术可替代外科开胸手术[1]。

二、病因

各类肺动脉瓣狭窄其胚胎发育障碍原因不一，在胚胎发育第 6 周，动脉干开始分隔成为主动脉与肺动脉，在肺动脉腔内膜开始形成三个瓣膜的原始结节，并向腔内生长，继而吸收变薄形成三个肺动脉瓣，如瓣膜在成长过程中发生障碍，如孕妇发生宫内感染尤其是风疹病毒感染时三个瓣叶交界融合成为一个圆顶状突起的鱼嘴状口，即形成肺动脉瓣狭窄。在肺动脉瓣发育的同时，心球的圆锥部被吸收成为右心室流出道（即漏斗部），如发育障碍形成流出道环状肌肉肥厚或肥大肌束横跨室壁与间隔间即形成右心室流出道漏斗型狭窄。另外，胚胎发育过程中，第 6 对动脉弓发育成为左、右肺动脉，其远端与肺小动脉相连接，近端与肺动脉干相连，如发育障碍即形成肺动脉分支或肺动脉干狭窄。

三、自然病史

除少数极其严重的肺动脉瓣狭窄患者在出生后早期死亡外，本病患者常可存活至青少年和成人。有报道经解剖证实的 69 例病例中，7 例存活到 50 岁，3 例存活到 70 ～ 75 岁。肺动脉瓣狭窄患者的寿命主要取决于以下 4 个因素：①瓣膜最初狭窄的严重程度；②狭窄进行性加重的速度与程度，大多数情况下是由于生长发育所导致的瓣膜狭窄的相对性加重，但也有少数患者由于瓣膜的纤维化导致瓣口面积实际减小；③继发性的肥厚性肺动脉瓣下狭窄的程度；④右心室对压力和容量负荷增加的耐受程度。在右心室早已存在的压力负荷基础上，由于三尖瓣反流而使容量负荷增加，在压力和容量负荷增加的情况下肥厚的右心室可出现失代偿，从而导致心功能恶化，右心衰竭一般在 30 岁后发生，并且是最常见的死亡原因。即使很轻的肺动脉瓣狭窄，感染性心内膜炎也是常见的危险因素，其发生率约 2% ～ 7%。

四、肺动脉瓣狭窄分型

肺动脉瓣狭窄通常可以分为以下四种类型。

1. 单纯肺动脉瓣狭窄　根据瓣膜发育程度可分为（图 11-1）：

（1）典型肺动脉瓣狭窄：肺动脉瓣叶结构完整，三个瓣叶游离缘互相融合呈鱼嘴状，绝大多数瓣口位于中央，偶偏于一侧，在肺动脉壁上可见三个瓣叶融合的嵴线向肺动脉壁放射，瓣叶可缩短、增厚和僵硬。有时仅有两叶瓣。瓣叶活动

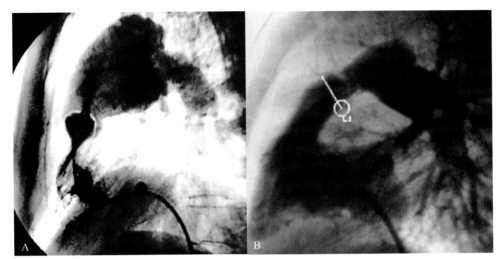

图 11-1　不同形态的肺动脉瓣狭窄

A. 典型肺动脉瓣狭窄；**B**. 发育不良型肺动脉瓣狭窄

良好呈幕顶状，瓣环发育正常，肺动脉干扩张，其周径可超过主动脉，扩张自瓣环起，可延伸到左肺动脉。初生时并无扩张，可能由于狭窄口喷射出的急速血流及形成侧向的漩涡所具有的动能作用于肺动脉管壁，年久后使得管壁弹力纤维失去弹性作用而扩张，扩张的程度与狭窄的严重性并不成比例。

（2）发育不良型肺动脉瓣狭窄：肺动脉瓣增厚呈不规则状或结节状，瓣叶间无粘连，瓣叶开合不灵活，肺动脉瓣不呈幕顶状运动；瓣环发育不良，小于正常平均值；瓣膜狭窄后轻度扩张或无扩张。常见合并 Noonan 综合征。

2. 漏斗部狭窄　常位于入口处，肺动脉瓣正常。

3. 肺动脉瓣狭窄伴漏斗部肌肉肥厚狭窄　呈混合型狭窄，漏斗部肌肉肥厚是继发于瓣膜狭窄，当瓣膜狭窄解除后，漏斗部肥厚肌肉可逐渐消退。

4. 瓣上肺动脉瓣狭窄　也称为肺动脉总干狭窄，偶见于风疹综合征及 Williams 综合征。

五、病理生理学

右心室向肺动脉射血遇到瓣口狭窄的困阻，右心室必须提高收缩压方能向肺动脉泵血，其收缩压提高的程度与狭窄的严重性成比例。因室间隔无缺损，所以严重狭窄时右心室的压力可以超过左心室。右心室的血流进入肺虽有困难，但全身所有静脉血仍必须完全进入肺。但如狭窄严重，

右心室壁极度增厚使心肌供血不足，可导致右心衰竭。

在胎儿体内，肺动脉瓣狭窄使右心室的心肌肥厚，右心室输出量仍可维持正常，对胎儿循环无多大影响；如狭窄很重，右心室输出量大减，腔静脉血回右心房后大多通过卵圆孔或房间隔缺损流入左心房和左心室，而右心室则偏小。临床上有一少见的肺动脉瓣狭窄类型为右心室先天发育不良，三尖瓣也偏小，往往伴有大型房间隔缺损，于是产生大量右向左分流，左心室偏大，青紫明显。

大多数患轻中度肺动脉瓣狭窄的婴儿与儿童生长发育正常，因此体肺循环血流量随年龄而增长。如狭窄的肺动脉瓣不能相应生长，右心室收缩压必须明显增加以维持心输出量。此外，由于婴儿的正常静态心率高于年长儿，随着心率的下降，每搏量将相应增加，因而越过狭窄瓣膜的收缩期血流也将相应增加。

六、临床表现

1. 症状

轻度狭窄可完全无症状；中度狭窄在二、三岁内无症状，但年长后劳力时即感易疲劳及气促；严重狭窄者中度体力劳动亦可出现呼吸困难和乏力，突发晕厥甚至猝死。亦有患者活动时感胸痛或上腹痛，可能由于心排血量不能相应提高，致

使心肌供血不足或心律失常所致，提示预后不良，应着手准备手术。患儿生长发育多正常，半数患儿面容硕圆，大多无青紫，面颊和指端可能暗红；狭窄严重者可有青紫，大多由于卵圆孔的右向左分流所致，如伴有大型房间隔缺损可有严重青紫，并有杵状指趾及红细胞增多，但有蹲踞者很少见。颈静脉有明显的搏动者提示狭窄严重，该收缩期前的搏动在肝区亦可扪及。

2. 体征

心前区可较饱满，有严重狭窄伴有心力衰竭时心脏扩大；左侧胸骨旁可触及右心室的抬举样搏动，在心前区搏动弥散，甚至可延伸到腋前线。胸骨左缘第2、3肋间可触及收缩期震颤并可向胸骨上窝及胸骨左缘下部传导；新生儿患儿亦可无震颤。听诊时胸骨左缘上部有响亮的Ⅳ～Ⅵ级喷射性收缩期杂音，向左上胸、心前区、颈部、腋下及背面传导。第一心音正常，轻度和中度狭窄者可闻及收缩早期喀喇音，狭窄越重，喀喇音出现越早，甚至与第一心音相重叠，使第一心音呈金属样性质。喀喇音系由于增厚但仍具弹性的瓣膜在开始收缩时突然绷紧所致。第二心音分裂，分裂程度与狭窄严重程度成比例。多数病例肺动脉瓣区第二心音不同程度减弱。

七、辅助检查

1. X线检查

轻中度狭窄时心脏大小正常，重度狭窄时如心功能尚可，心脏仅轻度增大；如有心力衰竭时心脏则明显增大，主要为右心室和右心房扩大。狭窄后的肺动脉扩张为本病特征性的改变，有时扩张延伸到左肺动脉，但在婴儿期扩张多不明显。

2. 心电图

心电图将显示右心房扩大、P波高耸。心电图还可显示右心室肥厚，电轴右偏，其程度依赖于狭窄的严重程度。右胸前导联将显示R波高耸，狭窄严重时出现T波倒置、ST段压低。

3. 超声心动图

二维超声心动图可显示肺动脉瓣的厚度、收缩时的开启情况及狭窄后的扩张。多普勒超声可检查心房水平有无分流，更重要的是可较可靠地估测肺动脉瓣狭窄的严重程度。

4. 心导管检查

右心室压力明显增高，可与体循环压力相等，而肺动脉压力明显降低，心导管从肺动脉向右心室退出时的连续曲线显示明显的无过渡区压力阶差。

5. 心血管造影

右心室造影可见明显的"射流征"，同时可显示肺动脉瓣叶增厚和（或）发育不良及肺动脉总干的狭窄后扩张。

八、指南推荐类别

1. Ⅰ类[2-3]

（1）经导管或超声多普勒测量的跨瓣收缩期压差≥40 mmHg或合并右心功能不全的典型肺动脉瓣狭窄。

（2）依赖于动脉导管开放的危重性肺动脉瓣狭窄。

2. Ⅱa类

（1）符合上述球囊扩张术指征的瓣膜发育不良性肺动脉瓣狭窄。

（2）室间隔完整的肺动脉瓣闭锁，如果解剖条件合适，且排除右心室依赖性冠状动脉循环，可以进行瓣膜打孔球囊扩张术。

3. Ⅱb类

（1）婴幼儿复杂先天性心脏病伴肺动脉瓣狭窄，暂不能进行根治术，可进行经皮球囊肺动脉瓣成形术进行姑息治疗，缓解发绀。

（2）肺动脉瓣狭窄经球囊扩张及外科手术后残余压力阶差。

4. Ⅲ类

（1）肺动脉瓣下漏斗部狭窄；肺动脉瓣狭窄伴先天性瓣下狭窄；肺动脉瓣狭窄伴瓣上狭窄。

（2）婴儿极重型肺动脉瓣狭窄合并重度右心室发育不良。

（3）极重度肺动脉瓣狭窄或室间隔完整的肺动脉瓣闭锁合并右心室依赖性冠状动脉循环。

（4）肺动脉瓣狭窄伴需外科处理的三尖瓣重度反流。

结构性心脏病心导管介入治疗

九、球囊导管的选择

1. 球囊大小

通常选择球囊 / 瓣环的比值为 1.2 ~ 1.4，瓣膜狭窄严重者，其比值可偏小，瓣膜发育不良者选择的球 / 瓣比值偏大。

2. 球囊长度

新生儿及小婴儿宜选择长度为 20 mm 球囊；儿童和成人可分别选择 30 mm 和 40 mm 球囊。对于年龄大于 10 岁或体重大于 30 kg 者也可用 Inoue 球囊导管。

3. 单、双球囊瓣膜成形术的选择

年长儿肺动脉瓣环直径较大，应用单一球囊难以达到足够的球 / 瓣比值；重症肺动脉瓣狭窄时，为了安全有效，可插入一根较小球囊先行扩张，然后进行双球囊扩张；或者患儿年龄较小、血管较细的单一球囊难以插入血管时，可选用两根较小球囊导管，以易于插入；由于两根球囊间有空隙，球囊扩张时右心室流出道血流未被完全阻断，可减小经皮球囊肺动脉瓣成形术时对血流动力学的影响。

十、操作方法

（一）术前检查和准备

1. 常规实验室检查项目

术前常规进行体检及心脏 X 线片、心电图、超声心动图等检查，初步明确肺动脉瓣狭窄类型及严重程度。行血常规，肝、肾功能和血电解质，出、凝血时间和传染病指标等检查，目的为全面评价患者的心脏和其他脏器的功能，必要时根据病情增加相关项目。

2. 术前准备

常规签署书面同意书，与患者及其家属或监护人交代介入治疗中可能发生的并发症，取得同意后方可进行手术。

（二）右心导管检查及右心室造影

常规进行右心导管检查，测定跨肺动脉瓣压力阶差。然后行左侧位右心室造影，观察肺动脉瓣狭窄的类型及严重程度，并测量肺动脉瓣环直径作为选择球囊大小的依据。

（三）球囊成形术操作方法

全麻或局麻下行股静脉插管，并监测心电图、血氧饱和度及动脉血压。根据病情选用单或双球囊扩张术。

1. 单球囊肺动脉瓣成形术（图 11-2）

先以端孔导管或球囊端孔漂浮导管由股静脉途径插入肺动脉，然后经导管插入长度为 260 cm 0.035 英寸的直头或弯头加硬导引导丝并固定于肺下叶动脉，撤去端孔导管，循导丝插入球囊导管。先以少量 1:3 或 1:4 稀释造影剂扩张球囊以观察球囊是否恰跨在瓣环中央，如果球囊位置良好，则用造影剂快速扩张球囊，随球囊腔内压力的增加，腰征随之消失。一旦球囊全部扩张，腰征消失，立即回抽造影剂。通常从开始扩张至吸瘪球囊总时间为 5 ~ 10 s，这样可减少由于右心室流出道血流中断时间过长而引起的并发症。通常反复扩张 2 ~ 3 次，有时 1 次的有效扩张即可达治疗目的。球囊扩张后重复右心导管检查，记录肺动脉至右心室的连续压力曲线，测量跨瓣压差，并作左侧位右心室造影以观察球囊扩张后的效果及右心室漏斗部是否存在反应性狭窄[4-7]。

2. 双球囊肺动脉瓣成形术（图 11-3）

为了达到足够的球囊 / 瓣环比值，有些病例需做双球囊扩张术，简易的双球囊直径的计算方法为，一个球囊直径加上另一个球囊 1/2 直径的总和。双球囊的有效直径亦可根据以下公式计算：

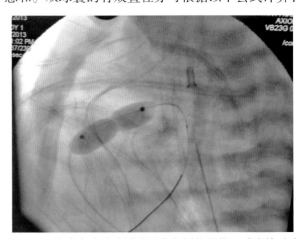

图 11-2　单球囊肺动脉瓣成形术左侧位图像，球囊恰跨在瓣环中央显示明显腰征

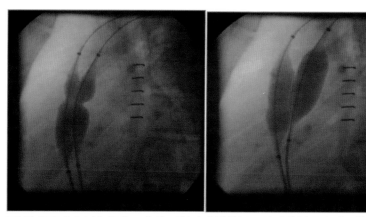

图 11-3　双球囊肺动脉瓣成形术左侧位图像。先将两根球囊导管置于肺动脉瓣狭窄处，恰骑跨于球囊中心，同时以稀释造影剂进行同步扩张，随腰征消失后立即回抽造影剂

$$\frac{D1 + D2\,\pi\,(D1/2 + D2/2)}{\pi}$$

（D1 和 D2 为应用的球囊直径）

　　由左右股静脉进行穿刺插入球囊导管，方法同单球囊扩张术。然后先推送一侧球囊导管直至肺动脉瓣处，以少量稀释造影剂扩张球囊，使瓣口位于球囊中央，然后吸瘪球囊。再推送对侧球囊导管至肺动脉瓣处，使两根球囊导管处于同一水平。两根球囊导管同时以稀释造影剂进行同步扩张，通常 2～4 次。观察球囊扩张时腰征存在的程度，以判别采用球囊直径是否足够。为了获得满意的扩张效果，选用的两根球囊直径和长度应大致相同，以避免由于球囊大小相差悬殊而在球囊扩张时上下滑动。同时尽量使肺动脉瓣口骑跨于球囊导管中央。

　　3. Inoue 球囊导管扩张术

　　对于年龄大于 10 岁或体重大于 30 kg 者，还可选用 Inoue 球囊导管行肺动脉瓣扩张术。先将左心房盘状导丝送入肺动脉总干内，再将球囊导管沿导丝送入肺动脉瓣狭窄处上方，将稀释造影剂充盈球囊前部，向下拉至肺动脉瓣口狭窄处，迅速充盈球囊至腰征消失，同时回抽造影剂。也可用左心房操纵导丝将 Inoue 球囊送至肺动脉瓣狭窄处上方进行扩张（图 11-4）。

　　4. 术后处理及随访

　　（1）术后局部穿刺处压迫止血，重症及小婴儿需重症监护，术后即刻及术后 24 h 内复查超声心动图。

　　（2）经皮球囊肺动脉瓣成形术后伴右心室流出道反应性狭窄者，给予普萘洛尔（心得安）0.5～1.0 mg/d，分 2～3 次口服，通常 3～6 个月。

　　（3）术后 1、3、6 及 12 个月随访，复查心电图及超声心动图。

十一、特殊类型肺动脉瓣狭窄的处理

（一）发育不良型肺动脉瓣狭窄

　　发育不良型肺动脉瓣狭窄为经皮球囊肺动脉瓣

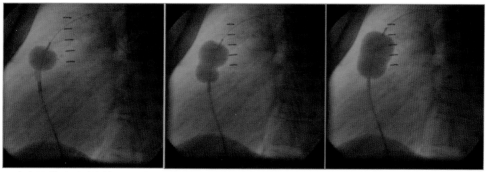

图 11-4　Inoue 球囊导管肺动脉瓣扩张术侧位图像，先将造影剂充盈于球囊前部，向下拉至肺动脉瓣口狭窄处，迅速充盈球囊至腰征消失，同时回抽造影剂

成形术术后效果不良的主要原因之一，由于其病理改变轻重不一，因此球囊扩张的效果亦不一致。

1. 诊断标准　根据心导管及心血管造影（或超声心动图）检查的表现，其诊断标准如下：

（1）肺动脉瓣增厚呈不规则或结节状，肺动脉瓣活动差且不呈幕顶状活动。

（2）瓣环发育不良，小于正常平均值。

（3）无或仅轻度狭窄后扩张。

以上三项条件均存在，称为重型发育不良型肺动脉瓣狭窄。如有肺动脉瓣叶发育不良表现，而上述诊断条件一项或一项以上缺少者，为轻、中度发育不良型肺动脉瓣狭窄。

2. 球囊瓣膜成形术的疗效观察

瓣膜发育不良型肺动脉瓣狭窄可伴或不伴Noonan症候群，成功率为20%～70%，约14.3%患者1年后需重复经皮球囊肺动脉瓣成形术。

3. 影响球囊扩张术效果的因素　发育不良型肺动脉瓣狭窄球囊扩张术后的效果不一，与以下因素有关：

（1）狭窄的严重程度及解剖特征：发育不良型肺动脉瓣狭窄，瓣叶增厚、坚硬、高低不平，瓣环发育不良，瓣叶交界可能融合，这些解剖特征直接影响球囊扩张效果。扩张效果可能和瓣叶交界处融合与否有一定关系，亦为经皮球囊肺动脉瓣成形术效果不一的原因之一。

（2）选择球囊直径的大小：早期对发育不良型肺动脉瓣狭窄进行经皮球囊肺动脉瓣成形术效果不良，与选择的球囊未达足够的球/瓣比值有关。目前推荐应用超大球囊法，即球/瓣比值达1.4～1.5，近期良好效果率达69%，远期良好效果率达77%。因此对于发育不良型肺动脉瓣狭窄，尤其轻型病例，仍可首选球囊扩张术，如无效再考虑进行开胸手术。

（二）肺动脉瓣狭窄伴心房水平右向左分流

重症肺动脉瓣狭窄引起右心室压力明显增高，多伴有卵圆孔开放，或合并小型房间隔缺损，从而引起心房水平右向左分流。如以瓣膜型狭窄为主，宜行球囊扩张术。可先以小球囊进行扩张，随后以较大单球囊或双球囊再次扩张，但需警惕空气、血块通过卵圆孔或房间隔缺损，造成体循环栓塞。如伴有继发孔型房间隔缺损适合经导管堵塞者，可同时行堵塞术治疗。

（三）肺动脉瓣狭窄伴继发性右心室漏斗部肥厚

一部分中、重度肺动脉瓣狭窄患者可伴有右心室漏斗部继发性狭窄，虽然肺动脉瓣梗阻解除后即刻可缓解，但右心室漏斗部与右心室底部压差仍存在，随着肺动脉瓣狭窄的解除，右心室漏斗部肥厚可逐渐消退，因此经皮球囊肺动脉瓣成形术仍为首选治疗方法。若右心室流出道为非继发性肥厚，则经皮球囊肺动脉瓣成形术后难以消退。

（四）新生儿肺动脉瓣狭窄

通常经皮球囊肺动脉瓣狭窄成形术的最适宜年龄为2～4岁，新生儿期即出现症状者多为重症肺动脉瓣狭窄，常伴低氧血症及酸中毒，需急症处理。单纯肺动脉瓣狭窄为球囊成形术指征，但并发症多见。如肺动脉瓣狭窄合并右心室发育不良或伴有漏斗部狭窄，则不是球囊扩张术的首选指征，常需接受体-肺分流术。

（五）球囊扩张术在复杂先天性心脏病中应用[8-10]

1. 法洛四联症

在大部分心血管中心，重症法洛四联症伴肺动脉发育不良者，常规采用分期手术，先应用分流术或右心室流出道跨瓣补片术缓解发绀，改善低氧血症，第二期采用根治术。也有报道采用经皮球囊肺动脉瓣成形术及肺动脉分支狭窄球囊扩张术，以改善低氧血症及促进肺动脉发育，从而替代外科姑息手术。选用球囊扩张的对象为有明显低氧血症，缺氧发作或伴肺动脉分支狭窄者。操作方法与单纯性肺动脉瓣狭窄球囊成形术相同，球囊/瓣环比值报道不一，由于法洛四联症患者瓣环都小于正常，选用球/瓣比值宜偏大。经皮球囊肺动脉瓣成形术后由于漏斗部狭窄依然存在，右心室压力及肺动脉-右心室压力阶差仅轻度降低，或无明显改变，但术后血氧饱和度有不同程度的升高，缺氧发作改善，肺血流量增加，有助于肺动脉分支发育。少数患者球囊成形术后发生反应性右心室漏斗部狭窄而引起缺氧发作。

2. 室间隔完整的肺动脉闭锁

室间隔完整的肺动脉闭锁为婴儿期少见的重症发绀型先天性心脏病，患者多死于低氧血症，需要早期应用前列腺素 E 扩张动脉导管改善低氧血症。为保证患者存活，可行射频打孔术，然后行经皮球囊肺动脉瓣成形术。这种方法可作为外科根治术之前的姑息手术，但部分病例结合本法和今后的介入治疗可达到根治的目的。

3. 外科手术后右心室流出道梗阻

适应证包括生物瓣置换术后再狭窄，主要应用于法洛四联症伴肺动脉闭锁、完全性大动脉转位及永存动脉干等病例，外科根治术时采用同种或异种生物瓣作为右心室肺动脉带瓣管道，术后发生再狭窄，可考虑进行球囊扩张术。其球囊扩张成功率报告不一（33% ～ 100%），其疗效能维持多久尚需进一步观察，由于方法简便且有一定效果，仍为外科再次置换瓣膜或安置血管内支架前的治疗手段。肺动脉瓣上狭窄大部分为完全性大动脉转位解剖纠治手术后肺动脉吻合口处狭窄，需根据病情决定是否选用球囊扩张术；室间隔缺损伴肺动脉高压患者，婴儿期曾行肺动脉环扎手术，在进行室间隔缺损根治术时，环扎解除后发生肺动脉瓣上狭窄，也可试行球囊扩张术。以上患者出现右心衰竭症状和（或）右心室压力大于主动脉压力 60% 以上者，由于多合并心内畸形，常需外科手术治疗。

4. 其他复杂发绀型先天性心脏病伴肺动脉瓣狭窄

除了法洛四联症外，经皮球囊肺动脉瓣成形术还可应用于其他复杂先天性心脏病伴肺动脉瓣狭窄，如单心室伴肺动脉瓣狭窄、完全性大动脉转位伴室间隔缺损、肺动脉瓣及瓣下狭窄等[11]。经皮球囊肺动脉瓣成形术后使肺血流量增加，以改善低氧血症，从而替代开胸体-肺动脉分流术。

十二、疗效评价

球囊扩张术后重复肺动脉与右心室压力检测及右心室侧位造影。如果术后肺动脉与右心室（漏斗部）之间跨瓣压差 ≤ 25 mmHg，右心室造影示肺动脉瓣狭窄已解除，为经皮球囊肺动脉瓣成形术效果良好。如跨瓣压差 ≥ 50 mmHg 为效果不良，应考虑是否需更换更大的球囊重新行经皮球囊肺动脉瓣成形术。部分患者（多为重度肺动脉瓣狭窄）在经皮球囊肺动脉瓣成形术后瓣口梗阻虽已解除，但由于反应性漏斗部狭窄，右心室压力下降不满意，但连续曲线示肺动脉与漏斗部压差已解除，则仍为有效[12]。

十三、并发症防治

即刻及随访研究表明，经皮球囊肺动脉瓣成形术安全、有效，并发症发生率约5%，总死亡率＜0.5%，多见于新生儿、小婴儿及重症患者。

1. 严重并发症

（1）下腔静脉与髂静脉连接处撕裂：多见于新生儿，可致腹腔积血、低血压及心搏骤停。多系操作不当，技术不熟练所致。

（2）肺动脉瓣环撕裂及出血：多由于球囊选择过大，或由于对瓣环直径测量高估所致。

（3）心脏压塞：系心房、右心室或肺动脉穿孔引起。应早期诊断，尤其发生血压下降、心动过缓或导管头端途径异常时，应疑是心脏穿孔，及时进行超声心动图检查，早期诊断和治疗。

（4）三尖瓣重度反流：操作时，可能由于球囊导管穿过三尖瓣腱索，或球囊导管过长而损伤三尖瓣，需外科手术治疗。

2. 轻型并发症

（1）血管并发症：如动静脉血栓形成，股静脉撕裂，导管穿刺部位出血。

（2）肺动脉瓣瓣叶撕裂：可引起轻度血流动力学障碍。

（3）呼吸暂停：常由于球囊扩张时间过长或过频引起。

（4）心律失常：扩张术中可引起一过性高度

房室传导阻滞或快速性心律失常。

（5）右心室流出道损伤：常引起反应性漏斗部狭窄。

（6）一过性反应：在球囊扩张过程中，由于球囊堵塞右心室流出道引起血压下降、心动过缓、缺氧等，一旦球囊吸瘪，上述反应即消失。

3. 并发症的预防　为了预防以上并发症，经皮球囊肺动脉瓣成形术时常应注意以下事项：

（1）严格掌握适应证[13]。

（2）术前需要全面评价肺动脉瓣狭窄的解剖与生理。

（3）选择合适的球囊导管，规范操作。

（4）术中及术后需严密监测血流动力学、血氧、酸碱及电解质，及时纠正及处理。

（5）术后需入专门监护室内观察，观察内容包括局部穿刺部位止血、生命体征监测，必要时术后 2 h 内复查超声心动图检查。

参考文献

［1］周爱卿.先天性心脏病心导管术.上海：上海科学技术出版社，2009：456-481.

［2］Zhou Aiqing. The present and future of interventional catheterization for congenital heart disease. Chinese Medical Journal，2001，114：451-452.

［3］Gao Wei，Zhou Aiqing，Wang Rongfa，et al. Percutaneous balloon aortic valvuloplasty in the treatment of congenital valvular aortic stenosis in children. Chinese Medical Journal，2001，114：453-455.

［4］Lock JE，Keane JF，Perry SB. Diagnostic and Interventional Catheterization in Congenital Heart Disease. 2th ed. New York：Kluwer Academic Publishers，1999：151-178.

［5］Harrild DM，Powell AJ，Tran TX，et al. Long-term pulmonary regurgitation following balloonvalvuloplasty for pulmonary stenosis risk factors and relationship to exercise capacity and ventricular volume and function.J Am Coll Cardiol，2010，55（10）：1041-1047.

［6］Tefera E，Qureshi SA，Bermudez-Canete R，et al. Percutaneous balloon dilation of severe pulmonary valve stenosis in patients with cyanosis and congestive heart failure.Catheter Cardiovasc Inter，2014，84（2）：7-15.

［7］Devanagondi R，Peck D，Saqi J，et al. Long-term outcomes of balloon valvuloplasty for isolated pulmonary valve stenosis. Pediatr Cardiol，2017，38（2）：247-254.

［8］Sreeram N，Saleem M，Jackson M，et al. Results of balloon pulmonary valvuloplasty as a palliative procedure in tetralogy of Fallot. J Am Coll Cardiol，1991，18：159-165.

［9］Benson LN，Nykanen D，Collison A. Radiofrequency perforation in the treatment of congenital heart disease. Catheter Cardiovasc Interv，2002，56：72-82.

［10］Piéchaud JF，Ladeia AM，Da Cruz E，et al. Perforation-dilatation of pulmonary atresia with intact interventricular septum in neonates and infants. Arch Mal Coeur Vaiss，1993，86：581-586.

［11］Lizano Santamaria RW，Gillespie MJ，Dori Y，et al. Palliative balloon pulmonary valvuloplasty for infants with unrestrictive ventricular septal defect or single ventricle associated with severe pulmonary stenosis. Catheter Cardiovasc Interv，2015，86（5）：829-833.

［12］Timothy F，Emile B，Robert H.B，et al. Indications for cardiac catheterization and intervention in pediatric cardiac disease. A Scientific Statement From the American Heart Association. Circulation，2011，123：2607-2652.

［13］中国医师协会儿科医师分会先天性心脏病委员会，中华医学会儿科学分会心血管学组，《中华儿科杂志》编辑委员会 . 儿童常见先天性心脏病介入治疗专家共识 . 中华儿科学杂志，2015，53（1）：17-23.

12 经皮肺动脉分支狭窄的介入治疗

（高 伟）

一、概论

肺动脉分支狭窄是先天性心脏病中常见的外周血管病变，其病理改变可为单纯肺动脉左右分支中央性狭窄，也可是多节段弥漫性外周肺小动脉分支狭窄，如 Williams 综合征，其发病率约占先天性心脏病的 4.4%，其中单纯的肺动脉分支狭窄占 40%[1-2]。复杂先天性心脏病外科术后肺动脉分支狭窄尤为多见。

肺动脉分支狭窄根据累及部位不同可分为四型[3-4]：①累及肺动脉总干及左右肺动脉；②累及肺动脉分叉处并延伸至左右肺动脉；③多发性周围肺动脉狭窄；④肺动脉总干及周围肺动脉分支狭窄。如狭窄段短呈局限性，往往可见狭窄后扩张。

肺动脉分支狭窄的血流动力学改变类似肺动脉瓣狭窄。根据狭窄范围及狭窄的程度，可造成不同程度的右心室收缩期压力负荷增加，右心室肥厚。同时病变侧肺灌注血流减少。

肺动脉分支狭窄早期通常无明显临床症状。随着年龄的增长，可逐渐出现运动耐力下降。重度狭窄者可表现为运动后气促。胸骨左缘上部有时可闻及Ⅱ～Ⅲ级收缩期杂音。胸部 X 线检查有时可见肺血管影不对称。心电图表现类似肺动脉瓣狭窄，呈右心室肥厚和右胸导联 T 波直立变化。超声心动图仅可显示肺动脉总干及左右肺动脉分支近端狭窄，由于肺组织存在，对远端、局限性、多发性狭窄通常不能清晰显示，而需依赖 MRI、CT 或心导管的肺动脉或右心室造影。

二、先天性肺动脉分支狭窄的球囊扩张术

严重或多发性的肺动脉分支狭窄，可导致右

心室压力及狭窄近端的压力增高，病变侧的肺灌注血流减少，如不及时解除狭窄，最终可导致肺动脉分支的完全堵塞。1981 年，Lock 等首先进行动物实验表明，肺动脉分支狭窄可进行球囊血管成形术的治疗，并于 1983 年首先应用于临床并获得初步成功[2]。由于这些病变部位外科手术难以达到，因此对于年龄小的患者球囊扩张术仍为目前主要的治疗方法。早期的报道表明，尽管血管直径改变和压力阶差的缓解程度不是很明显，但球囊扩张的成功率仍有 50%[5-6]。1993 年随着高压球囊的使用，球囊扩张的成功率上升至 63% ～ 80%[7]。几乎所有类型的肺动脉分支畸形，在一定程度上都可以得到扩张。多部位的肺动脉分支及小分支狭窄的解除，将有助于发育不良的远端分支的发育扩大。尽管手术方法及技巧不断改进，但肺动脉分支的球囊扩张术和其他瓣膜或血管成形术相比较成功率低，并发症多，危险性大，所以应严格掌握手术适应证、手术方法的选择，以求达到良好的疗效，减少并发症的发生。

（一）介入治疗的适应证

（1）当肺动脉分支狭窄的直径≤ 8 mm，并合并以下任何一项者：右心室收缩压 / 主动脉收缩压≥ 50%；或右心室收缩压≥ 50 mmHg；或肺核素扫描示肺灌注减少，应行球囊扩张术。

（2）跨狭窄压差＞ 20 mmHg，应行球囊扩张术[4, 8]。

（二）介入治疗的器械

肺动脉分支狭窄介入治疗通常需要的器械有：

（1）5 ～ 10 F 动脉鞘或静脉鞘，不同厂家的产品都可使用。但在儿童患者中，本章作者更倾

向使用 Terumo 公司生产的动脉鞘，包括 5 ～ 6 F 7 cm 长和 7 ～ 9 F 10 cm 长的动脉鞘。前者包含 20 G 穿刺针和 0.025 英寸短泥鳅导丝，而且不需用刀切开皮肤可直接进入血管。

（2）导丝：① Terumo 150 cm 长的 0.025 英寸加硬弯头泥鳅导丝，更容易通过狭窄的肺动脉口，而且损伤小，小婴儿中使用尤其好；② Terumo 260 cm 的 0.035 英寸加硬弯头泥鳅交换导丝（多用于小婴儿）或 Cordis 260 cm 的 0.035 英寸加硬弯头交换导丝（多用于儿童或成人）。

（3）导管：可选择①测压导管：4 ～ 5 F Terumo 公司的黑超滑 Ver 导管或 Arrow 公司端孔球囊漂浮楔压导管（single and double-lumen balloon wedge-pressure catheters）（图 12-1），后者可避免导丝穿过三尖瓣腱索；②造影导管：4 ～ 5 F 猪尾导管或 Arrow 球囊漂浮造影导管（berman angiographic catheter）（图 12-2）；③ NuMED 公司多途径造影导管（multi-track angiographic catheter）（图 12-3），其优点是该导管可沿已建立的导丝轨道反复测压，尤其是球囊扩张后从肺动脉-右心室流出道（漏斗

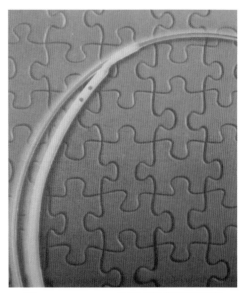

图 12-3　NuMED 公司多途径造影导管

部）-右心室的连续测压更准确，并可做造影。

（4）球囊扩张导管：目前多选择用于肺动脉分支狭窄球囊扩张的导管有①法国 BALT 公司 CBVP（cristal balloon valvuloplasty）球囊（图 12-4），国内可供使用的规格为：球囊直径 8 mm、10 mm、12 mm、15 mm、18 mm、20 mm、23 mm、25 mm 和 28 mm，球囊长度 30 mm、40 mm 和 45 mm；导管的杆径细。② NuMED 公司的 TYSHAK（图 12-5）和 B. Braun 公司的 Z-MED Ⅱ 球囊（图 12-6），球囊直径从 6 mm 至 30 mm，长度从 20 mm 至 60 mm，但后者破裂压更高，可达 15 atm，导管的杆径粗。③ BARD 公司的 Opti-Plast 超薄 PTA 球囊（图 12-7），球囊直径从 3 mm 至 9 mm，长度 20 mm，导管的杆径细，匹配的鞘管直径仅 5 ～ 7 F。

（5）切割球囊（cutting balloon，CB，Boston Scientific）：其表面等角度安装 4 个金属刀片，未扩张时，刀片隐藏在球囊的凹槽内，扩张后，刀

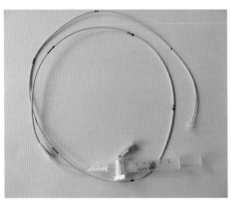

图 12-1　Arrow 公司端孔球囊漂浮楔压导管

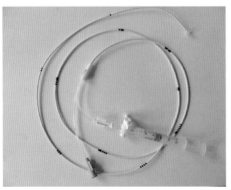

图 12-2　Arrow 球囊漂浮造影导管

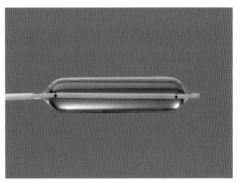

图 12-4　BALT 公司 CBVP 球囊

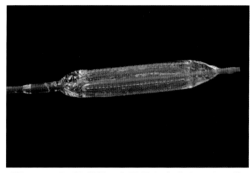

图 12-8　切割球囊：表面等角度分布四个刀片

长度 90 cm；或 AGA 房间隔缺损输送长鞘，7 ～ 12 F，长度 80 cm。

（7）压力注射泵，弥补球囊扩张时手推力量的不足。

（三）介入治疗的过程

1. 术前准备

包括病史、体检及所有辅助检查，配血备用，抢救药物与器械的准备，作外科开胸的准备。球囊扩张前可通过肺同位素扫描检测肺血流灌注量。

2. 诊断性心导管术

常规股静脉、股动脉插管，测定右心房、右心室、左右肺动脉和肺动脉压 / 主动脉压，记录跨狭窄的压力阶差。然后左侧位和头向 30° 投照位做选择性右心室或肺动脉造影，确定肺动脉分支狭窄的部位（图 12-9），如此投照位显示不清，则需分别做左右肺动脉造影，右肺动脉可选择右斜位 30° 或更大角度，左肺动脉则可选择左斜位

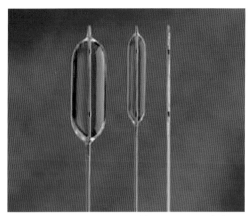

图 12-5　NuMED 公司的 TYSHAK 球囊

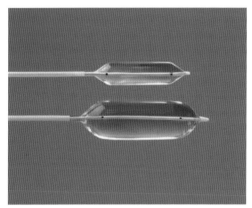

图 12-6　B. Braun 公司的 Z-MED Ⅱ球囊

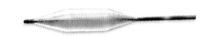

图 12-7　BARD 公司的 Opti-Plast 超薄 PTA 球囊

片逐渐凸起，将血管内膜和其下弹性组织纵向切开，从而有利于血管扩张（图 12-8）。球囊近端有金属环，球囊抽瘪后，金属刀片又隐藏在球囊凹陷处，以保证球囊递送或回收时不损伤路径中的血管或瓣膜。其头端逐渐变细，表面覆盖着球囊组织。球囊直径为 2 ～ 8 mm，其中 2 ～ 4 mm 球囊扩张后可扩大 0.25 mm，5 ～ 8 mm 球囊可扩大 1 mm。球囊两端有放射金属标志物。刀片高为 0.254 mm，但实际切割时高度为 0.127 mm，长度为 1 ～ 1.5 cm。2 ～ 4 mm 球囊可沿 0.014 英寸导丝递送，5 ～ 8 mm 球囊可沿 0.018 英寸导丝递送。

（6）美国 COOK 公司 Mullins 长鞘，6 ～ 14 F，

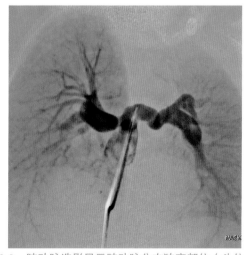

图 12-9　肺动脉造影显示肺动脉分支狭窄部位（头位 30°）

$20°\sim30°$ 并向足 $20°$。然后测定狭窄部位的直径和长度及狭窄后扩张部位的直径大小。

3. 球囊扩张术

（1）球囊扩张导管的选择：所选择的球囊导管最好是形态短的高压球囊，且球囊前端至导管顶端宜短。球囊直径一般为肺动脉分支狭窄直径的 $3\sim4$ 倍（婴幼儿可选用 4 倍狭窄的直径，年长儿及成人可选用 3 倍狭窄的直径），但须小于狭窄后远端扩张的最大肺动脉分支的直径；球囊长度一般为 $20\sim40$ mm，须根据病变位置及其长度决定。

（2）导引钢丝到位：根据球囊导管选择导丝（球囊 > 6 mm，选择 0.035 英寸导丝；否则选择 $0.014\sim0.018$ 英寸导丝），而且导丝顶端一定要软。操纵导丝经端孔导管通过狭窄段到达肺动脉分支的远端，确定进入肺下叶最大的肺动脉分支以减少动脉瘤的发生。

（3）插入球囊扩张导管：循导丝插入球囊扩张导管（由于插入导管至狭窄段有时非常困难，所以插入前须充分压缩球囊），经下腔静脉、右心房、右心室、肺动脉干，仔细调节导丝的张力及走向，使球囊导管到达肺动脉分支狭窄处。

（4）球囊加压扩张：以少量稀释的造影剂扩张球囊，根据情况调整球囊的位置及大小，一旦球囊位于合适的位置，即以稀释造影剂对球囊进行扩张至腰凹消失或达到最大扩张压力（图 12-10），通常 $5\sim10$ s，一般以腰凹消失为度，但如一般扩张时间不能很好地达到扩张效果，适当地延长时间可能会起到一定的作用。但是对于近心端肺动脉分支狭窄行球囊扩张，应尽量减少扩张时间。如果扩张时球囊腰凹特别明显，则需调换小一号的球囊导管。由于一般选择高压球囊，手推效果欠佳，可用带压力泵的注射器。

如使用切割球囊，球囊直径为最狭窄处直径的 $1.0\sim1.1$ 倍左右。由于临床病例往往狭窄段肺动脉分支和肺总动脉夹角大，如选择过大球囊可造成血管破裂。其次，选择稍小切割球囊扩张，在切割病变部位后，可再使用高压球囊再次扩张予以弥补。使用交换加硬长导丝至狭窄肺动脉远端，沿导丝递送 $7\sim8$ F Mullins 长鞘至肺动脉分

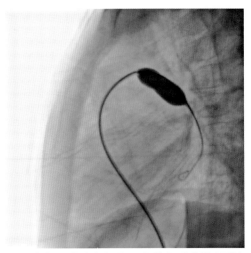

图 12-10　球囊到达狭窄部位，用稀释后造影剂进行扩张至腰凹消失（左侧位）

支狭窄处近心端。切割球囊通过长鞘送至狭窄处，使狭窄处位于球囊中间。缓慢扩张球囊（压力为 $8\sim10$ 大气压），腰凹消失后停留 $20\sim30$ s，抽瘪球囊，反复扩张 2 次。抽瘪球囊后 30 s，将球囊收入长鞘中取出。手推造影剂观察扩张后狭窄处内径，并测肺动脉分支和肺动脉压力。如扩张后压力阶差没有达到理想目标，再选择 BLAT 球囊或其他合适球囊（球囊 / 血管内径比 1.2 : 1，但直径小于狭窄段远心端最大正常肺血管直径）进行扩张。然后撤出长鞘和球囊，行肺动脉造影并测肺动脉分支和肺总动脉的压力阶差。扩张 / 收缩一般要小于 10 次。切割球囊扩张时，刀片纵向切开内膜或内膜下组织，尤其是术后有结缔组织瘢痕形成的内膜，切割后球囊再缓慢扩张，使内膜撕裂程度和方向处于可控状态，扩张后稳定一段时间，可使刀片充分切割内膜，使扩张效果更好，从而避免了高压球囊快速扩张使内膜撕裂不可控制的缺点。

应用切割球囊时，为避免球囊导管递送或取出过程中损伤路径中的瓣膜或血管内膜，一般需选择应用较大长鞘，并将之递送至狭窄段附近，直径小于 4 mm 用 5 F 鞘，否则用 $7\sim8$ F 长鞘，可选择 Mullins 鞘。长鞘如果较小，球囊抽瘪不理想，在回收入鞘时可能使刀片脱落，造成栓塞，所以选择尽可能大的合适长鞘。

对于多发的肺动脉分支狭窄者，一次导管术中可扩张多处狭窄，但是一般选择病变最严重、

最远端的肺动脉分支进行扩张，也就是扩张顺序为先远端再近端。这样对血流动力学影响最小。同时在同侧肺动脉分支的扩张中避免球囊导管再次进入已行扩张术的分支狭窄处。为避免一次扩张手术完成多次多部位扩张时肺动脉分支的破裂，可沿交换导丝置入 Mullins 长鞘到所要扩张部位的近心端，然后送入球囊扩张导管至病变部位。由于可发生肺水肿，一般一次只扩张一侧肺动脉分支；但如病情稳定，经皮氧饱和度监测正常，透视下扩张侧肺野无渗出影改变，也可进行对侧狭窄的肺动脉分支的球囊扩张。

（5）球囊扩张后：重复测定右心房、右心室、左右肺动脉和肺动脉压/主动脉压，记录跨狭窄的压力阶差。然后进行选择性右心室或肺动脉造影（左侧位和向头30°投照位），评价手术疗效。手术后须密切监护12 h。

（四）疗效评价

大多数肺动脉分支狭窄经球囊扩张，或多或少有一定的疗效。Zeevi 等评价肺动脉分支狭窄球囊扩张术成功的标准为：肺动脉分支狭窄部直径术后较前增加≥50%；或跨狭窄部收缩期压差较术前降低≥50%[9]。Worms 等认为手术成功的标准为：球囊扩张术后狭窄部直径较术前增加≥40%；跨狭窄段压差和右心室压/主动脉压下降≥20%；或右心室压≤50 mmHg；或核素肺扫描示肺血流灌注明显增加20%。依照以上的诊断标准，球囊扩张术后，55%能获得成功，但不多的中远期随访结果显示其中有15%的病例发生再狭窄[10]。目前尚未有手术的预测指标的报道，但是研究认为肺动脉发育不良、选择较小的球囊导管（球囊/狭窄比值<3）直接影响了手术的成功率[11-14]。因此，近年来球囊扩张术后植入血管内支架在国外心脏病研究中心已作为一种更为有效的治疗手段。

（五）并发症及防治

肺动脉分支狭窄球囊扩张术并发症的发生率高，大约有5%的发生率，早期有3%的死亡率，尽管随着技术的改善，仍有1%死亡率。除心导

管术的并发症外，主要为肺动脉分支的撕裂或破裂、动脉瘤、心律失常、肺水肿等，其中肺血管的并发症是致死的主要原因。但近期 Boston 儿童医院通过 400 例的球囊扩张后，报道死亡率小于 1%。死亡原因多与扩张时球囊和导丝穿孔、右心室压力瞬时增高引起心搏骤停和低氧血症有关[15]。

减少血管并发症发生率，降低死亡率的关键在于细致及严密的操作。因为血管并发症多见于狭窄段的远端，为了避免血管并发症的发生，所选球囊的直径应小于狭窄段远端正常肺动脉的最大直径；导引钢丝尽可能深入远端最大的肺小动脉；球囊扩张过程中密切监测球囊的远端改变；在同侧多发肺动脉分支狭窄的扩张中，避免球囊导管再次进入已行扩张术的分支狭窄处；同时手术过程须配合良好的镇静和麻醉。术中麻醉时尽量进行气管插管，以避免术中万一出现肺出血后再进行气管插管会有难度。术后一般至少监护12 h，特别需注意呼吸系统的症状和胸痛等表现。因有可能出现肺动脉分支破裂或单侧肺水肿现象[15-17]。

一旦扩张后血管外出现造影剂，必须观察确定出血是局限而非进行性的。如果胸腔内或气道内的出血是进行性的，除非出血自行终止，否则患者可发生死亡。对非限制性肺出血采用弹簧圈堵塞可减少死亡率[15, 17]。

切割球囊扩张术后并发症主要为血管破裂、内膜皮瓣、血管痉挛、血管阻塞、血管瘤、支气管严重出血、肺水肿和低氧血症等，对于持续低氧血症可用呼吸机辅助治疗，肺水肿主要考虑是血管扩张后，肺充血所致，可给予利尿处理，对于血管破裂造成支气管出血者，可应用弹簧圈、血管栓或覆膜支架予以处理[18-19]。

三、先天性肺动脉分支狭窄的支架治疗

经皮球囊血管腔内成形术虽已用于改善肺动脉分支狭窄，但对长段的肺动脉分支狭窄及多发性的周围肺动脉狭窄疗效欠佳，同时由于血管壁的弹性回缩，肺动脉分支狭窄的球囊扩张总成功率较低，仅为58%，远期大约有16%再狭窄发

生率[20-21]。二十余年来，在球囊血管成形术应用的基础上，又新发展了血管内支架的研制与临床应用。Palmaz等发明了不锈钢球囊扩张支架。自1989年第一例支架成功应用于一例肺动脉分支狭窄儿童患者后，经过二十余年的研究开发与临床应用，已经证明支架治疗目前已成为一些先天性心脏病对常规球囊扩张术疗效不明显时最好的补充治疗方法[22]。在国外一些心脏病治疗中心，支架已逐渐由应用于肺动脉分支狭窄、体静脉狭窄、先天性心脏病术后同种异体管道或人工管道狭窄、先天性主动脉缩窄和外科手术后再狭窄，发展到左心室或右心室流出道狭窄、主动脉至肺动脉侧支血管和外科分流术管道狭窄、肺静脉狭窄等疾病。同时还可利用支架来维持心房、心室和大动脉水平的交通开放等。而在国内由于国情因素，仅在一些少数先天性心脏病治疗中心开展。

临床上应用的支架一般为自膨胀型支架（self-expanding stent）及球囊扩张型支架（balloon-expanding stent）。由于球囊扩张型支架具有可再扩张和不同程度扩张后直径可变性的特点，并且内膜增生发生率也低，因此儿科病例多用此型支架。近年来研制的BIB（balloon in balloon）球囊导管，使球囊扩张型支架的递送及定位更方便及精确，并可减少并发症的发生。

（一）介入治疗的适应证

适应证的选择与肺动脉分支狭窄球囊扩张术大致相同。主要应用于中央或肺动脉分支近端狭窄及球囊扩张术后再狭窄。

对于双心室生理肺动脉分支狭窄的介入治疗指征[23-24]为显著的肺动脉分支狭窄，跨狭窄处压差＞20 mmHg；右心室压力超过体循环压力的50%；肺血不对称，患侧肺灌注低于全肺灌注的35%。显然，这一标准并不适用于单心室循环患者。单心室循环的患者，肺动脉血流缺乏心泵的作用，而主要依赖于腔静脉压力的驱动前行。由于静脉系统本身为低压力灌注，而且静脉侧支易于形成，肺动脉狭窄对单心室生理的影响常常被低估，单心室生理肺动脉狭窄的治疗指征应更注重狭窄可能导致的潜在影响，如果跨狭窄处压差

≥2 mmHg，或者形态学狭窄≥50%，即使压差不明显也要积极干预，尤其是有反复胸腔积液、心包积液、失蛋白肠病及心功能不全的患者[24]。

支架植入前需充分考虑支架植入后的结果是否比其他的治疗方法更有效、更安全。即使植入支架，支架植入的位置也应该是外科医生手术能取出的地方。所以目前不主张应用冠状动脉支架来治疗远端的肺小动脉分支狭窄，而以球囊扩张为主。有人认为支架植入术的理想候选者是患孤立性的、局限性的、单支肺动脉狭窄的年轻人或青少年。

对于小婴儿，如果仅有单侧的肺动脉狭窄，血流动力学影响较小，球囊扩张反应性较好，尽管植入支架的近期疗效好，但不必急于行支架植入手术。支架的植入在小婴儿中并发症发生率较高，该类患者支架植入部位宜选择外科手术所能及的部位。但对于那些远端肺动脉分支狭窄者，球囊多次扩张无效而狭窄又很重者，外科手术无法解决，可考虑远端肺动脉分支的支架植入，以缓解症状。目前对于低体重婴幼儿时期植入一次性扩张的小支架患者，仍有可能采取"支架内支架"也就是支架破坏（stent unzipping）技术来彻底治疗支架术后顽固性再狭窄，这样就大大扩展了支架应用的年龄范围。

（二）介入治疗的器械

目前国内能使用的材料有以下几种。

1. 支架　推荐使用高径向强度的支架。

（1）CP支架（NuMed）（图12-11）：材料是铂铱金，闭合型。型号有CP8Z16 mm、22 mm、28 mm、34 mm、39 mm和45 mm，根据所选球囊大小不同，其最大可扩直径可达25 mm，但随着支架直径的变大，其长度也相应缩短，直径和其缩短率可参照厂家所提供的数据。

（2）Palmaz GenesisXD支架（Cordis支架）是预装支架，不锈钢材料，闭合型。其优点是操作简便，所需要的输送长鞘小（7～10 F），但是这种类型的支架属于中型，最大直径可达18 mm，可用长度19 mm、25 mm、29 mm、39 mm、59 mm，无法再次扩张，日后需要再次手术解除支架本身所致的狭窄，故推荐用于肺动脉分支远端狭窄以及

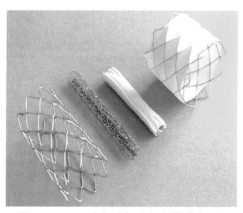

图 12-11　CP 支架（裸支架和覆膜支架）

日后需再次手术（如 Fontan 术）的患者等[25-26]。

（3）Mega LD 和 Max LD 支架（EV3 支架）：为开放型支架，不锈钢材料。Mega LD 最大可扩直径为 18 mm，而 Max LD 最大直径可达 25 mm。可用的长度均为 16 mm、26 mm、36 mm。

2. 球囊扩张导管

为 BIB 球囊（NuMed）（图 12-12）和 Z-Med 球囊（B. Braun），后者破裂压较高。Z-Med 系列球囊具有较好的硬度且轴径比较全。

3. 长鞘管

分别为 12 F 房间隔缺损封堵的输送长鞘（AGA 或国产）和 Mullins 10 ～ 14 F 输送长鞘（COOK）。但后者在排气和柔顺性方面优于前者。

（三）介入治疗的过程

1. 支架植入术前先行球囊扩张术。详见"先天性肺动脉分支狭窄的球囊扩张术"部分。

2. 支架的植入术

（1）球囊的选择

1）球囊的直径：须足够大以保证支架的固定，

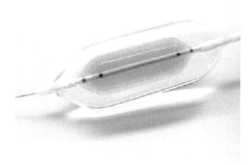

图 12-12　BIB 球囊扩张导管

通常为狭窄两端正常肺血管内径的 110% ～ 120%。一旦支架植入后，还可换用更大的球囊来扩张支架以达到理想的效果。

2）球囊长度的选择：有一定的难度。过长的球囊可导致支架断裂，过短的则导致支架脱落。通常选择的球囊长度略长于支架的长度。

（2）支架的选择：支架的长度选择取决于狭窄的长度、与周围血管分支及瓣膜的关系及支架最终的扩张内径。Genesis XD 支架一般直径在 6 ～ 18 mm，再次可扩张性较差。CP 支架：根据所选球囊大小不同，其最大可扩直径可达 25 mm，支架的可扩性较 Genesis XD 支架好。Mega LD 支架最大可扩直径为 18 mm，而 Max LD 支架最大可扩直径可达 25 mm。

（3）支架的安装：将所选择的支架小心地卷到所选的球囊上，一方面注意不要损害球囊，另一方面也要注意保持球囊与支架间一定的黏附力，以防止支架在输送和球囊扩张过程中发生移位。一般要求支架安置在球囊的中央。

（4）操作过程

1）导丝的固定：在狭窄部位进行球囊扩张术后，留置导丝并固定（图 12-13）。交换导丝通常在婴幼儿选用 260 cm 0.035 英寸中度加硬导丝（Cordis），而在较大患者中则用顶端有 1 cm 长的软头 260 cm 0.035 英寸超硬导丝（Cordis）。

2）支架的输送：支架植入的方法一般有两种，第一种方法是将长输送鞘管沿导丝先送入血

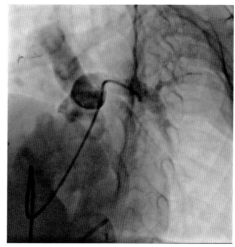

图 12-13　球囊扩张后，留置导丝并固定（头位 30°，左前斜位 40°）

管并通过狭窄部位，然后再将装载了支架的球囊导管沿导丝在长输送鞘管内送入狭窄部位；但是如果选用的长输送鞘管较小、发生折叠或是到达病变部位的途径曲折，就容易在送入支架时发生支架和球囊分离，此时可采用另一方法——球囊支架的预装技术（front-loading technique），即在体外将装载了支架的球囊导管先放入长输送鞘管内，并将球囊导管前端推出长输送鞘管外一点来作为扩张器，再将球囊、支架和长输送鞘管作为一整体沿导丝送至病变部位。长输送鞘管大小的选择取决于球囊的大小、支架的型号、支架是否覆膜和所应用的植入技术。一般 Palmaz Genesis 支架和 Mega LD、Max LD 支架所要用长鞘管至少为 5 ～ 10 F，而 CP 支架需 10 ～ 14 F 长鞘管。长鞘管的直径一般为球囊导管所需直径＋1（F），如是覆膜支架，则需要的长鞘管直径为球囊导管所需直径＋2（F）。

3）支架的定位及释放：向后回撤血管鞘，通过鞘管推注造影剂，以获得支架所处的正确位置（图 12-14），然后加压充盈球囊，观察支架的位置及情况（图 12-15），如果一切良好，快速负压回抽球囊，最后撤走球囊导管。

在双侧肺动脉分支狭窄者（图 12-16，图 12-17），如分别植入支架，则将引起支架的不稳定和互相挤压的可能，可采用同时扩张技术，也称为"对吻支架"（kiss stent）技术，将避免出现上述情况。根据造影结果选择合适的支架和 BIB 球

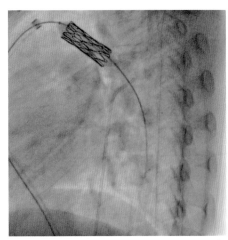

图 12-15　加压充盈球囊，观察支架的位置及情况（头位 30°，左前斜位 40°）

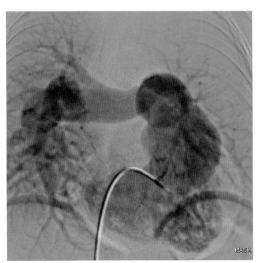

图 12-16　右心室造影（头位 30°）：左右肺动脉起始处狭窄

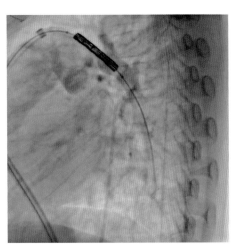

图 12-14　反复推注造影剂，观察支架的位置是否正确（头位 30°，左前斜位 40°）

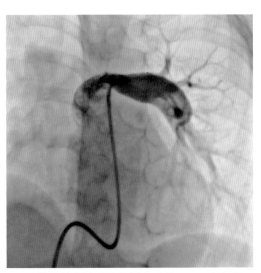

图 12-17　选择性左肺动脉造影（头位 30°，左斜位 25°）：左肺动脉近端狭窄明显

囊。先将球囊漂浮导管送至肺动脉，递送顶端有 1 cm 长的软头 0.035 英寸超硬交换导丝至左肺动脉。再以同样方法将同样交换导丝插入右肺动脉（图 12-18）。然后分别沿导丝递送 COOK 10 F 长输送鞘通过狭窄段，再分别将装载了支架的球囊导管沿导丝在长输送鞘管内送入狭窄部位（图 12-19），推送时注意不要让球囊和支架发生分离。向后回撤血管鞘，分别通过二鞘管推注造影剂，以获得支架所处的正确位置（图 12-20）。位置恰当后，由两位术者同时加压充盈球囊（图 12-21），观察支架的位置及情况，无异常，快速负压回抽球囊（图 12-22），最后撤走球囊导管（图 12-23）。

功能性单心室手术后腔肺吻合口狭窄或肺动脉分支狭窄患者的处理为 Glenn 术后患者均经颈

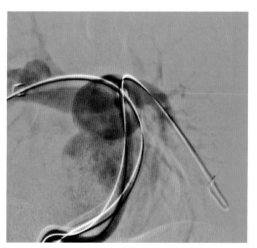

图 12-18 将导丝分别送入左下、右下肺动脉，建立轨迹（头位 30°，左斜位 25°）

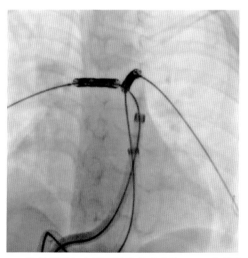

图 12-19 沿导丝送入支架至狭窄处（头位 30°，左斜位 25°）

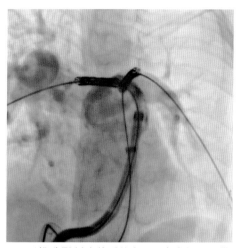

图 12-20 手推造影剂（前后位）：观察支架位置是否合适（头位 30°，左斜位 25°）

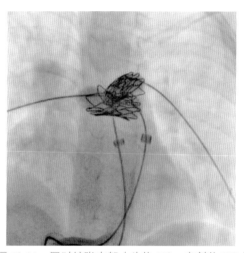

图 12-21 同时扩张支架（头位 30°，左斜位 25°）

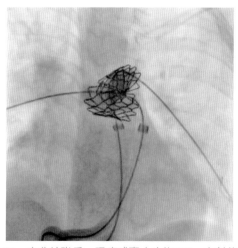

图 12-22 充分扩张后，吸瘪球囊（头位 30°，左斜位 25°）

内静脉途径递送支架，Fontan 术后患者可经颈内静脉或股静脉途径递送支架。首先将长鞘管沿导丝送入血管并通过狭窄部位，然后将预先装载

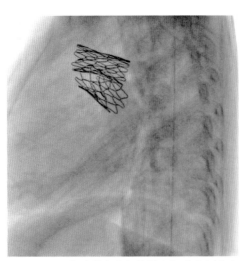

图 12-23　术后观察支架位置良好（左侧位）

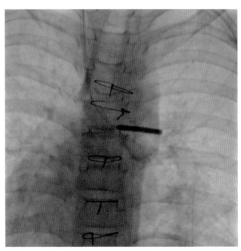

图 12-25　尝试置入 0.014 英寸导丝，初以直径 2.5 mm 冠状动脉球囊预扩张

了支架的球囊导管沿导丝在长鞘管内送至狭窄部位，后撤鞘管手推造影剂确定支架定位准确后，扩张球囊，使支架充分扩张至目标内径（通常以狭窄近端肺动脉内径作为参照）。对于因肺动脉内血栓形成导致肺动脉重度狭窄近闭锁的病例，先以 0.014 英寸的微导丝设法探入严重狭窄肺动脉，再以冠状动脉球囊自小到大依次沿导丝送入并扩张狭窄部位，然后更换加硬导丝，再送入已预装支架的球囊导管进行支架植入（图 12-24 至图 12-27）。

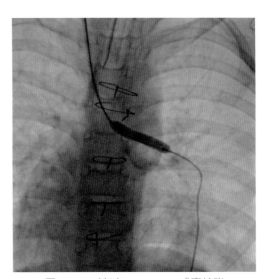

图 12-26　继以 6 mm EV3 球囊扩张

　　至于支架植入前是否需先扩张病变部位，还是一开始就直接放置支架，目前有两种意见。不先行球囊扩张就安置支架的理由是①单独行球囊扩张的成功率低；②如果狭窄部位被部分扩开，狭窄部周围组织的稳定性就减弱，因而血管成形

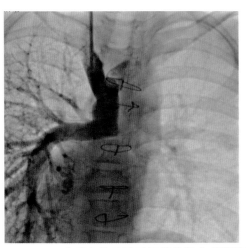

图 12-24　Glenn 术后左肺动脉近闭锁的顺序球囊扩张及 Pul-Stent 支架植入——上腔静脉造影示左肺动脉近闭锁

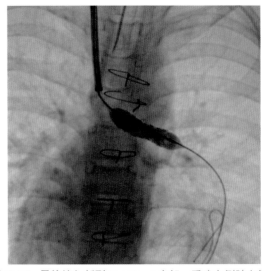

图 12-27　最终植入新型 Pul-Stent 支架，重建左侧肺血供应

术失败后支架的植入就相当困难。而同意首先进行扩张的依据是①单独扩张有一定的疗效，有利于进一步的操作，如大口径输送长鞘管的通过等；②即使打算安置支架，也需了解球囊的扩张特性及病变部位的扩张能力，如不能用球囊支架完全撑开狭窄部位，那将可能出现难以预料的恶果。

有些患儿必须在手术室内植入支架。一般适用于如下情况：①经股静脉途径不能或难以进入肺动脉分支；②外科术中发现流出道补片狭窄或肺动脉分支的形态学适合支架治疗[15, 27-28]。

3. 抗凝治疗

支架植入后需静脉给予肝素 24 h，剂量为 20 μ/（kg·h）（每小时最大量不超过 1000 U），以后再小剂量口服阿司匹林 6 个月，剂量为 3～5 mg/（kg·d）。对于 Glenn 术后患者，手术次日起给予华法林口服，维持国际标准化比值（INR）2.0～3.0。

（四）疗效评价

1. 即刻疗效

较单纯的球囊扩张术，支架的植入手术成功率＞90% 以上。主要表现为术后狭窄部内径增宽、跨狭窄段压差减小、右心室压力下降。

2. 中远期随访

目前尚缺乏较多样本的中远期随访结果。但是有研究显示，血管内支架仍存在相当比例的再狭窄发生率[29]。主要与手术导致的血管壁损伤、血管内皮过度增生、抗凝药物的使用不当及所选择的支架类型有关，同时儿童再狭窄可能是由于生长发育而导致的支架相对性狭窄。研究还显示支架的再扩张安全有效[11, 30-31]。

（五）并发症及防治

常见的并发症为支架的断裂、支架的移位、支架球囊分离、球囊破裂、血管的再狭窄、血栓及动脉瘤的形成、肺动脉的破裂、肺水肿等，其他还有支架的植入导致其他分支血管的堵塞等。

为了减少并发症的发生，术中须反复造影，了解狭窄周围的结构，综合分析选择合适的血管

鞘、球囊及支架。支架植入前最好行球囊预扩张术，以了解其后支架植入的位置与可能的形态。部分病变由于狭窄的瘢痕坚硬，普通球囊无法扩开，即使植入支架也达不到效果，因此术前导管室准备有超高压球囊很重要。球囊扩张时，避免采用过高的压力过度扩张或不对称地扩张支架，手术后合理地应用抗凝剂，可大大减少并发症的发生。

距离进行首例肺动脉支架植入术至今已逾 20 年，尽管支架植入曾经有一些技术限制，但随着新型的小球囊问世、更柔软的长鞘出现、支架的设计改进以及操作技巧的成熟，许多的限制都已跨越，现在支架最小可用于体重 4～5 kg 的婴儿[25, 32]。内外科镶嵌治疗使得可扩张到成人肺动脉大小（18 mm 以上）的大支架亦可用于小婴儿以及术后早期（术后 6～8 周）狭窄的病例[31-35]。支架技术在先天性心脏病中的应用已经证明了其在这一领域中的良好疗效，虽在一些先天性心脏病中解决了外科手术难以处理的难题，而且应用范围还在不断扩大，但同时也发现了支架治疗中的一些问题，如随着儿童生长而支架再扩张的限制性问题、支架植入的技术难度高、支架的断裂和再狭窄等，这些问题还有待于今后更新的、更理想的支架发明来解决。近期作者所在医院应用北京迈迪顶峰公司生产的新型国产肺动脉支架（Pul-Stent）植入治疗外科术后合并的肺动脉分支狭窄，近期疗效良好，这将为治疗这类疾病提供又一好的选择[36]。而作者最新成功应用支架破坏技术（stent unzipping）解决了支架术后顽固性肺动脉分支再狭窄的一例患者。该患者现 18 岁，生后 2 岁因被诊断为肺动脉闭锁/室间隔缺损在美国经历了 4 次内科介入、2 次外科手术，其中在 3 岁和 10 岁时因左、右肺动脉狭窄被植入 3 个支架。左肺动脉植入一个 Intratheraputic 支架，扩张至 10 mm，右肺动脉植入 Intratheraputic 支架和 Mega LD 支架，扩张至 12 mm（图 12-28）。随着年龄的增长，此支架直径已远远不够支撑正常的肺循环血液供应。我们采用 BIB 球囊和 CP 覆膜支架完成支架内支架扩张植入，碎裂原来的小支架，由于 BIB 球囊为普通球囊，无法完全撑开狭窄的病变部位

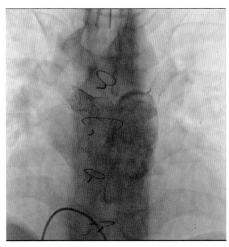

图 12-28 右心室造影（头位 30°）：左肺动脉起始部有一个 Intratheraputic 支架，右肺动脉有 Intratheraputic 和 Mega LD 支架

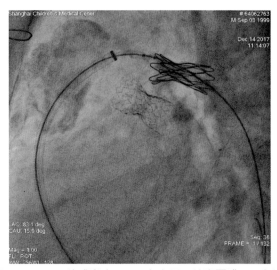

图 12-30 BIB 外球囊（14 mm）充盈，扩张覆膜 CP 支架，但仍可见有"腰凹征"

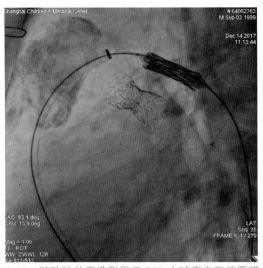

图 12-29 肺动脉总干造影显示 BIB 内球囊充盈使覆膜 CP 支架正好覆盖于原来的小支架内，并位于狭窄处（足位 15°，左斜位 83°）

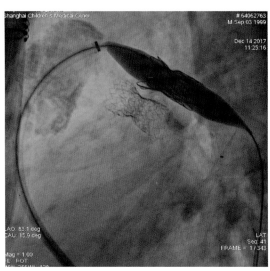

图 12-31 超高压 Atlas 球囊（18 mm）扩张覆膜 CP 支架，见"腰凹征"基本消失

（图 12-29，图 12-30），因此再使用超高压 Atlas 球囊（BARD）14 mm 和 18 mm 扩张支架，使左肺动脉直径达到 18 mm 的良好治疗效果（图 12-31，图 12-32）；同时再用此 Atlas 球囊扩张右肺动脉的 Mega LD 支架也使右肺动脉直径达到 17 mm（图 12-33 至图 12-35），避免了第 3 次开胸手术。由于使用的是 CP 覆膜支架，避免了肺血管可能破裂出血的发生。这项技术使得那些在婴幼儿期已植入一次性扩张型小支架，并由于生长发育不同步造成相对肺动脉分支再狭窄的患者又多了一种非开胸的治疗选择。

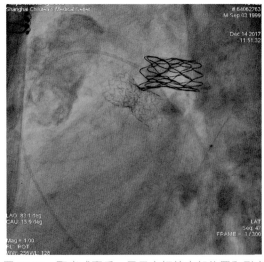

图 12-32 取出球囊后，显示良好的支架位置和形态

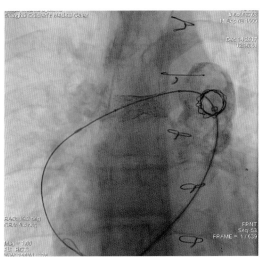

图 12-33　同一 Atlas 球囊（18 mm）再进入右肺动脉支架内（右斜位 20°，头位 5°）

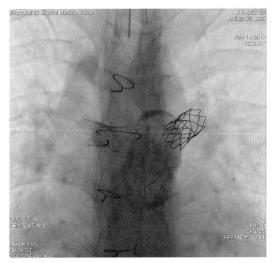

图 12-34　显示右肺动脉内支架直径增宽，可见左肺动脉起始部的支架（右斜位 25°，头位 2°）

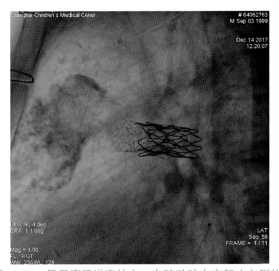

图 12-35　显示直径增宽的左、右肺动脉内支架（左侧位，头位 1°）

参考文献

［1］Ring JC，Bass JL，Marvin W，et al. Management of congenital stenosis of a branch pulmonary artery with balloon dilation angioplasty. Report of 52 procedures. J Thorac Cardiovasc Surg，1985，90（1）：35-44.

［2］Lock JE，Castaneda-Zuniga WR，Fuhrman BP，et al. Balloon dilation angioplasty of hypoplastic and stenotic pulmonary arteries. Circulation，1983，67（5）：962-967.

［3］McCue CM，Robertson LW，Lester RG，et al. Pulmonary artery coractations：a report of 20 cases with review of 319 cases from the literature. J.Pediatr，1965，67（5）：222-226.

［4］周爱卿．心导管术——先天性心脏病的诊断与治疗．济南：山东科学技术出版社，1997：575-580.

［5］Arnold LW，Keane JF，Kan JS，et al. Transient unilateral pulmonary edema after successful balloon dilation of peripheral pulmonary artery stenosis. Am J Cardiol，1988，162：327-330.

［6］Rothman A，Perry SB，Keane JF，et al. Early results and follow-up of balloon angioplasty for branch pulmonary artery stenoses. JACC，1990，15：1109-1117.

［7］Gentles TL，Lock JE，Perry SB. High pressure balloon angioplasty for branch pulmonary artery stenosis：early experience. JACC，1993，22：867-872.

［8］Kinney JB Jr，Schofield TD，Kawabori I，et al. Quantitative perfusion imaging assessing acquired discrete peripheral pulmonary artery stenosis. J Nucl Med，1993，34：1995-1997.

［9］Zeevi B，Berant M，Blieden LC. Midterm clinical impact versus procedural success of balloon angioplasty for pulmonary artery stenosis. Pediatr Cardiol，1997，18：101-106.

［10］Worms AM，Marcon F，Chehab G，et al. Percutaneous angioplasty of branch pulmonary artery stenosis. A cooperative study.Arch Mal Coeur Vaiss，1992，85：527-531.

［11］McMahon CJ，El-Said HG，Grifka RG，et al. Redilation of endovascular stents in congenital heart disease：factors implicated in the development of restenosis and neointimal proliferation. JACC，2001，38：521-526.

［12］Rosales AM，Lock JE，Perry SB，et al. Interventional catheterization management of perioperative peripheral pulmonary stenosis：balloon angioplasty or endovascular stenting. Catheter Cardiovasc Interv，2002，56：272-277.

［13］Schneider MB，Zartner P，Duveneck K，et al. Various reasons for repeat dilatation of stented pulmonary arteries in paediatric patients. Heart, 2002, 88: 505-509.

[14] Rothman A, Levy DJ, Sklansky MS, et al. Balloon angioplasty and stenting of multiple intralobar pulmonary arterial stenoses in adult patients. Catheter Cardiovasc Interv, 2003, 58: 252-260.

[15] Lock JE, Keane JF, Perry SB. Diagnostic and interventional catheterization in congenital heart disease. Boston: Kluwer academic Pub, 2000: 271-290.

[16] Tomita H, Kimura K, Ono Y, et al. Life-threatening pulmonary edema following unilateral stent implantation for bilateral branch pulmonary stenosis: recovery after contralateral stent implantation. Jpn Circ J, 2001, 65: 688-690.

[17] Mendelsohn AM, Banerjee A, Meyer RA, et al. Predictors of successful pulmonary balloon valvuloplasty: 10-year experience. Cathet Cardiovasc Diagn, 1996, 39: 236-243.

[18] Carlson KM, Neish SR, Justino H, et al. Use of cutting balloon for palliative treatment in tetralogy of Fallot. Catheter Cardiovasc Interv, 2005, 64: 507-512.

[19] 余志庆, 赵鹏军, 高伟, 等. 切割球囊治疗儿童先天性心脏病术后肺动脉分支狭窄的临床评价. 介入放射学杂志, 2012, 21: 621-624.

[20] Bush DM, Hoffman TM, Del Rosario J, et al. Frequency of restenosis after balloon pulmonary arterioplasty and its causes. Am J Cardiol, 2000, 86: 1205-1209.

[21] Hosking MC, Thomaidis C, Hamilton R, et al. Clinical impact of balloon angioplasty for branch pulmonary arterial stenosis. Am J Cardiol, 1992, 69: 1467-1470.

[22] Rocchini AP, Meliones JN, Beekman RH, et al. Use of balloon-expandable stents to treat experimental peripheral pulmonary artery and superior vena caval stenosis: preliminary experience. Pediatr Cardiol, 1992, 13: 92-96.

[23] Feltes TF, Bacha E, Beekman RH 3rd, et al. Indications for cardiac catheterization and intervention in pediatric cardiac disease: a scientific statement from the American Heart Association. Circulation, 2011, 123: 2607-2652.

[24] 刘廷亮, 高伟. 先天性心脏病后肺动脉分支狭窄的介入治疗现状及进展. 中华实用儿科临床杂志, 2014, 29 (10): 725-727.

[25] Stanfill R, Nykanen DG, Osorio S, et al. Stent implantation is effective treatment of vascular stenosis in young infants with congenital heart disease: acute implantation and long-term follow-up results. Catheter Cardiovasc Interv, 2008, 71: 831-841.

[26] Pass RH, Hsu DT, Garabedian CP, et al. Endovascular stent implantation in the pulmonary arteries without the use of a long vascular sheath. Catheter Cardiovasc Inter, 2002, 55: 505-509.

[27] Kreutzer J, Landzberg MJ, Preminger TJ, et al. Isolated peripheral pulmonary artery stenoses in the adult. Circulation, 1996, 93: 1417-1423.

[28] Benson LN, Nykanen D, Freedom RM. Endovascular stents in congenital heart disease. Prog Cardiovasc Dis, 1996, 39: 165-186.

[29] Fogelman R, Nykanen D, Smallhorn JF, et al. Endovascular stents in the pulmonary circulation. Clinical impact on management and medium-term follow-up. Circulation, 1995, 92: 881-885.

[30] Trivedi KR, Benson LN. Interventional strategies in the management of peripheral pulmonary artery stenosis. J Interv Cardiol, 2003, 16: 171-188.

[31] Duke C, Rosenthal E, Qureshi SA. The efficacy and safety of stent redilatation in congenital heart disease. Heart, 2003, 89: 905-912.

[32] Pass RH1, Hsu DT, Garabedian CP, et al. Endovascular stent implantation in the pulmonary arteries of infants and children without the use of a long vascular sheath. Catheter Cardiovasc Interv, 2002, 55: 505-509.

[33] Menon SC, Cetta F, Dearani JA, et al. Hybrid intraoperative pulmonary artery stent placement for congenital heart disease. Am J Cardiol, 2008, 102: 1737-1741.

[34] Ing FF. Delivery of stents to target lesions: techniques of intraoperative stent implantation and intraoperative angiograms. Pediatr Cardiol, 2005, 26: 260-266.

[35] Holzer RJ, Chisolm JL, Hill SL, et al. "Hybrid" stent delivery in the pulmonary circulation. J Invasive Cardiol, 2008, 20: 592-598.

[36] 刘廷亮, 郭颖, 高伟, 等. 应用新型 Pul-Stent 支架治疗外科术后肺动脉分支狭窄的初步临床研究. 中华儿科杂志, 2015, 53: 208-213.

13 经皮先天性主动脉瓣狭窄的介入治疗

（李 奋）

一、概述

主动脉瓣狭窄（valvular aortic stenosis）可为先天性、风湿性或退行性变所致，在儿童患者中主要为先天性。先天性主动脉瓣狭窄是由于主动脉瓣胚胎期发育异常而导致的左心室流出道梗阻性病变，约占先天性心脏病的 3%～6%，男性多于女性，男女比例约为 4：1。先天性主动脉瓣狭窄可以单独存在，大约 20% 可以同时合并其他心脏畸形，最常见的为室间隔缺损、主动脉缩窄和动脉导管未闭。1984 年 Lababidi 等首先报道经皮球囊主动脉瓣成形术（PBAV）治疗主动脉瓣狭窄，20 多年的临床实践表明，球囊主动脉瓣成形术更倾向于一类姑息性手术或部分缓解主动脉瓣狭窄，为今后的外科手术争取更多的时间窗[1]，目前经皮导管主动脉瓣植入术也逐渐应用于成人病例，并取得了良好的效果，考虑到所需鞘管的大小以及儿童血管条件限制目前暂未有儿科相关报道，相信未来也将应用于儿童患者的治疗。与球囊肺动脉瓣成形术相比较，经皮球囊主动脉瓣成形术有较多严重并发症，并且再狭窄的发生率也较高。我国主动脉瓣狭窄的发病率较欧美国家为低，经皮球囊主动脉瓣成形术在国内报道较少，需规范慎重应用该技术[2-6]。

二、自然病史

主动脉瓣发育先天性异常可以是单瓣、二叶瓣、三叶瓣和四叶瓣。二叶瓣最常见，在人类心脏中发生率约 1%～2%。出生时功能正常的主动脉二叶瓣，可在一生中维持正常功能，无明显的瓣膜狭窄或主动脉瓣反流[7-9]。但也有部分患者可因瓣膜的纤维化、钙化、增厚而出现进行性狭窄。有资料表明，在儿童期开始出现主动脉瓣轻度狭窄的病例，10 年内约有 20% 的患者发展成中度或严重主动脉瓣狭窄，20 年内约有 45% 的患者发展成中度或严重主动脉瓣狭窄[10]。儿童期开始出现中度主动脉瓣狭窄的病例，大约有 60% 的患者在 10 年内演变为严重的主动脉瓣狭窄。根据跨瓣压差、瓣口面积指数以及瓣尖间距可将狭窄的程度分为轻、中、重度。轻度狭窄时左心室至升主动脉收缩压差＜40 mmHg，主动脉瓣口面积指数＞0.8 cm²/m²，瓣尖间距 1.2～1.5 cm；中度狭窄时左心室至升主动脉收缩压差 50～75 mmHg，主动脉瓣口面积指数 0.5～0.8 cm²/m²，瓣尖间距 0.8～1.2 cm；重度狭窄时左心室至升主动脉收缩压＞75 mmHg，主动脉瓣口面积指数＜0.4 cm²/m²，瓣尖间距＜0.8 cm。先天性主动脉瓣狭窄患者猝死的发生率大约为 10%～19%。猝死的危险性和主动脉瓣狭窄程度呈正相关，无症状病例很少发生猝死。值得注意的是，轻至中度的主动脉瓣狭窄可以迅速发展成重度的主动脉瓣狭窄，导致死亡率增高。合并严重主动脉瓣钙化和冠心病以及主动脉瓣射流速度短期内增长较快的患者预后较差[11-15]。

功能正常的主动脉瓣可进展为进行性主动脉瓣关闭不全，是成人解剖上单纯主动脉瓣关闭不全的重要原因。二叶主动脉瓣易发生感染性心内膜炎，从而导致二叶瓣迅速发生严重的关闭不全和患者病情的急剧恶化，外科急诊行瓣膜置换常收到满意的效果。

三、病理分型

先天性主动脉狭窄是一组引起左心室流出道梗阻的先天性畸形，根据狭窄的部位，主动脉狭窄可分为主动脉瓣狭窄、主动脉瓣上狭窄以及主动脉瓣下狭窄，其中以主动脉瓣狭窄最为常见，约占全部主动脉狭窄的 75%。主动脉瓣狭窄在病理学上可以分为以下四种类型（图 13-1）。无论何种类型的主动脉瓣狭窄，其共同之处为瓣口狭小、瓣膜增厚，左心室向心性肥厚及升主动脉狭窄后扩张。

（1）主动脉单瓣型：较为少见，可有两种类型：瓣交界与主动脉侧壁不相连，只有狭窄的中央开口；或者单个交界延伸到瓣环。该型多见于新生儿危重性主动脉瓣狭窄。

（2）主动脉二瓣型：最为常见。包括解剖性二叶瓣和功能性二叶瓣，前者只有两个瓣窦和两个大小基本相等的瓣叶；而后者有三个瓣窦，两个相邻的瓣叶交界融合形成一个较大的瓣叶，与另外一个瓣叶形成大小不等的二叶瓣。

（3）主动脉三瓣型：有三个瓣窦和三个瓣叶，瓣叶交界处出现粘连，瓣叶增厚，因此出现开放活动受限。

（4）其他：包括主动脉多瓣（四瓣、六瓣）和瓣环狭窄等类型。

四、病理生理学

主动脉瓣狭窄所导致的血流动力学改变，主要是左心室阻力负荷增加，左心室搏动增强，收缩期延长，左心室逐渐出现向心性肥厚。肥厚的心室壁张力增加，顺应性降低，严重时可出现心内膜下心肌组织纤维化和心肌缺血等病变。初期左心室腔容积缩小，久之左心室可扩张，舒张末期压升高，甚至出现心力衰竭。多数患者在静息状态下，心脏的每搏量和心排血量可长期保持正常，活动时心排血量相应增加，跨主动脉瓣压力阶差升高。狭窄严重和（或）心力衰竭者，心排血量降低，左心房压、左心室舒张末期压和肺血管压力升高，同时动脉压降低，脉压缩小，周围血管灌注减少，活动时心排血量不能相应增加，而出现重要脏器供血障碍，导致运动所致的晕厥或晕厥前状态等。心肌收缩力增强，左心室壁肥厚和心室壁张力增加，心肌耗氧量增加，同时心肌内冠状动脉受到挤压，灌注阻力增加，可引起心肌缺血，尤其是心内膜下心肌缺血。有的患者合并冠状动脉畸形或冠状动脉口狭窄病变，也影响心肌的血液供应。心肌缺血可引起心绞痛，甚至心肌梗死，造成心肌坏死、纤维化和功能不良，又将对心脏的血液供应产生不良影响。长期左心室负荷增加和心肌缺血，最终可出现左心室扩张，甚至衰竭。左心衰竭者，周围血管灌注可进一步降低。左心室扩张和功能降低，可使左心房、肺动脉和右心室压力升高，导致左心房和右心室肥厚、扩张，最终引起右心衰竭。收缩期从左心室经狭窄主动脉瓣口射入主动脉的血液流速快，在主动脉根部和升主动脉出现涡流，在长期作用下，主动脉根部和升主动脉管壁的弹力纤维和胶原纤

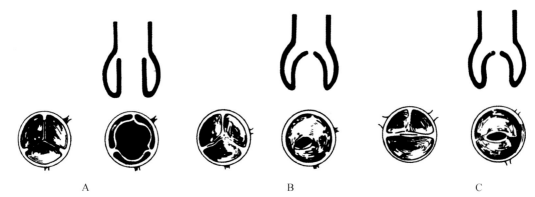

图 13-1　主动脉瓣狭窄的瓣膜形态示意图

A.正常主动脉瓣；**B**.单瓣主动脉瓣；**C**.二瓣主动脉瓣

维等受到损害，管壁逐渐扩张、变薄，形成狭窄后扩张，狭窄严重者，狭窄后扩张的升主动脉如同动脉瘤样改变。

五、临床表现

主动脉瓣狭窄的血流动力学改变为左心室排血受阻，其临床表现出现的早晚和严重程度差异很大，主要取决于瓣膜狭窄的程度。大多数先天性主动脉瓣狭窄患者在儿童时期并不出现明显的临床症状，生长发育正常，仅在体格检查时于主动脉瓣区闻及喷射性收缩期杂音[16-18]。但随着年龄的增长，主动脉瓣狭窄会进行性加重，从而出现相应的临床表现。有资料表明，儿童期开始出现轻度主动脉瓣狭窄的病例，10 年内约有 20% 的患者发展成中度或严重狭窄，20 年内约有 45% 的患者发展成中度或重度狭窄；儿童期开始出现中度主动脉瓣狭窄的病例，约有 60% 的患者在 10 年内演变为重度狭窄。在儿童主动脉瓣狭窄患者中，最常见的症状为易疲乏，大约 15% 的轻度主动脉瓣狭窄患者和 31% 的重度主动脉瓣狭窄患者有此症状；此外，活动后气急、心绞痛、晕厥也是较为常见的症状。主动脉瓣狭窄患者还可能出现猝死，猝死的危险性和主动脉瓣狭窄的严重程度呈正相关，无症状病例很少发生猝死。随着年龄的增长，主动脉瓣狭窄患者出现感染性心内膜炎的风险也进一步增加[19-22]。体征方面，胸骨右缘第 2 肋间可闻及粗糙、响亮的喷射性收缩期杂音，呈先递增后递减的菱形图形，第一心音后出现，收缩中期最响，以后逐渐减弱，主动脉瓣关闭（第二心音）前终止；常伴有收缩期震颤。吸入亚硝酸异戊酯后杂音可增强。杂音向颈动脉及锁骨下动脉传导，有时向胸骨下端或心尖区传导。通常杂音越长、越响，收缩高峰出现越近，主动脉瓣狭窄越严重。但合并心力衰竭时，通过瓣口的血流速度减慢，杂音变轻而短促。可闻及收缩早期喷射音，尤其在先天性非钙化性主动脉瓣狭窄患者中多见，瓣膜钙化僵硬后此音消失。瓣膜活动受限或钙化明显时，主动脉瓣第二心音减弱或消失，亦可出现第二心音逆分裂。常可在心尖

区闻及第四心音，提示左心室肥厚和舒张期末压力升高。左心室扩大和衰竭时可闻及第三心音（舒张期奔马律）。

新生儿和小婴儿的重症主动脉瓣狭窄，在病理生理、临床表现等方面与年长儿及成人患者存在很大差异。由于左心室流出道的严重梗阻继发的左心室心肌肥厚使心肌耗氧量增加；此外，过高的收缩压对心内膜下心肌具有压迫作用从而影响心肌供血，产生心内膜下心肌缺血，导致心肌纤维化、左心室扩张、左心衰竭等一系列变化。大约 10% 的重症主动脉瓣狭窄患者，在新生儿或婴儿早期就出现不同程度的气急、纳差、吃奶停顿、心率增快、肝增大等心功能不全的表现，甚至出现面色苍白、四肢冰冷、少尿、代谢性酸中毒、水电解质失衡、呼吸衰竭或心源性休克等表现。新生儿危重主动脉瓣狭窄，有时体循环依赖动脉导管维持，动脉导管自行关闭可导致循环衰竭，甚至死亡[23-25]。

六、辅助检查

1. X 线检查

左心缘圆隆，心影不大。常见主动脉狭窄后扩张和主动脉钙化。在成年人主动脉瓣无钙化时，一般无严重主动脉瓣狭窄。心力衰竭时左心室明显扩大，还可见左心房增大，肺动脉主干突出，肺静脉增宽以及肺淤血的征象。

2. 心电图检查

轻度主动脉瓣狭窄者心电图可正常。严重者心电图左心室肥厚与劳损。ST 段压低和 T 波倒置的加重提示心室肥厚在进展。左心房增大的表现多见。主动脉瓣钙化严重时，可见左前分支阻滞和其他各种程度的房室或束支传导阻滞。

3. 超声心动图检查

M 型超声可见主动脉瓣变厚，活动幅度减小，开放幅度小于 18 mm，瓣叶反射光点增强提示瓣膜钙化；主动脉根部扩张，左心室后壁和室间隔对称性肥厚。二维超声心动图上可见主动脉瓣收缩期呈向心性弯形运动，并能明确先天性瓣膜畸形。多普勒超声显示缓慢而渐减的血流通过主动

脉瓣，并可计算最大跨瓣压力阶差。

4. 左心导管检查

可直接测定左心房、左心室和主动脉的压力。左心室收缩压增高，主动脉收缩压降低，随着主动脉瓣狭窄病情加重，此压力阶差增大。左心房收缩时压力曲线呈高大的 a 波。在下列情况时应考虑施行左心导管检查：年轻的先天性主动脉瓣狭窄患者，虽无症状但需了解左心室流出道梗阻程度；疑有左心室流出道梗阻而非瓣膜原因者；欲区别主动脉瓣狭窄是否合并存在冠状动脉病变者，应同时行冠状动脉造影；多瓣膜病变手术治疗前。

七、诊治现状

先天性主动脉瓣狭窄的治疗方法包括球囊扩张术、外科瓣膜交界切开术、人工瓣膜置换术、自体肺动脉移植术（Ross 手术）等，选择何种治疗方法需要根据患者的具体情况及医生的经验而定。Ross 手术是采用患者自体的肺动脉瓣置换病变的主动脉瓣，然后用同种肺动脉带瓣管道代替患者的肺动脉。手术的优点是用患者自体的肺动脉瓣置换高压的主动脉瓣，持久性较强，避免了因为免疫排异造成瓣膜退化，并有生长潜能。目前对于不适合进行球囊扩张术、外科瓣膜交界切开术和人工瓣膜置换术患者，例如同时合并明显主动脉瓣反流的新生儿和小婴儿患者，Ross 手术是一种有效的治疗手段，如果同时存在左心室流出道梗阻，可以采用 Ross + Konno 手术[26-29]。

1983 年 Lababidi 首次采用经皮球囊主动脉瓣成形术（percutaneous balloon aortic valvuloplasty，PBAV）治疗小儿先天性主动脉瓣狭窄，获得了良好的即刻效果。1986 年 Lababidi 和 Weinhaus 首先报道新生儿重症主动脉瓣狭窄的 PBAV。近 30 年来，由于介入材料的不断改进、方法学的进展以及临床经验的积累，PBAV 的成功率较早期进一步提高，并发症的发生率也较前降低，在国外大多数小儿心血管中心已成为先天性主动脉瓣狭窄的首选治疗方法。

新生儿和小婴儿的重症主动脉瓣狭窄解剖变

异大，需要根据具体情况选择合适的手术方法。术前超声评估非常重要，需要测量二尖瓣瓣环直径、左心室直径、主动脉瓣环直径，如果存在明显左心室发育不良，则应选择 Norwood 手术，按照单心室进行处理；如果左心室发育尚好，而主动脉瓣环发育不良，可考虑进行 Ross + Konno 手术；如果左心室和主动脉瓣均发育良好，可选择 PBAV 或外科瓣膜交界切开术[30-31]。

八、球囊扩张术的指征

对于成人主动脉瓣狭窄患者，通常采用瓣口面积来评估瓣膜狭窄的程度；而对于不同年龄的儿童患者，由于体表面积相差较大，计算心排血量比较困难，所以在评估瓣膜狭窄程度时很少采用瓣口面积来评估，而采用跨瓣收缩期压差来评估其狭窄的程度。对于心功能正常的儿童主动脉瓣狭窄患者，由于超声多普勒测量的跨瓣收缩期压差通常高于心导管所测量的跨瓣收缩期压差，尤其是合并明显主动脉瓣反流的患者，因此在选择 PBAV 的指征时，一般采用经导管测量的跨瓣收缩期压差；但对于依赖于动脉导管开放的新生儿重症主动脉瓣狭窄患者以及合并左心功能不全的儿童主动脉瓣狭窄患者，心导管或超声多普勒测量的跨瓣收缩期压差往往会低估主动脉瓣狭窄的程度，不能作为选择 PBAV 的指征。先天性主动脉瓣狭窄 PBAV 的推荐类别如下：

1. I 类

（1）对于依赖于动脉导管开放的新生儿单纯性重症主动脉瓣狭窄患者，以及合并左心室收缩功能减退的儿童单纯性主动脉瓣狭窄患者，无论跨瓣收缩期压差水平如何，均推荐进行球囊扩张术。

（2）对于儿童单纯性主动脉瓣狭窄，静息状态下经导管测量的跨瓣收缩期压差 ≥ 50 mmHg 患者，推荐进行球囊扩张术。

（3）对于儿童单纯性主动脉瓣狭窄，如果静息状态下经导管测量的跨瓣收缩期压差 ≥ 40 mmHg，但在静息或运动时同时合并有心绞痛、晕厥等症状，或者心电图上有缺血性 ST-T 改变，也推荐进行球囊扩张术。

2. Ⅱb类

（1）对于无症状、心电图上无 ST-T 变化的儿童或青少年主动脉瓣狭窄患者，静息状态下经导管测量的跨瓣收缩期压差≥ 40 mmHg，准备参加竞技体育运动或妊娠者，可以考虑进行球囊扩张术。

（2）对于无症状、心电图上无 ST-T 变化的儿童或青少年主动脉瓣狭窄患者，在深度镇静或麻醉状态下经心导管测量的跨瓣收缩期压差＜ 50 mmHg，但在非镇静状态下超声多普勒测量的跨瓣平均压差＞ 50 mmHg，可以考虑进行球囊扩张术。

3. Ⅲ类

（1）心导管测量的跨瓣收缩期压差＜ 40 mmHg，没有相关症状和心电图改变，不建议进行球囊扩张术。

（2）对于单纯性主动脉瓣狭窄的儿童患者，同时合并主动脉瓣反流，有必要进行主动脉瓣置换或外科手术者，不建议进行球囊扩张术。

九、围术期准备

1. 术前评估

术前常规进行 X 线胸片、心电图以及超声心动图检查，超声心动图主要评估主动脉瓣叶情况，主动脉瓣环直径，二尖瓣环直径，左心室大小，左心收缩功能，主动脉瓣反流及其程度，是否合并主动脉缩窄及其他心脏畸形，应用超声多普勒测量主动脉瓣跨瓣压差。进行血气分析和血电解质检查了解是否存在酸碱和水、电解质失衡。

2. 术前调整

新生儿和小婴儿重度主动脉瓣狭窄患者，病情常常比较危重，常合并心功能不全甚至心源性休克，有时可合并呼吸衰竭、酸碱和水、电解质平衡紊乱，术前应认真评估。对于心功能不全的患者，需采用正性肌力药物增加心排血量，多巴胺或多巴酚丁胺是最常用的正性肌力药物；对于体循环依赖于动脉导管开放的危重新生儿主动脉瓣狭窄患者，可应用前列腺素 E 维持动脉导管的开放，以维持有效的体循环血流量；对于呼吸或循环衰竭的患者，应采用机械通气；对于合并酸碱或水、电解质紊乱的患者，应及时进行纠正。

3. 术前准备

常规签署书面同意书，与患者及其家属或监护人交代介入治疗中可能发生的并发症，取得同意后方可进行手术。术前给予适当镇静，PBAV 时由于左心室流出道血流阻断和一过性的冠状动脉缺血可引起胸痛不适，因此通常采用全身麻醉，穿刺部位可加用局部麻醉，以减少由于哭闹等造成的动脉插管处出血过多。对于血流动力学稳定的患儿，可以采用氯胺酮静脉麻醉，一般不需要进行气管插管和机械通气；但对于新生儿和小婴儿重症主动脉瓣狭窄患者，建议在气管插管和机械通气下进行。PBAV 术有引起出血和心搏呼吸骤停的风险，必要时需配血备用，心肺复苏器械及药物应备齐。

十、介入操作

（一）插管途径

1. 经动脉的逆行性途径

通常采用经股动脉插管，新生儿和小婴儿也可采用经脐动脉、颈动脉、右锁骨下动脉插管。目前最常用的是经股动脉插管逆行性途径行 PBAV，但容易引起股动脉损伤（图 13-2）。

2. 经静脉的前向性途径

通常采用经股静脉插管，然后通过卵圆孔或经房间隔穿刺进入左心房、左心室达升主动脉进行球囊扩张术。经股静脉的前向性途径虽可以避免动脉损伤，但操作费时，有时可引起二尖瓣撕裂、腱索断裂，导致二尖瓣反流，近年来已较少应用（图 13-2）。

（二）球囊导管的选择

1. 球囊大小

选择合适大小的球囊导管是保证 PBAV 成功率和减少并发症的关键。球囊和瓣环直径的比值小于 0.9 是 PBAV 后再狭窄的独立危险因素；球囊和瓣环直径的比值大于 1.1 则会使主动脉瓣反流的发生率显著增加。目前推荐的最佳球囊和瓣环直径的比值为 0.9 ～ 1.0。

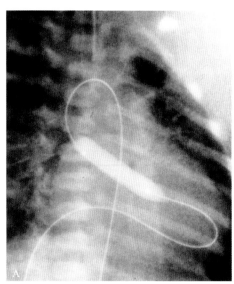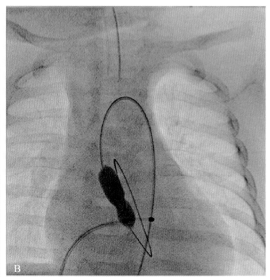

图 13-2　经皮球囊主动脉瓣成形术

A. 前向性途径；**B**. 逆行性途径

2. 球囊长度

由于高速血流及脉压大，过短的球囊不容易使扩张球囊的中央固定于狭窄的瓣膜口，目前除应用通用的 3 cm 长的球囊外，还推荐应用 4～6 cm 长的球囊。

3. 单、双球囊瓣膜成形术的选择

年长儿及青少年的瓣环较大，单一球囊难以达到足够的球囊和瓣环直径的比值者，可选用双球囊瓣膜成形术；重症主动脉瓣狭窄的年长儿或成人，可先以较小球囊进行扩张，再以双球囊进行扩张。

（三）操作方法

1. 诊断性心导管术

常规股动脉及股静脉插管，以肝素 100 U/kg 抗凝，先行右心导管检查；然后进行左心导管检查，将猪尾导管置于升主动脉进行测压和造影。在升主动脉造影时，不含造影剂的左心室血从狭窄的瓣口喷出，该束血流冲淡了升主动脉内的造影剂，形成一个透明束，称为"负性射流征"，可反映瓣口的大小和瓣膜狭窄的严重程度。通过升主动脉造影同时可观察主动脉瓣反流情况，并测量主动脉瓣环的直径。由于瓣口狭窄以及射流的存在，猪尾导管难以直接插至左心室，可取弯头或直头的软导丝经导管伸出于导管头端，通过不断调整角度和变换方向操纵导丝插入左心室，然

后循导丝插入猪尾导管，但应避免误入冠状动脉；通过上述方法无法将导丝送入左心室时，亦可换用椎导管、右冠导管、Cobra 导管或剪切的猪尾导管后，调整导管方向和角度操纵导丝通过狭窄的主动脉瓣口插入左心室。导管入左心室后，先测量左心室压力，并可通过左心室和升主动脉（或降主动脉）同步压力测定来计算跨瓣压差，再行长轴斜位左心室造影，观察瓣膜狭窄类型，并测量主动脉瓣环及瓣口直径。

2. 球囊扩张方法

（1）单球囊主动脉瓣成形术：最常用的为逆行股动脉插管法。在上述左心导管检查完成后，保留导管于左心室内。首先由导管插入 260 cm 长的"J"形加硬导引钢丝至左心室，撤去导管，留置长导引钢丝于左心室内，然后循导引钢丝插入球囊导管，直至主动脉瓣口处。先以少量稀释造影剂扩张球囊，确定球囊中央跨于狭窄的主动脉瓣口。如果球囊位置良好，则用稀释造影剂快速扩张球囊，随球囊腔内压力的增加，腰征随之消失（图 13-3）。一旦球囊全部扩张，立即吸瘪球囊。通常从开始扩张球囊至吸瘪球囊总时间为 5～10 s，反复 2～3 次，每次间隔 5 min 左右。术中密切注意心率、心律、血压的变化。PBAV 后重新测量跨瓣压差，并进行升主动脉造影以评价主动脉瓣狭窄解除的程度及有无发生或加重主动

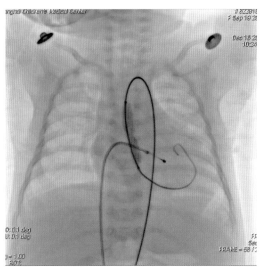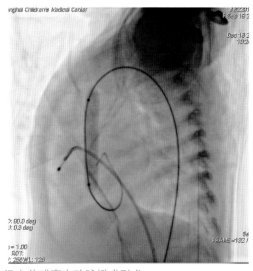

图 13-3　右心室临时起搏下的经皮单球囊主动脉瓣成形术

A. 球囊扩张时呈腰凹征（后前位）；**B.** 球囊扩张后腰凹征消失（左侧位）

脉瓣反流。术毕拔管局部压迫止血，如出血过多需输血。在球囊扩张时为了避免左心室射血所引起的球囊来回移动，在球囊扩张时可通过右心室临时起搏加速心率来维持球囊的稳定性。

采用经动脉的逆行性途径进行 PBAV 术时，导丝和导管通过狭窄的主动脉瓣口进入左心室是操作上的难点，需要耐心探查，尽量避免对瓣膜和冠状动脉的损伤。如果导丝不是通过主动脉瓣口进入左心室，而是穿过瓣叶后进入左心室，球囊扩张后可引起严重的主动脉瓣反流，需要特别注意。在探查主动脉瓣口时导管应与瓣膜保持一定距离，并采用超软弯头或直头导丝进行探查，这样可减少瓣叶穿孔的可能性。此外，对于重度主动脉瓣狭窄患者，由于主动脉瓣口极小，在导管插入后就可能完全阻断主动脉的前向血流导致严重的血流动力学障碍，因此在导管插入前需要准备好球囊扩张导管，有时甚至在导丝插入前就要准备好球囊扩张导管，尽量缩短操作时间。对于严重主动脉瓣狭窄患者，可选用较小球囊先行扩张，然后选用适当的球囊和瓣环直径比值的球囊导管再行扩张。

PBAV 时球囊的稳定性也是影响手术效果的重要因素。PBAV 时保持球囊在左心室流出道的稳定性可降低主动脉瓣反流的发生率，同时也有利于提高球囊扩张术的成功率。应用超硬导丝及较长的球囊有助于增加球囊的稳定性；通过右心

室临时起搏提高心室率可减少 PBAV 时球囊的快速运动。2002 年 Ing 等首先报道右心室临时起搏下的 PBAV，通过右心室临时起搏加速心室率使主动脉收缩压下降 50% 时进行球囊扩张术，可增加 PBAV 时球囊在左心室流出道的稳定性，减轻主动脉瓣的损伤，从而减少术后主动脉瓣反流的发生，同时也可提高 PBAV 的成功率。但对于心功能不全的小婴儿和新生儿患者，在球囊扩张时往往不需要使用右心室临时起搏。

（2）双球囊主动脉瓣成形术

对于年长儿及青少年患者，如果主动脉瓣环较大，单一球囊难以达到适合的球囊和瓣环直径的比值时，可采用双球囊主动脉瓣成形术。

球囊导管的选择：为了获得满意的扩张效果，选用的两根球囊直径和长度应大致相同，以避免由于球囊大小相差悬殊，在球囊扩张时产生上下滑动。双球囊有效直径（Deff）的简易计算方法为：

$$\text{Deff} = \frac{D_1 + D_2}{1.22}（D_1 \text{ 和 } D_2 \text{ 为应用的球囊直径}）$$

球囊插管及扩张：经皮穿刺一侧股动脉，先按前述方法将软头导丝和导管插入左心室，然后循导管插入一根长的超硬导丝进入左心室，撤去导管并保留长导丝于左心室内；再在对侧股动脉进行穿刺，将软头导丝和另一根导管插入左心室，并同样置一根长的超硬导丝于左心室内备用。两根长导丝到位后，先在一侧将球囊导管循长导丝

插至主动脉瓣口处，以少量造影剂扩张球囊以调整球囊的位置，然后在对侧循长导丝插入另一根球囊导管至主动脉瓣口处，并调整球囊导管位置，一旦两根球囊导管在合适的位置后，两个球囊同时进行扩张（图13-4）。

双球囊主动脉瓣扩张术具有以下优点：①两个较小球囊分别由左右股动脉插入，对血管损伤较单球囊扩张小，且较单一较粗球囊导管易于插入。②适合于年长儿童或青少年，由于主动脉瓣环直径超过20 mm，单球囊扩张难以达到目的；而双球囊可允许主动脉瓣环直径≤31 mm者进行扩张术，通常单一球囊不需要应用超过20 mm直径的球囊，从而避免过大球囊难以插入及难以操纵球囊导管等缺点。③双球囊为侧侧并列，因此球囊扩张时球囊之间留有空隙，造成左心室流出道不完全堵塞，血压下降程度较单球囊扩张为轻。双球囊主动脉瓣扩张的缺点是需要将两根导引钢丝通过狭窄的主动脉瓣口插入左心室内，可能会延长操作时间。

3. 术后处理

术后局部穿刺处压迫止血，密切观察血压、心率、心律、心电图的改变，术后2 h内复查超声心动图，以早期发现可能出现的严重并发症，另外，需密切观察股动脉穿刺侧的足背动脉搏动情况。

十一、特殊类型主动脉瓣狭窄的处理

1. 新生儿及小婴儿经皮球囊主动脉瓣成形术

该期主动脉瓣狭窄多为重症，可伴有左心功能不全，由于动脉细小，瓣口狭窄严重，并发症及死亡率增高。左心室排血量减少，常通过动脉导管的右向左分流以维持降主动脉血流，动脉导管一旦发生生理性收缩，可引起体循环血流量减少，产生严重并发症，因此这类患者有时需用前列腺素E，维持动脉导管开放，以保证体循环血流量。穿刺部位仍以股动脉最为常用，优点为插管操作方便，但局部血管并发症发生率达40%，常因体循环灌注不足或肝素应用不足而致血栓形成；另有10%～20%的病例，导丝不能越过主动脉瓣。其他插管途径包括脐动脉、腋动脉和颈动脉。近年来颈动脉途径应用较多，它与心脏距离近，途径直，操纵导管非常容易进入左心室，同时亦可保留股动脉以备后用。通常选用的球囊直径等于或略小于瓣环，早期应用冠状动脉扩张导管，近年来已备有各种直径的球囊和4～5 F导管供选择。新生儿PBAV的死亡率与外科手术相仿，并发症除与球囊成形术相关外，主要与主动脉瓣狭窄的解剖类型有关。主动脉瓣环直径≥7 mm患者的死亡率明显低于主动脉瓣环直径＜7 mm的患者。

2. 局限性主动脉瓣下狭窄的球囊成形术

局限性主动脉瓣下狭窄为左心室流出道梗阻性先天性心脏病，按其病理改变可分为三种类型，即纤维肌肉嵴型、管型及隔膜型。该畸形可进行性加重，一般认为压力阶差≥30 mmHg的患者都应手术治疗，以预防主动脉瓣反流。隔膜型主动

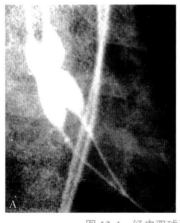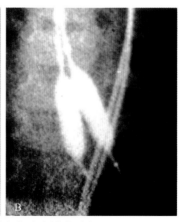

图13-4　经皮双球囊主动脉瓣成形术

A.球囊扩张时呈腰凹征；**B.**球囊内迅速加压，腰凹征消失

脉瓣下狭窄可尝试球囊扩张术，而纤维肌肉嵴型狭窄与管型狭窄均非球囊扩张术的指征。扩张方法与主动脉瓣狭窄的球囊成形术相仿，但采用的球囊直径一般和瓣环相等，当压差缓解不满意时，甚至可应用略大于瓣环直径的球囊，扩张 2～6 次，直至腰征消失为止。即刻效果良好，约 1/4 患者发生再狭窄，可再次扩张。

十二、疗效评价

PBAV 后重复测量跨瓣压力阶差，并作升主动脉造影以评价主动脉瓣狭窄解除的情况及是否发生或加重主动脉瓣反流。一般认为 PBAV 成功的标准为：跨主动脉瓣压差下降 50% 以上；主动脉瓣口面积增大 25% 以上；主动脉瓣反流无明显加重。"先天性畸形瓣膜成形术和血管成形术（VACA）"注册登记收集了 1984—1992 年 23 个中心 606 例 PBAV 的资料，绝大多数患者术后获得较好的即刻效果，术后跨主动脉瓣压差总体下降 60%；PBAV 术疗效不好（定义为术后跨瓣收缩期压差 ≥ 60 mmHg；出现严重并发症或死亡）的危险因素包括：年龄小于 3 个月；术前跨主动脉瓣压差高；球囊与瓣环直径比值小于 0.9；同时合并未手术的主动脉缩窄；以及早年开展的 PBAV。

十三、并发症处理及术后管理

（一）并发症及处理

PBAV 的并发症较为常见，尤其是在该项技术开展的早期阶段。Vitiello 等曾对多伦多儿童医院 1987—1993 年间连续 4952 例次儿童心导管检查和介入治疗的并发症进行回顾分析，PBAV 的并发症发生率为 42%，位居所有儿童心导管术的首位。随着介入材料和方法学的进展，PBAV 的并发症发生率较前明显减少，2010 年 Ewert 等报道了 20 个中心 1004 例主动脉瓣狭窄患者球囊扩张术的结果，其中对 804 例次球囊扩张术进行了并发症的分析，76 例次出现并发症，并发症的发

生率约为 10%。PBAV 的并发症远多于经皮球囊肺动脉瓣成形术，有一定的危险性，需要有熟练的技术，精确的判断，及时处理可能发生的危急状态，并需要外科的密切配合。

1. 死亡率

总死亡率为 4% 左右，大多数发生在新生儿，可达 15%～50%，死亡原因除与手术本身有关外，主要与疾病严重程度及伴随疾病有关。

2. 主动脉瓣反流

由于评估方法不一致，术后即刻的主动脉瓣反流的发生率报告不一。在 Pedra 等回顾性分析的 87 例患者中，45% 的患者在球囊扩张术后即刻出现不同程度的主动脉瓣反流增加，但大多数耐受良好，大约 5% 的患者由于瓣叶的脱垂或穿孔出现严重的主动脉瓣反流，需要早期外科手术处理。在 Rocchini 等报道的 204 例患者中，21 例在球囊扩张术后早期出现主动脉瓣反流程度加重，其中 14 例出现轻度增加，3 例出现中度增加，4 例出现重度增加。严重主动脉瓣反流可引起急性左心衰竭，常需作换瓣准备。

3. 局部血管并发症

股动脉局部插管处血栓形成和（或）血管损伤是 PBAV 常见的并发症之一，尤其是在该项技术开展早期，由于所使用的球囊导管和鞘管的尺寸较大，该并发症更为常见，可高达 12%，Balmer 等报道在 3 个月以下的小婴儿中股动脉损伤的发生率高达 57%。此后由于小尺寸的球囊导管的应用，所需的鞘管也随之变小，周围动脉的损伤也较前明显减少，但在新生儿和小婴儿中仍有一定的发生率。在 Ewert 等的报道中，PBAV 术后动脉损伤的发生率为 2.6%，占所有并发症的 28%。股动脉血栓形成可表现为足背动脉搏动减弱或消失，下肢皮肤温度下降或呈缺血状。血栓形成的处理包括肝素、链激酶及尿激酶等治疗，也可局部取栓并行血管损伤修补。对于新生儿及小婴儿，采用颈动脉或脐动脉插管可减少股动脉插管引起的并发症；应用小号球囊导管及减小球囊和瓣环直径的比值可明显减少血管损伤的发生率。

4. 左心室及升主动脉穿孔

导引导丝头端过硬及导管过于坚硬，在推送

过程中可引起心室壁及升主动脉穿孔。球囊和瓣环直径的比值超过 1.2 时，球囊扩张可引起主动脉壁、主动脉瓣及室间隔撕裂。主动脉破裂可引起内出血、血压下降和休克；左心室穿孔则引起心包积血、心脏压塞。一旦诊断明确，需快速进行心包穿刺减压，早期开胸手术修补心脏穿孔。因此，操作应轻柔，避免大幅度推送导管头端及顶压心脏壁，球囊选择不宜偏大。

5. 二尖瓣损伤

二尖瓣损伤和反流多见于经股静脉的前向性途径进行 PBAV 时，目前由于已较少应用该途径进行 PBAV，所以二尖瓣损伤较以前少见；但采用经动脉的逆行性途径进行 PBAV 时，偶尔也可引起二尖瓣的损伤，其原因可能与导丝和球囊导管穿过二尖瓣腱索有关，如果透视中发现导丝 / 导管的位置非常靠后并且移动度很小，应警惕导丝 / 导管穿过腱索的可能。

6. 栓塞

导管操作过程中细小血块、空气或脱落瓣膜小片等都可引起动脉系统栓塞。因此导管操作时需肝素化，注意球囊排气，操作应熟练，防止血栓形成。

7. 心律失常

PBAV 时心律失常相当常见。快速性心律失常包括期前收缩、室上性心动过速、心房扑动、心房颤动、短阵室性心动过速，甚至心室颤动。缓慢性心律失常包括窦性心动过缓、束支传导阻滞、房室传导阻滞，甚至心搏骤停等。在 Ewert 等的报道中，PBAV 时心律失常的发生率为 5%，占所有并发症的 53%。以上心律失常大多为一过性，对严重心律失常需紧急处理，包括球囊导管撤离出心脏，药物及器械辅助治疗（电复律、起搏器）。

8. 出血

由于 PBAV 在左心室及动脉高压系统进行操作，尤其在操作导引导丝插入左心室时，或交换导引导丝、球囊扩张管及普通导管等时，容易引起局部穿刺点及导管接口处出血。因此，操作应规范化，尽量减少导引导丝及导管交换。

9. 新生儿和小婴儿 PBAV 的并发症

新生儿和小婴儿 PBAV 的并发症发生率较年长儿更高。早期的回顾性研究中，由于左心室穿孔、严重主动脉瓣反流以及操作时间过长引起的败血症等原因，术后早期死亡率较高。由于技术的进步，采用目前的诊断工具和导管技术，以往的很多并发症是可以预防和避免的。在 Mcelhinney 等报道的 113 例年龄 ≤ 60 天的先天性主动脉瓣狭窄患儿的球囊扩张术结果中，1985—1993 年间 PBAV 后早期死亡率高达 22%；而在 1994—2002 年间 PBAV 后早期死亡率下降至 4%，中重度主动脉瓣反流的发生率为 15%，大的球囊和瓣环直径的比值是发生主动脉瓣反流的危险因素，左心室和主动脉瓣环发育小是影响长期存活率的危险因素。

（二）PBAV 术后随访

儿童先天性主动脉瓣狭窄在成功进行 PBAV 后可获得良好的近、中期效果，但绝大多数患者随着年龄的增长会出现再狭窄和（或）进行性主动脉瓣反流。单纯的再狭窄可以再次进行球囊扩张术，但严重的主动脉瓣反流往往需要外科手术，甚至主动脉瓣置换术。严格意义上来讲，PBAV 仅为先天性主动脉瓣狭窄的姑息性治疗手段，PBAV 后需要长期随访，包括临床体检、心电图和超声心动图检查等；推荐术后第 1 个月、3 个月、6 个月、12 个月及以后每年常规随访，从而更好地了解主动脉瓣再狭窄和主动脉瓣反流的进展情况，以便及时进行处理。此外，根据主动脉瓣残余梗阻和主动脉瓣反流的程度，部分患者需要限制竞技性体育运动，以防止心脏性猝死的发生。感染性心内膜炎的预防也是 PBAV 后需要重视的问题。

参考文献

[1] Feltes TF, Bacha E, Beekman RH 3rd, et al. Indications for cardiac catheterization and intervention in pediatric cardiac disease: a scientific statement from the American Heart Association. Circulation, 2011, 123: 2607-2652.

[2] Lizano Santamaria RW, Gillespie MJ, Dori Y, et al. Palliative balloon pulmonary valvuloplasty for infants with unrestrictive ventricular septal defect or single ventricle associated with severe pulmonary stenosis.

Catheter Cardiovasc Interv，2015，86：829-833.

［3］David F，Sánchez A，Yánez L，et al. Cardiac pacing in balloon aortic valvuloplasty. Int J Cardiol，2007，116：327-330.

［4］Weber HS. Catheter management of aortic valve stenosis in neonates and children. Catheter Cardiovasc Interv，2006，67（6）：947-955.

［5］Weber HS. Catheter management of aortic valve stenosis in neonates and children. Catheter Cardiovasc Interv，2006，67：947-955.

［6］Lababidi Z. Aortic balloon valvuloplasty. Am Heart J，1983，106：751-752.

［7］Lababidi Z，Weinhaus L. Successful balloon valvuloplasty for neonatal critical aortic stenosis. Am Heart J，1986，112：913-916.

［8］Rome JJ，Kreutzer J. Pediatric interventional catheterization：reasonable expectations and outcomes. Pediatr Clin North Am，2004，51：1589-1610.

［9］Gao W，Zhou A，Wang R，et al. Percutaneous balloon aortic valvuloplasty in the treatment of congenital valvular aortic stenosis in children. Chin Med J（Engl），2001，114：453-455.

［10］傅立军，周爱卿，郭颖，等 . 经皮球囊主动脉瓣成形术治疗小婴儿重症主动脉瓣狭窄的疗效观察 . 中华心血管病杂志，2012，40：289-292.

［11］Eicken A，Georgiev S，Balling G，et al. Neonatal balloon aortic valvuloplasty-predictive value of current risk score algorithms for treatment strategies. Catheter Cardiovasc Interv，2010，76：404-410.

［12］Drury NE，Veldtman GR，Benson LN. Neonatal aortic stenosis. Expert Rev Cardiovasc Ther，2005，3：831-843.

［13］Bonow RO，Carabello BA，Chatterjee K，et al. 2008 focused update incorporated into the ACC/AHA 2006 guidelines for the management of patients with valvular heart disease：a report of the American College of Cardiology/American Heart Association Task Force on Practice Guidelines（Writing Committee to revise the 1998 guidelines for the management of patients with valvular heart disease）. Endorsed by the Society of Cardiovascular Anesthesiologists，Society for Cardiovascular Angiography and Interventions，and Society of Thoracic Surgeons. Circulation，2008，118：e523-661.

［14］Brierley JJ，Reddy TD，Rigby ML et al. Traumatic damage to the mitral valve during percutaneous balloon valvotomy for critical aortic stenosis. Heart，1998，79：200-202.

［15］周爱卿 . 先天性心脏病心导管术 . 上海：上海科学技术出版社，2009：470-479.

［16］Beekman RH，Rocchini AP，Crowley DC，et al. Comparison of single and double balloon valvuloplasty in children with aortic stenosis. JACC，1988，12：480-485.

［17］David F，Sánchez A，Yánez L，et al. Cardiac pacing in balloon aortic valvuloplasty. Int J Cardiol，2007，116：327-330.

［18］Ing FF，Boramanand JM，Maginot K，et al. Transcatheter aortic valvuloplasty assisted by right ventricular pacing. JACC，2002，39：412-412.

［19］McCrindle BW. Valvuloplasty and Angioplasty of Congenital Anomalies（VACA）Registry Investigators. Independent predictors of immediate results of percutaneous balloon aortic valvotomy in children. Am J Cardiol，1996，77：286-293.

［20］Brown DW，Dipilato AE，Chong EC，et al. Aortic valve reinterventions after balloon aortic valvuloplasty for congenital aortic stenosis intermediate and late follow-up. JACC，2010，56：1740-1749.

［21］Demkow M，Ruzyllo W，Ksiezycka E，et al. Long-term follow-up results of balloon valvuloplasty for congenital aortic stenosis：predictors of late outcome. J Invasive Cardiol，1999，11：220-226.

［22］McCrindle BW，Blackstone EH，Williams WG，et al. Are outcomes of surgical versus transcatheter balloon valvotomy equivalent in neonatal critical aortic stenosis？Circulation，2001，104：I-152-I-158.

［23］McElhinney DB，Lock JE，Keane JF，et al. Left heart growth，function，and reintervention after balloon aortic valvuloplasty for neonatal aortic stenosis. Circulation，2005，111：451-458.

［24］Vitiello R，McCrindle BW，Nykanen D，et al. Complications associated with pediatric cardiac catheterization. JACC，1998，32：1433-1440.

［25］Ewert P，Bertram H，Breuer J，et al. Balloon valvuloplasty in the treatment of congenital aortic valve stenosis-A retrospective multicenter survey of more than 1000 patients. Int J Cardiol，2011，149：182-185.

［26］Balmer C，Beghetti M，Fasnacht M，et al. Balloon aortic valvoplasty in paediatric patients：progressive aortic regurgitation is common. Heart，2004，90：77-81.

［27］Pedra CA，Sidhu R，McCrindle BW，et al. Outcomes after balloon dilation of congenital aortic stenosis in children and adolescents. Cardiol Young，2004，14：315-321.

［28］Rocchini AP，Beekman RH，Ben Shachar G，et al. Balloon aortic valvuloplasty：results of the Valvuloplasty and Angioplasty of Congenital Anomalies Registry. Am J Cardiol，1990，65：784-789.

［29］Sholler GF，Keane JF，Perry SB，et al. Balloon dilation of congenital aortic valve stenosis：results and influence of technical and morphological features on outcome. Circulation，1988，78：351-360.

［30］傅立军，李奋．先天性主动脉瓣狭窄的介入治疗进展．中华实用临床儿科杂志，2014，29：721-724.

［31］Yeager SB. Balloon selection for double balloon valvotomy. JACC，1987，9：467-468.

14 主动脉缩窄的介入治疗

（黄连军　张端珍）

主动脉缩窄（coarctation of aorta，CoA）在新生儿中患病率为 0.04%[1]，在先天性心脏病中占 5%～8%[2-3]，多见于男性，男女比例为 1.5：1[4]，主要病变为主动脉局限性管腔狭窄或闭塞导致主动脉血流障碍。主动脉缩窄于 1760 年由 Morgagni 进行尸检时首先发现[5]。95% 以上主动脉缩窄位于主动脉弓远段与胸降主动脉连接处，邻近动脉导管或动脉韧带区，极少数病例缩窄段可位于主动脉弓、胸降主动脉甚至腹主动脉。主动脉缩窄可单独存在，也可合并其他心血管畸形，最常见合并症为二叶主动脉瓣，约 75% 的主动脉缩窄存在二叶主动脉瓣[6]，也可合并室间隔缺损、动脉导管未闭、大动脉转位、房室隔缺损和左心发育不良综合征等[7]。

一、发病机制

发病机制尚不十分明确，可能机制如下：①胎儿期主动脉和肺动脉血流量失衡：多数认为胎儿期主动脉和肺动脉血流量失衡是形成主动脉缩窄的主要病因。正常胎儿循环中，下腔静脉回流血液经卵圆孔至左心系统，最后进入头臂血管，而流向主动脉弓峡部的血液仅为左、右心室排血量的 10%，90% 的肺总动脉血液则经动脉导管进入降主动脉，导致峡部因流经的血流量小而狭窄。出生后随着动脉导管的关闭，通过峡部的血液将显著增多，促使峡部扩张。如果存在影响左心搏出量的心血管畸形，导致出生后流经峡部主动脉的血流量减少，由于缺少扩张的刺激因素导致峡部主动脉逐渐缩窄甚至闭塞，血流减少严重者，峡部主动脉甚至会出现发育不全，这也是此类患者同时合并室间隔缺损、主动脉瓣狭窄和二尖瓣

狭窄等心内畸形的原因，也即这些合并症是导致主动脉缩窄的诱因，但该理论无法解释单纯型主动脉缩窄形成的原因。②导管闭合使主动脉缩窄：有人认为是动脉导管组织延伸至整个主动脉壁，导管闭合时引起主动脉缩窄，这种发病机制引起的主动脉缩窄以动脉导管旁型多见[8-9]。③遗传因素：最常见的是 10%～15% 的特纳（Turner）综合征患者存在主动脉缩窄，说明遗传在主动脉缩窄中存在一定作用。④医源性：医源性原因也可引起主动脉缩窄，如婴幼儿动脉导管未闭外科或介入手术所致主动脉缩窄[10]。

二、病理分型

绝大多数主动脉缩窄部位位于主动脉峡部，也可同时合并其他心脏畸形，按照缩窄段与动脉导管关系、缩窄段形状以及合并其他心脏畸形，可将主动脉缩窄进行如下分型：

1. 根据缩窄位置分类

按主动脉缩窄段与动脉韧带或动脉导管的解剖学关系，可分为导管前型和导管后型，此后也有人将其分为导管前型、导管旁型和导管后型三型[11]，其中导管前型又称婴儿型，导管后型和导管旁型又称成人型（图 14-1）。导管前型缩窄位于动脉韧带或动脉导管的近端，比较少见，主动脉缩窄段可能较长，多数病例动脉导管未闭合，近半数伴有其他先天性心脏血管畸形，严重者降主动脉血液主要来源于动脉导管，在婴幼儿期即可因心力衰竭致死；导管旁型考虑系动脉导管闭合所致；导管后型主动脉缩窄比较常见，缩窄段位于左锁骨下动脉起点处远端的峡部主动脉，多数病例动脉导管已闭合，缩窄病变短而局限位于动

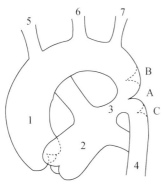

图 14-1　主动脉缩窄与动脉导管关系示意图

A. 导管旁型，缩窄位于动脉导管处；**B.** 导管前型，缩窄位于大动脉导管近心端；**C.** 导管后型，缩窄位于动脉导管远心端。1. 升主动脉，2. 主肺动脉，3. 动脉导管，4. 降主动脉，5. 头臂干动脉，6. 左颈总动脉，7. 左锁骨下动脉

脉韧带的远端或紧邻部位。主动脉缩窄近、远心端的主动脉常呈现不同程度的扩大，且近、远段之间形成丰富的侧支循环。如果动脉导管未闭合，经动脉导管血流方向取决于降主动脉和肺动脉压力的差异。导管后型主动脉缩窄病例约 25% ～ 40% 主动脉瓣呈双瓣畸形，但一般不伴其他严重先天性心脏血管畸形，多数患者可生长至成年期。

2. 解剖形态学分类

随着主动脉缩窄介入治疗的发展，人们根据缩窄段的解剖特点将主动脉缩窄分为隔膜型、管型和主动脉弓发育不良型三类（图 14-2），这种分型对外科手术和介入治疗有重要指导意义。

3. 国际小儿心脏外科命名和数据库分类

国际小儿心脏外科根据主动脉缩窄是否合并其他心脏畸形将主动脉缩窄分为单纯型、合并室间隔缺损型、合并复杂先天性心脏病型以及合并主动脉弓发育不良型[12]，其中单纯型主动脉缩窄可同时合并动脉导管未闭。有人将合并动脉导管未闭以外其他畸形的主动脉缩窄统称为复杂型[13]。

三、临床表现

1. 症状

临床症状取决于缩窄程度，单纯主动脉缩窄轻者症状并不明显，也无特异性，复杂型缩窄的临床表现主要取决于合并畸形。严重缩窄患者症状如下：

（1）高血压相关症状：患者因缩窄导致上肢和头部血压升高，患者可出现头痛、头胀、耳鸣、失眠、鼻衄等，而且这种高血压表现为难治性高血压，即对降压药物反应不佳。

（2）下肢缺血症状：下肢无力、冷感、酸痛、麻木等，可出现间歇性跛行。

（3）心力衰竭相关症状：因左心室负荷显著增加而导致左心功能不全，并产生相关症状，甚至因动脉导管突然闭合而休克，这种症状多见于婴儿严重主动脉缩窄。

2. 体征

主要体征为上肢高血压而下肢血压偏低，上肢血压高于或等于下肢血压，部分患者可见心脏浊音区增大，于胸背部缩窄处可闻及血管杂音，

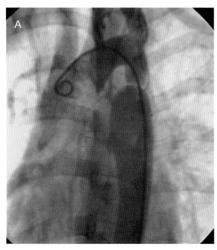
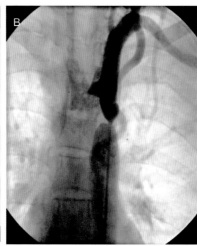
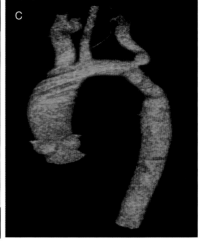

图 14-2　主动脉缩窄形态分类

A. 膜型，主动脉缩窄表现为膜性狭窄；**B.** 管型，缩窄段呈短管状，缩窄段前后主动脉发育正常；**C.** 主动脉弓发育不良型，缩窄段长而且累及主动脉弓

也可因侧支循环而出现杂音，复杂型主动脉缩窄可同时发现其他合并症体征。

四、辅助检查

主动脉缩窄主要依靠影像学检查发现，化验检查对诊断无太大帮助。

（1）心电图：根据缩窄程度心电图可表现为正常或者左心室肥厚，后者系左心室后负荷增加所致，但无特异性，如合并其他畸形，也可出现相应改变。

（2）心脏X线摄片：典型主动脉缩窄可出现以下征象：①"3"字征，位于心影左上缘，上部为扩张的主动脉弓和左锁骨下动脉，下部为扩张的降主动脉，中间凹陷为缩窄处，但膜型和主动脉弓发育不良型无此特征；②肋骨切迹，为迂曲扩张的肋间动脉对肋骨下缘压迫所致，提示主动脉缩窄合并侧支循环，多位于第4～8肋骨下缘，无侧支循环者无此征象；③心脏增大，主要表现为左心室增大。早期心脏多角度摄片对诊断主动脉缩窄具有较大意义，随着超声心动图和CT的问世，尤其是CT造影并三维重建的问世，心脏X线摄片在主动脉缩窄诊断中的作用逐渐下降。

（3）超声心动图：可作为筛查主动脉缩窄的首选影像学方法，且可行床旁急诊检查，是主动脉缩窄最重要的无创检查方式。超声心动图不仅可观察主动脉缩窄形态，还可采用多普勒超声测量跨缩窄段压力阶差，评估缩窄程度，对合并的心内畸形检出率也几乎达到100%。研究显示，主动脉弓横部远端内径/左颈总动脉起始部至左锁骨下动脉起始部距离比值＜0.39，升主动脉内径/左颈总动脉起始部至左锁骨下动脉起始部距离比值＜0.69，主动脉弓横部近端内径/左颈总动脉起始部至左锁骨下动脉起始部距离比值＜0.44的情况下，二维超声心动图诊断主动脉缩窄的敏感性和特异性至少达92%和99%以上[14]。国内学者统计，超声心动图诊断主动脉缩窄的漏诊率为5.4%，检查时应多切面仔细观察，包括剑突下矢状轴切面、胸骨旁非标准左心室长轴切面、胸骨上窝长轴和短轴切面和腹主动脉长轴切面等。

（4）CT造影：CT造影并三维重建不仅可显示主动脉缩窄的解剖形态，还可观察缩窄与周围组织结构的解剖关系，并可显示侧支循环以及其他心血管畸形，是决定主动脉缩窄治疗方案的重要参考（图14-3）。CT造影的主要缺点是放射线和造影剂剂量较大，对心内畸形不如超声心动图敏感[15]。

（5）磁共振成像：无需造影剂即可多方位、

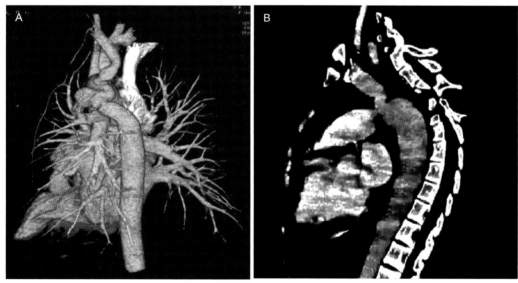

图14-3 主动脉缩窄CT造影并三维重建图像

A. 常规三维重建图像，可清楚显示主动脉形态，主动脉与其他大血管的关系；**B.** 针对主动脉的三维成像，可见主动脉弓高度迂曲、狭窄，缩窄段远心端高度扩张，同时合并动脉导管未闭

结构性心脏病心导管介入治疗

多序列显示主动脉全貌及与周围血管的关系，并且是无创检查，因此也适合于术后随访，但检查时间长、成像质量受到心率、运动伪影、扫描时间和图像信噪比影响等缺点限制了其在临床的推广使用。

（6）心导管和心血管造影：主动脉造影可直接显示主动脉缩窄的位置、解剖形态、缩窄段与其他分支血管关系，有无动脉导管未闭和侧支循环，是否伴有主动脉弓发育不良和动脉瘤等，是诊断主动脉缩窄的金标准。主动脉造影应同时行正、侧位造影以便多方位观察与测量，根据临床情况也可同时行心脏其他部位造影确定有无合并畸形。心导管检查可评估肺动脉高压情况，并准确测量跨缩窄段压力阶差。

五、自然预后

主动脉缩窄预后差。合并其他先天性心脏血管畸形者，在婴幼儿时期即可呈现心力衰竭而导致死亡。不伴其他严重先天性心脏血管畸形者，15 岁之前往往自觉症状不明显，30 岁以后症状方趋于明显，可出现高血压症状和下肢供血不足等表现。随着年龄的增长，患者可出现动脉瘤、主动脉破裂、感染性心内膜炎等，长期持续性高血压可引起脑血管瘤形成、脑血管意外、充血性心力衰竭和冠心病等严重致死性疾患。成年患者平均自然寿命 35 岁，75% 于 46 岁之前死亡[4]，死因多为心力衰竭（26%）、感染性心内膜炎（18%）、脑血管意外（12%）和主动脉夹层与破裂（21%）等[7, 16]。部分患者于新生儿阶段即可因缩窄远端器官缺血而导致酸中毒和肾功能不全。

六、主动脉缩窄的介入治疗

目前，在许多研究中心，介入治疗是单纯型主动脉缩窄的首选治疗方法。根据欧洲心脏病学会（ESC）于 2014 年更新的主动脉疾病指南，主动脉缩窄介入治疗的适应证包括如下：

- 对于上下肢血压相差 > 20 mmHg 的主动脉缩窄患者，无论其是否存在症状，只要出现上肢高血压（成人 > 140/90 mmHg）、运动时血压异常或左心室异常肥厚，均应介入治疗。
- 有高血压的主动脉缩窄患者，无论压差多少，只要缩窄 > 50% 的膈水平降主动脉直径，应介入治疗。
- 主动脉缩窄患者缩窄 > 50% 的膈水平降主动脉直径，但无跨缩窄压差及高血压，可考虑介入治疗。

主动脉缩窄的介入治疗包括球囊血管成形术和支架植入术两种。

（一）球囊血管成形术

主动脉缩窄球囊成形术始于 20 世纪 80 年代，1982 年 Singer 等成功开展了 1 例 7 周婴儿主动脉缩窄外科手术后再狭窄的球囊扩张术[17]。由于操作简单，治疗效果显著，使其迅速成为该病首选治疗方式之一，其机制是球囊扩张使血管平滑肌和内膜撕裂，形成纤维性瘢痕，使其表面重新内皮化，从而达到扩张主动脉内径的目的。

1. 适应证

根据美国 ACC/AHA 和欧洲成人先天性心脏病处理指南[18-19]，球囊血管成形术的适应证如下：

（1）主动脉缩窄外科手术后再缩窄，导管测量跨缩窄段收缩压差 ≥ 20 mmHg。

（2）隔膜型或局限性主动脉缩窄，同时满足以下条件：①年龄 > 3 ~ 6 个月；同时②跨缩窄段收缩压差 ≥ 20 mmHg，或者③虽然跨缩窄段压力阶差 < 20 mmHg，但影像学证据显示缩窄明显而且有侧支循环形成，或者④上肢血压较下肢高 20 mmHg 以上，且上肢血压 ≥ 140/90 mmHg。

主动脉缩窄球囊血管成形术本身对年龄并无严格限制。由于动脉导管组织的反应性收缩和主动脉壁弹性回缩，患者年龄太小实施球囊扩张以后再缩窄发生率太高，因此通常推荐 3 ~ 6 个月以后实施球囊成形术，但如果患者病情严重，球囊成形术仅作为姑息性手术以稳定病情，则新生儿同样具有适应证[20]。

2. 禁忌证

（1）存在心导管术禁忌证（具体参见心导管术章节）。

（2）主动脉峡部发育不良或长管型主动脉缩窄。

3. 球囊导管选择

为达到最佳治疗效果，同时防止并发症形成，选择球囊导管在成形术中至关重要。球囊大小选择应根据主动脉造影测量结果严格选择：

（1）球囊直径相当于缩窄部位最小直径的 2.5 ～ 4 倍，禁止超过 4 倍，有人认为不宜超过 3.5 倍，否则并发症明显增多。

（2）如无主动脉弓发育不良，球囊直径不超过缩窄段近端主动脉直径。

（3）球囊直径不超过膈水平处降主动脉直径。

对于球囊长度目前无特殊规定，通常为 3 ～ 4 cm。

4. 操作程序

由于在球囊扩张时可能产生剧烈疼痛，建议球囊血管成形术在全身麻醉或深度镇静并止痛的前提下进行，具体操作如下（图 14-4）：

（1）建立入路：常规穿刺右侧股动脉。

（2）肝素化：肝素剂量 100 U/kg，维持活化凝血时间于 200 ～ 250 s。

（3）测量压力阶差：送入端孔导管和导丝，

如果缩窄严重，建议使用超滑导丝，在导丝引导下使导管通过缩窄段，进入缩窄段近心端，测量跨缩窄段压力阶差。

（4）主动脉造影：将端孔导管置于缩窄段近心端，送入 260 cm 交换导丝，撤除导管，送入猪尾导管，行主动脉造影，确定缩窄类型，测量缩窄段最小直径、缩窄近心端正常主动脉直径和降主动脉横膈处直径。具体测量方法参加下文"支架植入术"。通常前后位显示的主动脉直径小于侧位，而且侧位更能显示主动脉缩窄形态，如果所用血管造影仪为单管球，建议使用侧位造影。

（5）根据测量结果选择相应的球囊导管，将其与含有造影剂稀释液的压力注射器连接，尽量排出球囊中气体，造影剂稀释比例为 1 ∶ 4 ～ 1 ∶ 8。

（6）在导管作用下将 0.035 英寸 J 形加硬交换导丝送至右锁骨下动脉或者升主动脉根部，撤出导管，保留导丝，送入球囊导管，横跨缩窄段，充盈球囊直至"腰征"消失。

（7）撤出球囊导管，测量跨缩窄段压力阶差，造影观察扩张效果以及有无并发症。

5. 球囊血管成形术成功标准

（1）跨缩窄部位压差 ≤ 20 mmHg，球囊血管

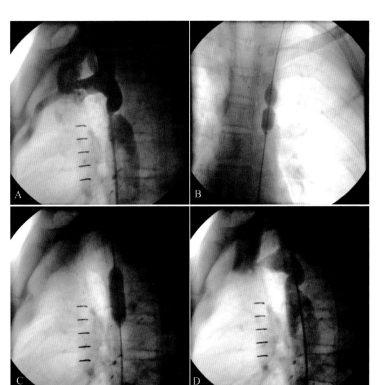

图 14-4 主动脉缩窄球囊血管成形术的操作过程
A. 主动脉缩窄段近心端行主动脉造影，造影可见主动脉弓发育正常，缩窄段呈局限性狭窄，缩窄段远心端扩张明显；**B**. 在加硬交换导丝协助下送入球囊导管，充盈球囊，可见球囊"腰征"非常明显（本例患者为术后再缩窄）；**C**. 充盈球囊至腰征消失；**D**. 撤出球囊导管后再次送入猪尾导管行主动脉造影，可见缩窄完全消失，未见主动脉破裂和夹层，缩窄段略有迂曲，测量跨缩窄段压力阶差消失

扩张后缩窄直径较术前扩大 30% 以上，上、下肢血压正常。

（2）扩张术后缩窄部压差较术前下降 > 50 mmHg，术后跨缩窄段压差较术前下降 > 50%。

6. 并发症

（1）主动脉夹层和动脉瘤形成：为球囊血管成形术的重要并发症。由于缺少支架支撑，单纯依靠主动脉壁撕裂而达到血管内径扩张目的，经皮球囊血管成形术不可避免地将造成缩窄段血管内膜及中膜局限性撕裂和过度伸展，且病变处主动脉壁肌层及弹力层薄弱，更易受损，因此主动脉夹层和动脉瘤不可避免。球囊血管成形术主动脉瘤发生率为 4% ~ 11.5%，主动脉夹层发生率约 1% ~ 4%[3]。长期随访发现，儿童主动脉缩窄球囊血管成形术后主动脉瘤发生率可达 47%[21]。动脉瘤形成多发生于术后第 1 年内，球囊 / 缩窄段直径比值 > 4，支架植入术前采用球囊预扩张是引起动脉瘤的危险因素[21-22]。一旦发生主动脉夹层和动脉瘤形成，应积极处理，可行覆膜支架植入术，隔绝主动脉内膜破口或瘤腔。

（2）术后再缩窄：经皮球囊血管成形术后主动脉壁均有不同程度的弹性回缩，以致术后短期再缩窄率较高，总体发生率 13% ~ 31%，新生儿及婴儿术后再缩窄率可达 39% ~ 83%，儿童及青少年再缩窄率亦高达 5% ~ 25%。总体而言，再缩窄与年龄存在密切关系，成人发生率较低，而 1 岁以内再缩窄率 > 50%[20]。引起术后再缩窄的危险因素如下[23]：①年龄 < 12 个月；②缩窄处最小直径 < 升主动脉直径 2/3；③扩张术前缩窄段直径 < 3.5 mm；④扩张术后直径 < 6 mm。出现再缩窄之后可以考虑再次行球囊血管成形术，或者支架植入术治疗。

（3）术后高血压：主动脉缩窄矫治不彻底存在残余压差，或发生再狭窄患者，术后出现持续性高血压。部分患者即使缩窄完全消失，术后早期仍可出现收缩压或舒张压升高，历时长短不一。延迟出现且以舒张压升高为主的患者，可能与血管壁压力感受器调节失常有关。建议术后 24 h 内静脉滴注硝普钠，使收缩压维持在 110 mmHg 左右，24 h 后改用口服降压药物降低血压。需要注

意的是，主动脉缩窄病例术后远期随访发现，高血压发病率比普通人群高 4 ~ 5 倍，尤其是手术时年龄在 20 岁以上者，术后远期高血压发生率更高，因此术后应定期随访。

（4）球囊破裂：与球囊质量和操作有关。操作时不可突破球囊爆破压，一旦球囊破裂，应从鞘管小心撤出球囊，同时检查球囊是否有碎片遗留于血管内，防止造成远端血管栓塞。

7. 治疗效果

大样本研究显示，如果以术后跨缩窄部位压差 ≤ 20 mmHg 作为成功标准，球囊血管成形术成功率约 80% ~ 90%[3]，据 Rao 等报道，婴幼儿主动脉缩窄经球囊血管成形术后，短期效果非常明显，股动脉搏动明显增强，心力衰竭和高血压等症状显著改善[24]，中期效果总体令人满意[24-26]，成形术后 1 ~ 2 年跨缩窄段压力阶差可维持在 16 mmHg 左右，明显低于成形术前。与外科手术比较，球囊血管成形术效果也令人鼓舞。据 Shaddy 报道[27]，在 3 ~ 10 岁儿童中，球囊血管成形术后主动脉瘤和再缩窄的发生率高于外科手术组，而外科手术患者神经系统并发症发生率略偏高。Rao 等[28]比较 3 个月以上婴幼儿主动脉缩窄球囊血管成形术和外科手术效果发现，两组患者主动脉再缩窄和再次手术处理的概率相同，但球囊血管成形术后死亡率和并发症发生率明显低于外科手术组。半身不遂和反常高血压等并发症在外科手术患者中常见，而球囊血管成形术后非常罕见，而且即使发生，症状也很轻微。

（二）支架植入术

虽然球囊血管成形术后大都可以获得即刻效果，但由于再狭窄和主动脉瘤等并发症发生率偏高，球囊血管成形术目前多数只用于主动脉缩窄术后再缩窄患者，以及不适于支架植入术患者的姑息性治疗方式。对于条件适合的患者，均建议采用支架植入术。

1. 主动脉缩窄支架及输送系统

主动脉缩窄支架与输送系统包括支架、球囊导管和输送鞘三部分。

（1）支架：根据是否需要球囊扩张促使支架

展开，将支架分为自膨胀型支架和球囊扩张型支架两类，根据支架上是否覆盖聚四氟乙烯膜又将支架分为裸支架和覆膜支架两类。自膨胀型支架对合并动脉瘤者具有独特的优势[29]，但大多数临床治疗仍采用球囊扩张型支架。

不同支架制作材质并不相同，有的采用不锈钢制作，有的采用合金制作（图 14-5）。不同品牌支架特点如下。① Johnson & Johnson 公司 Palmaz XL 10 系列支架：充分扩张后直径可达 25～28 mm，采用封闭腔室设计，充分扩张以后，长度缩短率高达 50%，且弯曲性差。② Palmaz Genesis XD 支架：一种闭合腔室不锈钢支架，但腔室之间以 S 形小钢丝绞合，具有较大的可弯曲性，适于植入主动脉弓降部，扩张后支架缩短率较小，充分扩张后的最大直径为 18～20 mm。③ EV3 IntraStent Max LD 支架：采用开放腔室设计，充分扩张后不会明显缩短。④ Cheatham-Platinum（CP）支架：由美国 NuMed 公司生产，采用铂金制作，充分扩张后不会明显缩短，将 CP 支架扩张至直径 22 mm 时

长度大约缩短 20%[30]。该支架可以重复扩张[31]，随着年龄增长，当支架直径小于主动脉直径时，可通过球囊扩张使支架直径再次扩大。

覆膜支架系将支架外覆盖聚四氟乙烯膜制作而成（图 14-6），有 Wallgraft 自膨胀型支架、Gore 自膨胀型支架、Atrium 球囊扩张型支架和 CP 球囊扩张型支架等。覆膜支架的优点如下：①扩张直径大，可达 28 mm；②既可防止主动脉弹性回缩，又可有效防止血管破裂、内膜增生和动脉瘤形成等严重并发症[32]，球囊扩张和裸支架植入术后如出现主动脉夹层和动脉瘤等并发症，植入覆膜支架也可作为一种有效补救手段；③主动脉缩窄合并动脉导管未闭时，可通过单一覆膜支架植入术，达到同时治愈二者的目的，而不必先行动脉导管未闭封堵术[33]；④对于主动脉缩窄同时合并动脉瘤形成的患者，介入治疗主动脉缩窄时覆膜支架是唯一选择。覆膜支架的缺点：①所使用输送鞘较裸支架更为粗大，通常比同等大小的裸支架大 1～2 F，对血管条件有一定要求；②部分患者缩

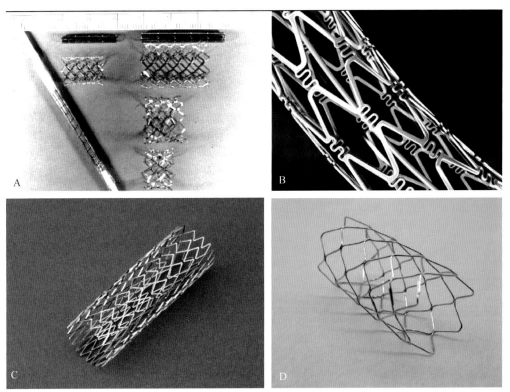

图 14-5　各种支架形态

A. Palmaz XL 10 系列支架，随着支架的扩张，长度相应缩短；**B**. Genesis 支架，通过 S 形小钢丝绞合而防治支架扩张后缩短；**C**. EV3 Intrastent Max LD 支架，可以弯曲，扩张后长度基本不变；**D**. NuMed 公司产 CP 支架，支架通常由 8 个折叠构成，即使充分扩张也能尽量防止支架缩短[34]

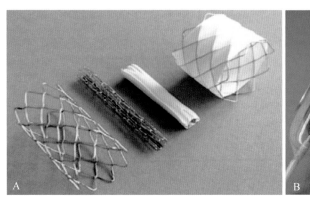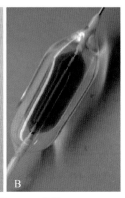

图 14-6　Numed 公司生产的 CP 覆膜支架和 BIB 球囊

A. CP 覆膜支架，系裸支架外覆聚四氟乙烯膜而成，聚四氟乙烯膜需用手动压迫方式置于裸支架之上，自左下至右上分别为伸展的裸支架、压缩的裸支架、聚四氟乙烯膜和将聚四氟乙烯膜置于裸支架上制作成的覆膜支架；**B**. BIB 球囊，由内外 2 个球囊构成，可先用造影剂充盈内囊，然后充盈外囊，由于球囊大小不同，爆破压也不同[35]

窄段附近有粗大分支血管，如迷走左锁骨下动脉、椎基底动脉和脊柱动脉等，此时使用覆膜支架有堵塞分支血管的可能。

上述支架不适合婴幼儿和儿童，为解决这一弊端，近来专门针对幼龄患者生产出一种"生长"支架（图 14-7），支架由两个半圆柱状支架形成，之间通过可吸收缝线缝合，也即相当于将一个圆柱形支架纵行切成两半，然后再用可吸收缝线连接而成，吸收缝线植入体内 6 个月后完全吸收。这种支架仅需 5 F 输送鞘即可释放，非常适合于婴幼儿，待患儿发育之后，可再植入大型支架治疗[36]。

（2）球囊导管：既往主动脉缩窄介入治疗均使用大直径单球囊导管，目前几乎全采用 BIB

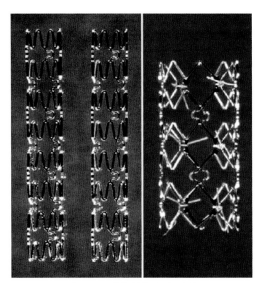

图 14-7　"生长"支架形态

A. 两个半圆柱状支架；**B**. 将两个半圆柱状支架用可吸收线缝合成一个完整的支架[36]

（Balloon-in-Balloon；图 14-6B）球囊。单球囊缺点如下：①在支架的作用下，球囊的两端首先开始充盈，并且扩张良好，而中间部分扩张受限，导致支架两端呈喇叭状张开，非常容易损伤主动脉壁；②扩张过程中支架容易移动，而且一旦扩张，难以再调节位置，可出现支架定位不准或者移位。BIB 球囊由大小两个球囊组成，外囊有效直径为 8～24 mm。该球囊导管的优势如下：①支架扩张均匀：将两个球囊充盈后球囊外形呈圆柱状，不存在两端粗大、中间细小现象，保证支架均匀贴壁，防止支架呈喇叭状张开而损伤血管壁；②可精细调整支架位置：将支架置于缩窄段后可造影定位，然后缓慢充盈内囊，如果发现支架定位不理想，在充盈外囊之前，仍可进一步调整支架位置，因而植入位置更加准确。唯一的缺点是，由于存在内外两个球囊，需要使用较大的输送鞘，对入路血管可能损伤较大，年龄太小的患者不宜使用。

（3）输送鞘：不同支架对输送鞘大小有具体要求，按说明操作即可，临床上实际操作多使用 Mullins 鞘，该鞘硬度适中，X 线下可清晰显影。

2.适应证

随着各种新型支架的问世，主动脉缩窄支架植入术的适应证已明显拓宽，几乎各种类型均可考虑实施支架植入术，具体分述如下：

（1）年龄和体重：成人型支架通常要求体重≥ 25 kg，因输送鞘较粗大，体重太小可引起股动脉撕裂，而且随着年龄的增长，主动脉内径将随之增粗，此时需再次扩张方可满足患者的供血需要。随着生长支架的问世，由于其仅需 5 F 输送鞘释放，年龄和体重的限制已经打破，即使是新生儿也可以考虑实施支架植入术[37]，此外也有采用冠状动脉支架作为新生儿姑息治疗的报道[37]。

（2）主动脉缩窄的解剖形态：支架植入术对主动脉缩窄的解剖形态没有特殊限制，既往推荐隔膜型缩窄、局限性缩窄和外科术后再缩窄实施球囊血管成形术乃是基于医疗成本的考虑。考虑到球囊成形术的操作安全性和术后并发症发生率，目前对上述缩窄同样推荐直接实施支架植入术。基于医疗成本的考虑，推荐以下缩窄优先考虑支架植入术：①长管状缩窄；②主动脉弓或者峡部发育不良型缩窄；③缩窄段迂曲，或者缩窄近心段与远心段主动脉不在同一直线（图 14-8）；④合并动脉导管未闭、外科手术管道、大动脉炎或动脉瘤等；⑤球囊血管成形术后再缩窄；⑥单纯球囊扩张风险大的严重缩窄。

（3）不同病变的支架选择：怎样根据病变选择相应支架目前并无统一意见[29]，结合文献和自身经验推荐如下：①主动脉弓发育不良型缩窄：由于弓部角度大而且存在多支重要分支血管，推荐使用自膨胀型裸支架；②缩窄段临近处同时合

并动脉瘤：推荐使用自膨胀型覆膜支架；③缩窄段存在重要分支血管，覆膜支架有可能造成侧支血管堵塞者：推荐使用裸支架；④长管状缩窄，缩窄段迂曲或者缩窄近心段与远心段主动脉不在同一直线，合并动脉导管未闭、外科手术管道、大动脉炎，年龄大，缩窄段附近存在钙化斑块，球囊扩张可能引起动脉瘤和主动脉夹层形成的严重缩窄推荐植入覆膜支架。

3. 操作步骤

鉴于国内绝大多数均使用球囊扩张型支架进行此项操作，此处以球囊扩张型覆膜支架为例介绍操作过程。

（1）建立入路：常规穿刺右侧股动脉，考虑到输送鞘较粗大，可穿刺股动脉后预先置入血管缝合装置。部分患者缩窄段非常迂曲且同时合并动脉导管未闭，从股动脉入路将导丝送至升主动脉非常困难，此时需同时穿刺桡动脉或者颈动脉，从缩窄段近心端将导丝穿过缩窄段送入降主动脉，然后再从降主动脉进行相关操作（图 14-8）。

（2）肝素化：同球囊血管成形术。

（3）测量跨缩窄段压力阶差。

（4）主动脉造影：同球囊血管成形术。缩窄处直径、正常主动脉直径测量方法参见图 14-9。

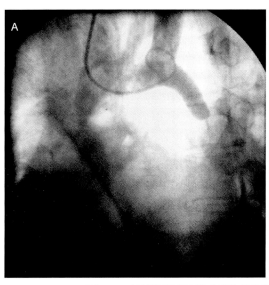
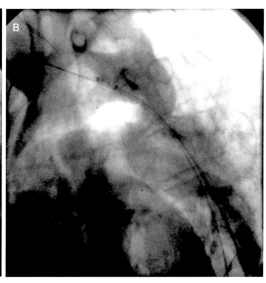

图 14-8 缩窄段高度狭窄或病变处非常迂曲的主动脉缩窄轨道导丝建立方法

A. 缩窄段高度狭窄，常规穿刺股动脉无法将导丝和导管送入升主动脉，穿刺桡动脉后送入猪尾导管至缩窄段近心端主动脉造影。造影可见喷射征，缩窄段开口细小。缩窄段远心端因造影剂量少而充盈不佳。**B.** 缩窄段非常迂曲，远心端扩张明显，同时合并动脉导管未闭，从股动脉送入导丝和导管非常容易穿过动脉导管进入肺动脉。穿刺桡动脉，将超滑交换导丝从缩窄段近心端送入降主动脉相对非常容易，然后自股动脉送入圈套器抓捕导丝，拉出体外。这种方法不仅有利于导丝通过缩窄段，而且为后续输送鞘穿过缩窄段进入缩窄近心端提供强有力的支撑，并降低支架定位不准风险

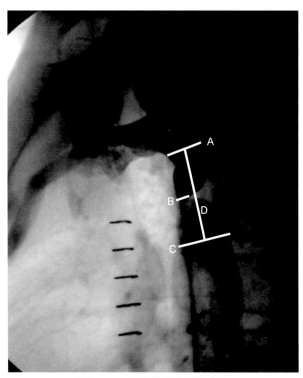

图 14-9　主动脉缩窄测量方法

A.缩窄段近心端血管直径；**B.**缩窄处血管直径；**C.**缩窄段远心端血管直径；**D.**缩窄段长度

根据缩窄段最窄直径和正常主动脉直径选择相应大小的支架和球囊导管。与球囊血管成形术不同，支架植入术尚需测量缩窄段长度，以便选择相应长度的支架。球囊直径以缩窄段最小直径的 2 ~ 3.5 倍为宜，不可 > 3.5 倍，或比主动脉弓直径大 1 ~ 2 mm，但不宜超过膈处降主动脉直径[38]；支架长度以完全覆盖缩窄段为宜，支架过短将无法覆盖整个缩窄段，支架过长则可能影响附近分支血管开口。选择支架长度时，需同时考虑支架的缩短率。

（5）送入输送鞘：自股动脉送入 260 cm 加硬交换导丝至升主动脉或左锁骨下动脉。如果因缩窄段过于迂曲，可从颈动脉或桡动脉送入导丝越过缩窄段，也可使用超滑交换导丝，从股动脉送入圈套器，抓取导丝，建立轨道。在导丝协助下，将输送鞘自股动脉送入，穿过缩窄段，撤出内鞘和导丝，保留外鞘，并使前端位于缩窄段近心端。

（6）送入支架：将支架用手按压方式附着于球囊之上，通过输送鞘将支架送至缩窄段近心端，调整输送鞘位置，回撤输送鞘至缩窄段远心端，

使整个支架位于输送鞘外，从输送鞘推注造影剂观察支架定位是否准确，如果支架位置不理想，此时仍可进行相应调整。

（7）扩张支架：定位准确后，充盈球囊，使支架腰征完全消失。BIB 球囊操作方法如下：定位明确后，先缓慢充盈内囊，观察支架位置是否准确，如果位置良好，则可进一步充盈外囊，使支架腰征消失，如果位置欠佳，虽然内囊已经充盈，但在充盈外囊之前，仍可进行位置调整（图14-10）。

（8）治疗效果评估：负压回抽球囊，自输送鞘推注造影剂观察支架位置是否良好，有无主动脉破裂等并发症，保留交换导丝和输送鞘，撤出球囊导管。自输送鞘送入端孔导管，撤出导丝，测量跨支架压力阶差。

（9）撤出导管和输送鞘，局部加压包扎。

（10）术后处理：抗生素预防感染，术后当天使用肝素或低分子肝素。

自膨胀型支架植入术：自膨胀型支架植入术与球囊扩张型支架植入术基本相同，只是释放之后支架可以自动展开，因此无需使用球囊导管释放。实际操作过程中，由于主动脉缩窄通常需要较大张力才能将缩窄段扩张，因此自膨胀型支架往往难以直接植入，而是需要采取预扩张、支架植入和后扩张等步骤[39]。具体操作步骤如下：①自股动脉送入猪尾导管行主动脉造影，测量缩窄处最小直径、缩窄段长度和膈处正常主动脉直径；②在加硬交换导丝支撑下，送入球囊导管进行阶梯级扩张，最大球囊直径不超过缩窄段最小直径的 5 倍；③主动脉造影显示扩张效果良好后送入输送鞘至缩窄段近心端，经输送鞘送入支架至缩窄段近心端，准确定位后后撤输送鞘，展开支架，支架直径通常以比膈处正常降主动脉直径大 20% ~ 30% 为宜；④如果仍有压力阶差（≥ 5 mmHg），则送入球囊导管进行后扩张，后扩张球囊直径与膈处正常降主动脉直径相同；⑤再次行主动脉造影观察支架植入效果，有无并发症发生[40]。

4.成功标准

与球囊血管成形术不同，支架植入术标准更

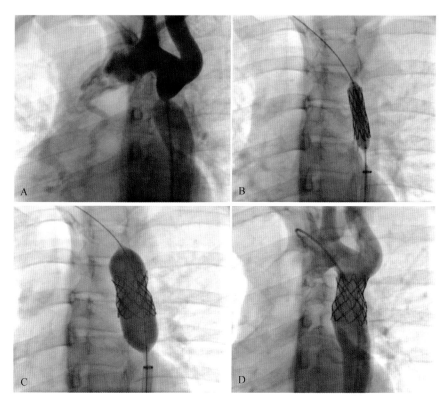

图 14-10　主动脉缩窄支架植入术过程

A. 主动脉弓部左前斜位造影示降主动脉上段局限性狭窄，压差 72 mmHg；**B**. 选择相应支架和球囊导管，从输送鞘送入覆膜支架系统，定位后先充盈内囊；**C**. 观察位置良好后充盈外囊，充分扩张支架；**D**. 术后主动脉造影示主动脉缩窄的狭窄段管径明显增大，压力阶差消失

为严格。成功标准如下：①跨缩窄段残余压力阶差＜ 10 mmHg；②缩窄段直径大于正常主动脉直径 90%[38]。

5. 术后处理

（1）术后半年内防止剧烈运动和碰撞。

（2）抗血小板：阿司匹林 100 mg/d，服用半年，如果存在高血压，建议长期服用阿司匹林。

（3）治疗高血压：如果患者术前正在服用降压药物，通常继续服用 1 ～ 4 个月，根据血压变化决定是否停用降压药物治疗；即使术前未服用降压药，也建议服用 1 个月左右以降低血压，防止血压偏高导致血管并发症[38]。

6. 并发症

主动脉缩窄支架植入术并发症发生率为 2.3% ～ 11.7%。主要并发症如下[34, 39, 41-43]：

（1）支架断裂：属于严重并发症，可引起气胸甚至死亡，发生率约 1.6%。需要注意的是，支架断裂并非只发生于操作时，晚期也可出现支架断裂现象，尤其是 CP 支架。出现支架断裂应立即处理，如果未引起严重后果，可重新植入覆膜支架。

（2）主动脉夹层或破裂：发生率约 1% ～ 5%，需在最短时间内尝试覆膜支架植入术，如果无法采用介入方式处理，则需立即外科手术。

（3）动脉瘤：发生率约 5% ～ 9%。过度扩张导致血管壁损伤，操作不规范，主动脉中膜囊性坏死均可导致动脉瘤形成。目前尚无有效办法预测术后发生动脉瘤，但球囊 / 缩窄段直径比值＞ 3.5 和支架植入术前预扩张是导致术后动脉瘤形成的重要原因，因此操作时尽量直接实施支架植入术，而且球囊直径不宜过大。由于动脉瘤发生时间无法确定，建议术后定期随访，必要时行主动脉 CT 造影检查，出现动脉瘤后可考虑行覆膜支架植入术隔绝动脉瘤。

（4）支架移位和脱落：发生率约 3% ～ 6%。球囊过大、球囊过小或者球囊破裂均可引起支架脱落和移位。支架移位或脱落后可在球囊协助下将支架置入无分支血管处，然后充分充盈球囊使之固定，也可考虑经动脉鞘取出，但难度较大，尤其是覆膜支架，如果影响分支血管又无法取出，则需外科手术取出支架。

（5）再缩窄：发生率约 2.3% ～ 4%。支架植入术后缩窄段重塑，新内膜层增生，支架断裂和支架弹性回缩均是再缩窄的重要原因。对于幼儿和儿童，其生理发育导致相对性缩窄是术后再缩窄的主要原因[44-45]。出现再缩窄后可采用更大的球囊重新扩张支架，支架断裂者可重新植入支架。

（6）球囊破裂：发生率2.2%。最常见于使用Palmaz 8 系列支架者，但如果压力过大，BIB球囊同样可以破裂。球囊破裂可导致两个并发症，一是球囊牵拉支架导致支架移位，二是碎片脱落导致周围血管栓塞，因此，一旦出现球囊破裂，务必小心处理，轻柔缓慢退出球囊，防止球囊牵拉导致支架移位，而且撤出球囊后务必检查其完整性。

（7）术后高血压：发生原因和处理方法与球囊血管成形术相似，但支架植入术后约34%的患者可以停用或减少高血压药物治疗[43]。

（8）堵塞分支血管：支架植入后会覆盖部分主动脉分支血管开口，如左锁骨下动脉、支气管动脉、脊髓动脉等，尤其是覆膜支架，发生率更高，但有文献报道，即使覆盖了部分分支开口，似乎对患者并无明显影响[46]。

（9）心导管术相关并发症：由于使用输送鞘比较粗大，术后容易发生穿刺部位出血，而压迫力度过大则可导致血管闭塞。其他并发症包括肾动脉血栓形成、脑血管血栓、腹膜后出血、术后动静脉瘘、冠状动脉损伤等。

7. 治疗效果

支架植入手术效果令人满意。Johnston 等[46]对32例年龄4.8月至34岁主动脉缩窄患者实施支架植入术，31例获得成功，仅有2例出现并发症。Golden 等[42]对1989—2005年实施支架植入术的主动脉缩窄患者进行多中心回顾性调查显示，在588例接受支架植入术患者中，580例介入治疗成功，跨缩窄处压力阶差由34 mmHg降至3.4 mmHg，成功率达98.6%。这些支架植入术患者中，共有28例出现支架移位，支架断裂6例（CP支架4例，Genesis XD支架2例），其中5例需要重新植入支架处理再狭窄；61例患者出现一至多支头臂血管被支架覆盖现象，但没有出现周围血管血栓形成或血流障碍；8例患者术后造影出现明显的主动脉内膜撕裂，但仅2例需要进一步行支架植入术；9例出现主动脉夹层，其中3例自动愈合，3例

需要重新植入覆膜支架，3例需要外科手术处理。CCISC（Congenital Cardiovascular Interventional Study Consortium）总结2002—2007年17个单位565例原发主动脉缩窄及术后再缩窄患者（平均年龄18.1岁）支架植入术的结果[22]，显示97.9%的患者手术成功（术后跨缩窄段压差减小至20 mmHg以下），收缩期压差由31.6 mmHg±16.0 mmHg降低至2.7 mmHg±4.2 mmHg，缩窄处直径由7.4 mm±3.0 mm扩大至14.3 mm±3.2 mm。死亡率仅0.4%，总并发症发生率为14.3%。主动脉缩窄支架植入术患者的中期随访研究显示，术后再缩窄率为2.7%。从上述结果可以看出，支架植入术与外科手术相比，不仅创伤小、恢复快，而且成功率高、近中期疗效显著，并发症及死亡率均明显低于手术，并可作为外科手术术后并发症的补救方法。

从上述结果可以看出，支架植入术的成功率远远高于球囊血管成形术和外科手术，而并发症发生率显著降低。此外，覆膜支架还可作为主动脉缩窄外科手术和介入治疗出现并发症之后的一种补救手段。对于重度管状缩窄和主动脉弓发育不良患者，人们也进行了有益的探索。Suarez de Lezo 等[47]曾对9例此类患者实施支架植入术，8例为婴幼儿，所有患者均植入成功支架，压力阶差近乎完全消失，随访4个多月，所有患者状态良好。Tzifa 等[32]曾对30例合并主动脉瘤、裸支架植入并发症或者非常容易合并并发症的复杂主动脉缩窄患者实施CP覆膜支架植入术，所有支架均位置良好，平均随访11个月，没有出现重大并发症。需指出的是，目前并无证据证实覆膜支架在治疗效果和并发症发生率方面优于裸支架[41]。对于短管状缩窄，裸支架和覆膜支架效果相同，虽然仅裸支架组可见再缩窄（6.7%），覆膜支架组发生假性动脉瘤事件（3.3%），但组间比较并无统计学差异。73.3%的裸支架和78.3%的覆膜支架患者术后血压恢复正常，同样也无明显差别[42]，随机对照研究也显示，裸支架和覆膜支架在再缩窄和假性动脉瘤形成方面并无差别[48]。上述研究结果表明，裸支架和覆膜支架在治疗效果和并发症方面并无明显差别，操作时没有必要盲目选择

覆膜支架。

总之，主动脉缩窄的介入治疗安全、有效、微创，已成为外科开放式手术的替代方法。球囊血管成形术主要用于不适于支架植入术和外科手术的患者，如：早产儿、低体重儿、外科手术后及再狭窄的患者；球囊扩张型支架植入术是青少年及成人单纯型主动脉缩窄的首选治疗方法。随着支架及推送系统的不断改进，支架在主动脉缩窄治疗中的应用越来越广泛，不仅可用于严重的、复杂的主动脉缩窄，甚至有望突破年龄限制用于较小儿童。

参考文献

[1] Bai J，Liu Y，Jin J，et al. Single-stage endovascular management of complicated thoracic aorta coarctation concurrent with aortic arch aneurysm using a novel fenestration device. J Thorac Dis，2018，10：2474-2480.

[2] Rao PS. Coarctation of the aorta. Semin Nephrol，1995，15：87-105.

[3] Jurcut R，Daraban AM，Lorber A，et al. Coarctation of the aorta in adults：what is the best treatment？ Case report and literature review. J Med Life，2011，4：189-195.

[4] Silversides CK，Kiess M，Beauchesne L，et al. Canadian Cardiovascular Society 2009 Consensus Conference on the management of adults with congenital heart disease：outflow tract obstruction，coarctation of the aorta，tetralogy of Fallot，Ebstein anomaly and Marfan's syndrome. Can J Cardiol，2010，26：e80-97.

[5] Vergales JE，Gangemi JJ，Rhueban KS，et al. Coarctation of the aorta-the current state of surgical and transcatheter therapies. Curr Cardiol Rev，2013，9：211-219.

[6] Tanous D，Benson LN，Horlick EM. Coarctation of the aorta：evaluation and management. Curr Opin Cardiol，2009，24：509-515.

[7] Torok RD，Campbell MJ，Fleming GA，et al. Coarctation of the aorta：Management from infancy to adulthood. World J Cardiol，2015，7：765-775.

[8] 黄鹤，唐红. 超声心动图诊断主动脉缩窄. 华西医学，2003，18：24-25.

[9] Hoffman JI. The challenge in diagnosing coarctation of the aorta. Cardiovasc J Afr，2017，28：1-4.

[10] Qasim A，Dasgupta S，Jain SK，et al. Coarctation of the aorta as a complication of surgical ligation of patent ductus arteriosus in a premature infant. Case Rep Pediatr，2017，2017：2647353. doi：10.1155/2017/2647353.

[11] 文利，邹利光，孙清荣，等. MRI 在主动脉缩窄诊断中的应用价值. 第三军医大学学报，2006，28：29-31.

[12] Backer CL，Mavroudis C. Congenital heart surgery nomenclature and database project：patent ductus arteriosus，coarctation of the aorta，interrupted aortic arch. Ann Thorac Surg，2000，69：S298-S307.

[13] 杨思源，陈树宝. 小儿心脏病学. 北京：人民卫生出版社，2012.

[14] 张菲晏，计晓娟. 先天性主动脉缩窄的临床诊疗进展. 局解手术学杂志，2018，27：148-152.

[15] 任兴香，王建华，刘梅，等. 超声心动图与 CT 血管成像诊断主动脉缩窄的价值对比研究. 中华医学超声杂志（电子版），2014，11：732-736.

[16] Rosenthal E. Coarctation of the aorta from fetus to adult：curable condition or lifelong disease process？ Heart，2005，91：1495-l502.

[17] Singer MI，Rowen M，Dorsey TJ. Transluminal aortic balloon angioplasty for coarctation of the aorta in the newborn. Am Heart J，1982，103：131-132.

[18] Warnes CA，Williams RG，Bashore TM，et al. ACC/AHA 2008 Guidelines for the management of adults with congenital heart disease：a report of the American College of Cardiology/American Heart Association task force on practice guidelines（writing committee to develop guidelines on the management of adults with congenital heart disease）. Circulation，2008，118：e714-833.

[19] Baumgartner H，Bonhoeffer P，De Groot NM，et al. Task Force on the Management of Grown-up Congenital Heart Disease of the European Society of Cardiology（ESC）. Guidelines for the management of grown-up congenital heart disease. The Task Force on the Management of Grown-up Congenital Heart Disease of the European Society of Cardiology（ESC）endorsed by the European Pediatric Cardiology（AEPC）. Eur Heart J，2010，31：2915-2957.

[20] Dijkema EJ，Leiner T，Grotenhuis HB. Diagnosis，imaging and clinical management of aortic coarctation. Heart，2017，103：1148-1155.

[21] Dijkema EJ，Sieswerda GT，Takken T，et al. Long-term results of balloon angioplasty for native coarctation of the aorta in childhood in comparison with surgery. Eur J Cardiothorac Surg，2018，53：262-268.

[22] Forbes TJ，Kim DW，Du W，et al. CCISC Investigators. Comparison of surgical，stent，and balloon angioplasty

结构性心脏病心导管介入治疗

treatment of native coarctation of the aorta: an observational study by the CCISC (Congenital Cardiovascular Interventional Study Consortium). J Am Coll Cardiol, 2011, 58: 2664-2674.

[23] Beckmann E, Jassar AS.Coarctation repair-redo challenges in the adults: what to do？ J Vis Surg, 2018, 4: 76. doi: 10.21037,

[24] Rao PS, Galal O, Smith PA, et al. Five-year to nine-year follow-up results of balloon angioplasty of native aortic coarctation in infants and children. J Am Coll Cardiol, 1996, 27: 462-470.

[25] Parra-Bravo JR, Reséndiz-Balderas M, Francisco-Candelario R, et al. Balloon angioplasty for native aortic coarctation in children younger than 12 months: immediate and medium-term results. Arch Cardiol Mex, 2007, 77: 217-225.

[26] Okur F, Tavli V, Saritaş T, et al. Short-and mid-term results of balloon angioplasty in the treatment of aortic coarctation in children. Turk Kardiyol Dern Ars, 2008, 36: 26-31.

[27] Shaddy RE, Boucek MM, Sturtevant JE, et al. Comparison of angioplasty and surgery for unoperated coarctation of the aorta. Circulation, 1993, 87: 793-799.

[28] Rao PS, Chopra PS, Koscik R, et al. Surgical versus balloon therapy for aortic coarctation in infants ＜ or ＝ 3 months old. J Am Coll Cardiol, 1994, 23: 1479-1483.

[29] Kenny D, Margey R, Turner MS, et al. Self-expanding and balloon expandable covered stents in the treatment of aortic coarctation with or without aneurysm formation. Catheter Cardiovasc Interv, 2008, 72: 65-71.

[30] COAST II investigators. Taggart Immediate Outcomes of Covered Stent Placement for Treatment or Prevention of Aortic Wall Injury Associated With Coarctation of the Aorta (COAST II). JACCIntv, 2016, 9: 484-493.

[31] Zanjani KS1, Sabi T, Moysich A, et al. Feasibility and efficacy of stent redilatation in aortic coarctation. Catheter Cardiovasc Interv, 2008, 72: 552-556.

[32] Tzifa A, Ewert P, Brzezinska-Rajszys G, et al. Covered Cheatham-platinum stents for aortic coarctation: early and intermediate-term results. JACC, 2006, 47: 1457-1463.

[33] Sadiq M, Malick NH, Qureshi SA. Simultaneous treatment of native coarctation of the aorta combined with patent ductus arteriosus using a covered stent. Catheter Cardiovasc Interv, 2003, 59: 387-390.

[34] Suradi H, Hijazi ZM. Current management of coar-ctation of the aorta. Glob Cardiol Sci Pract, 2015, 2015: 44.

[35] Kische S, Schneider H, Akin I, et al. Technique of interventional repair in adult aortic coarctation. J Vasc Surg, 2010, 51: 1550-1559.

[36] Ewert P, Peters B, Nagdyman N, et al. Early and mid-term results with the Growth Stent—a possible concept for transcatheter treatment of aortic coarctation from infancy to adulthood by stent implantation？ Catheter Cardiovasc Interv, 2008, 71: 120-126.

[37] Bugeja J, Cutajar D, Zahra C, et al. Aortic stenting for neonatal coarctation of the aorta-when should this be considered？ Images Paediatr Cardiol, 2016, 18: 1-4.

[38] Godart F. Intravascular stenting for the treatment of coarctation of the aorta in adolescent and adult patients. Arch Cardiovasc Dis, 2011, 104: 627-635.

[39] Haji Zeinali AM, Sadeghian M, Qureshi SA, et al. Midterm to long-term safety and efficacy of self-expandable nitinol stent implantation for coarctation of aorta in adults. Catheter Cardiovasc Interv, 2017, 90: 425-431.

[40] Haji-Zeinali AM, Ghazi P, Alidoosti M. Self-expanding nitinol stent implantation for treatment of aortic coarctation. J Endovasc Ther, 2009, 16: 224-232.

[41] Forbes TJ, Garekar S, Amin Z, et al. Procedural results and acute complications in stenting native and recurrent coarctation of the aorta in patients over 4 years of age: a multi-institutional study. Catheter Cardiovasc Interv, 2007, 70: 276-285.

[42] Golden AB and Hellenbrand WE. Coarctation of the aorta: stenting in children and adults. Catheter Cardiovasc Interv, 2007, 69: 289-299.

[43] Forbes TJ, Moore P, Pedra CA, et al. Intermediate follow-up following intravascular stenting for treatment of coarctation of the aorta. Catheter Cardiovasc Interv, 2007, 70: 569-577.

[44] Holzer R, Qureshi S, Ghasemi A, et al. Stenting of aortic coarctation: acute, intermediate, and long-term results of a prospective multi-institutional registry-Congenital Cardiovascular Interventional Study Consortium (CCISC). Catheter Cardiovasc Interv, 2010, 76: 553-563.

[45] Sulik S, Fiszer R, Scalone G, et al. Immediate and long-term outcomes of native aortic coarctation and postsurgical aortic recoarctation treated with stent implantation: a single-center experience. Pol Arch Intern Med, 2017, 127: 498-505.

[46] Johnston TA, Grifka RG, Jones TK. Endovascular

stents for treatment of coarctation of the aorta: acute results and follow-up experience. Catheter Cardiovasc Interv, 2004, 62: 499-505.

[47] Suárez de Lezo J, Pan M, Romero M, et al. Balloon-expandable stent repair of severe coarctation of aorta. Am Heart J, 1995, 129: 1002-1008.

[48] Sohrabi B, Jamshidi P, Yaghoubi A, et al. Comparison between covered and bare Cheatham-Platinum stents for endovascular treatment of patients with native post-ductal aortic coarctation: immediate and intermediate-term results. JACC Cardiovasc Interv, 2014, 7: 416-423.

15 经皮介入治疗主动脉窦瘤破裂

（秦永文　许旭东）

一、概述

主动脉窦瘤又称 Valsalva 窦瘤，大多数系先天性，较少见。发病率东方人高于西方人[1]。在中国发病率为 1.2% ～ 1.8%，在西方为 0.14% ～ 0.96%。主动脉窦瘤破裂多发于青壮年，80% 患者年龄为 20 ～ 40 岁，婴幼儿少见，男性约占 2/3 以上。其病因多系主动脉窦部先天发育异常，即窦壁中层缺乏正常的弹力组织和肌肉组织，在主动脉内压力影响下窦壁日渐变薄并向外扩张而形成囊袋状突起，即主动脉窦瘤，突向邻近的心腔，瘤体未破裂时不引起血流动力学变化，患者也无明显症状及临床体征，直到瘤体破裂后才被发现。当某种因素，例如剧烈活动或外伤等，引起主动脉内压力骤然升高时，可使窦瘤破入邻近的心腔，如破口小，临床症状与小的左向右分流的先天性心脏畸形相似；大的破裂可立即出现急性心功能不全，甚至猝死。极少数为后天性病因所致，其发生率低于先天性主动脉窦瘤破裂，继发于主动脉壁的损伤包括感染（梅毒、细菌或真菌引起的内膜炎，或结核感染），退行性疾患（动脉粥样硬化、结缔组织紊乱及囊状内膜凋亡）或胸部创伤。获得性主动脉窦瘤破裂常累及多个冠状动脉窦。但一些先天性因素包括遗传性结缔组织异常如 Ehlers-Danlos 综合征或马方综合征也会导致主动脉窦广泛弥漫扩张而不是局限性瘤样突出。文献也有大动脉炎、白塞病导致的窦瘤形成报道。更为罕见的是医源性主动脉窦瘤破裂，包括主动脉瓣置换术后、主动脉瓣广泛钙化切除后。不同于先天性主动脉窦瘤破裂，获得性主动脉窦瘤破裂常有一些特点：瘤体常在心外，可累及任何主动脉窦并向上延续；常合并获得性心脏感染疾患而很少合并心脏先天畸形；左冠窦窦瘤最少见，但常常为获得性，特别是左冠窦破入左心室。本病患者预后不良，平均生存期 1 ～ 3.9 年，多数在 1 年内死亡，如能及时治疗，预后良好。因此，主动脉窦瘤破裂患者一经确诊，应尽早施行介入治疗或外科手术，必要时施行急诊处理。

二、病理解剖

主动脉窦瘤多发生在右冠窦和无冠窦，以右冠窦多见（80%），其次为无冠窦（15%），左冠窦极为少见（5%）。破入腔室中以右心室（63%）为多，其次为右心房（32%），极少见破入左心、心包腔、室间隔或肺动脉。先天性主动脉窦瘤常单个发生，外观为白色薄壁的纤维膜样囊状膨出结构或筒状结构，常有内、外破口，内破口与主动脉窦相连，形成窦瘤蒂部，一般为 0.6 ～ 1.2 cm，瘤囊长径约 0.4 ～ 4.0 cm，一般为 1 ～ 2 cm，壁薄，内膜光滑，少数可较厚；外破口与毗邻心腔相通，呈乳头状，多为一个破裂口，也可有几个破裂口（外口）。主动脉窦瘤常伴发其他先天畸形，包括室间隔缺损（30% ～ 60%）、主动脉二瓣化（10%）、主动脉瓣反流、肺动脉狭窄、主动脉缩窄、房间隔缺损及主动脉瓣下瘤样扩张。

三、分型

Sakakibara 等根据窦瘤起源和破入心腔的部位，首次提出了主动脉窦瘤的分型（简称为 Sakakibara 分型），因其侧重于右冠窦和无冠窦起源的窦瘤，在临床应用较少。2013 年罗等通过回顾性分析我国主动脉窦瘤患者，对 Sakakibara 分型进行了改良，其分型如下表，对指导临床治疗有积极的意义（表 15-1）。

在临床实践中，作者中心根据介入治疗的需要，结合主动脉窦瘤的影像学特征，将主动脉窦瘤分为四型：Ⅰ型为窗型；Ⅱ型为动脉瘤型；Ⅲ型为管型；Ⅳ型为其他类型如破裂口巨大型或长漏斗型。Ⅰ型和Ⅱ型采用小腰大边型室间隔缺损封堵器封堵，Ⅲ型采用肌部室间隔缺损封堵器封堵，手术成功率达 90% 以上，显示出良好的实用性（图 15-1）[2-3]。

四、临床表现

未破裂的主动脉窦瘤常无明显的症状和体征，不易被发现。极个别主动脉窦瘤破裂前患者胸前可闻及连续性杂音，这是由往复进出主动脉窦瘤囊袋形成湍流导致。未破裂主动脉窦瘤患者也可有劳力性呼吸困难、心悸、心绞痛样胸痛等症状，尽管可能与窦瘤无关。多个个案报道了未破裂主动脉窦瘤导致明显的解剖及生理紊乱；严重的心律失常包括室性心动过速及心房颤动，以及因窦瘤凸入室间隔压迫房室结或传导束导致的完全性房室传导阻滞。

破裂导致的临床表现取决于破裂发生的速度、破口的大小及破入的心腔。急性、巨大的破口导致严重临床症状，如剧烈的胸骨下疼痛、上腹部疼痛、严重的呼吸困难、疲乏、端坐呼吸及夜间阵发性呼吸困难等，因为心脏在很短时间内无法适应突然增多的容量负荷，迅速出现右心衰

类型	Sakakibara 分型法	改良分型法
Ⅰ型	窦瘤发自右冠窦左侧部，紧邻肺动脉左、右瓣交界下方处凸入右心室	窦瘤在靠近肺动脉瓣下方处凸入右心室
Ⅱ型	窦瘤发自右冠窦中部，凸入右心室腔室上嵴内	窦瘤凸入右心室腔室上嵴及嵴下部位
Ⅲv型	窦瘤发自右冠窦后部，突破膜部间隔在三尖瓣隔叶下方入右心室	在三尖瓣环或紧邻三尖瓣环的部位凸入右心室
Ⅲa型	窦瘤发自右冠窦后部，在靠近三尖瓣前、隔叶交界处凸入右心房	在三尖瓣环或紧邻三尖瓣环的部位凸入右心房
Ⅳ型	窦瘤发自无冠窦右侧部，在靠近三尖瓣隔叶处凸入右心房	窦瘤凸入右心房
Ⅴ型	—	窦瘤凸入肺动脉、左心房、左心室或其他部位

表 15-1 主动脉窦瘤分型

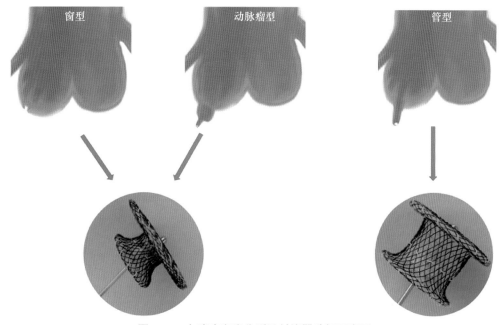

图 15-1 主动脉窦瘤分型及封堵器选择示意图

竭症状。同时，左向右或左向左分流的突然增加不可避免地会引起左心超负荷，从而导致全心衰竭。心力衰竭的急性症状可持续数小时或数天，然后好转或恶化。小的窦瘤破裂症状轻微，患者可能持续数月或数年无症状，直到出现充血性心力衰竭。体征主要是在胸骨左缘第3、4肋间可闻及4～5级表浅连续性杂音，舒张期更响，并有震颤；肺动脉第二音亢进，心脏浊音界扩大；舒张压显著下降，脉压增大，出现水冲脉、枪击音、毛细血管搏动等外周血管阳性体征；肝大，下肢常有水肿。

窦瘤破裂导致的猝死原因为心脏压塞，心肌缺血，传导阻滞或恶性心律失常。窦瘤破入心包腔几乎无可避免地会导致致命的心脏压塞。窦瘤破裂导致左主干开口受压引起心肌缺血或恶性心律失常也可导致猝死。若窦瘤破裂穿透室间隔基底部则会压迫希氏束导致房室传导阻滞及心律失常。Choudhary 回顾分析了 26 例窦瘤破入室间隔的患者，超过 50% 发生充血性心力衰竭及完全性房室传导阻滞。

五、辅助检查

（一）超声心动图

经胸超声心动图及经食管超声心动图可以明确诊断，对窦瘤和破口发生的位置进行准确判断，并评价窦瘤的大小、破入的腔室、继发的血流动力学改变、心功能以及肺动脉压力。

1. 扫描的切面

常规的系列切面包括左心室长轴、大动脉短轴、心尖五腔心及剑突下各切面。大血管短轴切面是观测主动脉窦瘤位置的主要切面，在此切面上，可以明确区分主动脉的三个冠窦，可以观察到主动脉右窦向右心室流出道膨出，呈囊袋状、壁变薄，顶部可见破口。经食管超声心动图于主动脉短轴切面可以观察到窦瘤形态，通过破裂口的血流，右心室流出道情况等。对破入右心室者，胸骨旁长轴切面也可清楚显示主动脉窦瘤破入右心室。

2. 检查内容

包括主动脉窦有无明显的膨凸与局限窦壁变薄膨出，膨凸的方向及破口的部位，确定所破入的心腔及破口大小，主动脉窦瘤破裂时观测到窦壁明显变薄，呈"囊袋"状突出，破口处可见带状回声漂浮，随心动周期摆动，破口可为一个，也可为多个；还要观察有无继发的主动脉瓣脱垂及其关闭不全的程度；是否同时伴有室间隔缺损及室间隔缺损部位、大小，多普勒成像可以观测血流的方向、时相以及分流量的大小，主动脉窦瘤破裂入右心系统时，破口水平出现的都是全心动周期的持续分流，表现为五彩镶嵌的花色血流；主动脉窦瘤破入左心室时，分流表现为舒张期的花色血流并可同时判断是否存在主动脉瓣反流。

（二）多排螺旋 CT（MSCT）和磁共振成像（MRI）

在超声心动图诊断主动脉窦瘤破裂不太理想时，可应用 MSCT 和 MRI 进一步确定诊断，与经食管超声心动图相比较，MSCT 和 MRI 是非侵入性检查，可用于主动脉窦瘤破裂的诊断和随访检查，64 排螺旋 CT 还可以除外主动脉夹层和肺动脉栓塞，MRI 可发现主动脉窦瘤破口处，由窦瘤壁形成的瓣膜样结构飘入低压腔，此征象为主动脉窦瘤破裂的特征性表现。在电影 MRI 和 MRA 图像上，有时可显示喷射血流信号经破口进入邻近心腔，MRI 诊断主动脉窦瘤破裂可以给术者提供更好的三维影像。

（三）血管造影

血管造影检查一般选择逆行升主动脉造影，通常在左前斜位 60°，猪尾造影导管置于主动脉瓣上方约 2 cm 处，通过主动脉造影可显示窦瘤的部位、大小及破入的心腔，主动脉瓣反流的程度及其他合并畸形，同时行右心导管检查可测定右心系统各部位的压力、血氧含量、肺循环与体循环血流量比率（Qp/Qs），并判定主动脉窦瘤的破入部位。

六、诊断

既往健康的个体，无明显症状，胸前出现无症状连续性杂音要高度怀疑主动脉窦瘤破裂。大部分患者表现为低沉的、机器样连续性杂音，最易在心底部闻及。该杂音不像动脉导管未闭的杂音在第二心音达到顶峰，杂音强度可能会在第二心音减弱，而在舒张期再次增强，从而产生往复的节奏。

经胸多普勒超声心动图为诊断主动脉窦瘤破裂或未破裂的一线无创方法，大部分患者可通过超声明确诊断。二维超声心动图联合彩色多普勒及频谱技术能准确评价主动脉窦瘤破裂及并存的其他畸形。当诊断有疑问时，经食管超声心动图可作为第二步的补充方法，其对诊断及定位主动脉窦瘤破裂具有极高的敏感性，特别是瘤囊较小或合并其他先天畸形时。心导管及造影可确诊主动脉窦瘤，同时评价破裂后的血流动力学改变及合并畸形，而更为重要的是能同时显示冠状动脉的解剖。如果合并多发的先天性畸形，或治疗需要更详细的解剖细节，建议将磁共振（MRA）或CT血管成像（CTA）作为有益的补充。

七、治疗

未经处理的主动脉窦瘤破裂预后差，传统外科修补术是主要治疗方法。外科手术治疗具有较高的手术成功率和较低的手术风险。目前绝大多数心脏中心采用的术式都是暴露两个心腔，主动脉根部及受累心腔均被切开，有利于对破口进行更精细的缝合，更好地观察合并畸形，避免主动脉瓣的卷曲及晚期主动脉瓣关闭不全的发生。多个研究提示对破口的直接缝合可能有较高的窦瘤复发概率。无论瘤体或破口大小，很多心脏中心均采用补片修补窦瘤，避免主动脉瓣环过高的张力。

尽管外科手术已经发展了很多年，目前已经成为治疗主动脉窦瘤破裂的成熟手段，但毕竟外科手术需要全身麻醉、体外循环，仍存在一定的手术风险，且对患者创伤较大。近年来随着介入心脏病学的快速发展，部分中心采用介入封堵的方法治疗主动脉窦瘤破裂，取得了良好的近期及远期效果，通过对比研究发现，介入治疗无论在手术成功率、近远期疗效、残余分流等方面均与外科手术相当，且并发症和手术风险更低。外科手术经常合并更严重的主动脉反流以及感染性心内膜炎、主动脉瓣损伤、破裂口增大，甚至破裂复发等并发症[4]。自1994年Cullen等[5]运用Rashkind伞经皮导管成功封堵主动脉窦瘤破裂至今，国内外文献报道采用介入方式封堵主动脉窦瘤破裂的病例逐渐增多，目前已经成为治疗主动脉窦瘤破裂的主要方式之一。

（一）介入治疗主动脉窦瘤的适应证和禁忌证

1. 介入治疗的理想适应证

（1）年龄3岁以上，体重大于10 kg；

（2）主动脉右冠窦或无冠窦受累；

（3）瘤体破入右心房或右心室；

（4）瘤体未累及瓣环或主动脉瓣，窦瘤破口边缘至主动脉瓣环距离≥7 mm，且窦瘤破口距右冠状动脉开口≥5 mm；

（5）无合并其他需要外科处理的心血管疾患；

（6）心功能可以耐受手术。

2. 介入治疗的相对适应证

（1）合并其他可同时行介入治疗的先天畸形；

（2）急性破裂，心功能差，无法耐受外科手术；

（3）未生育女性，以后可能需换瓣治疗。

3. 介入治疗的禁忌证

（1）合并需要外科处理的心血管畸形，如主动脉瓣脱垂、主动脉瓣关闭不全、肺动脉狭窄，以及室间隔缺损等；

（2）瘤体影响主动脉瓣，造成中、重度关闭不全者；

（3）瘤体影响右心室流出道，造成明显狭窄者；

（4）主动脉窦瘤累及左窦者；

（5）合并其他心导管检查禁忌的病变，如心内膜炎、败血症、出血性疾患、封堵术前1个月内患有严重感染性疾病等；

（6）重度肺动脉高压并已导致右向左分流；

（7）封堵器安置处有血栓存在，导管插入途径有血栓形成。

然而，虽然窦瘤破入左心室既往被认为是介入治疗主动脉窦瘤破裂的禁忌证，但 Srivastava 等[6]仍采用 3 个动脉导管未闭封堵器（Amplatzer duct occluder，ADO）为一例 5 岁男性患儿成功地同时封堵了主动脉窦瘤破裂以及合并的动脉导管未闭与冠状动脉瘘。此外，目前研制的新型动脉导管未闭封堵器可以经动脉侧，单轨道封堵破入左心室的主动脉窦瘤。因此，关于介入治疗主动脉窦瘤破裂的适应证与禁忌证是相对的，随着技术和材料的进步，适应证有可能进一步拓展。

（二）介入治疗

1. 主动脉窦瘤破裂的术前评估

通常先行超声心动图、右心导管检查、主动脉根部造影及心室造影。通过超声心动图可以对主动脉窦瘤破裂进行如下评估[7]，包括：①主动脉窦瘤瘤体形态；②破口的部位、大小、破入的心腔以及分流量；③明确其与冠状动脉开口的距离；④探查有无合并其他心脏畸形；⑤明确有无其他合并症，包括主动脉瓣脱垂及其关闭不全的程度以及感染性心内膜炎等。TTE 效果不佳时，可以考虑行 TEE 检查。升主动脉根部造影显示主动脉窦瘤的位置、大小及其破入的心腔，了解是否合并主动脉瓣关闭不全。主动脉根部造影需要左前斜位 45°＋头 25°、右前斜位 45°、左前斜位 60° 等多体位投照以清晰显示破口的形态和大小，左心室造影显示心内其他合并畸形。进行右心导管检查，测量右心房至肺动脉的压力，必要时行右心室造影。

2. 主动脉窦瘤破裂的介入治疗过程

封堵过程与介入封堵室间隔缺损相类似。即穿刺股动脉和股静脉，在完成左心室和主动脉造影术后，经动脉侧送入端孔导管或右冠状动脉造影导管，经导管送入长 260 cm、直径 0.032 英寸的超滑导丝，通过主动脉瘤的破口，进入右心系统，经静脉侧送入端孔导管至超滑导丝进入的心腔，圈套超滑导丝，建立股动脉-升主动脉-主动脉窦瘤破口-右心室-右心房-下腔静脉-股静脉轨道，在透视下沿轨道钢丝送入输送鞘，经鞘管送入封堵器。此外，破口的构造与膜部室间隔缺损

大致相同，多数无明显粘连机化，部分甚至可见摆动的破口残端。因此，术中当导管/鞘管通过破口后可能压迫较薄软的瘤壁导致破口变形加大，应再次用二维和彩色多普勒超声观测破口直径，帮助修正术前偏小的测量值，选择恰当封堵器型号[8]。在保留轨道导丝的情况下重复升主动脉造影，结合经胸超声心动图评价封堵效果并了解主动脉瓣及右冠状动脉开口功能状态，必要时行右冠状动脉造影，排除右冠状动脉开口受累，如封堵器位置良好，固定牢靠，无明显残余分流及主动脉瓣反流，释放封堵器。释放封堵器前必须确定封堵器大小是否合适，通常根据以下指标判断：封堵器的左侧盘片完全封堵主动脉窦瘤的入口，封堵器的腰部受压，但封堵器的左侧盘片平整展开，轻轻牵拉时封堵器固定，主动脉造影无明显分流，不影响毗邻结构。

（三）封堵器的选择

主动脉窦瘤的介入治疗尚无专用的封堵器，目前国内外均选择现有的用于动脉导管未闭和室间隔缺损的介入治疗材料。

1. 动脉导管未闭封堵装置

部分心脏中心将动脉导管未闭封堵器作为治疗主动脉窦瘤破裂的首选封堵器。该封堵器被认为更加符合主动脉窦瘤的形态学特点，且在动静脉轨道建立后，通过股静脉进入的过程更为方便与安全[9-11]。然而随着介入治疗主动脉窦瘤的发展，以及病例报道的增多，这种封堵器逐渐暴露出一些不足之处。封堵治疗时，封堵器主动脉侧盘边缘短，植入封堵器往往偏大，腰部的张力必然会对主动脉窦瘤的破口产生一定的扩张作用，有可能导致破口扩大和后期封堵器移位或脱落。此外，如动脉导管未闭封堵器突入主动脉窦多，且封堵器腰部对主动脉窦支撑力大而导致主动脉窦变形大，会对主动脉瓣功能及冠状动脉供血产生一定影响。还有使用动脉导管未闭封堵器时，腰部突出右心室侧也可引起右心室流出道狭窄，影响右心室射血[12]。Zhang 等[13]报道 1 例破口直径为 14 mm 的主动脉窦瘤破裂介入治疗失败的病例，术中应用 18～20 mm 动脉导管未闭封堵

器进行封堵，封堵后 1 周杂音消失，但术后 6 个月时主动脉瓣反流进行性加重，最后转入外科行瓣膜修复术。分析失败的最重要原因是本例破口过大，局部组织薄弱，大号封堵器的重量对主动脉瓣环的牵拉作用大，导致瓣环变形、主动脉瓣反流加重，进而导致左心增大。总结此病例考虑若采用国产小腰大边型室间隔缺损封堵器，既能封堵破口，又能减少封堵器自身重量及对主动脉瓣环的牵拉，减少主动脉反流。根据解剖形态个体化制作和选择封堵器可能取得更好的结果，未来对解剖复杂的主动脉窦瘤破裂进行介入治疗时，可先行主动脉造影或 CT 主动脉造影，再行 3D 打印，在3D 指导下制作封堵器，应用于患者。

2. 室间隔缺损封堵器

从主动脉窦瘤的解剖结构来分析：窦瘤破口周边组织薄弱，腰部直径大于破口直径的封堵器可能引起破口撕裂，引起封堵器脱位；动脉导管未闭封堵器一般适合于囊袋较长的主动脉窦瘤，不宜应用于多个破口的主动脉窦瘤。如前所述，动脉导管未闭的蘑菇型封堵器有可能将破裂口撕大。近年来，有越来越多的采用室间隔缺损封堵器治疗主动脉窦瘤破裂的病例被报道。结合国内外文献，选用室间隔缺损封堵器治疗主动脉窦瘤破裂有以下优点：与主动脉窦贴合紧密，对主动脉窦形态影响小，且占用主动脉窦空间少，主动脉侧有足够的空间可以容纳宽边的封堵器，对主动脉窦及瓣膜的功能影响较小；并且由于对主动脉窦内血流的影响较小，不但有利于瓣膜关闭，也有利于冠状动脉供血。尤其是国产小腰大边型

室间隔缺损封堵器，与主动脉窦瘤的解剖更匹配，通过大盘片保证封堵器的稳定，细腰对破裂口无撕裂作用。作者中心根据介入治疗的需要，结合主动脉窦瘤的影像学特征，将主动脉窦瘤分为四型：Ⅰ型为窗型；Ⅱ型为动脉瘤型；Ⅲ型为管型；Ⅳ型为其他类型如破裂口巨大或长漏斗型。其中，由于小腰大边型室间隔缺损封堵器的腰部可以与Ⅰ型和Ⅱ型的入口直径相吻合，且它的左边可以在不影响主动脉瓣功能的前提下完全覆盖左侧入口，在释放以后也可以为主动脉瓣留下足够的空间，故采用小腰大边型室间隔缺损封堵器封堵Ⅰ型和Ⅱ型主动脉窦瘤，而Ⅲ型主动脉窦瘤由于管道长，需要长腰的封堵器，因此肌部室间隔缺损封堵器会更为合适（图 15-1），在临床实践中利用以上原则进行了多中心二十余例主动脉窦瘤封堵治疗，成功率达 90% 以上，术后平均随访 19 个月，患者心功能明显改善，无明显的残余分流及器械相关的主动脉瓣反流，显示出良好的实用性（图 15-2 至图 15-4）。对于Ⅳ型主动脉窦瘤，多为巨大或复杂型，因此须按造影结果选择合适的封堵器和合适的治疗方式。此外，作者还成功应用细腰室间隔缺损封堵器和零偏心室间隔缺损封堵器成功封堵主动脉窦瘤破裂合并膜周部室间隔缺损，证明主动脉窦瘤破裂合并膜周部室间隔缺损并非介入治疗的禁忌证[2-3]。对于不成功的病例，总结出以下几点：不成功的原因在于主动脉窦瘤破口多，瘤体长，虽然应用细腰型封堵器可以即刻完全封堵，但是术后不久患者心脏听诊有杂音出现，并出现溶血现象。行超声心动图结果显示

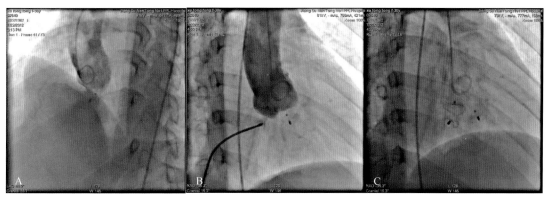

图 15-2　窗型主动脉窦瘤介入治疗（7 年前曾行膜周部室间隔缺损封堵术）

A. 主动脉根部造影提示破口呈窗型；**B**. 植入 12 mm-A4B2 室间隔缺损封堵器，重复主动脉根部造影提示无明显残余分流；**C**. 封堵器释放后影像

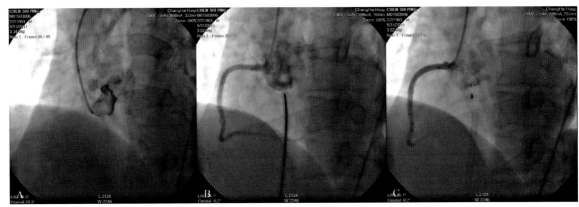

图 15-3　瘤型主动脉窦瘤介入治疗

A. 主动脉根部造影提示破口呈小的膨出瘤型；**B.** 植入 7 mm-A4B2 室间隔缺损封堵器，重复主动脉根部造影提示无明显残余分流；**C.** 封堵器释放后影像

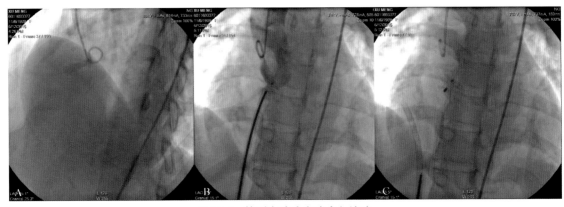

图 15-4　管型主动脉窦瘤介入治疗

A. 主动脉根部造影提示破口呈长管型；**B.** 植入 9 mm-A3B2 肌部室间隔缺损封堵器，重复主动脉根部造影提示微量残余分流；**C.** 封堵器释放后影像

封堵器斜跨在破口处，导致封堵治疗失败。

（四）介入治疗的注意事项

除了封堵器的选择外，术中应经主动脉根部造影从多个投射角度且结合超声心动图确定窦瘤破裂的部位、大小、破口与主动脉瓣的距离，以便选择合适的封堵器械。封堵前后注意观察主动脉瓣功能变化，评估其反流程度，此外还需注重观察冠状动脉开口与破口的关系。回拉及释放封堵器时应注意避免对动脉瘤壁、主动脉瓣及冠状动脉开口造成损伤。封堵后进行冠状动脉造影观察封堵器是否影响冠状动脉血流。封堵后即刻注意观察有无残余分流及其分流程度[14]。

（五）介入治疗主动脉窦瘤的并发症

术中和术后可能出现的手术并发症主要有心律失常、封堵器脱落、主动脉瓣关闭不全、溶血、异位栓塞及感染性心内膜炎等。在 Kuriakose 等的研究中，曾有 5 例患者出现过封堵器脱落后异位栓塞，其中 3 例改用其他型号封堵器后成功封堵，2 例转入外科手术治疗；9 例出现了术后新发的主动脉瓣反流，其中 1 例由于 1 周后随访发现反流严重转入外科治疗。此外，在术中未将封堵器释放的原因还有心电图发现 ST 段动态改变以及持续的主动脉瓣反流伴溶血，因此均行外科手术治疗。

（六）术后处理及随访

围术期应用抗生素 1 ～ 2 次。应用阿司匹林 3 ～ 5 mg/kg，抗血小板治疗 6 个月。术后 6 个月注意预防感染性心内膜炎。术后随访指标包括：临床症状、体检、心电图、超声心动图、X 线胸片。

八、小结

经皮介入治疗主动脉窦瘤破裂需要注意改进的方面主要有以下几点：第一，主动脉窦瘤患者如果是大出口、多出口及解剖结构不清楚的情况，这类患者手术失败的概率很大，成功率低，患者术后并发症的发生率较高。临床上应该慎重选择介入治疗。第二，面对不同的主动脉窦瘤患者应个体化地选择封堵器，从而增加成功率，减少并发症的发生率，对于窗型或动脉瘤型，首选细腰型室间隔缺损封堵器，较大的左盘可以盖住所有破口，而且所需腰部较细，不易撕裂破口，而对于长管状窦瘤不宜应用细腰型封堵器，而应选用长腰的肌部室间隔缺损封堵器，以免因为腰部不够长导致封堵器释放后封堵器出现"拔河"效应，一旦封堵器的主动脉侧面被拉入管道内，易引起封堵器脱落。作者的经验是首选肌部室间隔缺损封堵器，不但腰部长，而且在相同腰部直径的情况下左盘比动脉导管未闭封堵器略大，有利于固定。

综上所述，经导管封堵方法为患者提供了一种安全、有效、低并发症和高生活质量的治疗方法，国内外报道近中期随访疗效可靠，但远期临床疗效和安全性还需更多、更大规模的临床研究提供证据[15]。同时，专用于治疗主动脉窦瘤破裂的封堵器也有待进一步开发。此外，由于主动脉瓣窦瘤有多种破裂方式及形态，封堵后的主动脉瘤有可能再次破裂，主动脉瓣的功能状态、冠状动脉血流情况及血栓栓塞也应成为今后关注的重点。总之，经导管主动脉窦瘤破裂封堵术是一种有效的治疗方法，对有适应证的患者，应作为首选的治疗选择。对于不适合介入治疗患者，应选择外科治疗。

参考文献

［1］Chu SH，Hung CR，How SS，et al. Ruptured aneurysms of the sinus of Valsalva in Oriental patients. Thorac Cardiovasc Surg，1990，99：288-298.

［2］Liu S，Xu X，Chen F，et al. Angiographic features of ruptured sinus of Valsalva aneurysm：new classification. J Cardiol，2014，64：139-144.

［3］Liu S，Xu X，Zhao X，et al. Percutaneous closure of ruptured sinus of Valsalva aneurysm：results from a multicentre experience. EuroIntervention，2014，10：505-512.

［4］Kuriakose EM，Bhatla P，McElhinney DB. Comparison of reported outcomes with percutaneous versus surgical closure of ruptured sinus of Valsalva aneurysm. Am J Cardiol，2015，115：392-398.

［5］Cullen S，Somerville J，Redington A. Transcatheter closure of a ruptured aneurysm of the sinus of Valsalva. Br Heart J，1994，71：479-480.

［6］Srivastava A，Radha AS. Transcatheter closure of ruptured sinus of valsalva aneurysm into the left ventricle：a retrograde approach. Pediatr Cardiol，2012，33：347-350.

［7］Taher T，Singal R，Sonnenberg B，et al.Images in cardiovascular medicine. Sinus of valsalva rupture with dissection into the interventricular septum：diagnosis by echocardiography and magnetic resonance imaging. Circulation，2005，111：e101-102.

［8］李越，王广义，王崎峰，等．超声心动图在经导管封堵主动脉窦瘤破裂中的作用．中国医学影像技术，2008，24：71-74.

［9］Zhao SH，Yan CW，Zhu XY，et al. Transcatheter occlusion of the ruptured sinus of Valsalva aneurysm with an Amplatzer duct occluder. Int J Cardiol，2008，129：81-85.

［10］马东星，刘惠亮，吴晓霞，等．7例主动脉窦瘤破入右房介入封堵治疗的临床疗效和随访分析．解放军医学杂志，2009，34：1451-1453.

［11］Zhong L，Tong SF，Zhang Q，et al. Clinical efficacy and safety of transcatheter closure of ruptured sinus of valsalva aneurysm. Catheter Cardiovasc Interv，2014，84：1184-1189.

［12］成革胜，张玉顺，何璐，等．两种封堵器治疗主动脉窦瘤破裂的疗效及安全性．中国介入影像与治疗学，2012，11：77-81.

［13］Zhang B，Sun Y，Wu J，et al. Failed transcatheter closure of a giant ruptured sinus of valsalva aneurysm. Chin Med J（Engl），2015，128：1985-1986.

［14］Kerkar PG，Lanjewar CP，Mishra N，et al. Transcatheter closure of ruptured sinus of Valsalva aneurysm using the Amplatzer duct occluder：immediate results and mid-term follow-up. Eur Heart J，2010，31：2881-2887.

［15］JW Xiao，QG Wang，DZ Zhang，et al. Clinical outcomes of percutaneous or surgical closure of ruptured sinus of Valsalva aneurysm.Congenital Heart Disease，2018，13：305-310.

16 经皮闭合肺动静脉畸形

（徐 亮 胡海波 徐仲英）

一、概述

肺动静脉畸形（pulmonary arteriovenous malformations，PAVM），又称为肺动静脉瘘、肺血管瘤、肺动静脉血管瘤等，是由肺动脉、肺静脉及二者间的薄壁瘤囊（或取代正常毛细血管的迂曲扩张的异常血管网）共同构成的病理性交通[1]。肺动静脉畸形是一种罕见的肺血管疾病，最早由 Churton 于 1897 年在尸检中发现。1939 年，Smith 等发表了首篇临床诊断报告，肺动静脉畸形构成了肺血管水平的解剖学右向左分流，导致一系列的病理生理及临床改变[2]。

大多数肺动静脉畸形（60% ～ 90%）伴发遗传性出血性毛细血管扩张症（hereditary hemorrhagic telangiectasia，HHT），后者是一种常染色体显性遗传病，且可累及多个器官，因而也有人认为肺动静脉畸形是基因突变所致的遗传性疾病，是遗传性出血性毛细血管扩张症在肺的表现[3]。肺动静脉畸形亦可由后天病变引起，如外伤、手术、二尖瓣狭窄、放线菌病、结核病、血吸虫病、转移性甲状腺癌等。较常见者为复杂先天性心脏病双向格林（Glenn）术后导致的弥漫性肺动静脉畸形。此外，本病应与肝硬化导致的肝-肺综合征加以鉴别，虽然二者均可导致肺内血管的扩张，但病理解剖基础并不相同。

大部分的肺动静脉畸形并没有明显的呼吸系统症状以及不明原因的、频发性的严重低氧血症，但却存在发生血栓栓塞的高风险。无论这些患者呼吸系统症状轻重如何，均可发生致命的脑栓塞和短暂性缺血发作，且具有较高的发病率和病死率。故在患者无创伤史或心脏手术史时，应对患者及其家庭成员仔细地检查以排除遗传性出血性毛细血管扩张症，因为对其家族成员而言，无症状时的筛查和治疗非常重要。特别是女性遗传性出血性毛细血管扩张症患者，妊娠之前一定要做常规检查，因为妊娠期间肺动静脉畸形往往进展迅速，并发血胸及咯血的概率很高。

二、解剖和病理生理

肺动静脉畸形在病理上可分为两型，即囊型（图 16-1）和弥漫型（图 16-2）。前者瘘道部形成团状血管瘤囊，瘤壁厚薄不均，病理标本显示瘤囊边界清楚，内含血块，囊壁含丰富的弹力纤维，表现为珍珠白色，组织学检查显示瘤壁的结构同时有动脉和静脉的特征。部分瘤体为海绵状血管瘤，瘤内被分割成多个囊腔。囊型又分为单纯型和复杂型。单纯型为 1 支供血肺动脉与 1 支引流肺静脉直接沟通，瘤囊无分隔；复杂型为 2 支以上的供血肺动脉与引流肺静脉直接沟通，囊腔常有分隔。弥漫型可局限于一个肺叶或遍及两肺，肺动静脉之间有多个细小瘘道相连，而无瘤囊形成[4]。

肺动静脉畸形好发于两肺的下叶，多为单侧病变，仅 8% ～ 10% 为双侧病变。大约 50% ～ 75% 为单发，30% 为多发性（图 16-3）。单发病变最多见于左肺的下叶，其次为右肺下叶、左肺上叶、右肺中叶、右肺上叶，多发病变多见于双下肺，双侧同时受累者约占 8% ～ 20%，瘘口多接近胸膜，在肺实质者少见。尚有一种特殊类型为右肺动脉左心房瘘[5]。

约 95% 的肺动静脉畸形由肺动脉供血，其余的由体循环动脉或两者同时供血。参与体循环供血的动脉包括胸主动脉、乳内动脉、肋间动脉、冠状动脉等异常分支[6]。

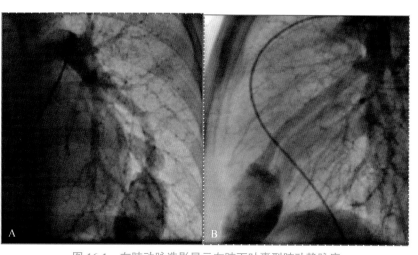

图 16-1　左肺动脉造影显示左肺下叶囊型肺动静脉瘘

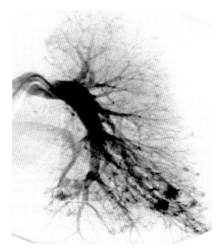

图 16-2　左肺动脉造影显示左肺弥漫型肺动静脉瘘

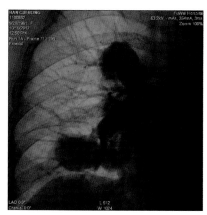

图 16-3　右肺多发囊型肺动静脉瘘

　　肺动脉血流未经肺泡进行气体交换，直接进入肺静脉，回流至左心房，并进入体循环，形成病理性解剖分流，体循环中静脉血掺杂异常增多，血流动力学上属于心外型右向左分流，使动脉血氧饱和度及氧分压皆有不同程度的下降，严重者

可出现呼吸衰竭。因解剖分流的血液完全未经气体交换过程，故为真性分流。生理条件下解剖分流的血流量约占心排血量的 2% ～ 3%，肺动静脉畸形存在时分流量可达 18% ～ 89% 不等，动脉血氧饱和度常在 50% ～ 85% 之间，吸入纯氧对肺动静脉畸形导致的血氧分压降低无明显作用。低血氧饱和度可继发红细胞增多症，因此，虽然动脉血氧饱和度及氧分压低于正常，但血氧含量仍可正常或接近正常[7]。

　　由于正常动静脉血间的氧分压差达 50 mmHg，而二氧化碳分压差仅 6 mmHg，所以动静脉分流时静脉血进入体循环后，混合血中氧分压下降程度大于二氧化碳分压升高程度。而且由于氧气和二氧化碳解离曲线不同，机体对缺氧和二氧化碳潴留产生不同的代偿效果。缺氧反射性地引起呼吸加深加快，但流经通气肺泡的毛细血管内的血液已达到很高的氧饱和度，血氧含量亦不会再明显增加。而二氧化碳解离曲线则在生理范围内基本上呈直线式，故通气增加后就可排出更多的二氧化碳。此外，由于二氧化碳分子经肺泡膜弥散速度较氧气快 20 倍，因此肺动静脉畸形患者的动脉血二氧化碳分压可以正常，甚至有所下降[8]。

　　右向左分流量较小时，临床症状和体征较轻，血红细胞总数及其他指标改变不明显。但在中、重度时，因病变部位动静脉交通支多，右向左分流量大，因而红细胞总数、血红蛋白明显升高，而血氧含量及动脉氧分压均降低，并可出现左心负荷过重的表现。又因肺循环中毛细血管滤过作用部分缺失，易致细菌感染、脑脓肿等并发症[9]。

三、临床表现和诊断

（一）临床表现

肺动静脉畸形可发生于任何年龄段，但通常到成年时才出现症状。肺动静脉畸形临床症状与病变大小及肺组织受累范围密切相关。早期症状通常表现为呼吸困难和乏力，症状可持续多年而不能得到及时诊断。其次是鼻出血、咯血以及皮肤、胃肠道的毛细血管扩张出血。常见体征为发绀、杵状指及病变部位的杂音，这些体征通常表明右向左分流量较大。合并遗传性毛细血管扩张症者皮肤及黏膜可见血管痣或扩张的毛细血管网[10]。

肺动静脉畸形可以引起严重的并发症，最常见的是神经系统的并发症，发生率约为30%，尤其见于弥漫型肺动静脉畸形患者，包括脑卒中（18%）、偏头痛（43%）、短暂性脑缺血发作（37%）、脑脓肿（9%）、癫痫发作（8%）[11]。部分脑血管事件可能与红细胞增多导致血栓形成有关，亦可能由矛盾性栓塞导致[12]。

（二）相关检查及诊断

肺动静脉畸形的诊断并不困难，可通过病变结构检查及右向左分流的功能检查来明确，CT检查在肺动静脉畸形的诊治及随访中占有重要地位。

1. 胸部X线摄影

胸部X线摄影简便易行、敏感、无创且经济，部分肺动静脉畸形可在胸部平片中无意间发现，故目前成为肺动静脉畸形的一线筛选检查。囊状肺动静脉畸形通常具有典型的X线平片征象（图16-4），表现为孤立或多发的类圆形阴影，阴影直径大小不等，密度均匀，边缘清晰或有浅分叶。扩张增粗的供血动脉及引流静脉连于阴影，供血动脉与肺门相连。弥漫型肺小动静脉畸形多缺乏典型X线平片征象，可表现为肺叶或肺段分布斑点状阴影，也可表现为肺纹理增强、扭曲，有的病例平片无阳性表现[13]。

2. CT检查

螺旋CT肺血管成像是一种无创性检查技术，具有较高的时间分辨率和空间分辨率，可以全面提供畸形大小以及供血动脉直径等重要信息，并能明确是否为多发畸形，不至于遗漏位于肺底的较小动静脉畸形[14]。其图像后处理技术如最大密度投影（MIP）、容积再现（VR）以及多层面重组（MPR）使螺旋CT肺血管成像具有快捷、直观和可重复重组等明显的优势。在进行介入栓塞治疗之前应该常规做颅脑CT扫描，因为即使临床没有任何明确的脑血管病症状，也可能已经发生了阻塞性脑血管事件[15]。

3. 磁共振成像

磁共振成像也是一种无创性检查手段。研究表明相位对比电影序列是磁共振技术中诊断肺动静脉畸形最准确的方法（图16-5），可明确病变部位、形态、累及的范围，而自旋回波脉冲序列、梯度回波序列对肺动静脉畸形诊断的敏感性和特异性均不高[16]。

4. 血管造影

尽管肺动脉造影仍是诊断肺动静脉畸形的金

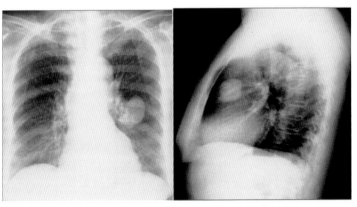

图16-4　胸部X线片显示肺动静脉畸形的典型表现

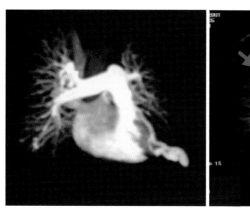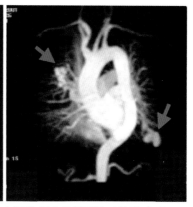

图 16-5 磁共振成像显示左上肺和左下肺细小呈囊型肺动静脉畸形

标准，但是随着 CT 及磁共振成像等影像学手段的迅速发展，其诊断地位不断下降，通常只是介入治疗的必要组成部分。肺动脉造影通常经股静脉途径进行，目的在于证实是否存在动静脉畸形及其位置，并清楚显示其供血动脉的数量（图 16-6）。首先用猪尾导管进行选择性左肺动脉及右肺动脉造影，其后以病变为中心，选用多功能导管或 Cobra 导管逐渐深入进行超选择性造影，对于简单病变，直接将导管插入动静脉畸形的供血动脉（图 16-7）；对于复杂病变，则将导管选择性插入其中一支供血动脉，以详细了解病变的解剖特点[17]。

此外，部分肺动静脉畸形由体循环发出的动脉侧支供血，包括胸主动脉、乳内动脉、肋间动脉、扩张的支气管动脉、膈下动脉等。对于栓堵后再通的病例造影研究也证实了这些血管的作用。因此也有人主张在肺动脉造影时，同时行降主动脉造影或选择性分支血管造影，以排除可能存在的体 - 肺动脉侧支供血[18]。

5. 超声心动图声学造影

在所有影像学检查手段中，超声心动图声学造影可能是敏感性最强的肺动静脉畸形筛查工具。因其兼有无创特点，目前被广泛应用。超声心动图声学造影的缺点是不能确定病变的部位和范围，不能确定分流分数[19]。

6. 放射性核素扫描

静脉注射 ^{99m}Tc 标记的白蛋白微粒（7～25 μm）后，正常情况下这些微粒不能通过肺毛细血管，当肺动静脉畸形存在时它们可经肺随血流到达脑、肾等器官。通过肺和肾的核素扫描可测定分流分数[20]。其缺点是不能区分肺内和心内分流，无法观察具体的解剖细节。

四、介入治疗的适应证和禁忌证

White 等研究表明，当供血动脉直径＞3 mm 时，肺动静脉畸形患者发生脑梗死等严重并发症

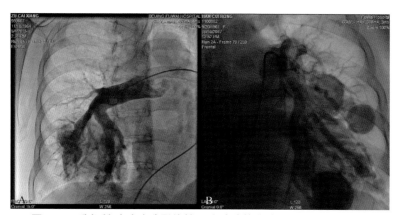

图 16-6 选择性肺动脉造影能够明确肺动静脉畸形的供血血管数量

A. 右下肺多发肺动静脉畸形。**B.** 左肺亦可见多发囊型肺动静脉畸形

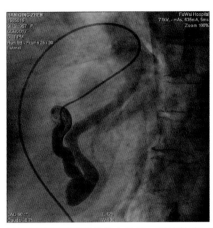

图 16-7　选择性造影清晰显示供血动脉、引流静脉及远端瘤囊

的概率明显增高[21]。因而，目前认为，所有伴有临床症状的肺动静脉畸形均需进行治疗，极小的肺静脉畸形，特别是老年患者，可以暂不处理，但是供血动脉大于 3 mm 的肺动静脉畸形均需进行治疗。也有人认为，病理性血栓能够通过更小口径的供血动脉，所以许多中心对直径 2～3 mm 的供血动脉还是予以常规栓塞治疗。亦有专家建议对于所有有残余分流的肺动静脉畸形患者均采取内科治疗，不考虑血管口径的大小，因为很小的供血动脉也会造成脑脓肿[22]。

　　肺动静脉畸形的治疗方法有外科治疗、内科治疗以及栓塞治疗。外科治疗曾经是治疗肺动静脉畸形的唯一方法，包括结扎、肺叶切除、肺段切除、局部切除、全肺切除等。手术原则是力求完全切除病变而又尽可能保留正常肺组织，因而手术创伤大，并发症多，目前主要用于对造影剂过敏的肺动静脉瘘患者，有人建议应用肺移植治疗一些继发于弥漫性肺动静脉畸形的严重低氧血症患者，然而在许多病例中，肺动静脉畸形远期并发症的发病率比肺移植相关的并发症要低。内科治疗主要作为外科手术、导管栓塞的辅助手段。有研究表明，肺动静脉畸形患者在进行牙科或外科手术之前应该使用抗生素治疗，以预防脑脓肿发生。对于有短暂性脑缺血发作的患者，即使患者基础病变为遗传性出血性毛细血管扩张症，也应停止激素治疗，选择抗血小板治疗。

　　1977 年，首例肺动静脉畸形的栓塞治疗见诸报道，经导管栓塞治疗肺动静脉畸形操作简单、安全、有效，目前已成为治疗肺动静脉畸形的首

选方法，适用于几乎所有需要治疗的肺动静脉畸形患者，已基本上取代了手术治疗。

　　介入治疗适应证[23]：①任何有手术指征的肺动静脉畸形：单一囊型肺动静脉畸形的供血动脉直径 ≥ 3 mm；多发性囊型肺动静脉畸形可选择分流量较大的供血动脉分次逐一栓塞；弥漫型可选择较严重的一处肺分叶进行栓塞。②外科治疗难度较大，风险较高，或有外科治疗禁忌证者。③外科治疗后复发或病灶残留。④病灶虽然较小（小于 2 cm），但在随访过程中有增大趋势。

　　介入治疗禁忌证[23]：①存在肺动脉造影的禁忌证。②呼吸道感染或肺炎。③合并中度以上肺动脉高压，特别是用球囊导管试验性阻断供血动脉后压力明显升高（平均压力绝对值升高 > 5 mmHg）。④内科治疗难以纠正的心律失常。

五、介入器材选用

　　临床上常用的栓塞材料主要有可脱落球囊、弹簧圈和 Amplatzer 封堵器，后者可根据病变特点选择 Amplatzer 血管塞（Amplatzer Vascular Plug，AVP）、动脉导管未闭封堵器，特殊情况下甚至可选用房间隔缺损封堵器等。

（一）可脱卸球囊

　　目前应用相对较少。较常见的球囊为可脱性硅树脂球囊（detachable silicone balloon，DSB），其可供选择的直径为 3.0～9.9 mm，适用于供血动脉直径为 7～9 mm 的肺动静脉畸形。用于可脱卸球囊的填充物有聚乙烯酒精、碘海醇 140、硅酮等。选择可脱卸球囊时，球囊的直径应等于靶血管的直径；球囊未脱卸前具有反复充盈的特点可用于预栓塞性试验并可重新定位，联合弹簧钢圈可加强栓塞效果[24]。其主要缺点是原位球囊日后可发生球囊萎陷，是肺动静脉畸形再通与复发的重要原因之一。

（二）弹簧圈

　　弹簧圈是栓塞肺动静脉畸形的主要材料之一。

其优点在于栓塞技术成熟，来源方便，价格便宜（图 16-8）。对于供血动脉的直径介于 3 ～ 7 mm 且瘤颈较长者尤为合适。但若供血动脉直径大于 7 mm 时往往需多枚弹簧圈才能达到完全封堵，且移位、脱落、异位栓塞等并发症与残余分流的发生可能性会明显增加。弹簧圈有可控与不可控两类，早期应用的多为不可控弹簧圈，可控弹簧圈的最大

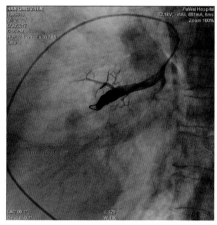

图 16-8　使用弹簧圈栓塞供血动脉

直径是 12 mm。栓塞单一囊型肺动静脉畸形的弹簧圈直径应大于栓塞血管直径的 50%；多发性弥漫型肺动静脉畸形栓塞需采用多个栓子，若用弹簧栓子应大于栓塞血管直径的 30% ～ 40%[25]。

（三）Amplatzer 封堵器

对于供血动脉直径大于 7 mm 的肺动静脉畸形，应首先考虑将 Amplatzer 封堵器作为栓塞材料。研究表明，以 Amplatzer 封堵器栓堵巨大肺动静脉畸形是一种安全有效的治疗手段，其型号齐全，操作简便，稳定性好，回收方便，且封堵器的选择标准及置入操作规范与结构性心脏病间隔缺损的器械选择相似。

动脉导管未闭封堵器最为常用（图 16-9），特殊情况下也可依据病变解剖学特点，选用房间隔缺损封堵器（图 16-10）。选用 Amplatzer 蘑菇伞直径应大于供血动脉直径的 2 ～ 4 mm。血管塞直径应比该处供血动脉大 50%（图 16-11）[26]。

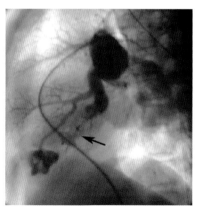

图 16-9　采用动脉导管未闭封堵器堵闭右下肺肺动静脉畸形

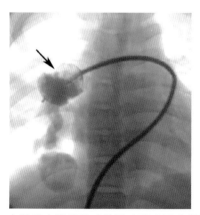

图 16-10　右肺巨大囊型肺动静脉畸形采用房间隔缺损封堵器封堵

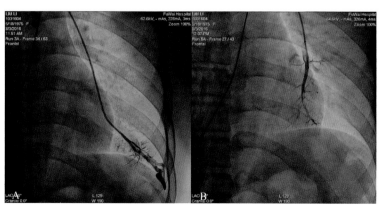

图 16-11　**A**. 选择性左下肺动脉造影见供血动脉细长；**B**. 使用 Amplatzer 动脉导管未闭 Ⅱ 代封堵器封堵供血动脉

六、操作方法

（1）术前准备：签署知情同意书。

（2）麻醉：根据具体情况采用全麻或局部麻醉。

（3）经皮股动、静脉插管，先行左、右心导管检查，以测定各阶段压力及血氧饱和度。术前血氧测定很重要，特别对于多发性肺动静脉畸形更为必要，它不仅有利于评估栓堵效果，还能提醒术者可能还存在其他需要进行干预的肺动静脉畸形。

（4）心血管造影：采用多种投照体位进行肺动脉造影及选择性肺动脉分支造影，以确定肺动静脉畸形的范围、部位及类型，如果怀疑肺动静脉畸形接受肋间动脉、乳内动脉或膈下动脉等供血，则需行相应的选择性动脉造影，以确定拟栓塞的靶血管。测量供血直径的大小，选择合适的弹簧圈。术中用肝素 0.5 mg/kg。

（5）将端孔导管送入肺动脉靶血管的入口处，再送入 260 cm 长交换导丝后撤出导管，沿长交换导丝送入相适应的传送导管至病变处，撤出交换导丝，经手推注造影剂证实为靶血管，再送入选定的弹簧圈或封堵器。推注造影，观察栓塞效果，如供血动脉血流中断，表明栓塞成功（图 16-12，图 16-13）。

（6）栓塞后观察 10 ～ 20 min 后重新做肺动脉造影，并抽取股动脉血氧，以判定疗效。必要时行主动脉造影除外主动脉侧支或支气管动脉及

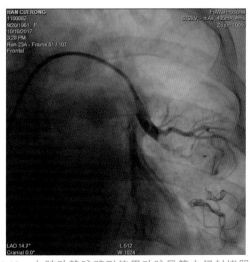

图 16-13　左肺动静脉畸形使用动脉导管未闭封堵器及弹簧圈联合栓塞治疗

胸廓内动脉向肺动静脉畸形供血。

（7）撤出鞘管及导管，局部压迫止血。

七、并发症

介入治疗的常见并发症有穿刺部位血肿、造影剂过敏、胸膜炎、矛盾性栓塞、空气栓塞、肺梗死、穿刺部位静脉血栓形成等。少见的并发症有肺动脉高压、菌血症、败血症、肺炎、深静脉血栓等[27]。

肺动静脉畸形特有的严重并发症是体循环栓塞或矛盾性栓塞，常发生于简单型肺动静脉畸形病例。如果所选栓塞弹簧圈大小合适或者使用可控弹簧圈，可降低发生栓塞的风险。此外尚须注意空气栓塞，如发生冠状动脉气栓，心电图可表现为 ST 段抬高、心率减慢等，一旦发生应停止操作，立即给予吸氧，并行内科处理，多能缓解。

当肺动静脉畸形为多发性或弥漫性病变时，栓塞所有的病变是很难的，此时的治疗目标应当是栓塞单纯局限性的肺动静脉畸形（图 16-14）。如果小的肺动静脉畸形与正常肺组织起自同一动脉分支，最好不予处理。

八、疗效判定

肺动静脉畸形栓塞治疗的目的不仅是提高血

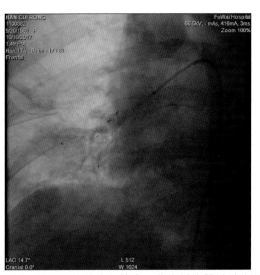

图 16-12　使用两枚动脉导管未闭 II 代封堵器对引流血管进行封堵

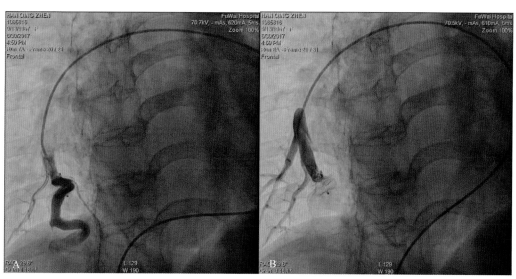

图 16-14　**A**.第一次手术封堵器栓塞供血动脉后残余分流；**B**.第二次手术于封堵器近段供血动脉内植入弹簧圈，残余分流基本消失

氧饱和度，更重要的是降低脑卒中、脑脓肿及咯血等并发症的发生率。近远期随访证明，肺动静脉畸形栓塞治疗不仅明显改善缺氧症状，提高血氧饱和度，而且能明显降低脑卒中及脑脓肿等并发症的发生率，疗效明确。

参考文献

［1］刘玉清.心血管病影像诊断学.合肥：安徽科学技术出版社，1999，613-622.

［2］刘瀚旻，陈莉娜.先天性肺动静脉瘘.中华实用儿科临床杂志，2016，16：1216-1218.

［3］Cottin V，Chinet T，Lavolé A，et al.Pulmonary arteriovenous malformations in hereditary hemorrhagic telangiectasia：a series of 126 patients.Medicine（Baltimore），2007，86：1-17.

［4］Dinkel HP，Triller J.Pulmonary arteriovenous malformations：embolotherapy with superselective coaxial catheter placement and filling of venous sac with Guglielmi detachable coils. Radiology，2002，223：709-714.

［5］Saboo SS，Chamarthy M，Bhalla S，et al.Pulmonary arteriovenous malformations：diagnosis，Cardiovasc Diagn Ther，2018，8：325-337.

［6］Bai HX，Pyeritz RE，Trerotola SO. Covered Stents in the Treatment of Pulmonary Arteriovenous Malformations. J Vasc Interv Radiol，2018，29：981-985.

［7］Chamarthy MR，Park H，Sutphin P，et al.Pulmonary arteriovenous malformations：endovascular therapy. Cardiovasc Diagn Ther，2018，8：338-349.

［8］Andersen PE，Tørring PM，Duvnjak S，et al. Pulmonary arteriovenous malformations：a radiological and clinical investigation of 136 patients with long-term follow-up. Clin Radiol，2018，73：951-957.

［9］Boatta E，Jahn C，Canuet M，et al.Erratum to：Pulmonary Arteriovenous Malformations Embolized Using a Micro Vascular Plug System：Technical Note on a Preliminary Experience. Cardiovasc Intervent Radiol，2017，40：152.

［10］Brillet PY，Dumont P，Bouaziz N，et al. Pulmonary arteriovenous malformational treated with embolotherapy：systemic collateral supplyat multidetector CT angiography after 2-20-year follow-up. Radiology，2007，242：267-276.

［11］Remy-Jardin M，Duhamel A，Deken V，et al. Systemic collateral supply in patients with chronic thromboembolic and primary pulmonary hypertension：assessment with multi-detector row helical CT angiography. Radiology，2005，235：274-281.

［12］Mager JJ，Overtoom TT，Blauw H，et al. Embolotherapy of pulmonary arteriovenous malformations：long-term results in 112 patients. J Vasc Interv Radiol，2004，15：451-456.

［13］郭德文.肺动静脉瘘的X线诊断.中华放射学杂志，1980，1：259-261.

［14］罗光著，陈建彪.肺动静脉瘘的影像学研究进展.医学综述，2015，21：1460-1462.

［15］管学春，柯红红，吕滨，等.双源CT对肺动静脉瘘的诊断研究.放射学实践，2017，32：1027-1031.

［16］Lorusso F，Marano G，De Ceglie M，et al. Pulmonary arteriovenous fistulas in patients with hereditary hemorrhagic telangiectasia: role of MR angiography. Recenti Prog Med, 2013, 104: 371-375.

[17] Chen D, Dong M, Zhao K, et al. Unusual synchronous liver and brain abscesses infected by rare Aerococcus viridians in a patient with pulmonary arteriovenous malformations on FDG PET/CT: A case report and literature review. Medicine (Baltimore), 2017, 96: e9048.

[18] Fan C, Cheng J, Wu S, et al. Pulmonary arteriovenous malformation detected by three-dimensional computed tomographic angiography. Heart Lung Circ, 2017, 26: e59-e61.

[19] Bailey CR, Arun A, Towsley M, et al. MVP^{TM} Micro Vascular Plug Systems for the Treatment of Pulmonary Arteriovenous Malformations. Cardiovasc Intervent Radiol, 2019, 42: 3 89-395.

[20] Parra JA, Bueno J, Zarauza J, et al. Graded contrast echocardiography in pulmonary arteriovenous malformations. Eur Respir J, 2010, 35: 1279-1285.

[21] 宋秋韵, 伍广伟, 许能文, 等. 经皮导管介入治疗肺动静脉瘘疗效及安全性评价. 介入放射学杂志, 2018, 27: 623-626.

[22] 吴文辉, 蒋世良, 黄连军, 等. Amplatzer 动脉导管未闭封堵器在非动脉导管未闭心血管疾病中的应用. 中国介入心脏病学杂志, 2005, 13: 348-350.

[23] Hill SL, Hijazi ZM, Hellenbrand WE, et al. Evaluation of the Amplatzer vascular plug for embolization of peripheral vascular malfomations associated with congenital heart disease. Catheter Cardiovasc Interv, 2006, 26: 1 13-119.

[24] Cil B, Canyigit M, Ozkan OS, et al. Bilateral multiple pulmonary arteriovenous malformations: Endovascular treatment with the Amplatzer vascular plug. J Vasc Interv Radiol, 2006, 17: 141-145.

[25] 18. Farra H, Balzer DT. Transcatheter occlusion of a large pulmonary arteriovenous malformation using the Amplatzer vascular plug. Pediatr Cardiol, 2005, 26: 683-685.

[26] White RI. Bilateral multiple pulmonary arteriovenous malformations: endovascular treatment with the Amplatzer vascular plug. J Vasc Interv Radiol, 2006, 17: 913-915.

[27] Lacombe P, Lagrange C, El Hajjam M, et al. Reperfusion of complex pulmonary arteriovenous malformations after embolization: Report of three cases. Cardiovasc Intervent Radiol, 2005, 28: 30-35.

17 经皮闭合冠状动脉瘘
（赵仙先）

冠状动脉瘘（coronary artery fistula，CAF）是一种少见的冠状动脉畸形，是心脏在胚胎发育过程中，心肌窦状间隙未能退化而持续存在形成的冠状动脉与心腔或血管的异常通道，导致高压的冠状动脉血流向低压的心腔或血管分流，其可独立或合并其他疾病存在。冠状动脉瘘属于少见的先天性心血管病，大约75%的冠状动脉瘘患者是在行心脏超声检查或冠状动脉造影时偶然发现的，检出率约为0.7%。且大多数患者无明显临床症状。也有极少数冠状动脉瘘是后天获得性。

一、病理解剖

起源于右冠状动脉的冠状动脉瘘约为56%；起源于左冠状动脉的冠状动脉瘘约为35%；起源于双冠状动脉的冠状动脉瘘约为5%。90%的冠状动脉瘘引流于右心系统，最常接受冠状动脉瘘引流的是右心室，约占41%；其次是右心房，约占26%；第三是肺动脉，约占17%；左心室和上腔静脉分别约为3%和1%[1]。极少数冠状动脉瘘是由于外伤、感染性心内膜炎、冠状动脉介入治疗或瓣膜置换等获得性因素所致。

二、分型

冠状动脉瘘目前尚无统一的分型。1966年Sakakibara[2]等根据瘘口开口部位不同分为A、B两型。A型（近端型）：瘘口近端冠状动脉扩张，远端血流正常；B型（远端型）：远端冠状动脉分支瘘入右心系统，冠状动脉全程扩张。Sakarupare等按冠状动脉瘘引流位置不同将其分为5型，即：引流至右心房为Ⅰ型，引流至右心室为Ⅱ型，引流至肺动脉为Ⅲ型，引流至左心房为Ⅳ型，引流至左心室为Ⅴ型。但这一分型法并不能作为选择治疗方法的依据。大量临床资料显示，冠状动脉瘘靶血管直径大小差异很大，细小者仅2 mm左右，粗大者可达20 mm以上；鉴于靶血管粗细差异如此之大，对治疗方法的选择也必然不同。国内宋治远教授建议按冠状动脉瘘病变血管直径大小将冠状动脉瘘分为3型，即：病变血管直径≤5 mm者为细小型，病变血管直径≥10 mm者为巨大型，介于两者之间者为中间型。

三、病理生理

冠状动脉瘘根据其不同的类型，导致的病理生理变化亦有所不同，其引起的血流动力学改变与瘘口的流入部位及大小有关。引流到右心系统和静脉系统的冠状动脉瘘，病理生理变化类似于左向右分流型先天性心血管疾病。引流至右心房、腔静脉或冠状窦者，其病理生理变化类似于房间隔缺损，如分流量大，会导致右心房和右心室的容量负荷过重。引流至肺动脉者，其产生的病理生理变化类似于动脉导管未闭，即肺循环容量负荷和左心系统容量负荷过重，严重者可导致肺动脉高压。引流至左心房者，则不产生左向右分流，但引起左心房的容量负荷过重，类似于二尖瓣反流。引流到左心室者，使得左心室容量负荷过重，产生类似于主动脉瓣关闭不全引起的病理生理变化。冠状动脉瘘所致的以上病理生理变化，如果分流量大、时间长，均可导致充血性心力衰竭[3]。冠状动脉瘘的另一病理生理变化是由于分流的存在，使得分流部位后的冠状动脉远端血流量减少，产生冠状动脉"窃血"现象[4]，导致心肌灌注不足，从而可引起心绞痛发作，尤其是患者有冠状动脉粥样硬化基础时，心绞痛可能是冠状动脉瘘患者的主要临床表现。

四、临床表现

冠状动脉瘘的临床表现取决于瘘管的大小及引流的部位。瘘管直径大、分流量大的冠状动脉瘘，在婴幼儿时即可表现为充血性心力衰竭。文献报道，中等以上大小的冠状动脉瘘，90% 在 20 岁以后出现症状，表现为活动后心悸、心绞痛、感染性心内膜炎等，极少数巨大的冠状动脉瘘可发展为冠状动脉瘤，甚至是冠状动脉夹层或破裂而引起患者猝死。

大多数患者缺乏典型体征。瘘管直径较大、分流量多的冠状动脉瘘，可产生相应的杂音。引流至右心系统的冠状动脉瘘，杂音的特点是连续性杂音。瘘口位于右心室时，杂音在胸骨左缘第4～5肋间或剑突下最响，特点是舒张期为主的连续性杂音。瘘口在右心房时，则连续性杂音的位置在胸骨右缘第2肋间处最响；瘘口在肺动脉时，则连续性杂音在胸骨左缘第2肋间最响，与动脉导管未闭的杂音很难鉴别。瘘口入左心室时，仅可在胸骨左缘第4～5肋间闻及舒张期杂音，原因是心脏收缩时，左心室的压力与主动脉的收缩压相同，此时无分流，因此不产生收缩期杂音；而在心脏舒张期，左心室的压力明显低于主动脉的压力，从而产生主动脉-左心室分流，形成舒张期杂音。长期大量的分流，可引起充血性心力衰竭，产生左（右）心衰竭或全心衰竭的体征。

五、辅助检查

1. 心电图
多无特异性表现，分流量大而引起左、右心室肥大时，心电图可有相应的表现，并伴有 ST 段或 T 波的继发性改变。

2. X 线胸片
分流量少时，X 线胸片无特殊表现。分流量大时，多有心脏增大的表现。如引流到右心系统，可见肺血增多、肺动脉段凸出。引流到左心系统时，多表现为左心室增大。如瘘口较大的畸形血管明显增粗，X 线胸片上有时可见心脏边缘异常膨出或呈现半圆形影像。

3. 超声心动图
超声心动图是目前最佳的无创、可重复的冠状动脉瘘诊断方法，其图像特征及规律性明显。其表现与分流量的大小和瘘口的部位有关。分流量少时，心脏各腔室大小正常，仅在瘘口引流入心腔或血管处见到异常的花色血流，肺动脉舒张期出现"射血征"的血流图像及冠状动脉血流信号丰富，是冠状动脉瘘较具特征的超声表现。对于较大冠状动脉瘘，超声心动图不仅能明确冠状动脉瘘的起源、瘘道内径及分流量大小等，而且对心室功能、有无肺动脉高压和其他心血管畸形等具有重要诊断价值。部分受累及的冠状动脉起始段会有不同程度的扩张，部分甚至呈瘤样扩张。引流入右心系统的冠状动脉瘘，常导致右心房（室）扩大，肺动脉亦可增宽，引流入左心室（房）者，则会有左心室（房）增大的表现。与一般左向右分流性先天性心血管疾病不同的是，长期大量的左向右分流，会导致全心衰竭，类似于动-静脉瘘引起的全心衰竭。超声心动图诊断本病的缺点是对冠状动脉瘘的全程走行及冠状动脉瘘口的解剖形态显示欠佳，特别是部分冠状动脉瘘分流小及受累的血管不扩张，超声诊断会有一定的困难。

4. 多层螺旋 CT（MSCT）
MSCT 检查是近年来发展迅速的一种新型的无创检查方法，对诊断冠状动脉瘘有重要的价值。MSCT 通过三维重建、容积再现等方法，所获得的图像可以真实、直观地显示冠状动脉瘘的起源，形态，走行以及与邻近心腔、大血管的空间关系。对瘘口的大小、数量、汇入心腔的解剖位置以及管壁病变也可以清楚显示。其对冠状动脉瘘的诊断准确率明显高于超声心动图。缺点是需要注射造影剂，有一定的 X 线辐射量。

5. 心导管检查与选择性冠状动脉造影
主动脉根部造影或选择性冠状动脉造影目前依然是诊断冠状动脉瘘的金标准。对于较大的冠状动脉瘘，主动脉根部造影可清楚地显示冠状动脉瘘畸形血管的起源、走行和流入的心腔。对于较小的冠状动脉瘘畸形血管，则只能通过选择性冠状动脉造影，才能准确地显示瘘的起源和流入的心腔或血管。有时需多体位、多次造影，方能显示瘘的开口位置和引流的心腔或血管。引流入右心系统时，心导管检查进行血氧分析会发现相应的心腔或血管部位血氧含量升高，并可计算 Qp/Qs。但在分流量少的冠状动脉瘘，血氧升高则不明显。

六、治疗

2008 年的 ACA/AHA 指南中建议对所有较大的冠状动脉瘘进行手术干预，而不考虑是否有症状存在，对小到中等瘘管仅在有症状的情况下进行干预治疗[5]。对于有症状的患者（并发症出现或大量左向右分流等）进行干预治疗已广为接受。但对于无症状或分流量小的患者是否进行手术干预仍存争议[6-8]，部分报道认为较小和无症状的瘘管可以进行保守治疗，存在自发性闭合的可能。但多数研究者认为，由于在当前技术条件下的手术风险远小于病变进展所带来的各种并发症，同时随着年龄不断增加，疾病本身症状出现的概率、并发症发生率及择期手术带来的风险将显著增加，为了防止后期出现的潜在并发症，即使无症状的患者也应给予封堵治疗[9-11]。

干预治疗方法有外科手术修复及介入封堵治疗，外科手术安全，有效，死亡率 0～4%，但是绝大多数的手术都需要建立体外循环、打开心腔，因此外科损伤具有不确定性。介入治疗具有创伤小、恢复快、成功率高的特点，因此介入治疗已成为绝大部分冠状动脉瘘患者治疗的首选方式。封堵材料主要有弹簧圈、血管塞及 Amplatzer 系列封堵器等，弹簧圈主要用于较小的冠状动脉瘘，其输送导管管径较小，可直接经股动脉输送，对血管损伤小，操作相对简单，但对粗大的冠状动脉瘘堵闭不完全或不可靠；血管塞及 Amplatzer 封堵器主要用于粗大的冠状动脉瘘，可控性好，大部分病例可完全封堵。

（一）外科治疗

冠状动脉瘘外科手术适应证为①冠状动脉瘘合并其他心血管畸形；②冠状动脉瘘粗大而不适于经导管堵塞者；③多发性冠状动脉瘘开口者；④合并感染性心内膜炎；⑤冠状动脉瘘扩张明显或伴有大的血管瘤。

外科治疗冠状动脉瘘的方法主要有直接缝扎、经冠状动脉直视修复术和经心腔修补瘘口三种方法，根据其适应证不同，在手术中可以灵活应用。直接缝扎法适合冠状动脉主干的终末支或分支瘘，褥式带垫片缝扎法适合冠状动脉下侧支瘘或多发性瘘，在心脏表面能够触及震颤且范围较局限者可应用上述方法，在非体外循环下进行，安全方便；对瘘口附近冠状动脉明显粗大呈瘤样扩张迂曲、震颤范围较广者，可选用切开冠状动脉修补瘘口的方法；有些瘘口位置靠心脏后面或无明显冠状动脉扩张者，可经心腔修补瘘口，若瘘口较小或位置较隐蔽，即使切开心腔也不易找到瘘口处，可通过灌注心肌保护液来寻找瘘口位置，也可不阻断主动脉，直接观察冠状动脉血流经瘘口进入心腔的位置。

（二）介入治疗

1. 适应证

目前经导管介入治疗已成为冠状动脉瘘治疗的主要方法，有取代外科手术治疗的趋势，其适应证如下：①有明显外科手术适应证的先天性冠状动脉瘘，不合并其他需要手术矫正的心脏畸形；②外伤性或冠状动脉介入治疗所致医源性冠状动脉瘘；③易于安全到达、能够清晰显影的瘘管；④非多发的冠状动脉瘘开口，单发冠状动脉瘘进行介入治疗的效果较好；⑤冠状动脉瘘口狭窄、瘘道瘤样扩张；⑥少数情况下，冠状动脉一支或多支（多为间隔支）形成与心腔相连的多发的微小血管网，可用覆膜支架进行封堵。

2. 禁忌证

①需要封堵的冠状动脉分支远端有侧支发出，该处心肌组织供血正常；②受累及的冠状动脉血管"极度"迂曲；③右心导管提示右向左分流，

重度肺动脉高压；④封堵术前1个月内患有严重感染者；⑤冠状动脉瘘发生在单一冠状动脉或冠状动脉主干上；⑥巨大冠状动脉瘘无合适封堵器械者。

3. 封堵器械　目前封堵治疗冠状动脉瘘的常用器械如下。

（1）可控弹簧圈：由美国Cook公司生产，有直径5 mm—5圈、8 mm—5圈等型号，推送可控弹簧圈的导丝顶端有与弹簧圈末端螺母相匹配的螺纹，末端附带一旋转柄，经5 F输送导管或者5 F Judkins右冠状动脉造影导管送入。

（2）动脉导管未闭封堵器：最初由美国AGA公司研制成功，用于临床治疗动脉导管未闭。封堵器由高弹性的镍钛记忆合金丝编织而成，由具有自膨胀性的固定盘及与之相连的"腰部"组成，外形呈蘑菇状，内充3～5层聚酯纤维膜。输送系统由金属推送杆和输送鞘管组成。推送杆顶端有螺纹，可与封堵器上的螺母相连接。有6/4 mm、8/6 mm、10/8 mm、12/10 mm等型号供选用。国产的同类封堵器目前已基本取代进口的封堵器，可供选择型号更多。

（3）Amplatzer血管塞（Amplatzer plug）：由美国AGA公司研制，是一个由镍钛合金丝网制成的自膨胀型圆柱形装置，其两端采用铂金标记带固定，其中一端的铂金标记带上焊有一个不锈钢微螺母，以便与金属推送杆上的螺丝相连接。规格有4～16 mm多种型号，每个型号之间相差2 mm。与动脉导管未闭封堵器相比，最大的优点是所需输送鞘管较细，可通过5～8 F的鞘管输送和释放。主要用于外周血管异常通路的封堵，也可以用于冠状动脉瘘的封堵（图17-1）。

（4）PFM可控弹簧圈（Nit-Occlud）：德国PFM公司生产，属于可控性双螺旋弹簧圈，主要用于动脉导管未闭封堵治疗。弹簧圈的头部和尾部较大，中间较小，呈倒圆锥形状。主动脉侧的直径较肺动脉侧的直径大。输送系统带有内芯和锁扣装置及控制手柄，具有释放和回收双重保险功能。可通过4～5 F输送鞘管释放（图17-2）。

（5）覆膜支架（JOSTENT PFTE）：瑞典JOMED公司产品，为球囊扩张型支架，由两层不锈钢丝

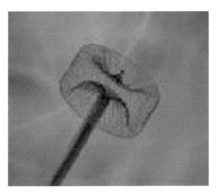

图17-1　美国AGA公司生产的血管塞（Amplatzer Plug）

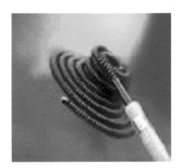

图17-2　德国PFM公司生产的PFM可控弹簧圈

编织而成的管状支架，两层不锈钢丝之间是一层聚四氟乙烯膜。覆膜支架最初用于治疗冠状动脉介入时发生的严重并发症，如冠状动脉破裂或迟发动脉瘤形成。目前应用覆膜支架植入封堵治疗冠状动脉瘘，多用于同一血管段同时合并有瘘和狭窄的少数病例，可用一枚支架覆盖两个病变，起到事半功倍的效果。而对于没有粥样硬化病变的血管，植入覆膜支架堵闭冠状动脉瘘，目前尚存在一些争议。

（6）弹簧圈及Onyx胶[12]：包括电解脱及手动解脱弹簧圈，主要用于颅内动脉瘤及动静脉畸形的栓塞，目前越来越多地应用于其他部位血管疾病的栓塞，包括冠状动脉瘘的栓塞。Onyx胶是由美国MTI公司生产的一种新型非黏附性液体血管内栓塞材料，由次乙烯醇异分子聚合物、二甲基亚砜及显影剂钽粉组成，是一种永久性栓塞材料，根据次乙烯醇异分子聚合物溶解在二甲基亚砜中浓度的不同分为Onyx18、Onyx20、Onyx34（浓度依次为6.0%、6.5%、8.0%）。次乙烯醇异分子聚合物浓度较低，所以其黏滞性较低，远端渗透能力强。其在畸形血管团内的沉淀析出是一种物理过程，故不会与导管粘连，有利于长时间注射，

与其他栓塞材料相比有更高的可控性和弥散性，一次可以栓塞多个畸形团；弥散性能较好，直径小于 80μm 的血管也能被永久性栓塞，在注入的过程中受控性较好、不会随意流动，只有受外推力时才会前进，并且会按照压力梯度从高向低弥散，使其在畸形血管团内更好地弥散，从而极大地提高了栓塞的效率。且当 Onyx 胶和血液或任何水溶剂接触时，溶剂 DMSO 可迅速挥发，EVOH 聚合物即结晶析出，像熔岩一样自外向内逐渐固化突变，最后成为一团包含有钽粉的海绵状固体物，从而闭塞病灶，在彻底固化完成之前，其液态中心仍可继续流动，与血管形状严密吻合，能完全地填塞病变部位。目前 Onyx 胶主要用于颅脑动静脉畸形及颅内动脉瘤的栓塞，作者借鉴其在脑血管病栓塞中的应用经验，已成功应用于冠状动脉肺动脉瘘的栓塞治疗，即时完全封堵率高，随访效果佳，无明显并发症。

（7）其他：国产或进口的镍钛合金室间隔缺损封堵器、神经介入用于颅内动脉瘤填塞的电解脱弹簧圈（GDC）等也可以用于冠状动脉瘘的封堵，效果良好。可脱卸球囊用于治疗冠状动脉瘘，国外报道较多，国内少有报道。

4. 介入治疗操作过程

（1）术前准备

1）术前按左、右心导管检查的要求完善术前准备，并按规定签署知情同意书。

2）有心功能不全者，应首先治疗心力衰竭，待病情稳定后再考虑行介入治疗。

（2）操作过程

1）介入路径选择：多选用股动脉、股静脉通路。对于某些冠状动脉瘘，也可以选择桡动脉路径或其他血管通路。

2）成人或能配合手术的年长患儿，可在局部麻醉下进行治疗，婴、幼儿或不能很好地配合手术的年长儿，应在全身麻醉下进行操作。

3）穿刺右侧股动脉、股静脉，行心导管检查。一般先行冠状动脉造影检查，以明确瘘口的起源和大小。对于大的冠状动脉瘘，可先用猪尾导管行主动脉根部非选择性造影。对小的冠状动脉瘘，则应行选择性冠状动脉造影。应该注意的

是，大多数的右冠状动脉-肺动脉瘘，起始部常位于右冠状动脉的开口处，造影时应特别注意仔细观察，以免遗漏。起源于左冠状动脉系统的瘘，则常需行多体位投照，以明确瘘口的起源。对于直径较粗、左向右分流量大的冠状动脉瘘，造影结束后，应行右心导管检查，测定肺动脉压力，计算左向右分流量（Qp/Qs）和肺血管阻力。但到目前为止，尚未见到由于冠状动脉瘘左向右分流引起艾森门格综合征的报道。

4）封堵器械选择：一般而言，无论选择何种封堵器械，均应对瘘管的最窄处进行封堵，并尽量封堵漏口的远端，以免影响瘘管近端的正常冠状动脉分支。值得注意的是，在一些大的冠状动脉瘘，由于瘘管内的压力低，封堵前造影，冠状动脉的正常小分支并不显影，而只在封堵远端的出口后方显影。术中要注意不要让这部分血管受影响，以免引起心肌梗死或缺血。如果选用弹簧圈封堵，应尽可能选择可控弹簧圈，所用弹簧圈的直径应比瘘管最窄处的直径大 20%～30%。直径太小的弹簧圈，不能达到有效封堵的目的，而且释放后有发生脱落的可能。直径太大的弹簧圈，在靶血管处不能很好地形成有效的圆圈，而是直的，达不到有效的封堵。如果继续前送弹簧圈，则其远端有可能跨过最窄处而到达漏口的远端，释放后有发生脱落的危险。另一种情况是，输送导管被弹簧圈的回顶力退出靶血管处而导致操作失败。选择动脉导管未闭封堵器、Amplatzer 血管塞或室间隔缺损封堵器，所选封堵器械的直径应比瘘管最窄处直径大 2～4 mm。封堵器太小，易造成封堵器脱落；如封堵器太大，则封堵器在漏管处的血管内不能很好地成形，也不能达到有效封堵的目的。

5）封堵路径的选择

a. 经动脉顺行封堵法：适合于瘘管直径较大，且相对走行较直的冠状动脉瘘的封堵，特别是引流入心腔的冠状动脉瘘。在导丝引导下（一般选用 0.032 英寸 ×260 cm 的亲水涂层导丝）将输送鞘管直接送至靶血管位置，然后送入封堵器。目前临床上应用的大多数输送鞘管带有侧臂，封堵器到位后可通过侧臂注入造影剂，观察封堵效果。

一般不需要另外穿刺对侧股动脉用于封堵后造影。如选用冠状动脉介入指引导管，也可以通过"Y"形接头注入造影剂，观察封堵效果。如封堵器大小合适，封堵效果良好，则可释放封堵器，并重复注入造影剂，观察最终的封堵效果。

对于相对较小的冠状动脉瘘，可以选用弹簧圈进行封堵，如选用弹簧圈进行封堵治疗，输送导管可选用 4 F 或 5 F 的导管，同样在导丝引导下将导管送到靶血管处，然后送入弹簧圈。第一个弹簧圈的定位和释放非常重要，一旦其准确到位，后续操作就相对简单而安全了。可根据需要植入一个或多个弹簧圈，以达到最佳封堵效果。但对于这类较小的瘘管，目前最常用的还是选用微导管作为输送鞘管，送入可控或不可控弹簧圈进行封堵。具体方法如下：通过股动脉或桡动脉路径插入 6 F 或 7 F 冠状动脉指引导管到冠状动脉开口处，通过指引导管送入 0.014 英寸的冠状动脉介入导丝和直径 2 F 的微导管，直至靶血管需要封堵的位置。退出导丝，通过微导管送入弹簧圈进行封堵，可根据需要送入一个或多个弹簧圈。难点是有时寻找靶血管开口处很困难。由于此类冠状动脉瘘多较扭曲，微导管有时很难送到靶血管的远端。解决的方法是选用头端较柔软的冠状动脉指引导丝（如 BMW 导丝）和支撑力强的指引导管（如 XB、EBU 指引导管）等。目前通过微导管进行弹簧圈封堵的成功率很高，部分中心甚至接近 100%，但绝大多数在即刻不能完全封堵，在其后的造影随访中，尽管分流量较术前有所减少，然而超过半数的患者仍有较明显的残余分流。针对这种情况，作者借鉴脑血管病的介入治疗经验，采用弹簧圈联合 Onyx 胶进行封堵，取得了良好的效果，目前完成 26 例患者的封堵，成功率 100%，有 23 例患者即刻封堵完全，无残余分流，有 3 例患者存在少量的残余分流[13]。具体操作：在导丝的引导下专用微导管（Onyx 胶具有一定腐蚀性，会使普通的微导管变形甚至损坏）进入或接近畸形团或者最狭窄部位，通过超选择性微量造影来确认微导管位置是否合适，先送入 2 ~ 3 枚弹簧圈，尽量成团，造影确认分流量明显减少，然后以 0.25 ml DMSO 缓慢冲洗微导管后注射 Onyx 胶。注射速度尽量要慢，防止冲击至远段进入功能血管或向近段反流至冠状动脉，具体剂量以达到满意的栓塞效果为准。

b. 经股静脉路径逆行封堵法：适用于冠状动脉瘘的血管粗大、曲折盘绕，管道途径较长，从动脉途径难以到达理想的封堵位置，或瘘管的开口位于右心房或右心室者。方法是使用 6 F Judkin（JR4）右冠状动脉指引导管或 XB 左冠状动脉指引导管，超选至右冠状动脉或左冠状动脉开口处，插入 0.032 英寸 ×260 cm 的亲水涂层导丝，通过瘘管到达右心系统，然后通过股静脉送入圈套器，捕获导丝并将其拉出体外，建立动脉-静脉轨道。再通过股静脉途径，沿导丝送入输送鞘管，到瘘口上方，送入适当的封堵器进行封堵。之所以选用冠状动脉介入指引导管，而不是普通的多功能导管，是因为指引导管的内腔比普通多功能导管大很多，可以深插入瘘管内，在封堵前注射造影剂，有利于准确判断漏管最狭窄处的直径。封堵器到位后，可注入造影剂，观察封堵的效果。

6）封堵试验：封堵试验是封堵治疗冠状动脉瘘的重要步骤，方法是将球囊放置于拟封堵的靶血管处，用稀释的造影剂完全充盈球囊，阻断血流，观察 15 ~ 20 min，如心电图出现 ST 段抬高或下移，T 波改变或患者出现心绞痛症状，则此类患者不适合于进行封堵治疗。由于近年来在冠状动脉瘘封堵中，封堵器械多选择可控释放装置，一旦封堵装置到位，如患者出现上述心肌缺血表现，可迅速回收封堵装置，因此封堵前一般不需要行封堵试验。

7）术后处理：封堵治疗术后，按常见先天性心脏病封堵治疗术后处理，应用小剂量（2 mg/kg）阿司匹林 1 个月左右。抗血小板治疗的目的是防止血栓延伸到封堵器械近端的冠状动脉内，造成正常的冠状动脉分支闭塞而引起心肌梗死。另一方面，也可预防操作过程中导丝或导管可能对冠状动脉内膜造成的损伤，继发冠状动脉内血栓形成，而引起严重并发症。

5. 并发症

（1）封堵器脱落：多与术中未能准确测量冠状动脉瘘管直径、瘘口的大小，从而使封堵器选择不当所致。预防的方法是尽可能选择可控释放封堵器械，确定封堵装置不会脱落后再释放。一旦发生封堵器脱落，多数情况下可以用介入的方法回收，必要时需行外科手术干预。

（2）心肌缺血或急性心肌梗死：不常见，可能与正常供血冠状动脉支闭塞或冠状动脉内血栓形成有关。预防的方法是尽可能封堵漏口的远端，术中使用足够量的肝素抗凝，术后给予短期的抗血小板治疗。

（3）术后溶血：较少见，与残余分流有关。可先试用止血药物、糖皮质激素及碳酸氢钠治疗。如无效，则考虑重新封堵或外科手术治疗。

近年来随着封堵器械与输送装置的不断改进和完善，经导管封堵治疗冠状动脉瘘已成为主流方法，与传统的外科手术治疗相比，具有不需要体外循环、创伤小、痛苦小、操作安全和不遗留体表瘢痕的优点。介入医师良好的操作技术和选择合适的封堵器械是治疗成功的关键。

七、病例分析

（一）病例1 冠状动脉瘘并发冠状动脉瘤的介入治疗

1. 病情简介

病史：患者男，75岁，入院前2个月开始出现劳累后胸闷、胸痛，持续约1～2 min可缓解，同时伴心悸，心率最高达110次/分。服用"速效救心丸"不能明显缓解，休息可缓解。体格检查：未发现明显阳性体征，心前区未闻及血管杂音。辅助检查：X线胸片示心肺膈未见明显异常。心脏彩超示：左心房略增大；主动脉瓣少量反流（瞬时反流量均为3 ml）；左心室肌顺应性下降；左心室收缩功能正常。

2. 介入治疗经过

局麻下经右侧桡动脉路径行冠状动脉造影，造影显示：左右冠状动脉系统未见明显狭窄。前降支近段发出一扭曲血管，直径约3 mm，中段形成一球形血管瘤，直径约3 cm（图17-3A），瘤体远端血管扭曲，引流到肺动脉。右冠状动脉起始部发出异常血管，直径约2.5 mm，迂曲引流到肺动脉，形成右冠状动脉-肺动脉瘘（图17-3B）。征得家属同意并签署知情同意书后决定行冠状动脉-肺动脉瘘封堵术。

选用6 F XB3.0左冠状动脉指引导管，超选至左冠状动脉开口处，沿0.014英寸 Runthrough NS送 Progreat 2.0 F微导管至瘘管近冠状动脉瘤入口处（图17-4A）。退出导丝，经微导管先后送入2枚3 mm×10 cm NXT（The endovascular company）电解脱可控弹簧圈至动脉瘤入口处，造影示瘤体血供明显减少（图17-4B）。退出XB3.0指引导管及微导管，进一步行右冠状动脉-肺动脉瘘封堵。送6 F JR4指引导管至右冠状动脉开口，沿0.014

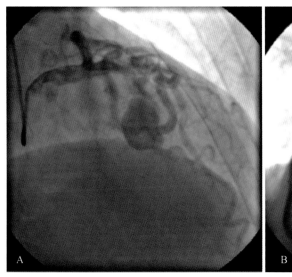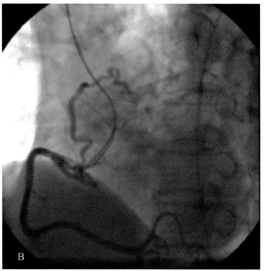

图 17-3 　**A**. 左冠状动脉-肺动脉瘘并冠状动脉瘤形成；**B**. 右冠状动脉-肺动脉瘘

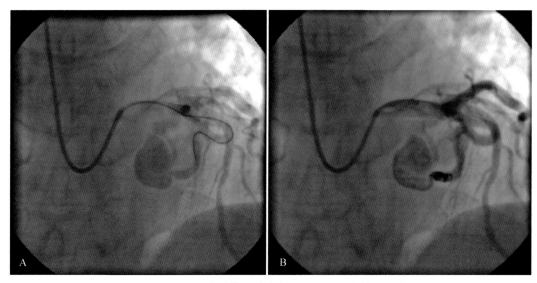

图 17-4　**A**.沿导丝送微导管至动脉瘤入口处；**B**.弹簧圈释放后造影

英寸 Runthrough NS 导丝送 Progreat 2.0 F 微导管至畸形血管中段，先后送入 2 枚 3 mm×10 cm NXT（The endovascular company）电解脱可控弹簧圈，造影显示该血管远端血流明显减少（图 17-5），手术成功。

3. 解析

极少数冠状动脉瘘患者会发生猝死，可能与畸形的血管发生了瘤样扩张，继而瘤体发生破裂，引起急性心脏压塞所致。该患者为老年男性，临床表现为不典型心绞痛。造影发现左、右冠状动脉均存在冠状动脉瘘，且左冠状动脉-肺动脉瘘的畸形血管形成了巨大的瘤样扩张，存在着发生破裂的危险性，因此，是封堵治疗的绝对适应证。

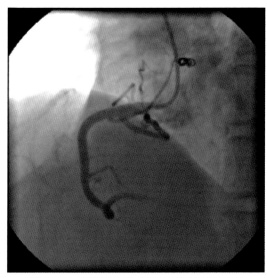

图 17-5　右冠状动脉-肺动脉瘘封堵后造影

在治疗策略上，封堵器械选用了电解脱可控弹簧圈（GDC），增加了手术的安全性。该类弹簧圈的特点是所需输送导管较细，弹簧圈的解脱通过电解器进行。但操作过程需要一定的技巧，要求操作者具有良好的冠状动脉介入治疗基础，能熟练操控冠状动脉内导丝。另外，作者体会，在微导管选用上，应尽可能选用小直径的微导管，此类微导管与较大直径的微导管相比更加柔软，容易通过迂曲的靶血管到达弹簧圈所要释放的位置。在推送释放弹簧圈的过程中，应全程在透视下进行，动作轻柔、缓慢，避免操之过急而将微导管弹出，导致操作过程失败。

（二）病例 2　同期治疗冠状动脉狭窄和冠状动脉瘘

1. 病情简介

病史：患者男，70 岁，因"反复发作心悸 20 年余，劳累后胸痛 1 个月"入院。1 个月前因劳累后出现心前区疼痛，呈压榨样，伴大汗，就诊于当地医院，心电图提示慢性冠状动脉供血不足。体检：未发现明显阳性体征。肝、肾功能检查正常。

2. 介入治疗经过

局麻下右侧经桡动脉路径行选择性冠状动脉造影检查，结果显示：左前降支分出对角支后局限性狭窄 80%，远端及对角支无明显狭窄，回旋支无明显狭窄，但远端迂曲延伸、与肺动脉异常交通，形成回旋支-肺动脉瘘（图 17-6A）。考虑患者心绞痛症状与前降支狭窄和左回旋支-肺动脉瘘均可能有关系，征得家属同意并签署知情同意书后，决定同期行冠状动脉内支架植入术和冠状动脉-肺动脉瘘封堵术。

经桡动脉鞘管插入 6 F XB3.0 左冠状动脉指引导管至左冠状动脉开口处，送 0.014 英寸 Runthrough NS 导丝到前降支远端，于前降支中段植入 4.0 mm×10 mm 药物洗脱支架一枚，再造影显示支架贴壁良好，无残余狭窄（图 17-6B）。退出 Runthrough NS 导丝，送至瘘管远段，沿导丝送 2 F Progreat 微导管至瘘管中远段，退出导丝，沿微导管送入 Helix 3 mm×10 cm 电解脱弹簧圈至回旋支远端，造影显示回旋支远端血流明显减少（图 17-7），通过电解器释放弹簧圈，手术成功。拔除桡动脉鞘管，以压迫器压迫穿刺处。

3. 解析

相当一部分冠状动脉瘘患者是因"心绞痛"行选择性冠状动脉造影时偶然发现的，部分患者同时存在冠状动脉狭窄和先天性冠状动脉瘘。对于有血流动力学意义的冠状动脉狭窄（一般狭窄程度达 75% 以上），可以同时完成冠状动脉内支架植入和冠状动脉瘘的封堵治疗。如果瘘的血管起源于冠状动脉狭窄处，首选的治疗方法是植入带膜支架，既封堵了冠状动脉瘘，又解除了冠状动脉狭窄，起到"一石二鸟"的作用。该患者冠

状动脉狭窄位于左前降支，而瘘血管起源于左回旋支，因此采取了先行冠状动脉内支架植入，再行冠状动脉瘘封堵的治疗策略，取得了良好的治疗效果，同时避免了患者接受二次手术，减轻了患者痛苦。由于术中所用的冠状动脉指引导管、PTCA 导丝等器械均可用于冠状动脉瘘的封堵治疗过程，也极大地减轻了患者的经济负担。

（三）病例 3 巨大左冠状动脉-右心室瘘介入治疗

1. 病情简介

病史：患者女，26 岁，20 年前发现心脏杂音，心脏超声检查提示"先天性心脏病，左冠状动脉-右心室瘘"，近 1 个月感活动后胸闷，休息可缓解。体检：发育正常，唇无发绀。心界不大，心律齐，胸骨左缘第 4、5 肋间可闻及舒张期杂音。辅助检查：心电图示窦性心律，正常心电图。X线胸片：心肺膈未见明显异常。心脏彩超示：先天性心脏病，左冠状动脉-右心室瘘；心脏各房室大小正常；左心室收缩功能正常。

2. 介入治疗经过

在局麻下穿刺右侧股动脉，行冠状动脉造影，发现左冠状动脉回旋支异常粗大、迂曲，最后引流到右心室（图 17-8）。右冠状动脉未见异常。穿刺右股静脉，行右心导管检查，示右心室、肺动脉压力正常。

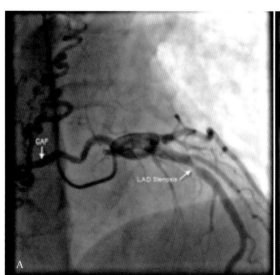
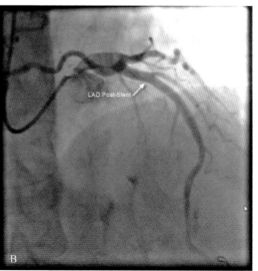

图 17-6　**A**. 左冠状动脉造影显示冠状动脉-肺动脉瘘和左前降支狭窄；**B**. 左前降支（LAD）支架贴壁良好，无明显残余狭窄

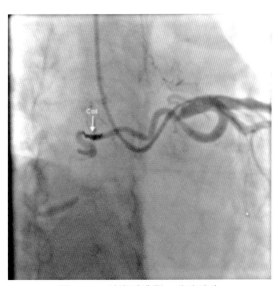

图 17-7　封堵后造影，分流消失

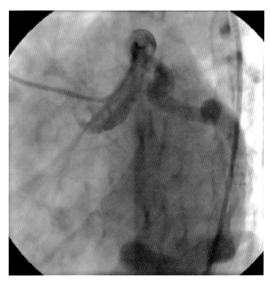

图 17-8　左冠状动脉回旋支异常粗大、迂曲，最后引流到右心室

封堵过程：经股动脉鞘管插入 6 F JL4 冠状动脉指引导管到瘘动脉开口处，送 0.032 英寸 ×260 cm 超滑导丝，经畸形血管到达右心室、右心房，最终到上腔静脉（图 17-9A）。经股静脉鞘管插入 6 F 多功能导管到上腔静脉，用圈套器将超滑导丝拉出体外，建立右股动脉-畸形冠状动脉-右心室-右心房-下腔静脉-股静脉轨道（17-9B）。将 6 F JL4 冠状动脉指引导管沿轨道钢丝深插至瘘血管的远端，注入造影剂，显示瘘管出口最窄径约 5 mm（图 17-10A）。退出股静脉鞘管，沿导丝插入 7 F 抗折输送鞘管，通过下腔静脉-右心房-右心室到冠状动脉瘘右心室开口处远端，退出扩张管，保

留导丝。经输送鞘管送入 8 mm 动脉导管未闭封堵器（上海形状记忆合金材料有限公司）到瘘管开口处，再造影见封堵器位置良好（图 17-10B），听诊杂音消失。术中心脏彩超示：左冠状动脉-右心室瘘封堵成功，封堵器位置良好，无残余分流。

3. 解析

本例患者属于巨大冠状动脉-右心室瘘，临床症状、体征典型，血流动力学改变明显，是经导管封堵治疗的绝对适应证。治疗策略选择了建立动脉-静脉轨道、经股静脉途径逆行送入封堵器的方法。治疗过程中，在建立了动脉-静脉轨道后，先将经股动脉插入的 6 F 冠状动脉指引导管，沿

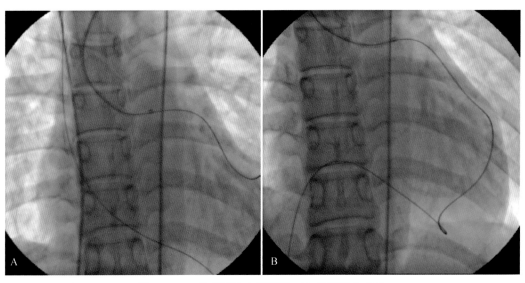

图 17-9　A. 导丝到达上腔静脉；B. 轨道建立成功

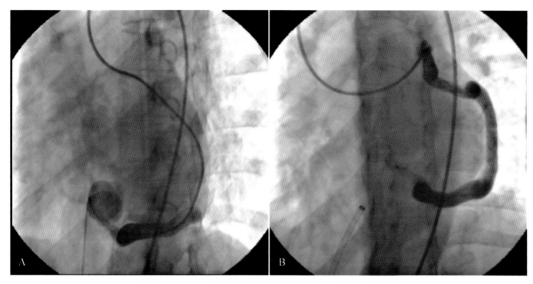

图 17-10　**A**.造影显示瘘的最窄径；**B**.封堵后造影

导丝深插到瘘血管的远端近右心室出口处，注入造影剂，进一步明确了瘘口的大小和位置，为封堵器大小的选择提供了更客观的依据。另外，通过股静脉途径，插入输送鞘管，一方面减少了输送鞘管对股动脉的损伤，另一方面逆行送入动脉导管未闭封堵器，使封堵器的带盘片侧位于压力高的一面，更符合动脉导管封堵器的设计理念，可以有效地避免封堵器释放后移位。

（四）病例 4　应用带膜支架治疗冠状动脉-右心房瘘

1.病情简介

病史：患者男，68 岁。因"活动后胸闷 3 个月余"入院。患者于 3 个月前劳累后感胸闷不适，休息后可缓解。外院行冠状动脉造影示：右冠状动脉未见明显异常，左回旋支见一异常血管发出，血管末端漏入右心房，尝试封堵失败，为进一步治疗收入院。

2.介入治疗经过

局麻下行选择性冠状动脉造影：左主干、前降支未见明显狭窄。回旋支近段发出一直径约 8 mm 的瘘管，瘘管扭曲，最终流入右心房（图 17-11）。经股动脉鞘管送入 7 F XB3.0 冠状动脉指引导管至左冠状动脉开口处，经此导管送入 BMW 0.014 英寸 ×190 cm 和 Progreat 微导管送入瘘管内，退出导丝，沿微导管送入一枚 EV3 10 mm×30 cm 弹

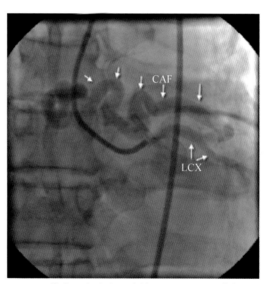

图 17-11　回旋支近段发出一瘘管。LCX：左回旋支；CAF：冠状动脉瘘

簧圈至瘘管内，因瘘管粗大、血流快，弹簧圈无法固定，随血流到达右心房。将 6 F 多功能导管经股静脉送入右心房，沿多功能导管送入圈套器，拟将 EV3 10 mm×30 cm 弹簧圈拉出体外，建立右股动脉-回旋支-瘘管-右心房-下腔静脉-右股静脉通道，但在此过程中，弹簧圈可脱解段与推送段自行断开，无法通过此方法建立轨道。送入 BMW 操作定向导丝至瘘管开口，再送入 0.032 英寸 ×260 cm 超滑导丝至瘘管中段，尝试将指引导管送入瘘管内，然后经指引导管送入血管塞（plug）进行封堵。但指引导管仅能送至左回旋支，而无法送入瘘管内。多次尝试失败后，患者

突感胸痛，造影显示回旋支分出瘘管后出现夹层，远端无血流（图 17-12）。立即送入 Runthrough NS 0.014 英寸 ×180 cm 导丝至回旋支远段，沿导丝送入 Voyager 2.5 mm×15 mm 球囊至回旋支夹层处，以 8 atm 的压力预扩张，退出球囊，送入 NC Mercury 3.5 mm×16 mm 覆膜支架至回旋支近段，支架近段覆盖瘘管开口、远端覆盖夹层入口。以 18 atm 压力、持续 10 s 扩张释放支架，退出支架球囊，再送入 MONORAIL 3.5 mm×12 mm 后扩张球囊到支架内，以 22 atm 压力、持续 10 s 后扩张两次，再造影示支架贴壁良好，同时显示瘘管内血流明显减少（图 17-13A），10 min 后重复造影瘘管内血流基本消失（图 17-13B）。患者胸痛

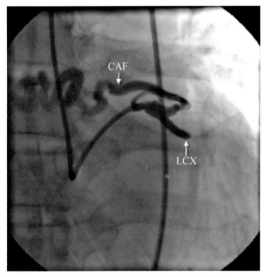

图 17-12　回旋支夹层，远端血流消失

等症状缓解。退出球囊、导管、导丝，拔除股动脉鞘管，加压包扎，结束手术。术后 3 天复查超声心动图，术前存在的右心房内花色血流消失，说明冠状动脉瘘成功治愈。

3. 解析

本例患者的回旋支-右心房瘘血管极度扭曲，且瘘血管较粗、血流速度快，尝试弹簧圈治疗失败后，决定通过 7 F 冠状动脉指引导管使用 plug 进行封堵。但由于回旋支开口的角度问题，经多次尝试，指引导管未能送入瘘管内，并引起回旋支夹层、远端血流中断。为治疗回旋支夹层而植入覆膜支架，同时将瘘血管的开口处闭合，最终取得了满意的疗效。但在实际操作过程中，应尽量避免此类情况的发生，其潜在的危险是一旦发生冠状动脉夹层而又无法进行有效的治疗，会引起急性心肌梗死，严重时可造成不良后果。覆膜支架治疗冠状动脉瘘最适合的情况是瘘血管的起源处存在冠状动脉硬化，且存在有血流动力学意义的狭窄，植入覆膜支架，既可以封堵冠状动脉瘘，又可以解除狭窄。该患者植入覆膜支架，是无奈之举，但取得了不错的效果。

（五）病例 5　弹簧圈联合 Onyx 胶完全封堵巨大前降支-肺动脉瘘

1. 病情简介

病史：患者，女，57 岁。因"活动后胸闷、

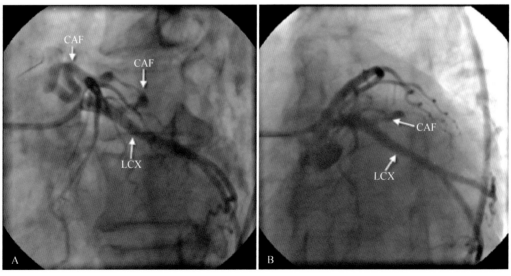

图 17-13　**A**. 回旋支植入覆膜支架后造影；**B**. 最终结果

气促 2 月余"入院。患者于 2 个月前开始出现活动后胸闷、气促，无明显胸痛，休息数分钟可缓解，未予特殊诊治，其后上述症状反复发作，为进一步治疗入我院。既往：高血压病史 10 年，血压控制尚可。否认糖尿病、高脂血症病史。

2. 介入治疗经过

局麻下经桡动脉行选择性冠状动脉造影示：左主干、前降支未见明显狭窄。前降支近段发出巨大的瘘管，瘘管较长且极度扭曲，最终流入肺动脉（图 17-14）。送入 6 F EBU3.5 冠状动脉指引导管至左冠状动脉开口处，经此导管送入 Runthrough 0.014 英寸 ×180 cm 和 FINECROSS 微导管送入瘘管中段，退出导丝，沿微导管送入 8 mm×30 cm、7 mm×30 mm、5 mm×20 cm 弹簧圈至瘘管内，造影提示仍有较明显的残余分流（图 17-15）。退出微导管，送专用的 Mirage 导丝及 Rebar 微导管至瘘管内弹簧圈近段，造影提示

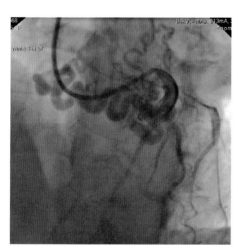

图 17-14 左冠状动脉造影提示巨大的前降支-肺动脉瘘

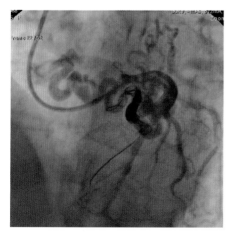

图 17-15 植入三枚弹簧圈后仍有较大的分流

微导管位于正确位置，用 2 mm 注射器抽取肝素盐水反复冲洗去除微导管内的造影剂，用专用注射器抽取 0.8 ml DMSO 溶液，充分注满微导管死腔，垂直微导管，取下 DMSO 注射器，用剩余的 DMSO 注满微导管端口，抽取震荡后的 Onyx 胶，连接微导管尾端，注射器和微导管端口迅速垂直翻转，以便形成 Onyx 和 DMSO 之间的快速结合。以每分钟 0.16 ml 的速度缓慢而稳定地开始注射 Onyx 取代 DMSO，共注射约 1 ml，造影提示瘘管完全封堵（图 17-16）。退出球囊、导管、导丝，拔除桡动脉鞘管，加压包扎，结束手术。

3. 解析

随着心血管疾病介入治疗器材的不断改进与介入治疗技术的提高，通过介入治疗手段获得治愈的冠状动脉瘘患者逐渐增多。目前用于冠状动脉瘘封堵的器械主要是弹簧圈，但弹簧圈的即刻及远期完全封堵率均较低，很大一部分患者仍然有残余分流。Onyx 胶是由美国 MTI 公司生产的一种新型非黏附性液体血管内栓塞材料，其成分为 EVAL，及其溶剂二甲基亚砜（DMSO）和钽粉的悬浊液，目前常用于脑动静脉畸形及脑动脉瘤的封堵。EVAL 在畸形血管团内的沉淀析出是一种物理过程，故不会与导管粘连，有利于长时间注射，与其他栓塞材料相比有更高的可控性和弥散性。Onyx 其黏稠度高，弥散可控性好，在血液中的流动主要是靠导管的推注力，并且会按照压力梯度从高向低弥散，使其在畸形血管团内更好地弥散，从而极大地提高了栓塞的效率。且当 Onyx 胶和血液或任何水溶剂接触时，溶剂 DMSO 可迅

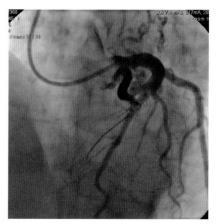

图 17-16 注入 Onyx 胶后瘘管内前向血流完全消失

速挥发，EVOH 聚合物即结晶析出，像熔岩一样自外向内逐渐固化突变，最后成为一团包含有钽粉的海绵状固体物，从而闭塞病灶，在彻底固化完成之前，其液态中心仍可继续流动，与血管形状严密吻合，能完全地填塞病变部位，使冠状动脉瘘有着较高的完全封堵率。本例患者瘘管较粗，植入三枚弹簧圈后仍有较大分流，疗效不理想，而且有溶血的风险，传统方法是继续植入弹簧圈，但会增加患者费用，而且即使再植入多枚弹簧圈仍不一定能够完全封堵，因此，作者借鉴了脑血管病介入治疗的方法和经验，在国际上首次应用 Onyx 胶联合弹簧圈封堵冠状动脉瘘，取得了良好的效果。当然，该方法有很多操作要点，需要经过专业的培训才能熟练掌握，否则盲目操作会导致严重的后果。

（六）病例 6　冠状动脉瘘并发巨大冠状动脉瘤的介入治疗

1. 病情简介

病史：患者，男，45 岁。因"活动后胸闷、心悸 1 月余"入院。患者于 1 个月前开始出现运动后胸闷、心悸，无明显胸痛，于外院就诊，心脏彩超提示右冠状动脉扩张（考虑右冠状动脉-右心房瘘），右心室增大，左心房增大，左心室肥厚，升主动脉轻度增宽。进一步冠状动脉 CTA 检查提示：右冠状动脉-上腔静脉瘘，前降支轻度狭窄，前降支中段不完全性心肌桥-壁冠状动脉，心脏体积增大，心肌肥厚。为求进一步治疗入院。既往：否认高血压、糖尿病、高脂血症病史。辅助检查：X 线胸片示心影增大，余未见明显异常。心脏彩超示左心房增大，左心室收缩功能正常，右冠状动脉增宽伴瘤样扩张。

2. 介入治疗经过

局麻下经桡动脉行选择性冠状动脉造影：左主干、回旋支、右冠状动脉未见明显狭窄。前降支中段心肌桥，右冠状动脉近端发出粗大血管，伴有巨大瘤样扩张。送 6 F 猪尾导管至主动脉根部，行主动脉根部造影，显示瘘管及右冠状动脉共同开口，瘘管粗大，迂曲，走行途中伴有瘤样扩张（图 17-17）。经桡动脉鞘管送入 6 F IL 3.5

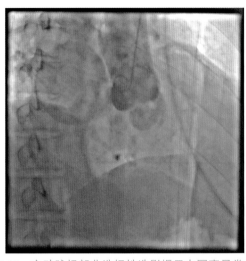

图 17-17　主动脉根部非选择性造影提示右冠窦异常血管，走行途中伴瘤样扩张

冠状动脉指引导管至右冠状动脉开口处，经此导管送入 Runthrough 0.014 英寸 ×180 cm 导丝至瘘管远端（图 17-18），在 PTCA 导丝指引下送泥鳅导丝至瘘管瘤样扩张处，未能进一步送至远端上腔静脉。遂决定圈套建立动静脉轨道，穿刺右侧股静脉，送多功能导管至右心房，反复尝试无法圈套泥鳅导丝及 Runthrough 导丝，更换 JR4.0 及 XBRCA 导管，仍无法圈套导丝，无法建立动静脉轨道。沿动脉侧导丝送 IL3.5 指引导管至瘘管内，多体位造影确认导管位于右冠状动脉开口以远，沿 EV3 微导管送 Boston Scientific interlock 20 cm×40 mm、20 cm×40 mm、15 cm×40 mm 弹簧圈及 Auium 14 cm×40 mm 弹簧圈至瘤体近端释放，造影显示弹簧圈位置固定良好，无明显

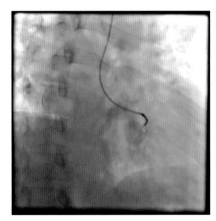

图 17-18　经 IL 3.5 冠状动脉指引导管送入 Runthrough 导丝至瘘管远端

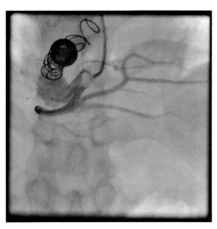

图 17-19　成功植入 4 枚弹簧圈，造影显示弹簧圈位置固定良好，无明显前向血流

前向血流（图 17-19），手术成功。

3. 解析

该患者为中年男性，临床表现为近期发生的活动后胸闷，心悸。造影巨大冠状动脉-腔静脉瘘，且畸形血管形成了巨大的瘤样扩张，存在着发生破裂的危险性，因此，是封堵治疗的绝对适应证。该患者血管粗大、扭曲，导丝的操控性差，再加上瘘管中段巨大的瘤体，使得导丝很难有效操控至瘘管远端从而加强支撑，因此转而尝试建立动静脉轨道，仍然因导丝不能进一步前送而失败。后经反复调整泥鳅导丝至远端，从而将指引导管送至瘘管内，加强了支撑，成功植入弹簧圈，阻断了异常血流，拆除"不定时炸弹"。作者体会，对于这种巨大瘘管伴有瘤样扩张的病例，必须选择支撑力强的指引导管才能有效前送导丝，另外，EV3 微导管相对更加柔软，更容易通过扭曲的瘘管至弹簧圈释放部位。对于伴有瘤样扩张的瘘管，为了减少甚至完全阻断血流对瘤体的冲击，减少破裂风险，弹簧圈一定要放置在瘤体近端。

参考文献

［1］Heidar Dadkhah-Tirani，Arsalan Salari，Shora Shafighnia，et al. Coronary artery to pulmonary artery fistula. Am J Case Rep，2013，14：486-488.

［2］S Sakakibara，M Yokoyama，A Takao，et al. Coronary arteriovenous fistula. Nine operated cases. Am Heart J，1966，72：307-314.

［3］Werner B，Wróblewska-Kałuzewska M，Pleskot M，et al. Anomalies of the coronary arteries in children. Med Sci Monit，2001，7：1285-1291.

［4］Dimitrakakis G，Von Oppell U，Luckraz H，et al. Surgical repair of triple coronary-pulmonary artery fistulae with associated atrial septal defect and aortic valve regurgitation. Interact Cardiovasc Thorac Surg，2008，7：933-934.

［5］Warnes CA，Williams RG，Bashore TM，et al. ACC/AHA 2008 Guidelines for the management of adults with congenital heart disease：a report of the American College of Cardiology/American Heart Association Task Force on Practice Guidelines（writing committee to develop guidelines on the management of adults with congenital heart disease）. Circulation，2008，118：e714-833.

［6］Holzer R，Johnson R，Ciotti G，et al. Review of an institutional experience of coronary arterial fistulas in childhood set in context of review of the literature. Cardiol Young，2004，14：380-385.

［7］Kamiya H，Yasuda T，Nagamine H，et al. Surgical treatment of congenital coronary artery fistulas：27 years' experience and a review of the literature. J Card Surg，2002，17：173-177.

［8］Said SA.Current characteristics of congenital coronary artery fistulas in adults：A decade of global experience. World J Cardiol，2011，26：267-277.

［9］Mavroudis C，Backer CL，Rocchini AP，et al. Coronary artery fistulas in infants and children：a surgical review and discussion of coil embolization. Ann Thorac Surg，1997，63：1235-1242.

［10］Sunder KR，Balakrishnan KG，Tharakan JA，et al. Coronary artery fistula in children and adults：a review of 25 cases with long-term observations. Int J Cardiol，1997，58：47-53.

［11］Carrel T，Tkebuchava T，Jenni R，et al. Congenital coronary fistulas in children and adults：diagnosis，surgical technique and results. Cardiology，1996，87：325-330.

［12］Zhang X，Guo W，Shen R，et al. Combined use of Onyx and coils for transarterial balloon-assisted embolization of traumatic carotid-cavernous fistulas：a report of 16 cases with 17 fistulas. J Neurointerv Surg，2016，8：1221-1225.

［13］Li P，Xu X，Zhang Z，et al. Combined use of coils and Onyx for transcatheter closure of coronary artery fistulae. EuroIntervention，2018，13：e2130-e2137.

18 先天性心脏复合畸形的经皮介入治疗

（姚　青　宋治远）

先天性心脏复合畸形（combined congenital cardiac deformities）是指同一患者同时有两种或两种以上心血管畸形并存的先天性心脏病。近年来，随着先天性心脏病介入治疗器材的改进及介入治疗技术的提高，某些单一型先天性心脏病介入治疗的临床疗效与安全性已得到公认，并在此基础上逐渐开展了对先天性心脏复合畸形同期进行介入治疗技术。目前，能够同期进行介入治疗的先天性心脏复合畸形包括：室间隔缺损合并房间隔缺损、室间隔缺损合并动脉导管未闭、室间隔缺损合并肺动脉瓣狭窄、房间隔缺损合并动脉导管未闭、房间隔缺损合并肺动脉瓣狭窄、房间隔缺损合并二尖瓣狭窄（Lutembacher's syndrome，鲁登巴赫综合征）及主动脉缩窄合并动脉导管未闭等[1]。虽然先天性心脏复合畸形的介入治疗是在单一型先天性心脏病介入治疗基础上发展起来的，但其介入治疗技术操作并非单一型先天性心脏病介入治疗技术的简单相加。本章仅就上述先天性心脏复合畸形的病理生理改变与临床特点、介入治疗适应证与禁忌证、介入治疗原则与注意事项，以及术后处理和疗效判定等作一介绍。

一、室间隔缺损合并房间隔缺损的介入治疗

室间隔缺损合并房间隔缺损是常见的先天性心脏复合畸形，随着先天性心脏病介入治疗技术的不断发展与完善，大部分室间隔缺损和房间隔缺损患者均可以通过介入治疗方法得到治愈，从而使室间隔缺损合并房间隔缺损患者具有同期进行介入治疗并获得根治的可能性[2]。

（一）病理生理改变与临床特点

室间隔缺损与房间隔缺损均属于左向右分流性先天性心脏病，两者合并存在时患者心房及心室水平均出现左向右分流，其分流血量及肺循环血流量均较室间隔缺损或房间隔缺损单独存在时明显增加，对心脏形态结构及心功能的影响也相对出现较早，但临床症状与单一型左向右分流性先天性心脏病比较无特异性，体征改变以室间隔缺损时的心脏杂音为主，肺动脉高压的体征可能较为明显，但肺动脉瓣区第二心音"固定"性分裂的特征则相对不明显。

（二）介入治疗适应证

（1）室间隔缺损及房间隔缺损均具有介入治疗指征。

（2）不合并必须行外科手术治疗的其他心脏畸形。

（三）介入治疗禁忌证

（1）室间隔缺损及房间隔缺损具有任何一项介入治疗禁忌证者。

（2）合并需外科手术治疗的其他心脏畸形者。

（3）合并感染性心内膜炎及出血性疾病者。

（四）介入治疗原则与注意事项

（1）先行超声心动图检查、右心导管检查及左心室造影，以除外可能合并的其他心血管畸形。

（2）当确定室间隔缺损及房间隔缺损均有介

入治疗适应证时，方可进行介入治疗（图18-1）。

（3）先进行室间隔缺损封堵，再行房间隔缺损封堵治疗；若室间隔缺损封堵不成功，则放弃介入治疗。

（4）对于房间隔缺损巨大或边缘不佳、介入治疗成功把握不大者，可同时穿刺左、右股静脉，分别放入两支输送鞘管，并按"先难后易"的原则，先封堵房间隔缺损，再行室间隔缺损封堵治疗。若房间隔缺损封堵不成功，则放弃介入治疗；若房间隔缺损封堵成功后，可暂不释放封堵器（以免后续操作致封堵器移位），待确定室间隔缺损同时封堵成功后再逐一释放，以确保手术安全性。

（5）对于巨大型室间隔缺损合并小型房间隔缺损并伴重度肺动脉高压者，可先行室间隔缺损封堵治疗，暂不封堵房间隔缺损，同时密切观察病情变化，并酌情择期行房间隔缺损封堵治疗。

（五）术后处理与疗效判定

（1）术后卧床时间、压迫包扎时间及心电监护时间均按室间隔缺损介入治疗术后常规处理。

（2）术后抗凝治疗按房间隔缺损介入治疗术后处理原则进行。

（3）疗效判定应结合左心室造影、升主动脉造影及超声心动图检查结果综合分析（详见各相关章节），并应加强术后随访与观察。

二、室间隔缺损合并动脉导管未闭的介入治疗

室间隔缺损及动脉导管未闭均是常见的左向右分流性先天性心脏病，二者合并存在临床常见。文献报告[3]一组494例动脉导管未闭患者中有106例（21.5%）合并其他心脏畸形，其中动脉导管未闭合并室间隔缺损最多，占所有合并其他心脏畸形的60.4%（64/106）。目前，大部分室间隔缺损及动脉导管未闭均可通过介入治疗方法获得治愈，而二者合并存在时同期进行介入治疗并获得成功的文献报告也逐渐增多[4]。

（一）病理生理改变与临床特点

室间隔缺损及动脉导管未闭虽同属于左向右分流性先天性心脏病，但室间隔缺损为心室水平的左向右分流（心内分流），而动脉导管未闭为大动脉水平的左向右分流（心外分流）；当室间隔缺损合并动脉导管未闭时，心内分流与心外分流量相加；且由于左心室和右心室之间及主动脉与肺动脉之间压力阶差大，血液分流量也较大，易早期发生肺动脉高压。

室间隔缺损合并动脉导管未闭时，其临床体征也将发生相应变化，主要表现为肺动脉瓣区第二心音明显亢进或伴分裂，动脉导管未闭的"机械样连续性杂音"可不典型，而表现为收缩期杂音，并与室间隔缺损的收缩期杂音不易区分。

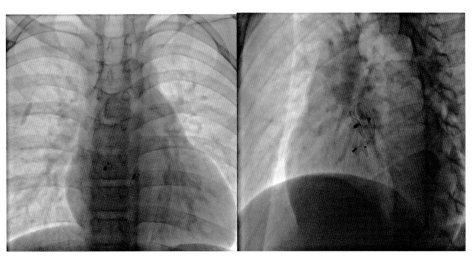

图 18-1　室间隔缺损合并房间隔缺损同时行封堵治疗的正侧位 X 线图像

（二）介入治疗适应证

（1）室间隔缺损及动脉导管未闭均具有介入治疗指征。

（2）不合并必须外科手术治疗的其他心脏畸形。

（三）介入治疗禁忌证

（1）室间隔缺损及动脉导管未闭具有任何一项介入治疗禁忌证者。

（2）合并其他需外科手术治疗的心脏畸形者。

（3）术前3个月内患有严重感染或合并感染性心内膜炎及出血性疾患者。

（四）介入治疗原则与注意事项

（1）先行超声心动图检查、右心导管检查、左心室造影及主动脉弓部造影检查，以判断有无介入治疗适应证。

（2）当确定室间隔缺损及动脉导管未闭均有介入治疗适应证时，方可进行介入治疗。

（3）按照"先难后易"的介入治疗原则，先进行室间隔缺损封堵治疗，待确定室间隔缺损封堵成功后，再行动脉导管未闭封堵治疗；若室间隔缺损封堵失败，则不需再行动脉导管未闭介入治疗。

（4）若术者先天性心脏病介入治疗经验不足，担心行动脉导管未闭封堵操作时会对已置入的室间隔缺损封堵器造成影响，可以同时穿刺左、右股静脉，分别放入两支输送鞘管，在成功封堵室间隔缺损后暂不释放封堵器，待确定室间隔缺损及动脉导管未闭均被成功封堵后再逐一释放，以确保手术安全性。

（5）对于年龄＜3岁的小室间隔缺损合并大动脉导管未闭者，可以先行动脉导管未闭介入治疗，暂不封堵室间隔缺损（因部分小室间隔缺损有自行闭合的可能性），待年龄稍大时再择期行室间隔缺损介入治疗，以确保手术安全性。

（6）若检查发现室间隔缺损不适合介入治疗，但患者经济条件允许或未闭动脉导管较大时，也可先行动脉导管未闭封堵治疗，以后再行外科手术修补室间隔缺损，从而使外科手术操作简化，

缩短心脏停搏时间，增加手术的安全性。

（五）术后处理与疗效判定

（1）术后卧床时间、压迫包扎时间、心电监护时间及抗凝治疗均按室间隔缺损封堵术后常规处理。

（2）疗效判定应结合左心室造影、主动脉造影及超声心动图检查结果综合分析（详见各相关章节），并应加强术后随访与观察。

三、室间隔缺损合并肺动脉瓣狭窄的介入治疗

室间隔缺损合并肺动脉瓣狭窄临床相对少见，其中部分患者可以通过介入治疗方法获得治愈。

（一）病理生理改变与临床特点

室间隔缺损合并肺动脉瓣狭窄的主要病理生理变化是右心室的血液流出受阻，引起右心室压力升高及跨室间隔缺损的右向左分流，肺动脉内压力正常或下降，在右心室和肺动脉之间形成压力阶差。其体征主要是肺动脉瓣区喷射性收缩期杂音，肺动脉瓣区第二心音减弱或消失，并可见口唇、甲床发绀及杵状指（趾）。

（二）介入治疗适应证

（1）室间隔缺损及肺动脉瓣狭窄均具有介入治疗指征。

（2）无右心室流出道狭窄及其他需外科手术治疗的心脏畸形。

（三）介入治疗禁忌证

（1）室间隔缺损及肺动脉瓣狭窄具有任何一项禁忌证者。

（2）合并右心室流出道明显狭窄者。

（3）合并肺动脉重度发育不良或其他心脏畸形需外科手术治疗者。

（4）术前3个月内患有严重感染或合并感染性心内膜炎者。

（四）介入治疗原则与注意事项

（1）先行超声心动图检查、右心导管检查及右心室造影，以判断有无介入治疗适应证。

（2）当确定室间隔缺损及肺动脉瓣狭窄均有介入治疗适应证时，方可进行介入治疗。

（3）应遵循"先行经皮球囊肺动脉瓣成形术、后行室间隔缺损封堵术"的介入治疗原则。若经皮球囊肺动脉瓣成形术效果不佳或失败者，则放弃室间隔缺损的介入治疗。

（4）即便预计室间隔缺损及肺动脉瓣狭窄的介入治疗均可成功，也严禁先封堵室间隔缺损、后行经皮球囊肺动脉瓣成形术。因先封堵室间隔缺损而肺动脉瓣狭窄未被解除，可使右心室腔内压力骤增而加重病情；此外，后行经皮球囊肺动脉瓣成形术操作时有可能对已置入的室间隔缺损封堵器造成影响，增加手术的风险。

（五）术后处理与疗效判定

（1）术后卧床时间、压迫包扎时间、心电监护时间及术后抗凝治疗均按室间隔缺损封堵术后处理原则进行。

（2）经皮球囊肺动脉瓣成形术疗效判定以心导管检查测得的跨肺动脉瓣压力差为准；室间隔缺损封堵术的疗效判定则根据左心室、主动脉造影及超声心动图检查结果综合分析判断（详见相关章节）。

（3）因心导管检查测定的跨肺动脉瓣压力差与超声心动图检测结果具有良好的相关性，故术后随访及远期疗效判定可以超声心动图检查为主。

四、房间隔缺损合并动脉导管未闭的介入治疗

房间隔缺损及动脉导管未闭均是常见的左向右分流性先天性心脏病，二者合并存在也较常见。文献报告[3]一组494例动脉导管未闭患者中有106例（21.5%）合并其他心脏畸形，其中动脉导管未闭合并房间隔缺损者占14.2%（15/106）。目前，房间隔缺损及动脉导管未闭均可通过介入治疗方法获得根治，对二者合并存在时同期进行介入治疗也是可行的[5-6]。

（一）病理生理改变与临床特点

房间隔缺损及动脉导管未闭虽同属于左向右分流性先天性心脏病，但房间隔缺损为心房水平的左向右分流（心内分流），而动脉导管未闭为大动脉水平的左向右分流（心外分流）；当房间隔缺损合并动脉导管未闭时，心内分流与心外分流量相加，易出现肺动脉高压。其临床体征有时也将发生相应变化而不典型，若为大房间隔缺损合并小动脉导管未闭，其临床体征则以房间隔缺损体征为主；若为小房间隔缺损合并大动脉导管未闭，其临床体征则以动脉导管未闭的体征为主。

（二）介入治疗适应证

（1）房间隔缺损及动脉导管未闭均具有介入治疗指征。

（2）不合并必须外科手术治疗的其他心脏畸形。

（三）介入治疗禁忌证

（1）房间隔缺损及动脉导管未闭具有任何一项介入治疗禁忌证者。

（2）依赖动脉导管未闭生存的其他心脏畸形。

（3）合并需外科手术治疗的其他心脏畸形者。

（4）术前3个月内患有严重感染或合并感染性心内膜炎及出血性疾患者。

（四）介入治疗原则与注意事项

（1）先行超声心动图、右心导管检查及主动脉弓部造影，以判断有无介入治疗适应证。

（2）当确定房间隔缺损及动脉导管未闭均有介入治疗适应证时，方可进行介入治疗。

（3）按照"后续治疗不影响前期治疗效果"的原则，先行动脉导管未闭封堵术，再行房间隔缺损介入治疗，以增加手术安全性。

（4）对于巨大房间隔缺损或房间隔缺损边缘不佳、介入治疗难度大、预计封堵成功把握不大者，则按"先难后易"的原则，先封堵房间隔缺

损、后行动脉导管未闭介入治疗；但需同时穿刺左、右股静脉，分别放入两支输送鞘管，房间隔缺损封堵成功后暂不释放封堵器（以免后续操作造成封堵器移位或脱落），待确定房间隔缺损及动脉导管未闭均被成功封堵后再逐一释放，以确保手术安全性。

（5）对于小房间隔缺损合并大动脉导管未闭并伴重度肺动脉高压者，应先封堵动脉导管未闭，暂不封堵房间隔缺损，并密切观察临床症状及肺动脉压力变化，待肺动脉压力下降、临床症状改善后再择期行房间隔缺损介入治疗。

（五）术后处理与疗效判定

（1）术后卧床时间、压迫包扎时间均按动脉导管未闭封堵术后常规处理。

（2）术后抗凝治疗按房间隔缺损介入治疗术后处理原则进行。

（3）疗效判定应结合主动脉造影及超声心动图检查结果综合分析（详见相关章节），并应加强术后随访与观察。

五、房间隔缺损合并肺动脉瓣狭窄的介入治疗

房间隔缺损合并肺动脉瓣狭窄是临床较为常见的先天性心脏复合畸形，若患者出现右向左分流时又称法洛三联症（trilogy of fallot），其发病率约占先天性心脏病的 2%～3%。近年来，随着房间隔缺损及肺动脉瓣狭窄介入治疗技术的不断成熟与推广，从而使房间隔缺损合并肺动脉瓣狭窄患者也可通过介入治疗方法获得良好的临床治疗效果[7]。

（一）病理生理改变与临床特点

法洛三联症的主要结构异常包括房间隔缺损、肺动脉瓣狭窄和右心室肥厚，其基本病变为房间隔缺损和肺动脉瓣狭窄，右心室肥厚为肺动脉瓣狭窄的继发改变。本病的主要病理生理变化是右心室的血液流出受阻，引起与狭窄程度成正

比的右心室压力升高，肺动脉内压力正常或下降，在右心室和肺动脉之间形成压力阶差。其体征主要是肺动脉瓣区喷射性收缩期杂音，肺动脉瓣区第二心音减弱或消失；当右心房压力升高并超过左心房压力时，则出现心房水平的右向左分流，检查可见口唇及甲床发绀，严重者可有杵状指（趾）。

（二）介入治疗适应证

（1）房间隔缺损及肺动脉瓣狭窄均具有介入治疗指征。

（2）不合并必须外科手术治疗的其他心脏畸形。

（三）介入治疗禁忌证

（1）房间隔缺损及肺动脉瓣狭窄具有任何一项介入治疗禁忌证者。

（2）合并重度三尖瓣反流或其他心脏畸形需外科手术治疗者。

（3）术前 3 个月内患有严重感染或合并感染性心内膜炎及出血性疾病者。

（四）介入治疗原则与注意事项

（1）先行超声心动图、右心导管检查及右心室造影，以判断有无介入治疗适应证。

（2）当确定房间隔缺损及肺动脉瓣狭窄均有介入治疗适应证时，方可进行介入治疗。

（3）应遵循"先行经皮球囊肺动脉瓣成形术、后行房间隔缺损封堵术"的介入治疗原则，若经皮球囊肺动脉瓣成形术治疗效果不佳或失败者，则不需再行房间隔缺损封堵术，而放弃介入治疗。

（4）对于巨大型房间隔缺损合并轻度肺动脉瓣狭窄者，可先行房间隔缺损封堵术，而后连续测量跨肺动脉瓣压力，若压力阶差 < 20 mmHg，则不需再行经皮球囊肺动脉瓣成形术治疗。

（5）对于房间隔缺损合并重度肺动脉瓣狭窄或有继发性右心室流出道肥厚者，可以先行经皮球囊肺动脉瓣成形术治疗，5～6 个月后复查右心导管检查及右心室造影，并确定是否行房间隔缺损封堵治疗。

（6）对于年龄＜3岁、小型房间隔缺损（直径＜5 mm）合并肺动脉瓣狭窄者，可先行经皮球囊肺动脉瓣成形术治疗，而后酌情确定是否行房间隔缺损封堵治疗（因部分小型房间隔缺损有自行闭合的可能）。

（五）术后处理与疗效判定

（1）术后卧床时间、压迫包扎时间、心电监护时间及抗凝治疗均按房间隔缺损封堵术后常规处理。

（2）经皮球囊肺动脉瓣成形术疗效判定以心导管检查测得的跨肺动脉瓣压力差为准，房间隔缺损封堵术的疗效判定主要依赖超声心动图检查（详见各相关章节）。

（3）因心导管检查测定的跨肺动脉瓣压力差与超声心动图检测结果具有良好的相关性，故术后随访及远期疗效判定可以超声心动图检查为主。

六、房间隔缺损合并二尖瓣狭窄的介入治疗

房间隔缺损合并二尖瓣狭窄又称鲁登巴赫综合征（Lutembacher's syndrome），是一临床少见的心脏复合畸形。二尖瓣狭窄多数为风湿热后遗留的风湿性二尖瓣狭窄，少数为先天性二尖瓣狭窄。经皮二尖瓣球囊成形术（PBMV）及房间隔缺损封堵技术均已成熟，而由于房间隔缺损的存在使经皮二尖瓣球囊成形术操作更加简便，对二者同期进行介入治疗已有不少成功的病例报告[8]。

（一）病理生理改变与临床特点

鲁登巴赫综合征患者由于二尖瓣狭窄，使左心房血液流入左心室受阻，导致左心房压力升高，促使大量血液经房间隔缺损分流至右心房，使右心室负荷加重，肺血流量显著增加，可较早出现肺动脉高压。鲁登巴赫综合征的临床特点是房间隔缺损与二尖瓣狭窄的体征共存，心尖区第一心音亢进，可闻及开瓣音及舒张期隆隆样杂音；肺动脉瓣区第二音较单纯二尖瓣狭窄时响，并伴"固定"性分裂。

（二）介入治疗适应证

需要房间隔缺损与二尖瓣狭窄均具有介入治疗适应证，且不合并必须行外科手术治疗的其他心脏畸形。

（1）房间隔缺损介入治疗适应证：详见有关章节。

（2）二尖瓣狭窄经皮球囊成形术适应证：①单纯二尖瓣狭窄，二尖瓣口面积≤1.5 cm^2；②二尖瓣叶较柔软、无明显钙化；③NYHA心功能分级为Ⅱ～Ⅲ级；④年龄＜60岁（年龄适应证不是绝对的，若瓣膜条件好，年龄可适当放宽）。

（3）二尖瓣狭窄经皮球囊成形术相对适应证：①中重度二尖瓣狭窄伴轻度二尖瓣关闭不全；②中重度二尖瓣狭窄伴轻度主动脉瓣关闭不全；③重度二尖瓣狭窄伴轻度二尖瓣关闭不全和轻度主动脉瓣关闭不全。

（三）介入治疗禁忌证

（1）房间隔缺损具有任何一项介入治疗禁忌证者。

（2）二尖瓣狭窄伴下列任何一项者：①中、重度二尖瓣关闭不全；②中、重度主动脉瓣关闭不全；③心功能Ⅳ级（NYHA）；④有风湿活动者；⑤先天性二尖瓣狭窄且瓣膜发育不良者；⑥超声心动图检查发现左心房有附壁血栓或6个月内有体循环栓塞史者；⑦二尖瓣瓣下结构病变严重者；⑧二尖瓣明显钙化者。

（3）术前3个月内患有严重感染或合并感染性心内膜炎者。

（四）介入治疗原则与注意事项

（1）先行超声心动图检查及右心导管检查，以判断有无介入治疗适应证。

（2）当确定房间隔缺损及二尖瓣狭窄均有介入治疗适应证时，方可进行介入治疗。

（3）先行经皮二尖瓣球囊成形术、后行房间隔缺损封堵术。若经皮二尖瓣球囊成形术效果不

佳或并发二尖瓣关闭不全时，应放弃介入治疗。严禁只封堵房间隔缺损，不行经皮二尖瓣球囊成形术治疗，以免导致左心房压力突然增高，使症状加重或诱发急性肺水肿。

（4）对于小型房间隔缺损合并二尖瓣狭窄者，可先行经皮二尖瓣球囊成形术治疗，暂不封堵房间隔缺损。

（5）对于伴重度肺动脉高压的房间隔缺损合并二尖瓣狭窄者，可先行经皮二尖瓣球囊成形术治疗，待临床症状和血流动力学改善后，再考虑行房间隔缺损封堵术或外科手术治疗（房间隔缺损无介入治疗指征者）。

（五）二尖瓣球囊成形术

1. 球囊导管

目前常用的经皮二尖瓣球囊成形术球囊导管主要有两种——日本进口的 Inoue 球囊导管和国产经皮二尖瓣球囊成形术球囊导管。

2. 操作步骤

（1）房间隔穿刺：由于房间隔缺损的存在，一般不需行房间隔穿刺术。若房间隔缺损较小、且位置较偏，球囊导管通过房间隔缺损难以进入左心室者，可考虑行房间隔穿刺术。

（2）球囊导管选择：①根据超声心动图测定结果选择。瓣膜条件好者，球囊直径＝瓣环直径－ 2 mm；瓣膜条件差者，球囊直径＝瓣环直径－ 4 mm。②根据身高选择。身高＞ 180 cm，球囊直径 26 ～ 30 mm；身高＞ 160 cm，球囊直径 24 ～ 28 mm；身高＞ 147 cm，球囊直径 22 ～ 26 mm；身高≤ 147 cm，球囊直径 20 ～ 24 mm。

（3）球囊导管入左心房：先将右心导管经房间隔缺损放入左心房，后经导管放入"一圈半"左心房导丝，再沿左心房导丝将球囊导管放入左心房。

（4）球囊导管入左心室：退出"一圈半"左心房导丝，更换"弯头"导向探条，操纵球囊导管使之进入左心室（此时可出现室性早搏）。

（5）球囊充盈扩张：将用生理盐水稀释后的造影剂（造影剂与生理盐水的比例为 1：3）注入球囊并使远端球囊扩张，后轻轻回拉至二尖瓣口处，并由助手迅速注入剩余造影剂快速充盈近端

球囊，使球囊充盈呈哑铃状；然后迅速回抽造影剂排空球囊，并将球囊导管退至左心房。

（6）复查左心房压力，若效果不满意，可重复上述操作。

3. 经皮二尖瓣球囊成形术成功标准

（1）二尖瓣区舒张期杂音消失或近于消失。

（2）左心房压降至正常范围或＜ 11 mmHg。

（3）二尖瓣跨瓣压差＜ 8 mmHg。

（4）二尖瓣口面积≥ 2.0 cm^2 或较术前增加 1 倍以上。

（5）完全充盈的球囊自动从左心室滑至左心房。

4. 主要并发症及防治

（1）室性心律失常：球囊导管进入左心室触发室性心律失常发生率约 90%。对室性早搏可不予处理；如发生室性心动过速应迅速将球囊导管退至左心房，以防发生心室颤动。

（2）一过性脑栓塞：可因左心房内血栓脱落或手术操作过程中抗凝不充分或气栓引起，发生率为 0.39% ～ 2.2%。预防措施包括：①术前仔细检查超声心动图，以除外左心房血栓；②对合并心房颤动患者，术前口服华法林抗凝治疗 4 ～ 6 周，而后再行经皮二尖瓣球囊成形术治疗；③经皮二尖瓣球囊成形术操作时尽量使球囊远离左心耳；④术中充分抗凝和排尽气体。

（3）急性心脏压塞：多由于穿刺房间隔或球囊操作过程中刺破左心房壁所致，国内报道发生率为 0.25% ～ 1.71%。鲁登巴赫综合征患者因房间隔缺损的存在而不需穿刺房间隔，故不易发生本并发症。

（4）二尖瓣关闭不全：经皮二尖瓣球囊成形术后重度二尖瓣关闭不全的发生率为 0.37% ～ 1.21%（国内报告）及 3.3%（国外报告）不等。一旦发生重度二尖瓣关闭不全应尽早行心脏瓣膜置换术。

（六）术后处理与疗效判定

1. 术后卧床时间、压迫包扎时间、心电监护时间及抗凝治疗均按房间隔缺损封堵术后常规处理。

2. 二尖瓣球囊成形术及房间隔缺损封堵术的疗效判定均依赖超声心动图检查，术后应加强随访观察。

七、主动脉缩窄合并动脉导管未闭的介入治疗

先天性主动脉缩窄是指自无名动脉至第一对肋间动脉之间的主动脉管腔狭窄，发生率约占先天性心血管疾病的 1.0% ～ 3.0%；国内一组报告显示，有 49% 的主动脉缩窄患者合并动脉导管未闭（47/96），表明主动脉缩窄常与动脉导管未闭并存。既往，外科手术是治疗主动脉缩窄唯一有效的手段，而球囊与 CP（Cheatham-Platinum）覆膜支架（covered stent）（图 18-2）的问世及输送器材的改进，使主动脉缩窄合并动脉导管未闭也可通过介入治疗方法获得根治（图 18-3）[9-10]。

（一）病理生理改变与临床特点

主动脉缩窄最常见的部位是在左锁骨下动脉与动脉导管之间的主动脉峡部，临床上也常根据缩窄与动脉导管的关系分为"导管前型"与"导管后型"两类。前者又称复杂型，较少见（约 10%）；后者又称单纯型，占 90%（图 18-4）。主动脉缩窄的主要病理生理改变是血液通过缩窄段时受阻，导致主动脉缩窄处近端压力升高，缩窄远端血流减少及压力降低。临床上主要表现为上肢血压高、下肢血压低的反常现象（正常人下肢血压较上肢血压稍高）；部分患者可于背部肩胛间闻及血管杂音，股动脉搏动减弱，甚或足背动脉搏动消失。

（二）介入治疗方法

目前，主动脉缩窄合并动脉导管未闭的介入治疗方法主要有两种：主动脉覆膜支架植入术及主动脉球囊成形术并动脉导管未闭封堵术。

1. 主动脉覆膜支架植入术

（1）适应证

1）先天性主动脉峡部缩窄伴动脉导管未闭。

2）缩窄段主动脉最窄处内径应大于缩窄处近端正常主动脉内径的 1/3 以上。

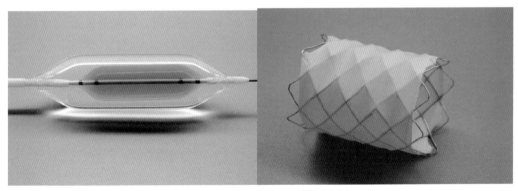

图 18-2　BIB 球囊与 CP 覆膜支架

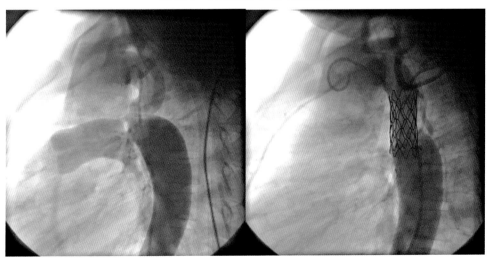

图 18-3　主动脉缩窄合并动脉导管未闭的介入治疗前后图像

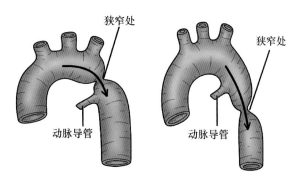

图 18-4　主动脉缩窄分型

（左图：导管前型；右图：导管后型）

3）年龄≥ 10 岁，体重≥ 25 kg。

4）缩窄段主动脉无重要血管分支（如左锁骨下动脉、支气管动脉、脊髓动脉等）。

（2）禁忌证

1）缩窄段主动脉最窄处内径不足缩窄近端正常主动脉内径的 1/3。

2）缩窄段主动脉有重要血管分支者。

3）年龄< 10 岁的儿童患者。

4）近期患严重感染或感染性心内膜炎者。

（3）主要器材：BIB（Balloon in Balloon）球囊及 CP 覆膜支架（图 18-2）。选择 BIB 球囊及 CP 覆膜支架的原则是与主动脉峡部血管直径相等或略大，但一般不超过膈水平主动脉直径。

（4）操作方法

1）先行主动脉弓部造影，确定主动脉缩窄的部位、形状、缩窄程度、病变远近端主动脉内径及与左锁骨下动脉和动脉导管未闭的关系，并以此选择合适的主动脉覆膜支架。

2）置入 12 F 或 14 F 长鞘，再沿鞘管将 BIB 球囊及覆膜支架送入并置于主动脉缩窄段。

3）进行初步定位后，先用压力泵以 4 ～ 6 atm 将生理盐水 1∶3 或 1∶4 浓度稀释的造影剂扩张内球囊。

4）当证实支架位置放置满意后再以 8 atm 扩张外球囊，使缩窄的主动脉被充分扩张。

5）重复主动脉造影，见结果满意后退出输送鞘管，加压包扎。

（5）特点与不足

1）一次操作同时治愈两种畸形，达到根治之目的（利用其不透血液的覆膜封堵未闭动脉导管

内的异常血流）。

2）主动脉夹层及动脉瘤发生率低。

3）但因需用 12 F 以上输送鞘管，故不适合于< 10 岁的儿童患者。

2. 主动脉球囊成形术并动脉导管未闭封堵术

（1）适应证：主要用于年龄< 10 岁、体重≤ 25 kg 的患儿，但一般要求年龄≥ 2 岁、体重≥ 10 kg（年龄过小、体重过轻者易发生并发症及术后再缩窄）。余适应证同主动脉覆膜支架植入术。

（2）禁忌证：除年龄及体重外，其余禁忌证同主动脉覆膜支架植入术。

（3）操作方法：一般选择分期手术，先行主动脉球囊成形术，再择期行动脉导管未闭封堵术。具体步骤如下。

1）先行主动脉弓部造影，确定主动脉缩窄的部位、形状、缩窄程度、病变远近端主动脉内径等，并以此选择合适的球囊导管（球囊直径与主动脉峡部直径相等或略大，但一般不超过膈水平主动脉直径）。

2）经鞘管放入球囊导管，并置于主动脉缩窄处。

3）用压力泵将生理盐水 1∶3 或 1∶4 浓度稀释的造影剂充盈球囊，扩张主动脉缩窄段。

4）重复造影及测压，如效果不满意，可以重复扩张。

5）主动脉球囊成形术后 3 ～ 6 个月重复主动脉弓部造影及测压，根据结果确定是否行动脉导管未闭封堵术。

（4）特点与不足

1）虽然需要通过股动脉及股静脉两个独立操作过程，但其创伤也远较外科手术小。

2）术后再狭窄发生率高，尤其是 2 岁以下婴幼儿，发生率可高达 35% ～ 55%。

3）易发生主动脉夹层或动脉瘤形成，发生率为 5% ～ 12%。

（三）介入治疗原则与注意事项

（1）先行超声心动图检查、右心导管检查及主动脉造影，以判断有无介入治疗适应证。

（2）当确定主动脉缩窄有介入治疗适应证时，

再确定选择何种器材及介入治疗方法。

（3）对 10 岁以上的儿童患者，植入主动脉支架后，随着年龄增长及血管内径不断扩大，有可能再次造成主动脉相对缩窄；而 CP 覆膜支架在设计上的特点，即便当患儿随年龄增加出现主动脉相对性缩窄时，仍可用更大直径球囊扩张，增加支架内径以解除缩窄。

（4）对于年龄较小、体重较轻患者，若主动脉球囊成形术后发生主动脉夹层者，可以植入"裸支架"（适合于股动脉相对较细者），且暂不封堵动脉导管未闭，待 3～6 个月后再酌情考虑行动脉导管未闭封堵术。

（四）术后处理与疗效判定

（1）术后卧床时间、压迫包扎时间及心电监护时间均按穿刺股动脉后常规处理原则进行。

（2）手术后 24 h 肝素化，抗生素静脉应用 3～5 天。术后口服阿司匹林，小儿 3～5 mg/（kg·d），成人 3 mg/(kg·d)，共 3 个月；或氯吡格雷 75 mg/d，连服 1 个月。

（3）酌情服用 β 受体阻滞剂或血管紧张素转化酶抑制剂（ACEI）降压治疗，并密切观察血压变化。

（4）术后即刻疗效判断依赖于心导管测压及主动脉造影；术后随访及远期疗效判定主要通过观察四肢血压变化及超声心动图检查结果。

参考文献

［1］蒋世良．常见先心病介入治疗操作规范（讨论稿）．介入放射学杂志，2005，4：118-123.

［2］Song ZY，Shu MQ，Hu HY，et al. Clinical effect and safety analysis of transcatheter interventional therapy for compound congenital cardiovascular abnormalities. Clin Cardiol，2007，30：518-521.

［3］李云涛，石应康，田子朴，等．动脉导管未闭合并其他心脏畸形的临床分析．中国胸心血管外科临床杂志，2003，10：66-68.

［4］赵仙先，秦永文，郑兴，等．经导管同期治疗复合型先天性心脏病的疗效和安全性．中国循环杂志，2004，19：56-58.

［5］张玉顺，马东江，和旭梅，等．经导管同期治疗复合型先天性心脏病的疗效观察．中国介入心脏病学杂志，2005，13：146-148.

［6］宋治远，舒茂琴，胡厚源，等．经导管介入治疗先天性心脏复合畸形的疗效观察．第三军医大学学报，2006，28：1624-1626.

［7］邓东安，侯传举，朱鲜阳，等．超声导引下介入治疗房间隔缺损合并肺动脉瓣狭窄的临床体会．中国介入影像与治疗学，2007，4：110-112.

［8］曾智，方元，傅华，等．二尖瓣球囊成型术 1063 例临床分析．华西医科大学学报，1999，30：85-87.

［9］舒茂琴，宋治远，刘建平，等．主动脉缩窄合并动脉导管未闭的介入治疗，重庆医学，2006，35：300-304.

［10］黄连军，俞飞成，蒋世良，等．覆膜 Cheatham Platinum 支架置入治疗主动脉缩窄的疗效评价．中华放射学杂志，2006，40：1195-1196.

19 复杂型先天性心脏病的内外科镶嵌治疗

（李 奋）

第一节 概 述

根据国内资料统计，先天性心脏病发病率约占全部活产婴儿的7‰~8‰[1]。据此估计我国每年新出生的先天性心脏病患儿高达15万，是小儿时期最常见的心血管疾病，占婴儿畸形死亡率的50%以上。自1938年Gross等成功结扎动脉导管未闭以来，传统外科手术在手术方式、麻醉、体外循环、围术期监护等方面获得了较大的发展并积累了非常丰富的经验，迄今为止仍为先天性心脏病治疗的主要方法。1966年Rashkind等首先应用球囊房间隔造口术（balloon atrial septostomy，BAS）治疗完全性大动脉转位等重症婴儿先天性心脏病，开创了先天性心脏病介入治疗之先河，近40年来，由于材料和方法学的不断改进，先天性心脏病的经导管介入治疗获得了长足的进展，并已成为先天性心脏病治疗的重要手段之一。

在先天性心脏病的治疗中，介入治疗和传统外科手术各有其优点，但同时也存在不足之处。介入治疗不需要体外循环，创伤小，术后恢复快，但受到体重、导管插入途径等方面的限制；外科手术在方法学上更成熟，适应证更广，但手术创伤大，对于某些特定病变也受到手术途径的限制。2002年Hjortal等[2]提出结合影像学技术和心内科常规介入器材联合外科技术手段治疗复杂性先天性心脏病的理念，即镶嵌治疗（hybrid therapy）。作为一种内外科结合治疗先天性心脏病的新方法，镶嵌治疗能最大限度地发挥各自的优势，降低手术难度和风险，缩短甚至避免体外循环时间，同时该治疗不受患儿年龄和体重的限制，尤其适合心导管介入或外科技术单独治疗无法取得满意结果的病种和情况。随着2011年美国心脏协会正式发表关于小儿先天性心脏病介入治疗指南[3]，镶嵌治疗的手术适应证逐渐规范，由于其特有的优势，镶嵌治疗必将成为今后复杂先天性心脏病治疗的趋势和发展方向。以下就先天性心脏病的内外科镶嵌治疗作一简要介绍。

第二节 镶嵌治疗的理念

"镶嵌治疗"一词来自于英文"hybrid therapy"，国内也有作者译为"杂交治疗""复合治疗""联合治疗"。这一概念的提出最早始于成人心血管疾病，1996年首先由英国学者Angelini提出，当时是指联合应用介入治疗的方法和外科治疗的手段，采用序贯治疗的方式分期治疗冠心病。在先天性心脏病的诊治中，内外科医生有着长期合作的优良传统，介入治疗和外科手术的联合应用的历史更为悠久，早在1966年Rashkind等采用房间隔造口术对一些重症的复杂性先天性心脏病进行姑息治疗，然后在适当的年龄进行外科手术根治，取得良好的效果；1972 年 Bhati 等在开胸手术中通过肺动脉小切口植入球囊导管暂时阻断动脉导管内的血流，然后采用内缝合的方式关闭动脉导管，开创了外科手术中应用介入治疗方法的先例；此后，血管内支架的植入等介入治疗手段在先天性心脏病的外科手术中也得到了应用，进一步推进了该项技术的发展。但镶嵌治疗这一概念在先天性心脏病领域提出较晚，直至 2002 年，才由英国学者 Hjortdal 等首先提出先天性心脏病镶嵌治疗的理念，从而使该项技术成为了近年来先天性心脏病治疗的热点。

目前对于先天性心脏病的镶嵌治疗尚缺乏一个统一的定义，Hjortdal 等[2] 认为先天性心脏病镶嵌治疗的概念有别于冠心病，应该理解为在一次治疗过程中同时应用介入治疗和外科手术两种手段进行治疗，即同时应用两种手段"一站式"

地完成先天性心脏病的治疗；Hijazi 等[4] 则将其定义为，在外科手术同时或外科手术前后 24 h 联合应用介入治疗的手段进行治疗；而国内有学者提出，镶嵌治疗的本质是利用外科和介入治疗各自的优势，共同完成先天性心脏病治疗，以减少创伤和并发症，最终提高总体疗效和成功率[5]，因此镶嵌治疗应理解为外科手术和介入治疗两种手段的联合治疗，而不应仅仅局限于"一站式"的治疗方式，或局限于应用两种手段所间隔的时间。

镶嵌治疗是介入治疗和外科手术两种治疗手段的有机结合，以达到优势互补的目的。主要应用于以下两种情况：

1. 对于某一特定的疾病或患者，单独应用介入治疗或外科手术均不能达到理想的治疗效果。

2. 同时应用介入治疗和外科手术两种治疗手段，可以减少损伤和简化操作难度，减少并发症的发生率。

第三节　镶嵌治疗在先天性心脏病中的应用

一、介入治疗在外科手术前的应用

外科手术前介入治疗的应用，可有效缓解重症复杂先天性心脏病患儿的危重情况，为手术矫治赢得时间；也可使某些手术过程简化，降低手术难度，为外科手术创造更好的条件。

（一）心房间隔造口交通术

1966 年，Rashkind 等首先应用球囊房间隔造口术以替代外科开胸房间隔切开术治疗完全性大动脉转位等重症婴儿先天性心脏病，达到缓解发绀及改善异常血流动力学的目的，从而使这些患者存活到外科根治年龄，明显改观了该症的预后。此后 Park 等应用微型刀房间隔切开术治疗房间隔坚韧的病例，Mitchell 等应用静态球囊扩张造口术建立心房间的交通[6-7]。至今上述方法仍为婴儿先天性心脏病重要的介入性治疗手段之一。

近年来由于射频房间隔穿孔术及新的房间隔

支架和交通装置的研制成功，使心房间交通的介入治疗得到了进一步发展，目前根据病情需要可建立限制性及非限制性的心房间交通。其主要适应证包括：完全性大动脉转位，可使心房间血液混合增加，改善动脉低氧血症；二尖瓣闭锁、左心发育不良综合征等左心梗阻性先天性心脏病，可增加心房水平左向右分流，降低左心房压力，减轻肺静脉淤血；肺动脉闭锁、三尖瓣闭锁等右心梗阻性先天性心脏病，可使心房水平右向左分流增加，改善右心功能不全。对于需较长期维持房间隔交通患者，经球囊房间隔造口术后可考虑植入支架，以保证房间交通的畅通。

（二）体-肺动脉侧支血管的堵塞

主动脉至肺动脉的侧支血管常见于重症法洛四联症、肺动脉闭锁伴室间隔缺损以及其他复杂性发绀型先天性心脏病，侧支血管可以单独供应某一肺段，也可以和中央肺动脉一道供应同一肺段，即双重供应。对于未经手术的患者，该血管有利于肺血流灌注，从而增加氧合血含量；但在外科根治术后往往导致肺血流过多和左心室容量负荷增加。这些病例在接受根治术前需行主动脉造影以评价侧支血管的情况，对于较粗的双重供应的主动脉至肺动脉的侧支血管需在手术前进行堵塞。此外对于某些单心室的患儿在施行双向 Glenn 分流术或改良 Fonton 手术后，同样可形成主动脉至肺动脉的侧支血管，根据临床需要，也可考虑经导管堵塞[8]。由于大的侧支血管栓塞后患者肺血进一步减少，血氧饱和度会明显下降，甚至造成严重低氧血症[9]，故介入术后应立刻行外科矫治术。

（三）体-肺动脉分流术后管道的堵塞

体-肺动脉分流术是肺缺血性发绀型先天性心脏病常用的姑息治疗方法，可增加肺血流量、改善低氧血症、促进肺血管的发育，从而为根治术做准备。手术方式包括经典的 B-T 分流术、改良的 B-T 分流术及中央分流术[10]。由于首次手术引起的瘢痕组织，结扎此类血管往往有一定困难，且存在结扎不完全、分流血管再通等问题。经导管封堵较外科手术结扎更方便，可避免对膈神经、喉返神经或胸导管等周围组织的损伤和外科手术分离时所引起的出血，并缩短手术时间。然而，也有学者指出通过介入治疗对分流管道进行封堵，分流管道并没有被拆除，可能对肺动脉产生牵拉作用，对儿童患者长期肺血管发育的影响有待进一步评估[11]。

（四）动脉导管支架植入术

动脉导管依赖的青紫型复杂性先天性心脏病通常具有右心系统梗阻或右向左分流病变，如重型法洛四联症（tetralogy of Fallot）、伴有室间隔缺损的肺动脉闭锁（pulmonary atresia/ventricular septal defect，PA/VSD）、室间隔完整的重度肺动脉狭窄（critical pulmonary stenosis/intact ventricular septum，CPS/IVS）或肺动脉闭锁（pulmonary atresia/intact ventricular septum，PA/IVS）、重度三尖瓣下移（Ebstein anomaly）畸形等。由于流出道

梗阻或肺动脉阻力过高，造成右心室仅有少量前向血流进入肺动脉，通过动脉导管增加肺动脉血流对于维持肺循环起着极其重要的作用。体-肺动脉分流术既往是此类复杂性先天性心脏病最常用的外科一期姑息治疗手段，但对于新生儿期患儿，其手术创伤大、风险高，并存在胸腔积液、膈肌麻痹及术后心功能不全等诸多并发症可能，此外，体-肺分流术后可造成肺动脉分支扭曲，为后期行根治手术带来一定的困难甚至直接影响手术效果[12]。20 世纪 90 年代初有学者提出动脉导管支架植入术的概念，但是受限于当时的技术水平和硬件设施，实验效果并不理想[13]。近年来，随着手术材料的不断改良和介入技术的不断完善，动脉导管支架植入术已可部分替代姑息性体-肺分流术。术后患儿肺循环前向血流明显增加，促进右心系统及肺血管发育，为后期手术争取宝贵时间。有学者统计近年来临床应用经验发现目前动脉导管支架植入术可以替代体肺分流术覆盖治疗 80% ~ 90% 的动脉导管依赖的青紫型复杂性先天性心脏病[14]。

二、介入治疗在外科手术中的应用

介入治疗在外科手术中的应用可降低手术难度和风险，缩短手术时间，提高手术成功率。

（一）肌部室间隔缺损的封堵术

室间隔缺损是最常见的先天性心脏病，占整个先天性心脏病的 40% 左右[15]。其中肌部室间隔缺损的治疗一直是临床上十分棘手的问题，尤其是婴幼儿多发性肌部室间隔缺损。传统心脏外科手术入路包括从右心房、右心室和左心室进入路径。从右心进入路径常常不能充分暴露缺损开口；从左心进入路径可导致严重心室功能障碍、心律失常甚至心尖室壁瘤，手术创伤大、并发症发生率高和再手术率高、病死率高。近来文献报道一些新方法如调节束离断、大尺寸补片、"三明治"双片法和心尖漏斗部切口等，虽然降低了病死率，但是手术操作困难、术后残余分流和心功能不全等并发症时有发生[16-17]。经心导管介入治

疗则受限于患儿体重、肌部室间隔缺损位置和大小，操作时往往需要使用大的血管鞘进行装置的传送，但儿童患者外周动静脉血管细小，很容易造成外周血管的损伤和血流动力学的紊乱，操作不当可造成三尖瓣及其腱索的损伤。如果并发其他复杂多发畸形，手术仍无法避免[18]。近年来国内外开始采用在心脏不停跳的情况下，由食管超声导引，通过右心室小切口进行介入封堵，这样可以避免左心室切口和切断心内肌束，避免心内广泛缝合，对婴儿，特别是新生儿具有重要意义[19]。上海儿童医学中心曾报道数十例病例采用心尖部肌部室间隔缺损采用内外科镶嵌治疗的方法进行了封堵，均获得满意效果[20]。

（二）肺动脉分支狭窄球囊扩张及支架植入术

对于各种原因心导管难以进入的严重肺动脉分支狭窄，又必须进行开胸手术的患者，可在手术中直视下进行球囊扩张和植入血管内支架，从而避免了经皮介入所致的破裂、穿孔、断离和乳头肌或腱索损伤，甚至材料脱落等并发症，有效地缓解症状，推迟手术时间，提高血管成形术后狭窄血管的再通率[21]。大部分支架植入后在体内永久存在，术后需超声或心血管造影随诊，观察有无再狭窄及是否需再次进行球囊扩张。

（三）主-肺动脉侧支血管及分流管道的球囊堵塞

肺血减少型的复杂性先天性心脏病如法洛四联症、肺动脉闭锁多伴有丰富的侧支血管以保证肺部供血，或者通过体-肺动脉分流术增加肺血流量，改善低氧血症。这些血管走行变异性大，术中难以辨认和处理。未经处理的患者在体外循环时供应体循环的血液可通过侧支进入肺循环，一方面会引起出血而影响手术视野，另一方面容易造成体循环低灌注损伤。在外科手术时通过球囊暂时堵塞侧支血管或分流管道，则可减少出血，并能维持一定水平的体循环灌注压从而减少神经系统的损伤，降低手术难度和风险，缩短手术时间。

（四）左心发育不良综合征

左心发育不良综合征是一组以主动脉、主动脉瓣、左心室、二尖瓣、左心房发育不良为特征的重症先天性心脏病，目前多采用 Norwood 分期手术治疗的方法，但手术死亡率高，远期疗效不理想。近年来国外学者尝试采用内外科镶嵌治疗的方法来替代传统的 Norwood 手术，该方法也分为三期进行，Ⅰ期：外科开胸，环扎左右肺动脉限制肺血流量；通过肺动脉总干插入鞘管安置动脉导管未闭支架，维持动脉导管的开放；最后通过球囊房间隔造口术建立非限制性心房间交通，根据需要可植入支架以保证心房间交通的畅通。Ⅱ期：取出动脉导管未闭支架并结扎动脉导管未闭，解除肺动脉环扎带；横断肺动脉干，远端心包用补片闭合，近端肺动脉与升主动脉吻合，主动脉弓用同种补片扩大；切开心房取出心房间支架；最后进行改良的 Hemi-Fontan 手术，为以后的经皮 Fontan 术创造条件。Ⅲ期：通过颈内静脉途径，采用房间隔穿刺针穿通右心房和肺动脉之间的隔膜，建立颈内静脉-股静脉轨道，通过股静脉途径植入下腔静脉-上腔静脉覆膜支架，从而完成经皮 Fontan 手术[22]。上述方法是内外科镶嵌治疗最典型的例子，Ⅰ期手术采用外科治疗与介入治疗相结合的方法，避免了体外循环下的大型心脏手术；Ⅱ期手术是外科开胸手术，但为此后的介入治疗创造了良好的条件；Ⅲ期手术完全在非开胸的情况下完成，大大降低了手术的难度和风险[23]。左心发育不良综合征的内外科镶嵌治疗尚处于临床试验阶段，其效果尚有待于进一步观察，但该方法为复杂先天性心脏病的治疗提供了新的思路[24-25]。

三、介入治疗在外科手术后的应用

介入治疗在外科手术后的应用，可解决外科手术所遗留的某些问题，减少或避免外科再次手术。

（一）各类术后残余分流

对于外科手术后的残余分流，由于开胸术后胸腔内纤维组织增生，部分患儿纵隔或胸腔粘连严重，暴露手术视野难度增加，再次开胸手术容易损伤心脏及大血管，且术后创面渗血较多，再次开胸手术的风险较大。通过介入堵闭治疗残余分流可减少二次手术的创伤和风险，方法简便，疗效确切，弥补了外科手术的不足。

（二）残余梗阻

对于外科手术后发生的血管腔狭窄，如肺动脉残余狭窄、同种带瓣管道狭窄、主动脉缩窄术后再狭窄、Switch 手术后吻合口狭窄、Fontan 或 Glenn 术后血管狭窄等，采用经皮球囊扩张和安置血管内支架，较外科开胸手术方便、风险小、并发症少，可部分替代外科开胸手术或减少外科再手术的机会（图 19-1）。随着近年来肺动脉带瓣支架植入的开展，例如法洛四联症术后肺动脉重度反流接受带瓣支架植入治疗也开始了前瞻性研究，

新型手术器械及材料的运用为不同患者提供了更个体化的选择[3, 26]。

（三）Fontan 手术后窗孔堵塞术

对于单心室等复杂性先天性心脏病的患儿，在进行心房内侧通道或心外管道腔肺血管吻合术时通常在心房间板障上开一窗孔，防止术后早期静脉压过高。但部分患儿可出现低氧血症，而且存在栓塞的危险，因此在血流动力学调整完成后，需要将窗孔关闭，采用 Clamshell、CardioSEAL、Amplatzer 等堵塞装置或弹簧圈均可获得满意效果。

（四）主-肺动脉侧支血管的堵塞

在肺缺血性先天性心脏病的根治术时，如果侧支血管结扎不充分，或者术中有难以处理的侧支，可在术后通过介入治疗的方法进行封堵。

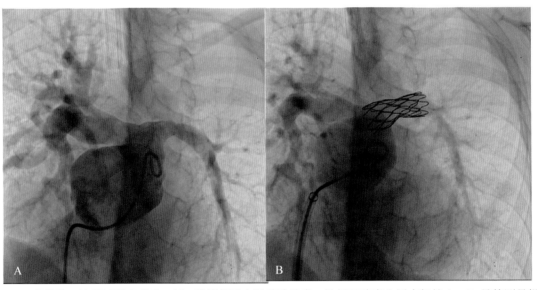

图 19-1　**A**. 9 岁男孩，法洛四联症术后 5 年，造影提示左肺动脉狭窄，选择双球囊金属支架植入。**B**. 导管测量提示左肺动脉最狭窄处 4 mm，选用内径 10 mm 规格支架植入

第四节　镶嵌手术操作介绍

一、房间隔造口交通术

（一）适应证选择范围

可根据需要，在外科手术前、手术中或外科手术后进行心房造口交通术。

1. 外科手术前的应用

可改善低氧血症或血流动力学状态，有效缓解重症复杂先天性心脏病患儿的危重情况，为手

术矫治赢得时间。

（1）完全性大动脉转位：可增加心房水平血液的混合，改善低氧血症，由于目前该病患者大多数均可在早期进行外科手术根治，其应用已逐年减少。

（2）右心梗阻型先天性心脏病：可缓解右心房高压，改善右心功能不全及体循环淤血，包括肺动脉闭锁、三尖瓣闭锁、右心室发育不良综合征、完全性肺静脉异位引流伴限制性房间隔交通等。

（3）左心梗阻型先天性心脏病：可缓解左心房高压，改善肺循环淤血，包括二尖瓣严重狭窄、闭锁，左心发育不良综合征，重症主动脉瓣狭窄等。

2.外科手术中的应用

主要应用于左心发育不良综合征，与外科开胸手术相结合，采用内外科镶嵌治疗的方法替代传统的 Norwood Ⅰ期手术。

3.外科手术后的应用

主要应用于 Fontan 手术后出现体循环系统静脉压力增高，不能耐受 Fontan 循环的患者，通过房间隔造口交通术后可增加心房水平右向左分流，缓解体静脉高压状态[27]。

（二）方法

对于合并卵圆孔未闭和小型房间隔缺损的患儿，可根据患儿的年龄以及房间隔的厚度，采用以下一种或多种方法直接进行房间隔造口术；对于房间隔完整的患儿，首先需要进行房间隔穿孔，可应用 Brockenbrough 穿刺针进行房间隔穿孔术，也可采用射频进行房间隔穿孔术，然后再选用以下合适的方法，进一步扩大心房之间的交通。

1.球囊房间隔造口术

（1）适应证：主要适用于新生儿及 6 周以下的婴儿。

（2）方法：常用的有 Rashkind、NuMED 及 Edwards 等球囊导管。球囊导管经股静脉插入，经下腔静脉、右心房、卵圆孔或小房间隔缺损达左心房。另外，也可在二维超声心动图引导下进行球囊房间隔造口术。一旦球囊导管达左心房，调整位置后，以稀释造影剂充盈球囊，然后迅速由左心房抽拉球囊至右心房或右心房与下腔静脉

交界处，再推送球囊至右心房，抽吸造影剂使球囊瘪陷后再次插入左心房，如此反复 2 ～ 4 次，直至扩张的球囊通过房间隔时无阻力为止。

2.微型刀房间隔切开术

（1）适应证：适用于年龄较大且卵圆孔瓣膜增厚，采用球囊房间隔造口术难以撕裂房间隔的患儿，对于左心室发育不良、早产儿等左心房容积较小者，应谨慎应用房间隔切开法，因容易引起左心房损伤。

（2）方法：将 6 F 房间隔切开导管经股静脉、下腔静脉送达右心房，然后经卵圆孔或房间隔缺损达左心房。如果房间隔切开导管放置有困难，可先放置经房间隔的长鞘达左心房，然后插入房间隔切开导管；一旦核实房间隔切开导管位于左心房并调整好刀片的位置指向左前下方，将整个导管缓缓朝右心房抽拉。带刀片的导管头端通过房间隔时有阻力感，随着张开刀片的导管进入右心房，阻力即刻消失。一旦导管进入右心房，立即把导管推至右心房中部，再把导管头端刀片折叠入管内；重复上述操作 2 ～ 4 次，直至带刀片的房间隔切开导管通过房间隔时无阻力，即撤去房间隔切开导管。在房间隔切开完成后，常常采用静态球囊房间隔造口术，以进一步扩大房间隔缺损。

3.切割球囊房间隔造口术

（1）适应证：与微型刀房间隔切开术的适应证基本相同。

（2）方法：先以端孔导管由股静脉插入，达下腔静脉、右心房，经卵圆孔或小房间隔缺损达左心房、肺静脉。由导管内插入 0.014 英寸或 0.018 英寸的导引钢丝，然后循导丝插入切割球囊导管至左心房，调整球囊的位置使房间隔恰好位于球囊的中央部位，以稀释造影剂扩张球囊，轻轻地来回移动球囊导管从而使球囊上的小刀片对房间隔产生切割作用，随后吸瘪球囊，按顺时针或逆时针方向慢慢旋转球囊导管，在新的位置重新扩张球囊进行切割，如此切割 2 ～ 3 次，从而使房间隔边缘多个部位被切割。切割完成后通常采用静态球囊房间隔造口术，以进一步扩大房间隔缺损。

4. 静态球囊房间隔造口术

（1）适应证：某些年龄偏大的患儿，由于卵圆孔瓣增厚、球囊房间隔造口术疗效不佳，而用微型刀房间隔切开术在技术上难以进行，或由于房间隔增厚房间隔切开术后效果不佳，可试行静态球囊房间隔造口术，多应用于年龄稍大的小儿。

（2）方法：先以端孔导管由股静脉插入，达下腔静脉、右心房，经卵圆孔或小房间隔缺损达左心房、肺静脉。由导管内插入直径 0.035 英寸或 0.038 英寸长 260 cm 的导引钢丝，撤去导管，留置导引钢丝，随后用血管扩张管扩张股静脉入口，再插入适当直径的球囊扩张导管，沿导引钢丝经下腔静脉、右心房，直至房间隔处。先以少量造影剂扩张球囊，使球囊中央骑跨于房间隔，随后以稀释造影剂扩张球囊，反复数次，直至腰凹消失。撤去球囊导管，15 min 后再进行左右心房平均压及动脉血氧饱和度的测定。

5. 维持心房间交通的介入治疗装置

由于球囊房间隔造口术的应用受到年龄的限制，并且有时难以维持长期效果，近年来研制成的维持心房间交通的装置，初步应用获得良好的结果。包括：自膨胀型支架（Wallstent），经房间隔穿刺安置；球囊扩张型支架，较常应用；另外 AGA 公司采用与关闭房间隔缺损类同的装置释放技术，研制成的可控分流大小的装置，可应用于相关适应证的病例。

6. 讨论

近年来，房间隔造口交通术在先天性心脏病内外科镶嵌治疗中的应用，使该项技术得到了新的发展。在左心发育不良综合征的内外科镶嵌治疗中，通过房间隔造口术建立左右心房之间非限制性的血流交通，结合动脉导管支架的植入以及肺动脉环扎，可替代传统的 Norwood Ⅰ期手术，从而避免长时间体外循环下的心脏手术[25]。球囊房间隔造口术在新生儿期往往效果较好，但随着年龄的增长，由于房间隔的增厚，可能会影响房间隔造口的效果，从而使心房之间不能产生足够的血流交通。对于球囊房间隔造口较困难的患者，在微型刀房间隔切开术的基础上进行静态球囊房间隔造口术是一种有效的替代手段，对于部分患者可起到较好的疗效，但在某些情况下也受到技术上的限制，例如，进行微型刀房间隔切开术时需要使用较大的鞘管，对于年龄较小的患者容易导致血管损伤；使用微型刀进行房间隔切开时，对于左心房较小的患者在技术上存在一定的难度，容易出现心脏穿孔等并发症。此外，对于房间隔完整的患者，首先需要进行房间隔穿孔术，既往多采用房间隔穿刺针进行房间隔穿孔，但对于房间隔较厚同时左心房又很小的患者（在左心发育不良综合征中较常见），进行房间隔穿刺时容易导致心脏穿孔。近年来开展的射频房间隔穿孔术，在进行房间隔穿孔时不依赖于机械力，可避免用力过度所引起的心脏穿孔；此外，由于射频作用下所产生的孔径很小，即使是定位不准确引起了心脏穿孔，只要不插入同轴导管，也不会产生心脏压塞等严重后果。对于房间隔较厚的患者，采用静态球囊房间隔造口术后，一般很快就会出现心房水平分流口的进行性缩小，有报道表明，通过切割球囊进行多个位点的切割后再进行静态球囊房间隔造口术，可在一定时间内维持心房之间的有效血流交通，但其作用往往也不持久，近年来在房间隔造口术时进行支架的植入，可以在较长时间内维持心房之间的有效血流交通，初步应用效果良好，但有时也可出现某些并发症，如支架植入后位置不良或发生移位，可能影响上、下腔静脉或肺静脉血液的回流，或者影响二尖瓣或三尖瓣的瓣叶活动，此外，也有一定的支架栓塞和支架网孔内血栓形成发生率。

房间隔造口交通术也可应用于外科手术后。部分 Fontan 手术后的患者，术后不能良好耐受 Fontan 循环，出现明显低心排血量、体静脉淤血或淋巴循环障碍，从而导致失蛋白肠病、乳糜胸、乳糜性心包积液，严重影响该类患者的长期预后。通过房间隔造口交通术建立左右心房之间限制性的血流交通，可降低体静脉压力和改善体静脉淤血的状态，增加体循环心室的前负荷和提高心输出量，可在一定程度上减轻患者的临床症状，但大多数患者在房间隔造口交通术后出现分流口的闭塞，长期效果并不理想。近年来采用 AGA 公司研制的可控分流大小的装置维持左右心房之间的血流交通，初步效果良好，但长期效果尚待进一步随访。

二、外科手术前的体-肺动脉分流管道堵塞

（一）术前准备

查阅既往手术记录，了解姑息手术的具体细节，包括手术方式、分流管道的大小，以及术后的并发症。超声心动图检查了解分流管道的部位，分流管道的大小，以及分流管道是否通畅。

（二）麻醉

常规在全身麻醉下进行，行气管插管和机械通气，在进行分流管道封堵前将吸入氧浓度（FiO_2）上调至100%，直至外科手术开始。

（三）心导管检查和分流管道的选择性造影

常规股动脉和股静脉插管，以肝素100 U/kg抗凝，由股动脉插入右冠状动脉导管至分流管道开口处，手推非离子造影剂进行选择性造影，确定分流管道的起始端和终末端连接部位，测量分流管道的长度和直径，确定分流管道有无狭窄以及狭窄段的长度和直径。

（四）分流管道的经导管封堵术

根据分流管道的大小以及有无狭窄，可采用不同的方法进行封堵。

1. 活检钳操纵下的弹簧圈封堵术

适用于内径在5 mm或5 mm以下，远端无狭窄的分流管道。首先由股动脉插入4 F的右冠状动脉导管进入分流管道，然后将0.035英寸超硬交换导丝由分流管道送入肺动脉，撤除右冠状动脉导管，循导丝将6 F的Cook公司Balkin长鞘由分流管道插入肺动脉内，选择单个或多个0.038英寸Gianturco弹簧圈进行封堵。对于改良的B-T分流术，所选用的弹簧圈直径等于或略大于分流管道的直径（不超过1 mm）；对于经典的B-T分流术，由于锁骨下动脉有一定的可扩张性，所选

用的弹簧圈直径较前者稍大。采用5.2 F的心肌活检钳夹住弹簧圈的头端，将弹簧圈植入分流管道内，植入管道内的弹簧圈应保证至少有3～4圈。若采用多个弹簧圈，先用3-0 Prolene线将弹簧圈系在一起，然后用活检钳夹住所有弹簧圈的头端，按同样的方法进行植入。最后通过长鞘的侧臂手推造影剂，当确定弹簧圈位置稳定后，松开活检钳释放弹簧圈。

2. 可控性弹簧圈封堵术

对于上述内径在5 mm或5 mm以下，而远端无狭窄的分流管道，也可采用可控性弹簧圈进行封堵。可控性弹簧圈易于控制，在完全释放前如位置不佳或大小不合适可再回收，因此发生移位、栓塞的可能性较非可控弹簧圈低。目前国内常用的可控性弹簧圈主要包括Cook公司和PFM公司的可控性弹簧圈。首先由股动脉插入4 F的右冠导管进入分流管道内，通过260 cm的长交换导丝置入输送导管，到达分流管道内合适位置，选择合适的弹簧圈，利用可控调解手柄推送输送器内导丝，释放弹簧栓子前部到分流管道内，再缓慢回撤输送导管释放出栓子的中部和后部，然后行肺动脉造影确定弹簧栓子位置良好后，松开操作手柄上的安全控制旋钮，完全释放弹簧圈。

3. 非可控性弹簧圈封堵术

对于分流管道内径小于5 mm，且分流管道远端有狭窄的患者，由于远端狭窄的存在，可防止弹簧圈漂移到肺动脉内，因此可以采用非可控性弹簧圈直接封堵。首先由股动脉插入4 F的右冠状动脉导管进入分流管道，选择合适的弹簧圈送入导管尾端，然后用0.038英寸导引钢丝的硬头端推送弹簧圈进入分流管道内，放置好第1个弹簧圈后，可根据需要放置多个弹簧圈（图19-2）。

4. 球囊阻断管道内血流后的弹簧圈封堵术

对于内径在5 mm以上的分流管道，由于体-肺动脉间分流量较大，在高速血流的冲击下弹簧圈容易漂移到肺动脉内，若在植入弹簧圈前首先阻断体-肺动脉间的分流，然后再进行弹簧圈的安置，则可减少弹簧圈移位和栓塞的风险。最常用的方法是使用球囊在分流管道的远端进行血流阻断后，由主动脉端进行分流管道的封堵。首先由

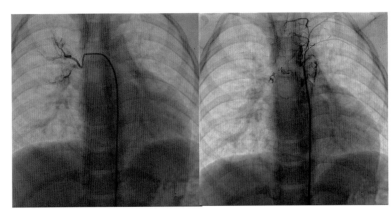

图 19-2　**A**. 4 岁男孩双侧 Glenn 术后半年，造影可见主肺动脉侧支血管；**B**. 选用非可控弹簧圈封堵后再次造影，侧支血管未见明显显影

股动脉插入 4 F 的右冠状动脉导管进入分流管道内，然后将 260 cm 长的交换导丝经股动脉送入，经主动脉和分流管道进入肺动脉，随后由股静脉插入 5 F 的球囊漂浮导管进入肺动脉内，再由股静脉插入圈套器在肺动脉内捕捉到交换导丝后将交换导丝从股静脉拉出，从而建立股动脉-分流管道-股静脉的动静脉轨道。循交换导丝将球囊漂浮导管插入分流管道的远端，扩张球囊暂时阻断分流管道的血流，然后按照上述方法，通过股动脉植入可控性或非可控性弹簧圈，进行分流管道的封堵，可根据需要放置 1 个或多个弹簧圈，以达到分流管道的完全封堵，最后进行选择性锁骨下动脉造影，确定弹簧圈位置良好且无残余分流后，吸瘪球囊并撤出球囊导管。

5. Amplatzer 导管封堵器或血管塞封堵术

对于分流管道内径大于 5 mm，弹簧圈封堵失败的患者，可采用 Amplatzer 导管封堵器进行封堵。首先由股动脉插入 4 F 的右冠状动脉导管进入分流管道，将 260 cm 的长交换导丝由股动脉置入，经分流管道进入肺动脉分支远端，然后将输送鞘沿导丝送入分流管道内，撤出导丝和内芯。选择合适大小的动脉导管未闭封堵器（如 Gore-Tex 管道内径为 5 ~ 6 mm，可选用 6-4 Amplatzer 导管封堵器），由输送鞘送入分流管道内，当确定位置良好后，回撤外鞘完全释放封堵器。

自 2005 年以来，Amplatzer 公司先后推出 Plug Ⅰ、Plug Ⅱ、ADO Ⅱ 等柔韧性较好的镍钛合金血管封堵装置替代以往的不锈钢丝封堵器，上述装置同样可应用于体-肺动脉分流管道的堵塞，其操作方法与上述的 Amplatzer 导管封堵器基本相同。

（五）外科手术

分流管道封堵成功后，立即将患者转移到手术室，进行外科根治手术。对于封堵失败者，根治术前应首先分离和结扎体-肺动脉分流管道。

（六）术后监测和随访

术后入监护病房，进行临床及心电图监测，24 h 内复查超声心动图和 X 线胸片，术后观察 7 ~ 15 天后情况良好，出院随访。术后 1、3、6、12 个月随访，复查心电图、X 线胸片及超声心动图。

（七）讨论

对于进行过体-肺分流术的先天性心脏病患者，在外科根治术前，必须结扎或拆除分流管道，以免术后肺血流的高灌注引起心功能不全。以往的方法是在外科根治术前通过外科手术的方式分离管道，然后进行结扎或拆除，但该方法不仅费时、费力，而且容易引起出血和损伤周围组织，对于极少数早期手术后出现局部血肿或感染的患者，由于周围组织广泛严重粘连，甚至需要在低温停循环的情况下进行管道的分离和拆除[28]。

膈肌麻痹在心脏外科手术中的发生率约为 1.6%，而在外科手术拆除分流管道时的发生率更高，约为 3% ~ 19%[29]。对于婴幼儿患者，膈肌麻痹可影响其通气功能，延长机械通气和重症监护病房滞留时间。在外科手术分离和拆除分流管道时可能会损伤胸导管，引起术后乳糜胸，而术后反复的乳糜胸会延长患者住院时间，增加医疗费用。此外，在外科手术分离和拆除分流管道时还可能损伤喉返神经，从而引起患侧声带麻痹而出现声嘶，影响咳嗽和排痰，出现进流食呛咳等症状，增加了术后肺部感染的危险，极少数患者甚至需要进行气管切开置管。

采用经导管介入治疗的方法进行分流管道的封堵，从而替代外科手术分离和结扎分流管道，可以减少外科手术的操作时间，避免外科手术分离时所引起的出血和对周围组织的损伤，有利于患者的恢复和缩短住院时间。但早期采用弹簧圈进行封堵，栓子移位和栓塞的发生率高达21%～29%，从而限制了该方法的广泛应用。近年来随着介入材料和方法学的进展，尤其是在封堵术中可控性弹簧圈和球囊堵塞技术的应用，以及 Amplatzer 血管塞等新型介入材料的问世，堵塞装置移位和栓塞的发生率明显降低。在国外某些心血管中心，对于这类曾经接受过体-肺分流术的患者，采用内外科镶嵌治疗的方法进行治疗已成为诊疗常规。

四、外科手术前的体肺动脉侧支的堵塞

（一）麻醉

常规在全身麻醉下进行，行气管插管和机械通气，在进行侧支血管封堵前将吸入氧浓度（FiO_2）上调至 100%，直至外科手术开始。

（二）心导管检查和心血管造影

常规股动脉和股静脉插管，以肝素 100 U/kg 抗凝，行主动脉造影和选择性侧支血管造影，明确侧支血管的数目、大小、走行路径以及供血范围，此外，还应明确侧支血管是否与固有肺动脉共同参与相应肺组织的供血（即双重供血），是否与脊髓供血有关。对于单独供应局部肺组织的体肺侧支以及与脊髓供血有关的体肺侧支，均不宜进行封堵。

（三）体肺动脉侧支的经导管封堵术

目前较常用的堵塞装置包括非可控性弹簧圈、可控性弹簧圈和 Amplatzer 血管塞。对于无法行封堵术的侧支血管，可留置导丝以利于外科手术中进行识别和分离、结扎。

1. 非可控性弹簧圈封堵术

根据被堵塞血管的解剖选用合适的递送导管，先将递送导管由股动脉插至侧支血管内，核实导管头端到达理想位置后，选择合适的弹簧圈送入导管尾端，然后用 0.038 英寸或 0.025 英寸的导引钢丝的硬头一端推送弹簧圈进入导管，继续向前推送弹簧圈至导管头端，进入所需堵塞的血管腔内。在第 1 根弹簧圈放置好后 10～15 min，行主动脉造影或选择性侧支血管造影了解侧支血管是否完全堵塞，如果堵塞不完全，根据需要可加用多根弹簧圈进行堵塞。

2. 可控性弹簧圈封堵术

侧支血管也可采用可控性弹簧圈进行封堵，可控性弹簧圈易于控制，发生移位、栓塞的可能性较非可控性弹簧圈低，但价格稍贵。首先由股动脉插入右冠状动脉导管或端孔导管进入侧支血管内，通过 260 cm 的长交换导丝置入输送导管，到达侧支血管内合适位置，选择合适的弹簧圈，利用可控调解手柄推送输送器内导丝，释放弹簧栓子前部到侧支血管内，再缓慢回撤输送导管释放出栓子的中部和后部，确定弹簧圈位置良好后，松开操作手柄上的安全控制旋钮，完全释放弹簧圈。如果堵塞不完全，可根据需要增加多个弹簧圈，这时可选用非可控性弹簧圈，直至手术成功。

3. Amplatzer 血管塞封堵术

首先由股动脉插入右冠状动脉导管或端孔导管进入侧支血管内，将 260 cm 的长交换导丝由股动脉置入，经侧支血管送入远端部位，然后将输送鞘沿导丝送入侧支血管内，撤除导丝和内芯。选择合适大小的 Amplatzer 血管塞（选用的血管塞通常比拟堵塞血管的内径大 20%～30%），由输送鞘送入侧支血管内，当确定位置良好后，回撤外鞘完全释放血管塞。

结构性心脏病心导管介入治疗

（四）外科手术

侧支血管封堵成功后，立即将患者转移到手术室，进行外科根治手术。对于封堵失败者，根治术前可对侧支血管进行分离和结扎。

（五）术后监测和随访

术后入监护病房，进行临床及心电图监测，24 h 内复查超声心动图和 X 线胸片，术后观察 7～15 天后情况良好，可出院随访。术后 1、3、6、12 个月随访复查心电图、X 线胸片及超声心动图。

（六）讨论

法洛四联症、肺动脉闭锁等肺缺血性青紫型先天性心脏病，常合并体肺动脉侧支参与供应肺血，由于体肺动脉侧支血管病理生理的复杂性和解剖位置多变，体肺动脉侧支的处理一直是先天性心脏病外科手术时的难题。对于作为肺血主要来源的大型体肺动脉侧支血管，以及作为局部肺组织单一供血来源的体肺动脉侧支血管，应积极施行侧支融合术；对于不适合进行侧支融合术，但与固有肺动脉共同参与肺组织供血的体肺动脉侧支血管，应在体外循环开始前予以分离和结扎。但是通过外科手术方法处理这些体肺动脉侧支血管创伤大、难度高，有时根治术所采用的胸骨正中切口并不能很好地暴露体肺动脉侧支血管，需要增加胸部外侧切口；有些体肺动脉侧支血管甚至起源于横膈下，需要另外选择切口；此外，即使术前进行了选择性侧支血管造影，在外科手术中也很难找到所有的侧支血管。在体外循环前若未能对这些侧支血管进行有效处理，在根治手术中由侧支血管回流至肺静脉的大量血流，可能会影响手术视野；另外，根治术后由于通过侧支血管的左向右分流的存在，可导致肺血过多，从而引起充血性心力衰竭。

在外科根治术前，采用经导管介入治疗的方法对侧支血管进行封堵，可缩短外科手术时间，简化手术操作，是一种有效和安全的方法。但在进行封堵术前，必须进行主动脉造影和选择性侧支血管造影，详细了解肺动脉发育情况，体肺动脉侧支血管的大小、走行途径和供血范围，以及侧支血管与肺动脉之间有无血流交通。对于单独供血局部肺组织的体肺动脉侧支血管，不宜进行封堵，否则会引起该血管供血的肺组织缺血坏死。对于难以确定是否与肺动脉之间存在交通的侧支血管，可采用球囊或可控性弹簧圈进行试封堵，然后密切观察患者的一般情况和动脉血氧饱和度，如果试封堵后患者的心率、呼吸频率、动脉血氧饱和度等情况无明显恶化，则可对该血管安全地进行封堵。此外，还应明确拟封堵的侧支血管是否参与了脊髓的供血，对参与脊髓供血的侧支血管进行封堵可能会造成永久性的神经系统损害，因此，对于这类侧支血管也不宜进行封堵[30-31]。

迄今为止，弹簧圈是体肺动脉侧支血管封堵术中最常用的堵塞装置，但弹簧圈在侧支血管的封堵中也存在一定的缺陷，容易出现移位和栓塞，使用单根弹簧圈有时难以完全封堵侧支血管，为了达到完全封堵往往需要采用多根弹簧圈，这样就会延长手术操作时间和采光时间。Amplatzer 血管塞是 AGA 公司近年来开发出的一种专用于堵塞异常血管交通的装置，该装置操作简单，所需的输送鞘小，对血管的完全封堵率高，移位和栓塞的发生率较低，是一种适合于体肺动脉侧支血管堵塞的较为理想的装置。

五、经心室封堵婴幼儿肌部室间隔缺损

（一）术前检查

术前可通过经食管超声心动图（TEE），观察并测量室间隔缺损的大小、位置，判断室间隔缺损与房室瓣及主动脉瓣的距离，主动脉瓣及右侧房室瓣的反流情况。结合经胸超声及造影检查测量的缺损大小及其周边残端长度，确定患者是否适合进行封堵术治疗，并选择相应型号及大小的堵塞装置。

（二）穿刺点的选择

气管插管静脉麻醉后，胸骨正中切口打开心包，暴露右心室表面。应用止血钳轻压右心室

游离壁，判断游离壁凹陷处与室间隔缺损的关系，寻找距离室间隔缺损的最近点，明确穿刺针的走行方向。若该点为冠状血管裸区，沿途又不损伤三尖瓣腱索及前组乳头肌，可在此处用 5-0 prolene 线带垫片进行 U 字缝合，在经食管超声心动图监测下，插入 20 号穿刺针，使之通过室间隔缺损进入左心室。进针应缓慢，在两个垂直的切面判断穿刺针与室间隔的关系，尽量避免穿刺针刺入室间隔组织，造成心肌损伤。

（三）室间隔缺损的封堵及术中监测

在经食管超声心动图引导下，经穿刺针插入直径 0.025 英寸导丝，通过肌部室间隔缺损进入左心室腔，退出穿刺针，沿导丝插入 8 F 动脉止血鞘经过室间隔缺损进入左心室腔。尽量使鞘管位于左心室腔中央，避免鞘管损伤左心室游离壁。根据经食管超声心动图检查室间隔缺损大小，选择大小合适的肌部室间隔缺损堵塞装置；通常堵塞装置腰部与室间隔缺损相等或大于室间隔缺损 1～2 mm。经食管超声心动图证实动脉鞘在左心室后，取 7 F 动脉止血鞘装载堵塞装置，将此装载鞘插入 8 F 动脉鞘内，送出封堵器左心室盘，回撤整个鞘管使左盘面贴近室间隔左心室面，然后释放封堵器腰部和右心室盘，使右盘面贴近室间隔右心室面；若经食管超声心动图证实封堵器位置良好，沿装置周围无明显残余分流，无右侧房室瓣活动障碍，无新出现的主动脉瓣反流，装置未造成心室流入道及流出道血流梗阻，可释放封堵器。

（四）术后即刻效果判定

释放封堵器后，即刻行经食管超声心动图检查，若装置位置良好，且无明显残余分流，手术成功，常规关胸回重症监护治疗病房。

（五）讨论

在经食管超声心动图指导下，经搏动心脏右心室表面穿刺、封堵肌小梁部多发性室间隔缺损（MVSDs）的镶嵌手术打破了常规，其明显优越于传统心脏外科手术之处在于：可在心跳状态下通过实时经食管超声心动图监测，明确肌部室间隔缺损的大小、范围、部位，可及时发现有无残余漏、累及二尖瓣膜组织等，给予及时处理；避免了体外循环可能存在的损伤和并发症。与单纯经皮穿刺介入治疗相比，它不受年龄、体重和血管途径的限制，这在目前经皮介入治疗中是无法逾越的困难[32-33]。

外科手术中应用封堵器关闭小婴儿单纯和合并其他心血管畸形的肌部室间隔缺损是一种安全有效的方法，特别是对小婴儿、低体重儿等不耐受手术和体外循环的患儿更有意义。直接在跳动的心脏表面进行介入封堵的方法可避免手术和体外循环的损伤和并发症，如介入治疗失败后仍可直接进行手术。

六、动脉导管支架植入术

（一）术前准备

术前 1～2 天给予阿司匹林 3～5 mg/（kg·d）抗凝。此外术前应给予低剂量前列腺素 E1 5 ng/（kg·min），保持动脉导管开放，甚至可持续使用前列腺素 E1 直至术中导丝通过动脉导管之后再停用该药物。

（二）麻醉

常规在全身麻醉下进行，行气管插管和机械通气，在进行分流管道封堵前将吸入氧浓度（FiO₂）上调至 100%，直至外科手术开始。

（三）心导管检查和分流管道的选择性造影

常规股动脉和股静脉插管，以肝素 100 U/kg 抗凝，由股动脉插入右冠状动脉导管至分流管道开口处，手推非离子造影剂进行选择性造影，确定动脉导管开口、走行、长度、直径等情况。

（四）动脉导管支架植入

动脉导管开口位置和形态在很大程度上决定

手术的难易程度及术后再狭窄等并发症的发生。根据 Alwi、Santoro[34-36] 等总结的经验，可将动脉导管根据其主动脉端开口分为四种类型，以下将分别简述各类型的大致手术操作过程及要点。

1. 动脉导管起源于降主动脉近心端

此类动脉导管常见于室间隔完整性肺动脉闭锁或三尖瓣闭锁，患儿动脉导管主动脉端开口多位于降主动脉近心端，形态短、直，壶腹部宽大而肺动脉端开口小，类似于 Krichenko A 型[37]。其肺动脉端开口多位于肺动脉总干或近左右肺动脉分叉处，因而支架植入后发生肺动脉或肺动脉分支狭窄的可能性低。因此，最适宜接受动脉导管支架植入术，手术操作相对容易且效果好。

术前给予肝素 50 U/kg 抗凝，并保持至少一条静脉通路开放。常规穿刺股动脉后送入导丝，沿导丝送入 4 F 短鞘及造影导管，前后位及左前斜位行血管造影后，结合术前彩超或 CT 等检查评估动脉导管主动脉及肺动脉端开口位置、大小、走行等情况，并明确不存在肺动脉和（或）其分支血管狭窄。用 4 F 长鞘替换短鞘，送入多功能导管至动脉导管壶腹部。将 0.014 英寸冠状动脉导丝送入肺动脉，再次造影测量动脉导管长度及开口大小，并根据此次测量结果综合之前测量数据选择合适大小支架进行手术。

为防止支架从球囊固定位置上发生移位，在球囊-支架送入长鞘过程中，可使用之前的 4 F 短鞘，剪去头端锥形部位后保护固定球囊-支架。递送支架至动脉导管壶腹部，逐步将球囊-支架穿过动脉导管狭窄段。造影定位并确定支架长度已覆盖整条动脉导管或略超出其主动脉端后，扩张球囊释放并固定支架。若单根支架不足以覆盖动脉导管，则可再次植入另一根支架。支架释放到位后，导丝仍需保持原状态至少 15 min，以防急性支架内血栓形成。之后若患儿生命体征平稳，动脉导管形态稳定，可退出导丝、鞘管，结束手术。股动脉穿刺部位加压包扎并按压 2 h，将患儿送入重症监护治疗病房（ICU）监护（图 19-3）。

2. 动脉导管起源于主动脉弓横部（垂直型动脉导管）

这类动脉导管多见于室间隔缺损并肺动脉

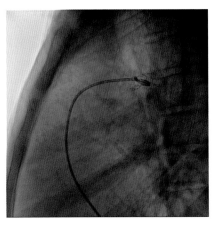

图 19-3　2 天大女婴，因 PA/IVS 接受动脉导管支架植入。心脏彩超提示动脉导管 3 mm 左右，术中选用直径 3.5 mm 支架植入

闭锁、大动脉转位合并肺动脉闭锁伴室间隔缺损等复杂先天性心脏病患儿。动脉导管主动脉端多位于主动脉弓横部正对左锁骨下动脉开口处（若为右位主动脉弓则相对于右锁骨下动脉）。此种类型动脉导管基本垂直走行进入肺动脉分支，但在肺动脉端开口前往往扭曲、淤结，因而患儿常合并肺动脉分支狭窄。为此类患儿进行动脉导管支架植入术，操作难度大且术后肺动脉分支狭窄发生率高，因此是否适合进行该术式存在很大争议。

若对此类患儿进行手术，受动脉导管主动脉端开口位置、角度影响，常规股动脉途径很难将鞘管或导丝送入动脉导管，较为可行的方案是经颈内动脉或腋动脉途径进行操作[34]。若患儿合并较大室间隔缺损，则可考虑通过常规右心导管途径即股静脉-下腔静脉-右心房-右心室-室间隔缺损-左心室-升主动脉-主动脉弓-动脉导管途径进行。由于动脉导管走行扭曲，常规右心造影无法取得良好效果，Alwi[35] 等推荐将 6 F XB 冠状动脉导管剪去头端锥形部分，替代右心导管使用，以便顺利进入动脉导管，其余手术过程与第一类患儿基本相同。

3. 动脉导管主动脉端开口位于降主动脉与主动脉弓降部之间

此类型动脉导管，实际介于上述两类之间，或更类似于垂直型动脉导管。但不同点在于，此类动脉导管形态更扭曲、冗长。但是其肺动脉或肺动脉分支狭窄发生率较低，因此，患儿相对于第二类患儿较适宜接受动脉导管支架植入术。难点在于导丝必须穿过扭曲的动脉导管并直至肺动脉。手术可通过股动脉途径完成，由于常规鞘管及导丝很难进入动脉导管，与上述第二类患者相同，术中所用鞘管可由 4 F 猪尾导管剪去头部后替代，导丝则可用 BMW 超软导丝或其他同类型导丝进行尝试。若导丝成功进入肺动脉，可尽量通过操控导丝修正动脉导管形态，使动脉导管基本保持直线走行，为支架植入提供良好的条件。其余手术过程同之前介绍基本相同。

4. 动脉导管起源于锁骨下动脉

此类型动脉导管并不多见，动脉导管形态类似于 BT 分流管道。动脉导管多呈管型，其主动脉端开口位于锁骨下动脉，一般以近似直角或锐角的角度连接肺动脉分支，且开口往往较小。为此类患儿进行动脉导管支架植入术需要选择经锁骨下动脉途径，其余操作方式类似于第一类患儿。

（五）术后监测和随访

术后将患儿送入 ICU 接受监护至少 12 h，一般给予肝素 25 U/（kg·h），并维持 72 h，同时仍给予阿司匹林 3 ～ 5 mg/（kg·d），直至今后实施纠治手术之前。由于此项术式开展时间不长，目前缺少长期随访资料及与 BT 分流术后长期效果对比，因此保持每月定期随访以观察疗效并及早发现患儿潜在并发症发生风险是有必要的。正常情况下，术后 6 ～ 18 个月可根据患儿不同病情实施先天性心脏病纠治手术。

七、左心发育不良综合征的镶嵌治疗

该方法分为三期，其中 I 期为内外科镶嵌治疗，II 期为体外循环下的心脏手术，III 期为经导管介入治疗。

（一）I 期：分别在外科和心导管室进行

（1）外科开胸，直视下环扎左右肺动脉，以

限制肺血流量，目前所用的环扎带的直径通常为 3 ～ 3.5 mm；然后在开胸直视下通过肺动脉总干插入短鞘，在 X 线透视下安置自膨胀型动脉导管未闭支架，从而建立通过动脉导管未闭的畅通的血流交通，保证体循环的有效血流灌注[38]。上述操作均在非体外循环开胸手术下进行。

（2）在患者出院之前，根据患者的具体情况，选用合适的方法（包括球囊房间隔造口术、静态球囊房间隔造口术、切割球囊房间隔造口术、支架植入等）进行房间隔造口交通术，从而建立心房之间非限制性的血流交通[39]。该步骤在心导管室进行。

（3）术后随访：术后密切随访（包括临床、X 线、心电图、超声心动图）。在超声心动图检查时，需注意心房水平和动脉导管内血流是否通畅，有无主动脉缩窄，并注意评估右心室功能以及三尖瓣反流情况；必要时需进行心导管检查和介入治疗。

（二）II 期：通常在 5 ～ 6 个月时进行，为体外循环下的心脏手术

（1）取出动脉导管未闭支架，并结扎动脉导管未闭。

（2）解除肺动脉环扎带。

（3）横断肺动脉干，远端闭合，近端与升主动脉吻合，主动脉弓补片扩大。

（4）房间隔切开造口，取出心房间支架。

（5）进行改良的 Hemi-Fontan 手术，为以后的经皮 Fontan 术创造条件，其具体方法为：

1）将上腔静脉横断，其远心端及近心端分别与右肺动脉的上、下缘进行端侧吻合，然后在右心房内缝合心包补片以阻断肺动脉和右心房之间的血流，形成一个朝向右心房的盲袋，并在盲袋顶端安置放射标记点，从而成为经皮 Fontan 术中支架上端的锚定点。

2）环切一根 14 mm 的 Gor-Tex 管道，并在上面附着放射标记，然后在位于右心房和横膈之间的部位，将其缝合到下腔静脉表面，从而成为经皮 Fontan 术中支架下端的锚定点。

（三）Ⅲ期：经皮 Fontan 手术

（1）通过颈内静脉途径，采用房间隔穿刺针穿通肺动脉和右心房之间的隔膜，建立颈内静脉-下腔静脉的轨道。

（2）通过股静脉途径植入下腔静脉-上腔静脉覆膜支架，从而完成经皮 Fontan 手术。

（四）讨论

近年来，左心发育不良综合征外科治疗的效果虽然有了明显的改观，但在 Norwood Ⅰ期手术中的并发症发生率及死亡率仍较高，在高危新生儿中死亡率高达 20% ～ 50%。在传统的 Norwood Ⅰ期手术中，手术操作时间长，需要较长时间的体外循环，有时甚至需要在深低温停循环的状态下进行；传统的 Norwood Ⅰ期手术中需要进行主动脉重建等复杂的手术，手术创伤大，术后恢复慢；此外，新生儿期长时间的体外循环和深低温停循环均可导致神经系统的损伤。对于某些危重的新生儿患者，可能无法耐受该类手术，是造成较高的并发症发生率和死亡率的重要原因。左心发育不良综合征镶嵌治疗Ⅰ期手术的主要目的是：通过创伤更小的治疗手段对左心发育不良综合征患者进行有效的姑息治疗，最大程度地降低手术并发症的发生率和死亡率，同时尽量维护好心室功能，保证正常的生长发育，尤其是肺血管的发育，从而使患儿安全地渡过新生儿期和婴儿早期。早在 1993 年 Gibbs 等就尝试采用动脉导管未闭支架植入和肺动脉环扎的方法姑息治疗左心发育不良综合征，2002 年 Akintuerk 等也进行了类似的报道，但效果并不理想，近年来通过不断的摸索和方法的改进，治疗效果有了明显的改观，在 Galantowicz 等[25] 报道的 19 例患者中除 2 例在围术期死亡外，另外 17 例均在术后 12 h 内常规拔管，术后恢复快，ICU 停留时间短。

在左心发育不良综合征镶嵌治疗Ⅰ期手术中，目前也存在着一些尚待解决的问题，主要包括以下几个方面：①对于主动脉瓣闭锁的患者，如果升主动脉、主动脉弓或主动脉峡部某一部位存在狭窄，可能会影响逆向血流对冠状动脉或脑血管的灌注，从而引起严重的并发症，这种狭窄可能是先天性的，也可能是放置动脉导管未闭支架后所导致的，对于先天性狭窄，目前不主张进行镶嵌治疗Ⅰ期手术。②肺动脉环扎后可引起肺动脉扭曲或狭窄，对于右肺动脉而言，环扎部位在Ⅱ期手术中本来需要处理，然后与上腔静脉进行腔肺吻合，因此并不存在太大问题，但对于左肺动脉的狭窄，需要放置支架或在Ⅱ期手术中进行补片扩大。③在房间隔造口交通术后，即时效果可能比较满意，但常常难以稳定地维持心房之间有效的血流交通。④动脉导管支架和房间隔支架存在移位或栓塞的可能性，有时甚至危及生命。

左心发育不良综合征镶嵌治疗Ⅱ期手术是一个非常复杂、难度很大的体外循环下的心脏手术，包括支架的取出、主动脉重建以及改良的 Hemi-Fontan 手术等，但在该期手术后血液循环恢复为串联模式，有别于传统的 Norwood Ⅰ期手术后的血液循环的并联模式。有研究表明，在 Norwood Ⅰ期手术后血液循环的并联模式下，右心室的容量负荷增加，心输出量必须提高到正常水平的 2 ～ 3 倍，容易出现右心室功能的失代偿；而镶嵌治疗Ⅱ期的腔肺吻合术后，右心室的容量负荷减轻，右心室更容易耐受。此外，在婴儿期进行心脏手术对心肌的损伤较新生儿期轻，患儿的耐受性也更好。在左心发育不良综合征镶嵌治疗Ⅱ期手术中要进行改良的 Hemi-Fontan 手术，对手术时间和手术难度并没有太大的影响，进行该类手术的患儿即使以后不适合做经皮 Fontan 手术，也不妨碍将来进行开胸 Fontan 手术。

左心发育不良综合征镶嵌治疗Ⅲ期手术为非开胸的经皮 Fontan 手术，经皮 Fontan 手术的构想首先由 Hausdorf 提出，其目的是通过导管介入的方法完成 Fontan 手术，从而替代体外循环下的开胸手术，以减少手术的创伤和并发症的发生。近年来的临床实践证明经皮 Fontan 手术是可行的，但同时也存在一些问题需要进一步解决或完善：①覆膜支架安置时如何准确定位；②如何保持覆膜支架与下腔静脉壁之间的密闭性；③由于介入治疗的需要，上、下腔静脉与肺动脉的吻合口在一条直线上，可能会对腔静脉血液的回流产生一定的影响，如何在血流动力学上进一步优化；④根据生长发育的需要，覆膜支架再扩张的可行性及效果[40]。

内外科的镶嵌治疗为左心发育不良综合征的治疗提供了一个崭新的思路，但需要指出的是，左心发育不良综合征的镶嵌治疗仍处于临床试验阶段，其适应证及方法学尚有待于进一步研究，其疗效尚有待于进一步观察，但可以相信，在外科医生和介入治疗医生的共同努力下，镶嵌治疗将为左心发育不良综合征和其他复杂型先天性心脏病患者带来福音。

第五节　先天性心脏病镶嵌治疗的展望

近年来，先天性心脏病的治疗向复杂性、危重性方向发展，在某些复杂先天性心脏病的治疗中，往往需要多次手术，随着手术次数的增加，手术的风险及难度也随之增高。介入治疗由于其微创性、风险相对较低、可重复性较外科手术高等优点，在复杂性先天性心脏病治疗中的应用逐年增多，可以起到推迟外科手术时间，减少外科开胸手术的次数，甚至替代外科再次手术的作用。介入治疗与外科手术可在不同的治疗阶段进行联合，起到争取手术时间、降低围术期死亡率、简化手术过程、降低手术风险、避免二次手术、改善预后等作用。外科医师和介入治疗医师密切协作进行内外科镶嵌治疗，将有利于提高某些先天性心脏病尤其是复杂先天性心脏病的治疗效果，是今后复杂先天性心脏病治疗的趋势和发展方向。

一、设备

目前传统的心导管室只能进行心血管疾病的介入治疗，但缺乏心脏手术所必需的外科和麻醉等设备；传统的手术室只能进行心脏病的外科手术，但缺乏心血管疾病介入治疗所必需的影像系统。要实现镶嵌治疗的"无缝化"连接，需要建立适合镶嵌治疗的专用手术室，在镶嵌治疗（hybrid）手术室中除了常规的外科和麻醉设备外，需要设置 C 臂 X 线机、超声心动图等影像设备和防护设备，从而在先天性心脏病治疗的任何时刻均可采用外科和介入手段同时进行干预，无须在心导管室和手术室之间多次转移患者，从而避免患者的多次麻醉和转运所带来的风险。更为重要的是，这样

一个"一站式"hybrid 手术室为外科、内科、影像科等多学科技术的交流和融合提供了平台。为了适应先天性心脏病镶嵌治疗的发展需要，在东芝美国医疗器械公司和美国哥伦布儿童医院 Cheatham 教授的协作下，目前已开发出首台适用于先天性心脏病治疗的"一站式"hybrid 手术室，并于 2007 年在哥伦布儿童医院开始应用。

二、人员

在先天性心脏病的镶嵌治疗中，需要多学科的密切协作和人员的整合，这种协作不是多学科人员简单的相加和临时的拼凑，而应成立专门的先天性心脏病镶嵌治疗协作组，协作组由外科、内科、超声、放射、麻醉、监护、体外循环等各种专业人员组成，日常工作就安排在一起，组内人员利用各自的专业优势针对每位患者的病情，共同完成先天性心脏病的诊治，术前、术中和术后根据需要随时协作，使每位先天性心脏病患者都能获得最优化治疗，从而真正实现先天性心脏病内外科的"一体化"治疗。从更长远来看，需要培养同时精通外科手术和介入治疗的复合型专业人才，他们除了具备娴熟的手术技巧外，还需要熟悉介入器械并学习更多的影像学知识，从而进一步推进该项技术的可持续发展。

三、新器械与技术开发

先天性心脏病的镶嵌治疗是多学科发展和融合的产物，是今后先天性心脏病治疗的重要发展

方向，但目前镶嵌治疗在先天性心脏病中的应用尚有限，仍处于早期发展阶段。为了进一步推动该项技术的发展，新型器械的研制与开发以及新技术、新设备的应用是必需的，主要包括以下几个方面：

1. 新型介入治疗装置的研制和开发：如生物可降解支架、带瓣支架以及新型封堵装置的研制和开发，将有利于进一步扩大镶嵌治疗的适应证。

2. 影像监视系统的发展：包括术中实时三维超声心动图、心腔内超声以及磁共振成像等技术的应用，为镶嵌治疗提供更加完善的影像监视系统。

3. 新技术的应用：如超声组织消融技术的开发和应用，机器人操作系统的开发和应用，将有利于进一步拓展先天性心脏病的镶嵌治疗。

总之，先天性心脏病的镶嵌治疗尚处于发展阶段，随着镶嵌治疗这一新理念的提出，加上新材料、新技术和新方法的不断问世和成熟，相信越来越多的患者和医生将接受这种治疗，为先天性心脏病的治疗开辟更为广阔的途径。

参考文献

［1］Pierpont ME，Basson CT，Benson DW Jr，et al. Genetic Basis for Congenital Heart Defects：Current Knowledge. Circulation，2007，115：3015-3018.

［2］Hjortal VF，Redington AN，de Leval MR，et al. Hybrid appoaches to complex congenital cardiac surgery. Eur J Cardiothora Surg，2002：885-890.

［3］Feltes TF，Bacha E，Beekman RH，et al. Indications for cardiac catheterization and intervention in pediatric cardiac disease：a scientific statement from the American Heart Association. Circulation，2011，123：2607-2652.

［4］Bacha EA，Hijazi ZM，Cao QL，et al. Hybrid pediatric cardiac surgery. Pediatr Cardiol，2005，26：315-322.

［5］刘锦纷 . 先天性心脏病镶嵌治疗的若干问题 . 中华外科杂志，2007，45：798-800.

［6］Bacha EA，Hijazi ZM，Cao QL，et al. New Therapeutic Avenues with Hybrid Pediatric Cardiac Surgery. Heart Surg Forum，2004，7：33-40.

［7］Hjortdal VE，Redington AN，de Leval MR，et al. Hybrid approaches to complex congenital cardiac surgery. Eur J Cardiothorac Surg，2002，22：885-890.

［8］Hirsch R. The hybrid cardiac catheterization laboratory for congenital heart disease：From conception to completion. Catheter Cardiovasc Interv，2008，71：418-428.

［9］Bacha EA，Marshall AC，McElhinney DB，et al. Expanding the hybrid concept in congenital heart surgery. Semin Thorac Cardiovasc Surg Pediatr Card Surg Annu，2007：146-150.

［10］Gutgesell HP，Lim DS. Hybrid palliation in hypoplastic left heart syndrome. Curr Opin Cardiol，2007，22：55-59.

［11］S ivakum ar K，K rishnan P，P ierisR，et al. H yb rid approach to surgical correction of tetralogy of Fallot in all patients with functioning Blalock Taussig shunts. Catheter Card iovasc Interv，2007，70：256-264.

［12］Santoro G，Gaio G，Palladino MT，et al. Arterial duct stenting：Do we still need surgical shunt in congenital heart malformations with duct-dependent pulmonary circulation? J Cardiovasc Med（Hagerstown），2010，11：852-857.

［13］Fermanis GG，Ekangaki AK，Salmon AP，et al. Twelve year experience with the modified Blalock-Taussig shunt in neonates. Eur J Cardiothorac Surg，1992，6：586-589.

［14］Schranz D，Michel-Behnke I，Heyer R，et al. Stent implantation of the arterial duct in newborns with a truly duct-dependent pulmonary circulation：a single-center experience with emphasis on aspects of the interventional technique. J Interv Cardiol，2010，23：581-588.

［15］Veldtman GR，Norgard G，Wahlander H，et al. Creation and enlargement of atrial defects in congenital heart disease. Pediatr Cardiol，2005，26：162-168.

［16］Pedra CA，Neves JR，Pedra SR，et al. New transcatheter techniques for creation or enlargement of atrial septal defects in infants with complex congenital heart disease. Catheter Cardiovasc Interv，2007，70：731-739.

［17］Bacha EA，Cao QL，Galantowicz ME，et al. Multicenter experience with perventricular device closure of muscular ventricular septal defects. Pediatr Cardiol，2005，26：169-175.

［18］Hijazi ZM. Intraoperative intervention（hybrid surgery）and intervention in the immediate perioperative period. Catheter Cardiovasc Interv，2003，60：99-100.

［19］PatelHT，H ijazi ZM. Pediatric catheter interventions：a year in review 2004-2005. CurrOp in Pediatr，2005，17：568-573.

［20］张玉奇，孙锟，陈树宝，等 . 经食管超声心动图在室间隔肌部缺损镶嵌治疗中的价值 . 中华超声影像学杂志，2007，16：290-294.

结构性心脏病心导管介入治疗

［21］Dietmar Schranz，Ina Michel-Behnke. Advances in interventional andhybrid therapy in neonatal congenital. Seminars in Fetal & NeonatalMedicine，2013，18：311-321.

［22］Sallehuddin A，Mesned A，Barakati M，et al. Fontan completion without surgery. Eur J Cardiothorac Surg，2007，32：195-200；discussion 201.

［23］Akintuerk H，Michel-Behnke I，Valeske K，et al. Stenting of the arterial duct and banding of the pulmonary arteries：basis for combined Norwood stage I and II repair in hypoplastic left heart. Circulation，2002，105：1099-1103.

［24］Gibbs JL，Wren C，Watterson KG，et al. Stenting of the arterial duct combined with banding of the pulmonary arteries and atrial septectomy or septostomy：a new approach to palliation for the hypoplastic left heart syndrome. Br Heart J，1993，69：551-555.

［25］Galantowicz M，Cheatham JP. Lessons learned from the development of a new hybrid strategy for the management of hypoplastic left heart syndrome. Pediatr Cardiol，2005，26：190-199.

［26］Holzer R，Hijazi ZM. Interventional approach to congenital heart disease. Curr Opin Cardiol，2004，19：84-90.

［27］Sivakumar K，Krishnan P，Pieris R，et al. Hybrid approach to surgical correction of tetralogy of Fallot in all patients with functioning Blalock Taussig shunts. Catheter Cardiovasc Interv，2007，70：256-264.

［28］刘迎龙，沈向东，李守军，等. 介入及手术联合矫治伴有体肺动脉侧支的肺血减少型先天性心脏病. 中华医学杂志，2006，86：228-231.

［29］Sharma S，Kothari SS，Krishnakumar R，et al. Systemic-to-pulmonary artery collateral vessels and surgical shunts in patients with cyanotic congenital heart disease：perioperative treatment by transcatheter embolization. AJR Am J Roentgenol，1995，164：1505-1510.

［30］Moore JW，Ing FF，Drummond D，et al. Transcatheter closure of surgical shunts in patients with congenital heart disease. Am J Cardiol，2000，85：636-640.

［31］Tometzki AJ，Houston AB，Redington AN，et al. Closure of Blalock-Taussig shunts using a new detachable coil device. Br Heart J，1995，73：383-384.

［32］Bokenkamp R，Blom NA，De Wolf D，et al. Intraoperative stenting of pulmonary arteries. Eur J Cardiothorac Surg，2005，27：544-547.

［33］Diab KA，Cao QL，Mora BN，et al. Device closure of muscular ventricular septal defects in infants less than one year of age using the Amplatzer devices：feasibility and outcome. Catheter Cardiovasc Interv，2007，70：90-97.

［34］Santoro G，Gaio G，Palladino MT，et al. Arterial duct stenting：Do we still need surgical shunt in congenital heart malformations with duct-dependent pulmonary circulation? J Cardiovasc Med（Hagerstown），2010，11：852-857.

［35］Alwi M. Stenting the ductus arteriosus：Case selection，technique and possible complications. Ann Pediatr Cardiol，2008，1：38-45.

［36］Santoro G，Capozzi G，Caianiello G，et al. Pulmonary artery growth after palliation of congenital heart disease with duct-dependent pulmonary circulation：arterial duct stenting versus surgical shunt. J Am Coll Cardiol，2009，54：2180-2186.

［37］Krichenko A，Benson LN，Burrows P. Angiographic classification of the isolated，persistently patent ductus arteriosus and implications for percutaneous catheter occlusion. Am J Cardiol，1989，63：877-880.

［38］Limsuwan A，Sklansky MS，Kashani IA，et al. Wire-snare technique with distal flow control for coil occlusion of a modified Blalock-Taussig shunt. Catheter Cardiovasc Interv，2000，49：51-54.

［39］Du Marchie Sarvaas GJ，Trivedi KR，Hornberger LK，et al. Radiofrequency-assisted atrial septoplasty for an intact atrial septum in complex congenital heart disease. Catheter Cardiovasc Interv，2002，56：412-415.

［40］周爱卿，王荣发，高伟，等. 复杂性先天性心脏病的介入治疗. 中华儿科杂志，2004，42：813-816.

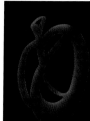

第三篇
心脏瓣膜疾病心导管介入治疗

20 二尖瓣狭窄的经皮球囊成形术
（万 珂 曾 智）

一、前言

二尖瓣狭窄（mitral stenosis）是一种进展性心脏瓣膜疾病，如不及时干预，可致残甚至危及生命。二尖瓣狭窄的病因包括风湿性心脏病、老年瓣膜退行性变、先天性心脏瓣膜疾病以及其他罕见病因如系统性红斑狼疮心内膜炎、肿瘤、血栓等[1]，以风湿性心脏病最为常见，随着经济水平和医疗技术的不断提高，风湿性心脏病的发病率已急剧下降，退行性瓣膜疾病发病率增加[2]。尽管风湿性心脏病发病率不断降低，但我国人口众多，患病相对数量较多，仍是威胁我国人民群众身体健康的重大疾患之一。我国成人风湿性心脏病患病率为1.86‰，单纯二尖瓣狭窄患者约100万[3]。风湿性心脏病所致瓣膜损害80%～90%累及二尖瓣，单纯二尖瓣病变占75%～90%，二尖瓣病变中超过半数为二尖瓣狭窄[4]。

在经皮介入治疗出现之前，二尖瓣分离术和人工瓣膜置换术是风湿性心脏病二尖瓣狭窄患者的主要治疗方式[5]。自20世纪80年代，经皮球囊二尖瓣成形术（percutaneous balloon mitral valvuloplasty，PBMV）的出现使得二尖瓣狭窄患者能够避免外科开胸手术[6]。其原理是通过球囊扩张的张力将狭窄的瓣口扩大，提高心输出量，降低跨瓣压、心房压力和肺动脉压力，使得患者的症状缓解或消失。大量的临床研究发现，PBMV

具有恢复快、疗效好、成功率高、并发症少、可重复性和即刻疗效与外科手术相当等优点[5]。该项技术已广泛应用于临床，在瓣膜条件合适的情况下，PBMV成为治疗二尖瓣狭窄的首选方法。

二、病理生理

风湿性心脏病的患病率与急性风湿热的发病率密切相关[7]。风湿热可以导致二尖瓣不同部位（包括瓣膜交界处、瓣叶游离缘、腱索）的粘连融合，致使二尖瓣狭窄，瓣口截面积减少，开放受限[8]。狭窄的二尖瓣呈漏斗状，瓣口常呈"鱼口"状（图20-1）。如果风湿热主要导致腱索的挛缩和粘连，而瓣膜交界处的粘连很轻，则主要出现二尖瓣关闭不全。二尖瓣狭窄早期表现为瓣膜交界边缘处发生水肿和渗出，随后纤维蛋白沉

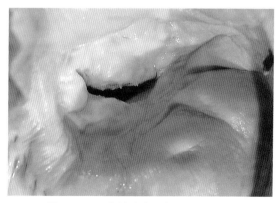

图20-1 二尖瓣狭窄"鱼口"状外观

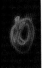

积使瓣膜边缘增厚，瓣膜交界处逐渐粘连、融合，进而二尖瓣瓣口变小[9]。导致二尖瓣狭窄的另外一个重要因素是纤维性病变累及瓣下腱索和乳头肌，使其缩短和粘连[10]。急性风湿热后形成二尖瓣狭窄估计至少需要 2 年，通常需 5 年以上的时间。多数患者的无症状期为 10 年以上。正常成人二尖瓣瓣口面积为 4 ～ 6 cm²。瓣口面积减小至 1.5 ～ 2.0 cm² 属于轻度狭窄，患者仅有二尖瓣狭窄的体征，而无明显的血流动力学改变及症状[11]；瓣口面积 1.0 ～ 1.5 cm² 属于中度狭窄，左心房血流受阻明显并伴有左心房压力增高，进而使肺静脉和肺毛细血管压升高、扩张和淤血，表现为体力活动后肺淤血加重、呼吸困难，甚至发生急性肺水肿；瓣口面积 < 1.0 cm² 时属于重度狭窄，肺循环血容量长期超高负荷，使肺动脉压逐渐升高，并引起右心室肥厚、扩张而进入右心衰竭期，出现体循环淤血及水肿[12]。当严重狭窄时，左心房压力需高达 20 ～ 25 mmHg（1 mmHg = 0.133 kPa）才能使血流通过狭窄的瓣口，当左心房压力超过 30 mmHg 时，出现呼吸困难、咳嗽、发绀等临床表现。

三、瓣膜评估

超声心动图不仅可以准确有效地诊断二尖瓣狭窄，还可以准确评估瓣口狭窄程度，对其治疗方案的制定至关重要。通过超声心动图可以获得以下信息：①二尖瓣瓣叶和瓣下结构解剖特征；②二尖瓣狭窄的程度；③左心房直径；④心房或左心耳血栓；⑤肺动脉压力；⑥是否合并其他瓣膜病变；⑦左右心室射血分数[13]。超声心动图可以清晰地显示患者的二尖瓣瓣膜、腱索、乳头肌等附属结构的回声和其功能的改变，包括二尖瓣瓣膜增厚、回声增强、纤维化、钙化，交界处粘连，活动受限，瓣口面积大小及形状；还可以观察到二尖瓣狭窄是否合并继发性改变，如左心房增大、左心房的血流淤滞和血栓形成、肺静脉扩张、肺动脉高压等。当二尖瓣轻度狭窄时，瓣尖改变较为明显，瓣膜其余部位没有明显回声改变，当二尖瓣重度狭窄时，整个瓣膜都有明显不规则的团状回声，腱索、乳头肌等附属结构受损，二尖瓣狭窄程度越重，各种继发性的改变就越多、越严重[14]。M 型超声心动图显示二尖瓣"城墙样"改变，前后叶同向运动；彩色多普勒显示患者的二尖瓣瓣口血流速度不断增快，二尖瓣瓣口左心室侧和舒张期探有高速血流信号[15]。

超声心动图通过评估二尖瓣口的面积和提供瓣膜解剖特征可以指导 PMBV 患者选择。以 Wilkins 评分系统最常用（表 20-1）[16]。Wilkins 计分 < 8 分为 PMBV 理想适应证，具有较好的即刻和远期疗效，8 ～ 12 分为 PMBV 相对适应证。> 12 分时，瓣膜解剖学特征差，患者术后疗效欠佳。

四、经皮球囊二尖瓣成形术器械

自 1984 年日本学者 Inoue 等首次报道 PBMV 以来，其方法也得到了不断改进，如使用逆行房间隔穿刺球囊二尖瓣成形术，疗效也不断提高。患者的创伤更小并具有较好的即刻和远期效果[17]。采用 Inoue 球囊能缩短手术时间降低并发症发生率，尤其是心脏穿孔发生率大大降低。目前，Inoue 球囊法已成为国内治疗二尖瓣狭窄的重要方法之一[18]。

表 20-1 Wilkins 评分系统				
分值	瓣叶活动度	瓣下增厚	瓣叶增厚	钙化
1	活动程度大，仅瓣尖受限	瓣叶下结果极轻度增厚	瓣叶厚度基本正常（4 ～ 5 cm）	小范围超声亮度增加
2	瓣叶基底部及中部活动正常	腱索增厚达全长 1/3	瓣叶中部正常、边缘显著增厚（4 ～ 5 cm）	亮度增加范围扩大，限于瓣叶边缘
3	舒张期瓣叶主要从基底部连续向前运动	腱索增厚达远端 1/3	整个瓣叶显著增厚（4 ～ 5 cm）	亮度增加范围扩大，至瓣叶中部
4	舒张期瓣叶几乎没有向前运动	所有腱索均增厚并缩短，累及乳头肌	所有瓣叶均显著增厚（4 ～ 5 cm）	大部分瓣叶组织亮度增加

双球囊技术为通过两个导管分别携带两个相对较小的球囊同时扩张，以达到最大的扩张程度[19]。单球囊为环形扩张，对瓣膜夹角撕裂程度有限，多数患者最大扩张直径为 28 mm。双球囊产生持续的辐射力更大，可以撕开融合的瓣叶交界处，还可以击碎钙化组织。该技术还可以降低球囊扩张时经二尖瓣瓣口的血流梗阻。但双球囊技术操作时间较长，且较 PBMV 增加了二尖瓣反流的机会[20-21]。近期一项研究纳入 302 例严重二尖瓣狭窄患者，随机分组为 Inoue 球囊技术和双球囊技术并进行长达 20 年随访，发现两组人群在无事件生存率、再次行 PBMV 和心功能恶化方面无明显差异[22]。

经皮机械扩张器二尖瓣分离术的扩张原理与外科开胸二尖瓣狭窄闭式分离术相似，机械扩张器扩张直径可达 40 mm[23]。经皮机械扩张器二尖瓣分离术患者的痛苦明显低于二尖瓣闭式分离术，而心功能改善情况、再狭窄率优于 PBMV[24]。该技术因器械较大，不适合亚洲人种，国内未见相关大样本临床应用的报道。

五、患者选择

症状性二尖瓣狭窄患者预后不良，因此患者出现症状应考虑积极干预。决定患者的治疗方法和时机主要根据患者症状及体征和二尖瓣的解剖及功能特征。一旦经超声心动图诊断为二尖瓣狭窄，需评估二尖瓣狭窄程度和解剖特征，并进行分期（表 20-2）[25]。对于无症状的轻度二尖瓣狭窄除了常规的检查（X 线胸片、12 导联心电图）无需进行进一步检查。大量研究证明轻度二尖瓣狭窄可以稳定数年[26-28]。对无症状的中度和重度二尖瓣狭窄，因肺动脉高压和肺血管阻力增高与血流动力学受损密切相关，上述两者决定着患者的干预时机。对中度肺动脉高压［肺动脉收缩压（sPAP）> 50 mmHg］且瓣膜形态良好，无症状的中度和重度二尖瓣狭窄也应考虑 PBMV[29-32]。此外，负荷彩色多普勒超声心动图对二尖瓣狭窄治疗的选择能够提供帮助，当一过性的跨瓣压 > 15 mmHg 和收缩期肺动脉压 > 60 mmHg 且瓣膜形态良好，可作为 PBMV 干预指征[32]。对于发生血栓事件风险较高的患者（既往血栓史、近期发生阵发性心房颤动、左心房自发回声），也应考虑手术。对于无症状合并重度二尖瓣狭窄和肺动脉高压（sPAP > 75% 体循环压力），如这类患者瓣膜形态不适合 PBMV 和二尖瓣修复手术，是否进行二尖瓣置换术以防止右心衰竭发生尚存在争议，但是手术干预仍需考虑。

中度或重度的症状性（NYHA 心功能 II 级）二尖瓣狭窄具有合适的瓣膜形态且无心房血栓应进行 PBMV。对于症状不明显、无重度二尖瓣狭

表 20-2 二尖瓣狭窄进展分期					
分期	定义	瓣膜解剖	瓣膜血流动力学	血流动力学结果	症状
A	有 MS 危险因素	舒张期轻度瓣膜凹起	正常的二尖瓣瓣口流速	无	无
B	进展的 MS	伴交界处粘连的风湿性二尖瓣改变，舒张期二尖瓣叶凹起；MVA > 1.5 cm^2	二尖瓣口流速增加，二尖瓣瓣口面积 > 1.5 cm^2，舒张期压差减半时间 < 150 ms	轻到重度左心房扩大；静息时肺动脉压力正常	无
C	无症状的严重 MS	伴交界处粘连的风湿性二尖瓣改变，舒张期二尖瓣叶凹起；MVA < 1.5 cm^2（极其严重 MS：MVA ≤ 1.0 cm^2）	MVA ≤ 1.5 cm^2（极其严重 MS：MVA ≤ 1.0 cm^2），舒张期压差减半时间 ≥ 150 ms（极其严重 MS：舒张期压差减半时间 ≥ 220 ms）		无
D	有症状的严重 MS	伴交界处粘连的风湿性二尖瓣改变，舒张期二尖瓣叶凹起；二尖瓣瓣口面积 < 1.5 cm^2（极其严重 MS：MVA ≤ 1.0 cm^2）	MVA ≤ 1.5 cm^2（极其严重 MS：MVA ≤ 1.0 cm^2），舒张期压差减半时间 ≥ 150 ms（极其严重 MS：舒张期压差减半时间 ≥ 220 ms）		运动耐力降低、劳力性呼吸困难

MVA：二尖瓣瓣口面积；MS：二尖瓣狭窄

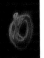

窄的患者应进行运动或药物负荷试验鉴别症状是由瓣膜狭窄还是由其他原因引起[32]。在负荷试验中，肺动脉压力 > 60 mmHg，跨瓣压 > 15 mmHg，或肺动脉楔压 > 25 mmHg 的患者应考虑手术干预。相反，若上述指标未见明显升高，手术干预对二尖瓣狭窄患者可能获益较少。二尖瓣狭窄治疗流程参见图 20-2。

传统上 PBMV 的理想适应证为：50 岁以下，单纯二尖瓣狭窄，瓣膜及瓣下结构无明显钙化，窦性心律，左心房内无血栓形成，无体循环栓塞史，无风湿活动，心功能 Ⅱ ~ Ⅲ 级[33]。随着操作技术水平的提高和器械生产工艺的改进，PBMV 的适应证也得到了不断扩大。2012 年欧洲心脏病学会（ESC）和欧洲心胸外科学会联合颁发了《瓣膜性心脏病处理指南》，该指南明确将二尖瓣口面积 ≥ 1.5 cm^2 列为 PBMV 的禁忌证[34]。2014 年美国 ACC/AHA《心脏瓣膜疾病治疗指南》认为二尖

瓣口面积 ≥ 1.5 cm^2，如果患者有临床症状，肺动脉楔压（PAWP）> 25 mmHg，或跨二尖瓣压差 > 15 mmHg，应接受 PBMV[25]。中华医学会心血管病学分会结构性心脏病学组在近年临床医学证据的基础上，结合我国的临床实践，在 2016 年发布了《中国经皮球囊二尖瓣成形术指南》[35]。2017 年 ESC 再次颁布了《心脏瓣膜疾病治疗指南》（表 20-3）。回顾二尖瓣的治疗指南均表明 PMBV 是二尖瓣狭窄的首选治疗方案，解剖不适合或既往 PMBV 失败的患者，才考虑二尖瓣外科手术。

总体来说，对于有症状的二尖瓣狭窄患者，瓣膜形态适合，无心房颤动和中、重度的二尖瓣反流应该优先选择 PMBV，无症状的重度（瓣膜总面积 < 1.0 cm^2）的二尖瓣狭窄患者选择也是合理的。此外，在以下条件下 PMBV 也可以考虑：①无症状的重度二尖瓣狭窄伴新发心房颤动且无禁忌；②有症状的轻度二尖瓣狭窄（瓣膜总面积 > 1.5 cm^2）

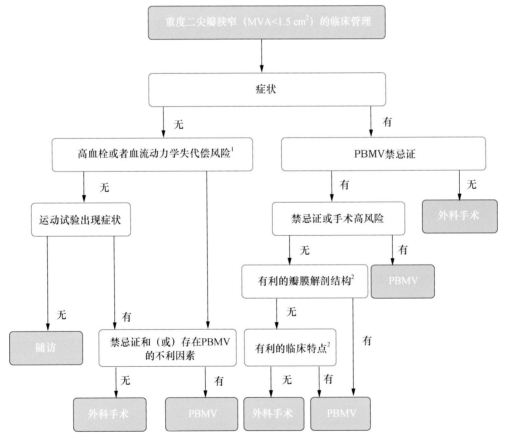

图 20-2　2017 年 ESC 对二尖瓣狭窄的临床管理流程建议

[1] 高血栓风险：系统性栓塞病史，左心房自发显影，新发心房颤动；血流动力学失代偿高风险：静息收缩肺动脉压 > 50 mmHg，近期需要进行非心脏大手术，计划怀孕。[2] 不利的解剖特点：超声评分 > 8，Cormier 评分 3 分，非常小的瓣口面积，严重的三尖瓣反流；不利的临床特点：高龄，瓣膜手术病史，NYHA 心功能Ⅳ级，持续性心房颤动，重度肺动脉高压

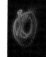
表 20-3　二尖瓣狭窄的经皮球囊二尖瓣成形术适应证

MS 介入治疗推荐内容 推荐	2014ACC 指南 推荐类别及证据等级		2017ESC 指南 推荐类别及证据等级	
二尖瓣重度狭窄伴有良好解剖状态的患者推荐 PMBV	I	A	I	C
无不利特征的有症状患者推荐 PMBV	—	—	I	B
存在 PMBV 禁忌的有症状患者推荐外科手术	—	—	I	C
对无症状重度 MS（瓣膜总面积＜ 1.0 cm²，C 期）、二尖瓣形态良好，且无其他禁忌证的患者，可行 PMBV	II a	C	—	
对无症状重度 MS（瓣膜总面积≤ 1.5 cm²，C 期）、二尖瓣形态无改变的患者，若新发心房颤动，在无其他禁忌证时，可行 PMBV	II b	C	—	
症状性 MS、解剖特点不佳，但无临床不良特征 *，应考虑 PMBV 作为起始治疗	—	—	II a	C
对无症状重度 MS（瓣膜总面积＜ 1.0 cm²，C 期）、二尖瓣形态良好，且无其他禁忌证的患者，可行 PMBV	II a	C	—	

* 不良特征定义：高龄，二尖瓣交界切开术史，纽约心功能Ⅳ级，永久性心房颤动，重度肺动脉高压。MS：二尖瓣狭窄

患者伴有运动时跨瓣压＞ 15 mmHg；③心力衰竭严重的重度二尖瓣狭窄，瓣膜结构尚可，但外科手术风险较高的患者。PBMV 通常是择期手术，在紧急情况下如药物难以纠正的严重肺水肿、心源性休克，可行 PBMV。如果近期计划怀孕或者行非心源性外科手术，也可考虑行 PBMV。

选择 PMBV 应注意禁忌证，其相对或绝对禁忌证为：①左心房血栓；② 2 级以上二尖瓣反流；③严重瓣膜钙化；④合并严重的三尖瓣反流或狭窄；合并其他瓣膜或主动脉弓疾患且需开胸手术；⑤合并严重的冠状动脉疾病需冠状动脉旁路移植术治疗；⑥下腔静脉或股髂静脉存在堵塞或血栓；⑦缺乏相关的手术技术和经验。应注意，绝对禁忌证为心房内游离血栓，而左心耳血栓是相对禁忌证。在手术前，经食管超声心动图可以排除心房血栓，如存在需使用抗凝药，直到血栓消失。

六、经皮球囊二尖瓣成形术操作

（一）术前准备

常规病史及查体，超声心动图评价二尖瓣瓣膜形态、功能、瓣口大小及左心房是否存在血栓。对于心房颤动或怀疑有左心房血栓的患者，术前应行经食管超声心动图检查。

（二）操作步骤

消毒腹股沟区，局麻下穿刺股动、静脉，经股静脉行右心导管检查，测量右心血流动力学参数。经股动脉送入猪尾导管行左心导管检查，获得二尖瓣跨瓣压差。必要时做主动脉或左心室造影，以观察瓣膜反流程度及监测股动脉血氧饱和度[36]。

（三）房间隔穿刺

经股静脉送入导丝至上腔静脉，沿导丝导入 Mullins 鞘至上腔静脉，撤出导丝，在透视下经套管送入房间隔穿刺针，针尾端保留 1 cm 在套管外，使针尖始终在套管内。针尾指针指向时钟 4 ～ 5 点的角度，在透视下回撤全套装置达恰当穿刺点[35]。由于房间隔穿刺是顺利完成 PBMV 的关键，正确、有效的定位穿刺法可以预防和减少并发症的发生，常用房间隔穿刺法有如下几种。

（1）Ross 法：后前位下利用导丝将 Mullins 鞘导入上腔静脉，送入 Brockenbrough 穿刺针至上腔静脉处，然后缓慢回撤到右心房的同时顺时针方向旋转指向左后方向；继续向下缓慢回撤时可见穿刺针头端滑进卵圆窝，透视下表现为穿刺针头突然向脊柱左侧移动，此为"跳跃征"，提示穿刺鞘管已就位于卵圆窝[37]。

结构性心脏病心导管介入治疗

（2）Ross 改良-右前斜位法：在后前位中增加右前斜位（40°～50°），是为了更好地判断穿刺针的方向，避免穿刺针方向过前而刺入主动脉，或过后刺破右心房游离壁，为了保证安全，需要行主动脉根部造影。

（3）"井"字定位法：在右心房内或肺动脉处快速注射造影剂 25 ml 左右，待左心房显影后，将左心房影画一"井"字，以右下 1/3 为穿刺点[38]。

确定穿刺点后，套管尖端抵住房间隔卵圆窝处，推入穿刺针，有轻微突破感，经穿刺针回抽有血液，注入造影剂可见左心房顶部或测压证实针尖在左心房，固定穿刺针，轻轻将房间隔穿刺套管旋入左心房，撤出穿刺针，经套管送入左心房引导导丝，退出房间隔穿刺套管，再经外周静脉注入肝素（50～100 U/kg），术中监测激活全血凝固时间（ACT），使之数值维持＞250 s。

若左心房明显增大，穿刺针应较直，针尖转至左后 60°～90°；若右心房明显增大，穿刺针应较弯，针尖转至左后 30°～45°。伴有重度三尖瓣反流，左心房显影不清，可用右心导管至肺动脉注射造影剂进行左心房显影；对左心房显影不佳者，也可在超声心动图四腔心切面显示卵圆窝引导穿刺[39-40]。

（四）球囊导管操作方法

沿左心房盘状导引钢丝送入 14 F 房间隔扩张器，扩张皮肤软组织、静脉入口及房间隔穿刺口，撤出扩张器，沿左心房盘状导引钢丝送入二尖瓣球囊导管，当球囊送入左心房后，撤出金属延伸管及左心房盘状导引钢丝，经球囊内腔管测左心房压。经球囊导管插入 Stylet，将球囊前部少量充盈，共同向前推送整个系统使球囊前端到达二尖瓣口，逆时针旋转 Stylet，并轻轻回撤，将球囊送入左心室。球囊导管通过二尖瓣困难时，可采取以下方法：用面条导丝从左心房漂至主动脉，再由股动脉用圈套器抓住导丝即可将球囊送入左心室；将左心房导丝头端拉直，漂至左心室或主动脉，球囊导管再进入左心室；以上方法处理后仍不顺利时，可将心房鞘管或者右心导管弯成半圆形送至左心室，再将左心房导丝送入主动脉，然后将球囊送入左心室[40]。当球囊前端出现上下摆

动，即表明已在瓣口，只要在其向下摆动时，快速小幅度向前推送即可。一旦球囊进入左心室，轻微前后移动球囊导管，确保未穿越腱索。经球囊导管侧孔注入少量稀释后的造影剂将球囊前部充盈，此时轻轻回撤球囊导管将球囊腰部卡在二尖瓣瓣口，并快速注射已稀释好的造影剂，待球囊导管的腰部完全充盈后快速回抽球囊内液体，同时轻轻回撤球囊导管使其滑退至左心房[35]。

（五）选择球囊直径和恰当把握扩张终点

球囊直径选择根据以下公式：球囊直径（mm）＝身高（cm）/10 ＋ 10。球囊扩张成功定义为残余的跨瓣压差＜ 5 mmHg 或瓣口面积＞ 1.5 cm^2 且无 2 级以上反流。当第一次扩张时未达到目标血流动力学且无反流可以更换升级球囊直径进行再次扩张，每次扩张前均需进行血流动力学评估和检测瓣膜反流程度。球囊扩张有效性判断：①心尖区舒张期杂音减轻或消失；②左心房平均压≤ 11 mmHg；③跨瓣压差≤ 8 mmHg 为成功，≤ 6 mmHg 为优；④超声心动图提示瓣口面积达到 1.5 cm^2 以上为成功，≥ 2.0 cm^2 为优[39]。当出现以下情况时应停止扩张：①交界处完全分离；②瓣口面积＞ 1 cm^2/m^2 体表面积，或瓣口面积 1.5 cm^2；③出现二尖瓣反流，或反流增加 25%。扩张完毕，球囊退至下腔静脉，再次行右心导管及左心室造影[35]。

考虑到老年二尖瓣狭窄患者及其瓣膜病变的特殊性，在 PBMV 时应注意以下问题：①球囊跨越二尖瓣困难时应反复多次调整球囊导引导丝前端的弯度，一般小弯度比大弯度容易成功；②球囊进入左心室后，先将前囊轻度充盈并轻轻推拉数次，确认球囊没有卡在腱索之间才能扩张；③球囊直径从小开始，逐级递增扩张，对病变严重者宁小勿大，避免球囊直径过大；④恰当把握球囊扩张终点，预防重度反流；⑤尽量缩短手术时间[41]。

（六）超声心动图在术中和术后应用

超声心动图有助于术中指导 PMBV（表20-4）。在进行房间隔穿刺前进行经食管超声心动图检查可以排除左心房和左心耳血栓，并有助于重新评估手术的禁忌证。对于大多数二尖瓣狭窄，

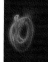

表 20-4　超声心动图用于经皮球囊二尖瓣成形术中和术后的指导

手术步骤	超声评估要点
房间隔穿刺	超声引导下穿刺针通过房间隔
	● 四腔心平面：评估距离二尖瓣距离
	● 基底部短轴：前后方向
	● 双腔平面：上下方向
	● 三维超声 X plane 成像：短轴和长轴视图显示房间隔穿刺
球囊位置	二维和三维超声心动图有助于指导导管通过二尖瓣口，球囊置于二尖瓣口并且确定球囊被置于二尖瓣叶之间的最佳位置
球囊扩张	联合处撕裂导致二尖瓣口面积扩大
术后评估	球囊扩张后超声心动图评估
	● 二尖瓣反流和跨瓣压差
	● 平面法：二维和三维二尖瓣口面积
	● 联合处开放情况
	● 瓣叶活动度
	● 是否存在并发症如心包积液、明显的房间隔缺损

房间隔穿刺点位于卵圆窝的后下方。超声心动图在心房扩大明显、房间隔形态异常（房间隔瘤）的情况下可引导房间隔穿刺。Inoue 球囊进入左心房后，球囊远端通过二尖瓣达到左心房并部分充盈。当球囊位于二尖瓣腱索内，球囊充盈可以导致腱索断裂，超声心动图有助于避免该类并发症发生。超声心动图监测下可以更准确地调整球囊的位置，清晰观察到球囊通过二尖瓣，并准确卡住瓣口。术后心房和心室压可以通过心导管测量，每次扩张球囊后二维和三维超声心动图可以即刻评价二尖瓣的扩张效果（二尖瓣口面积、跨瓣压和二尖瓣联合处开口情况），并根据超声心动图结果判断是否需要再次扩张。

（七）经皮球囊二尖瓣成形术术后管理

二尖瓣狭窄患者常伴心房颤动，长期服用华法林抗凝并监测凝血功能十分必要，同时为改善左心室收缩功能、控制心室率及缓解肺动脉高压，可服用地高辛、利尿剂及 β 受体阻滞剂。PBMV后再狭窄的发生有时间依赖性[42]，坚持积极的抗风湿治疗对预防狭窄非常必要，目前主要的方法为肌内注射长效青霉素（苄星青霉素 120 万 U，1次 / 月）。PBMV 术后应每年复查心电图、心脏听诊、胸部 X 线摄片及心脏彩超检查[43]。

七、并发症及处理

房间隔穿刺时可出现窦性心动过缓和房性早搏，主要是穿刺针及导管刺激房间隔处的迷走神经反射所致[44]。穿刺成功，导管进入左心房后窦性心动过缓和房性早搏消失。当导管进入左心室出现室性早搏及短阵室性心动过速，主要是球囊导管机械性刺激左心室壁所致。在球囊导管入左心室时，仅调整球囊导管位置，减轻对心室壁的刺激张力，室性早搏及短阵室性心动过速即可自行减少或消失。当球囊堵塞扩张二尖瓣时，因球囊充盈阻塞二尖瓣口，心室肌供血急骤下降或短暂停止，也可引起室性早搏或短暂室性心动过速发生，应及时放开球囊，这样心律失常均可消失，无需特殊处理。如 Inoue 球囊导管扩张充盈二尖瓣的时间偏长，则可能会出现短暂性脑缺血，患者会有表情淡漠等意识改变，故应掌握适宜的球囊扩张持续时间。为减少扩张过程中室性心律失常及脑缺血的发生，球囊充盈阻塞二尖瓣口的时间不能超过 5 s。患者情绪紧张、手术创伤、心功能较差加上导管对心脏的刺激，会诱发肺水肿，术中应密切观察患者有无呼吸增快、心率加速、出冷汗、面色苍白及血压下降等症状，并注意肺部湿啰音情况，必要时给予抗心力衰竭或相应的治疗。

PBMV 最常见的并发症是新发二尖瓣反流或

原有反流量增加[45]。二尖瓣撕裂及二尖瓣反流的可能原因为：①瓣叶及瓣下病变程度较重，瓣叶钙化，柔软度差，二尖瓣钙化明显者瓣叶撕裂的发生率较钙化轻及无钙化者高；②二尖瓣球囊放置位置及球囊直径选择不当，若导管未放置在二尖瓣口而置于较薄瓣体平面则较易造成瓣叶严重撕裂；③扩张球囊撕裂粘连的瓣叶非融合部或操作不当造成腱索撕裂，通常由于小叶撕裂或者腱索损伤所导致。对于瓣膜严重狭窄、钙化者或已有二尖瓣关闭不全者，为了避免或减少此类并发症的发生应严格掌握适应证和采用逐步扩张法，重复扩张时每次球囊直径以 0.5 mm 递增，每次加重扩张后应进行听诊及测跨瓣压差。轻度或一过性二尖瓣关闭不全主要因为球囊扩张后二尖瓣短暂功能障碍，24 h 可恢复正常。轻度或中度二尖瓣关闭不全的患者往往能够耐受，出现重度二尖瓣关闭不全时应积极给予强心、利尿治疗，在药物治疗无效的情况下需行外科二尖瓣置换术[46]。

房间隔穿刺时可以导致医源性房间隔缺损，术后遗留的小缺损一般不会对患者造成影响。约60% 的患者缺损可自发性闭合，肺循环血流量 / 体循环血流量（Qp/Qs）< 1.5 的患者耐受良好。球囊导管穿过房间隔可能导致心包积液，当 Inoue 球囊导管通过房间隔时，必须处于延长状态以减少其直径，从而减轻对房间隔的过度损伤[45]。

房间隔穿刺部位过高、过低、偏右或误穿心房游离壁、主动脉、冠状静脉窦或房间隔撕裂可以引起心包积液。对于少量心包积液可以观察生命体征，而对于大量心包积液可引发心脏压塞，表现为患者烦躁、淡漠甚至意识丧失，面色苍白，心率减慢，血压下降。透视可见心影增大，搏动减弱或消失。应立即在超声心动图监测下做剑突下心包穿刺，同时结合对症止血、扩容等治疗。经保守治疗稳定后可择期行 PBMV。患者经积极处理心包积液未见好转需及时行外科修补术或同时行瓣膜置换术[47]。

八、经皮球囊二尖瓣成形术即时疗效

PBMV 的即刻血流动力学效果与外科直视下瓣膜分离术相当。表 20-5 显示国外报道的使用 PBMV 后的瓣膜面积变化[48-55]。在大多数病例中，PBMV 可以使得瓣膜面积从小于 1.0 cm² 达到 2.0 cm²。在 20 世纪 90 年代，Palacios 等对 879 例行 PBMV 的二尖瓣狭窄患者进行了详细的即刻和远期疗效评估。PBMV 后，平均二尖瓣瓣口面积从（0.9±0.3）cm² 增加到（1.9±0.7）cm²，平均跨瓣压力阶差从（14±6）mmHg 降低到（6±3）mmHg，平均肺动脉压从（36±13）mmHg 降低到（29±11）mmHg，平均左心房压从（25±7）mmHg 降低到（17±7）mmHg，同时心输出量明显增加。Wilkins 分值 < 8 分的患者［瓣膜口

表 20-5 文献报道经皮球囊二尖瓣成形术的即刻疗效研究

作者	病例数量	年龄（岁）	PBMV 术前 二尖瓣口面积（cm²）	PBMV 术后 二尖瓣口面积（cm²）
Palacios 等	879	55±15	0.9±0.3	1.9±0.7
Vahanian 等	1514	45±15	1.0±0.2	1.9±0.3
Hernández 等	561	53±13	1.0±0.2	1.8±0.4
Stefanadis 等	438	44±11	1.0±0.2	2.1±0.5
Nhlbi	738	54±12	1.0±0.4	2.0±0.2
Inoue 等	527	50±10	1.1±0.1	2.0±0.1
Inoue Registry	1251	53±15	1.0±0.3	1.8±0.6
Ben Farhat 等	463	33±12	1.0±0.2	2.2±0.4
Arora 等	600	27±8	0.8±0.2	2.2±0.4
Cribier 等	153	36±15	1.0±0.2	2.2±0.4

面积从（1.0±0.3）cm² 增加（2.0±0.6）cm²］相对 > 8 分的患者［瓣膜口面积从（0.8±0.3）cm² 增加（1.6±0.6）cm²］具有更好的即刻疗效。9.4% 患者出现严重的三尖瓣反流，79% 的 Wilkins 分值 < 8 分和 56.4% 的 Wilkins 分值 > 8 分患者手术成功（手术成功定义为瓣膜口面积 > 1.5 cm² 且无明显反流）。其他并发症的发生情况：手术相关死亡 0.6%，心脏压塞 1%，卒中 1.8% 和明显二尖瓣反流 9.4%，需外科瓣膜置换手术者为 3.3%，存在明显左向右分流者为 5%。另外一项纳入 4850 例重度二尖瓣狭窄患者 PMBV 的研究，病例主要为年轻患者（平均年龄 27 岁），平均二尖瓣瓣口面积从（0.7±0.2）cm² 增加到（1.9±0.3）cm²，平均跨瓣压力阶差从（29.5±7.0）mmHg 增加到（6.09±2.1）mmHg。该研究中心脏压塞发生率仅 0.2%，血栓事件发生率为 0.1%，重度二尖瓣反流发生率为 1.4%。

国内 PBMV 成功率较高，达 95% 以上，手术并发症发生率低。黄连军等对采用 Inoue 单球囊技术进行 PBMV 治疗的 900 例二尖瓣狭窄患者进行分析[56]。左心房平均压由（2.97±1.16）kPa 下降为（1.29±0.56）kPa；二尖瓣跨瓣压差由（3.01±1.39）kPa 下降为（0.91±0.65）kPa；肺动脉收缩压由（7.94±3.20）kPa 下降为（5.85±2.84）kPa；心排血量由（3.95±0.80）L/min 上升为（5.60±0.80）L/min；二尖瓣口面积由（1.7±0.36）cm² 增大至（2.04±0.52）cm²。周裔忠等对 130 例 60 岁以上老年二尖瓣狭窄患者的 PBMV 术进行总结，发现左心房内径、左心房压力、二尖瓣口面积及二尖瓣口血流速度在手术后均有明显改善。官道光等对 80 例 PBMV 术前后左心功能进行比较，PBMV 术后 1 周左心室舒张末期容积、心输出量、每搏量和射血分数均明显增高，而左心室收缩末期容积却无明显改变；左心室射血分数随二尖瓣瓣口面积扩大而显著增高[57]。笔者曾回顾分析 1063 例接受 PBMV 的患者，手术成功率达 98.2%，严重手术并发症以心脏压塞最常见，约 0.75%，其次是脑栓塞（占 0.28%）、重度二尖瓣反流（占 0.28%）和房间隔缺损（占 0.19%）[58]。根据笔者的经验，PBMV 取得较好即刻疗效的患者，二尖瓣瓣口面积常增加 1 倍以上，平均跨瓣压力阶差下降超过 50%，左心房

平均压下降约 30% ~ 40%，肺动脉平均压下降约 8 ~ 10 mmHg，心排血量增加约 0.5 ~ 0.8 L/min。有研究发现，老年、较小的二尖瓣瓣口面积、此前接受过外科二尖瓣成形术及术前合并二尖瓣反流等因素与较差的 PBMV 术后即刻疗效相关[59]。

九、经皮球囊二尖瓣成形术远期疗效

PBMV 在年轻且具有较好瓣膜结构的二尖瓣狭窄（无瓣膜钙化和瓣下结构中度受损）患者中远期疗效较好。两项在年轻二尖瓣狭窄患者中进行的研究均证实了 PBMV 的安全性和有效性，90% 以上患者在术后 5 ~ 7 年无症状或仅有轻度症状，且无需再次手术干预[60-61]。一项随机试验发现，在年轻二尖瓣狭窄患者中直视式二尖瓣分离术与 PBMV 的 3 ~ 7 年疗效相当，高于外科闭式分离术[62]。Iung 等报道 1000 例以上接受 PBMV 的患者（平均年龄 49 岁 ±14 岁），10 年后无事件发生率为 61%[63]。

多项研究纳入大量样本的二尖瓣狭窄患者经过长期随访均表明 PBMV 的远期生存率高、二尖瓣再狭窄发生率低和较少发生心功能恶化（表 20-6）[61, 63-65]。PBMV 的远期疗效与即刻疗效密切相关，决定远期效果的因素还有年龄、瓣膜形态、NHYA 分级、心房颤动、术后瓣膜口面积、术后跨瓣压差、术后 > 2 级二尖瓣反流。即刻疗效欠佳是患者过早进行再次手术干预的主要原因之一。部分患者术后数年出现左心功能恶化，这可能与二尖瓣再次狭窄有关。PBMV 术后再狭窄定义为二尖瓣口面积 < 1.5 cm² 或原有瓣膜面积下降 50%。Ben Farhat 等报道，PBMV 术后患者随访 7 年，二尖瓣再狭窄发生率为 6.6%，87% 的患者 NYHA 心功能分级维持在 I 级，无手术事件生存率达 90%[60]。Iung 等报道，1024 例二尖瓣狭窄患者 PBMV 术后随访 10 年，56% 的患者 NYHA 心功能分级维持在 I ~ II 级，较差的远期心功能可能与老年、不适宜的瓣膜形态、术前心功能较差、心房颤动、术前较小的瓣口面积、术前二尖瓣反流以及术后较大的跨瓣压力阶差等因素相关[63]。Arora 等报道，3500 例 PBMV 术后患者平

328

结构性心脏病心导管介入治疗

表 20-6　报道的 PBMV 术后事件发生率

作者	人数	平均年龄（岁）	随访时间	结局
Palacios 等	879	55±15	4.2 年	超声评分≤ 8 分者 12 年生存率为 38%，> 8 分为 22%
Arora 等	4850	27±11	7.8 年	再狭窄率为 4.8%
Fawzy 等	531	31±11	8.5 年	10 年无手术或再次扩张的生存率为 61%
Iung 等	1024	49±14	4 年	再狭窄率为 5.2%

均随访（7.8±3.4）年，96.2%的患者 NYHA 心功能分级维持在Ⅰ～Ⅱ级，二尖瓣再狭窄发生率为4.8%，行瓣膜置换手术率为 0.97%[61]。Fawzy 等报道，520 例二尖瓣狭窄患者 PBMV 术后平均随访（7.3±4.4）年，10 年、15 年和 17 年的二尖瓣再狭窄率分别为 27%、57% 和 77%，无事件生存率分别为 82%、45%、31%[66]。一项研究报道纳入 329 例二尖瓣狭窄患者，PBMV 术后平均随访 9年，1、3、5、7、9 年二尖瓣再狭窄发生率分别为1%、3%、5%、14% 和 28%，无事件生存率分别为 99.7%、96.4%、94.5%、90.8% 和 90%，PBMV术后再狭窄分别与术前二尖瓣瓣口面积、二尖瓣狭窄超声评分、术后二尖瓣瓣口面积、术后肺动脉收缩压、术后二尖瓣交界区撕裂或二尖瓣反流等相关，PBMV 术后二尖瓣瓣口面积≥ 1.8 cm²是患者远期无二尖瓣再狭窄及无事件生存的重要预测因素[67]。另一项研究也表明，PBMV 术后重度二尖瓣反流患者，分别随访 1、3、5、8 年，死亡率均高于术后无二尖瓣反流者；而重度二尖瓣反流患者中，PBMV 术后瓣膜交界区反流患者死亡率又高于非交界区反流患者[68]。Jorge 等前瞻性纳入 532 例接受 PMBV 患者，97% 的患者完成随访，中位随访时间为 10 年，74% 患者术前具有肺动脉高压，Wilkins 分值 > 8 分和术后平均肺动脉压力与全因死亡及二尖瓣再狭窄发生密切相关。

陈纪言等对 79 例 PBMV 患者进行术后长期追踪随访，包括超声心动图和临床心功能评价[69]。结果提示，PBMV 术后二尖瓣瓣口面积显著扩大，随访 10 年，二尖瓣瓣口面积逐渐减小，再狭窄率为 39.%。PBMV 术后心功能改善 1 个级别以上者占 97.5%，术后 10 年 NYHA 分级仍然维持在Ⅰ～Ⅱ级而未再次行介入或心脏手术者占77.2%。术后新出现的并发症（如轻度的二尖瓣反流、房间隔分流等）均未引起明显的血流动力学障碍，长期保持良好的心功能。这表明 PBMV 术后 10 年以上临床远期疗效良好，未见严重并发症。何争等报道，227 例二尖瓣狭窄患者 PBMV术后平均随访（6.3±2.1）年，二尖瓣再狭窄发生率 22.9%，心功能改善仍维持 1 个级别以上者达77.1%[70]。李新明等报道，344 例 PBMV 术后患者随访（3.6±2.5）年，5 年再狭窄发生率 27.1%，无事件生存率 91%[71]。侯子山等报道，426 例二尖瓣狭窄患者 PBMV 术后平均随访 10 年，死亡率 7.5%，再狭窄发生率 33.3%，67.6% 患者NYHA 心功能分级维持在Ⅰ～Ⅱ级。赖敏报道，对 106 例二尖瓣狭窄行 PBMV 术治疗的患者进行 5 ～ 12 年（平均 7.6 年）的随访，再狭窄发生率为 9.38%，术后心功能改善 1 级以上者 100%，5 ～ 12 年心功能维持Ⅰ级者占 63.75%[72]。尽管国内远期疗效的随访资料较少，规模有限，且存在一定的失访，但多个中心报道均证实了 PBMV具有较好的远期疗效。

十、经皮球囊二尖瓣成形术与外科手术比较

Patel 等将 45 例二尖瓣狭窄患者随机分为PBMV 和外科闭式分离术，发现 PBMV 术后二尖瓣口面积增大明显 [（2.1±0.7）cm² vs.（1.3±0.3）cm²][48]。Shrivastava 等纳入行 Inoue 球囊技术、双球囊技术和外科闭式分离术二尖瓣狭窄患者各 20 例，术后瓣膜口面积分别为（1.5±0.4）cm²、（1.9±0.8）cm² 和（1.5±0.5）cm²，采用双球囊技术术后瓣膜口面积最大。Arora 等将 200 例二尖瓣狭窄患者（19 岁 ±7 岁）随机分为 PBMV 和外科闭式分离术，术前两组瓣膜口面积无明显差

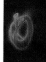

异〔（2.39±0.9）cm² *vs.*（2.2±0.9）cm²〕，随访（22±6）个月两组无事件生存率无差异，PBMV术组和外科闭式分离术组再狭窄率分别为 5% 和 4%。Ben Farhat 等对随机分组接受 PBMV、外科闭式分离术和外科直视瓣膜分离术的二尖瓣狭窄患者随访 7 年，发现接受 PBMV 的患者和外科直视瓣膜分离术患者在二尖瓣再狭窄发生率、无事件生存率及心功能改变方面无明显差异，但优于外科闭式分离术的患者[60]。Ommen 等纳入 102 例 PBMV 术与 267 例外科闭式分离术患者进行比较，随访时间超过 3 年，除外瓣膜交界区钙化者，两者 5 年生存率无统计学意义[73]。一项研究纳入 402 例 PBMV 患者及 159 例开胸手术患者，平均随访 109 个月，两组人群远期的无事件生存率相当，而在瓣膜超声 Wilkins 评分 ≥ 8 分或合并心房颤动的患者，接受 PBMV 手术组患者与外科手术组患者的风险比分别为 5.348 和 3.440，研究发现，这两类患者接受外科瓣膜修复术的远期无事件生存率更高[74]。以上研究表明 PBMV 手术效果与二尖瓣闭式分离术在即刻疗效和远期疗效上相同，PBMV 最大的优点在于可重复性。PBMV 术后的血流动力学获益可以维持数年，5 年内患者心脏事件和二尖瓣再狭窄发生率较低，但对于具有更高的 Wilkins 分值者接受外科手术获益更大。

十一、PBMV 的影响因素

（一）年龄

正常人随着年龄的增加，会出现不同程度的瓣膜退行性变。高龄的风湿性心脏病二尖瓣狭窄患者，可能会因瓣膜的退行性变而加重二尖瓣钙化程度，从而影响 PBMV 疗效。PBMV 的即刻疗效与患者的年龄直接相关，随着年龄不断增加，手术成功的病例数量逐渐减少。一项研究表明在 ≥ 65 岁的二尖瓣狭窄患者中行 PBMV 获得血流动力学明显改变的比例不到 50%[75]。虽然年龄与二尖瓣的病变程度无明显相关性，但老年患者常常合并心房颤动、瓣膜钙化、超声 Wilkins 分值较高，且多伴有其他系统疾病，增加了手术风险和难度。

（二）超声评分

超声心动图可以将瓣膜严重程度进行定量评分，该评分是 PBMV 的即刻疗效和远期疗效的重要预测因子，Wilkins 将瓣膜活动度、瓣膜增厚、瓣下病变和瓣膜钙化四项形态学的病变程度分别分为 1 ～ 4 级，计 1 ～ 4 分。一般认为：瓣膜 Wilkins 评分 ≤ 8 分者，PBMV 术后可取得良好的临床效果；瓣膜 Wilkins 评分 9 ～ 11 分者，尽管仍可行 PBMV 术，但其效果具有可变性；瓣膜 Wilkins 评分 ≥ 12 分者，应优先选择外科瓣膜置换术。故有人建议：对二尖瓣狭窄合并二尖瓣及瓣下结构钙化者，在行 PBMV 时，应选择较小的起始球囊直径，多次逐步递增扩张为宜。

（三）球囊大小和有效球囊扩张面积

PBMV 扩张后的瓣膜口增加面积与球囊大小密切相关。已有文献报道再次 PBMV 术有助于增加有效瓣膜面积，发现 Inoue 技术扩张后二尖瓣口面积为（1.2±0.2）cm²，再次用双球囊技术进行扩张后瓣膜口有效扩张面积与体表面积比值由（3.41±0.2）cm²/m²，增加至（4.51±0.2）cm²/m²，扩张后瓣膜面积增加至（1.8±0.7）cm²[76]。采用双球囊技术，术后瓣膜口增加面积为（6.4±0.03）cm²，明显高于 Inoue 技术的瓣膜口增加面积（4.3±0.02）cm²。

（四）瓣膜钙化

PBMV 的中远期预后与透视下瓣膜钙化程度有一定相关性，无钙化的二尖瓣狭窄患者经过 PBMV 后的二尖瓣口增加面积明显高于钙化的二尖瓣狭窄患者。透视下钙化 0 或 1 分的患者在 PBMV 术后瓣膜口面积分别为（1.1±0.6）cm² 和（0.9±0.5）cm²，明显高于钙化 2、3 或 4 分患者的瓣膜口面积（0.8±0.6）cm²、（0.8±0.5）cm² 和（0.6±0.4）cm²。

（五）接受外科闭式分离术

PBMV 术后瓣膜口增加面积与接受外科手术后面积成负相关，但 PBMV 可以明显提高外科术后患者的预后。一项研究纳入 154 例患者发现，接受外科手术患者经 PBMV 术后的二尖瓣口面积（1.8±0.7）cm² 明显低于未接受手术的患者 [（1.9±0.6）cm²]，而超声 Wilkins 评分 ≤ 8 分是预测血流动力学良好预后的重要指标[77]。

（六）心房颤动

心房颤动也是影响 PBMV 术后瓣口面积增加大小的因素之一，窦性心律的二尖瓣狭窄患者行 PBMV 术后二尖瓣口面积为（2.0±0.7）cm²，心房颤动患者为（1.7±0.6）cm²。Leon 等报道心房颤动本身不是预后的重要因子，PBMV 治疗二尖瓣狭窄合并心房颤动效果差可能与术前心房颤动患者的临床和血流动力学异常密切相关，如心房颤动患者中年龄更大、其瓣膜超声 Wilkins 评分 > 8 分、NYHA 心功能 Ⅳ 级、瓣膜钙化以及曾行外科闭式分离术的情况更为常见[78]。

（七）二尖瓣反流

PBMV 术前二尖瓣反流是不良事件的主要预测因子，术前二尖瓣反流程度与瓣膜口面积增加呈负相关。二尖瓣反流影响 PBMV 术后中远期疗效的部分原因与合并心房颤动、超声 Wilkins 评分 > 8 分和透视下二尖瓣钙化有关。

（八）其他

影响 PBMV 手术效果的因素有很多方面，除了上述患者自身的情况外，手术操作者的技术水平也直接影响手术的效果，在行 PBMV 中的房间隔穿刺以及 Inoue 球囊通过二尖瓣狭窄口等都需要手术者有丰富的经验，其他还包括抗凝治疗的效果、手术器材的材料等都会对手术效果有一定影响。

十二、特殊人群的二尖瓣狭窄 PBMV 治疗

（一）妊娠

风湿性心脏病合并妊娠是严重的产科合并症，对母婴威胁极大。正常妇女在妊娠期心输出量和

血容量可增加 40%～50%。二尖瓣狭窄合并妊娠的患者随着孕周的增加，因循环血量增加、生理性贫血、心率加快均可增加其心脏负担，更易出现心力衰竭和急性肺水肿，危及生命。二尖瓣狭窄心功能 Ⅰ～Ⅱ 级者孕产妇病死率为 0.4%，心功能 Ⅲ～Ⅳ 级者孕产妇病死率高达 6.8%[79]。研究显示风湿性心脏病二尖瓣狭窄合并妊娠的妇女，妊娠期孕妇心血管并发症发生率高达 35%，其中肺水肿发生率占 31%，心律失常占 11%。二尖瓣狭窄的程度与孕期并发症发生率有关，重度狭窄孕妇孕期并发症发生率为 67%，中度狭窄为 38%，轻度狭窄为 26%[5]。对于轻度二尖瓣狭窄患者，可以通过药物治疗减轻症状，通常不会导致严重并发症。ESC 指南推荐二尖瓣狭窄并妊娠有明显症状时应立即行 PBMV，术者应有丰富的 PBMV 经验和熟练的操作技能，以缩短手术时间并提高安全性，并用铅衣保护孕妇耻骨联合至膈肌部位[80]。手术时间应尽量推迟至孕 12～14 周之后，最好是 20 周之后，以避免在胎儿器官形成期间接受 X 射线暴露[30]。

过去多采取终止妊娠或外科闭式分离术治疗，对孕妇和胎儿的生命安全构成了很大威胁。PBMV 手术相对简单及安全，可明显改善孕妇血流动力学变化和临床症状，具有较好的手术成功率和母体及胎儿结局。PBMV 术后主要并发症发生率低，能够即刻改善症状，且对妊娠结局没有不良影响。一项对 PBMV 术后生育儿童进行 17 年的随访发现，所有出生后婴幼儿均未发生与放射性相关的疾病和血液系统疾病[81]。对风湿性心脏病二尖瓣严重狭窄合并妊娠的患者，经内科治疗无效时，对无禁忌证者施行 PBMV 能有效地挽救母婴生命。二尖瓣狭窄合并中晚期妊娠患者出现心力衰竭时，PBMV 可作为安全有效的首选治疗方案。

（二）合并心房颤动、左心房内血栓形成或有体循环栓塞史

心房颤动是风湿性二尖瓣狭窄最常出现的心律失常，二尖瓣狭窄患者因左心房扩大、血流淤滞，容易形成左心房内附壁血栓，其发生率

为 15% ～ 44%。左心房附壁血栓脱落可引起体循环栓塞，而心房颤动更易使二尖瓣狭窄患者出现左心房内血栓形成。故二尖瓣狭窄合并心房颤动、左心房内血栓形成或体循环栓塞史的患者，PBMV 术中或术后可能更易出现体循环栓塞。持续心房颤动 48 h 以上，未经抗凝治疗的患者大部分都有血栓的形成，左心房内新鲜附壁血栓形成才是发生动脉栓塞的决定性因素[82]。新鲜血栓形成后一般经 2 ～ 15 天可以机化，机化的血栓和心房壁粘连牢固，不易脱落。此类患者术前经充分抗凝治疗后，施行 PBMV 是安全的，可取得与无左心房内血栓形成者相似的 PBMV 效果[83-85]。此外，Inoue 等认为只有血栓形成在房间隔、二尖瓣周围和肺静脉开口部位才是 PBMV 本身的禁忌证，而对于心房颤动患者易于在左心耳处形成的血栓，随着手术材料的改进以及操作者技术的提高，可以避免血栓脱落，而不会影响手术的操作及结果[6]。一项研究显示心房颤动患者具有较差的中远期疗效，表现为 PBMV 术后二尖瓣口面积较小、死亡率和再次行 PBMV 和外科手术概率高。分析心房颤动组的预后发现，严重二尖瓣反流、超声 Wilkins 评分＞ 8 分和术前 NYHA 心功能Ⅳ级是不良事件的独立预测因子。

对于是否合并有血栓形成，术前的诊断尤为重要，尤其是经食管超声心动图的正确评价，对手术效果有很大的影响。如果未检测出有血栓形成，一般给予小剂量的尿激酶 7 ～ 10 天后可行 PBMV，但如果利用经食管超声心动图进行评价时，由于一部分患者形成的血栓较小而不易被发现，所以还需要一定的抗凝治疗，或者进行对心房颤动本身的治疗；对于术前检测出有左心房血栓形成的患者，一般需经华法林抗凝治疗 6 个月以上，复查若无血栓或者血栓多已机化后可谨慎进行 PBMV[86]。

（三）高龄

高龄患者一般二尖瓣狭窄较重，瓣膜钙化明显，往往合并其他瓣膜病变，心功能差，且多伴有其他系统疾病，增加了手术风险和难度，故多难以耐受或不愿接受外科开胸手术。PBMV 手术

创伤性小，能使粘连的交界区裂开，使二尖瓣口面积增大，使血液顺利由左心房进入左心室。但在高龄患者，由于瓣膜的条件相对差，PBMV 更易发生二尖瓣撕裂或扩张过度而导致二尖瓣关闭不全等并发症发生。对年龄较大的患者，只要瓣膜条件好、无明显钙化者，仍是 PBMV 的适应证；而对于那些瓣膜条件差、病程长者，应采用较小直径的球囊行顺序扩张，以减少二尖瓣关闭不全的发生[41]。一项研究纳入 96 例患者，≥ 75 岁患者在 PBMV 前的二尖瓣面积为（0.8±0.3）cm^2，术后为（1.6±0.6）cm^2，手术成功率为 51.0%，明显低于＜ 75 岁患者的术前二尖瓣面积（0.9±0.3）cm^2，术后二尖瓣面积（1.9±0.7）cm^2 和手术成功率 71.4%。≥ 75 岁患者比＜ 75 岁患者具有更高的住院死亡率（3.1% vs. 0.3%），在手术相关的并发症方面（如心脏压塞、三尖瓣反流、血栓等）没有差异。尽管住院死亡率高，对于大多数老年患者，PBMV 被认为是一种姑息性治疗方法，手术相关的并发症与年龄无明显相关性。该研究随访 3 年发现，≥ 75 岁存活的患者为 60 例，无事件生存率为 49%[78]。英国一项研究发现，在 55 例年龄＞ 70 岁且被认为不适宜进行外科手术的二尖瓣狭窄患者中，51% 的患者 PBMV 术后 1 年内 NYHA 分级改善维持在 1 个级别以上，且无需进行外科换瓣手术，25% 的患者 NYHA 分级改善可持续 5 年以上；而在 25 例年龄＞ 70 岁且可考虑行外科手术的二尖瓣狭窄患者中，PBMV 术后 1 年和 5 年 NYHA 分级改善维持在 1 个级别以上者的比例分别为 64% 和 36%[87]，提示可以进行但未接受外科手术的老年患者亦能从 PBMV 中获益。波兰发布的一项研究显示，132 例年龄＞ 65 岁的二尖瓣狭窄患者，PBMV 即时手术成功率为 79.5%；术前左心房直径＜ 5.0 cm 患者，随访 3、5、10 年存活率分别为 95.4%、91.3%、80.5%，优于左心房显著增大者（89.6%、69.5%、53.7%，$P = 0.002$）；研究认为，良好的即时效果和术后平均肺动脉压＜ 25 mmHg 是预后良好的预测指标[88]。

（四）经皮球囊二尖瓣成形术术后再狭窄

PBMV 术后由于风湿活动、瓣膜弹性回缩等

原因，均面临再狭窄而需再次手术的问题。研究表明，PBMV 术后二尖瓣狭窄行二次 PBMV 术安全有效，手术即刻成功率 75%，1 年、2 年和 3 年总的生存率分别为 74%、72% 和 71%，无事件生存率分别为 61%、54% 和 41%[89]。韩国一项研究报道，PBMV 术后再狭窄患者，接受外科换瓣手术与再次 PBMV 相比，3 年无事件生存率分别为 96.6% 和 90%，6 年无事件生存率分别为 93% 和 75.9%，9 年无事件生存率分别为 90.4% 和 36%，PBMV 术后再狭窄患者接受外科换瓣手术远期疗效优于再次行 PBMV。而国内有研究报道，39 例 PBMV 术后再狭窄患者，行二次 PBMV，手术成功 36 例，占 92.3%，瓣口面积由术前（1.05±0.19）cm^2 增至（2.23±0.22）cm^2，随访（69±23）个月，平均瓣口面积 2.02 cm^2，91.7% 的患者 NYHA 心功能分级维持在 I ～ II 级，再狭窄率为 5.6%[90]。Davidson 等报道了 738 例患者行外科闭式分离术后 5 ～ 15 年，再狭窄的发生率为 10% ～ 30%，再狭窄后二次外科手术病死率为 6.7%。由于 PBMV 具有安全性高、创伤性小、可重复手术等优点，对于外科闭式分离术或 PBMV 术后再狭窄的患者，只要瓣膜条件适宜，不失为一种有效的治疗手段。其疗效与同期首次行 PBMV 者比较基本相似，长期随访临床症状改善仍可达 80%。结果显示，只要选择合适的病例，再次 PBMV 仍是 PBMV 术后再狭窄患者的一种安全而有效的治疗方法[91]。

（五）合并二尖瓣关闭不全或其他瓣膜病变

PBMV 术前三尖瓣反流与中远期预后明显相关。Sagie 等应用彩色多普勒超声将术前三尖瓣反流程度分为三组，术后三尖瓣反流重度患者相比反流轻度和中度的患者，常常为老年、心力衰竭症状较重、心房颤动和钙化积分较高者。长期随访发现，PBMV 术前合并功能性三尖瓣反流的患者，长期生存率与无事件生存率相对较低[92]。国内研究报道，42 例风湿性二尖瓣狭窄合并中度二尖瓣反流患者行 PBMV 术，术后瓣口面积（1.94±0.25）cm^2，2 例（4.8%）患者术后二尖瓣

反流加重，平均随访（18±4）个月，瓣口面积及心功能与术后即刻效果相当[93]。另有文献报道，60 例风湿性二尖瓣狭窄合并三尖瓣反流患者，PBMV 术后三尖瓣口反流面积显著减小，平均随访（75±32）个月，无严重并发症发生[94]。二尖瓣狭窄合并轻度二尖瓣关闭不全和（或）主动脉瓣关闭不全的患者亦可成功进行 PBMV，在部分或全部解决了二尖瓣狭窄而不加重瓣膜反流的情况下，血流动力学和临床症状可以得到较好的改善。目前认为，PBMV 手术治疗二尖瓣狭窄合并二尖瓣轻到中度反流，或合并三尖瓣反流，均可取得较好疗效。建议选择此类患者的标准是：①超声心动图示左心房内径 > 40 mm，左心室舒张末期内径 < 55 mm。②心功能 II ～ III 级。但二尖瓣狭窄合并中、重度二尖瓣关闭不全和（或）主动脉瓣关闭不全的患者应视为 PBMV 的禁忌证。

十三、病例

患者女性，32 岁 11 月，孕 18 周，因"胸闷、呼吸困难 4 年余，加重 10 余天"入院。患者孕 18 周时，产检发现二尖瓣重度狭窄合并肺动脉高压，窦性心律，心功能 NYHA 分级 IV 级。入院检查：心率 90 次 / 分，血压 96/70 mmHg，血氧饱和度 93%（未吸氧），神志清，心律齐，心尖部闻及舒张期杂音，双肺可闻及湿性啰音，腹部膨隆，双下肢轻度水肿。经胸超声心动图显示：二尖瓣重度狭窄，三尖瓣中-重度反流，重度肺动脉高压，二尖瓣柔软，无钙化，伴微少量二尖瓣反流，未发现左心房血栓。诊断为妊娠合并二尖瓣重度狭窄、肺动脉高压，建议其行 PBMV。

手术过程中应用铅衣遮盖孕妇的腹部及盆腔部位以避免对胎儿的辐射，铅衣采用支架支撑，防止压迫胎儿。患者采取平卧位或头高脚低 30° 体位。应用利多卡因局部麻醉，经股静脉穿刺送入 0.32 英寸导丝到上腔静脉，以房间隔穿刺鞘系统沿导丝到达卵圆孔后抽出导丝，再沿穿刺鞘系统放置房间隔穿刺针，经卵圆孔穿刺进入左心房，显示左心房压力，注入造影剂确认在左心房，撤出穿刺针，置入左心房盘状导丝，撤出穿刺鞘

系统，沿左心房导丝送入二尖瓣球囊和球囊成形导丝到达左心房，注入造影剂使整个球囊膨胀，扩张二尖瓣，每次扩张时间不超过 1 s，最多可连续扩张 3 次，球囊压力应从小到大，在超声心动图的监测下将瓣膜口扩张到 1.5～2.0 cm²，再次测左心房压力（图 20-3）。球囊扩张前左心房压 45/30（35）mmHg，扩张后左心房压 23/10（14）mmHg。吸瘪球囊并将其退入左心房，利用经食管超声心动图观察二尖瓣口面积及反流情况。扩张满意后，退出导管、导丝及动脉鞘，压迫止血，绷带包扎。术中出血量为 40 ml。手术持续时间 1 h，操作时间 25 min。

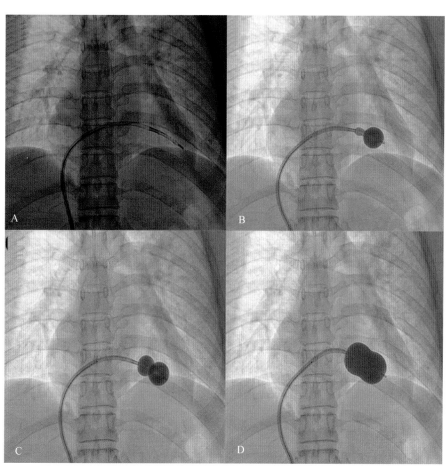

图 20-3　**A**. 将球囊导管放置到左心室；**B**. 左心室端球囊扩张；**C**. 心房端球囊扩张；**D**. 球囊扩张至"腰凹"消失

参考文献

［1］Essop MR，Nkomo VT. Rheumatic and nonrheumatic valvular heart disease：epidemiology，management，and prevention in Africa. Circulation，2005，112：3584-3591.

［2］Watkins DA，Johnson CO，Colquhoun SM，et al. Global，Regional，and National Burden of Rheumatic Heart Disease，1990-2015. N Engl J Med，2017，377：713-722.

［3］Zhimin W，Yubao Z，Lei S，et al. Prevalence of chronic rheumatic heart disease in Chinese adults. Int J Cardiol，2006，107：356-359.

［4］Chandrashekhar Y，Westaby S，Narula J. Mitral stenosis. Lancet，2009，374：1271-1283.

［5］Nobuyoshi M，Arita T，Shirai S，et al. Percutaneous balloon mitral valvuloplasty：a review. Circulation，2009，119：e211-219.

［6］Inoue K，Owaki T，Nakamura T，et al. Clinical application of transvenous mitral commissurotomy by a new balloon catheter. J Thorac Cardiovasc Surg，1984，87：394-402.

［7］Guilherme L，Cury P，Demarchi LM，et al. Rheumatic heart disease：proinflammatory cytokines play a role in the progression and maintenance of valvular lesions. Am J Pathol，2004，165：1583-1591.

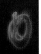

334

［8］Selzer A，Cohn KE. Natural history of mitral stenosis: a review. Circulation，1972，45：878-890.

［9］Davutoglu V，Celik A，Aksoy M. Contribution of selected serum inflammatory mediators to the progression of chronic rheumatic valve disease，subsequent valve calcification and NYHA functional class. J Heart Valve Dis，2005，14：251-256.

［10］Roberts WC. Morphologic aspects of cardiac valve dysfunction. Am Heart J，1992，123：1610-1632.

［11］Hugenholtz PG，Ryan TJ，Stein SW，et al. The spectrum of pure mitral stenosis. Hemodynamic studies in relation to clinical disability. Am J Cardiol，1962，10：773-784.

［12］Arani DT，Carleton RA. The deleterious role of tachycardia in mitral stenosis. Circulation，1967，36：511-516.

［13］Wunderlich NC，Beigel R，Ho SY，et al. Imaging for Mitral Interventions：Methods and Efficacy. JACC Cardiovasc Imaging，2018，11：872-901.

［14］倪平娟，刘燕娜．超声心动图在风湿性二尖瓣狭窄的应用价值．江西医药，2011，46：188-191.

［15］许洁．56例风湿性心脏病二尖瓣狭窄的超声心动图分析．吉林医学，2013，34：1216-1217.

［16］Wilkins GT，Weyman AE，Abascal VM，et al. Percutaneous balloon dilatation of the mitral valve：an analysis of echocardiographic variables related to outcome and the mechanism of dilatation. Br Heart J，1988，60：299-308.

［17］Stefanadis CI，Stratos CG，Lambrou SG，et al. Retrograde nontransseptal balloon mitral valvuloplasty：immediate results and intermediate long-term outcome in 441 cases—a multicenter experience. J Am Coll Cardiol，1998，32：1009-1016.

［18］戴剑．风湿性心脏病二尖瓣狭窄的介入治疗．医学综述，2010，16：2452-2453.

［19］Sakr SA，Ramadan MM，Osama M. A novel technique for multi-track percutaneous balloon mitral valvoplasty. Int Heart J，2013，54：196-201.

［20］Ruiz CE，Allen JW，Lau FY. Percutaneous double balloon valvotomy for severe rheumatic mitral stenosis. Am J Cardiol，1990，65：473-477.

［21］Nagata S，Ishikura F，Yamabe T，et al. Balloon diameter of the Inoue balloon catheter during percutaneous transvenous mitral commissurotomy：clinical and experimental study. Cathet Cardiovasc Diagn，1991，23：14-19.

［22］Lee S，Kang DH，Kim DH，et al. Late outcome of percutaneous mitral commissurotomy：Randomized comparison of Inoue versus double-balloon technique.

Am Heart J，2017，194：1-8.

［23］Harikrishnan S，Bhat A，Tharakan J，et al. Percutaneous transvenous mitral commissurotomy using metallic commissurotome：long-term follow-up results. J Invasive Cardiol，2006，18：54-58.

［24］Bari MA，Rahman S，Uddin SN，et al. Comparison and outcome of commissurotomy by metallic valvotome and balloon commissurotomy. Mymensingh Med J，2005，14：3-5.

［25］Nishimura RA，Otto CM，Bonow RO，et al. 2014 AHA/ACC guideline for the management of patients with valvular heart disease：a report of the American College of Cardiology/American Heart Association Task Force on Practice Guidelines. J Am Coll Cardiol，2014，63：e57-185.

［26］Wood P. An appreciation of mitral stenosis. Clinical features. Br Med J，1954，1：1051-1063.

［27］Rowe JC，Bland EF，Sprague HB，et al. The course of mitral stenosis without surgery：ten- and twenty-year perspectives. Ann Intern Med，1960，52：741-749.

［28］Olesen KH. The natural history of 271 patients with mitral stenosis under medical treatment. Br Heart J，1962，24：349-357.

［29］Bonow RO，Carabello BA，Chatterjee K，et al. ACC/AHA 2006 guidelines for the management of patients with valvular heart disease：a report of the American College of Cardiology/American Heart Association Task Force on Practice Guidelines（writing Committee to Revise the 1998 guidelines for the management of patients with valvular heart disease）developed in collaboration with the Society of Cardiovascular Anesthesiologists endorsed by the Society for Cardiovascular Angiography and Interventions and the Society of Thoracic Surgeons. J Am Coll Cardiol，2006，48：e1-148.

［30］Vahanian A，Baumgartner H，Bax J et al. Guidelines on the management of valvular heart disease：The Task Force on the Management of Valvular Heart Disease of the European Society of Cardiology. Eur Heart J，2007，28：230-268.

［31］Bonow RO，Carabello BA，Kanu C，et al. ACC/AHA 2006 guidelines for the management of patients with valvular heart disease：a report of the American College of Cardiology/American Heart Association Task Force on Practice Guidelines（writing committee to revise the 1998 Guidelines for the Management of Patients With Valvular Heart Disease）：developed in collaboration with the Society of Cardiovascular Anesthesiologists：

endorsed by the Society for Cardiovascular Angiography and Interventions and the Society of Thoracic Surgeons. Circulation, 2006, 114: e84-231.

［32］Baumgartner H, Falk V, Bax JJ, et al. 2017 ESC/EACTS Guidelines for the management of valvular heart disease. Eur Heart J, 2017, 38: 2739-2791.

［33］Flores Flores J, Ledesma Velasco M, Palomo Villada JA et al.［Long-term results of mitral percutaneous valvuloplasty with Inoue technique. Seven-years experience at the Cardiology Hospital of the National Medical Center "Siglo XXI", IMSS］. Arch Cardiol Mex, 2006, 76: 28-36.

［34］Vahanian A, Alfieri O, Andreotti F, et al. Guidelines on the management of valvular heart disease（version 2012）. Eur Heart J, 2012, 33: 2451-2496.

［35］中华医学会心血管病学分会结构性心脏病学组. 中国经皮球囊二尖瓣成形术指南 2016. 中华医学杂志, 2016, 96: 2854-2863.

［36］郭继鸿. 二尖瓣狭窄球囊扩张术. 中国心血管杂志, 2009, 14: 482-484.

［37］张文琪, 孙健. 经皮二尖瓣球囊成形术中房间隔穿刺定位法的探讨. 吉林大学学报（医学版）, 1998: 287-288.

［38］盛国太, 李华泰, 洪明, 等. 房间隔穿刺改良法在特殊二尖瓣狭窄病例行经皮球囊二尖瓣成形术中的作用. 中国介入心脏病学杂志, 2009, 17: 47-47.

［39］张维东, 马长生. 经皮二尖瓣球囊扩张术若干操作技巧. 中华心血管病杂志, 2006, 34: 553-554.

［40］张学洪, 李华泰. 对经皮球囊二尖瓣成形术的几点认识. 中国介入心脏病学杂志, 2015, 23: 538-540.

［41］李霖, 杨立华, 黄创. 经皮二尖瓣球囊成形术治疗老年二尖瓣狭窄的近期疗效. 中国临床新医学, 2010, 3: 27-29.

［42］Wang A, Krasuski RA, Warner JJ, et al. Serial echo-cardiographic evaluation of restenosis after successful percutaneous mitral commissurotomy. J Am Coll Cardiol, 2002, 39: 328-34.

［43］方明, 盛国太. PBMV 治疗风湿性二尖瓣狭窄的现状及进展. 中国医药指南, 2017, 15: 28-29.

［44］范骞, 邓锁琴, 王子良, 等. 经皮二尖瓣球囊成形术治疗二尖瓣狭窄临床分析. 中国现代药物应用, 2013, 7: 57-57.

［45］Rahimtoola SH, Durairaj A, Mehra A, et al. Current evaluation and management of patients with mitral stenosis. Circulation, 2002, 106: 1183-1188.

［46］刘君实, 杨天和. 经皮二尖瓣球囊扩张术并发症及防治. 贵州医药, 1998, 22: 194-195.

［47］蒋世良, 黄连军, 徐仲英, 等. 经皮二尖瓣球囊成形术并发症的防治. 介入放射学杂志, 2002, 11: 254-256.

［48］Patel JJ, Shama D, Mitha AS, et al. Balloon valvuloplasty versus closed commissurotomy for pliable mitral stenosis: a prospective hemodynamic study. J Am Coll Cardiol, 1991, 18: 1318-1322.

［49］Shrivastava S, Mathur A, Dev V, et al. Comparison of immediate hemodynamic response to closed mitral commissurotomy, single-balloon, and double-balloon mitral valvuloplasty in rheumatic mitral stenosis. J Thorac Cardiovasc Surg, 1992, 104: 1264-1267.

［50］Arora R, Nair M, Kalra GS, et al. Immediate and long-term results of balloon and surgical closed mitral valvotomy: a randomized comparative study. Am Heart J, 1993, 125: 1091-1094.

［51］Sellers RD, Levy MJ, Amplatz K, et al. Left retrograde cardioangiography in acquired cardiac disease: technic, indications and interpretations in 700 case. Am J Cardiol, 1964, 14: 437-447.

［52］Babic UU, Pejcic P, Djurisic Z, et al. Percutaneous transarterial balloon valvuloplasty for mitral valve stenosis. Am J Cardiol, 1986, 57: 1101-1104.

［53］Stefanadis C, Stratos C, Pitsavos C, et al. Retrograde nontransseptal balloon mitral valvuloplasty. Immediate results and long-term follow-up. Circulation, 1992, 85: 1760-1767.

［54］McKay RG, Lock JE, Safian RD, et al. Balloon dilation of mitral stenosis in adult patients: postmortem and percutaneous mitral valvuloplasty studies. J Am Coll Cardiol, 1987, 9: 723-731.

［55］Herrmann HC, Wilkins GT, Abascal VM, et al. Percutaneous balloon mitral valvotomy for patients with mitral stenosis. Analysis of factors influencing early results. J Thorac Cardiovasc Surg, 1988, 96: 33-38.

［56］黄连军, 戴汝平, 蒋世良, 等. 经皮穿刺二尖瓣球囊成形术 900 例报告. 中国综合临床, 1998, 302-304.

［57］官道光, 陈发明, 何小乔. 二尖瓣球囊扩张术患者左心功能的超声心动图评价. 中国医师杂志, 2004, 6: 461-463.

［58］曾智, 方元, 傅华, 等. 二尖瓣球囊成型术 1063 例临床分析. 四川大学学报（医学版）, 1999, 30: 85-87.

［59］Iung B, Cormier B, Ducimetiere P, et al. Immediate results of percutaneous mitral commissurotomy. A predictive model on a series of 1514 patients. Circulation, 1996, 94: 2124-2130.

［60］Ben Farhat M, Ayari M, Maatouk F, et al. Percutaneous

balloon versus surgical closed and open mitral commissurotomy: seven-year follow-up results of a randomized trial. Circulation, 1998, 97: 245-250.

[61] Arora R, Kalra GS, Singh S, et al. Percutaneous transvenous mitral commissurotomy: immediate and long-term follow-up results. Catheter Cardiovasc Interv, 2002, 55: 450-456.

[62] Reyes VP, Raju BS, Wynne J, et al. Percutaneous balloon valvuloplasty compared with open surgical commissurotomy for mitral stenosis. N Engl J Med, 1994, 331: 961-967.

[63] Iung B, Garbarz E, Michaud P, et al. Late results of percutaneous mitral commissurotomy in a series of 1024 patients. Analysis of late clinical deterioration: frequency, anatomic findings, and predictive factors. Circulation, 1999, 99: 3272-3278.

[64] Palacios IF, Sanchez PL, Harrell LC, et al. Which patients benefit from percutaneous mitral balloon valvuloplasty? Prevalvuloplasty and postvalvuloplasty variables that predict long-term outcome. Circulation, 2002, 105: 1465-1471.

[65] Fawzy ME, Stefadouros M, El Amraoui S, et al. Long-term (up to 18 years) clinical and echocardiographic results of mitral balloon valvuloplasty in children in comparison with adult population. J Interv Cardiol, 2008, 21: 252-259.

[66] Fawzy ME, Shoukri M, Al Buraiki J, et al. Seventeen years'clinical and echocardiographic follow up of mitral balloon valvuloplasty in 520 patients, and predictors of long-term outcome. J Heart Valve Dis, 2007, 16: 454-460.

[67] Song JK, Song JM, Kang DH, et al. Restenosis and adverse clinical events after successful percutaneous mitral valvuloplasty: immediate post-procedural mitral valve area as an important prognosticator. Eur Heart J, 2009, 30: 1254-1262.

[68] Kim MJ, Song JK, Song JM, et al. Long-term outcomes of significant mitral regurgitation after percutaneous mitral valvuloplasty. Circulation, 2006, 114: 2815-2822.

[69] 陈纪言, 李光, 陈传荣, 等. 经皮球囊二尖瓣成形术随访15年以上患者的远期疗效评价. 中华心血管病杂志, 2006, 34: 555-555.

[70] 何争, 张玉顺, 贾国良, 等. 二尖瓣球囊成形术长期随访结果. 心脏杂志, 2002, 14: 232-234.

[71] 李新明, 李斌, 陈关良, 等. 经皮二尖瓣球囊扩张术中远期临床随访. 中国介入心脏病学杂志, 2003, 11: 303-305.

[72] 侯子山, 欧知宏, 魏延津, 等. 经皮球囊二尖瓣成形术的远期疗效. 中华心血管病杂志, 2009, 37: 994-997.

[73] Ommen SR, Nishimura RA, Grill DE, et al. Comparison of long-term results of percutaneous mitral balloon valvotomy with closed transventricular mitral commissurotomy at a single North American Institution. Am J Cardiol, 1999, 84: 575-577.

[74] Song JK, Kim MJ, Yun SC, et al. Long-term outcomes of percutaneous mitral balloon valvuloplasty versus open cardiac surgery. J Thorac Cardiovasc Surg, 2010, 139: 103-110.

[75] Medina A, Suarez De Lezo J, Hernandez E, et al. Balloon valvuloplasty for mitral restenosis after previous surgery: a comparative study. Am Heart J, 1990, 120: 568-571.

[76] Rediker DE, Block PC, Abascal VM, et al. Mitral balloon valvuloplasty for mitral restenosis after surgical commissurotomy. J Am Coll Cardiol, 1988, 11: 252-256.

[77] Cribier A, Eltchaninoff H, Koning R, et al. Percutaneous mechanical mitral commissurotomy with a newly designed metallic valvulotome: immediate results of the initial experience in 153 patients. Circulation, 1999, 99: 793-799.

[78] Leon MN, Harrell LC, Simosa HF, et al. Mitral balloon valvotomy for patients with mitral stenosis in atrial fibrillation: immediate and long-term results. J Am Coll Cardiol, 1999, 34: 1145-1152.

[79] Esteves CA, Munoz JS, Braga S, et al. Immediate and long-term follow-up of percutaneous balloon mitral valvuloplasty in pregnant patients with rheumatic mitral stenosis. Am J Cardiol, 2006, 98: 812-816.

[80] Regitz-Zagrosek V, Blomstrom Lundqvist C, Borghi C, et al. ESC Guidelines on the management of cardiovascular diseases during pregnancy: the Task Force on the Management of Cardiovascular Diseases during Pregnancy of the European Society of Cardiology (ESC). Eur Heart J, 2011, 32: 3147-3197.

[81] A G, W K, Fa N, et al. Mitral balloon valvuloplasty during pregnancy: The long term up to 17 years obstetric outcome and childhood development. Pak J Med Sci, 2014, 30: 86-90.

[82] Carabello BA. Modern management of mitral stenosis. Circulation, 2005, 112: 432-437.

[83] 石振纲, 张领. 二尖瓣狭窄并发左房机化血栓经皮球囊二尖瓣扩张术. 中国介入心脏病学杂志, 1998, 6: 99-99.

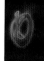

［84］付存玉，高文献，尤润生，等．经皮球囊二尖瓣成形术治疗二尖瓣狭窄并左房血栓的疗效及安全性评价．山东医药，2005，45：23-24.

［85］李醒三，陶新智，赵定菁，等．风湿性心脏病二尖瓣狭窄伴左房血栓患者经皮球囊二尖瓣成形术．临床荟萃，2003，18：9.

［86］殷亮，王志农．经皮二尖瓣球囊成形术在二尖瓣狭窄合并房颤中的应用．国际心血管病杂志，2008，35：135-137.

［87］Sutaria N，Elder AT，Shaw TR. Long term outcome of percutaneous mitral balloon valvotomy in patients aged 70 and over. Heart，2000，83：433-438.

［88］Chmielak Z，Klopotowski M，Demkow M，et al. Percutaneous mitral balloon valvuloplasty beyond 65 years of age. Cardiol J，2013，20：44-51.

［89］Pathan AZ，Mahdi NA，Leon MN，et al. Is redo percutaneous mitral balloon valvuloplasty（PMV）indicated in patients with post-PMV mitral restenosis? J Am Coll Cardiol，1999，34：49-54.

［90］Kim JB，Ha JW，Kim JS，et al. Comparison of long-term outcome after mitral valve replacement or repeated balloon mitral valvotomy in patients with restenosis after previous balloon valvotomy. Am J Cardiol，2007，99：1571-1574.

［91］Davidson CJ，Bashore TM，Mickel M，et al. Balloon mitral commissurotomy after previous surgical commissurotomy. The National Heart，Lung，and Blood Institute Balloon Valvuloplasty Registry participants. Circulation，1992，86：91-99.

［92］Glover RP，Davila JC，O'Neill TJ，et al. Does mitral stenosis recur after commissurotomy? Circulation，1955，11：14-28.

［93］欧知宏，侯子山，魏延津，等．二尖瓣狭窄并中度反流的经皮二尖瓣球囊扩张术42例及随访观察．中国介入心脏病学杂志，2000，8：34-35.

［94］陈章强，洪浪，王洪，等．球囊扩张术对风湿性心脏病二尖瓣狭窄合并三尖瓣重度反流患者的近中期疗效分析．中国循环杂志，2013，28（增）：113-114.

21 经皮介入治疗二尖瓣反流

（潘文志　周达新）

第一节　二尖瓣反流概述

一、流行病学

二尖瓣反流（mitral regurgitation）是最常见的心脏瓣膜疾病。美国一项研究显示，人群中，轻微（＋）、轻度（＋＋）、中度（＋＋＋）及重度（＋＋＋＋）二尖瓣反流发病率为 19.2%、1.6%、0.3% 及 0.2%[1]。另一项研究显示，二尖瓣反流在总体人群中发病率为 1.7%，并随着年龄而增长，在大于 75 岁人群中达 10%[2]。据估计，在美国，每年有超过 25 万例患者诊断为二尖瓣反流，欧洲的患病率和发病率与之相似。国内尚缺乏相关的流行病学数据。复旦大学单中心的心脏超声数据库分析显示，二尖瓣反流是常见的疾病[3]。

二、发病机制

正常的二尖瓣结构由二尖瓣环、二尖瓣叶、腱索和乳头肌组成，二尖瓣功能完整性要求二尖瓣环大小合适、瓣叶结构完整、乳头肌收缩牵拉腱索发挥瓣叶的支撑作用、左心室肌肉收缩产生关闭力量适当、心室形态及功能正常。这些因素中任何一个出现异常都会导致二尖瓣反流，包括：①二尖瓣环扩张；②二尖瓣叶损害；③腱索及乳头肌损害；④左心室收缩力太强；⑤左心室形态异常，牵拉腱索；⑥左心房扩大。其中，左心房扩大导致二尖瓣反流直到新近才被认识。这种二尖瓣反流新近被称为"房性功能性二尖瓣反流"（atrial functional mitral regurgitation）[4]。因此，二尖瓣反流和左心房扩大是互为因果的。需要注意的是，二尖瓣反流和心房颤动也密切相关。心房颤动可以导致心房扩大，继而产生二尖瓣反流；而二尖瓣反流也可导致心房扩大，继而引发心房颤动。

三、病因及分类

根据发病的快慢，可以分为急性二尖瓣反流和慢性二尖瓣反流。根据发病的机制，可以将二尖瓣反流分为原发性（或者器质性）或继发性（或功能性）二尖瓣反流。前者是由于二尖瓣叶异常、腱索断裂或者乳头肌功能不全导致，基本上是不可逆的，后者是由于瓣环扩张、左心房室扩大导致的，可以逆转。器质性二尖瓣反流最常见的病因依次为退行性病变（二尖瓣脱垂综合征）、风湿性心脏病、冠心病、感染性心内膜炎、结缔组织疾病。

四、病理生理及临床表现

二尖瓣反流可导致左心房收缩期容量负荷过重和左心室舒张期容量负荷过重。左心房收缩期容量负荷过重可导致心房颤动、肺淤血及肺动脉高压。左心室舒张期容量负荷过重可导致左心室扩大及左心室功能不全。轻度二尖瓣反流可以在很长时间内不出现临床症状。严重二尖瓣反流可产生心悸、胸闷、气急等症状。二尖瓣脱垂（Barlow 综合征）患者半数以上有胸痛，少数有头晕和晕厥。二尖瓣反流患者的最典型体征为二尖瓣区收缩期杂音，若出现心力衰竭、心房颤动、肺动脉高压等合并症，则可出现相应的体征。

急性二尖瓣反流的患者耐受性很差，预后很差。慢性重度二尖瓣反流患者大约 6～10 年内出现症状。慢性无症状性重度二尖瓣反流，5 年内全因死亡发生率、心脏性死亡发生率、心血管事件发生率为 22%±3%，14%±3%，33%±3%。有症状而未行手术者年死亡率在 5% 左右，而出现严重心力衰竭者 5 年死亡率达 60%[5]。

五、诊断及传统治疗

二尖瓣反流的诊断主要依靠超声心动图和左心室造影。反流程度可以分为轻、中、重度。如果超声心动图的结果示收缩期二尖瓣叶显著向上移位，瓣叶闭合点超过二尖瓣环 2 mm 以上，则称之为二尖瓣脱垂（mitral valve prolapsed）。如果由腱索断裂或瓣膜破损造成其中一叶瓣膜在收缩期突向心房，舒张期伸向心室，则称之为二尖瓣连枷样改变（flail）。

急性二尖瓣反流者，可予硝酸酯类药物、硝普钠、利尿剂降低心脏充盈压力，减少反流。低血压者可予主动脉内球囊反搏（IABP）、正性肌力药物。慢性二尖瓣反流合并心力衰竭者还应给予血管紧张素转化酶抑制剂（ACEI）、β 受体阻滞剂、螺内酯类药物以及植入式器械治疗（CRT 或 ICD）。二尖瓣脱垂胸痛者，可用 β 受体阻滞剂，减少心肌氧耗和室壁张力，减慢心率，减弱心肌收缩力，改善二尖瓣脱垂的程度，从而缓解胸痛。硝酸酯类药物可加重二尖瓣脱垂，应慎用。然而，临床试验显示药物治疗只能改善二尖瓣反流患者症状，而不能延长患者生存或手术时机。

外科手术瓣膜修复或置换术被认为是该疾病的标准治疗方法，已被证实能缓解患者的症状及延长其寿命，但对功能性，特别是缺血性二尖瓣反流效果较差。2017 年欧洲心脏病学会（ESC）《心脏瓣膜疾病管理指南》[6] 推荐二尖瓣反流外科手术指征为：症状性严重的二尖瓣反流；伴有肺动脉高压（肺动脉平均压 > 50 mm Hg）、新发心房颤动或左心室功能障碍（LVEF < 60% 或收缩末期内径 ≥ 45 mm）的无症状二尖瓣反流，具体见表 21-1 和表 21-2。二尖瓣反流是进展性疾病，"二尖瓣反流导致二尖瓣反流"概念已被重视。二尖瓣反流导致心房、心室扩大，这可导致瓣环扩张，继而加重二尖瓣反流。因此，目前指南对二尖瓣反流处理更加积极，对于无症状原发性二尖瓣反流且左心室收缩功能保留（LVEF > 60%，左心室收缩末期内径 40～45 mm），外科修复成功率高，预期死亡率 < 1%，左心房增大，且可维持窦性心律者，可行外科修复术（推荐类别 Ⅱ a）。

表 21-1 原发性重度二尖瓣反流外科主动脉瓣置换术指征

	推荐类别	证据等级
如果预期可以耐受应该首选二尖瓣修复术而不是置换术	I	C
症状性重度二尖瓣反流、左心室射血分数（LVEF）> 30%、左室收缩末期内径（LVESD）< 55 mm	I	B
无症状的左心室收缩功能不全的重度二尖瓣反流［LVESD ≥ 45 mm，和（或）LVEF ≤ 60%］	I	C
无症状的左心室收缩功能保留的重度二尖瓣反流，但出现新发的心房颤动或肺动脉高压（肺动脉收缩压 > 50 mmHg）	Ⅱ A	C
无症状的左心室收缩功能保留的重度二尖瓣反流，瓣膜修复可能性大，手术风险低，瓣膜连枷，LVESD ≥ 40 mm	Ⅱ A	C
左心室收缩功能严重低下［LVEF < 30% 和（或）LVESD ≥ 55 mm］的重度二尖瓣反流，对药物治疗无反应，瓣膜修复可能性大，合并症少	Ⅱ A	C
左心室收缩功能严重低下［LVEF < 30% 和（或）LVESD ≥ 55 mm］的重度二尖瓣反流，对药物治疗无反应，瓣膜修复可能性小，合并症少	Ⅱ B	C
无症状原发性二尖瓣反流且左心室收缩功能保留（LVEF > 60%，LVESD 40～45 mm），外科修复成功率高，预期死亡率 < 1%，左心房增大，且可维持窦性心律	Ⅱ A	C

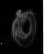

其中，与瓣膜置换术相比，瓣膜修复术具有更能改善患者左心室功能、死亡率更低且不用抗凝等优点，应该为首选术式。但瓣膜修复术对瓣膜及瓣下解剖结构、术者的经验有较高的要求。低危、年轻患者接受二尖瓣修复术住院期间死亡率为 1% ～ 2%，而高危或老年患者接受二尖瓣置换术的死亡率高达 25%。另外，并不是所有患者都能耐受这样的大型手术，许多患者由于其他伴发疾病或过度虚弱根本无法进行外科手术。继发性二尖瓣反流的外科手术是一个挑战。患者手术死亡率较高、远期预后也不佳。对于缺血性二尖瓣反流，外科手术仍有争议，患者修复术后二尖瓣反流容易复发，并且不能很有效地延长寿命。继发性二尖瓣反流外科手术指征见表 21-2。

表 21-2　继发性重度二尖瓣反流外科主动脉瓣置换术指征

	推荐类别	证据等级
拟行冠状动脉旁路移植，左心室射血分数（LVEF）> 30% 的重度二尖瓣反流者，同期行二尖瓣手术	I	C
拟行冠状动脉旁路移植的中度二尖瓣反流者，同期行二尖瓣手术	I	C
症状性重度二尖瓣反流，LVEF < 30%，有存活心肌，适合再血管化治疗	II A	C
重度二尖瓣反流，LVEF < 30%，最佳药物治疗后仍有症状，合并症少，不适合再血管化治疗	II B	C

第二节　二尖瓣反流经皮介入治疗进展

近几年，随着二尖瓣瓣膜修复理念的不断更新以及介入相关技术和材料的发展，使得经皮二尖瓣修复及置换成为可能。经导管二尖瓣反流治疗是目前全球介入心脏病学最热门、发展最快的方向之一，各项技术层出不穷。

一、技术分类

二尖瓣反流介入治疗技术可以分为两类：一类是经导管二尖瓣修复术（transcatheter mitral valve repair，TMVR），另一类是经导管二尖瓣植入术（transcatheter mitral valve implantation，TMVI）。经导管二尖瓣修复术按技术原理可以分为以下几类：①经导管缘对缘二尖瓣修复术，以 MitraClip 为代表性；②经导管二尖瓣环成形术，包括直接瓣环成形术（代表产品：Cardioband）及间接瓣环成形术；③经导管二尖瓣人工腱索的植入（代表产品：NeoChord）；④心室瓣环重构术（iCoapsys）。另一类是经导管二尖瓣植入术，包括瓣中瓣、环中瓣、自体环中瓣及自体瓣中瓣技术。前三个技术中，人工瓣环或钙化的瓣环能起到径向支撑作用，使用目前的介入性主动脉瓣膜，可完成经导管二尖瓣植入手术，目前这三类技术也比较成熟。针对瓣环无明显钙化的自体二尖瓣反流患者（占二尖瓣病变患者的绝大多数）的自体瓣中瓣技术是真正意义上的经导管二尖瓣植入术。虽然经导管二尖瓣技术产品繁多（50 种以上），但大多数都是处于临床前阶段，部分产品进入临床试验后结果不佳未再跟进。目前只有 MitraClip、Carrillon、Mitralign、Cardioband 及 NeoChord 获得欧洲 CE 认证，而获得美国食物药物管理局（FDA）认证的只有 MitraClip。MitraClip 也是目前唯一在全世界得到广泛应用、商品化的二尖瓣介入治疗产品。

二、经导管二尖瓣修复术

（一）缘对缘对合技术

1. MitraClip 技术

截至目前，全球已经开展 70 000 余例，MitraClip

（Abbott，USA）手术，许多中心已经积累较多的手术经验。2012 年欧洲《心脏瓣膜疾病管理指南》[7]、2014 年美国《AHA/ACC 心脏瓣膜疾病患者管理指南》[8] 及 2017 年美国《AHA/ACC 心脏瓣膜疾病患者管理指南要点更新》[9]，把外科手术高危或禁忌（STS 评分＞8 分）、解剖合适、预期寿命超过 1 年的症状性重度原发性二尖瓣反流作为 MitraClip 适应证（推荐类别Ⅱ b，证据等级 B）。

MitraClip（图 21-1）的里程碑研究 EVEREST Ⅱ 研究[10] 入组 279 例二尖瓣反流患者，将患者按 2∶1 比例随机分入 MitraClip 组（n = 184）和外科二尖瓣手术组（n = 95）。有效终点为无死亡、无外科手术且二尖瓣反流 ≤ 2 +。12 个月时，MitraClip 组有效终点率为 55%，而外科手术组为 73%（P = 0.007）。而在安全终点方面，MitraClip 组不良事件发生率明显低于外科手术组（15% vs. 48%，P = 0.001）。两组在 NYHA 分级改善方面结果类似。该研究结论是 MitraClip 在改善二尖瓣反流方面劣于传统外科手术，但安全性更高，在改善临床终点方面两者效果类似。近期，EVEREST Ⅱ 研究 5 年随访结果发表[11]，MitraClip 组和外科手术组 5 年生存率没有差别（79.2% vs. 73.2%，P = 0.4），两组的 NYHA 心功能分级也无差别。MitraClip 组的有效终点率低于外科手术组（44.2% vs. 64.3%，P = 0.01），产

生的区别主要原因在于 MitraClip 组更多患者二尖瓣反流增加至 3 级以上（12.3% vs. 1.8%；P = 0.02），更多患者需要外科手术再次干预（27.9% vs. 8.9%；P = 0.003），这些有效终点事件大多数发生于术后 6 个月内，而术后 6 个月后两组有效终点事件再无差异。该研究为 MitraClip 的长期有效性提供了有力证据。

值得注意的是，EVEREST Ⅱ 研究完成于 2005—2008 年，那时候手术经验相对缺乏，一个非常重要的辅助技术三维超声心动图未被使用（仅用二维超声心动图），双夹子及多夹子技术也未被广泛采用，导致手术有效率（定义为出院前二尖瓣反流 ≤ 2 级）只有 77%。随着三维超声心动图及手术经验积累，目前 MitraClip 手术效果大大提高。美国上市后 MitraClip 研究显示，手术有效率高达 91.0%[12]。欧洲注册研究中，手术有效率高达 95.4%[13]。相对于目前其他瓣膜技术（包括经导管主动脉瓣置换术），MitraClip 最大的优点在于安全性高，美国上市后研究器械相关并发症发生率只有 1.4%。虽然目前 MitraClip 都在极高危患者中进行，极少有手术相关的死亡。

目前指南及 FDA 建议 MitraClip 用于原发性二尖瓣反流，但是越来越多的研究显示，MitraClip 用于功能性（继发性）二尖瓣反流效果也是良好的。关于 MitraClip 治疗功能性二尖瓣反流的大型临床试验 COAPT 显示[13]，MitraClip 可

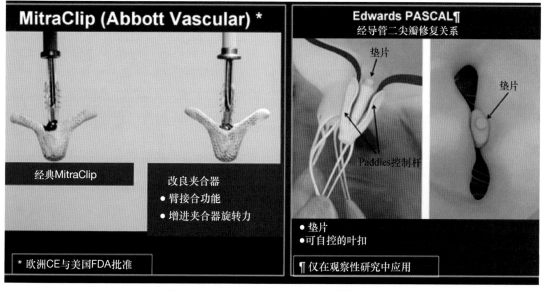

图 21-1　MitraClip 和 PASCAL 器械图示

以显著降低心力衰竭合并二尖瓣反流患者的死亡率。心力衰竭患者 1/3 会继发 3 级以上二尖瓣反流，因此，COAPT 研究即是二尖瓣领域的一个里程碑研究，也是心力衰竭领域的一个革命性研究。其结果不但证明 MitraClip 的有效性，也证明了介入治疗心力衰竭合并二尖瓣反流的有效性。更多同类研究如 RESHAPE-HF-2、MATTERHORN、EVOLVE-HF 研究正在进行中。目前指南建议 MitraClip 用于外科手术禁忌或高危患者（STS ＞ 8 分），而中危患者中进行的临床试验 HiRiDe（STS 评分 3 ～ 10 分）也在进行中。

2. PASCAL 技术

由爱德华公司研发的 PASCAL 系统技术原理同 MitraClip，也是经股静脉穿刺房间隔，使用夹子将二尖瓣夹成双孔（图 21-1）。它的夹合臂更宽、更长，且可以两边分别夹合，因此适用解剖范围可能更广，适应证可能更大，操作也会相对 MitraClip 容易。然而也是由于该器械夹合臂更宽、更长，导致二尖瓣狭窄的可能性也会明显增加。该系统目前已完成少量病例。

3. ValveClamp 技术

由上海捍宇医疗科技有限公司研发的器械 ValveClamp（图 21-2），相对上述器械，具有瓣膜捕获空间更大、手术操作更简便、输送系统更小（16 F）、型号更齐全等优点。其操作时间大大短于目前的其他经导管二尖瓣修复（TMVr）器械，

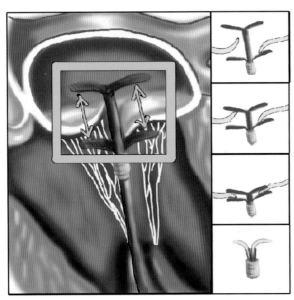

图 21-2　ValveClamp 原理示意图

其探索性临床试验已完成，结果显示该器械安全有效、操作方便。

（二）瓣环环缩技术

1. Mitralign 技术

Mitralign 系统（Mitralign，Inc.，Tewksbury，Massachusetts，USA）通过外周动脉将可调弯鞘管送达左心室，通过射频导丝穿刺二尖瓣瓣叶交界处瓣环到达左心房，沿射频导丝送入 2 个锚定垫片附着于瓣环上，通过收紧垫片之间的细绳可以拉近垫片，进而缩紧二尖瓣瓣环，必要时可以重复上述步骤，收紧多处的瓣环。Mitralign 系统于 2016 年 2 月获得欧洲 CE 认证。Mitralign 治疗的机制是瓣环环缩，对瓣叶或腱索损坏的二尖瓣反流无效，所以它只适合于继发性（功能性）二尖瓣反流。Mitralign 的 FIM 研究近期发表[14]，入选 71 例功能性二尖瓣反流患者，平均年龄（67.7±11.3）岁，左心室射血分数 34.0%±8.3%。手术有效率为 70.4%，8.9% 患者发生心脏压塞，30 天死亡率及脑卒中发生率均为 4.4%。6 个月超声心动图随访显示，受试者瓣环明显缩小，50% 的受试者二尖瓣反流减少，平均左心室内径缩小，6 min 步行距离及心功能分级改善。虽然该研究初步提示 Mitralign 治疗功能性二尖瓣反流是可行的，但是心脏压塞发生率较高（8.9%）、6 个月时的有效率相对较低（50%），提示该技术仍需要更多研究来支持。Mitralign 在三尖瓣反流方面可能更具前景[15]。近期，Mitralign 治疗三尖瓣反流的 SCOUT 研究发表，共入选 15 例三尖瓣反流患者，手术有效率为 80%，未出现严重手术并发症，30 天随访，患者三尖瓣反流明显减少，NYHA 分级及 6 min 步行距离得到改善。

2. Cardioband 技术

Cardioband 器械（Valtech Cardio，OrYehuda，Israel）是一种局部瓣膜成形环。通过静脉入路，穿刺房间隔从左心房达二尖瓣瓣环。术前应用计算机断层扫描（CT）评估瓣环尺寸，荧光镜检查指导传送导管，将该装置定位和放置在瓣环上，并应用一系列可复位的螺丝将环形条带固定在瓣环上。放置完后，在超声心动图指导下，将

二次校准工具穿过导线重新缩短环形条带从而缩小瓣的周长。其治疗的机制也是瓣环环缩，适合于继发性（功能性）二尖瓣反流。初步临床研究也是于近期发表的[16]，共入选 31 例功能性二尖瓣反流患者，平均年龄（71.8±6.9）岁。装置安装成功率为 100%，操作相关死亡率为 0%。1 个月随访时，患者瓣环明显缩小，二尖瓣反流 ≥ 3 级比例由术前的 77.4% 降至术后 1 个月时的 10.7%，而术后 7 个月时维持在 13.6%（P < 0.001）。NYHA 分级及 6 min 步行距离明显改善。

3. 其他技术

经冠状静脉窦间接进行二尖瓣环成形的 Carillon 系统虽然很早就完成初期临床研究（AMADEUS）[17]，并获得 CE 认证，但由于手术成功率较低、有压迫回旋支引起冠状动脉阻塞的风险，未在临床进一步推广。类似的 Monarc 系统虽然进行了 I 期临床试验（EVOLUTION I），但是由于同样的问题未进一步推进[18]。

（三）腱索植入技术

NeoChord 技术（Neochord, Inc., Minnetonka, Minnesota）原理是将人工腱索经心尖途径送入左心室，一端连接左心室心肌，另一端连接二尖瓣，形成人工腱索从而改善二尖瓣反流程度，适用于二尖瓣脱垂 / 连枷的患者。NeoChord 独立国际注册研究[19]纳入 247 例重度二尖瓣反流（≥ 3 级）患者，所有患者均是二尖瓣脱垂 / 连枷患者，平均植入 4 个腱索。操作成功率 97.6%，出院前手术有效率（二尖瓣反流 ≤ 2 级）87%，6 个月随访时有效率为 75%。目前数据显示，NeoChord 疗效较好，同时其安全性也很高，操作相关并发症发生率很低[20]。

四、经导管二尖瓣植入术

由于大多数二尖瓣反流患者的二尖瓣瓣环未明显钙化，所以用于经导管主动脉瓣置换的瓣膜并不能用于经导管二尖瓣植入术。用于这些患者的自体瓣中瓣手术才是真正意义上的经导管二尖瓣植入术，也是目前心血管介入治疗的研究热点之一。2012 年 6 月 12 日，丹麦哥本哈根 Rigshospitalet 大学附属医院完成了世界首例人体经导管二尖瓣植入术，植入的是 CardiAQ Valve Technologies 公司的 CardiAQ 瓣膜[21]。2014 年 3 月，首次植入 Edwards Lifesciences 公司的 Fortis 瓣膜的人体经导管二尖瓣植入术也获得成功。现约有 20 种经导管二尖瓣植入术应用的瓣膜正处于研发之中，其中 7 种已进入临床试验阶段。Abbott 公司的 Tendyne，Medtronic 公司的 Interpid，Neovasc 公司的 Tiara、Fortis 和 CardiAQ 这 5 种瓣膜较成熟且有早期临床研究结果[22]。

就现有临床数据来看，经导管二尖瓣植入术的效果并不尽如人意。在 2015 年经导管心血管治疗（transcatheter cardiovascular therapeutics，TCT）大会上公布的植入 Tendyne、Interpid、Tiara、Fortis 和 CardiAQ 瓣膜患者的术后 30 天死亡率为 25% ~ 38.5%。而在 2016 年 TCT 会议上公布的早期临床研究结果显示[22]，CardiAQ 瓣膜植入患者的术后 30 天死亡率高至 50%，Fortis 瓣膜植入患者的术后 30 天死亡率也达 38%，这 2 种瓣膜的临床试验面临被暂停可能。临床试验表现较好的是 Tendyne 瓣膜，不仅完成的植入患者例数最多，且手术成功率亦最高（93%），术后 30 天死亡率只有 4%[23]。相对于经导管二尖瓣修复术，经导管二尖瓣植入术面临更多的问题及挑战，原因在于二尖瓣复合体的解剖结构更为复杂，安全性方面也值得关注，经导管二尖瓣植入术距广泛用于临床还有较长距离，还面临诸多挑战。瓣膜血栓、瓣膜支架的耐磨性、左心室流出道梗阻等问题都是颇具挑战性的难题[24]。

五、小结与展望

MitraClip 由于其很高的安全性、较好的临床疗效以及较多的临床证据，目前在全世界范围内得到广泛的临床应用。但其临床证据还有待进一步增强，适应证有待进一步拓宽。其他二尖瓣修复技术 Cardioband 技术、NeoChord 技术、Mitralign 技术得到初步临床研究支持，也是较有前景技术，但仍需要严格的大型临床试验来证实。

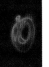
相对于经导管二尖瓣修复术，经导管二尖瓣植入术虽然有效性较高，但安全性值得关注。此外，研究显示二尖瓣修复更能保护患者左心室功能，二尖瓣修复的长期生存率高于二尖瓣置换；目前指南也指出，二尖瓣若能修复，宁选修复而非置换[25]。这方面也是经导管二尖瓣植入术发展的不利因素。然而，经导管二尖瓣植入术的技术仍在不断发展中，由于其有效性更高、复发率更低，其在功能性和缺血性二尖瓣反流方面[26]可能更具优势，但距广泛用于临床还有较长距离。

第三节　MitraClip 的适应证及操作要点

二尖瓣反流是一种常见的心脏瓣膜疾病。外科手术瓣膜修复或置换术被认为是该疾病的标准治疗方法，已被证实能缓解患者的症状及延长其寿命，但对功能性二尖瓣反流效果较差，特别是缺血性二尖瓣反流。近年来，在外科缘对缘二尖瓣修复技术的启发下，人们发明了经导管二尖瓣夹合术（MitraClip）。该技术是在全麻状态下，使用一个特制的二尖瓣夹合器，经股静脉进入、穿刺房间隔、进入左心房及左心室，在三维超声及X线透视引导下，使用二尖瓣夹合器夹住二尖瓣前、后叶的中部，使二尖瓣在收缩期由大的单孔变成小的双孔，从而减少二尖瓣反流。

一、适应证

2012 年《ESC/EACTS 心脏瓣膜疾病管理指南》提出[27]：对"心脏团队"判断为外科手术高危或禁忌、超声心动图显示解剖符合标准、预期寿命超过 1 年的症状性重度原发性二尖瓣反流可行 MitraClip 术（推荐类别 ⅡB；证据等级 C）。2017 ESC 指南推荐与之类似。2013 年，FDA 批准 MitraClip 可用于治疗二尖瓣外科手术禁忌、严重退行性二尖瓣反流、解剖合适、预期寿命超过 1 年的患者。

MitraClip 适应证具体标准可以参考 EVEREST Ⅱ试验[28]：①功能性或者器质性中重或重度二尖瓣（3＋至 4＋）反流；②患者具有症状，无症状者有心脏扩大、新发心房颤动或肺动脉高压等并发症；③左心室收缩末期内经≤ 55 mm、左心室射血分数（LVEF）> 25%，心功能稳定，可以平卧耐受心导管手术；④二尖瓣开放面积 > 4.0 cm^2（避免术后出现二尖瓣狭窄）；⑤二尖瓣初级腱索不能断裂（次级腱索断裂则不影响）；⑥前后瓣叶 A2、P2 处无钙化、无严重瓣中裂；⑦二尖瓣反流主要来源于 A2、P2 之间，而不是其他位置；⑧瓣膜解剖结构合适：对于功能性二尖瓣反流患者，二尖瓣关闭时，瓣尖接合长度大于 2 mm，瓣尖接合处相对于瓣环深度小于 11 mm（图 21-3 上）；对于二尖瓣脱垂呈连枷样改变者，连枷间隙小于 10 mm，连枷宽度小于 15 mm（图 21-3 下）。由于 MitraClip 大小有限（每个臂长 8 mm），如果瓣叶关闭时接合组织少，或两个瓣离得太远，MitraClip 两个臂将无法同时捕获 2 个瓣尖，也没有足够的瓣尖组织固定夹合器。所以患者术前行超声心动图检查，尽量满足第 8 条标准，以保证手术的成功。然而，以上标准特别是解剖学上标准随着手术经验积累会发生改变，目前研究显示，对于非中心性的二尖瓣反流，MitraClip 也能取得满意效果[29]。

二、操作要点

MitraClip 虽然比较安全，但操作难度较大、过程复杂。一般手术在全麻、经食管超声指导下进行。

患者平卧于手术台，常规消毒铺巾、全身静脉复合麻醉成功后，穿刺右股静脉、左股动脉、左股静脉，分别置入 6 F 动脉鞘。经左股静脉放置 6 F 漂浮导管于肺动脉主干，测量肺动脉压力。经股动脉放置 6 F 猪尾导管于主动脉根部，测量主动脉压力。血管造影机（DSA）机头取右前斜30°，在经食管超声引导下使用 SL1 房间隔穿刺鞘穿刺高位房间隔，成功后退出内鞘测量左心房压力。送入 Boston 0.035 英寸 260 cm 直头加硬导丝至左心房，退出房间隔穿刺鞘，使用扩张鞘扩张右股静脉入口，后在加硬导丝指引下将 24 F 输送鞘管送至左心房，退出内鞘。冲洗并检查预装载的二尖瓣夹合器（MitraClip）输送系统，DSA 机头取右前斜 30°，经 24 F 输送鞘将二尖瓣夹合器送至左心房，调节输送系统的弯度，使其末端指向二尖瓣口，且二尖瓣夹合器头端位于二个瓣叶开放洞口的中间位置。打开夹合器两个臂（成180°），在实时三维经食管超声心动图指引下旋转二尖瓣夹合器输送系统，使得二尖瓣夹合器与二尖瓣两个瓣叶开放的平面垂直，于心脏舒张期、二尖瓣打开时将二尖瓣夹合器送入心室。在经食管超声心动图引导下，缓慢回撤二尖瓣夹合器并调整其位置，使其头端位于 2 个瓣叶之间中间位置，稍收拢夹合器两个臂（成120°），继续缓慢回撤输送系统，当二尖瓣瓣尖都处在夹合器两个臂时，打开抓手（gripper）同时捕获二尖瓣两个瓣尖（图 21-4 AB）。使二尖瓣夹合器的两个臂向

中线夹拢（成 0°）并稳固地夹住二尖瓣两个瓣尖（图 21-4 CD）。经食管超声心动图确认二尖瓣夹合器固定良好，二尖瓣反流减轻。旋转 8 圈释放二尖瓣夹合器。测量主动脉、左心房压力。确认手术结果满意后，拔出鞘管。使用 PROGUIDE 血管缝合器封闭右股静脉，左股动脉、股静脉压迫止血。手术成功后将患者送回心内监护病房，预防性应用抗生素 2 天，阿司匹林、氯吡格雷负荷剂量后以常规剂量口服 1 个月。房间隔穿刺前使用肝素 2500 U，成功后再追加 5000 U。MitraClip 手术 X 线图像见图 21-5。

该手术操作难度较高，需要注意以下几点：①房间隔穿刺点要比常规穿刺点高。由于 MitraClip 输送系统末端的弯轴长度是固定的，要求房间隔穿刺点要距离二尖瓣瓣环平面 3.5 ～ 4.0 cm（超声心动图四腔心切面），才能保证输送系统末端能够于左心内充分打弯、旋转、进退。为了达到该要求，房间隔穿刺点需在经食管超声心动图引导下完成。②在心房打开二尖瓣夹合器时，在实时三维超声心动图引导下，从心房外科视野面看，使得二尖瓣夹合器与二尖瓣两个瓣叶开放的裂口垂直，并使用调弯系统夹合器头端位于两个瓣叶开

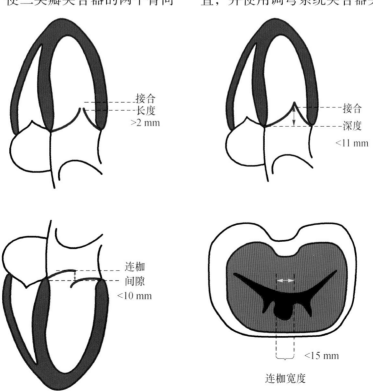

图 21-3　MitraClip 超声心动图的解剖入选标准

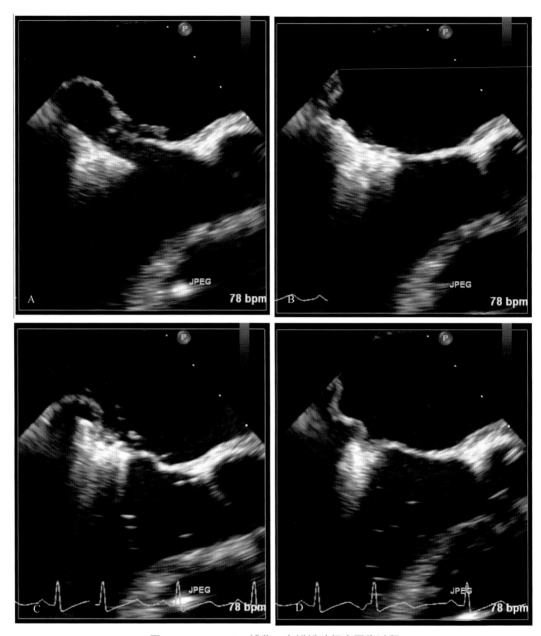

图 21-4　MitraClip 捕获二尖瓣瓣叶超声图像过程

上图中，未关闭夹子及双臂，两个瓣叶贴在双臂上。**A** 为二尖瓣关闭时，**B** 为二尖瓣开放时。这种情况下，应该迅速关闭 MitraClip 夹子及双臂，捕获双瓣，捕获后效果如下列图：**C** 为二尖瓣关闭时，**D** 为二尖瓣开放时

放洞口的中间位置，于心脏舒张期、二尖瓣打开时将夹合器送入左心室。此后应固定好输送系统，使得夹合器一般不再产生轴向转动，但可以水平移动或进退，这样才可以保证两个臂垂直于瓣叶，并可更多地、更稳固地夹住瓣叶组织。③在经食管超声心动图引导下，缓慢回撤夹合器并调整其位置，使其头端位于两个瓣叶之间中间位置，继续缓慢回撤输送系统，当夹合器两个臂同时捕获二尖瓣两个瓣尖时，旋转夹拢系统，使得夹合器

的两个臂向中线夹拢并稳固地夹住二尖瓣两个瓣尖。此过程经食管超声心动图应该使用三维心脏超声 X 平面，使得在三腔心切面，夹子呈 V 字形展开；而在两腔心切面，夹子呈线性；并且在这两个切面，夹子均位于瓣膜中央。此步骤是该手术最核心也是最有难度的步骤。操作一定要耐心、精细，才能使得夹合器的两个臂同时捕获二尖瓣两个瓣尖。要精细调整调弯系统及移动、转动输送系统，使得其头端位于两个瓣叶正中间位置。

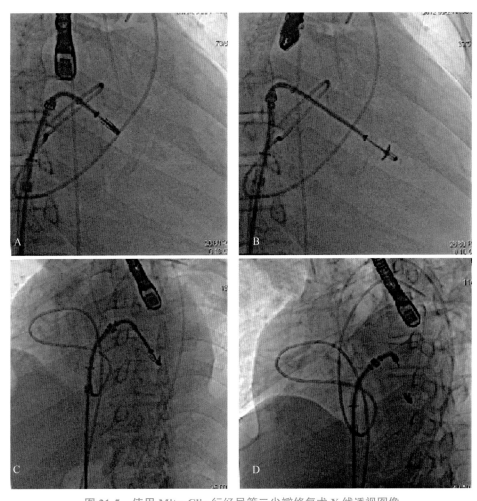

图 21-5 使用 MitraClip 行经导管二尖瓣修复术 X 线透视图像

A. 将夹合器送至左心房；**B**. 打开夹合器至 180° 并将之送至左心室；**C**. 夹合器已捕获二尖瓣瓣尖（双臂关闭至 60°）；**D**. 释放夹合器

如果反复尝试，仍不能捕获瓣尖，可能是夹合器与瓣叶开放平面不够垂直。可以收拢夹合器的两个臂，回撤输送系统，在左心房重新打开夹合器，依上述步骤重新将夹合器送入左心室，捕获瓣尖。④该手术非常依赖于超声心动图。在术前患者的筛选及术中手术指引及术后效果的评估各方面，超声心动图都不可或缺。特别是术中，需要实时三维经食管超声心动图的指引。技术娴熟的超声医师、性能良好的超声机器是手术成功的重要保证。

参考文献

[1] Jones EC，Devereux RB，Roman MJ，et al. Prevalence and correlates of mitral regurgitation in a population-based sample（the Strong Heart study）. Am J Cardiol，2001，87：298-304.

[2] Nkomo VT，Gardin JM，Skelton TN，et al. Burden of valvular heart diseases：a population-based study. Lancet，2006，368：1005-1011.

[3] Li J，Pan W，Yin Y，et al.Prevalence and correlates of mitral regurgitation in the current era：an echocardiography study of a Chinese patient population. Acta Cardiol，2016，71：55-60.

[4] Gertz ZM，Raina A，Saghy L，et al. Evidence of atrial functional mitral regurgitation due to atrial fibrillation：reversal with arrhythmia control. J Am Coll Cardiol，2011，58：1474-1481.

[5] 潘文志，周达新，葛均波. 经导管缘对缘二尖瓣修复术的研究进展. 中国医学前沿杂志（电子版），2012，4：14-18.

[6] Baumgartner H，Falk V，Bax JJ，et al. ESC Scientific Document Group. 2017 ESC/EACTS Guidelines for the management of valvular heart disease. Eur Heart J，2017，38：2739-2791.

[7] Vahanian A，Alfieri O，Andreotti F，et al. Guidelines

on the management of valvular heart disease（version 2012）：The Joint Task Force on the Management of Valvular Heart Disease of the European Society of Cardiology（ESC）and the European Association for Cardio-Thoracic Surgery（EACTS）. Eur Heart J, 2012, 33：2451-2496.

[8] Nishimura RA, Otto CM, Bonow RO, et al. 2014 AHA/ACC guideline for the management of patients with valvular heart disease：executive summary：a report of the American College of Cardiology/American Heart Association Task Force on Practice Guidelines. J Am Coll Cardiol, 2014, 63：2438-2488.

[9] Nishimura RA, Otto CM, Bonow RO, et al. 2017 AHA/ACC Focused Update of the 2014 AHA/ACC Guideline for the Management of Patients With Valvular Heart Disease：A Report of the American College of Cardiology/American Heart Association Task Force on Clinical Practice Guidelines.J Am Coll Cardiol, 2017 Mar 10. pii：S0735-1097（17）36019-9.

[10] Feldman T, Foster E, Glower DD, et al; EVEREST Ⅱ Investigators.Percutaneous repair or surgery for mitral regurgitation. N Engl J Med, 2011, 364：1395-1406.

[11] Feldman T, Kar S, Elmariah S, et al. Randomized Comparison of Percutaneous Repair and Surgery for Mitral Regurgitation：5-Year Results of EVEREST Ⅱ. J Am Coll Cardiol, 2015, 66：2844-2854.

[12] Sorajja P, Mack M, Vemulapalli S, et al. Initial experience with commercial transcatheter mitral valve repair in the United States. J Am Coll Cardiol, 2016, 67：1129-1140.

[13] Nickenig G, Estevez-Loureiro R, Franzen O, at al. Percutaneous mitral valve edge-to-edge repair：in-hospital results and 1-year follow-up of 628 patients of the 2011—2012 Pilot European Sentinel Registry. J Am Coll Cardiol, 2014, 64：875-884.

[14] Stone GW, Lindenfeld J, Abraham WT, et al. Transcatheter mitral-valve repair in patients with heart failure. N Engl J Med, 2018, 379：2307-2318.

[15] Nickenig G, Schueler R, Dager A, et al. Treatment of Chronic Functional Mitral Valve Regurgitation With a Percutaneous Annuloplasty System. J Am Coll Cardiol, 2016, 67：2927-2936.

[16] Hahn RT, Meduri CU, Davidson CJ, et al. Early feasibility study of a transcatheter tricuspid valve annuloplasty：SCOUT trial 30-day results. J Am Coll Cardiol, 2017, 69：1795-1806.

[17] Nickenig G, Hammerstingl C, Schueler R, et al. Transcatheter mitral annuloplasty in chronic functional mitral regurgitation：6-month results with the Cardioband percutaneous mitral repair system. JACC Cardiovasc Interv, 2016, 9：2039-2047.

[18] Schofer J, Siminiak T, Haude M, et al. Percutaneous mitral annuloplasty for functional mitral regurgitation：results of the CARILLON mitral annuloplasty device European Union Study. Circulation, 2009, 120：326-333.

[19] Harnek J, Webb JG, Kuck KH, et al. Transcatheter implantation of the MONARC coronary sinus device for mitral regurgitation：1-year results from the EVOLUTION phase I study（Clinical Evaluation of the Edwards Lifesciences Percutaneous Mitral Annuloplasty System for the Treatment of Mitral Regurgitation）. JACC Cardiovasc Interv, 2011, 4：115-122.

[20] Colli A, Manzan E, Aidietis A, et al. An early European experience with transapical off-pump mitral valve repair with NeoChord implantation. Eur J Cardiothorac Surg, 2018, 54：460-466.

[21] Colli A, Manzan E, Zucchetta F, et al. Transapical off-pump mitral valve repair with Neochord implantation：Early clinical results. Int J Cardiol, 2016, 204：23-28.

[22] Sondergaard L. CardiAQ program update：featuring the world's first successful transcatheter mitral valve implant [abstract]. Presented at the Transcatheter Cardiovascular Therapeutics annual meeting; October 22-26, 2012; Miami, Florida. https://www.tctmd.com/sites/default/files/efs/public/2012-10/114961.

[23] Stone GW. Transcatheter mitral repair and replacement：State-of-the Art 2016. Presented at the Transcatheter Valve Therapies annual meeting 2016. https://www.tctmd.com/sites/default/files/efs/public/2016-10/135565.

[24] Lazam S, Vanoverschelde JL, Tribouilloy C, et al. Twenty-year outcome after mitral repair versus replacement for severe degenerative mitral regurgitation：Analysis of a large, prospective, multicenter, International Registry. Circulation, 2017, 135：410-422.

[25] 潘文志，周达新，葛均波. 经导管二尖瓣置换术的应用现状与展望. 上海医药, 2017, 38：11-15.

[26] Goldstein D, Moskowitz AJ, Gelijns AC, et al. Two-year outcomes of surgical treatment of severe ischemic mitral regurgitation. N Engl J Med, 2016, 374：344-353.

[27] Vahanian A, Alfieri O, Andreotti F, et al. Guidelines on the management of valvular heart disease（version 2012）：The Joint Task Force on the Management

of Valvular Heart Disease of the European Society of Cardiology（ESC）and the European Association for Cardio-Thoracic Surgery（EACTS）. Eur Heart J, 2012, 33: 2451-2496.

［28］Mauri L, Garg P, Massaro JM, et al. The EVEREST Ⅱ Trial: design and rationale for a randomized study of the evolve mitraclip system compared with mitral valve surgery for mitral regurgitation. Am Heart J, 2010, 160: 23-29.

［29］Estévez-Loureiro R, Franzen O, Winter R, et al. Echocardio-graphic and clinical outcomes of central versus noncentral percutaneous edge-to-edge repair of degenerative mitral regurgitation. J Am Coll Cardiol, 2013, 62: 2370-2377.

22 经皮介入治疗三尖瓣反流

（王琦光）

三尖瓣反流（tricuspid regurgitation）又称"三尖瓣关闭不全"或"三尖瓣闭锁不全"（tricuspid valve insufficiency）。单纯三尖瓣反流少见；多因为三尖瓣病变或腱索病变，或三尖瓣环扩张，使三尖瓣关闭不严，当右心室收缩时，右心室血液反流到右心房，引起右心房压升高，静脉压升高，继而导致肝大、腹水、水肿等临床表现，严重时可发生心力衰竭。

三尖瓣反流常分为器质性（原发性）和功能性（继发性）两大类：前者多由风湿热引起，常伴二尖瓣病变；后者常因某种原因致使右心室显著扩大，三尖瓣环扩张或瓣叶对合不良致三尖瓣反流。功能性三尖瓣反流（functional tricuspid regurgitation）普遍存在于健康人群和器质性心脏病患者中，占所有三尖瓣反流的 80% ~ 85%[1]。

三尖瓣反流根据原发病因性质和心力衰竭严重程度而决定预后和治疗方案。器质性三尖瓣反流，一般都需手术治疗。病变轻者可行瓣环成形术，常见三尖瓣成形术有 3 种：瓣环缝缩术、DeVega 术、Carpentier 环固定术；病变较重者应行瓣膜替换术。

随着介入技术的进步与介入器械的发展，三尖瓣反流可通过介入方法进行治疗，特别是功能性三尖瓣反流，本章将重点介绍经皮介入治疗三尖瓣反流。

一、三尖瓣解剖结构

（一）三尖瓣结构

三尖瓣也称为右房室瓣，位于右心房和右心室之间。三尖瓣在结构和功能上形成一复合体，包括瓣环、瓣叶、腱索和乳头肌。三尖瓣的启闭运动是一个动态且复杂的过程，需要瓣叶、乳头肌及腱索的相互配合。三尖瓣瓣环是瓣叶的附着缘，平面整体呈"D"字形，由纤维结缔组织构成，可随右心室腔扩大而扩大。三尖瓣共有 3 个瓣叶，分别为前瓣、后瓣及隔瓣。瓣叶固定在三尖瓣瓣环上，每 2 个瓣叶之间分别由前后瓣联合、前间隔瓣联合以及后间隔瓣联合连接，3 个瓣叶之间形成一个交接区。Aktas 发现乳头肌数量变异较大，右心室内最少有两组，最多有九组[2]。三尖瓣复合体中通常包含 3 组乳头肌，分别是前乳头肌、后乳头肌及可变异乳头肌，大约有 25 条腱索将 3 个瓣叶锚定在前乳头肌和后乳头肌上，前乳头肌发出腱索固定前瓣与后瓣，后乳头肌发出腱索固定后瓣与隔瓣，此外有部分腱索直接从可变异组后乳头肌发出，对于隔瓣起到额外的固定作用。与二尖瓣相比，三尖瓣开孔更大，瓣叶更薄、更透明。

（二）三尖瓣瓣环

三尖瓣瓣环是右心房室口纤维结缔组织构成的"环"，又称右房室环；包括：①瓣膜附于室间隔膜部的附着线和②瓣膜附于右纤维三角的右侧面处；③右纤维三角向前后分别伸出半环形叉状鞭样的纤维弹力组织束，即冠状丝；与④两冠状丝尖端间冠状沟深部薄弱的结缔组织四个部分。三尖瓣环周长为 104.97 mm±12.84 mm；面积为 924.83 mm²± 205.93 mm²。

Yacoub 等[3] 证明三尖瓣是形状复杂的三维结构，并不是平面环形构型。三尖瓣环附着到相应的心房-心室肌内，三尖瓣瓣叶附着在瓣环之上，更接近心脏右纤维三角和室间隔膜部。三尖瓣环同时与冠状窦、Todara腱共同构成Koch三角，是心脏外科手术中的重要解剖结构。

（三）三尖瓣叶

三尖瓣的三个瓣叶呈帆状，大小不同，前叶最大，从圆锥动脉区域向下延伸到右心室下、侧壁，隔叶附着在右心室间隔的肌部、膜部，后叶最小，附着在三尖瓣环后下部分。有时可见四个瓣叶，后瓣分开或附加一个瓣叶，形成四个瓣叶。三尖瓣叶边缘呈拱廊样结构，并连接到腱索上，三尖瓣叶的关闭靠每一瓣叶相互接触来完成，三尖瓣下装置防止收缩期三尖瓣叶向心房侧翻转。三尖瓣叶面积为$1310.23 \text{ mm}^2 \pm 196.26 \text{ mm}^2$；三尖瓣与三尖瓣环面积比均值为$1.45 \pm 0.23$。三尖瓣叶由纤维骨架和表面单层内皮细胞组成，单层内皮细胞部分相互重叠或呈"瓦"样交叠，推测这种结构在舒张期最大延伸情况下，能保持瓣叶结构完整性。瓣叶纤维层由密集的胶原纤维平行排列形成坚实平面。Marron等[4]研究表明，人类三尖瓣叶分布有神经纤维，推测在三尖瓣运动中扮演重要角色。

（四）三尖瓣腱索

三尖瓣腱索是由心内膜胶原纤维构成的束，数量、排列不像二尖瓣腱索那样固定而存在变异性，几条腱索支撑着隔叶并直接附着在心室内膈面，腱索之间也相互连接而形成交叉。三尖瓣上附着的腱索条数为（27.15 ± 5.98）条，腱索密度为每平方毫米（2.125 ± 0.57）条。有研究表明三尖瓣腱索由胶原质构成的网状纤维组成，与腱索长轴平行，保证了三尖瓣稳定。右心房黏液瘤患者腱索网状纤维排列异常，导致稳定性减低，提示可能出现三尖瓣腱索断裂而导致三尖瓣反流。

（五）三尖瓣与传导系统的关系

三尖瓣环与心内传导系统关系密切，房室结位于Koch三角顶点，在中心纤维体膜部间隔的瓣环附近。介入操作与外科手术中应注意房室结定位和预防传导系统损伤[5]。

二、三尖瓣反流病因

三尖瓣反流病因主要包括器质性（原发性）和功能性（继发性）两大类（表22-1）。器质性三尖瓣反流又称为原发性三尖瓣反流，为瓣膜原发性器质改变，在所有重度三尖瓣反流中所占比例仅为$8\% \sim 10\%$。功能性三尖瓣反流也称为继发性三尖瓣反流，是继发于右心房病变、右心室型心肌病致右心功能障碍、右心室心肌梗死、左心瓣膜疾病、先天性心脏病等疾病的三尖瓣病变[6]。Carpentier等[7]报道150例三尖瓣疾患中功能性三尖瓣反流105例，器质性三尖瓣反流仅42例。

功能性较器质性三尖瓣反流更为常见，多继发于导致右心室扩张的病变，由于右心室扩张致瓣环扩大引起收缩时瓣叶对合不良，多见于伴右心室收缩压增高或肺动脉高压的心脏病，如风湿性二尖瓣疾病（二尖瓣狭窄和关闭不全）、先天性心脏病（肺动脉瓣狭窄、艾森门格综合征）、肺源性心脏病与特发性肺动脉高压、肺动脉瓣或漏斗部狭窄、右心室心肌梗死等。

器质性三尖瓣反流较少见，包括：三尖瓣下移畸形（Ebstein畸形）及共同房室通道、三尖瓣脱垂、风湿性心脏病与感染性心内膜炎侵袭三尖瓣、冠状动脉病变致三尖瓣乳头肌功能不全、类癌综合征、外伤、心内膜心肌纤维化等（表22-1）。

表22-1　三尖瓣反流病因	
分类	**病因**
器质性（原发性）	风湿热
	黏液样变性
	Ebstein畸形
	心内膜炎
	创伤性
	医源性（起搏电极、右心室心内膜活检）
	类癌样病变
	心内膜纤维化
功能性（继发性）	左右心室或瓣膜病变所致肺动脉高压
	下壁心肌梗死或房间隔缺损引起右心室扩张
	慢性阻塞性肺疾病伴肺动脉高压（如肺源性心脏病）
	特发性肺动脉高压
	右心房黏液瘤

（一）器质性三尖瓣反流

1. 风湿性心脏病三尖瓣病变

风湿热比较少见，但可直接侵犯三尖瓣，引起瓣叶或腱索瘢痕蜷缩，活动受限，发生瓣叶关闭不全或狭窄。

2. 感染性心内膜炎

感染性心内膜炎可侵害三尖瓣膜，出现瓣叶破坏、穿孔等病理改变，导致三尖瓣反流。感染性心内膜炎可以因外周身体感染出现菌血症，感染三尖瓣，或静脉注射毒品或右心系统长期留置深静脉置管而引起。

3. 三尖瓣下移畸形

三尖瓣下移畸形是先天性三尖瓣发育异常，亦称为 Ebstein 畸形。三尖瓣瓣叶在形状、位置以及大小上高度异常，活动度受限，由于存在异常腱索，以及瓣叶的游离缘频繁接触右心室心肌，引起瓣叶狭窄和瓣叶开口方向异常。手术矫治的重点在于纠正隔瓣和后瓣叶附着处向右室面的下移与消除房化心室，近年来主张利用前上瓣重建一单瓣叶瓣膜，此时，前上瓣具有大的帆状结构有足够的组织进行修复。Carpentier 等[7] 提倡的折叠房化右室，其好处在于减小瓣环和房化心室的大小，但有可能伤及右冠状动脉，通过术前仔细辨认右冠状动脉可避免，Ebstein 畸形只有当存在明显的血流动力学异常时才需手术处理，因为轻度三尖瓣反流的患者可以很好地耐受。

4. 先天性三尖瓣反流

先天性三尖瓣反流比较罕见，可为其他心脏先天性畸形（如室间隔缺损、法洛四联症、肺动脉闭锁、右心室双出口、肺动脉狭窄、部分心内膜垫缺损）等合并三尖瓣反流。

5. 右心房肿瘤

右心房肿瘤瘤体常脱入右心室，造成三尖瓣反流，多见右心房黏液瘤。

6. 心脏手术后出现三尖瓣反流

三尖瓣疾病手术及其他瓣膜手术，特别是右心系统梗阻性疾病纠治后的获得性三尖瓣反流，这种情况下的三尖瓣反流通常因为右心室扩张引起的三尖瓣瓣环扩大而引起。

7. 老年人三尖瓣脱垂

多由退行性变和右心室心肌缺血引起，且三尖瓣脱垂多为轻-中度为主。

（二）功能性三尖瓣反流

1. 风湿性心脏病

左心瓣膜疾病功能性三尖瓣反流最常见的原因是右心室扩张所致三尖瓣环扩张，而非三尖瓣本身的病变，多见于左心瓣膜的风湿性疾病（如二尖瓣狭窄和关闭不全），这种三尖瓣反流可发生在二尖瓣手术前或手术后。虽然理论上功能性三尖瓣反流严重程度在二尖瓣手术治疗后可得到缓解，但实际情况并不总是如此。有效的二尖瓣手术治疗后，很多患者的功能性三尖瓣反流还可能残留甚至进行性加重，肺动脉压可以完全或部分正常，这种情况下的三尖瓣反流往往影响临床的病程和预后。对于功能性三尖瓣反流外科修复指征可以通过临床症状或影像学方法得以确定，包括三尖瓣瓣环尺寸指数（> 2.1cm/m^2），右心射血分数（EF < 25%）。三尖瓣瓣环修复包括使用环、带或缝线进行瓣环成形，这些方法通常有效，并且不增加手术风险。相反，二尖瓣术后单纯性三尖瓣反流修复手术，无论是残余或复发，其手术风险均相当高（手术死亡率高达8.8%）。

2. 肺动脉高压

重度肺动脉高压可致右心室后负荷加重，造成右心室腔扩大而致相对性三尖瓣反流，右心室扩大越明显，三尖瓣反流越重；也可见于肺源性心脏病、甲状腺功能亢进、肝硬化等。

三、三尖瓣反流的病理解剖

从右心房看三尖瓣，呈 D 字形，隔瓣附着在 D 字形瓣环直边上，覆盖着室间隔，对隔瓣起支撑作用的腱索沿其两端垂直发出，分别附着于室间隔的圆锥部和小梁部，三尖瓣弧形部分附着于右心室游离壁上，沿室间隔圆锥部延伸到小梁部。弧形的瓣叶被小裂隙分割出扇贝状部分，分成前瓣和后瓣，也有部分人没有小裂隙，使得三尖瓣外观上像二尖瓣形态。三尖瓣瓣环也是个复杂的动力学结构，在心动周期中其大小和形状会规律性改变，这种变换主要表现在前瓣环和后瓣环。左心系统瓣膜疾病引起肺动脉压增高，造成右心室和三尖瓣瓣环的扩大或功能障碍，引起继发性三尖瓣反流，术中见三尖瓣瓣环扩大。解剖学研究表明有 5/6 的患者瓣环扩张出现于前瓣环和后瓣环附近。其实三尖瓣的功能结构和二尖瓣类似，如把解剖上的前瓣和后瓣看成是具有活动性的"前瓣叶"，隔瓣就相当于"后瓣叶"，有时可以根据具体情况使三尖瓣变为"二瓣化"的结构，这也是 Key 成形方法的原理所在。

研究表明，三尖瓣环扩大在三尖瓣叶中并不相等，后瓣受累程度最大，可较正常增大 80%，前瓣较小，可增大 40%，隔瓣最小，可增大 10%。瓣环扩大常累及瓣环交界处，前瓣、后瓣交界和后瓣、隔瓣受累其平均扩大 30%，而前瓣、隔瓣受累则扩大 20%。同时 3 个交界处在三尖瓣环扩大时也有不同程度的扩大。

四、三尖瓣反流的病理生理

三尖瓣口径在 4 个瓣膜中最大，成年人瓣口面积大约 10.5 cm^2，直径为 36 mm±4.5 mm，在充血性心力衰竭患者中，三尖瓣环直径可增加到 40～45 mm。三尖瓣反流时收缩期血流从右心室反流入右心房，导致右心房容量和压力增加，造成右心房扩大，压力升高，静脉血液回流障碍。由于右心室负荷增加，代偿而肥厚，容易发生右心衰竭。当右心房平均压超过 10 mmHg 时，体静脉压力随之上升，常引起肝大、周围性水肿和腹水。三尖瓣反流引起右侧心脏的病理生理变化与二尖瓣关闭不全对左侧心脏的影响相似，但代偿期较长；若病情逐渐进展，使右心室舒张末期容量增多，右心室的舒张期充盈压力增高，加重右心负荷，最终可导致右心室和右心房肥大，右心衰竭。

在器质性三尖瓣反流中，右心室收缩压基本正常，即使在严重三尖瓣反流时，房室间压差仍

较小，血液呈低速反流，很少产生涡流，收缩期杂音柔和、短促。在功能性三尖瓣反流中大多有肺动脉高压，右心室收缩压也高，收缩期血液反流速度快，房室压差较大，反流呈高速射流，并且呈涡流状况，产生的杂音粗糙，占据全收缩期。研究表明，器质性三尖瓣反流时，肺动脉压往往＜ 40 mmHg，功能性三尖瓣反流时，肺动脉压＞ 60 mmHg。功能性三尖瓣反流程度与肺动脉和右心室高压关系密切，显著肺动脉高压引起者，病情发展较快。当肺动脉和右心室压力下降，三尖瓣反流可减轻或消失。

五、三尖瓣反流的临床表现

（一）症状

三尖瓣反流症状与反流程度有关，合并肺动脉高压时，可出现心排血量减少和体循环淤血的症状。三尖瓣反流合并二尖瓣疾病患者，肺淤血症状可由于三尖瓣反流的发展而减轻，但乏力和其他心排血量减少的症状更重。轻度三尖瓣反流，临床症状不明显；中度三尖瓣反流可出现疲乏、纳差，偶有劳力性心悸、气促等轻度症状；重度三尖瓣反流症状较明显，表现为易疲乏，可有明显劳力性心悸、气促，甚至出现劳力性呼吸困难；肝淤血致右季肋区、右上腹胀痛；胃肠道淤血致腹部膨胀、食欲减退、消化不良，甚至恶心、呕吐；部分患者可有轻度黄疸。

（二）体征

1. 心脏体征

弥漫右心室搏动，心界向右扩大，右心室搏动呈高动力冲击感。胸骨左缘第 3～5 肋间闻及局限性高调、吹风样全收缩期杂音，深吸气末时因回心血量增加可使杂音增强（Carvallo 征），呼气时减弱。右心容量负荷达到极点后，杂音不再随吸气而增强，故 Carvallo 征可以阴性。偶可在剑突区最响，当右心室明显增大致心脏转位时此杂音可位于心尖区。有肺动脉高压时，肺动脉瓣第二心音增强、亢进，常可闻及右心室第三心音

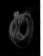

奔马律。三尖瓣反流重度时在胸骨左缘的第三心音之后偶可闻及一短促的舒张期隆隆样杂音。三尖瓣脱垂有收缩期喀喇音。

病变明显时颈静脉怒张，有时可有颈、头部静脉搏动感觉。颈静脉扩张伴明显的收缩期搏动（"v"波增大伴"y"下降快速），吸气时增强，反流严重者伴颈静脉收缩期震颤和杂音。由于收缩期反流入右心房的血液搏动可传导到头颈静脉，因此，有颈部搏动感，特别在体力劳动或情绪激动时更为明显，有时可有眼球搏动。

2. 其他体征

肝颈静脉回流征阳性，肝大，下肢水肿，心包积液，胸腔积液，腹水，巩膜及皮肤黄染等；肝有收缩期搏动，如肝长期淤血而致硬化，反而不再有搏动，或有腹部静脉搏动感。

（三）辅助检查

1. 心电图

心电图基本表现为右心房肥大，P波高尖宽大。右心室肥厚，甚至心肌劳损。有不完全性右束支传导阻滞，V_1导联呈QR型。多伴有房性心律失常，如房性期前收缩、心房颤动和心房扑动。

2. 胸部X线检查

基本表现可见心影增大，以右心室、右心房增大为主。心脏右缘凸出，同时伴有其他瓣膜病变造成的改变。右心房压升高者，可见奇静脉扩张和胸腔积液；有腹腔积液者，横膈上抬。透视下右心缘搏动增强或有收缩期扩张波，为三尖瓣反流指征。

3. 心导管检查

右心房压力波形的V波突出，y降支变陡，在吸气时更为明显。右心房压力波形与右心室压力波形相似，仅振幅较小，称为右心室化的右心房压，是重度三尖瓣反流的表现。

4. 心血管造影检查

右心室造影可显示三尖瓣反流及其程度。但由于心导管跨过三尖瓣，有潜在假阳性。三尖瓣反流的诊断，应包括对反流程度的了解。过去用右心室造影作为诊断可疑病例和估计反流程度的手段。

5. 超声心动图检查

（1）二维超声心动图：可直接观察三尖瓣形态结构，有无增厚、钙化、穿孔、脱垂及其病变程度，有助于分辨功能性和器质性病变，并可测量三尖瓣环大小。三尖瓣环测量对于指导临床工作具有重要意义。在心尖四腔心切面中于舒张期测量，三尖瓣瓣环直径＞40 mm或＞21 mm/m²被定义为三尖瓣瓣环显著扩张[8]。三尖瓣环扩张，可出现严重的三尖瓣反流，三尖瓣瓣叶结合点与瓣环平面之间距离（tethering距离）会扩大，ESC推荐tethering距离＞8 mm提示重度三尖瓣反流。间接超声心动图表现包括右心室、右心房增大，上、下腔静脉增宽及搏动减弱。

（2）彩色多普勒显像技术：彩色多普勒显像技术在二维图像的基础上提供了血流的方向和速度，超声心动图中主要用于评价瓣膜反流程度，能较为直观且实时地显示心脏血流状态。该技术评价瓣膜反流的指标主要包括反流束高度、反流面积、反流量、流颈宽度及近端等速表面积等。通常情况下，瓣膜反流束进入心房越深，反流程度就越大。对于三尖瓣反流，Miyatake等[9]根据心尖四腔心切面上测量反流束进入右心房的高度进行分级，也可通过测量三尖瓣反流束面积进行分级（表22-2）。Lambertz等[10]根据测量三尖瓣最大反流束面积与右心房比值对三尖瓣反流严重程度进行分级：＜20%为轻度，20%～40%为中度，＞40%为重度。流颈是指反流束在反流口或刚过反流口处的最窄节段。流颈宽度＜1 cm，需精准测量。无论是二尖瓣还是三尖瓣，瓣膜反流流颈宽度＞7 mm均提示重度反流，＜3 mm时提示轻度反流。瓣膜反流时血流通过反流口的流速是显著加快的，当反流速度超过超声仪器所设定的Nyquist极限范围后会出现彩色信号反转，此

表 22-2　三尖瓣反流程度分级

三尖瓣反流程度	反流束高度（cm）	反流束面积（cm²）
1 +	＜ 1.5	＜ 2
2 +	1.5 ～ 3.0	2 ～ 4
3 +	3.0 ～ 4.5	4 ～ 10
4 +	＞ 4.5	＞ 10

时围绕反流口会出现红蓝交界的半球形血流加速区，即近端等速表面积（proximal isovelocity surface area，PISA），在此半球形的红蓝血流信号交界处血流流速即为仪器所设定的 Nyquist 极限速度。ESC 指南推荐 PISA 区半径＞9 mm 提示重度反流。近端血流会聚区的血流流量即反流流量为半球形面积与 Nyquist 极限速度的乘积。利用这一血流量，结合连续多普勒测量得来的最大反流速度，可计算瞬时反流口面积（EROA）。ESC 指南推荐 EROA ＞ 0.4 cm^2 时为重度反流，＜ 0.2 cm^2 时为轻度反流[11]。

脉冲多普勒技术：还可以通过二维超声与脉冲多普勒技术结合测量心腔内两点的心排血量来计算反流每搏量。反流每搏量为通过反流瓣膜的前向总每搏量与通过正常瓣膜的前向每搏量的差值。ESC 指南推荐反流每搏量＞ 45 ml 提示重度三尖瓣反流。另外，重度三尖瓣反流可影响三尖瓣口的 E 峰峰值，ESC 指南推荐 E 峰峰值＞ 1 m/s 提示重度反流[11]。

连续多普勒技术：连续多普勒主要用于测定快速血流的速度，当右心室压力升高时，轻度三尖瓣反流可能会出现极高的反流速度。连续多普勒用于三尖瓣反流测定能提供反流信号强度及反流曲线的特点，轻度三尖瓣反流的反流曲线类似抛物线，重度三尖瓣反流则出现早期峰值和三角形的流速曲线。

（3）三维超声心动图：实时三维超声心动图能够实时立体地显示瓣膜的结构，可以提供更全面的三尖瓣膜形态、结构病变的信息[12]。并能更准确地测量偏心性反流，还能进行三维重建，计算心脏各项功能参数，可以测定右心室容量及右心室射血分数，从而准确评估右心室功能。三维超声心动图较二维超声能更准确地测量三尖瓣反流容积及右心房容积，以三尖瓣最大反流容积与右心房容积的三维比值评估反流程度可能更合理，利用实时三维超声心动图测量反流流颈面积及反流流颈面积与右心房面积的比值来定量评价三尖瓣反流具有较高的准确性。美国超声心动图协会（ASE）提出无论是经胸还是经食管三维超声心动图，协助三尖瓣疾病的诊断均有较大

的可取性。

六、三尖瓣反流的介入治疗

研究表明中重度三尖瓣反流是引起患者死亡的独立危险因素。外科三尖瓣环成形术是治疗三尖瓣反流的主要方法，近年来，随着介入心脏病学的发展，越来越多的心脏瓣膜疾病可以通过介入治疗得以纠正，给外科手术高风险患者提供了新的选择方案。介入技术在三尖瓣疾病治疗领域的应用近年来也有一些相关报道与研究。二尖瓣、三尖瓣同属于房室瓣膜，尽管两者结构和功能差异很大，但解剖上有一定的相似之处，因此，借鉴二尖瓣修复介入治疗的经验，应用于三尖瓣修复治疗，理论上是可行的。

现有的功能性三尖瓣反流经导管治疗可根据其治疗机制分为五种类型。第一种类型包括经皮三尖瓣瓣膜成形术装置，包括 Trialign 系统（美国 Mitralign 公司），以及 Cardioband 装置（美国 Edwards Lifesciences）和 TriCinch 系统（4Tech Inc），这三种系统通过植入各自装置配置的器械以减少三尖瓣环直径[13-15]；第二种类型是三尖瓣瓣叶缘对缘缝合技术，使用 MitraClip 系统进行瓣叶修复[16]；第三种类型为异位腔静脉瓣膜植入技术，包括专用的自膨胀式生物瓣膜 TricValve 和用于治疗主动脉瓣狭窄的球囊扩张式瓣膜 Edwards SAPIEN XT 或 SAPIEN 3（放置在下腔静脉和上腔静脉）[17-19]。第四种类型是经皮三尖瓣植入术，包括 TRAIPTA、Cardiac Implants 和 TV occluder 系统等。第五种为 FORMA 修复系统（Edwards Lifesciences），其机制是通过在三尖瓣中央结合线上放置间隔物来减轻三尖瓣瓣叶对合不良，从而减少三尖瓣口反流区域。下面将对上述介入治疗方法中的主要介入技术与器械进行介绍。

（一）经皮三尖瓣瓣环成形术器械

1. Trialign 系统

Trialign 系统由美国 Mitralign 公司设计研发，

是一种经股静脉途径，专用于功能性三尖瓣反流的经导管三尖瓣瓣环成形术器械。该系统将指引导管置于三尖瓣环前后瓣叶和隔瓣后瓣叶结合部，分别于该处送入由细绳连接的缝合垫片，通过收紧缝合垫片间缝线使三尖瓣环缩短，并使三尖瓣二尖瓣化，从而减小瓣口面积，达到减少三尖瓣反流的作用（图 22-3）。

使用 Trialign 系统进行经皮三尖瓣瓣膜成形术的早期临床评估，有关安全性、可行性和临床获益的数据仍然有限[20]。Schofer 等[21] 于 2015 年报道了首次人体使用 Trialign 系统经导管三尖瓣瓣膜成形术。该患者为 89 岁女性，伴有复发性右心失代偿和大量三尖瓣反流，术前有效反流瓣口面积（EROA）1.35 cm²，三尖瓣面积 14.1 cm²，术后三尖瓣环面积减少 57%，有效 EROA 减少 53%。此外，右心房压力从 22 mmHg 降至 9 mmHg，超声心动图示术后左心室搏出量从 42 ml 增加到 72 ml。

目前，应用 Trialign 系统共完成手术 20 余例，成功率超过 90%。关于 Trialign 系统的临床注册研究（SCOUT 研究）正在进行中。

2. Edwards Cardioband 三尖瓣瓣环重建器械

Edwards Cardioband 三尖瓣瓣环重建器械（Edwards Cardioband Tricuspid Valve Reconstruction System，Edwards Lifesciences Corp.USA）是由美国爱德华生命科学公司研发并专用于治疗三尖瓣反流的心脏三尖瓣修复系统，是一种局部瓣膜成形环系统，并于 2018 年获得 CE 认证。该系统旨在通过缩小三尖瓣瓣环来减少三尖瓣反流。它可以精确定位患者的三尖瓣环解剖结构，实时调整并同时确认结果，与 Cardioband 二尖瓣系统使用了相同的设计和植入技术。

Edwards Cardioband 三尖瓣瓣环重建系统主要由指引导管系统和植入导管系统两部分组成（图 22-3），经股静脉入路在 X 线和超声心动图指导下对扩大的三尖瓣环进行重塑。术前通常应用 CT 评估瓣环尺寸，X 线指导传送导管，并将该束带装置定位和放置在瓣环上，应用一系列可固定的螺丝锚将束带固定在三尖瓣瓣环上，在超声心动图指导下，收缩束带到理想瓣环尺寸。它的植入方法和理论与 Cardioband 二尖瓣修复系统相同。

该系统的 TRI-REPAIR 研究是一项单臂、多中心的前瞻性研究，目的是探讨 Edwards Cardioband 三尖瓣修复系统治疗三尖瓣反流的有效性和安全性。该研究主要入选标准为慢性功能性三尖瓣反流 2＋级到 4＋级，瓣环直径≥ 40 mm，肺动脉收缩压≤ 60 mmHg；NYHA 分级为 Ⅱ～Ⅳ级；尽管使用指南指导的药物治疗仍存在症状，或至少患

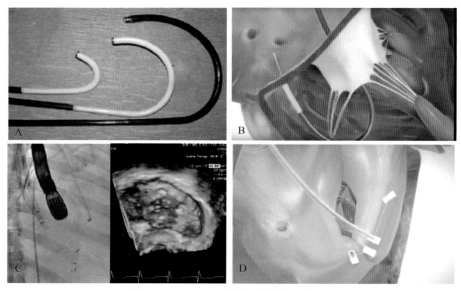

图 22-2　Trialign 系统经导管瓣环成形术

A. Trialign 系统指引导管和导丝传送导管；**B.** 缝合线经导丝传送系统通过三尖瓣前后瓣叶结合部；**C.** 通过经食管超声和 3D 超声观察垫片情况；**D.** 分别于三尖瓣环前后瓣叶结合部和隔瓣后瓣叶结合部植入两对垫片以提供足够的张力收缩三尖瓣环

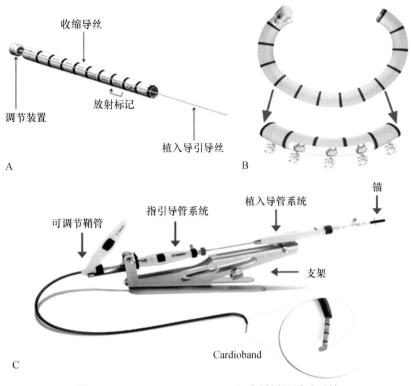

图 22-3　Edwards Cardioband 三尖瓣瓣环重建系统

者在进行利尿剂治疗；LVEF ≥ 30%；经心脏团队评估一致认为不适合行外科手术治疗。主要排除标准为主动脉瓣、二尖瓣和（或）肺动脉瓣狭窄和（或）反流≥中度；进行过三尖瓣修复或植入；存在经三尖瓣的起搏器或除颤仪；30 天内发生过心肌梗死或不稳定型心绞痛；30 天内或计划在 3 个月后进行 PCI 或经导管介入治疗；6 个月内出现过脑血管意外；慢性透析和（或）贫血者（Hb ＜ 9 g/L）；预期寿命小于 12 个月；心脏性恶病质。主要安全终点为出院前和手术后 30 天的主要严重不良事件（MSAE）和严重不良设备事件（SADE）。主要技术终点为成功介入、定位和固定 Cardioband 装置；前侧壁瓣环直径持续减少。该研究共纳入 30 例患者，年龄（75.6±6）岁，女性占 74%，欧洲心脏手术危险性评估系统 Ⅱ（Euro Score Ⅱ）评分为 4.2%，86% 的患者 NYHA 心功能分级为 Ⅲ 或 Ⅳ 级。术后 30 天临床结果显示，该系统介入技术操作成功率为 100%。前侧壁瓣环直径平均减少 17%（从术前平均 44 mm±4 mm 降至 37 mm±5 mm，P ＜ 0.01）。2 例死亡（1 例为右心室功能衰竭，1 例为非器械相关出血），1 例

卒中和 3 例出血并发症（心脏压塞，颅内出血和广泛出血各 1 例）。PISA 有效反流瓣口面积（PISA EROA）减少 50%，反流束宽度减少 31%，但卒中发生率增加 7%。30 天时每搏量改善 7%，6 min 步行距离（步数）平均增加 31 步，80% 患者 NYHA 心功能分级为 Ⅰ 或 Ⅱ 级，患者运动能力、NYHA 分级改善有统计学意义（P ＜ 0.05）。该研究表明，Edwards Cardioband 系统经导管三尖瓣反流修复术技术上可行，可降低三尖瓣反流严重程度，改善患者的功能状态。但仍需要进行临床试验来对比 Cardioband 系统与标准药物治疗和（或）其他经导管介入治疗的疗效。

3. 经导管 TriCinch 三尖瓣修复系统

TriCinch™ 经导管三尖瓣修复系统（4TECH CardioLtd，Galway，Ireland）是使三尖瓣二瓣化的技术器械。该系统由不锈钢螺旋锚、自扩张镍钛合金支架和连接两者的涤纶条带三部分组成（图 22-4）。其原理为在三尖瓣前后叶结合部植入不锈钢螺旋锚重塑三尖瓣，螺旋锚通过涤纶条带连接自膨胀型镍钛合金支架，支架植入在下腔静脉内。通过将螺旋锚拉向下腔静脉以缩小隔叶与

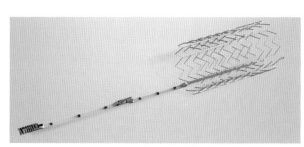

图 22-4　TriCinch™ 经导管三尖瓣修复系统

后叶部分瓣环，张力由下腔静脉中的支架来维持。支架有多种尺寸可选（直径 27 ~ 43 mm，长度 66 mm），以确保大于下腔静脉肝段内径，可稳定固定于下腔静脉中（图 22-5）。

2015 年，Latib 等[22] 首次报道了该系统在人体的第一次应用。患者为 72 岁女性，NYHA 心功能 Ⅲ 级，三尖瓣反流分级（4 ＋），三尖瓣环扩张。伴颈静脉怒张、腹水、下肢水肿和持续性心房颤动及主动脉瓣置换病史。STS 死亡风险评分为 5.2%。TEE 示三尖瓣闭合间缝隙 9 mm，隔叶后叶部分周径为 46 mm。患者全麻，操作在 X 线与二维、三维经食管超声心动图及心腔内超声心动图导引下进行。经股静脉途径，输送系统的螺旋锚成功定位在三尖瓣环上，并且通过在下腔静脉中植入 43 mm 自膨胀型镍钛合金支架来施加和维持张力。术后三尖瓣反流程度由术前 4 级变为 3 级，隔叶后叶部分周径由 46 mm 降至 38 mm。

此外，2015 年巴黎召开的欧洲 PCR 会议上报道了在米兰和巴黎成功植入 TriCinch™ 三尖瓣修复系统的 3 个病例。其中 1 例患者最终三尖瓣环尺寸从 41 mm 减小至 34 mm，2 例患者随访 6 个月，第 3 例患者随访 3 个月，NYHA 心功能分级和 6 分钟步行距离均有改善，患者三尖瓣环隔叶后叶部分尺寸均减少，植入装置稳定，没有移位和支架内血栓形成。

该系统的 PRE-VENT 临床研究仍在进行中。该系统能够减少三尖瓣反流，使患者症状得以改善，仍有许多尚未解决的技术问题，需长期随访以评估该装置的耐久性及长期疗效。在更广泛使用该器械之前，需要更多患者来证实该手术的安全性和操作的可重复性。关于该系统，于经食管超声（甚至联合使用心腔内超声）指导下，操作中将螺旋锚精确定位于三尖瓣环上并避免穿破右心房游离壁和围绕三尖瓣环的右冠状动脉是最困难的一步，术前 CT 检查对螺旋锚的精确植入至关重要。

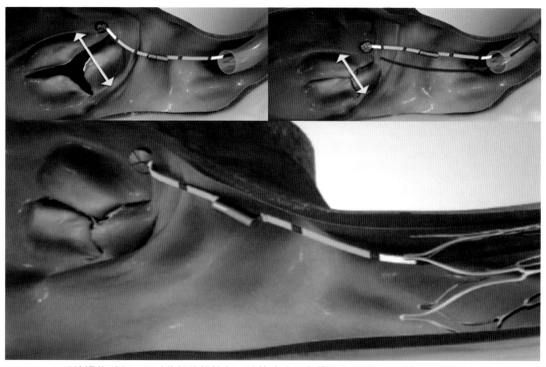

图 22-5　TriCinch 系统操作过程：通过将螺旋锚拉向下腔静脉（红色箭头）以缩小隔叶与后叶部分瓣环（黄色箭头），张力由下腔静脉中的支架来维持

（二）经皮三尖瓣瓣叶缘对缘缝合技术

1. MitraClip 系统

作为瓣叶修复技术的主要代表器械——美国 Abbott 公司研发的 MitraClip 系统。该系统主要由可操纵的指引导管系统和 Clip 传送系统两大部分组成（图 22-6）。该项技术于 2003 年首次进行人体操作，2008 年 3 月通过欧洲 CE 认证，2013 年 12 月通过美国 FDA 认证。也是目前在 2012 年 ESC 与 2014 年 AHA/ACC 发布的瓣膜疾病管理指南中唯一提及的二尖瓣反流介入治疗方法。

MitraClip 系统最初设计应用于二尖瓣反流。EVEREST 临床研究是 MitraClip 最为重要的临床研究之一。该系列研究结果表明，对不能耐受外科手术的二尖瓣反流患者，该技术安全有效，对于重度退行性二尖瓣反流患者，该项技术值得尝试，且即使治疗效果欠佳，也可再次进行外科手术治疗。

三尖瓣与二尖瓣解剖上最大区别就是三尖瓣由三个瓣叶组成。1990 年，Minale 等[23]发现功能性三尖瓣反流患者三尖瓣环扩张是不均匀的，在前、后瓣环的某些部位扩大最明显，而隔瓣环基本不变。后经国内学者统计，后瓣环可较正常扩大 80%，前瓣环可扩大 40%，隔瓣环因受室间隔限制仅扩大 10%[24]。因此实际上只对前、后瓣膜环修补成形，不处理隔瓣环，同样也能达到纠正三尖瓣关闭不全的目的。Castedo 等[25-26]用此方法对 2 例分别于 15 年和 20 年前行二尖瓣置换术后再次出现三尖瓣反流的患者进行成形术取得了令人满意的效果。按照类似二尖瓣镜式成形的方法，将三尖瓣的隔瓣和前后瓣的中点部分间断缝合，可形成一个双孔状"三尖瓣"。Nurozler 等[27]报道了 57 例重度三尖瓣反流患者，其中 29 例行外科前、后瓣叶"缘对缘"缝合术，平均随访（28.2±5.4）个月后，三尖瓣反流明显改善，证实"缘对缘"缝合术是可行的，且临床效果理想。

基于上述原理，有学者将 MitraClip 系统应用于功能性三尖瓣反流的介入治疗中。采用 MitraClip 的经导管三尖瓣缘对缘修复术是症状性三尖瓣反流高手术风险患者的潜在新型治疗选择。最新研究表明，通过对三尖瓣缘对缘的修复减少三尖瓣反流安全可行，并且在短期随访中可改善功能状态。德国莱比锡心脏中心的 BESLER 等研究者开展的一项研究，旨在探讨经导管三尖瓣缘对缘修复术的患者中期随访临床结果的预测因素。此外，研究者对三尖瓣反流缘对缘修复的手术成功预测

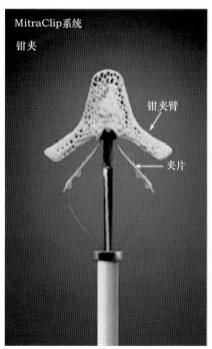

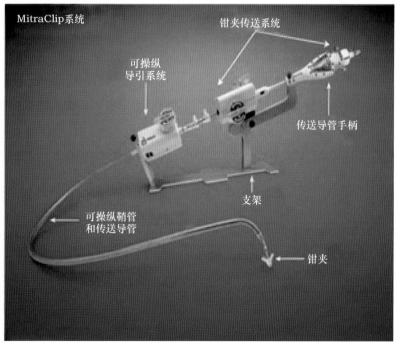

图 22-6　MitraClip 系统

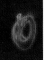

结构性心脏病导管介入治疗

因素也进行了研究[16, 28-30]。

该研究纳入 2016 年 3 月至 2017 年 11 月，德国两所中心的 117 例手术风险增加患者，平均年龄（77.8±8.1）岁，EuroSCORE Ⅱ（8.8±7.8）%，STS 评分（5.9±5.3）%，症状性三尖瓣反流通过介入性三尖瓣缘对缘修复术治疗。74 例伴有严重二尖瓣反流的患者接受二尖瓣和三尖瓣联合经导管修复治疗。58% 的患者平均左心室射血分数为 48%，手术前右心室功能（三尖瓣环收缩期偏移＜17 mm）受损。5 例患者由于超声回声不足，过多的腱索或腱索夹闭导致夹片植入失败。81% 患者手术治疗成功。三尖瓣有效反流口面积从 0.57 cm² 降至 0.25 cm²。平均随访（206±126）天后，24 例死亡，21 例因心力衰竭再次入院。手术成功与否可独立预测无死亡时间和心力衰竭再入院时间（HR = 0.24，95%CI：0.12 ～ 0.47，P＜0.01）：手术未成功患者死亡率为 64%，手术成功患者死亡率为 23%（P＜0.01）；手术未成功的患者再次住院治疗心力衰竭的比例为 50%，手术成功患者为 11%（P＜0.01）。三尖瓣有效反流口面积（OR = 0.21，95%CI：0.06 ～ 0.73，P = 0.01），三尖瓣缩流宽度（OR = 0.87，95%CI：0.77 ～ 0.99，P = 0.04），幕状区（OR = 0.65，95%CI：0.45 ～ 0.94，P = 0.02），三尖瓣反流闭合缘间隔（OR = 0.74，95%CI：0.63 ～ 0.87，P＜0.01）和非中心或非前间隔三尖瓣反流位置（OR = 0.22，95%CI：0.08 ～ 0.62，P＜0.01）可预测手术成功，三尖瓣反流闭合缘间隔和一个非中心或非前间隔三尖瓣反流位置可独立预测多变量分析的手术成功。

该研究结果表明，在有症状的三尖瓣反流患者和手术风险增加的患者中，平均随访 30 周后，成功经导管三尖瓣修复和术后三尖瓣反流减少与死亡率较低和心力衰竭再住院相关。三尖瓣反流闭合缘间隔和非中心或非前间隔三尖瓣反流是手术成功的重要预测因素，强调了超声心动图在指导患者手术选择中的重要性。

（三）腔静脉瓣膜植入术

腔静脉瓣膜植入术已被建议作为重度三尖瓣反流患者的治疗选择。在长期重度三尖瓣反流和右心室扩大的患者中常见到腔静脉反流这一情况，该技术解决了血液反流进入腔静脉问题，但不涉及三尖瓣反流本身的治疗。因此在实施该技术之前，腔静脉反流的血流动力学证据是必不可少的，而右心房则用作限制静脉回流的储存器[31]。该技术主要的挑战是存在慢性严重三尖瓣反流情况下，这类患者的上、下腔静脉直径显著增大且多变，通常＞45 mm，以及解剖结构上右心房与肝静脉的邻近。采用经静脉途径植入，专用 Tric 瓣膜目前正在研发中[32]（图 22-7），Tric 瓣膜（Products & Features Vertriebs GmbH，Vienna，Austria，in cooperation with Braile Biomedica，Brazil）由 2 个自膨胀型生物瓣膜组成，直径从 28 mm 至 43 mm，装载至腔静脉-心房流入部。该操作在 X 线下进行，超声心动图用于术后功能监测。腔静脉瓣膜植入术专用设计的自膨胀型瓣膜不需预先植入静脉支架。因此，支架的尺寸和径向力设计对于确保瓣膜固定和瓣周漏至关重要。下腔静脉瓣膜设计为上段伸入右心房，生物瓣膜位于膈肌上方，以避免腹部血管系统收缩期血液回流和肝静脉闭塞[32-33]。上腔静脉瓣膜安装在漏斗形支架上，以适应上腔静脉-心房流入部位的着陆区。两个瓣膜均安装有三叶牛心包瓣膜和套管，内套向下覆盖瓣叶底部，以防止瓣膜周围渗漏。

临床前研究的急性三尖瓣反流动物实验中，腔静脉瓣膜植入术导致了腔静脉回流的显著减少和心输出量的即刻恢复[34]。慢性三尖瓣反流动物研究进一步证实了中期随访后腔静脉的优良功能[35]。临床试验始于 2011 年，Lauten 等首次报告使用 Tric 瓣膜对患有严重三尖瓣反流的患者进行治疗[17]。此后，临床应用证实了腔静脉瓣膜植入术的技术可行性，以及上、下腔静脉回流减少带来的即时和持续的血流动力学改善。

此外，也有学者用治疗主动脉瓣狭窄的瓣膜 Edwards SAPIEN XT 或 SAPIEN 3（Edwards Lifesciences Corp）放置在下腔静脉和上腔静脉治疗重度三尖瓣反流患者。且应用 Edwards SPIEN XT 介入瓣膜行腔静脉植入的注册研究已经开展[36-37]。

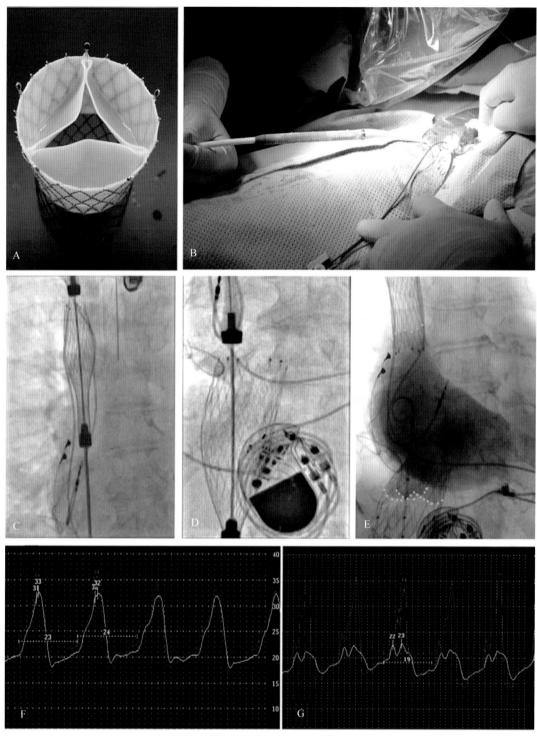

图 22-7　Tric Valve 系统
A 和 B. 装载心包瓣膜的自膨胀型镍钛记忆合金支架通过 27 F 导管被植入到上下腔静脉中；C 至 E. 在 X 线透视和超声心动图引导下，经股静脉入路依次植入上腔静脉和下腔静脉瓣膜。还可经颈静脉途径将起搏器电极经上腔静脉瓣膜植入右心室。F 和 G. 压力测量证实右心房和下腔静脉平均压力分别从 32 mmHg 以及从 23 mmHg 和 24 mmHg 降到 19 mmHg。蓝线代表下腔静脉波形；红线代表右心房波形

（四）经导管三尖瓣植入术

经导管三尖瓣瓣膜植入的入路选择通常为经股静脉或经颈静脉。操作在全麻和经食管超声心动图引导下进行，可避免胸部切口以及其并发症，安全有效，适用于外科高危患者。对于经导管三尖瓣生物瓣膜植入术，与主动脉瓣或二尖瓣的瓣膜植入类似，尺寸的选择贯穿于整个手术过程，

可参考介入瓣膜的人工内径和 CT 测量的平均直径、三维经食管超声心动图以及造影结果进行选择。尽可能使用上述方式进行尺寸选择的系统评价。根据国外的经验报道造影结果通常会高估三尖瓣直径，而经食管超声心动图会低估直径大小。手术过程中应该避免生物支架瓣膜预扩张，防止瓣叶撕裂或栓塞。在导管室通过监测血流动力学、经食管超声心动图或造影监测植入效果，出院前再行 CT 三维重建确认。

对曾行三尖瓣生物瓣置换或植入三尖瓣成形环但仍存在重度三尖瓣反流者，也可行经导管"瓣中瓣"术。手术难点在于三尖瓣环为"D"字型，因此瓣周漏常见，但绝大多数瓣周漏轻微，不需要特殊处理，对于需要干预的患者可以使用各种经皮封堵器进行封堵。单纯三尖瓣反流且未行任何手术治疗患者，经导管瓣膜植入难度较大。难点在于：①瓣环上缺乏放射定位标记，定位困难；②三尖瓣瓣环扩张较为严重，瓣环尺寸难以准确测量；③无硬质瓣环，所植入瓣膜固定困难。

目前主要应用两种介入瓣膜：Edwards SPIEN 或 Melody 瓣膜（图 22-8）。越来越多的试验数据表明，Edwards SPIEN 或 Melody 可用于三尖瓣人工环或生物瓣的补充或替代治疗，手术成功率高，且术后血流动力学获益显著。

国内海军军医大学长海医院与宁波健世生物科技有限公司共同合作研发设计的 LuX-Valve® 经导管人工三尖瓣置换系统已结束动物实验，成功地开始临床人体试验研究。先期试验选择成年羊作为研究动物，在无体外循环支持、心脏不停跳情况下，经右胸小切口，穿刺右心房置入可调弯鞘管，将所设计的 LuX-Valve® 植入到原有三尖瓣位置，利用独特的固定技术将人工瓣膜支架可靠固定在预定的位置。目前已完成动物实验研究，

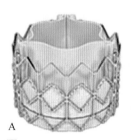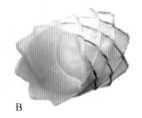

图 22-8　A. Edwards SPIEN 瓣膜；B. Melody 瓣膜

并完成了 1 个月、3 个月、6 个月随访。动物实验结果表明该瓣膜植入过程所需时间短、操作方便。超声影像、病理检测等结果显示，置换的瓣膜固定可靠，瓣膜血流动力学良好、无血栓形成，瓣叶抗钙化效果佳。2017 年在美国 TCT 大会上展示，引起了与会专家的极大关注，作为国内首创自主研发的经导管三尖瓣置换系统，填补了三尖瓣置换产品的空白。

此外，还有 TRAIPTA[38] 和三尖瓣 occluder 系统等也正处于研发阶段。

（五）其他装置

1. FORMA 三尖瓣修复系统（Edwards Lifesciences）

FORMA 三尖瓣修复系统由垫环和传输系统两部分组成（图 22-9），通过占用三尖瓣口面积，为瓣叶接合提供平台，从而减少三尖瓣反流。该系统为圆柱形充满泡沫的聚合物垫环，治疗时垫环横穿三尖瓣，一端固定在右心室顶点，另一端通过左锁骨下静脉的锁闭系统来固定垫片（图 22-10）[39-41]。

FORMA 三尖瓣修复系统早期可行性研究为单组多中心前瞻性研究，在美国 5 个研究中心开展。研究目的为评估 FORMA 系统治疗有严重症状的三尖瓣反流患者术后 30 天的安全性、装置表现和临床结果。该研究入选标准：需要治疗的严重继发性三尖瓣反流，NYHA 心功能分级≥Ⅱ级，或持续心力衰竭无论是否正进行最佳药物治疗，以及被心脏团队定义为三尖瓣外科置换或修复手术高风险的患者。主要解剖学排除标准为中度以上三尖瓣狭窄，瓣环不适合安置装置，左锁骨下静脉严重堵塞或狭窄。主要临床排除标准为未治疗且需要血运重建的临床显著冠状动脉病变者，肾衰竭（肌酐 > 2.5 mg/dl）或需透析的终末期肾病，严重左心室功能紊乱，肺动脉高压（肺动脉收缩压 > 70 mmHg），临床显著瓣膜疾病需要立即换瓣或修复，预计寿命 < 12 个月的患者。该研究计划录入 30 例患者，实际录入 29 例（其中 2 例右心室穿孔，1 例死亡，1 例接受传统外科手术）。共 25 例患者完成 30 天随访，1 例因装置错

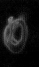

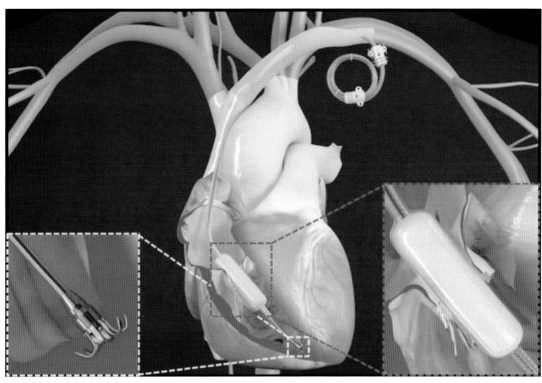

图 22-9　FORMA 修复系统（Edwards Lifesciences，Irvine，CA，USA）

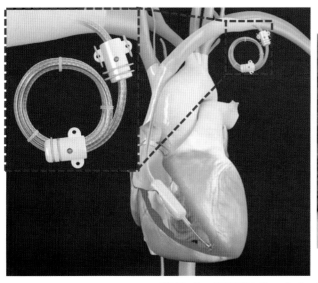 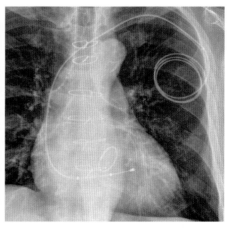

图 22-10　FORMA Repair System 锁定系统

位后取出，1 例因感染取出。所录入患者平均年龄（75.9±8.2）岁，STS 风险评分为 9.1±6.8，86% 患者的 NYHA 心功能分级为 Ⅲ 级或 Ⅳ 级，24% 的患者曾植入心脏起搏器，平均近端等速表面积（PISA）为（1.2±0.6）cm²，平均三尖瓣反流容积为（129±66）ml，所有患者均经左锁骨下静脉入路，且 85.2% 的患者使用 15 mm 尺寸的垫片。研究结果显示，30 天患者的临床结局为 6.9% 的患

者死亡，3.4% 的患者出现血管损伤，6.9% 的患者出血危及生命，13.8% 的患者出现大出血，10.3% 的患者进行了器械相关的心脏外科手术，10.3% 的患者出现急性肾损伤 ≥ Ⅱ 期。30 天时 20/29 例患者（69%）未出现上述症状。二维及三维超声心动图有效反流口面积从 2.1 cm² 降至 1.1 cm²，平均 PISA 有效反流口面积从 1.1 cm² 降至 0.6 cm²。30 天时，NYHA 心功能分级 Ⅲ 或 Ⅳ 级的发生率从

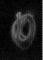

86% 降至 28%。

该研究结果表明 FORMA 经导管三尖瓣治疗系统于技术上可行，为治疗症状严重且合并多种并发症的三尖瓣反流患者带来希望，但尚存在远端固定变位和瓣环穿孔等问题。尽管大多数患者三尖瓣反流严重，但术后 30 天可观察到有效反流口面积显著减少，NYHA 心功能分级、6 min 步行距离测试和 KCCQ 评分显著改善。研究发现基线三尖瓣反流越严重，FORMA 装置的疗效越佳，所以在未来有望用于治疗症状严重的三尖瓣反流患者，但仍需要长期随访结果以获得三尖瓣反流复发、瓣环重塑证据，以及患者的晚期临床结果。

尽管目前有上述各种介入装置用于经导管治疗功能性三尖瓣反流，并正在进行临床前和早期临床评估[42]。然而，接受治疗的患者数量仍然很少，长期血流动力学和临床益处尚不清楚，仍处于发展的初级阶段，在广泛应用前仍需要更多的临床研究来验证各种技术的安全性及实用性。

参考文献

［1］ Dreyfus G D，Martin R P，Chan K M，et al. Functional tricuspid regurgitation：a need to revise our understanding. J Am Coll Cardiol，2015，65：2331-2336.

［2］ Aktas E O，Govsa F，Kocak A，et al. Variations in the papillary muscles of normal tricuspid valve and their clinical relevance in medicolegal autopsies. Saudi Med J，2004，25：1176-1185.

［3］ Yacoub M H，Cohn L H. Novel approaches to cardiac valve repair：from structure to function：Part Ⅰ. Circulation，2004，109：942-950.

［4］ Marron K，Yacoub M H，Polak J M，et al. Innervation of human atrioventricular and arterial valves. Circulation，1996，94：368-375.

［5］ 张真路，胡大清，马小静. 心脏瓣膜病诊断图典. 北京：人民军医出版社，2010.

［6］ Thapa R，Dawn B，Nath J. Tricuspid regurgitation：pathophysiology and management. Curr Cardiol Rep，2012，14：190-199.

［7］ Filsoufi F，Chikwe J，Carpentier A. Rationale for remodelling annuloplasty to address functional tricuspid regurgitation during left-sided valve surgery. Eur J Cardiothorac Surg，2015，47：1-3.

［8］ Colombo T，Russo C，Ciliberto G R，et al. Tricuspid regurgitation secondary to mitral valve disease：tricuspid annulus function as guide to tricuspid valve repair. Cardiovasc Surg，2001，9：369-377.

［9］ Miyatake K，Okamoto M，Kinoshita N，et al. Evaluation of tricuspid regurgitation by pulsed Doppler and two-dimensional echocardiography. Circulation，1982，66：777-784.

［10］ Lambertz H，Zander M，Flachskampf F A，et al. Echocardiographic and hemodynamic evaluation of carpentier tricuspid valvuloplasty. Tex Heart Inst J，1985，12：289-294.

［11］ 吴凤霞，郭盛兰. 功能性三尖瓣反流的发生因素与超声心动图检测. 广西医科大学学报，2017：788-791.

［12］ Muraru D，Badano LP，Sarais C，et al. Evaluation of tricuspid valve morphology and function by transthoracic three-dimensional echocardiography. Curr Cardiol Rep，2011，13：242-249.

［13］ Hahn R T，Meduri C U，Davidson C J，et al. Early feasibility study of a transcatheter tricuspid valve annuloplasty：SCOUT trial 30-day results. J Am Coll Cardiol，2017，69：1795-1806.

［14］ Stephan VBR，Tamm A，Emrich T，et al. Percutaneous transvenous direct annuloplasty of a human tricuspid valve using the Valtech Cardioband. Eur Heart J，2017，38：690.

［15］ Rosser BA，Taramasso M，Maisano F. Transcatheter interventions for tricuspid regurgitation：TriCinch（4Tech）. EuroIntervention，2016，12：Y110-Y112.

［16］ Lurz P，Besler C，Noack T，et al. Transcatheter treatment of tricuspid regurgitation using edge-to-edge repair：procedural results，clinical implications and predictors of success. EuroIntervention，2018，14：e290-e297.

［17］ Lauten A，Doenst T，Hamadanchi A，et al. Percutaneous bicaval valve implantation for transcatheter treatment of tricuspid regurgitation：clinical observations and 12-month follow-up. Circ Cardiovasc Interv，2014，7：268-272.

［18］ Lauten A，Dreger H，Schofer J，et al. Caval valve implantation for treatment of severe tricuspid regurgitation. J Am Coll Cardiol，2018，71：1183-1184.

［19］ Laule M，Stangl V，Sanad W，et al. Percutaneous transfemoral management of severe secondary tricuspid regurgitation with Edwards Sapien XT bioprosthesis：first-in-man experience. J Am Coll Cardiol，2013，61：1929-1931.

23 经导管主动脉瓣置换术

（刘先宝　王建安　欧袁伟翔　赵振刚　陈　茂　徐　凯　王　斌　荆全民　韩雅玲　李　勇　孔祥清）

第一节　经导管主动脉瓣置换术

一、背景

主动脉瓣狭窄（aortic valve stenosis）是一种进展性心血管疾病，一旦出现症状，预后很差，若不及时干预，患者中位生存期为 2～3 年[1]。在欧美国家，主动脉瓣狭窄发病率在年龄≥65 岁人群中约 2.0%，在年龄≥85 岁人群中约 4.0%，是发病率仅次于高血压和冠心病的心血管疾病[2-4]。我国尚无大规模主动脉瓣狭窄流行病学数据。浙江大学医学院附属第二医院心脏瓣膜团队分析了 2010—2015 年单中心 139 496 例超声心动图检查，发现≥75 岁人群中重度主动脉瓣狭窄发生率约 0.56%[5]。

主动脉瓣狭窄传统的治疗方法包括药物保守治疗和外科换瓣手术治疗。药物治疗只能在一定程度上缓解患者的心力衰竭、心绞痛等症状，但无法从根本上解决主动脉瓣狭窄的机械性梗阻问题，对改善预后无帮助。外科换瓣手术可明显改善患者的预后，是经典的主动脉瓣狭窄的治疗方法，但是外科手术需要开胸、体外循环、心脏停搏等，对于高龄、有开胸病史、心功能差、肺功能差等主动脉瓣狭窄患者来说手术风险高，许多患者已经失去了手术的机会。而且，虽然外科手术换瓣是成熟的技术，但主动脉瓣狭窄病死率并没有下降，研究发现美国 1978—2009 年主动脉瓣狭窄病死率平均每年增加 1.6%[6]。经导管主动脉瓣置换术（transcatheter aortic valve replacement，TAVR）是指将组装好的主动脉瓣经导管植入主动脉根部，替代原有主动脉瓣，在功能上完成主动脉瓣的置换。TAVR 是近年来心脏瓣膜疾病诊治领域里程碑式的进展，随着材料学的发展、器械的改进和技术的不断优化，手术安全性和有效性不断提高，证据不断积累，适应证逐渐扩大，现已成为欧美国家主动脉瓣狭窄的常规治疗方法。

二、经导管主动脉瓣置换术的循证之路

PARTNER 研究[7]和 CoreValve US Pivotal 研究[8]表明，对于有高危心脏手术风险的患者，TAVR 的疗效不劣于甚至优于外科主动脉瓣置换术（surgical aortic valve replacement，SAVR），奠定了 TAVR 在主动脉瓣狭窄治疗中的地位，2012 年欧洲[9]和 2014 年美国指南[10]形成共识，正式推荐 TAVR 用于治疗高危（推荐类别 IIa，证据等级 B）及存在外科手术禁忌证（推荐类别 I，证据等级 B）的主动脉瓣重度狭窄患者。近年来，随着证据的积累，TAVR 适应证有扩大的趋势。

（一）外科手术中危主动脉瓣狭窄患者的 TAVR 应用

PARTNER2 研究[11]作为 PARTNER 研究的延续，旨在探索外科手术中危患者的 TAVR 临床应用。PARTNER2A 研究使用球囊扩张型瓣膜（SAPIEN XT），入选外科手术中危的重度主动脉瓣狭窄患者 2032 例，随机分配至 TAVR 组或 SAVR 组，TAVR 组与 SAVR 组的 2 年全因死亡率分别为 19.3% 和 21.1%（$P = 0.25$），该结果证实

了外科手术中危人群中 TAVR 与 SAVR 的非劣效性。SURTAVI 研究[12]探索了自膨胀型瓣膜在外科手术中危患者人群中的应用，入选外科手术中危主动脉瓣狭窄患者 1746 例，随机分配至 TAVR 组或 SAVR 组，对比 TAVR 和 SAVR 在 2 年复合终点（全因死亡、致残性卒中）发生率上无统计学意义（12.6% vs. 14.0%，$P > 0.05$），该结果同样证实了外科手术中危人群中 TAVR 与 SAVR 具有非劣效性。PARTNER 2 SAPIEN 3 研究[13]是球囊扩张型瓣膜的最新一代产品 SAPIEN 3 瓣膜的单臂临床试验，入选 1078 例外科手术中危患者，30 天死亡率仅为 1.1%，试验结果均较老一代瓣膜更为乐观；应用倾向性评分匹配方法，将该研究与 SAVR 患者进行匹配，TAVR 人群在 1 年复合终点（死亡、卒中、中度及以上瓣周漏）发生率方面较 SAVR 具有优效性[14]。基于上述证据，2017 年 AHA/ACC 指南[15]新增外科手术中危的症状性重度主动脉瓣狭窄患者为 TAVR 的适应证（推荐类别Ⅱa，证据等级 B-R），2017 年 ESC/EACTS 指南[16]做了类似的推荐：手术风险较高［美国胸外科医师学会评分或欧洲心脏手术风险评估系统（European System for Cardiac Operative Risk Evaluation，EuroSORE）≥ 4%，或 logistic EuroSCORE ≥ 10%，或具有虚弱、瓷化主动脉、胸廓畸形等其他危险因素］的症状性重度主动脉瓣狭窄患者，心脏团队应基于患者特征权衡 SAVR 和 TAVR 的选择，年龄较大且股动脉入路适合的患者更适于 TAVR（推荐类别Ⅰ，证据等级 B）。

（二）生物瓣功能衰败患者的 TAVR 应用

近年来还有一些大型非 RCT 研究提示，行主动脉瓣人工生物瓣置换后，若瓣膜出现再狭窄、反流等功能障碍，在充分评估风险、可行性等具体细节后，行经导管瓣中瓣技术，具有令人满意的安全性和有效性[17-18]。但是目前尚无大型 RCT 研究探索生物瓣功能衰败患者的 TAVR 应用。因此，2017 年 AHA/ACC 指南[15]认为，主动脉瓣生物瓣发生功能障碍的患者，可推荐行经导管瓣中瓣技术（推荐类别Ⅱa，证据等级 B-NR）。2017 年 ESC/EACTS 指南[16]认为，主动脉瓣生物瓣衰败的患者，心脏团队在合理评估再手术风险、生物瓣类型及尺寸后，可考虑行经导管瓣中瓣技术（推荐类别Ⅱa，证据等级 C）。

（三）低危人群中的 TAVR 应用

NOTION 研究[19]是目前唯一一个已完成的关于在外科手术低危患者中比较 TAVR 及 SAVR 的随机对照研究，入选 280 例患者，随机分为 TAVR 组（$n = 145$）及 SAVR 组（$n = 135$），STS 评分无差异（2.9% vs. 3.1%，$P > 0.05$），首要终点为 1 年时全因死亡、卒中、心肌梗死的复合发生率。两组在 1 年首要终点（13.1% vs. 16.3%；$P = 0.43$）和全因死亡率方面（4.9% vs. 7.5%；$P = 0.8$）无差异，在 2 年全因死亡率（8.0% vs. 9.8%；$P = 0.8$）等终点上同样无差异[20]。该研究结果令人鼓舞，为外科手术低危患者 TAVR 的可行性提供了初步的证据。PARTNER 3 与 US Evolut LR 研究均将纳入手术低危患者，验证该人群中 TAVR 的安全性及有效性。需要指出，国外临床试验入选的低危人群年龄仍在 80 岁左右。更年轻人群的 TAVR 应用仍受经导管人工瓣膜的耐久性所限，需要更多相关研究以明确人工瓣膜的远期表现。NOTION-2 研究旨在探索 75 岁以下手术低危患者中 TAVR 与 SAVR 的优劣性，预计将在 2020 年完成其主要终点的观察。

（四）二叶式主动脉瓣畸形的 TAVR 应用

二叶式主动脉瓣畸形是最常见的先天性心脏病，研究提示，在我国接受 TAVR 手术治疗的人群中二叶式主动脉瓣畸形比例可达 47.5%[21]。早期临床研究均将二叶式主动脉瓣作为排除标准，指南也曾将其列为症状性重度主动脉瓣狭窄患者行 TAVR 治疗的相对禁忌证。近来研究发现，二叶式主动脉瓣患者行 TAVR 手术的临床预后较好[22]，使用新一代 TAVR 瓣膜能够进一步降低瓣周漏发生率，提高手术成功率[23-24]。王建安教授针对二叶式主动脉瓣畸形的主动脉瓣狭窄患者首先在国际上提出基于瓣上结构的瓣膜尺寸选择策略（supra-annular based sizing strategy），往往选择小 1 个或 2 个型号的瓣膜，并采用适度高位植入技术，有助于提高自膨胀型瓣膜的植入成功率，而中度以上瓣周漏、起搏器植入等概率低[25]。随着临床试验的推进和新型瓣膜的研制，二叶式主动脉瓣畸形可能在不久的将来得到指南的推荐。

（五）单纯主动脉瓣反流的 TAVR 应用

由于单纯主动脉瓣关闭不全无钙化，固定困难，瓣膜植入过程中易移位，目前指南中并未推荐 TAVR 治疗单纯重度主动脉瓣反流，但是目前也有研究发现对于外科手术高危 / 手术禁忌的重度单纯主动脉瓣反流患者，TAVR 是可行的。有多中心注册研究[26]比较了 331 例因单纯主动脉瓣反流行 TAVR 的患者，发现 1 年全因死亡率为 24.1%，并发现新一代瓣膜器械成功率更高，瓣中瓣发生率更低，术后中度及以上主动脉瓣反流发生率更低。

（六）无症状性重度主动脉瓣狭窄的 TAVR 应用

目前尚没有无症状性重度主动脉瓣狭窄患者行 TAVR 手术的临床证据，EARLY TAVR 研究旨在探索这一类患者行 TAVR 的临床获益，研究将入选 1109 例无症状性重度主动脉瓣狭窄患者，通过运动平板负荷试验筛选阴性患者，随机分配至 TAVR 组和临床观察组，以 2 年复合终点（全因死亡、卒中、因心血管原因住院）为主要观察终点，探索早期 TAVR 干预较临床观察的获益。

三、人工瓣膜类型

（一）自膨胀型瓣膜

自膨胀型瓣膜的典型代表为美敦力公司的 CoreValve 瓣膜（图 23-1A）。支架整体结构采用自膨胀型镍钛合金制成，猪心包制成的三叶式人工主动脉瓣缝合于支架结构上，周围及下部支架结构内裹以猪心包制成的裙边密封。它相对于球囊扩张型瓣膜结构较长，纵向长度约 50 mm，各部分具有以下特点：瓣膜下部结构紧密，具有较强的径向支撑力，用于撑开并向周围推挤原先病变的钙化主动脉瓣，并防止瓣膜回缩；瓣膜中部缝制有人工瓣膜，结构相对较窄，以避免堵塞冠状动脉开口；瓣膜上

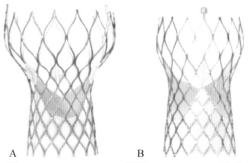

图 23-1　A. CoreValve 瓣膜；B. Evolut R 瓣膜

部向外展开，以帮助瓣膜固定，贴合升主动脉壁，维持瓣膜的纵向稳定性。CoreValve 共有 23 mm、26 mm、29 mm、31 mm 四种型号，采用 18 F 导管输送，输送到主动脉瓣位置时释放，瓣膜可自行膨胀并将钙化主动脉瓣推挤到四周主动脉壁上，取代原先主动脉瓣行使瓣膜功能。

但是 CoreValve 存在不可回收、不能重新定位、起搏器植入率高等缺点，因此，美敦力公司的 Evolut R 瓣膜（图 23-1B）在 CoreValve 的基础上进行了改进：瓣膜下部流出道长度缩短、支架构型改进、径向支持力增强，以减少 CoreValve 瓣膜植入后瓣周漏和房室传导异常并发症相对较多的情况；释放过程中可回收、重定位，有利于寻找最佳的瓣膜固定位置。CoreValve 系列最新一代瓣膜产品 Evolut Pro 也具有重新定位功能，并同时增加了裙边，可增加瓣膜和主动脉之间的接触表面积，改进密封和减少瓣周漏。

（二）球囊扩张型瓣膜

Edwards-Sapien 瓣膜为球囊扩张型瓣膜的经典代表，也是目前临床应用较广泛的瓣膜产品之一。Sapien 瓣膜由不锈钢支架上缝合牛心包制成的三叶式人工瓣膜构成，瓣膜底部内侧加以聚酯裙边覆盖密封，在体外经过压缩装置经由 22 F、24 F 导管将瓣膜输送到主动脉瓣位置，并通过球囊扩张使瓣膜展开并固定在主动脉瓣位置，取代原先钙化、狭窄的主动脉瓣，行使正常的瓣膜功能。

Sapien（图 23-2A）作为 Edwards 公司生产的第一代经导管人工主动脉瓣，实际上是从 Cribier-Edwards 改进而来的，同时它也经历了产品的换代更新。Sapien XT 瓣膜（图 23-2B）是第二代产品，采用钴铬合金的支架，可采用 16 ～ 20 F 的鞘管，

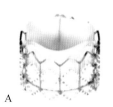 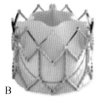 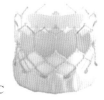

图 23-2　A. Sapien 瓣膜；B. Sapien XT 瓣膜；C. Sapien 3 瓣膜

与第一代 Sapien 瓣膜相比，临床效果类似，但主要血管并发症、手术麻醉时间、多个瓣膜植入等发生率均显著降低。Sapien 3（图 23-2C）则是其第三代产品，也是目前最新的 Edwards Sapien 系列瓣膜产品，相比于前两代产品，具有以下特点：①在结构上进行了优化，可以被折叠得更小，并可以使用更小的输送鞘管（最小可至 14 F），这使得 TAVR 对血管入路条件进一步降低；②瓣膜底部外侧由聚酯裙边包裹，进一步降低了瓣周漏的发生率。

（三）机械膨胀型

机械膨胀型瓣膜 Lotus 瓣膜（Boston Scientific 公司）采用镍钛合金作为支架整体结构，内部固定有牛心包制成的三叶式主动脉瓣，支架中部有不透 X 线定位标记，支架下部覆有自适应材料密封。手术时 Lotus 瓣膜以纵向完全伸展（图 23-3A）的较低径向支撑力状态固定于 18 F/20 F 的输送导管，待导管到达主动脉瓣位置时释放，瓣膜径向扩展，纵向长度缩短，逐渐将原有的钙化主动脉瓣推向主动脉瓣壁（图 23-3B、C），代替原有瓣膜行使功能。若瓣膜位置适当且固定可靠，则通过关闭支架内部三个锁扣以固定瓣膜形态结构；若位置不佳需要重新调整，则可不关闭锁扣，收起瓣膜进行重新定位释放，甚至回收取出。自适应密封设计、机械锁扣与可回收的特点使得 Lotus 瓣膜可操作性增强、瓣周漏发生率极低，但是起搏器植入的概率较高。

（四）我国自主研发的瓣膜

1. Venus-A 瓣膜

杭州启明公司研发的 Venus-A 瓣膜属于自膨胀型瓣膜（图 23-4），由镍钛合金的支架结构加上猪心包缝制的瓣膜组成，主要的特点包括：径向支撑力增强，克服严重钙化瓣膜难以支撑或膨胀不全的问题；瓣膜底部有 3 个标志点，有助于释放时瓣膜深度的识别。Venus-A 瓣膜是国内第一个完成注册研究的人工心脏瓣膜，2017 年 4 月，Venus-A 获国家食品药品监督管理总局审批上市。

由王建安教授带领的临床医生团队和启明公司的工程师团队共同研发的第二代 VenusA-Plus 主动脉瓣膜系统，通过对输送系统的设计，在保持强径向支撑力优点的同时增加可回收、可重新定位的功能，目前正处于临床研究阶段，这将有利于降低手术的难度和技术的推广应用。此外，由杭州启明公司研发的 Venibri 预装瓣膜系统已经完成首次人体研究，临床使用时省去了瓣膜的装载程序，方便临床应用。

2. VitaFlow 瓣膜

VitaFlow 是上海微创公司研发的自膨胀型经导管主动脉瓣膜（图 23-5），主要特点包括：采用牛心包缝制瓣膜，支架结构设计提供较强的径向支撑力；外翻双层裙边设计，可以减少瓣周漏的发生；瓣膜支架和输送系统的设计提供良好的同轴性，可提高释放的稳定性和准确性；释放系统采用电动手

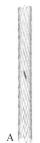  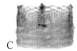

图 23-3　Lotus 瓣膜

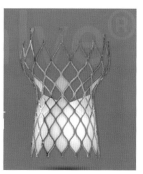

图 23-4　Venus-A 瓣膜

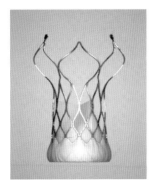

图 23-5　VitaFlow 瓣膜

柄设计，使释放过程简单方便。目前已完成 110 例患者的临床研究入组与随访工作，预计近期可获得国家食品药品监督管理总局审批上市。微创公司的第二代 VitaFlow Ⅱ 主动脉瓣膜系统，能够实施瓣膜回收、重新定位和释放。由复旦大学附属中山医院葛均波院士牵头的针对 VitaFlow Ⅱ 系统有效性与安全性的临床试验也已经开展，处于入组研究阶段。

　　3. J-Valve 瓣膜

　　J-Valve 瓣膜是由苏州杰成公司自主研发的经心尖途径自膨胀型瓣膜系统（图 23-6），具有以下特点：瓣膜周围特殊固定材料围绕瓣膜构成筒状结构；瓣

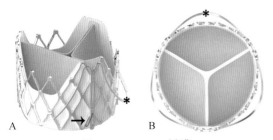

图 23-6　J-Valve 瓣膜

膜材料选用猪心包；独特的定位架设计；可扩张性良好。目前该瓣膜已获得国家食品药品监督管理总局审批，其设计机制尤其适用于治疗主动脉瓣反流。

四、手术入路

　　根据人工瓣膜植入时输送系统的前进方向，可将 TAVR 手术分为顺行路径和逆行路径两种。顺行路径包括经股静脉房间隔穿刺途径和经心尖途径，逆行路径包括：经股动脉、髂动脉、锁骨下动脉 / 腋动脉、升主动脉、颈动脉以及下腔静脉穿刺到腹主动脉途径等（图 23-7）。

（一）顺行路径

　　是指支架植入的输送系统前进方向与血流方向一致。

　　1. 经股静脉房间隔穿刺途径

　　2002 年世界上首例 TAVR 就是采用这种途径植入的。手术经股静脉行房间隔穿刺，导丝经房间隔进入左心房再经二尖瓣进入左心室，最后通过病变的主动脉瓣至升主动脉建立轨道，瓣膜支架输送系统沿上述途径到达主动脉根部，最终释放代替原有病变的主动脉瓣发挥作用。这种植入途径的并发症有心脏压塞、二尖瓣创伤甚至功能损害、房性和（或）室性心律失常等。由于该方法操作复杂、路径较长等缺点，已被弃用。

　　2. 经心尖顺行植入途径（trans-apical TAVR，

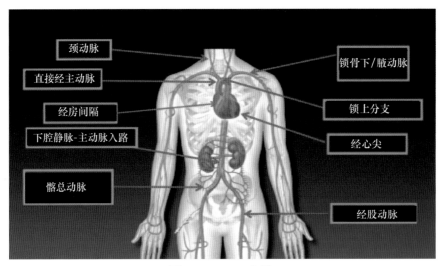

图 23-7　TAVR 入路

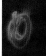

TA-TAVR）

2006 年，Lichtenstein 等首次报道了采用经心尖途径植入人工瓣膜[27]。这种方法不需要切开胸骨，不需要体外循环，于左侧第 5 肋间心尖区做一胸壁切口，切开心包，在心尖缝制荷包后穿刺心尖进入左心室，之后方法类似经房间隔穿刺途径。此方法的优点是植入路径短，避免外周血管的损伤；可以直观地观察瓣膜植入，方便调整瓣膜位置。经心尖部顺行植入途径需要心脏外科团队的参与，需要全身麻醉和气管插管，操作方法相对复杂。

（二）逆行路径

即经动脉途径逆向到达主动脉瓣位置植入人工瓣膜，其输送系统前进方向与血流方向相反。

1. 经股动脉途径（trans-femoral TAVR，TF-TAVR）

2005 年，Hanzel 等首次报道经股动脉进行 TAVR[28]。手术中需要有两条动脉通路和一条静脉通路，一条动脉为瓣膜植入通路（常选右股动脉），另一动脉为猪尾导管到达无冠窦窦底进行造影、测压并协助瓣膜释放时定位（常选左股动脉），静脉通路为了放置临时起搏。该方法具有不需房间隔穿刺、不必通过二尖瓣、操作更简便等优点，而且可以在局麻下完成操作，成为目前 TAVR 的首选血管途径。但是，经股动脉途径根据不同的器械对股动脉有不同的要求，通常需要大于 6 mm，部分患者因为股动脉太细、钙化扭曲等因素而不适合经股动脉途径手术。经股动脉途径的主要并发症有：血管并发症（包括血肿、夹层、破裂等）、冠状动脉开口堵塞、脑血管并发症、植入瓣膜后瓣周漏等。血管并发症主要与血管本身的粗细、钙化等有关，同时与植入器械输送系统的外径有关。但是随着手术器械的改进，以 Sapien 系列为例，Sapien3 输送系统可以通过 14 F 鞘管植入，对股动脉的要求大大降低，同时血管并发症也明显减少。

2. 其他入路

当股动脉直径过小，或存在严重粥样硬化以及严重钙化、扭曲等情况下，可以采用以下途径作为替代。

（1）经锁骨下动脉 / 腋动脉逆行途径（trans-subclavian TAVR，TS-TAVR）：锁骨下动脉路径成为经股动脉植入瓣膜的一个替代途径[29-30]。与右锁骨下动脉相比，左锁骨下动脉至主动脉瓣环路径直、距离短、瓣膜容易定位，因此常规选择左侧锁骨下动脉。锁骨下动脉的任何损伤都会引起严重的、难以控制的胸腔内出血。2009 年，Robertis 等报道了首例经腋动脉路径植入 CoreValve 瓣膜[31]。与经锁骨下路径可以引起致命后果相比，该路径的潜在优势在于腋动脉的损伤修补较为容易，不会引起严重后果。并且，与髂股动脉路径不同，若腋动脉闭塞可以经锁骨下动脉发出的甲状颈干和肩胛下动脉间的侧支循环代偿。

（2）经升主动脉途径（trans-aortic TAVR，TAo-TAVR）：在 2009—2010 年[32-33]，开始应用经主动脉路径（TAo），通过一个小的右侧或正中胸骨切开术作为瓣膜植入的替代路径。尽管需要胸骨切开，但这一路径避免了导管通过髂、股动脉和主动脉弓，减少栓塞等并发症的发生，避免了心尖穿刺，不损伤心肌组织（心尖穿刺后的瘢痕组织可能会使心功能恶化）。经主动脉路径的最大优势在于和外周血管途径相比，输送系统更易于操控，可以真正做到与瓣环平面同轴，特别是在一些主动脉根部解剖结构更加复杂的情况下，可以更加准确地输送和定位，这可使瓣周漏、瓣膜移位或定位不良等并发症的发生率显著降低。

（3）经颈动脉途径（transcarotid TAVR，TC-TAVR）：2010 年 Modine 等首次报道了经颈动脉途径的病例[34]，后续在 3 个中心对 96 例患者进行了经颈动脉途径的 TAVR，其手术的成功率、死亡率、脑卒中等发生率与其他途径相当，认为是可行的，可作为经股动脉途径不合适患者的替代方案[35]。该入路的优点为：入路途径短且直，输送系统易于控制，瓣膜位置容易调整；血管表浅，容易分离、缝合；血管较粗大，可进入较大鞘管。不足和需注意之处为：①该手术需要外科医师同台，分离缝合伤口；②术者的站位与传统的经股动脉途径不同，一般采取经左颈动脉途径，故术者站在患者的左侧、头上方，操作台也应放在左侧头部位置，并使用更高操作台，以便于输送系统的放置；③不易固定好 18 F 引导鞘管，进入体内部分较短、

结构性心脏病心导管介入治疗

入路局部组织较松动，容易滑动；④缝合组织前应复查造影评价颈动脉情况，查看有无出血、动脉损伤及狭窄等并发症，术后应评估有无大脑损伤；⑤术前应评估双侧颈动脉及颅内动脉情况，必要时术中行旁分流术；⑥颈动脉阻断时间应尽量短，18 F 鞘管尽量晚进（跨瓣后），尽早退出。

五、TAVR 术前评估

（一）主动脉瓣狭窄严重程度评估

主动脉瓣狭窄严重程度的评估是能否行 TAVR 的第一步，主要依靠超声心动图。根据 2017 年 ASE 最新指南[36]，测量指标主要包括跨主动脉瓣压差、瓣口面积等，具体测量见表 23-1。

表 23-1 主动脉瓣狭窄超声心动图评估要点	
评估项目	评估内容
主动脉瓣和主动脉根部	
主动脉瓣叶形态	□二叶式（分型）或三叶式 □瓣叶钙化程度及分布
跨主动脉瓣血流动力学	□跨主动脉瓣的压差和有效瓣口面积 □每搏量
主动脉瓣环	□最大径和最小径 □周长 □面积
左心室流出道	□钙化程度及分布 □有无室间隔基底段明显肥厚
主动脉根部径线和钙化评估	□主动脉窦直径和高度 □窦管交界直径和钙化程度 □冠状动脉开口位置和高度预估堵塞风险
二尖瓣结构和功能	□二尖瓣反流程度 □有无二尖瓣狭窄 □有无二尖瓣前瓣钙化
左心室结构和功能	□左心室壁运动评估 □排除心腔血栓 □左心室质量，左心室肥厚情况 □收缩功能和舒张功能
右心结构和功能	□右心室大小和功能 □三尖瓣形态和功能，反流程度 □估测肺动脉收缩压

1.跨主动脉瓣血流速度、平均跨瓣压差的测量

使用连续多普勒在多个切面测量后取最大值（最大值一般在心尖五腔心、心尖三腔心、胸骨右缘或胸骨上窝切面获得，极少数在剑突下切面或锁骨上窝切面获得），在测量时尽量使跨主动脉瓣口的血流方向和超声声束平行（图 23-8）。

有效瓣口面积的测量：主要根据连续方程计算瓣口面积：$AVA = (CSA_{LVOT} \times VTI_{LVOT}) / VTI_{AV}$（$CSA_{LVOT}$：左心室流出道面积；$VTI_{LVOT}$：左心室流出道血流速度积分；$VTI_{AV}$：主动脉瓣前向血流速度积分）或简化的连续方程 $AVA = (CSA_{LVOT} \times V_{LVOT}) / V_{AV}$（$V_{LVOT}$：左心室流出道血流速度；$V_{AV}$：主动脉瓣前向血流速度）。左心室流出道内径（LVOTd）的测量应在胸骨旁左心室长轴局部放大切面，在收缩中期用内缘到内缘的方法从室间隔测到二尖瓣前叶，测量的位置推荐在主动脉瓣环下 5 ~ 10 mm 处，若室间隔基底段肥厚者，LVOTd 的测量位置推荐在主动脉瓣环下 1 ~ 2 mm 处。左心室流出道血流速度的测量推荐在心尖五腔心切面或心尖三腔心切面，与 LVOTd 的测量位置一致，用脉冲多普勒将取样容积放在近主动脉瓣环处获得较平滑的频谱曲线。

主动脉瓣狭窄严重程度评估：根据 2017 年 ESC/EACTS 心脏瓣膜疾病管理指南[16]，重度主动脉瓣狭窄的定义为：跨主动脉瓣最大速度（V_{max}）≥ 4 m/s，或者跨主动脉瓣平均压力阶差（mean ΔP）≥ 40 mmHg，或者 AVA < 1.0 cm² (< 0.6 cm²/m²)。对于低流速、低跨瓣压差（即 AVA < 1.0 cm²、V_{max} < 4 m/s 或者 mean ΔP < 40 mmHg）、低左心室射血分数（EF < 50%）的患者，行多巴酚丁胺负荷试验后 AVA < 1.0 cm² 同时 V_{max} ≥ 4 m/s 即为重度狭窄。对于低流速低跨瓣压差（即 AVA < 1.0 cm²，V_{max} < 4 m/s 或者 mean ΔP < 40 mmHg）正常左心室射血分数（EF > 50%）的患者，若患者左心室壁明显肥厚，左心室腔较小，每搏量（SV）< 35 ml/m²，且测量时患者血压正常，亦为重度主动脉瓣狭窄。具体主动脉瓣狭窄程度的分级见表 23-2。

2. 主动脉根部结构的测量

主要包括主动脉瓣环、主动脉窦部的直径和高

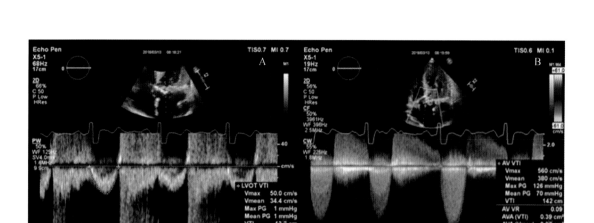

图 23-8　主动脉瓣狭窄的超声心动图血流频谱

表 23-2　主动脉瓣狭窄程度的分级标准

主动脉瓣狭窄程度	峰值流速（ m/s ）	平均压差（ mmHg ）	主动脉瓣口面积（ cm² ）	主动脉瓣口面积指数（ cm²/m² ）	速度比值
轻度	2.6 ～ 2.9	< 20	> 1.5	> 0.85	> 0.50
中度	3.0 ～ 4.0	20 ～ 40	1.0 ～ 1.5	0.60 ～ 0.85	0.25 ～ 0.50
重度	≥ 4.0	≥ 40	< 1.0	< 0.60	< 0.25

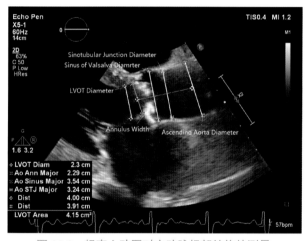

图 23-9　超声心动图对主动脉根部结构的测量

度、窦管交界直径、冠状动脉开口距主动脉瓣环的距离（图 23-9）。测量主动脉瓣环径及主动脉根部的径线，推荐测量时连接同步心电图，左侧卧位获得胸骨旁左心室长轴观，局部放大主动脉根部，在收缩期测量主动脉瓣叶附着最低点的瓣环直径，升主动脉内径的测量一般选择距主动脉瓣环上 40 ～ 45 mm 处进行测量。测量冠状动脉开口距主动脉瓣环的高度难度相对较大，目前推荐应用 MDCT 测量。

3. 主动脉瓣叶的评估

评估主动脉瓣叶的解剖形态，为二叶式还是三叶式，二叶式主动脉瓣是功能二叶还是解剖二叶（图 23-10）；评估主动脉瓣叶钙化的程度和分

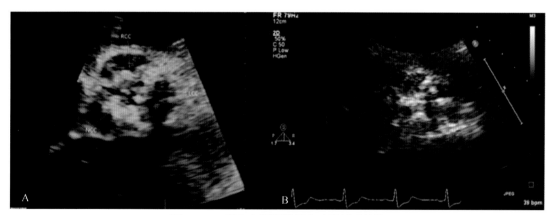

图 23-10　超声心动图显示主动脉瓣叶结构

A. 三叶式主动脉瓣；B. 二叶式主动脉瓣畸形

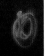

布，钙化是否延续至冠状动脉开口或左心室流出道。目前这些项目主要通过 MDCT 评估。

（二）临床评估

主要包括下列资料：①一般情况，包括年龄、性别、主动脉瓣狭窄症状、心功能（NYHA）、体格检查、用药史、过敏史等。②心血管合并症，明确有无高血压（HTN）、糖尿病（DM）、冠状动脉粥样硬化性心脏病（CAD）、急性心肌梗死（MI）、心房颤动（AF）、脑卒中等疾病，既往是否行 PCI、CABG、SAVR 等手术。③其他严重非心血管合并症，如恶性肿瘤（生存期是否＜1 年）、严重肾功能不全（eGFR ＜ 30 ml/min 或透析）、严重肺疾病（氧气依赖、FEV_1 ＜ 50%、DLCO ＜ 50%）、严重神经功能障碍、活动性消化道出血（是否需要输注红细胞、血小板、凝血酶原复合物等）、炎症性肠病（是否使用免疫抑制剂）、风湿免疫性疾病（是否使用激素、免疫抑制剂）等。④胸部外科手术禁忌情况：胸部手术、放疗病史，胸廓畸形，瓷化主动脉等。⑤实验室检查：pro-BNP、肝功能、肾功能、电解质、血常规、尿常规、便常规、心肌酶谱、凝血谱、肿瘤标志物、甲状腺功能、糖化血红蛋白等。⑥影像学检查：冠状动脉 CTA 或冠状动脉造影评估冠状动脉病变情况，心电图明确有无心律失常、束支传导阻滞，肺功能（通气功能＋弥散功能＋支气管舒张试验）检查评估肺疾病程度，颈动脉及下肢动静脉 B 超评估有无外周动脉疾病，头颅磁共振（平扫＋黑水相＋DWI）明确有无脑梗死等。⑦虚弱程度评估，包括 BMI、血清白蛋白水平、Katz ADL 评分（洗澡、穿衣、如厕、转移、大小便控制、进食）、握力、5 米步行试验及 6 min 步行试验（如无法耐受可不进行）具体见表 23-3。

（三）心脏瓣膜团队评估

完善上述评估后，心脏瓣膜团队根据 2014 年 AHA/ACC 指南[10]的风险评估方案（表 23-4）进行综合评估，结合 2017 年最新欧美心脏瓣膜疾病管理指南[15-16]决定治疗方案（表 23-5）。

表 23-3 TAVR 临床评估要点

评估内容	评估项目
一般情况	□年龄、性别 □症状 □NYHA 心功能 □体格检查 □用药史 □过敏史 □其他
主要心血管合并症	□HTN、DM、CAD、MI、AF 等疾病 □PCI、CABG、SAVR 等手术 □其他
严重非心血管合并症	□恶性肿瘤 □肾功能不全 □呼吸功能不全 □神经功能障碍 □出血 □免疫相关性疾病 □其他
胸部外科手术禁忌	□胸部手术、放疗病史 □胸廓畸形 □瓷化主动脉 □其他
实验室检查	□pro-BNP、肝功能、肾功能、电解质、血常规、尿常规、便常规、心肌酶谱、凝血谱、肿瘤标志物、甲状腺功能、糖化血红蛋白 □其他
影像学检查	□冠状动脉 CTA 或冠状动脉造影 □心电图，动态心电图 □肺功能 □颈动脉及下肢动静脉 B 超 □头颅磁共振平扫＋黑水相＋DWI □其他
虚弱程度评估	□营养状态，BMI、血清白蛋白 □Katz ADL 评分 □握力 □5 米步行试验 □6 min 步行试验

（四）多排螺旋 CT 评估

多排螺旋 CT（MDCT）不仅可以在 2D 平面进行测量分析，还可以通过 3D 重建，多切面测量瓣环内径、观察瓣叶及钙化情况。同时，MDCT

表 23-4　主动脉瓣狭窄风险评估

	低危（必须符合以下所有标准）	中危（符合以下任何一项）	高危（符合以下任何一项）	禁忌风险（符合以下任何一项）
STS-PROM 风险评分	＜ 4% 和	4%～ 8% 或	＞ 8% 或	预测死亡或手术严重并发症的风险（全因）术后一年＞ 50%
虚弱	无 和	一项指标（轻） 或	≥ 2 项指标（中-重） 或	
主要器官系统功能障碍术后不能改善	无 和	1 个器官系统 或	＞ 2 个器官系统 或	≥ 3 个器官系统
妨碍手术的特异性疾病	无	可能妨碍手术的特异性疾病	可能妨碍手术的特异性疾病	严重妨碍手术的特异性疾病

表 23-5　2017 年欧美心脏瓣膜疾病管理指南推荐意见及证据等级

2017 年 AHA/ACC 指南			2017 年 ESC/EACTS 指南		
推荐意见	推荐类别	证据等级	推荐意见	推荐类别	证据等级
外科手术高危的 AS 患者或准备进行 TAVR 的 AS 患者需通过多学科心脏瓣膜团队进行评估	Ⅰ	C	推荐 AS 患者在有心脏瓣膜团队的中心进行治疗	Ⅰ	C
对所有有症状的 AS 患者（Stage D）推荐进行外科主动脉瓣置换术	Ⅰ	B-NR	推荐对高压差 AS 患者进行干预	Ⅰ	B
对于 Stage D 的外科手术高危患者，推荐进行外科换瓣或 TAVR 手术治疗	Ⅰ	A	推荐对低流量、低压差、EF 值降低且有收缩功能储备的 AS 患者进行干预	Ⅰ	C
对于不可进行外科手术，同时预期寿命超过 12 个月的 Stage D 的患者推荐进行 TAVR 干预	Ⅰ	A	推荐对低流量、低压差、EF 值降低且收缩功能无储备的 AS 患者进行干预	Ⅱa	C
对外科手术危险程度为中度危险的 Stage D 的 AS 患者，TAVR 是 SAVR 的合理替代治疗	Ⅱa	B-R	推荐对低流量、低压差、EF 值正常的 AS 患者进行干预	Ⅱa	C
			对外科手术低危的 AS 患者（STS 评分或 Euro Score Ⅱ＜ 4%）推荐进行外科手术干预	Ⅰ	B
			在瓣膜团队的评估下 TAVR 被推荐应用于不适合 SAVR 的 AS 患者	Ⅰ	B
			对于外科手术中危或中危以上的 AS 患者，推荐通过心脏瓣膜团队评估后选择 TAVR 或 SAVR 进行干预	Ⅰ	B

在评估是否合并冠状动脉疾病、瓣叶钙化分布、外周血管情况等方面也具有很大的价值。CT 在主动脉根部测量及入路评估中占主导地位，具体测量项目参考表 23-6。

MDCT 检测需要满足以下条件：①推荐扫描层厚≤ 1 mm；②建议使用心电门控（将 CT 系统的心电图导线连于患者体表），以减少因心脏收缩而造成的主动脉根部抖动带来的清晰度的干扰；③至少要求 64 排增强 CT 扫描；④扫描范围为颈部至膝关节以上，确保包含股动脉、锁骨下动脉、

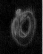
表 23-6	MDCT 测量要点
评估内容	评估项目
主动脉瓣叶形态	☐二叶式（分型）或三叶式 ☐瓣叶钙化程度及分布
主动脉根部	☐瓣环测量（长短径、周长、面积） ☐主动脉窦部测量（最大径线处周长及面积） ☐窦管交界处内径 ☐升主动脉内径（距瓣环 40 mm）及最大内径 ☐左、右冠状动脉开口距瓣环平面高度 ☐主动脉成角
冠状动脉	☐左主干 ☐左前降支 ☐左回旋支 ☐右冠状动脉
血管路径	☐升主动脉、主动脉弓、颈动脉、锁骨下动脉、降主动脉、髂动脉、股动脉等主要周围血管的管径及钙化迂曲情况 ☐排除腹主动脉、肠系膜上动脉、肾动脉狭窄 ☐股动脉分叉处到穿刺点距离

颈动脉等主要入路。

　　MDCT 经重建后，确定主动脉窦底平面，可以通过瓣环平面的周长或面积进一步计算得到瓣环内径（图 23-11），对于形态非绝对圆形的瓣环，

这种方法更加准确。同时，不同种类的人工瓣膜植入的尺寸选择中，也包括根据超声心动图和 MDCT 的周长或面积计算方法的选择。MDCT 还可以显示瓣叶的增厚情况、瓣膜的钙化程度与空间分布、瓣叶是否有粘连等更加细节的数据（图 23-12），可以测量主动脉窦高、窦宽，窦管交界处内径（图 23-13），左心室流出道内径，升主动脉内径，冠状动脉开口高度等（图 23-14）。测量主动脉弓角度以及瓣环平面与躯体横断面的角度，即瓣环夹角，有助于指导 TAVR 过程中造影机头的角度（图 23-15）。观察并测量外周血管入路的内径、曲折程度及钙化情况，观察有无夹层、主动脉瘤等

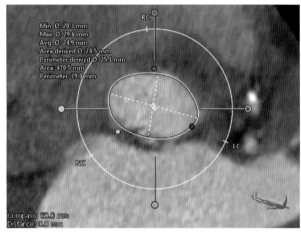

图 23-11　MDCT 测量主动脉瓣环平面

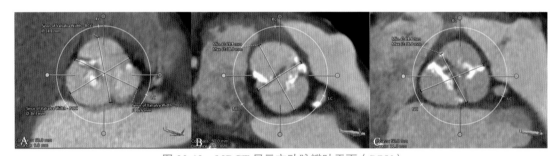

图 23-12　MDCT 显示主动脉瓣叶平面（SOV）

A. 三叶瓣；**B**. Type 0 型二叶式主动脉瓣畸形；**C**. Type 1 型二叶式主动脉瓣畸形

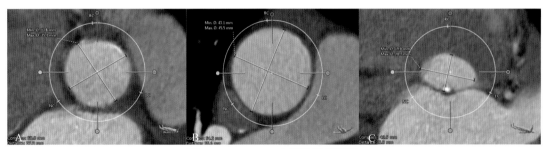

图 23-13　MDCT 主动脉根部图像

A. 主动脉窦管交界（STJ）；**B**. 升主动脉内径（瓣环上 40 mm 处）；**C**. 左心室流出道（瓣环平面下 5 mm 处）

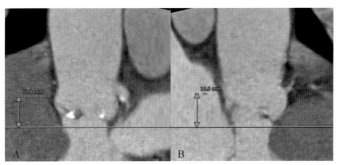

图 23-14　MDCT 图像显示冠状动脉开口平面

A. 左冠状动脉开口（高度 17.8 mm）；**B**. 右冠状动脉开口（高度 19.6 cm）

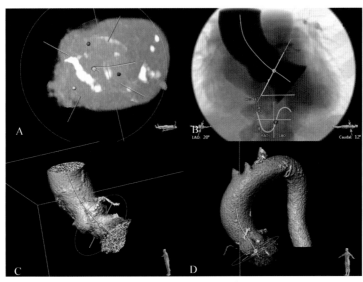

图 23-15　MDCT 图像

A. 主动脉瓣叶钙化；**B**. 主动脉根部成角；**C**. 主动脉根部重建；**D**. 主动脉弓重建

合并症（图 23-16，图 23-17）。对于股动脉、髂动脉或者腹主动脉入路因解剖学限制应用有困难的情

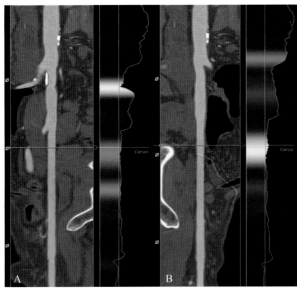

图 23-16　MDCT 股动脉图像

A. 左侧股动脉；**B**. 右侧股动脉

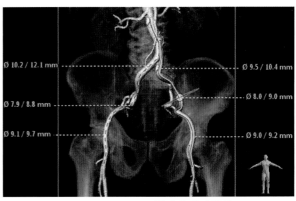

图 23-17　MDCT 股动脉重建图像

况下，可选择经锁骨下动脉、颈内动脉途径，甚至可以选择经心尖或经升主动脉途径（图 23-18）。

五、手术操作流程

TAVR 是一项需要多学科专业人员以团队共同参与的相对复杂的心血管介入手术。在 TAVR

结构性心脏病心导管介入治疗

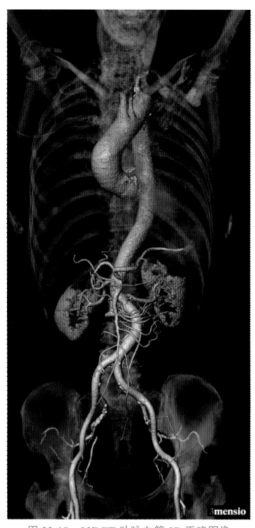

图 23-18　MDCT 动脉血管 3D 重建图像

操作人员的配备方面，2011 年美国心脏病学会基金会（ACCF）/ 美国胸外科医师学会（STS）经导管瓣膜治疗推广建议[37]，提出建立专业的多学科心脏团队（MDHT），包括心脏介入医生、心外科医生、心脏超声及影像医师、麻醉医师以及护理医师。心脏团队不仅在评估患者时打破单一学科治疗的局限，针对患者制定最佳的治疗方案；同时在 TAVR 操作过程中，一个成熟、配合高效的心脏团队对手术的成功亦是至关重要的。值得关注的是，来自瓣膜公司的技术工程师也会参与到患者评估，以及手术过程中的瓣膜组装过程。

随着 TAVR 技术的发展与各中心经验的积累，TAVR 所需要的导管室设备以及人员配备也在精简。当前通用的 TAVR 手术人员配置见图 23-19。

以目前国内最常采用的经股动脉途径自膨胀型瓣膜系统手术为例，阐述其操作流程及要点如下：

（一）术前导管室及器械准备

TAVR 手术风险较高，术中有外科中转开胸的可能，推荐在同时符合心导管介入室及手术室要求的杂交手术室进行，内部需包括高分辨率的影像设备，血流动力学监测系统，外科手术的必备基础设施，比如体外循环设备、机械通气设备等。

TAVR 术前需联系手术相关人员，包括介入医生（主刀及助手），心脏外科医生（评估患者，手术当天预备在旁边），麻醉师（术前评估麻醉风险，术中麻醉管理，临时起搏器管理，紧急情况发布命令），心脏超声医生（术中超声心动图检查），护士（巡回护士、洗手护士），技师（术中相关器械管理）及瓣膜公司的技术工程师（术前

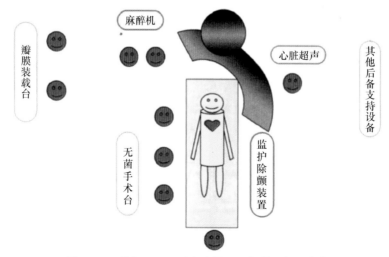

图 23-19　常规 TAVR 手术人员、设备的配备及分布

评估，手术当天进行瓣膜组装及指导）。

术前器械包括：常规手术耗材（高压延长管、三通管、刀片、纱布、缝线、手术医用膜等），介入设备（各型号造影导管、猪尾导管、各类型介入导丝、各型号鞘管、注射器、球囊漂浮导管、不同型号球囊、瓣膜及输送系统、血管闭合器、临时起搏器等），外科器械（乳突牵开器、"哈巴狗"器械、胸骨锯、持笔式持针器、血管牵引带、电刀、负压管、特殊缝线等），麻醉设备（气管插管、皮囊、呼吸机等），抢救设备［体外除颤仪、主动脉内球囊反搏（IABP）、长管的体外循环机、带有扩张器的外周血管套管、中央静脉套管、开胸器械、开放心脏手术-瓣膜/CABG器械套件、冠状动脉介入设备、外周血管介入设备、外周血管手术器械套件、血液回输装置等］。术前常规药品包括肝素盐水、加压冲洗盐水、局部麻醉药物、肝素、造影剂及抢救药品［如阿托品、重酒石酸去甲肾上腺素、肾上腺素、去氧肾上腺素（新福林）等药物抽好备用并放在固定位置］。

（二）术前一般准备

术前禁食，备皮，备血；术前阿司匹林、波立维负荷（阿司匹林300 mg、波立维300 mg，或阿司匹林100 mg每日1次，应用超过3天、波立维75 mg每日1次，应用超过3天），常规应用预防性抗生素（一般选用第1、2代头孢）；术前联系心内监护室或重症监护室床位；与患者家属充分沟通，签署知情同意书。

（三）上台后基本准备

患者平躺于手术台，完善心电监护，桡动脉有创血压监测，颈内静脉穿刺，临时起搏植入，导尿等术前准备，给予静脉复合麻醉（根据病情及术前计划，必要时气管插管全麻，呼吸机辅助呼吸），后常规消毒铺巾，准备开始手术。

（四）血管通路的建立

以右侧股动脉作为主入路为例。首先穿刺左侧股动脉，置入6 F鞘管，6 FJR4.0导管翻过

髂动脉分叉到达右侧髂动脉或股动脉近端，于造影指导下进行右侧股动脉穿刺，穿刺点位于股动脉分叉1 cm以上的血管正中央。血管穿刺成功后，置入6 F股动脉鞘，预埋2把Proglide动脉闭合装置。在超硬导丝的辅助下，从右侧主入路置入大鞘（一般为18 F/20 F），完成血管通路的建立，推注普通肝素，使活化凝血时间（ACT）达到250～350 s，术中每30 min复查ACT，根据ACT补充肝素。

（五）主动脉根部造影

通过左侧股动脉鞘管送入猪尾导管逆行至无冠窦，进行主动脉根部造影。根据术前CT选择合适的投照角度，使三个窦底位于同一平面上，造影剂的用量为15 ml，注射速度15 ml/s，600个大气压，观察主动脉根部结构，包括合并的主动脉瓣反流情况等。

（六）导丝跨瓣并建立体外至左心室的通路

对重度主动脉瓣狭窄患者，瓣口面积小，同时部分患者伴有瓣叶增厚、钙化粘连等，导致导丝不易逆行跨瓣进入左心室。直头导丝在AL1或AL2导管辅助下，对着狭窄的主动脉瓣瓣口，反复尝试，成功跨瓣后顺势将JL导管一并送入左心室，再交换为猪尾导管，测量左心室与主动脉根部的压力阶差。测压后，经猪尾导管导入塑形后的超硬导丝。

对于超硬导丝的操作需要特别指出：①超硬导丝的操作必须在导管的保护下进行；②超硬导丝的塑形要圆滑不能成角；③超硬导丝应放到心尖处以求最大的支撑力，必要时通过右前斜位来确定；④对于心腔小的患者，第一术者和第二术者需要默契配合，避免超硬导丝在心腔内的张力过大而导致可能的心室穿孔。

（七）人工瓣膜装载

人工瓣膜支架为镍钛合金，遇冷变得柔软而容易塑形，在体内达到人体温度时回复设计原形，

因此该过程需在冰水中完成。将人工瓣膜从装有戊二醛的包装瓶中取出，装载前用生理盐水反复冲洗瓣膜洗净戊二醛，利用装载系统逐步将人工瓣膜压缩并装载至导管输送系统的头端，排气备用。

（八）球囊预扩张

主动脉瓣球囊扩张成形术（balloon aortic valvuloplasty，BAV）可作为 SAVR 或 TAVR 的过渡治疗，通过扩张狭窄的主动脉瓣，降低跨瓣压差而改善患者的症状。在 TAVR 手术过程中，BAV 是一个重要的操作步骤，不仅可以扩张狭窄的瓣口以便预装好的人工瓣膜可以顺利通过。更重要的是，王建安教授在国际上首次提出，BAV 过程中同时在主动脉根部进行造影可以协助评估瓣环上结构，对瓣膜尺寸大小的选择提供重要的参考。此外，对于冠状动脉堵塞高风险的患者，BAV 过程中冠状动脉是否显影为决定是否继续 TAVR 或是否进行冠状动脉保护提供重要的信息。

选择合适大小的球囊（最好是非顺应性，如 ZMed-Ⅱ球囊），造影 1∶4 或 1∶5 稀释后在体外完成排气，沿超硬导丝将球囊输送至主动脉根部，一般将球囊的中点置于钙化最严重处。第一术者发出指令，快速起搏至 180 次 / 分，观察收缩压下降至 50 ～ 60 mmHg 左右，球囊充盈，待球囊充分扩张后主动脉根部造影，球囊抽瘪，起搏停，撤球囊至体外完成 BAV，必要时选择大一号的球囊再次进行 BAV。球囊扩张是 TAVR 手术的关键步骤之一，且血流动力学波动明显，可能出现大量反流导致循环崩溃的并发症，需要整个团队的紧密配合和不断磨合。

（九）人工瓣膜输送至主动脉根部

在超硬导丝的支撑下，经大鞘管将人工瓣膜的输送系统缓慢推进至主动脉根部，并跨过狭窄的主动脉瓣。一般选用左前斜投照位，将主动脉弓打开，人工瓣膜输送过程中左心室的超硬导丝需在视线范围内，第一术者和第二术者紧密配合完成该步骤。对于一般患者，输送过程并不困难，但对于一些主动脉弓结构复杂的患者，可能需要

圈套器辅助。

（十）人工瓣膜释放

调整投照的体位，使瓣膜输送系统起始部的显影环成一直线（瓣膜底部展开时在同一平面），确认主动脉根部的猪尾导管位于无冠窦底部，然后根据病变的类型和术者的习惯调整瓣膜的初始释放位置 0 ～ 4 mm。第二术者逐步释放人工瓣膜的过程中，瓣膜输送系统会往左心室移动，第一术者可通过微调瓣膜输送系统、第二术者可调整超硬导丝的张力来调整瓣膜的位置，可通过比对无冠窦底猪尾导管的相对位置确定人工瓣膜的位置，必要时进行主动脉根部造影明确；以较快速度释放到 8 mm 人工瓣膜底部即将展开时，建议再次进行造影以确认释放位置，继续缓慢释放瓣膜，以 130 次 / 分左右人工起搏辅助，待人工瓣膜接触主动脉根部结构后，可以较快速度释放人工瓣膜至 2/3 左右使其工作，此时停止起搏。再次进行主动脉根部造影，评估瓣膜的位置、瓣周漏等情况，若最终确定无误，撤出主动脉根部造影的猪尾导管，继续缓慢释放，完全释放前轻轻推送输送系统以释放导丝的张力，待人工瓣膜支架与输送系统完全脱离后，撤出瓣膜输送系统，交换猪尾导管至左心室。

（十一）人工瓣膜释放后评估

人工瓣膜释放后评估包括：①血流动力学：评估主动脉根部和左心室内的压力阶差；②超声心动图：可使用经食管或经胸超声心动图，评估瓣膜位置、功能、瓣周漏以及患者整体心功能情况；③主动脉根部造影：评估瓣膜的位置、瓣周漏、对冠状动脉的影响等。

部分主动脉瓣严重钙化或者二叶瓣畸形患者导致人工瓣膜膨胀不全、瓣叶对合不良或瓣周漏较多时，可以进行球囊后扩张，步骤与球囊预扩张类似。对于球囊后扩张后仍出现中到大量瓣周漏患者，可以考虑再植入一个人工瓣膜。

（十二）闭合股动脉

评估完善后准备结束手术，退出双侧的猪尾

导管，撤出大鞘，以预埋的 ProGlide 闭合右侧股动脉，经左侧股动脉送入造影导管进行右侧髂股动脉造影，明确是否出现狭窄、夹层或出血等血管并发症，必要时可使用覆膜支架或外科切开缝合等方式进行处理。

手术结束后复苏患者，根据病情，将患者送入心内监护或重症监护治疗病房进一步观察。

六、术后管理

TAVR 手术患者常具有高龄及合并疾病多的特点，所以其术后管理对于疾病预后及手术康复非常关键。

（一）术后即刻的管理

目前 TAVR 手术中常用的麻醉方案包括非插管镇静麻醉及气管插管全麻，无论使用哪种方案，术后均应严格按照专业心脏瓣膜团队制订的诊治方案进行术后管理，其具体方案包括以下几点（表 23-7）：

（1）术后复苏：当患者因各种原因进行了气管插管全麻的情况下，术后应积极进行评估，在确保患者安全的情况下争取尽早拔除气管插管。

（2）术后监护：无论采取何种麻醉，患者术后监护均需要关注以下关键环节：精神状态的监测评估；连续心电监护评估；生命体征的监护如血压、心率、脉率、呼吸频率等；重要体征的评估如水肿情况、肺部听诊情况、心脏听诊情况等；有效容量评估；术后血化验检查如血常规、C 反应蛋白、血生化、心肌酶谱、BNP 等，评估是否存在失血、感染、心力衰竭、心肌梗死等严重并发症。同时，需要密切关注手术穿刺点情况，注意是否存在出血、血肿或假性动脉瘤的形成。

（3）术后药物管理：根据患者术后的恢复情况调整术前的用药方案，需要指出的是，术后继续使用抗生素 24 ～ 48 h，抗栓方案见长期随访。

（4）出院前方案的制订：目前临床证据显示早期出院（72 h 内出院）并不会增加 30 天内死亡率、出血风险、起搏器植入率以及再入院的风险。对于术后病情稳定，无严重并发症的患者鼓励早期出院。患者出院前应该常规完善超声心动图、心电图以及血液检查等常规检查，出院方案中应

表 23-7 TAVR 术后即刻管理流程

术后即刻管理		
关键内容	要点	额外注意点
术后复苏	尽早拔除气管插管（全麻） 监测精神状态	
术后监护	连续心电监护、关注重要体征变化 监测出量及入量 监测血化验指标 监测血管穿刺点情况，关注是否出血、血肿或假性动脉瘤形成	如果怀疑腹股沟假性动脉瘤形成应行超声检查 经常进行神经系统评估
疼痛管理	制订合适的疼痛治疗方案 监测精神状态	
早期活动	穿刺点无出血、血肿等并发症鼓励尽早活动 管理术后并发症 物理疗法及职业疗法	鼓励活动
出院计划	评估及恢复术前用药 安排出院后康复机构 出院前复查超声心动图及心电图 安排出院后随访	家庭及社区支持 ADL 评估、康复 合适的转运方案 出院后药物治疗方案 患者宣教

ADL：日常生活活动能力量表

结构性心脏病心导管介入治疗

包括详细的药物治疗、康复治疗方案及随访方案。

（二）术后长期随访

上文已提及接受 TAVR 手术患者具有高龄及合并疾病多的特点，在诊疗过程中患者疾病状态可能发生改变，所以制订合适的长期随访计划对于了解患者目前的疾病状态、健康状况以及及时调整治疗方案均极为重要（表 23-8）。

1. 抗栓方案的制订管理

TAVR 术后的抗栓方案目前仍无定论，根据有限的临床研究及文献报道，总结本中心及权威指南经验，对于绝大多数患者我们目前推荐每日阿司匹林 100 mg 联合氯吡格雷 75 mg 口服，抗栓治疗 3～6 个月，此后长期每日阿司匹林 100 mg 口服治疗。但临床上常存在复杂的情况，约 25% 接受 TAVR 患者术前合并心房颤动，而术后新发心房颤动的概率约为 1%～8.6%，且一部分患者在术后出现亚临床瓣叶血栓形成。针对上述情况建议：①合并慢性心房颤动或者其他需要接受长期抗凝治疗的患者，建议根据相关指南选择抗凝治疗方案；②具有心房颤动或瓣叶血栓形成高危因素的患者建议术后抗凝治疗 3 个月，随后根据具体情况及风险、获益情况选择合适的抗栓方案。

2. 随访的时机及方案

建议术后 30 天、术后 6 个月、术后 1 年，此后每年进行一次随访。随访的内容应包括症状评估，生活质量评估，心电评估（主要为常规心电图检查，及时发现术后新发的心律失常），瓣膜功能评估（主要为超声心动图检查），药物方案评估等。其中超声心动图检查的指标应包括主动脉瓣前向血流速度、平均跨瓣压差、瓣口面积以及瓣周漏情况。其他的关键指标还包括左心室大小、局部心室壁活动情况、左心室射血分数、二尖瓣解剖结构和功能、肺动脉压力及右心室功能。此外，进行随访的心血管专业医生需要与患者所在当地的主诊医生进行充分沟通，协同制定患者的诊疗目标、康复方案等以更好地改善患者

表 23-8　TAVR 术后长期管理流程

长期随访计划		
关键内容	要点	额外注意点
随访时机	• 术后 30 天（TAVR 团队） • 术后 6 个月，随后每年 1 次（心血管专科医生） • 术后 3 个月，按需随访（康复医学及老年病学医生）	• 术后 30 天后由瓣膜团队随访过渡至心血管专科医生随访 • 如果症状出现改变，需增加随访频率 • 多学科合作制订诊疗方案
抗栓方案	• 阿司匹林 75～100 mg/d，终身服用 • 氯吡格雷 75 mg/d，3～6 个月 • 有抗凝指征的患者，华法林（INR 2～2.5）或新型口服抗凝药治疗	• 关注和管理其他需要使用华法林或新型口服抗凝药的指征
心血管合并疾病	• 冠心病 • 高血压 • 心力衰竭 • 心律失常 • 心血管疾病高危因素管理（包括饮食、运动等）	• 监测实验室指标如血常规、肾功能等 • 每年或按需评估肺功能、肾功能、肠道功能、神经系统功能
检测 TAVR 术后并发症	• 术后 30 天超声心动图复查，随后每年 1 次 • 术后 30 天心电图复查，随后每年 1 次 • 如果出现心动过缓行 24 h 动态心电图	• 关注瓣周漏 • 关注新发传导阻滞 • 关注左心室功能 • 关注肺动脉压力
口腔卫生及抗生素预防	• 鼓励保持口腔卫生 • 根据 AHA/ACC 指南合理运用抗生素预防感染	

的长期预后。

3.心脏外疾病的管理

对患者进行长期随访还有一项重要的目的即针对合并的非心源性疾病进行适当的管理。非心源性疾病包括肾功能不全、虚弱、认知功能受损、关节炎等。在长期随访过程中发现的绝大多数非心源性合并疾病建议至专科或老年医学科就诊，心血管专科医生需要参与诊治过程，与专科医生一同制定整个治疗方案。

七、术后并发症与处理

TAVR并发症是影响患者术后生存率极为重要的因素。根据目前国际指南瓣膜学术研究联盟共识VARC-2的定义[38]，目前TAVR并发症有：死亡、心肌梗死、脑卒中、出血、急性肾衰竭、血管并发症、瓣周漏、传导阻滞和心律失常，其他并发症包括：转外科开胸手术、非预期的体外循环、冠状动脉堵塞、室间隔穿孔、二尖瓣功能异常、心脏压塞、感染性心内膜炎、瓣膜血栓事件、瓣膜位置异常、需要植入第二个瓣膜等。其中，最常见的为瓣周漏、传导阻滞和心律失常、脑卒中和血管并发症。

（一）瓣周漏

TAVR术后瓣周漏较为常见，是目前TAVR最主要的问题之一。相比于外科手术，TAVR术后中度、重度瓣周漏的发生率较高（12.2% *vs.* 0.9%，30天；6.8% *vs.* 1.9%，1年）[39]。严重瓣周漏（即中、重度）可显著降低患者的生存率[40]。引起瓣周漏的主要原因有：瓣膜植入位置不当（过深、过浅），瓣膜膨胀不全/贴壁不良，瓣膜选择过小等。需要指出，部分患者在术后存在不同程度的瓣周漏，但是大多数瓣周漏较为轻微，且不随着时间延长进一步加重而影响预后，甚至部分患者的瓣周漏会随着主动脉根部结构与瓣膜的逐步适应贴合而逐渐减轻。降低瓣周漏发生率，临床上采用策略需根据具体情况而定：①术前仔细评估主动脉根部的情况，选择合适大小的瓣膜尺寸有

助于降低瓣周漏的发生率；②采用球囊后扩张技术再次扩张瓣膜支架，使瓣膜能够充分扩张，贴壁更加良好，从而降低患者的瓣周漏程度[41]；③对植入过深引起的瓣周漏，可以通过第二个瓣膜植入合适位置来解决；④对由于局部严重钙化导致支架变形、无法通过后扩张解决的瓣周漏，部分患者可通过封堵器封堵；⑤最重要的是，新器械（如可回收重新定位、带有裙边的瓣膜）的应用，可明显降低瓣周漏的发生率；⑥极少数钙化较轻、植入过深的患者可通过圈套器牵拉的方法解决，但容易发生主动脉夹层，不常规推荐。

（二）脑卒中

TAVR相关脑卒中的发生率约为1.5%～6%，是较为严重的一类并发症，应引起术者的重视[42]。新近研究发现高达68%～100%的患者在TAVR术后的头部MRI检查可见新发的缺血性损伤，然而这些损伤大部分不引起临床症状。

具有临床表现的脑卒中的发生机制与球囊扩张、输送系统对主动脉瓣的损伤并导致粥样斑块不稳定、脱落以及术后新发心房颤动密切相关。近期的meta分析发现，30天脑卒中的发生率与血管入路及瓣膜类型无关，且随着技术进步及时间推移，脑卒中的发生率在逐渐减少[43]。提高术者的熟练程度、减少不必要的重复性预扩张或后扩张对降低脑卒中的发生至关重要。为预防和减少术中脑栓塞事件的发生，目前多种脑保护装置已经应用于临床研究。此外，植入的人工瓣膜、支架有发生血栓的可能，因此，为了减少瓣膜血栓和脑卒中的发生，术后一般经验性地予以常规双联抗血小板治疗3～6个月，后减为一种抗血小板药物长期服用。

（三）血管并发症

血管并发症常见于经外周血管入路TAVR，尤其是经股动脉入路。meta分析研究结果显示，经股动脉途径TAVR的主要血管并发症的发生相当一部分是因为血管闭合装置使用失败导致的，大型号的输送鞘管、女性等因素亦是发生血管并

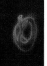

发症的主要影响因素。PARTNER 研究中，早期使用较大的输送系统（22 F、24 F），严重血管并发症发生率高达 15.3%，并且与远期死亡率相关。鞘管直径与股动脉直径的比例 > 1.05 时，严重血管并发症的发生率明显升高，死亡率也随之上升。目前，新一代瓣膜采用直径更小的鞘管（如 SAPIEN 3 采用 14 F 输送系统），显著降低了这类并发症的发生[44]。CT 成为 TAVR 患者术前常规筛查工具，除了在评价主动脉根部结构时有重要作用，还能详细评估外周血管情况，有助于降低血管并发症发生。有研究指出，糖尿病史、贫血史、严重外周动脉钙化也是血管并发症的预测因素[45]，如能对危险因素加以预防和控制，血管并发症的发生率可能会进一步降低。同时，术者的操作经验也直接关系到血管并发症的发生，选择合适的穿刺区域，耐心、轻柔、细致的操作均有助于降低并发症发生率[46]。

（四）传导阻滞与永久起搏器植入

TAVR 可引起房室传导阻滞，其发生与多种因素相关，如患者解剖结构、术前心电图特点，但目前的研究结果显示，影响传导阻滞发生的主要因素仍为人工瓣膜的种类、尺寸选择以及瓣膜的植入深度。由于球囊扩张型瓣膜支架较自膨胀型短，嵌入左心室流出道的部分较少，对传导系统的压迫较低，因此传导阻滞的发生率低于自膨胀型瓣膜[47]。TAVR 术后因新发或加重的房室传导阻滞而需要安装永久心脏起搏器的患者明显多于 SAVR 术后患者，且多发生于术后 1 周内（极少数在 1 个月内）。主要原因包括：①人工瓣膜植入直接压迫主动脉根部附近房室传导系统；②导丝操作、球囊扩张等因素所致传导系统周围出血、血肿；③房室传导系统缺血性损伤、炎症反应等[48]。不同瓣膜由于支架形态差异，起搏器植入率差异较大。虽然 TAVR 术后起搏器植入率较高，但并不影响患者的预后（死亡率、卒中、心肌梗死等）[49]；但也有研究结果显示 TAVR 术后出现传导阻滞、植入起搏器患者的心功能恢复相对较差，再入院率有所增加[50]。

（五）冠状动脉阻塞及心肌梗死

冠状动脉阻塞及心肌梗死相对较为少见，然而一旦发生，患者预后不佳[51]。超过半数的患者在术后会有一过性的心肌损伤，其中绝大多数缓慢恢复。瓣膜放置过高，易导致支架或受挤压的瓣叶挡住冠状动脉口而引起冠状动脉阻塞及心肌梗死[52]。术前仔细进行 CT 评估，对于容易发生冠状动脉阻塞的患者可以考虑采取球囊扩张成形术或外科换瓣手术，或者对冠状动脉进行导丝、球囊或支架的保护，一旦发生冠状动脉急性闭塞可及时干预。

（六）其他并发症

人工瓣膜感染性心内膜炎发生率为 0.1%～3%，与外科手术瓣膜相似，TAVR 术后发生感染性心内膜炎的患者多为男性，且死亡率较高。心脏压塞、主动脉夹层等为 TAVR 的致命并发症，正确、熟练地操作导丝及瓣膜输送装置，使用合适的扩张球囊、选择合适尺寸的瓣膜等有助于减少此类并发症的发生。

TAVR 作为一个复杂的心血管介入术式，并发症的发生是并不少见的问题。而在减少并发症的发生方面可从以下几个方面入手：①对患者的解剖结构进行全面的术前评估。通过影像学的手段了解患者主动脉根部、外周血管的解剖结构，选择合适尺寸的瓣膜，制订完善的手术策略，进而减少并发症的发生。②对患者的临床情况进行全面的临床评估。除了解剖结构之外，还要关注患者的临床情况，如高龄、虚弱、低血容量、心功能较差等，做到术前给予预防性保护措施以及术中预防性的急救措施，以减少严重并发症的发生。③新一代瓣膜的研发。新一代瓣膜系统具有更小的输送外径，可降低血管并发症的发生。可回收、可重定位技术减少因瓣膜释放位置不当而造成的瓣周漏、冠状动脉阻塞、传导阻滞事件的发生。

总之，随着器械的改进、操作水平的提高和循证证据的不断积累，TAVR 并发症越来越少，适应证逐渐扩大，越来越多的主动脉瓣狭窄患者从中获益。

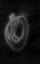

第二节　经导管治疗二叶主动脉瓣畸形

经导管主动脉瓣植入术（transcatheter aortic valve implantation，TAVI）已被作为一项成熟的技术，广泛应用于外科中高危主动脉瓣狭窄患者的治疗[53-58]。先天性二叶主动脉瓣畸形（bicuspid aortic valve malformation，BAVM）是主动脉瓣狭窄的主要病因之一，然而二叶主动脉瓣畸形患者的主动脉瓣具有一字型瓣叶对合缘、钙化重、瓣叶不等大、升主动脉增宽等解剖结构特点，其术后瓣周漏的发生率、主动脉夹层发生率较三叶瓣患者高，而手术成功率相应较低，在过去很长一段时间一度被作为 TAVI 治疗的相对禁忌证[59-62]。在我国，由于接受 TAVI 治疗的患者二叶主动脉瓣畸形占比显著高于西方国家，如何将 TAVI 安全有效地用于治疗二叶主动脉瓣畸形是中国介入治疗专家面临的重要挑战[63]。近两年，随着新一代可回收、带有裙边的人工瓣膜在西方国家的应用，二叶主动脉瓣畸形的 TAVI 治疗结局得到改善，与三叶瓣患者相比，手术成功率、术后并发症发生率无明显差异[64-67]。而在国内，部分学者的研究显示，通过恰当的术前 CTA 评估，针对性的瓣膜选择方法，合适的介入治疗策略，即使使用第一代介入治疗器械，亦能显著改善二叶主动脉瓣畸形患者的 TAVI 治疗效果，达到与三叶瓣相当的治疗结果[68-69]。鉴于我国仍以第一代自膨胀型人工主动脉瓣膜为主的 TAVI 治疗现状，本章将重点讲解在二叶主动脉瓣畸形患者中使用自膨胀型瓣膜进行 TAVI 的手术策略。

一、二叶主动脉瓣畸形的流行病学

二叶主动脉瓣畸形是一种遗传性疾病。大量的研究显示，这类疾病具有家族聚集性。部分临床研究报道，对于二叶主动脉瓣畸形患者其一级亲属患病率为 9%[70]。NOTCH1 是现在被广泛报道的可造成主动脉瓣膜发育异常引起二叶主动脉瓣畸形的基因通路[71]。除此之外 ACTA2、GATA5 和 SMAD6 被认为是潜在的造成二叶主动脉瓣畸形的基因通路[72]。

二叶主动脉瓣畸形在普通人群中的发病率为 0.5% ～ 2%，以男性为主。男性患病人数大约是女性的 3 倍。除了部分在青少年期发病的患者以外，大部分患者会因为异常的血流剪切力出现主动脉瓣狭窄、主动脉瓣反流或者升主动脉瘤样扩张等并发症[73]。两项大型队列研究提示，大约 25% 的二叶主动脉瓣畸形患者在 44 岁之前以及 40% 的二叶主动脉瓣畸形患者在 52 岁之前会接受手术干预。而由于不同研究对于二叶主动脉瓣畸形合并狭窄或反流的诊断标准存在差异，大约 20% ～ 50% 的二叶主动脉瓣畸形患者会进展至重度主动脉瓣狭窄并接受手术[74-75]。二叶主动脉瓣畸形进展为主动脉瓣狭窄的病理生理机制与三叶瓣可能相同，包括内皮功能紊乱、炎症作用、脂蛋白沉积、钙化、骨化等过程[76]，其中 NOTCH1 通路也参与瓣膜钙化过程[77]。瓣叶狭窄进展的情况可能与瓣叶方向相关，有研究显示前后向的瓣叶进展速度更快[78]。二叶主动脉瓣畸形患者反流发生率同样在不同队列中亦存在差异，13% ～ 47% 的二叶主动脉瓣畸形患者在随访中发展为单纯主动脉瓣反流（aortic regurgitation，AR）。其机制尚不明确，瓣叶脱垂和主动脉根部扩张导致的继发性主动脉瓣反流可能是主要原因[75, 79]。50% 的二叶主动脉瓣畸形患者将合并升主动脉增宽[80]。二叶主动脉瓣畸形对升主动脉管腔异常的血流剪切力可能是升主动脉增宽的主要原因。相比三叶瓣，二叶主动脉瓣畸形患者升主动脉中层可能缺乏纤维蛋白原 1，这造成由弹性蛋白与之构成的紧密网格结构遭到破坏，进而导致平滑肌细胞的分离，同时伴随金属蛋白酶在升主动脉中层聚集，最终导致细胞外基质的减少与细胞的凋亡，造成升主动脉管壁的强度与弹性减弱。根据主动脉扩张的位置，二叶主动脉瓣畸形合并主动脉扩张被分为升主动脉扩张（Type1）、主动脉弓扩张（Type2）以及主动脉根部扩张（Type3）三种解剖类型。升主动脉增宽以及主动脉中层结构改变，可能是TAVI术后主动脉夹层发生率相对较高的重要原因，升主动脉测量是二叶主动脉瓣畸形患者术前评估的重要项目之一[81]。

国内的二叶主动脉瓣畸形流行病学数据相对缺乏，从国内部分单中心的流行病学数据来看，我国二叶主动脉瓣畸形患者的发病率与西方国家相同，约为0.48%，而男女发病比为1.9：1[82]。而我国接受TAVI术治疗的二叶主动脉瓣畸形患者的占比（38.3%）显著高于西方国家（2%～10%）。在我国部分中心二叶主动脉瓣畸形的比例甚至超过50%[63]。这可能与我国接受TAVI的患者平均年龄相对较低有关。我国TAVI注册研究纳入患者平均年龄约为74岁，而西方国家注册研究纳入的患者平均年龄多在80岁以上[82]。而在低年龄段的患者中，二叶主动脉瓣畸形的占比相对增高。研究显示，年龄段为51～60岁、61～70岁及71～80岁的主动脉瓣狭窄患者中，二叶主动脉瓣畸形占比分别为69%、60%与41%[83]。

二、二叶主动脉瓣畸形的解剖结构和术前评估

完善的术前CTA评估将可以有效降低TAVI并发症的发生率，提高手术成功率。这一点对于主动脉根部解剖变异性大的二叶主动脉瓣畸形患者来说更加重要[84]。二叶主动脉瓣畸形患者具有瓣叶大小不对称、钙化重、一字型瓣叶对合缘、升主动脉增宽等解剖学特点，是这类患者出现瓣周漏、主动脉夹层、第二个人工瓣膜植入率高、手术成功率低等问题的原因[62]（图23-20）。通过CTA预评估，选择合适的瓣膜类型、瓣膜尺寸和手术策略是TAVI成功的关键。

（一）二叶主动脉瓣畸形瓣叶结构分型

不同二叶主动脉瓣畸形患者的瓣叶结构存在异质性。这主要体现于瓣叶与冠状动脉的相对位置关系，以及是否存在"脊"。在外科开胸时代，针对这些特点有多个理论被提出，其中应用最广泛的分型办法为Sievers和Schmidtke法。在该分型方法中，瓣膜结构中是否存在脊，以及脊的数量被作为主要的分类依据。据此二叶主动脉瓣畸形被分为无脊（0型）、单脊（1型）、双脊（2型）三类。进一步，根据瓣叶与冠状动脉的相对位置关系，Sievers和Schmidtke法在脊分型的基础上，将瓣叶分为无冠窦右冠窦融合型（N-R）、右冠窦左冠窦融合型（R-L）以及左冠窦无冠窦融合型（L-N）等几类亚型（图23-21）。根据此分型，有研究对比了二叶主动脉瓣畸形和三叶主动脉瓣在主动脉瓣瓣环、主动脉窦部、窦管结合部及升主动脉等部位的心电门控增强CT 3DMPR重建测值结果。结果显示，相比三叶主动脉瓣狭窄，二叶主动脉瓣畸形瓣环椭圆程度更大、瓣叶复合体钙化程度相对更高，同时升主动脉更宽。在西

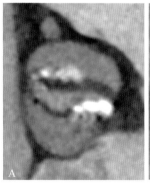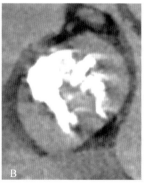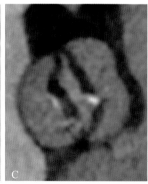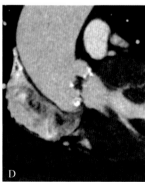

图23-20 二叶主动脉瓣畸形患者解剖结构异质性大，以上结构特点可能造成这类患者TAVI手术难度增大
A. 瓣叶大小不对称；B. 钙化重；C. 一字型对合缘；D. 升主动脉增宽

主要分类办法：根据脊的数量	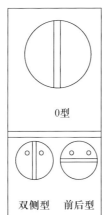	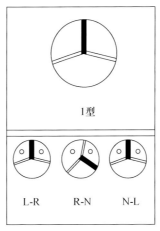	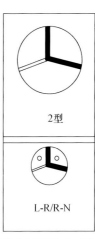
	0 型	1 型	2 型

| 亚型分类办法：0 型根据瓣叶的空间位置，1 型和 2 型根据脊与冠状动脉的相对位置关系 | 双侧型　前后型 | L-R　R-N　N-L | L-R/R-N |

图 23-21　Sievers 和 Schmidtke 分型。根据纤维脊的数量作为主要分型依据，将二叶瓣分为无脊型（0 型），单脊形（1 型），双脊型（2 型）。根据瓣叶的空间分布以及脊与冠状动脉开口的相对位置进行亚型分型

L：左冠窦；R：右冠窦；N：无冠窦[34]

方国家，1 型二叶主动脉瓣畸形是常见类型，有研究报道构成比接近 90%，而 0 型二叶主动脉瓣畸形则相对少见，仅占约 7.0% ～ 20.9%；而在我国大陆地区，二叶主动脉瓣畸形各亚型构成情况明显不同，在接受 TAVI 的二叶主动脉瓣畸形患者中，0 型二叶主动脉瓣畸形和 1 型二叶主动脉瓣畸形约各占 50%[68, 84-86]。

（二）基于 TAVI 时代的瓣叶脊分类

不同于传统外科开胸主动脉瓣置换，TAVI 无法将瓣叶切除，因此瓣叶复合体（尤其是严重钙化时）将对术中人工瓣膜的释放和扩张造成影响，从而影响手术结果。1 型二叶主动脉瓣畸形的脊，是 TAVI 评估时关注的一个重点。关注点主要集中于两方面：①区别 1 型二叶主动脉瓣畸形与三叶瓣因后天瓣叶融合形成的"假 1 型二叶主动脉瓣畸形"；②不同形态的脊对手术结果的影响。

基于对瓣叶解剖和 TAVI 结果之间关系的研究，Hasan Jilaihawi 等提出了一种新的二叶主动脉瓣畸形分型办法，其重点在于将含有脊的二叶主动脉瓣畸形，根据脊的融合情况进行分类。对于融合位于或靠近两瓣叶对合缘顶部，而瓣叶底 1/3 不融合的脊，其 TAVI 术中的行为表现更接近于三叶瓣，这种类型被定义为三对合缘型。该方法将剩下的二叶主动脉瓣畸形分为双对

合缘型，而对于其中含有脊的瓣叶复合体，通常其融合部位位于瓣叶底部或靠近瓣叶下 1/3 且未达到对合缘的高度，被进一步分为双对合缘有脊型。对于上述各类，该方法进一步根据瓣叶的融合情况，分为冠状窦融合型和混合融合型（任意冠状窦与无冠窦融合）两类亚型（图 23-22）。基于心电门控增强 CT 的三维多平面重建分析显示，三对合缘型二叶主动脉瓣畸形的主动脉根部结构，相对双对合缘型二叶主动脉瓣畸形，瓣环径更大，而对合缘间径、窦管结合部直径和升主动脉宽度更小，同时钙化程度也更轻。结合临床结果，双对合缘型二叶主动脉瓣畸形球囊后扩张次数更多，是三对合缘型的两倍。同时，在这种分型方式下，双对合缘型瓣叶对合缘间径对预测术后瓣周漏有一定价值。需要注意的是，这种分型办法，并未囊括 Sievers 和 Schmidtke 分型法中的 2 型二叶主动脉瓣畸形，尽管这类患者数量极少[86]。

（三）二叶主动脉瓣畸形的术前 CT 评估

对于二叶主动脉瓣畸形来说，术前需 CT 评估的内容与三叶瓣大致相同，包括左心室流出道、瓣环平面、Valsalva 窦平面、窦管结合部、升主动脉等。其测量的方法与三叶瓣大同小异，重点需要注意的方面包括：二叶瓣瓣环平面的确定、升主动宽度的测量、体位的选择。

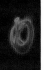

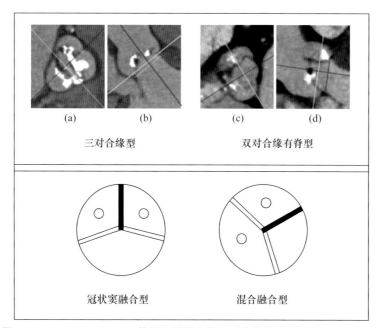
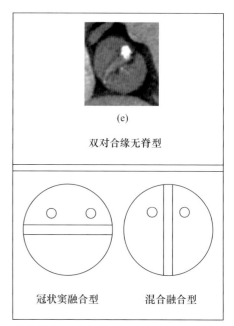

图 23-22 Hasan Jilaihawi 等将二叶瓣分为三对合缘型（tricommissural）、双对合缘有脊型（bicommissural raphe-type）、双对合缘无脊型（bicommissural non-raphe type）

图 a 为三对合缘型二叶瓣 CT 三维重建下主动脉根部短轴截面；**图 b** 为三对合缘型二叶瓣 CT 三维重建下主动脉根部纵切面，瓣叶融合部位位于瓣叶中上 1/3（红圈）；**图 c** 为双对合缘有脊型二叶瓣 CT 三维重建下主动脉根部短轴截面；**图 d** 为双对合缘有脊型二叶瓣 CT 三维重建下主动脉根部纵轴截面，瓣叶融合部位位于瓣叶中下 1/3；**图 e** 双对合缘无脊型二叶瓣。根据瓣叶融合的情况进一步分为（左右）冠状窦融合型和（左/右冠窦与无冠窦）混合融合型亚型[86]

三、二叶主动脉瓣畸形 TAVI 策略选择

在早期接受第一代 TAVI 器械治疗的二叶主动脉瓣畸形患者中，1 个月、1 年、2 年全因死亡率分别为 3.7%、13.7%、17.2%，与三叶瓣患者无明显差异。同时在冠状动脉阻塞、血管并发症、急性肾损伤、脑卒中、需起搏器植入的严重传导阻滞等 TAVI 术后并发症的发生率方面，二叶主动脉瓣畸形患者与三叶瓣患者相似[62]。

（一）TAVI 治疗二叶主动脉瓣畸形合并重度狭窄的主要并发症及手术策略

瓣周漏是第一代人工瓣膜治疗二叶主动脉瓣畸形患者的主要并发症。相较三叶瓣，接受第一代人工主动脉瓣治疗的二叶主动脉瓣畸形患者术后中重度瓣周漏发生率明显较高（10.4% vs. 6.8%，P = 0.04）[64]。而中重度瓣周漏会影响患者生存，有研究显示在 TAVI 治疗的二叶主动脉瓣畸形患者中，伴有中重度瓣周漏的患者 1 年死亡率明显增

高（22% vs. 7%）[87]。考虑到二叶主动脉瓣畸形患者通常相对年轻，预防和及时处理中重度瓣周漏显得尤为重要。钙化导致的人工瓣膜移位及扩张受限，被认为是 TAVI 治疗二叶主动脉瓣畸形时出现中重度瓣周漏的主要原因[62]。根据瓣膜病学术研究联合会对 TAVI 标准化终点指标的定义，TAVI 术后出现中重度瓣周漏即判定为未获得器械成功[88]。也正是因此，早期的国外文献显示第一代人工瓣膜治疗的二叶主动脉瓣畸形患者器械成功率较三叶瓣低（85.3% vs. 91.4%，P = 0.02）。相应的在使用第一代人工瓣膜的二叶主动脉瓣畸形患者中中转外科率（2.0% vs. 0.2%，P = 0.006）相比三叶瓣患者亦明显增高[64]。通过详细的术前以及术中评估，对主动脉瓣根部解剖结构进行全面评价，进而选择适合的人工瓣膜型号是减少术后并发症、提高器械成功率的重要前提。

基于瓣环大小选择合适的瓣膜型号，保证一定程度的"oversizing"，是采用自膨胀型瓣膜进行 TAVI 的基本策略。在之前的一些文献中二叶主动脉瓣畸形患者使用大型号的瓣膜频率相对三叶瓣

患者高（34.2% *vs.* 21.8%，*P* < 0.001）[62, 67]，这主要是由于二叶主动脉瓣畸形患者瓣环径相对较大，早期阶段基于瓣环径的瓣膜型号选择策略倾向于通过选择较大尺寸的瓣膜以提高瓣膜支架与瓣环面的周长比值（oversizing 率），从而减小术后瓣周漏的发生率[66]。但这种策略并未明显改善二叶主动脉瓣畸形患者 TAVI 术后瓣周漏的发生率，这可能是因为瓣膜在释放过程中被二叶主动脉瓣畸形严重钙化、顺应性极差的瓣叶结构"挤"入左心室，从而导致瓣膜植入过深所造成的。同时较大的人工瓣膜流入端与左心室流出道的比值也会带来术后起搏器植入率增高的问题[89-90]。

Nicolo Piazza 联合作者所在中心率先在国际上提出了"supra-annulus"的理论。该理论认为由于二叶主动脉瓣畸形存在脊、大量钙化、瓣叶开口小于瓣环等特点，瓣叶复合体的限制区域实际位于瓣环之上。然而，由于二叶主动脉瓣畸形患者瓣叶结构异质性大，现暂无获得广泛认可的单纯依靠瓣膜环上结构进行瓣膜型号选择的策略。基于"supra-annulus"的理念，亦有学者提出在瓣环选瓣的基础上直接降低人工瓣膜型号的瓣膜选择策略，然而不恰当地降低瓣膜尺寸可能会增加术后瓣膜脱位以及瓣周漏的可能性[62]。作者所在中心的研究显示，基于"supra-annulus"的理念，辅以术中"balloon-sizing"的瓣膜选择策略可有效改善二叶主动脉瓣畸形患者 TAVI 结果。通过这种策略，二叶主动脉瓣畸形患者术后中重度瓣周漏发生率仅为 1.2%，相比三叶瓣无差异，同时第二个瓣植入率二叶主动脉瓣畸形与三叶瓣无差异

（14.9% *vs.* 12.9%，*P* = 0.708）[68]。

"balloon-sizing"策略是在 CTA 测量评估的基础上，通过球囊预扩张对二叶主动脉瓣畸形的瓣上结构的活动状态进行评估，进而根据预扩张结果以及球囊尺寸进行瓣膜型号选择。这里使用球囊预扩张的目的在于：①球囊预扩张时，可模拟支架对原始瓣叶的推挤情况，从而评估潜在的冠状动脉阻塞的风险；②对瓣环尺寸为两个相邻人工瓣膜型号推荐尺寸的临界值，球囊预扩张可以协助选择最佳瓣膜型号；③预测重度钙化在瓣膜释放中可能的状态[68]（图 23-23）。

（二）术后瓣周漏处理以及球囊后扩张选择

对于瓣膜释放后中度及以上瓣周漏应进行积极处理。根据瓣周漏的原因不同，处理方式选择不同。球囊后扩张是改善人工瓣膜不完全扩张导致的瓣周漏的首选措施。有研究显示，二叶主动脉瓣畸形患者接受球囊后扩张的比例是三叶主动脉瓣狭窄的 2 倍。而对于人工瓣膜移位或瓣膜位置不佳导致的瓣周漏，植入第二个瓣膜是可选方案。

另外一方面，由于二叶主动脉瓣畸形瓣叶开口呈一字型，支架释放后人工瓣膜功能区椭圆型程度高，这在自膨胀型瓣中更为突出。而研究显示这种椭圆型支架并不影响患者的后期治疗效果[91]。一项小样本的临床试验显示 TAVI 中远期效果，二叶主动脉瓣畸形患者与三叶瓣患者术后 1 年峰值流速分别为 2.3 m/s 与 2.2 m/s（*P* = 0.307），术后 2 年峰值流速分别为 2.3 m/s 与 2.1 m/s（*P* = 0.184），

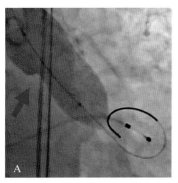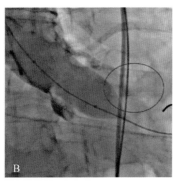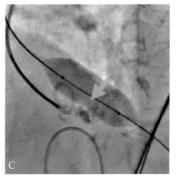

图 23-23　球囊预扩张可有效协助冠状动脉口堵塞风险预判及瓣膜型号选择

A. 球囊预扩张同时造影未见右冠状动脉显影（红色箭头），提示如进行 TAVI 右冠状动脉开口堵塞风险高；**B**. 球囊预扩张后造影显示造影剂漏入左心室（红圈），提示瓣环-环上结构尺寸大于球囊尺寸；**C**. 球囊预扩张后显示无冠窦瓣叶钙化活动度差（蓝色箭头）

结果无明显差异。另一项研究亦显示，接受 TAVI 治疗的二叶瓣患者术后 3 个月、6 个月及 1 年的跨瓣压差与三叶主动脉瓣狭窄患者无明显差异。而从另外一个角度进行的研究显示，球囊后扩张会增加术后脑梗死发生率，同时可能存在潜在的冠状动脉阻塞以及瓣环破裂的风险[92]。因此，对于瓣周漏程度不重、释放后跨瓣压差可以接受的患者，不进行球囊后扩张可能是较为恰当的选择。

（三）主动脉夹层发生率

50% 的二叶主动脉瓣畸形患者合并升主动脉增宽。由于中层炎性细胞浸润、纤维蛋白原 1 减少、平滑肌细胞凋亡，增宽的主动脉瓣壁强度和弹性减弱。一项早期的 meta 分析显示，接受第一代人工瓣膜治疗的二叶主动脉瓣畸形患者主动脉损伤的发生率较三叶瓣高，约为 2%[62]。

四、第二代人工瓣膜在二叶主动脉瓣畸形患者中的应用

第二代人工瓣膜以 SAPIEN 3、Lotus、Evolut

R 等为代表，是一类带有裙边或可回收功能、相对更灵活输送系统的新型人工瓣膜。因为这些优势，这类人工瓣膜极大地降低了术者操作难度及风险，同时也提高了瓣膜型号的选择空间。这类瓣膜在欧美国家广泛使用，并应用于二叶主动脉瓣畸形的治疗中。近期发表的两项研究显示，新一代的瓣膜系统可以很好地应用于二叶主动脉瓣畸形患者，并明显改善了 TAVI 即刻效果。研究显示，采用第二代人工瓣膜进行 TAVI 的二叶主动脉瓣畸形患者术后中重度瓣周漏发生率显著降低，与植入第二代人工瓣膜的三叶瓣患者相比无明显差异（2.7% vs. 1.8%，$P = 0.53$），一年死亡率相当（4.5% vs. 7.4%，$P = 0.64$）。在二叶主动脉瓣畸形患者中，采用第二代人工瓣膜进行 TAVI，相对于采用第一代瓣膜，器械成功率（92.2% ～ 98.0%）、外科中转率（0% ～ 1.3%）、植入多个瓣膜的比例（0% ～ 1.3%）均得到显著改善。然而这类瓣膜在国内上市尚需时日，通过恰当的手术策略改善二叶主动脉瓣畸形患者 TAVI 结果仍是国内二叶主动脉瓣畸形介入治疗需重点关注的方向。

第三节 经导管主动脉瓣置换术心脏团队的组建

经导管主动脉瓣置换术（transcatheter aortic valve replacement，TAVR）在心脏病学发展史上可以称得起是一项革命性的技术，至今已经问世 10 余年，挽救了众多不能接受外科治疗或外科高危主动脉瓣疾病患者的生命。目前，TAVR 技术已经成为老年主动脉瓣狭窄的重要治疗手段。最新的欧美指南已推荐将外科手术禁忌、高危和中危主动脉瓣狭窄患者作为 TAVR 的适应证，并且主动脉瓣关闭不全也逐渐可考虑进行 TAVR[93]。我国目前约数十家医院开展了 TAVR 技术。尽管在国外大的 TAVR 中心，由于器械的发展和术者经验的积累，有向"极简式手术"发展的趋势，但对于国内大部分中心而言，因为刚开展该项技术，仍然需要采用"经典"的方法来进行治疗。因此，

多学科团队对于开展 TAVR 手术至关重要。

一、心脏团队的概念的提出

在医学领域，"团队"的概念并不是新鲜事物，早在 1880 年 JohnVenn 教授就提出了这一理论。在 20 世纪 50 年代，肿瘤和器官移植领域的专科团队建设日趋成熟。"心脏团队"这一概念则是 SYNTAX［SYNergy Between PCI（percutaneous coronaryintervention）With TAXUS and Cardiac Surgery］研究发表后逐渐被提出的，现已被写入指南[94]。

随着新的器械和技术的发展、高危患者不断增加，以及众多临床研究带来的信息爆炸式增长，

优化复杂患者的管理变得越来越重要。尽管目前的很多诊疗常规已经非常成熟，但对于每一个患者的不同情况，医生仍然无法完全按照常规去进行诊治。比如，患有同一种心脏疾病的 92 岁患者的病情可能与另一位 65 岁患者的病情不同，不能用统一的诊疗常规对他们进行一样的治疗。此时，就需要心脏团队针对每一位患者不同情况制定出不一样的诊治策略。

以患者为中心的治疗策略首要目标是让患者和家属充分了解可供选择的治疗手段，以便尽可能充分地满足他们的期望。不同心血管专业医生可以为患者提供不同的信息，这样避免了单个医生对疾病的片面认识，而这正是心脏团队的价值所在。关于"心脏团队"的概念，已在欧洲及美国的很多指南中给出了 I 类推荐。多学科心脏团队的目标是通过联合不同的医疗利益相关者（如心脏外科和介入心脏病医生）和使之共同决策，提供一种平衡和互补的治疗方法。通过充分讨论可供选择的多种治疗手段的利弊，并积极与患者及其家属沟通，以最大限度地优化治疗效果。

二、与心脏团队相关的 TAVR 循证医学证据

关于 TAVR 治疗，现有的数据表明：①因为手术风险高或有禁忌证，或者患者意愿等原因，许多严重主动脉瓣狭窄的患者均未接受传统的外科主动脉瓣置换术；②对于外科手术高危的患者，与药物治疗相比，TAVR 可改善存活率；③在手术风险高但可手术的患者中，TAVR 在 2 年随访中获得相似的生存率；④外科主动脉瓣置换术和 TAVR 术中的风险评估存在差异；⑤在外科手术中危甚至低危患者中，TAVR 的疗效不劣于外科手术。

2015 年中国 TAVR 共识明确指出，TAVR 的 I 类适应证包括：外科手术禁忌、预期寿命超过 1 年、症状性钙化性重度主动脉瓣狭窄。II a 类适应证包括：外科手术高危、预期寿命超过 1 年、症状性钙化性重度主动脉瓣狭窄。而随着 PARTNER2A 和 SURTAVI 等研究的发表，最新的欧美指南已将适用人群扩展至外科手术中危的患者。

PARTNER2A 研究共纳入 2032 例中危重度主动脉瓣狭窄患者[95]，评价血管入路后分为经股动脉途径组（1550 例）和经心尖途径 / 主动脉途径组（482 例）。各组患者再以 1∶1 比例随机分至 TAVR 组或外科主动脉瓣置换（SAVR）组。主要终点事件为 2 年全因死亡及致残性脑卒中。意向性治疗人群分析（ITT）中，TAVR 组与 SAVR 组在随访 2 年主要终点事件发生率方面无明显统计学差异（19.3% vs. 21.1%，$P = 0.253$）；但是，在经股动脉途径（TF）亚组分析中，TAVR 组的 2 年主要终点事件发生率低于 SAVR 组且具有统计学意义（16.8% vs. 20.4%，HR = 0.79，$P = 0.05$）。SURTAVI 研究入选了 1746 例中危重度主动脉瓣狭窄患者[96]。两年随访原发终点事件：全因死亡及致残性卒中，在 SAVR 组为 14%，TAVR 组为 12.6%，TAVR 不劣于 SAVR。而 30 天脑卒中的发生率在 TAVR 组为 3.4%，明显优于 SAVR 组的 5.6%。TAVR 患者还有更低的肾损伤、输血、新发心房颤动的发生率。

TAVR 应用于中、低危患者时面临的一个重要问题是瓣膜的持久性。现有证据显示，TAVR 瓣膜的短期和中期持久性良好。虽然目前没有充分的证据显示 TAVR 瓣膜的长期持久性与外科置换瓣膜相当，但瓣中瓣技术的进步可以延长 TAVR 瓣膜的持久性。

三、TAVR 团队的人员构成及职责

TAVR 心脏团队的主要成员包括心内科医师、心外科医师、介入医师、影像科（超声心动图、CT 等）医师、麻醉科医师、导管室技术人员、护士（导管室、手术室和 CCU 护士）、手术器械工程师、CCU 医师等人员（图 23-24）。在这些基础"硬件"构成的基础上，最重要的是还需要一个总协调者，负责统筹和督查 TAVR 实施过程中的各项事宜。心脏团队分工明确、各司其职、互相辅助，由团队"核心协调者"全面负责工作，团队组建时，挑选"核心协调者"最为重要[97]。

1. 心内科医师
对于患者来讲，他们是团队中的首诊医生。

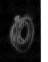

结构性心脏病心导管介入治疗

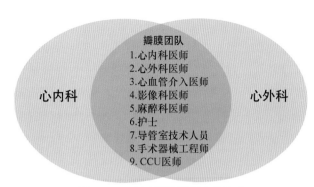

图 23-24　心脏团队推荐人员构成

主要任务是负责患者筛选；此外，还负责与患者充分沟通并签署相关医疗文书；与心外科医师共同进行术前评估［美国胸外科医师学会（STS）评分的测评，外周血管评估，手术器械的选择］；并应全程参与患者的治疗过程。TAVR 术后的患者不同于常规冠状动脉 PCI 的术后治疗，需要根据患者的各系统基础疾病进行全方位的看护，根据监测给予及时的动态处理。这些医师一般由一线医生担任，负责掌握患者的第一手资料。有些单位，还需要电生理医师协助围术期临时起搏器的植入和管理。

2. 心外科医师

与心内科医师共同进行术前心脏团队讨论及评估，选择患者最合适的手术治疗方案；TAVR 手术中，心外科医师承担"保驾"的责任，需在手术操作台外随时待命，不能有缺岗现象，以防术中突发事件；国外有的医院 TAVR 手术由心外科医师承担，目前国内经心尖路径的 TAVR 手术经常由心外科医师承担；在主动脉瓣置换术后心外科医师有丰富的经验，并且能够指导 TAVR 术后患者的治疗。因此建议 TAVR 手术在条件合格的内外科嵌合手术室进行，以便安全开展可能进行的开胸手术。在某些大型心脏外科中心，此角色往往由瓣膜亚专业医师担任，但如果患者需要紧急旁路移植（搭桥），还需要冠状动脉专业的外科医生参与。

3. 心血管介入医师

这些医师往往是团队的核心人员。除了承担 TAVR 手术的具体操作外，还负责术前对患者的股动脉手术路径（首选）进行全面的评估。股动脉手术入径基础条件较差者，应与心脏团队的其他专家协商预备备用手术通道（经颈动脉等其他入路），同时预测术中可能出现的并发症及应急方案（如冠状动脉急性闭塞等），需要熟练掌握各种手术器械的使用。

4. 影像科医师

（1）超声心动图医师：术前评估常规心脏形态学和功能学；测量主动脉瓣环；术中、术后即刻检测心脏瓣膜功能和瓣周漏等。

（2）CT 医师：通过 CT 检查，选取合适的手术路径；完成主动脉瓣环的测量，以确定合适规格的手术器械；根据主动脉瓣膜、主动脉根部、左心室及冠状动脉口部的解剖特点确保手术的安全进行。美国心脏 CT 协会（SCCT）规定，所有考虑 TAVR 手术的患者均需要 CT 检查（除非 CT 禁忌者）。

MRI 因方法及精确程度较 CT 差异不大，加之经济原因和扫描时间较长导致患者不能耐受等原因，因此不作为 TAVR 常规配备。

5. 麻醉科医师

随着 TAVR 设备的不断改进，以及操作者更有经验和操作标准化，并发症发生率已经非常低，麻醉医师更倾向于使用监测麻醉（monitored anesthesia care，MAC）。一些 TAVR 技术的创新（包括体积小的释放系统的更新，改良的瓣膜设计减少了瓣周漏）允许向监测麻醉的转型。虽然大多数非复杂的病例都应用了监测麻醉，全身麻醉仍然应用于非经股动脉入路的术式；麻醉医师需要配合术者进行术中生命体征监测及相关治疗。麻醉医师应熟悉 TAVR 手术的关键步骤，以便在重要操作时刻进行相应的血流动力学管理，比如术中快速起搏或瓣膜释放时刻，麻醉医师的作用尤其重要。

6. 护士（导管室、手术室和 CCU 护士）

负责术前手术所需器械的核对，并完成常规手术器械及耗材的准备，外科手术术前消毒、导尿、铺巾，术中患者各项心电监测以及术中药物治疗及辅助医疗记录等工作。

7. 导管室技术人员

TAVR 手术对于导管室大型仪器（C 型臂等设备）要求较高，因此保障机器正常运转对于

TAVR 手术的完成至关重要。他们负责辅助术者完成 TAVR 术中的机器相关操作；完成 TAVR 手术中需要进行的测量和辅助医疗记录等工作。

8.手术器械工程师

TAVR 手术中负责现场装填瓣膜；根据不同瓣膜的特点，工程师需要在适当时机完成瓣膜组装。有些患者可能要在预扩张前完成，以防预扩张导致的严重反流。除准备人工心脏瓣膜输送器械外，还需要及时记录并处理术中器械不良事件，辅助术者完成手术器械的改进。

9.CCU 医师

TAVR 术后患者需要在 CCU 进行监测，待患者各项病情稳定后，转至普通病房。这些医生也应该参与到术前讨论等准备工作中。

在进行 TAVR 手术时，内外科嵌合导管室的人员布置也非常重要。每个中心可以根据各自情况更改布置格局。但对于初始开展 TAVR 手术的中心，建议进行全面的人员布置，以确保手术的安全。图 23-25 列出了不同人员在导管室内的相对位置，可供参考。

四、心脏团队建设面临的障碍

心脏团队建设面临的障碍包括但不限于[98]：医院和临床医生文化；临床医生间的合作程度；医生工作繁忙程度，是否有精力参与；"TAVR 诊所"等所需要的办公空间；必要的人员配备（护士 / 医师 / 研究员）；资金支持和领导的支持。此外，实际上，患者及家属也属于"心脏团队的一部分"，因此要求团队成员有较高的沟通技巧。目前国内很多医保还没有覆盖 TAVR 手术，这对心脏团队的建立有很大影响。最后，目前缺乏心脏团队建设的指南或共识。

五、心脏团队的未来发展方向

1.心脏团队成员分工的进一步明确及合作方式的固定

实际上，心脏团队的核心成员为介入心脏科医生和心血管外科医师。这个核心团队与其他专业的专家合作，并与患者和家属充分沟通。为了进一步加强心脏团队的工作效率，建议要详细制定每一位核心团队成员所扮演的具体角色。比如要有专门对患者进行危险评估的成员；要有专门评估外科和介入手术效果的成员；要有专门负责患者随访的人员。此外，内外科医生会诊的地点可以选择在各自的科室进行，但最好的方式应该是设立专门的"TAVR 诊室"。内外科医生沟通的方式可以是随时进行的联合会诊，也可以采用每周例会的形式，或通过电话等方式进行沟通、讨论。在 TAVR 手术过程中，其他专业的医生是否到场，要根据每个医院的情况进行明确的制定，

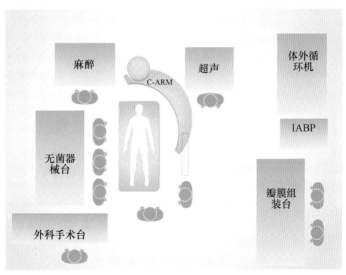

图 23-25 内外科嵌合导管室人员分布示意图

结构性心脏病心导管介入治疗

要符合每个医院实情，从而达到最佳的治疗效果和治疗成本的平衡[99]。

2.建立心脏团队效率评估体系

评估某一个心脏团队优劣的关键是选取一个对照。可以选择其他没有心脏团队的中心，也可以在中心内部的不同心脏团队间进行比较。此外，如果需要对心脏团队进行改造，应该首先对原有的团队进行充分评估后再进行。但需要注意的是，TAVR器械进展日新月异，因此不建议与历史资料进行对比，以免对结果的解读产生混杂影响[100]。

3.知情同意及患者意愿的平衡

在医学实践中，医生对患者的病情交代对患者最终治疗方式选择有很大的影响，医生传递的信息往往决定了患者的选择。因此，心脏团队的一项重要任务就是向患者传递最准确的信息，并充分考虑患者的意愿。团队核心成员要营造一个良好的交流氛围，使得患者能充分了解病情、治疗方式等重要信息，从而做出最正确的选择。

目前，每家医院的具体情况不同，技术的发展程度也不尽相同。因此，TAVR手术心脏团队的建立也不能完全一样。但无论何种情况，心血管内外科间的紧密配合是心脏团队的核心条件，只有通力合作才能取得最后的成功。

第四节　经皮介入国产瓣膜的研发历程与应用

心脏瓣膜疾病是我国常见的心脏疾病之一，它是各种后天致病因素或先天发育畸形导致一个或多个瓣膜解剖结构和功能异常，表现为瓣膜口狭窄和（或）关闭不全的临床症候群，主要累及二尖瓣和主动脉瓣，三尖瓣和肺动脉瓣受累较少。随着人类寿命的延长和社会经济发展，各种心脏瓣膜疾病的发病率发生了明显变化，在经济欠发达的过去主要是风湿性心脏瓣膜疾病（以二尖瓣狭窄最为多见）为主，随着社会经济的发展和人们生活条件的改善，非风湿性心脏瓣膜疾病发病率逐年增加，例如随着平均寿命的延长，人口老龄化趋势明显，退行性心脏瓣膜病变（其中以主动脉瓣病变最为多见）越来越常见。同时，随着冠心病发病率增加，继发于心肌疾病和缺血性心脏病的二尖瓣关闭不全以及代谢性疾病导致心脏瓣膜损坏的情况明显增加。传统药物治疗仅能缓解症状，并不能改变瓣膜本身引起的机械性功能障碍。因此，瓣膜疾病治疗中外科手术（修复或置换）仍然是目前治疗心脏瓣膜疾病所致心力衰竭的主要方法。但是，外科治疗有其局限性，如创伤大，有一定的死亡率，特别是对于老年患者，他们经常合并其他疾病而不适合开胸手术或手术风险极大。近年来，随着微创技术的不断发展，经皮介入瓣膜治疗技术有了长足进步，其具备的创伤小、恢复快等自身独特的优势，使得这项技术在心脏瓣膜疾病治疗中越来越重要。

1952年9月11日，Hufnagel将球笼瓣膜植入降主动脉治疗主动脉瓣反流，该球笼瓣膜采用固定环与主动脉固定结合的方法，开创了非缝合心脏瓣膜植入术的新时代。1965年，Davies报道了将安装在导管上的单叶瓣膜置于主动脉瓣之上用于临时改善主动脉瓣反流患者的血流动力学。2002年，法国Criber教授在全球首次为1例老年患者实施经导管主动脉瓣植入术（transcatheter aortic valve implantation，TAVI），开创主动脉瓣疾病微创治疗先河。我国国产导管瓣膜的研发略迟于国外，近十余年发展较快。

一、主动脉瓣

（一）VenusA-Valve

2004年，南京医科大学第一附属医院孔祥清教授4次前往美国加州尔湾的CoreValve公司，讨论微创瓣膜的设计和制造，之后便开始和天津医科大学、杭州启明医疗器械有限公司合作，设计研发 TAVI 相关器械 VenusA-Valve。2006 年，装置初现雏形，2007 年该装置获得国家发明专利授权，它是一种带生物瓣的自膨胀型支架，由镍钛合金骨架的特殊形状支架和猪心包组成的三叶单向开放瓣等构成。其中，镍钛合金支架有固定和支撑作用，猪心包缝合成三个瓣膜牢固固定在支架内[101-102]。同年，该项目得到国家高技术研究发展计划（863 计划）的支持。

2007—2011 年是这个项目最关键的 4 年，当时整个实验设计思路是：借助传送装置将安装在导管上的人工瓣膜通过颈动脉送达靶部位后，撤除导管外鞘，支架瓣膜自膨胀；支架瓣膜膨胀不理想时，可用球囊使支架贴紧，这样就完成瓣膜置换。但是在动脉实验的早期，由于出现冠状动脉开口堵塞、主动脉瓣周漏、房室传导阻滞等常见的并发症，结果不太满意。作者团队经过认真分析后，认为：自膨胀型支架瓣膜装置的辐向张力主要位于装置的下 1/3 段，植入后该段装置对主动脉瓣环以下的传导束及其周围组织可能产生较大的机械压力，有可能出现组织损伤。为了改进手术过程和减少术中、术后并发症，研发了具有定位功能的新型自膨胀型主动脉瓣植入装置。该装置的下 1/3 段内径较小，可采用 16 F 输送系统植入，经过多次大型动物实验证实：这种瓣膜置换装置可以通过颈动脉送达靶部位或者在胸肋骨之间和心尖打小孔的方式植入，能减少对动脉和传导束的损伤，并且使用寿命长，定位效果好，大大降低了手术的难度。2011 年 6 月在越南完成该装置首例经主动脉瓣膜植入术，患者治疗效果好，达到预期目标。

2012 年开启了我国第一个具有自主知识产权的经导管治疗瓣膜病临床试验，即国家"十二·五"科技支撑计划：经导管国产 Venus A 瓣膜治疗不能进行外科手术或极高危患者的安全性和有效性临床试验。该研究由中国医学科学院阜外医院高润霖院士牵头，全国五大中心参与，入选 101 例外科极高危或不能外科治疗的主动脉瓣狭窄患者。2014 年 6 月，入选工作全部完成。于 2015 年 7 月结束 1 年随访工作。试验结果令人满意：30 天死亡率 4.89%；1 年死亡率 5.9%；永久性起搏器的植入率 14.7%；瓣周漏的发生率（中度以上）3%[103]。所有上述指标均低于国外同类产品。在 2014 年 9 月美国经导管心血管治疗学术会议（TCT）的开幕式上，通过卫星传输直播了中国医学科学院阜外医院使用国产 Venus A 瓣膜治疗极高危主动脉瓣狭窄（二瓣化）的手术过程，获得全世界同行的赞扬，让全世界了解到中国在 TAVI 领域人工产品研发技术创新方向的实力。随后多次在全世界心脏会议上进行手术直播。

至今已经进行了 4 年临床随访，整个试验的全因死亡率低于国外同类型器械，显示了该产品优异的中长期随访结果。4 年随访结果显示瓣膜功能良好，其中植入 VenusA-Valve 最长患者已 6 年，生活状态良好。2017 年 4 月 25 日 VenusA-Valve（图 23-26）成为国内首个经中国食品药品监督管理总局（CFDA）批准上市的经皮介入人工心脏瓣膜系统。针对中国患者主动脉瓣膜狭窄钙化严重、二叶瓣畸形率高的特点，启明医疗继续

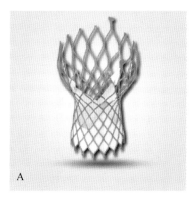
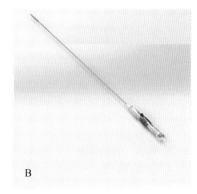

图 23-26　VenusA-Valve 主动脉瓣装置及其输送系统

A. VenusA-Valve 经导管主动脉瓣；**B**. VenusA-Valve 经导管主动脉瓣膜输送器

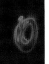

研发了第二代 VenusA-Plus 主动脉瓣膜系统，该瓣膜系统通过对输送系统的巧妙设计，在保持强径向支撑力优点的同时增加可回收功能，使得在手术中发生瓣膜位置不准确时，医生能够实施瓣膜回收、重新定位和释放，规避因为位置不理想导致的并发症，同时也降低了手术的难度。2016年10月四川大学华西医院在阿根廷完成预装主动脉瓣膜的植入。2017年11月，浙江大学医学院附属第二医院的王建安教授成功完成 VenusA-Plus 可回收瓣膜系统首例临床应用。目前，这款瓣膜仍在不断改进中。

（二）J-Valve

J-Valve 是一款由苏州杰成医疗科技有限公司创始人张极博士发明的经心尖途径微创介入瓣膜，这套装置的特点是：一种在天然心脏瓣膜窦中配置人工心脏瓣膜的方法，包括：人工瓣膜和能够在压缩状态和膨胀状态间可径向膨胀的支持架，此支持架具有一个外表面，沿着流入-流出方向的轴定义中心孔，此人工瓣膜还包括多个与支持架相连的弹性小叶，以及与支持架可移动相连的至少一个瓣膜扣，使得至少一个瓣膜扣在嵌套位置和啮合位置间沿着轴向可移动[104]。它不但能用于主动脉瓣狭窄患者的治疗，还能用于主动脉瓣关闭不全患者的治疗，是一款能治疗主动脉瓣狭窄和关闭不全的 TAVI 瓣膜产品。

2013年3月，四川大学华西医院心脏大血管外科郭应强团队在我国成功开展了全国首例经心尖主动脉瓣 TAVI 手术，术中采用 J-Valve 瓣膜，手术顺利。之后，四川大学华西医院、复旦大学附属中山医院、中国医学科学院阜外医院采用 J-Valve 瓣膜陆续完成了 107 例针对主动脉瓣狭窄或主动脉瓣反流患者的临床试验。临床研究数据表明：J-Valve 介入瓣膜术后6个月的全因死亡率仅 4.7%（其中主动脉瓣狭窄术后死亡率为 6.3%），永久起搏器植入率 4.7%，低于全球平均水平[105]。2017年5月3日，我国自主知识产权第二代介入瓣膜（J-Valve）治疗高龄高危主动脉瓣膜疾病的临床研究最终结果通过 CFDA 审查，J-Valve 获批用于临床（图 23-27），成为中国第一款上市的经心尖途径微创介入瓣膜，它拥有智能三维定位的心脏瓣膜系统，完全依靠植入系统自身的定位装置完成瓣膜置换手术（图 23-28）。

（三）MicroPort VitaFlow™

MicroPort VitaFlow™ 是一款由上海微创心通医疗科技有限公司生产的创新产品（图 23-29），它的经导管主动脉瓣系统由主动脉瓣膜、输送系统、球囊导管和输送器鞘组成。VitaFlow 主动脉瓣为自膨胀型镍骨架，使用牛心包的瓣叶。为保证瓣膜释放过程中灵活对齐，VitaFlow™ 瓣膜采用低密度孔格设计方式；同时采用大孔格设计，为

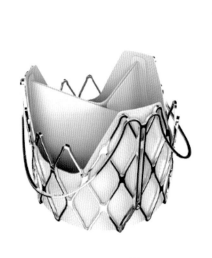
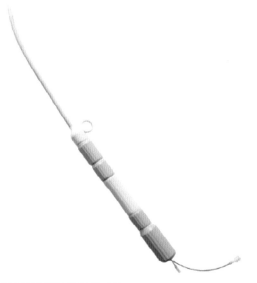

图 23-27　J-Valve 主动脉瓣装置及其输送系统

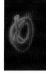

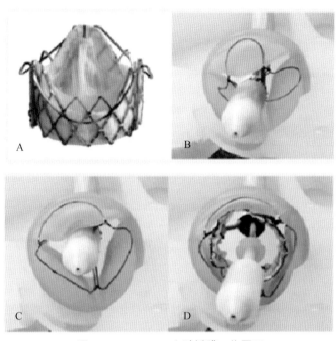

图 23-28　J-Valve 心脏瓣膜工作原理

A. J-Valve 瓣膜；**B**. J-Valve 定位键释放并放入主动脉瓣窦内；**C**. 瓣膜在定位键引导下进入主动脉瓣环；**D**. 自膨胀型瓣膜释放

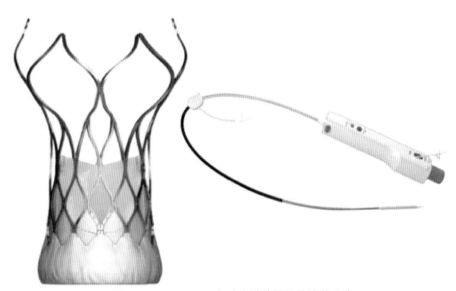

图 23-29　VitaFlow 主动脉瓣装置及其输送系统

冠状动脉通过留有充足的备用空间。此外，该瓣膜采用内外裙边设计，密封效果更佳，同时可有效减少组织损伤。瓣膜操作系统中，其电动手柄使用简单，释放过程中操纵导丝更方便，手动撤回也较为容易。内外轴加固的设计使瓣膜更为稳定、精确。该产品也于 2016 年 8 月通过了 CFDA 的创新医疗器械特别审批申请，进入了特别审批程序 "绿色通道"。

MicroPort VitaFlow™ 应用于严重主动脉瓣狭窄患者的临床试验是复旦大学附属中山医院葛均波院士作为组长，联合全国十一家医院于 2016 年正式开展的，成功入选 110 例患者。临床分析发现，患者 30 天全因死亡率为 0.9%（1 例患者心源性死亡），6 个月全因死亡率为 2.7%（另 2 例患者心源性死亡），12 个月全因死亡率为 2.7%。此外，12 个月卒中发病率为 4.5%，血管并发症发病率为 2.7%，新的起搏器植入率达到 19.1%。2018 年 1 月 31 日，葛均波院士团队使用国产可回收瓣膜（VitaFlowTM Ⅱ）成功完成一例经导管主动脉瓣置换手术，长期随访正在进行中。

（四）其他主动脉瓣装置

中国人民解放军海军军医大学附属长海医院秦永文教授团队在 2007 年国家"863"高科技技术项目的资助下，研发国产主动脉瓣，动物实验很成功，目前仍在研究。乐普（北京）医疗器械股份有限公司研发的可定位可回收经导管植入式主动脉瓣膜装置处于试验阶段。

二、肺动脉瓣

（一）VenusP-Valve

2004 年，南京医科大学第一附属医院孔祥清教授团队和杭州启明医疗器械有限公司合作，开始设计并研发经导管肺动脉瓣植入术相关器械。2007 年在国家"863"高科技技术项目的支持下，研究出经导管肺动脉瓣植入术的相关器械，这种肺动脉瓣置换装置与之前发明的 VenusA 主动脉瓣置换装置相似，它也是一种带生物瓣的自膨胀型瓣膜支架，由镍钛合金骨架的特殊形状的支架和猪心包组成的三叶单向开放瓣膜等构成（图 23-30）。其中，镍钛合金支架有固定和支撑作用，猪心包缝合成三个瓣膜牢固固定于支架内。新型经皮肺动脉瓣置换装置创伤小、安全性高，降低了肺动脉瓣置换的并发症发生率[102]。

在 2011 年完成了国家体外检测和大动物实验

后，孔祥清教授团队在越南心脏病中心为一位 19 岁女性复杂先天性心脏病患者完成世界首例经导管自膨胀型肺动脉瓣植入术，手术顺利，患者术后症状明显缓解。同年在德国法兰克福举行的世界先天性及结构性心脏病治疗大会上报告。之后根据大动物和临床实验的结果，优化设计。最终确定以下设计方案：肺动脉瓣其独特的双喇叭口设计以及激光切割瓣架技术，使得 VenusP-Valve 经导管肺动脉瓣具有强大的径向支撑力，锚定稳定，释放简便，在释放过程中不会出现跳动和移位；可以满足不同解剖形态肺动脉的需求，为全球唯一可以覆盖大尺寸右心室流出道患者的介入肺动脉瓣[106]。

2013 年复旦大学附属中山医院葛均波院士团队成功完成了 VenusP-Valve 经导管肺动脉瓣膜的中国首例植入。2014 年，由葛均波院士担任主要研究者，开展多中心临床试验，已完成 1 年随访，数据良好，欧盟的注册研究也即将结束。

（二）Zenith PT-Valve

北京迈迪顶峰医疗科技有限公司研发的 Zenith PT-Valve，肺动脉瓣膜为哑铃型设计，两端膨大，利于与血管匹配；中间瓣膜处的收腰设计，可保持瓣叶圆形形态，保证瓣膜良好的流体力学性能，延缓瓣叶因疲劳引起的钙化[107]。2018 年 3 月 21 日，武汉协和医院董念国教授团队首次使用 Zenith PT-Valve 为一位法洛四联症矫治术后的患者完成植入术。

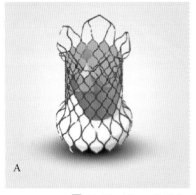
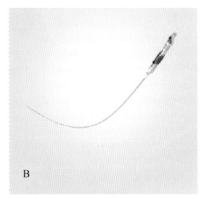

图 23-30　VenusP-Valve 肺动脉瓣装置及其输送系统

A. VenusP-Valve 经导管肺动脉瓣；B. VenusP-Valve 经导管肺动脉瓣输送器

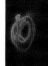

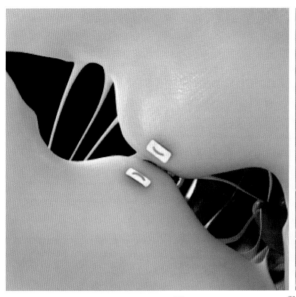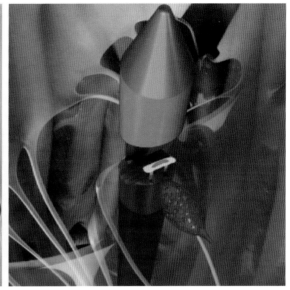

图 23-31　MitralStitch™ 二尖瓣瓣膜修复系统

三、二尖瓣

（一）MitralStitch

2016 年中国医学科学院阜外医院潘湘斌教授和北京安贞医院、杭州德晋医疗科技有限公司组成产学研攻关小组，成功研发出国内首款用于二尖瓣反流微创治疗手术的 MitralStitch™ 二尖瓣瓣膜修复系统（图 23-31）。这是一种采用经导管微创修复二尖瓣反流的产品，其最大亮点在于既可以实现单纯人工腱索植入术，又可以完成二尖瓣缘对缘（Edge to Edge）修复术，因此 MitralStitch™ 既可被用于修复治疗器质性二尖瓣反流（DMR），又可被用于修复功能性二尖瓣反流（FMR），属于中国原创技术[108]。2018 年 1 月 19 日，MitralStitch™ 二尖瓣瓣膜修复系统全球首例临床应用在云南省阜外心血管病医院完成，效果较好。目前的临床研究结果多次在国际学术会议上做报道。

（二）ValveClamp

2016 年复旦大学附属中山医院潘文志教授与周达新教授等成员设计出一种瓣膜夹合器，之后与上海捍宇医疗有限公司合作研发出二尖瓣创新型器械 ValveClamp（图 23-32），是根据外科"缘对缘缝合"技术设计的。ValveClamp 植入时无需传统外科开刀，

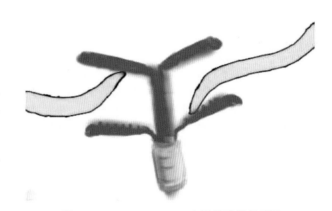

图 23-32　ValveClamp 二尖瓣瓣膜修复系统

经外周动脉（或心尖）植入，可用于无法耐受外科手术的二尖瓣反流患者。相对 MitraClip，ValveClamp 具有输送系统型号更小（14 F，MitraClip 为 24 F）、操作更简单、尺寸更多样、生产成本更低等优点。2018 年 7 月 2 日，复旦大学附属中山医院葛均波院士团队使用 ValveClamp 成功完成全球首例经心尖二尖瓣夹合手术。

四、前景

由于我国人口基数大，老龄化趋势加剧，未来国内市场对于瓣膜介入治疗的需求量很大。同时，国家鼓励科技工作者和中小企业创新，并且成立国家中小企业创新基金给予资金支持。国家食品药品监督管理总局还针对创新医疗器

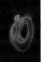

械，开通了特别审批程序"绿色通道"，简化流程。我们相信，在国家创新政策的指引下，医疗工作者、工程技术人员与企业紧密结合，一定会创造出更多优良产品，缓解广大心脏瓣膜疾病患者的痛苦。

参考文献

[1] Leon MB，Smith CR，Mack M，et al. Transcatheter aortic-valve implantation for aortic stenosis in patients who cannot undergo surgery. N Engl J Med，2010，363：1597-1607.

[2] Otto CM，Lind BK，Kitzman DW，et al. Association of aortic-valve sclerosis with cardiovascular mortality and morbidity in the elderly. N Engl J Med，1999，341：142-147.

[3] Nkomo VT，Gardin JM，Skelton TN，et al. Burden of valvular heart diseases：a population-based study. Lancet，2006，368：1005-1011.

[4] Stewart BF，Siscovick D，Lind BK，et al. Clinical factors associated with calcific aortic valve disease. J Am Coll Cardiol，1997，29：630-634.

[5] Hu P，Liu XB，Liang J，et al. A hospital-based survey of patients with severe valvular heart disease in China. Int J Cardiol，2017，231：244-247.

[6] Coffey S，Cox B，Williams MJ. Lack of progress in valvular heart disease in the pre-transcatheter aortic valve replacement era：increasing deaths and minimal change in mortality rate over the past three decades. Am Heart J，2014，167：562-567.e2.

[7] Smith CR，Leon MB，Mack MJ，et al. Transcatheter versus surgical aortic-valve replacement in high-risk patients. N Engl J Med，2011，364：2187-2198.

[8] Adams DH，Popma JJ，Reardon MJ. Transcatheter aortic-valve replacement with a self-expanding prosthesis. N Engl J Med，2014，371：967-968.

[9] Vahanian A，Alfieri O，Andreotti F，et al. Guidelines on the management of valvular heart disease（version 2012）. Eur Heart J，2012，33：2451-2496.

[10] Nishimura RA，Otto CM，Bonow RO，et al. 2014 AHA/ACC guideline for the management of patients with valvular heart disease：a report of the American College of Cardiology/American Heart Association Task Force on Practice Guidelines. J Am Coll Cardiol，2014，63：e57-185.

[11] Leon MB，Smith CR，Mack MJ，et al. Transcatheter or Surgical Aortic-Valve Replacement in Intermediate-Risk Patients. N Engl J Med，2016，374：1609-1620.

[12] Reardon MJ，Van Mieghem NM，Popma JJ，et al. Surgical or Transcatheter Aortic-Valve Replacement in Intermediate-Risk Patients.N Engl J Med，2017，376：1321-1331.

[13] Kodali S，Thourani VH，White J，et al. Early clinical and echocardiographic outcomes after SAPIEN 3 transcatheter aortic valve replacement in inoperable，high-risk and intermediate-risk patients with aortic stenosis. Eur Heart J，2016，37：2252-2262.

[14] Thourani VH，Kodali S，Makkar RR，et al. Transcatheter aortic valve replacement versus surgical valve replacement in intermediate-risk patients：a propensity score analysis. Lancet，2016，387：2218-2225.

[15] Nishimura RA，Otto CM，Bonow RO，et al. 2017 AHA/ACC Focused Update of the 2014 AHA/ACC Guideline for the Management of Patients With Valvular Heart Disease：A Report of the American College of Cardiology/American Heart Association Task Force on Clinical Practice Guidelines. J Am Coll Cardiol，2017，70：252-289.

[16] Baumgartner H，Falk V，Bax JJ，et al. 2017 ESC/EACTS Guidelines for the management of valvular heart disease. Eur Heart J，2017，38：2739-2791.

[17] Dvir D，Webb JG，Bleiziffer S，et al. Transcatheter aortic valve implantation in failed bioprosthetic surgical valves. JAMA，2014，312：162-170.

[18] Phan K，Zhao DF，Wang N，et al. Transcatheter valve-in-valve implantation versus reoperative conventional aortic valve replacement：a systematic review. J Thorac Dis，2016，8：E83-93.

[19] Thyregod HG，Steinbruchel DA，Ihlemann N，et al. Transcatheter versus surgical aortic valve replacement in patients with severe aortic valve stenosis：1-Year results from the all-comers NOTION randomized clinical trial. J Am Coll Cardiol，2015，65：2184-2194.

[20] Sondergaard L，Steinbruchel DA，Ihlemann N，et al. Two-year outcomes in patients with severe aortic valve stenosis randomized to transcatheter versus surgical aortic valve replacement：The all-comers nordic aortic valve intervention randomized clinical trial. Circ Cardiovasc Interv，2016，9（6）. pii：e003665. doi：10.1161/CIRCINTERVENTIONS. 115.003665.

[21] Jilaihawi H，Wu Y，Yang Y，et al. Morphological characteristics of severe aortic stenosis in China：imaging corelab observations from the first Chinese transcatheter aortic valve trial. Catheter Cardiovasc Interv，2015，85：752-761.

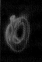

［22］Gentry JL 3rd，Carruthers D，Joshi PH，et al. Ascending aortic dimensions in former national football league athletes. Circ Cardiovasc Imaging，2017，10（11）. pii：e006852. doi：10.1161/CIRC-IMAGING.117.006852.

［23］Yoon SH，Lefevre T，Ahn JM，et al. Transcatheter aortic valve replacement with early-and new-generation devices in bicuspid aortic valve stenosis. J Am Coll Cardiol，2016，68：1195-1205.

［24］Yoon SH，Bleiziffer S，De Backer O，et al. Outcomes in transcatheter aortic valve replacement for bicuspid versus tricuspid aortic valve stenosis. J Am Coll Cardiol，2017，69：2579-2589.

［25］Liu X，He Y，Zhu Q，et al. Supra-annular structure assessment for self-expanding transcatheter heart valve size selection in patients with bicuspid aortic valve. Catheter Cardiovasc Interv，2018，91：986-994.

［26］Yoon SH，Schmidt T，Bleiziffer S，et al. Transcatheter aortic valve replacement in pure native aortic valve regurgitation. J Am Coll Cardiol，2017，70：2752-2763.

［27］Lichtenstein SV，Cheung A，Ye J，et al. Transapical transcatheter aortic valve implantation in humans：initial clinical experience. Circulation，2006，114：591-596.

［28］Hanzel GS，Harrity PJ，Schreiber TL，et al. Retrograde percutaneous aortic valve implantation for critical aortic stenosis. Catheter Cardiovasc Interv，2005，64：322-326.

［29］Ruge H，Lange R，Bleiziffer S，et al. First successful aortic valve implantation with the CoreValve ReValving System via right subclavian artery access：a case report. Heart Surg Forum，2008，11：E323-324.

［30］Petronio AS，De Carlo M，Bedogni F，et al. Safety and efficacy of the subclavian approach for transcatheter aortic valve implantation with the CoreValve revalving system. Circ Cardiovasc Interv，2010，3：359-366.

［31］De Robertis F，Asgar A，Davies S，et al. The left axillary artery—a new approach for transcatheter aortic valve implantation. Eur J Cardiothorac Surg，2009，36：807-812.

［32］Bauernschmitt R，Schreiber C，Bleiziffer S，et al. Transcatheter aortic valve implantation through the ascending aorta：an alternative option for no-access patients. Heart Surg Forum，2009，12：E63-64.

［33］Bapat V，Thomas M，Hancock J，et al. First successful trans-catheter aortic valve implantation through ascending aorta using Edwards SAPIEN THV system. Eur J Cardiothorac Surg，2010，38：811-813.

［34］Modine T，Lemesle G，Azzaoui R，et al. Aortic valve implantation with the CoreValve ReValving System via left carotid artery access：first case report. J Thorac Cardiovasc Surg，2010，140：928-929.

［35］Mylotte D，Sudre A，Teiger E，et al. Transcarotid transcatheter aortic valve replacement：feasibility and safety. JACC Cardiovasc Interv，2016，9：472-480.

［36］Baumgartner H，Hung J，Bermejo J，et al. Recommendations on the echocardiographic assessment of aortic valve stenosis：A focused update from the European Association of Cardiovascular Imaging and the American Society of Echocardiography. J Am Soc Echocardiogr，2017，30：372-392.

［37］Holmes DJ，Mack MJ. Transcatheter valve therapy a professional society overview from the american college of cardiology foundation and the society of thoracic surgeons. J Am Coll Cardiol，2011，58：445-455.

［38］Kappetein AP，Head SJ，Genereux P，et al. Updated standardized endpoint definitions for transcatheter aortic valve implantation：the Valve Academic Research Consortium-2 consensus document.Eur Heart J，2012，33：2403-2418.

［39］Smith CR，Leon MB，Mack MJ，et al. Transcatheter versus surgical aortic-valve replacement in high-risk patients. N Engl J Med，2011，364：2187-2198.

［40］Athappan G，Patvardhan E，Tuzcu EM，et al. Incidence，predictors，and outcomes of aortic regurgitation after transcatheter aortic valve replacement：meta-analysis and systematic review of literature. J Am Coll Cardiol，2013，61：1585-1595.

［41］Daneault B，Koss E，Hahn RT，et al. Efficacy and safety of postdilatation to reduce paravalvular regurgitation during balloon-expandable transcatheter aortic valve replacement. Circ Cardiovasc Interv，2013，6：85-91.

［42］Daneault B，Kirtane AJ，Kodali SK，et al. Stroke associated with surgical and transcatheter treatment of aortic stenosis：a comprehensive review. J Am Coll Cardiol，2011，58：2143-2150.

［43］Athappan G，Gajulapalli RD，Sengodan P，et al. Influence of transcatheter aortic valve replacement strategy and valve design on stroke after transcatheter aortic valve replacement：a meta-analysis and systematic review of literature. J Am Coll Cardiol，2014，63：2101-2110.

［44］Hayashida K，Lefevre T，Chevalier B，et al. Transfemoral aortic valve implantation new criteria to predict vascular complications. JACC Cardiovasc Interv，2011，4：851-858.

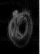

402

［45］Czerwinska-Jelonkiewicz K，Michalowska I，Witkowski A，et al. Vascular complications after transcatheter aortic valve implantation（TAVI）：risk and long-term results. J Thromb Thrombolysis，2014，37：490-498.

［46］Toggweiler S，Gurvitch R，Leipsic J，et al. Percutaneous aortic valve replacement：vascular outcomes with a fully percutaneous procedure. J Am Coll Cardiol，2012，59：113-118.

［47］Fraccaro C，Buja G，Tarantini G，et al. Incidence，predictors，and outcome of conduction disorders after transcatheter self-expandable aortic valve implantation. Am J Cardiol，2011，107：747-754.

［48］Urena M，Rodes-Cabau J. Managing heart block after transcatheter aortic valve implantation：from monitoring to device selection and pacemaker indications. EuroIntervention，2015，11：W101-105.

［49］Lange P，Greif M，Vogel A，et al. Reduction of pacemaker implantation rates after CoreValve（R）implantation by moderate predilatation. EuroIntervention，2014，9：1151-1157.

［50］Buellesfeld L，Stortecky S，Heg D，et al. Impact of permanent pacemaker implantation on clinical outcome among patients undergoing transcatheter aortic valve implantation. J Am Coll Cardiol，2012，60：493-501.

［51］Ribeiro HB，Nombela-Franco L，Munoz-Garcia AJ，et al. Predictors and impact of myocardial injury after transcatheter aortic valve replacement：a multicenter registry.J Am Coll Cardiol，2015，66：2075-2088.

［52］Amat-Santos IJ，Ribeiro HB，Urena M，et al. Prosthetic valve endocarditis after transcatheter valve replacement：a systematic review. JACC Cardiovasc Interv，2015，8：334-346.

［53］Adams DH，Popma JJ，Reardon MJ，et al. Transcatheter Aortic-Valve Replacement with a Self-Expanding Prosthesis. New England Journal of Medicine，2014，370：1790-1798.

［54］Leon MB，Smith CR，Mack M，et al. Transcatheter aortic-valve implantation for aortic stenosis in patients who cannot undergo surgery. New England Journal of Medicine，2010，363：1597-1607.

［55］Leon MB，Smith CR，Mack MJ，et al. Transcatheter or surgical aortic-valve replacement in intermediate-risk patients. New England Journal Of Medicine，2016，374：1609-1620.

［56］Smith CR，Leon MB，Mack MJ，et al. Transcatheter versus surgical aortic-valve replacement in high-risk patients. New England Journal of Medicine，2011，364：2187-2198.

［57］Baumgartner H，Falk V，Bax JJ，et al. 2017 ESC/EACTS Guidelines for the management of valvular heart disease. Eur Heart J，2017，38：2739-2791.

［58］Nishimura RA，Otto CM，Bonow RO，et al. 2017 AHA/ACC Focused Update of the 2014 AHA/ACC Guideline for the Management of Patients With Valvular Heart Disease：A Report of the American College of Cardiology/American Heart Association Task Force on Clinical Practice Guidelines. J Am Coll Cardiol，2017，70：252-289.

［59］Zegdi R，Ciobotaru V，Noghin M，et al. Is it reasonable to treat all calcified stenotic aortic valves with a valved stent？Results from a human anatomic study in adults. J Am Coll Cardiol，2008，51：579-584.

［60］Zegdi R，Lecuyer L，Achouh P，et al. Increased radial force improves stent deployment in tricuspid but not in bicuspid stenotic native aortic valves. Ann Thorac Surg，2010，89：768-772.

［61］Wijesinghe N，Ye J，Rodes-Cabau J，et al. Transcatheter aortic valve implantation in patients with bicuspid aortic valve stenosis. JACC Cardiovasc Interv，2010，3：1122-1125.

［62］Zhao ZG，Jilaihawi H，Feng Y，et al. Transcatheter aortic valve implantation in bicuspid anatomy. Nat Rev Cardiol，2015，12：123-128.

［63］Jilaihawi H，Wu Y，Yang Y，et al. Morphological characteristics of severe aortic stenosis in China：imaging corelab observations from the first Chinese transcatheter aortic valve trial. Catheter Cardiovasc Interv，2015，85 Suppl 1：752-761.

［64］Yoon SH，Bleiziffer S，De Backer O，et al. Outcomes in transcatheter aortic valve replacement for bicuspid versus tricuspid aortic valve stenosis. J Am Coll Cardiol，2017，69：2579-2589.

［65］Yoon SH，Lefevre T，Ahn JM，et al. Transcatheter aortic valve replacement with early-and new-generation devices in bicuspid aortic valve stenosis. J Am Coll Cardiol，2016，68：1195-1205.

［66］Perlman GY，Blanke P，Dvir D，et al. Bicuspid aortic valve stenosis：favorable early outcomes with a next-generation transcatheter heart valve in a multicenter study. JACC Cardiovasc Interv，2016，9：817-824.

［67］Reddy G，Wang Z，Nishimura RA，et al. Transcatheter aortic valve replacement for stenotic bicuspid aortic valves：Systematic review and meta analyses of observational studies. Catheter Cardiovasc Interv，2018，91：975-983.

［68］Liao YB，Li YJ，Xiong TY，et al. Comparison of

procedural, clinical and valve performance results of transcatheter aortic valve replacement in patients with bicuspid versus tricuspid aortic stenosis. Int J Cardiol, 2018, 254: 69-74.

［69］ Xiong TY, Zheng MX, Wei X, et al. Hemodynamic changes after transcatheter aortic valve implantation during sequential follow-ups in patients with bicuspid aortic valve compared with tricuspid aortic valve. Cardiol J, 2017, 24: 350-357.

［70］ Cripe L, Andelfinger G, Martin LJ, et al. Bicuspid aortic valve is heritable. J Am Coll Cardiol, 2004, 44: 138-143.

［71］ Garg V, Muth AN, Ransom JF, et al. Mutations in NOTCH1 cause aortic valve disease. Nature, 2005, 437: 270-274.

［72］ Atkins SK and Sucosky P. Etiology of bicuspid aortic valve disease: Focus on hemodynamics. World J Cardiol, 2014, 6: 1227-1233.

［73］ Siu SC and Silversides CK. Bicuspid aortic valve disease. J Am Coll Cardiol, 2010, 55: 2789-2800.

［74］ Michelena HI, Desjardins VA, Avierinos JF, et al. Natural history of asymptomatic patients with normally functioning or minimally dysfunctional bicuspid aortic valve in the community. Circulation, 2008, 117: 2776-2784.

［75］ Tzemos N, Therrien J, Yip J, et al. Outcomes in adults with bicuspid aortic valves. JAMA, 2008, 300: 1317-1325.

［76］ Wallby L, Janerot-Sjoberg B, Steffensen T, et al. T lymphocyte infiltration in non-rheumatic aortic stenosis: a comparative descriptive study between tricuspid and bicuspid aortic valves. Heart, 2002, 88: 348-351.

［77］ Mohamed SA, Aherrahrou Z, Liptau H, et al. Novel missense mutations (p.T596M and p.P1797H) in NOTCH1 in patients with bicuspid aortic valve. Biochem Biophys Res Commun, 2006, 345: 1460-1465.

［78］ Beppu S, Suzuki S, Matsuda H, et al. Rapidity of progression of aortic stenosis in patients with congenital bicuspid aortic valves. Am J Cardiol, 1993, 71: 322-327.

［79］ Sabet HY, Edwards WD, Tazelaar HD, et al. Congenitally bicuspid aortic valves: a surgical pathology study of 542 cases (1991 through 1996) and a literature review of 2, 715 additional cases. Mayo Clin Proc, 1999, 74: 14-26.

［80］ Girdauskas E, Borger MA, Secknus MA, et al. Is aortopathy in bicuspid aortic valve disease a congenital

defect or a result of abnormal hemodynamics？ A critical reappraisal of a one-sided argument. Eur J Cardiothorac Surg, 2011, 39: 809-814.

［81］ Verma S and Siu SC. Aortic dilatation in patients with bicuspid aortic valve. N Engl J Med, 2014, 370: 1920-1929.

［82］ Li Y, Wei X, Zhao Z, et al. Prevalence and complications of bicuspid aortic valve in Chinese according to echocardiographic database. Am J Cardiol, 2017, 120: 287-291.

［83］ Roberts WC and Ko JM. Frequency by decades of unicuspid, bicuspid, and tricuspid aortic valves in adults having isolated aortic valve replacement for aortic stenosis, with or without associated aortic regurgitation. Circulation, 2005, 111: 920-925.

［84］ Mylotte D, Lefevre T, Sondergaard L, et al. Transcatheter aortic valve replacement in bicuspid aortic valve disease. J Am Coll Cardiol, 2014, 64: 2330-2339.

［85］ Sievers HH and Schmidtke C. A classification system for the bicuspid aortic valve from 304 surgical specimens. J Thorac Cardiovasc Surg, 2007, 133: 1226-1233.

［86］ Jilaihawi H, Chen M, Webb J, et al. A bicuspid aortic valve imaging classification for the TAVR era. JACC Cardiovasc Imaging, 2016, 9: 1145-1158.

［87］ Bauer T, Linke A, Sievert H, et al. Comparison of the effectiveness of transcatheter aortic valve implantation in patients with stenotic bicuspid versus tricuspid aortic valves (from the German TAVI Registry). Am J Cardiol, 2014, 113: 518-521.

［88］ Kappetein AP, Head SJ, Genereux P, et al. Updated standardized endpoint definitions for transcatheter aortic valve implantation: the Valve Academic Research Consortium-2 consensus document. J Thorac Cardiovasc Surg, 2013, 145: 6-23.

［89］ Rodriguez-Olivares R, van Gils L, El Faquir N, et al. Importance of the left ventricular outflow tract in the need for pacemaker implantation after transcatheter aortic valve replacement. Int J Cardiol, 2016, 216: 9-15.

［90］ Athappan G, Patvardhan E, Tuzcu EM, et al. Incidence, predictors, and outcomes of aortic regurgitation after transcatheter aortic valve replacement: meta-analysis and systematic review of literature. J Am Coll Cardiol, 2013, 61: 1585-1595.

［91］ Michelena HI, Prakash SK, Della Corte A, et al. Bicuspid aortic valve identifying knowledge gaps and rising to the challenge from the international bicuspid aortic valve consortium (BAVCon). Circulation,

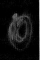
结构性心脏病心导管介入治疗

2014，129：2691-2704.

[92] Nombela-Franco L，Rodes-Cabau J，DeLarochelliere R，et al. Predictive factors，efficacy，and safety of balloon post-dilation after transcatheter aortic valve implantation with a balloon-expandable valve. JACC Cardiovasc Interv，2012，5：499-512.

[93] Nishimura RA，Otto CM，Bonow RO，et al. 2014 AHA/ACC guideline for the management of patients with valvular heart disease：executive summary：a report of the American College of Cardiology/American Heart Association Task Force on Practice Guidelines. J Am Coll Cardiol，2014，63：2438-2488.

[94] Serruys PW，Morice MC，Kappetein AP，et al. For the SYNTAX Investigators. Percutaneous coronary intervention versus coronary artery bypass grafting for severe coronary artery disease. N Engl J Med，2009，360：961-972.

[95] Leon MB，Smith CR，Mack M，et al.For the PARTNER Trial Investigators. Transcatheter aortic valve implantation for aortic stenosis in patients who cannot undergo surgery. N Engl J Med，2010，363：1597-1607.

[96] Smith CR，Leon MB，Mack MJ，et al.For the PARTNER Trial Investigators. Transcatheter versus surgical aortic valve replacement in high risk patients. N Engl J Med，2011，364：2187-2198.

[97] Holmes DR Jr.，Rich JB，Zoghbi WA，et al. The heart team of cardiovascular care. J Am Coll Cardiol，2013，61：903-907.

[98] Head SJ，Kaul S，Mack MJ，et al. The rationale for Heart Team decision-making for patients with stable，complex coronary artery disease. Eur Heart J，2013，34：2510-2518.

[99] 霍勇，马为.经导管主动脉瓣置换术心脏团队的建设及运行.华西医学，2018，33：137-139.

[100] 刘庆荣，吴永健.经导管主动脉瓣膜置换心脏团队建设.心电与循环，2016，35：401-402，406.

[101] 孔祥清.经皮主动脉瓣置换装置.CN1799520.2006-07-12.

[102] 孔祥清.经皮主动脉瓣膜或肺动脉瓣膜置换装置. CN101011298.2007-08-08.

[103] Jilaihawi H，Wu Y，Yang Y，et al. Morphological cha- racteristics of severe aortic stenosis in China：imaging corelab observations from the first Chinese transcatheter aortic valve trial. Catheterization and Cardiovascular Interventions，2015：1752-1761.

[104] 张极.经心尖传送无缝合人工瓣膜的方法和装置. CN101919751A.2010-12-22.

[105] Zhu L，Guo Y，Wang W，et al. Transapical transcatheter aortic valve replacement with a novel transcatheter aortic valve replacement system in high-risk patients with severe aortic valve diseases. J Thorac Cardiovasc Surg，2018，155（2）：588-597.

[106] 李巍远，吕守良，訾振军，等.肺动脉瓣膜置换装置及其支架.CN103202735A.2013-07-17.

[107] 代高旭，黄韬，史欢欢，等.人工瓣膜及人工瓣膜装置.CN108125732A.2018-06-08.

[108] 潘世伟，汪胜，胡盛寿.瓣膜夹合装置.CN108635017A.2018-10-12.

24 经导管"瓣中瓣"介入治疗

（白 元　秦永文）

　　从 2002 年第一例经导管主动脉瓣置换术
（transcatheter aortic valve replacement，TAVR）在
人体成功实施以来[1]，据不完全统计，截至目前，
全世界累计完成近 40 万例手术，国内已开展经导
管主动脉瓣置换术超过 2000 例。2017 年 5 月 31
日，Venus A-valve 经导管主动脉瓣膜产品作为历
史上首个获批的国产瓣膜上市。TAVR 已经成为
外科手术风险高危和不能耐受外科手术的严重主
动脉瓣狭窄患者的有效治疗手段。随着手术经验
的积累和瓣膜支架系统的改进，TAVR 的应用范
围从早期应用于外科治疗无望的患者，目前也有
应用于外科治疗高危的患者和年轻的患者。除主
动脉瓣狭窄患者外，TAVR 也在单纯主动脉瓣反
流、二叶主动脉瓣和外科术后生物瓣膜衰败的患
者中得到应用。一般而言，将 TAVR 在外科生物
瓣衰败患者中的应用称为"瓣中瓣"技术（valve
in valve，ViV）[2]，2015 年 12 月，在参考欧美
国家 TAVR 指南或共识的基础上，国内专家制
定了经导管主动脉瓣置换术中国专家共识，2018
年《TAVR 中国经导管主动脉瓣置换术临床路径
2018》也正式公布[3]，这两部指导性文件中，"瓣
中瓣"技术均被作为一种特殊情况的 TAVR 进行
了介绍。但从广义上看，在原有人工二尖瓣或三
尖瓣环中经导管植入瓣膜支架即 valve in ring 也属
于"瓣中瓣"技术[4]。

一、外科生物瓣膜的结构特征及其退变原因

　　目前外科生物瓣膜每年约 0.4% 出现衰败[5]。
临床上使用的外科生物瓣膜其瓣叶来源主要有猪
主动脉瓣和牛心包，其他来源如尸体主动脉瓣、

阔筋膜或硬脑膜等瓣膜均未在临床上广泛应用。
肺动脉瓣置换则多用带瓣管道如牛颈静脉等。根
据有无支架平台，生物瓣又分为支架生物瓣和无
支架生物瓣。其中支架平台多由合金或者医用塑
料制成，底部为环状，有一定的高度（图 24-1）。
随着生物瓣膜处理工艺的改进（如 Medtronic AOS
技术和 Edwards ThermaFix 技术），生物瓣寿命
明显延长，最长可达 15 ～ 20 年。根据 2014 年
ACC/AHA 制定的心脏瓣膜疾病诊疗指南，对于
无法规范执行抗凝策略及患者对生物瓣有强烈意
愿的患者来说，任何年纪都可以选用生物瓣膜
（ⅠC）。其次，70 岁以上的患者选用生物瓣膜更
为合理（ⅡaB）[6]。临床上影响生物瓣膜质量
衰败的原因很多，除瓣膜的材料、化学处理工艺
之外，接受瓣膜置换时的患者年龄是一个重要因
素，国外的资料显示，瓣膜衰败和再次手术干预
的比例在 50 岁患者中高达 40%，40 岁患者中高
达 55%，而 30 岁患者中更是高达 75%。而对于大
于 70 岁的患者而言，15 ～ 20 年发生瓣膜衰败的
风险只有 10%。此外，患者血糖、血脂、血钙等
因素也可影响生物瓣膜的衰退进程，尤其是对于

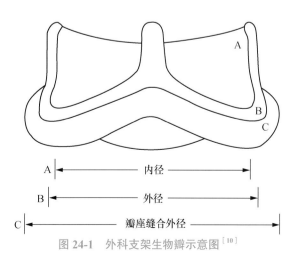

图 24-1　外科支架生物瓣示意图[10]

结构性心脏病心导管介入治疗

心功能较差的患者，血流动力学状态不佳，体内血液淤滞时，更易形成血栓，而这种血栓会促进钙盐沉积，导致瓣膜钙化而衰败[7]。还需指出的是，Dayan 等的研究显示，瓣膜尺寸与患者不匹配现象（prosthesis-patient mismatch）也是导致生物瓣膜退变的重要原因。Flameng 等的研究表明，诊断为瓣膜尺寸与患者不匹配现象的患者，其术后 2 ～ 3 年即可出现瓣膜退变，这可能与小尺寸的瓣膜引起的湍流有关，且这类退变多以瓣膜狭窄为主[8]。对于具有瓣膜衰退多种危险因素的患者，特别是女性，术中若选择较大尺寸的瓣膜，可以使得瓣膜衰败的概率减低一半[9]。在应用经导管"瓣中瓣"技术之前，临床医生还必须确定患者的瓣膜反流原因是因瓣膜衰败而关闭不全导致还是瓣周漏所致，后者并不适合应用该技术。

二、经导管"瓣中瓣"技术的临床操作要点

（一）如何选择适应证

拟行"瓣中瓣"植入的患者需在术前进行详细评估，目前根据患者生物瓣的毁损情况分为如下两类：①瓣膜狭窄为主时，应查阅当时外科手术记录明确瓣膜直径，若植入时直径小于 21 mm 且无瓣叶的严重衰败则不适合行"瓣中瓣"植入。②瓣膜反流为主时，应行详细的超声心动图检查明确反流的类型，若为严重的瓣周漏则也不适合行"瓣中瓣"植入。另外，开展"瓣中瓣"介入治疗的医学中心应组建心脏团队，术者应熟练掌握 TAVR 基本技术，能够处理瓣膜移位、冠状动脉阻塞和传导阻滞等常见并发症，熟练掌握经食管超声心动图，并建议术者学会应用 C-THV（Paieon Inc，Israel）或者 Heart Navigator（Philips，Eindhoven，Netherlands）两种软件来辅助瓣膜植入[10-12]。

（二）操作细节

目前经导管"瓣中瓣"技术所应用的瓣膜主要有 Edwards SAPIEN 系列、CoreValve 系列和

Melody 系列。由于 CoreValve 瓣膜长度超过其他类型瓣膜，故在外科主动脉生物瓣置换后较少应用该瓣膜。

经导管"瓣中瓣"手术在实施时首先需测量原有生物瓣的直径，特别是其内径，而生物瓣膜衰败时，其内径往往小于原先植入时的瓣膜所标记的直径，尤其是对于原先植入的支架型生物瓣。准确测量其内径决定着是否能够正确选择合适大小的"瓣中瓣"。建议介入医生在实施手术前首先查阅患者当时的外科手术记录，其次采用超声心动图和 CT 扫描，观察其瓣膜失用是因反流还是因狭窄引起。以瓣膜反流为主的人工生物瓣，其内径较大，而已狭窄甚至有钙化和其他赘生物存在时，其瓣膜内径往往小于原有直径。对于外科植入的 19 ～ 21 mm 的生物瓣膜，再次行"瓣中瓣"技术并不能取得良好的术后血流动力学效果，小于或等于当时植入的外科生物瓣内径，专家经验推荐植入的瓣膜支架应超过原有瓣环直径的 10% ～ 15%，这样有助于第二个瓣膜的固定，但也应防止第二个瓣膜支架选择过大，因为第二个瓣膜过大时容易发生瓣膜膨胀不良，术后也可因此加快生物瓣的衰败。近期也有报道，首先采用高压球囊将原有生物瓣膜瓣环部分扩张撕裂，便于后期经导管植入瓣膜（图 24-2）[13]。

"瓣中瓣"技术实施时需考虑的第二方面便是手术入路的问题。经导管主动脉瓣"瓣中瓣"植入时，选择经心尖和经外周动脉（股、颈、锁骨下动脉）均可。经导管二尖瓣"瓣中瓣"植入时，因其解剖位置更适合采用经心尖途径，也有少数

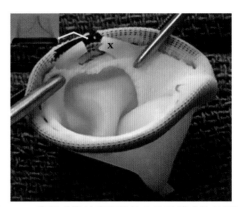

图 24-2　高压球囊扩张毁损的生物瓣膜（体外测试）

医生采用经股静脉途径穿刺房间隔进行手术。经导管肺动脉瓣和三尖瓣 "瓣中瓣" 植入采用经股静脉、锁骨下静脉和颈外静脉均可完成，亦有外科医生手术切开右心房实施瓣膜植入[10]。此外，手术入路的选择还应结合术者所选择的瓣膜类型和拟采用的麻醉方式。

国外医生对 "瓣中瓣" 植入时的操作细节进行了较多研究，他们指出，球囊预扩张在经导管瓣膜植入时往往是一个必需的步骤，但在经导管 "瓣中瓣" 技术实施过程中，球囊预扩张应区别对待。如果患者的原有主动脉生物瓣出现了瓣膜狭窄退化伴有明显的钙化，若拟采用经外周动脉途径逆行释放第二个瓣膜时，可以行球囊预扩张，但应注意球囊预扩张容易引起外周栓塞，且预扩张后应尽快植入第二个瓣膜。但对于原有生物瓣因瓣膜反流而退化时，则不建议行球囊预扩张。此外，如果拟采用经心尖途径进行 "瓣中瓣" 植入，因原有瓣膜的裂隙可以使得导引导丝顺利通过，故也不需行球囊预扩张。还需指出的是，经导管 "瓣中瓣" 手术在实施时多不需要快速起搏，尤其是三尖瓣和肺动脉瓣的 "瓣中瓣" 植入。CoreValve 瓣膜支架用于 "瓣中瓣" 时也可无需

快速起搏。在术中 X 线投照体位的选择上，其原则是要将原有外科瓣膜的长轴和输送鞘管保持同轴性，必要时可使用经食管超声辅助定位。多数的外科瓣膜均有 X 线下的标记点，便于术中观察（图 24-3），通常在主动脉瓣 "瓣中瓣" 植入时，主要选择左肩位，而在二尖瓣 "瓣中瓣" 植入时，常常选择右前斜位[10]。

三、三尖瓣生物瓣膜衰败后的 "瓣中瓣" 技术

在 Valve-in-Valve International Data（VIVID）注册研究中，已经报道了不少的经导管二、三尖瓣 "瓣中瓣" 植入的病例。在对既往二尖瓣或三尖瓣生物瓣膜衰败的患者进行 "瓣中瓣" 植入时，首先应考虑的问题是对既往外科生物瓣膜的结构特点，如长度、直径、植入部位以及其在 X 线下的透视特征进行深入而全面的了解。尤其是对其瓣环是否存在弹性应了解清楚，一般而言，有弹性的瓣环结构更适合 "瓣中瓣" 技术。而手术入路则可选经心尖或者经外周血管途径。在对二尖

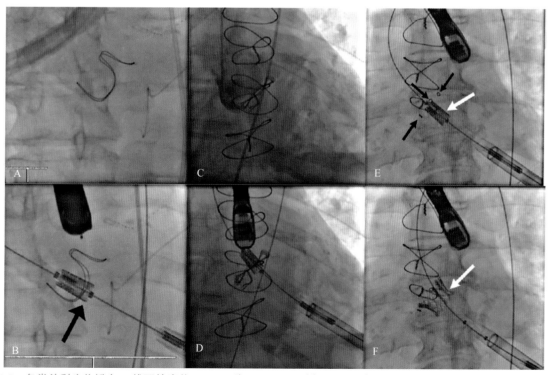

图 24-3　各类外科生物瓣在 X 线下的定位：A、B 为 Carpentier 瓣，C、D 为 Sorin mitroflow 瓣，E、F 为 mosaic 瓣

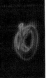

瓣的生物瓣膜进行"瓣中瓣"植入时，可能会出现左心室流出道梗阻或者瓣膜晚期移位等并发症（图24-4）[14]。目前，在二、三尖瓣部位行"瓣中瓣"植入多数手术采用的瓣膜还是 Melody 和 Sapien 瓣膜两种[15]。但国际上首次报道的三尖瓣"瓣中瓣"植入所使用的瓣膜则是 NaviGate 瓣膜（图24-5）[16]。

四、经导管"瓣中瓣"植入术的临床研究

经导管"瓣中瓣"技术在外科主动脉瓣衰败患者中的应用较多。所使用的瓣膜包括 Edwards Sapien/XT、Medtronic CoreValve 以及 Medtronic Melody 三种瓣膜。但由于 Melody 瓣膜为静脉瓣，故其在动脉系统植入后的长期效果仍需进一步观察。经导管二尖瓣"瓣中瓣"植入术所使用的瓣膜也是 Edwards Sapien/XT 瓣膜，CoreValve 因其瓣膜方向设计的原因，无法用于二尖瓣位置。肺动脉瓣和三尖瓣的"瓣中瓣"也使用了 Edwards Sapien/XT 和 Medtronic Melody 两种瓣膜，但在行肺动脉瓣"瓣中瓣"植入时，可首先在其肺动脉内预先植入金属支架，不仅可减少支架断裂和外科带瓣管道破裂的风险，还可提供较长的"landing zone"。在这四种"瓣中瓣"技术的应用中，肺动脉瓣因多是复杂先天性心脏病外科术后的患者，故最适合应用"瓣中瓣"技术（图24-6）。

经导管"瓣中瓣"植入术的临床应用报道逐年增多。截至目前，除零星的病例报道外，主要有四项大的临床研究。2010年开展的 Global Valve-in-Valve Registry 研究是一个多中心回顾性注册研究，共纳入了全球开展 TAVR 技术的38家医院，共202例患者接受了经导管主动脉瓣"瓣中瓣"植入术，其中124例患者植入了 CoreValve 瓣膜，78例患者植入了 Edwards Sapien 瓣膜。但两种瓣膜均选择了它们的最小直径，如 CoreValve 瓣膜为26 mm，Edwards Sapien 瓣膜为23 mm。总体手术成功率为93.1%，接受 CoreValve 瓣膜植入组的成功率似乎更高些（96.8% & 87.2%）。手术的主要并发症为瓣膜位置不良（15.3%）和冠状动脉开口阻塞（3.5%）。但与原位瓣膜植入术相比，主动脉瓣"瓣中瓣"植入后，跨瓣压差明显高于前者，本试验中，术后平均跨瓣压超过20 mmHg 的

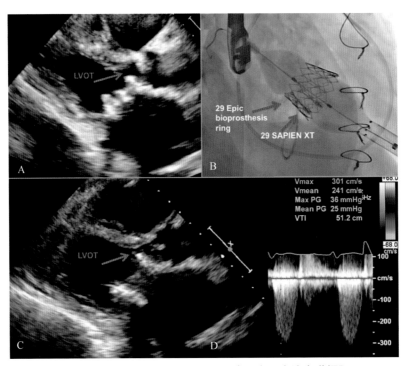

图24-4　二尖瓣"瓣中瓣"植入后出现左心室流出道梗阻

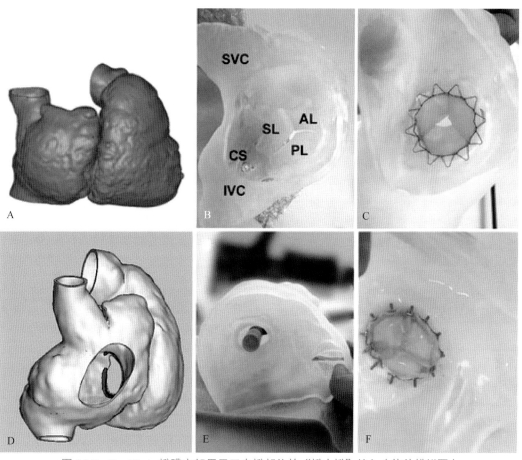

图 24-5　NaviGate 瓣膜支架用于三尖瓣部位的"瓣中瓣"植入（体外模拟图）

SVC：上腔静脉；IVC：下腔静脉；CS：冠状静脉窦；SL：三尖瓣隔瓣叶；AL：三尖瓣前瓣叶；PL：三尖瓣后瓣叶

患者比例高达 28.4%，而既往单纯 TAVR 术后的跨瓣压多为 10 mmHg[17]。经导管主动脉瓣"瓣中瓣"植入的长期随访效果于 2014 年发表在 JAMA 杂志，研究者对 459 例患者进行了最长为 504 天的随访，结果显示，一年的存活率为 83.2%，共有三个因素对术后死亡率产生影响，分别是术前生物瓣衰败因狭窄所致、术前生物瓣内径较小以及接受球囊扩张型瓣膜植入[18]。意大利医生在今年报道了其中心 18 例二尖瓣生物瓣置换术后再次衰败的患者，接受了经心尖的 Edwards Sapien 瓣膜植入，随访 5 年后，患者的心功能均保持在 NYHA Ⅰ 到 Ⅱ 级，平均跨瓣压差为 7 mmHg 左右，显示经导管二尖瓣"瓣中瓣"植入术安全有效[19]。2016 年经导管三尖瓣"瓣中瓣"植入的一项多中心注册研究结果正式发表，该研究共入选了 53 所医学中心的 156 例患者，其中 37 例患者因重度三尖瓣反流，46 例因三尖瓣重度狭窄，其余 73 例患者兼具有三尖瓣反流和狭窄。"瓣中瓣"植入的瓣膜包括 Melody 和 Sapien 两种，试验结束时共有 4 例因原有外科瓣膜直径太大而无法行"瓣中瓣"植入，其余 152 例患者均顺利完成手术，94 例患者植入 Melody 瓣膜，58 例植入 Sapien 瓣膜。术后 30 天内有 5 例患者死亡，在随后的 61 个月内的随访期又有 17 例患者死亡。通过对影响术后死亡的多因素分析认为，术前心功能状态如 NYHA Ⅳ 级的患者、术前肾功能减退和年龄大于 60 岁均是导致术后死亡的主要因素。整体来看，该术式大大提升了存活患者的心功能状态，77% 的患者心功能在术后恢复至 NYHA Ⅰ 级。

五、经导管"瓣中瓣"植入术中存在的问题

以往的"瓣中瓣"技术均为"标签外"应

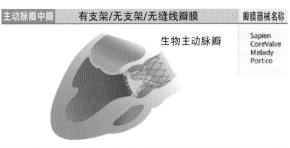

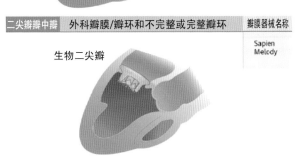

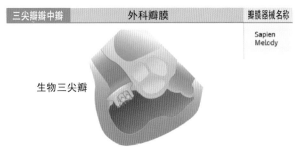

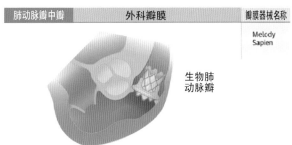

图 24-6 四种"瓣中瓣"植入示意图及所用瓣膜类型[12]

用，而近期的各国心脏瓣膜疾病治疗指南中均对此技术进行了详细的介绍，虽未正式推荐，但仍建议作为一种有效的治疗手段，可以作为外科生物瓣膜退变后的替代治疗，尤其是主动脉瓣生物瓣退变的患者。尽管近期的几项研究均提示该技术安全有效，但其术后存在的问题仍值得注意，根据目前的临床经验，经导管"瓣中瓣"植入后的临床问题主要有五大方面。首先是术后仍有不少的患者存在较高的跨瓣压差。从 Global Valve-in-Valve Registry 研究结果来看[20]，达到 VARC 定义的手术成功标准并不高，仅为 58.9%，因为术后的很多患者仍存在中等程度

的瓣膜狭窄，而之所以 CoreValve 瓣膜组患者术后跨瓣压较低，是因 CoreValve 瓣膜支架在植入原生物瓣膜后，其内部瓣膜居于原有瓣膜上方，而 Sapien 瓣膜植入后其人工瓣膜仍居原位，故瓣口面积明显偏小。第二个临床问题即为"瓣中瓣"移位，究其原因可能为生物瓣膜的钙化程度较轻，不利于第二个瓣膜固定。此外，对于先前植入的外科无支架生物瓣而言，其缺乏在 X 线下的明显标记，故也不利于第二个瓣膜定位。第三，与自体瓣膜行 TAVR 术相比，"瓣中瓣"手术时更容易发生冠状动脉开口阻塞，发生率约为 3.5%，且一旦发生多数为左主干开口阻塞。从目前资料来看，之前外科植入 Mitroflow 和 Freedom 生物瓣的患者，在接受"瓣中瓣"手术时有可能发生该并发症。第四，经导管瓣中瓣手术要求医生对瓣膜装置有充分的了解，非圆形瓣膜成形环可致瓣周漏，二尖瓣瓣中瓣或环中瓣可能并发左心室流出道阻塞，术中应使用经食管超声反复确认。最后，"瓣中瓣"植入后的抗栓问题也引起了大家关注，目前不少中心采用术后双联抗血小板治疗 3 个月，但"瓣中瓣"植入后的血栓也在最近有散发的报道，血栓不仅发生在主动脉瓣部位，也可发生在二尖瓣部位，不少患者在术后 1 年内因瓣膜相关血栓导致瓣膜失用，给予华法林抗凝后部分患者其瓣膜功能可以恢复。血栓的发生可能与第二个瓣膜膨胀不佳有关，建议这类患者延长抗栓时间[21-23]。

六、总结

近年来生物瓣在心脏治疗领域中的应用已显著增加，但其瓣膜退化后重复外科手术可能与致残及致死率增加有关。随着经导管心脏瓣膜技术的快速发展，"瓣中瓣"技术在这类患者中具有较大的可行性及安全性。鉴于精确测量瓣环尺寸在经导管"瓣中瓣"或环中瓣（VinR）植入中的重要性，治疗团队须根据已有文献及生物瓣制造规格确定手术选用的最佳尺寸，术者在术前还须明确瓣膜功能障碍的机制，严重反流患者可应用经食管超声心动图进行检查，以排除瓣周漏或心内

膜炎。总之，"瓣中瓣"手术显然要比再次外科手术安全。随着术前应用更精确的影像评估技术，以及严格掌握适应证和临床经验的积累，其疗效应不劣于外科手术。目前，美国 FDA 已经批准 CoreValve 瓣膜用于治疗某些先前进行过主动脉生物瓣置换术而需要第二次进行瓣膜置换术的患者。未来应会有更多的瓣膜支架用于"瓣中瓣"的治疗，造福这类高危患者。

参考文献

［1］Cribier A，Eltchaninoff H，Bash A，et al. Percutaneous transcatheter implantation of an aortic valve prosthesis for calcific aortic stenosis：First human case description. Circulation，2002，106：3006-3008.

［2］Boudjemline Y，Pineau E，Borenstein N，et al. New insights in minimally invasive valve replacement：description of a cooperative approach for the off-pump replacement of mitral valves. Eur Heart J，2005，26：2013-2017.

［3］中华医学会心血管病学分会结构性心脏病学组，中国医师协会心血管内科医师分会结构性心脏病专业委员会. 中国经导管主动脉瓣置换术临床路径专家共识. 中国循环杂志，2018，33（12）：1162-1170.

［4］Eleid MF，Cabalka AK，Williams MR，et al. Percutaneous transvenous transseptal transcatheter valve implantation in failed bioprosthetic mitral valves，ring annuloplasty，and severe mitral annular calcification. JACC Cardiovasc Interv，2016，9：1161-1174.

［5］Phan K，Tsai YC，Niranjan N，et al. Sutureless aortic valve replacement：a systematic review and meta-analysis. Ann Cardiothorac Surg，2015，4：100-111.

［6］Nishinmra RA，Otto CM，Bonow RO，et al. 2014 AHA/ACC Guideline for the management of patients with valvular heart disease：a report of the American College of Cardiology/American Heart Association Task Force on Practice Guidelines. Circulation，2014，129：e521-643.

［7］Dvir D，Barbanti M，Tan J，et al. Transcatheter aortic valve-in-valve implantation for patients with degenerative surgical bioprosthetic valves. Curr Probl Cardiol，2014，39：7-27.

［8］Dayan V，Vignolo G，Soca G，et al. Predictors and outcomes of prosthesis-patient mismatch after aortic valve replacement. J Am Coll Cardiol Img，2016，9：924-933.

［9］刘鑫禹，刘宏宇. 生物瓣膜过早衰败影响因素研究进展. 中国胸心血管外科临床杂志，2015，22：1060-1063.

［10］Gurvitch R，Cheung A，Ye J，et al. Transcatheter valve-in-valve implantation for failed surgical bioprosthetic valves. J Am Coll Cardiol，2011，58：2196-2209.

［11］Shibata T，Inoue K，Ikuta T，et al. Which valve and which size should we use in the valve-on-valve technique for re-do mitral valve surgery？ Interact Cardiovasc Thorac Surg，2009，8：206-210.

［12］Gurvitch R，Cheung A，Bedogni F，et al. Coronary obstruction following transcatheter aortic valve-in-valve implantation for failed surgical bioprostheses. Catheter Cardiovasc Interv，2011，77：439-444.

［13］Allen KB，Chhatriwalla AK，Cohen DJ，et al. Bioprosthetic valve fracture to facilitate transcatheter valve-in-valve implantation. Ann Thorac Surg，2017，104：1501-1508.

［14］Dvir D1，Webb J. Mitral valve-in-valve and valve-in-ring：technical aspects and procedural outcomes. EuroIntervention，2016，12（Y）：Y93-96.

［15］Eicken A，Ewert P. Percutaneous tricuspid valve implantation in failing bioprosthesis. Cardiovasc Diagn Ther，2018，8：765-770.

［16］Navia JL，Kapadia S，Elgharably H，et al. First-in-human implantations of the navigate bioprosthesis in a severely dilated tricuspid annulus and in a failed tricuspid annuloplasty ring. Circ Cardiovasc Interv，2017，（12）. pii：e005840.

［17］Hamid NB，Khalique OK，Monaghan MJ，et al. Transcatheter valve implantation in failed surgically inserted bioprosthesis：review and practical guide to echocardiographic imaging in valve-in-valve procedures. JACC Cardiovasc Imaging，2015，8：960-979.

［18］Dvir D，Webb J，Brecker S，et al. Transcatheter aortic valve replacement for degenerative bioprosthetic surgical valves：results from the global valve-in-valve registry. Circulation，2012，126：2335-2344.

［19］Dvir D，Webb JG，Bleiziffer S，et al. Valve-in-valve international data registry investigators. Transcatheter aortic valve implantation in failed bioprosthetic surgical valves. JAMA，2014，312：162-170.

［20］Cerillo AG，Gasbarri T，Celi S，et al. Transcatheter valve-in-valve implantation for failed mitral boprostheses：gradient，symptoms，and functional status in 18 high-risk patients up to 5 years. Ann Thorac Surg，2016，102，1289-1295.

［21］Valve-in-Valve International Database（VIVID）Registry. Transcatheter tricuspid valve-in-valve implantation for the treatment of dysfunctional surgical bioprosthetic valves: an international, multicenter registry study. Circulation. 2016, 133: 1582-1593.

[22] Makkar RR, Fontana G, Jilaihawi H, et al. Possible subclinical leaflet thrombosis in bioprosthetic aortic valves. N Engl J Med, 2015, 373: 2015-2024.

[23] Quick S, Speiser U, Strasser RH, et al. First bioprosthesis thrombosis after transcatheter mitral valve-in-valve implantation: diagnosis and treatment. J Am Coll Cardiol, 2014; 63: e49.

25 人工心脏瓣膜置换术后瓣周漏的介入治疗

（李艳杰　潘　欣）

人工心脏瓣膜置换术后瓣周漏（paravalvular or perivalvular leakage，PVL）是瓣膜置换术后特有的并发症，其发生率在国内尚无确切的统计学报道。国外文献报道外科换瓣术后瓣周漏的发生率在主动脉瓣约为2%～10%，二尖瓣约为7%～17%[1-2]，可见二尖瓣瓣周漏发生率明显高于主动脉瓣。近年来经导管主动脉瓣置换术后瓣周漏发生率显著升高，约12%～30%，并且研究发现中重度的瓣周漏是术后瓣周漏死亡的主要危险因素[3-4]。瓣周漏治疗主要分为药物治疗和手术治疗，前者多为姑息性治疗，应用于小或中型瓣周漏的早期治疗。患者一旦有相关临床症状并明确诊断为瓣周漏，以往多采用外科开胸修补瓣周漏或再次瓣膜置换；但存在创伤大、手术风险高[5]、再发生率高等因素[6]。近年来，随着心内科介入技术和器械不断发展，经导管堵闭心内缺损或血管异常交通已日趋成熟。1992年Hourihan等[7]率先报道经导管应用Rashkind动脉导管封堵器成功堵闭主动脉瓣瓣周漏，随后十余年，随着弹簧栓和新型Amplatzer封堵器的问世和改进，以及实时三维超声影像学发展，国外文献关于瓣周漏介入治疗的报道日益增多，其技术成功率为65%～90%[8-9]，随访中大部分患者术后原有症状明显改善。并发症多为严重心律失常，封堵器引起人工瓣膜功能异常，以及封堵器移位脱落，残余反流，早期或晚期溶血加重等。2010年起国内一些临床中心开展此项技术，并逐步推广。

一、瓣周漏的病因及病理生理

（一）病因和病理

瓣周漏发生原因多为：①手术损伤瓣环，导致瓣环和缝环处愈合不良，或者因缝合技术导致缝线撕脱；②选用人工瓣类型与患者瓣环不匹配；③感染性心内膜炎致瓣周组织脓肿引起缝线撕脱或者瓣周穿孔；④瓣周组织退行性变，表现为过度钙化或黏液样变；⑤结缔组织病，如白塞病；⑥其他原因包括老年、巨大左心房、肾功能不全、免疫功能异常、全身营养不良等[10]。以上因素均可在手术早期或晚期引起瓣周漏。

（二）病理生理

瓣周漏产生的血流动力学改变与瓣膜反流相似，主要取决于反流量的多少。一般而言，小的瓣周漏由于引起血流动力学改变轻微，可无明显症状。较大的瓣周漏引起严重的病理生理改变，如左心系统较大的瓣周漏可以引起左心容量超负荷，持续严重的过度容量负荷终致左心衰竭，左心房压和左心室舒张末压明显上升导致肺淤血、肺动脉高压和右心衰竭发生。如为右心系统的瓣周漏，可引起右心慢性重构，顺应性降低，其充盈阻力增加而使右心压力增高，继之出现进行性扩大，室间隔矛盾运动和下肢水肿等右心衰竭表现。随着心脏结构发生明显的重构，易继发快速性心律失常如房性早搏、心房颤动、心房扑动、室性早搏等。

与自然瓣不同的是，人工心脏瓣膜置换术后反流的血流束通过瓣周漏时，会由于漏周围有金属瓣膜或者瓣环，以及残留的高度钙化组织，在瓣周漏处形成高速射流和局部湍流，产生巨大机械剪切力，由于不同患者红细胞变形能力差异，引起红细胞膜直接破裂或损伤，破裂的红细胞引起血管内溶血，而缺损的红细胞会重新修复并发生明显的变形，变形红细胞在血片上呈破碎、三角形、盔形红细胞或小型球形细胞。这种变形的红细胞不久即在血循环或单核巨噬细胞系统内提前被破坏而发生溶血性贫血。本病既有血管内又有血管外溶血的表现，出现不同程度的血红蛋白血症、血红蛋白尿、变性血红蛋白血症、含铁血黄素尿及血胆红素过多、血浆结合珠蛋白减少或完全缺乏、乳酸脱氢酶增多。

（三）瓣周漏的分类和分型

按照瓣膜的种类不同可将瓣周漏分为机械瓣-瓣周漏、生物瓣-瓣周漏、支架瓣-瓣周漏。

按照瓣膜的位置可将瓣周漏分为主动脉瓣瓣周漏、二尖瓣瓣周漏、三尖瓣瓣周漏、联合瓣膜瓣周漏。

按照瓣膜植入方式可将瓣周漏分为外科瓣膜植入术后瓣周漏、介入瓣膜植入术后瓣周漏。

Genoni 等[11]则按照漏口的大小（以外科术中探查结果为准）将瓣周漏分为三型，即小型（1～2 mm）、中型（3～5 mm）和大型（6～15 mm）其所占比例分别为43%、27% 和30%。

二、临床表现

症状性瓣周漏主要临床表现包括心力衰竭和（或）溶血，其中心力衰竭发生比例为51%，溶血发生比例为10%，溶血合并心力衰竭发生比例为39%[12]。单纯瓣周漏在病程早期大多无症状，随病情发展症状逐渐显现，劳力性呼吸困难为主要表现，继之可发生室上性心律失常，特别是心房扑动、心房颤动而使症状加重。病程后期部分中重度瓣周漏患者出现充血性心力衰竭，继发性肺动脉高压，右心衰竭，心律失常，并在相应瓣膜区可闻及病理性杂音。在左心失代偿阶段，轻微瓣周漏即可引起明显的心力衰竭症状。

部分瓣周漏患者，尤其是老年二尖瓣瓣周漏患者，可在换瓣术后早期或者晚期出现无法解释的间断或持续性溶血性贫血，可伴或不伴心力衰竭，临床上表现为皮肤黄疸，尿色加深，甚至酱油色尿，休息数日可好转，但病情呈循环往复并可加重。晚期严重的溶血性贫血患者需要间断输血以维持血红蛋白稳定，在病情晚期可出现肝肾衰竭。因此对临床怀疑有瓣周漏的患者，应行严密的超声心动图检查，并适当地放宽标准尽早进行干预。

三、影像学评估

瓣周漏的检测和评估主要依赖经胸心脏彩色多普勒和经食管超声心动图，现有的超声可以提供瓣周漏的确切诊断，瓣周漏所致瓣膜反流的程度，漏的大小、位置和数目。如果结合三维成像则可以通过重建瓣膜"左心房正面观"明确显示瓣周漏的形态。此外，超声心动图还可判别漏口周围有无赘生物或者血栓，并在术中指导瓣周漏的介入治疗[13]。需要注意的是，超声心动图检查对瓣周严重钙化和经导管主动脉瓣置换术后瓣周漏评估具有一定局限性。

瓣周漏反流程度主要依赖多普勒超声评估，对于二尖瓣瓣周漏，根据瓣周反流束面积占同一切面左心房面积的程度分为：轻度（< 20%），中度（20～40%），重度（> 40%）瓣周漏反流。而对于主动脉瓣瓣周漏，根据经胸多普勒超声检测瓣周反流束宽度占同一切面的瓣环周径程度分为：轻度（< 10%），中度（10%～20%），重度（> 20%）瓣周漏反流[14-15]。

瓣周漏位置的确定，主要采用外科视野时钟法定位（图 25-1），有研究显示超声采用外科视野时钟法定位与造影显示瓣周漏的位置具有较高的一致性[16]。对于二尖瓣瓣周漏，左心房面正面观，左心耳定义为9点钟方向，3点钟方向为间隔侧，12点钟方向为正对主动脉瓣环方向。De Cicco 等[17]发现，二尖瓣瓣周漏多发生于间隔侧，其可能的原因为瓣环与室间隔之间的机械剪切力导致。对于主动脉瓣瓣周漏，漏的位置主要参照冠状动脉窦的位置，主动脉瓣瓣周漏多发生于无冠窦[18]。

瓣周漏的形态需借助三维超声重建，主要分为圆形、椭圆形、新月形、筛孔状、裂隙状、不规则形，纵轴可为长管状、扭曲管、漏斗状结构。瓣周漏的形状在很大程度上决定介入手术的成功与否和手术效果。

另外，心电门控 CTA 检查及三维重建有助于确定瓣周漏尤其是主动脉瓣周漏的位置、形态、大小、数目，有利于对手术方案的选择以及最佳的造影投射角度的判断。尤其在选择经心尖途径封堵二尖瓣瓣周漏，CTA 检查对穿刺位置，以及

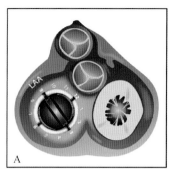 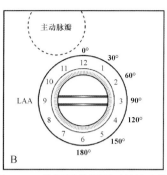 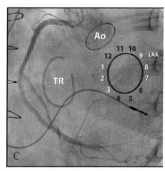

图 25-1　瓣周漏的视野时钟法定位

LAA：左心耳；Ao：主动脉；TR：三尖瓣环

穿刺角度的确定具有重要意义[19]。在部分中心，CTA 检查已经逐渐成为瓣周漏术前常规检查。

术中心导管检查则有助于判断瓣周漏引起的血流动力学改变，从而间接判断瓣周漏大小、反流程度和病程长短。心血管造影并非是最有效的诊断方法，造影显示反流束取决于其位置是否和人工瓣环呈垂直的投照体位。

四、瓣周漏介入治疗发展状况以及适应证和禁忌证

对明确为瓣膜置换术后瓣周漏的管理包括定期随访、基于症状药物治疗，以及外科开胸手术和经皮介入治疗。尽管近年来导管技术迅速发展，但是必须认识到，心外科技术也在不断提高，对症状性瓣周漏患者行介入封堵仍被认为是外科治疗的替代或补充方案，且需要医疗团队术前进行综合评估。同时，瓣周漏介入治疗和外科再手术之间至今尚缺乏真正意义的随机对照研究，故目前指南推荐仍较谨慎。一些大型临床中心的经验是，和传统外科比较，介入术住院期间以及围术期并发症相对较轻，且具有微创特有优势，如：恢复快、创伤小等。但如封堵术后残余反流仍较严重，其中远期疗效逊于外科。故对介入失败者仍可转至外科再手术，远期效果仍较好。结合欧美对于瓣周漏介入治疗指南，瓣周漏介入适应证应严格把握[20-22]。

（一）适应证

1. 劳力性呼吸困难，活动耐力下降，NYHA心功能＞Ⅱ级。

2. 明显的溶血性贫血，如血红蛋白＜ 10 g/dl，乳酸脱氢酶＞ 600 mg/dl，需要输血维持血红蛋白＞ 10 g/dl，排除其他慢性失血性疾病。

3. 中重度的瓣周反流。

4. 人工瓣膜置换术后 3 个月以上。

5. 感染性心内膜炎有效控制 3 个月以上。

6. 术前多模式影像学检查瓣周漏形态需符合封堵条件，且需包括相关心外科医生、心脏介入医生、影像学医生共同讨论决定。

（二）禁忌证

1. 感染性心内膜炎活动期。

2. 心腔内血栓或赘生物。

3. 瓣周缺损超过 1/3 瓣环周径。

4. 人工瓣活动或者不稳定。

5. 合并其他需要外科手术治疗的疾病，如冠状动脉旁路移植术（CABG）

6. 合并其他出血性疾病。

五、封堵器与输送系统

（一）瓣周漏封堵器

目前国内可应用的封堵器均为 Amplatzer 先天性心脏病封堵系列产品，无真正符合瓣周漏封堵专用产品。

1. 肌部室间隔缺损封堵器

肌部室间隔缺损封堵器由直径 0.1 mm 的高弹性硬度较高的镍钛合金丝编织成哑铃状，两盘片之间连接部分呈圆柱形，盘片和圆柱部分都充填聚酯片，圆柱形腰部直径 4 ～ 24 mm。左心室侧

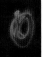

盘片比腰部大 4 mm，右心室侧盘片比腰部大 3 mm。肌部室间隔缺损封堵器对圆形和椭圆形瓣周漏具有较好的封堵效果。

2. 房间隔缺损封堵器

Amplatzer 封堵器是由硬度较高的镍钛合金丝编织成的哑铃状自膨胀型装置，其腰部较细，两侧盘片相对较长，封堵器的腰部直径 6 ～ 40 mm，左心房侧盘片比腰部大 12 ～ 16 mm。右心房侧比腰部大 8 ～ 12 mm，两盘片内填充高分子聚合材料。瓣周漏封堵过程中，封堵器的固定主要依靠封堵器腰部自膨胀力与瓣周漏内壁相互作用，相对较少依赖两侧盘片，"小腰大边"的封堵器易出现影响人工瓣功能甚至释放后"卡瓣"现象。房间隔缺损封堵器仅在部分适合病例中使用。

3. 动脉导管未闭封堵器

动脉导管未闭封堵器是由较硬的镍钛合金丝编织成的蘑菇状自膨胀型装置，底部的圆柱形直径 4 ～ 24 mm，主动脉侧伞面比底部大 2 mm。装置中含有聚酯纤维片，可使得封堵器内部快速血栓形成和内皮化。

4. 血管塞（AVP Ⅱ～Ⅳ）

美国 AGA 公司生产的 AVP Ⅱ 由 144 股镍钛合金丝组成 3 节或 2 节的圆柱状结构，丝的直径较原来细小，丝的数量较原来增加一倍，提高了封堵效果，使得封堵器更加柔软，减少对组织的损伤。AVP Ⅱ 盘片直径 4 ～ 22 mm，可使用更细的输送鞘管 4 ～ 6 F 输送。AVP Ⅲ 编织方式和 AVP Ⅱ 相似，但 AVP Ⅲ 呈椭圆形，盘片长径 4 ～ 8 mm，对椭圆形、新月形、裂隙状瓣周漏能够更好地契合，减少残余反流。AVP Ⅳ 封堵器盘片直径 4 ～ 8 mm，可通过 0.038 英寸冠状动脉造影导管输送，通过性更佳，在封堵经导管主动脉瓣置换术后瓣周漏方面具有一定的优势。瓣周漏介入治疗使用最多的是 AVP Ⅱ 封堵器，国产 Plug Ⅱ 封堵器在瓣周漏介入治疗中也有较好的临床效果，目前国内尚无 AGA 公司的 AVP Ⅲ 和 AVP Ⅳ 封堵器使用经验。

5. 二代动脉导管未闭封堵器（ADO Ⅱ）

美国 AGA 公司生产的 ADO Ⅱ 封堵器由 144 股镍钛合金丝组成自膨胀型哑铃状装置，内无阻流体，腰部直径 4 ～ 8 mm，两侧盘片成斗笠状，

增加了封堵效果，封堵器较为柔软，配用的 5 F 鞘管，能够很好地通过内径较细或迂曲的瓣周漏。

（二）输送系统

不同的封堵器都有对应的输送系统，在瓣周漏封堵过程中，由于瓣周漏可能呈迂曲管状，要求输送系统管径较细且通过性较好，同时具有一定抗折性。必要时可使用 Cook 公司生产的抗折鞘或国产的聚四氟乙烯输送长鞘。

其他器材：

1. 猪尾造影导管。

2. 多功能导管 / 右冠状动脉造影导管 /3 drc 导管。

3. 0.035 英寸 Amplatzer 加硬导丝以及 PCI 专用 0.014 英寸导丝。

4. 圈套器。

5. 0.032 英寸或者 0.035 英寸直头和 J 型泰尔茂超滑泥鳅导丝（Terumo），长度 260 mm。

6. 左心房穿刺针和 Swartz 鞘（ST.JUDE medical Inc）。

7. 16GA 套管穿刺针（B.D AngiocathInc）。

六、术前准备

（一）常规术前准备

仔细询问病史，了解有无心脏感染病史，有无白塞病病史等，记录既往手术史、外科换瓣方式、人工瓣膜种类、型号、外科缝合方式等，实验室和辅助检查包括心电图、X 线胸片、出凝血时间、血常规、肝肾功能、血管内溶血指标等。

（二）超声心动图及彩色多普勒超声检查

超声心动图是诊断瓣周漏最常用且最敏感的方法，二维经胸及经食管超声心动图（2D-TEE）能够直观显示瓣周反流并评估其反流程度，并初步评估其大小、部位。二维超声心动图提供心脏解剖结构的平面信息，无法准确到漏口的最长径，也是由于瓣周漏特殊的形态致使测量较为困难，另外 2D-TEE 仅能对其所在区域（象限）进行初步的认定，对于跨象限的瓣周漏位置往往无法准确判断，因而

无法对瓣周漏的解剖特征（包括漏口的形态、数目、大小等）做出准确的评估。实时三维经食管超声心动图（RT3D-TEE）能获取与外科视野完全一致的三维立体图像，可准确定位瓣周漏与人工瓣膜位置关系及其沿人工瓣环延伸的范围，能比较准确地测量瓣周漏缺损的长径、宽度及面积。瓣周漏的这些解剖特征及定量诊断参数在介入封堵术中起着关键性的作用，可以帮助介入医生选择相对合适的封堵器种类、尺寸并决定放置的数量。

（三）心脏 CTA 及三维重建

主要用于二尖瓣瓣周漏并需要采用经胸途径

完成的病例（图 25-2）。

七、操作方法

（一）二尖瓣瓣周漏的封堵

1. 左心房顺行途径

穿刺房间隔后，在 Judkin 右冠状动脉导管引导下，直接将泥鳅导丝通过二尖瓣瓣周漏并交换 Amplatzer 加硬导丝建立"半轨"（图 25-3）。但由于该途径逆反流束方向，大部分情况下，尤其间隔侧瓣周漏应用该途径通过瓣周漏的概率较低，

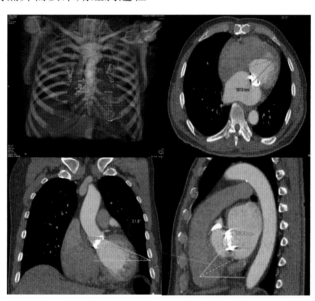

图 25-2　三维 CTA 成像显示二尖瓣瓣周漏位置和确定左心室心尖穿刺部位以及穿刺方向和角度定位

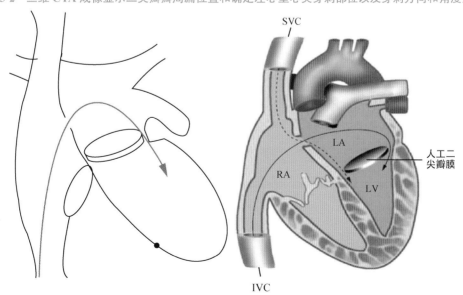

图 25-3　左心房顺行途径

SVC：上腔静脉；IVC：下腔静脉；RA：右心房；LA：左心房；LV：左心室

且存在导丝支撑力相对不足从而导入输送鞘困难。对于此类情况，有学者建议可从上腔静脉途径穿刺房间隔，以减少输送鞘管角度，容易通过间隔侧瓣周漏[23]。需要注意的是，该途径有出现血胸风险且不适合较粗的输送鞘通过。

2. 左心室逆行途径

沿主动脉逆行至左心室，选用右冠状动脉导管/3 drc 导管，在 0.032 英寸 Terumo 泥鳅导丝引导下通过二尖瓣瓣周漏，并将导丝送至左心房。然后穿刺房间隔，用圈套器在左心房内抓捕导丝，导丝可从股静脉或者右侧颈静脉引出，建立"全轨"。应当说，大部分二尖瓣单瓣置换术后瓣周漏患者都可采用此法通过瓣周漏施行介入封堵（图25-4 和图 25-5）。

3. 直接心尖穿刺途径

由于直接心尖穿刺到达二尖瓣途径较短且直接，因此适用于双瓣置换术后二尖瓣瓣周漏患者，穿刺股动脉无法将导管逆行通过人工主动脉瓣进入左心室，同时估计左心房顺行途径不能通过瓣周漏，以及部分经皮导管操作困难患者。可在全麻下直接经皮心尖穿刺或者由外科医生在左侧胸前区做一横切口，逐层分离并暴露左心室心尖，

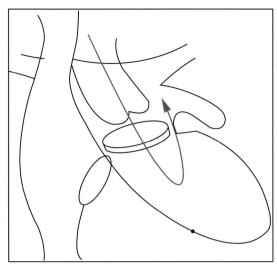

图 25-4　左心室逆行途径

在"荷包"缝线止血保护下用套管针直接穿刺左心室心尖，然后导丝通过瓣周漏。后者虽然创伤较大却可以避免：①"盲穿"导致左冠状动脉远程出血和损伤；②术后出现血气胸。该途径在一定程度上属于内外科"嵌合"手术，需要良好的麻醉科、心外科、心内科、放射科和心脏超声团队配合，并应具有符合"嵌合"手术的导管室（图25-6 至图 25-8）。一些特殊病例也可直接经心尖穿刺并同时经皮静脉穿刺建立轨道，该途径往

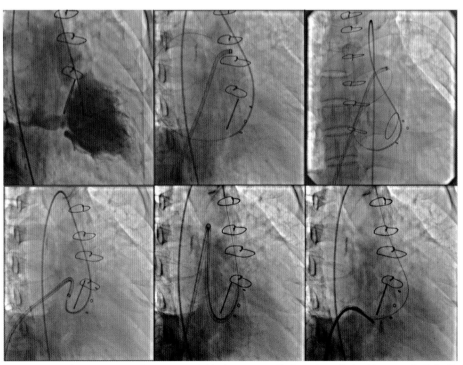

图 25-5　二尖瓣生物瓣置换术后，左心室造影显示二尖瓣瓣周漏，导管逆行建立动脉-瓣周漏-静脉轨道过程，用动脉导管未闭封堵器堵闭瓣周漏

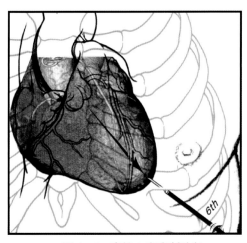

图 25-6　直接心尖穿刺途径

往需要经心尖穿刺导丝通过瓣周漏，然后经皮穿刺静脉和房间隔，用圈套器在左心房抓捕导丝头端，建立"全轨"（图 25-9）。

4. 二尖瓣瓣周漏封堵技术要点及注意事项

（1）术前有完整的临床和实验室检验，包括心功能分级、氨基末端脑钠肽前体、肝肾功能、血乳酸脱氢酶、胆红素、尿常规。熟悉并记录换瓣类型（图 25-10）、缝合方式。

（2）强调术前必须进行心脏超声诊断，尤其经食管二维/三维动态实时超声影像，明确判断瓣周漏位于二尖瓣瓣环的位置（与外科手术左心房观一致）、形态（类圆形或者新月形）、大小

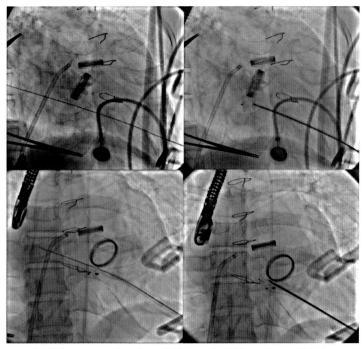

图 25-7　机械双瓣置换术后二尖瓣瓣周漏，经胸小切口直接经心尖穿刺，导丝通过瓣周漏，引入鞘管，顺序植入 2 枚肌部室间隔缺损封堵器

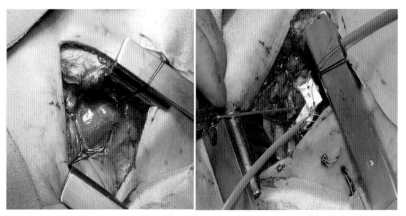

图 25-8　经胸小切口途径，暴露并穿刺左心室心尖部，周围以垫片荷包缝合止血

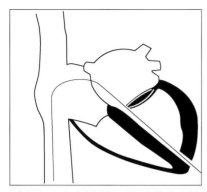

图 25-9　直接经心尖穿刺并同时经皮静脉穿刺建立轨道

（宽度和长径）、反流量和反流面积，以及人工瓣的形态和功能，从而有助于封堵器大小、数目选择以及术后随访比较（图 25-11）。

（3）对应用抗凝药物的患者，术前停用华法林一天，并静脉点滴维生素 K1，调整凝血功能，使 INR 测定值维持在 1.5 以下。

（4）术中先予左心室造影，常规投照位取右前斜二尖瓣瓣环切线位显示瓣周漏，并测量反流束的宽度和长度。

（5）术中必须有经食管动态二维和三维超声心动图（2DTEE ＋ 3DTEE）监护，或者术前超声心动图提示瓣周漏呈圆形或类圆形者可以常规经胸二维超声心动图（2DTTE）监护。

（6）无论采用何种途径，均应在左心房侧预留导管监测左心房压，以了解封堵术中压力变化。

（7）封堵器腰部直径以瓣周漏的最宽直径增加 4 ～ 8 mm 为妥，选择封堵器的伞面则应依据瓣周漏距人工瓣最近端距离大小和瓣周漏的形态，综合考虑。植入封堵器数量则依据瓣周漏的长径，

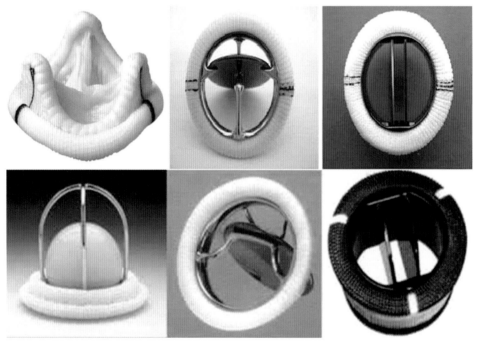

图 25-10　常见的外科人工瓣膜类型

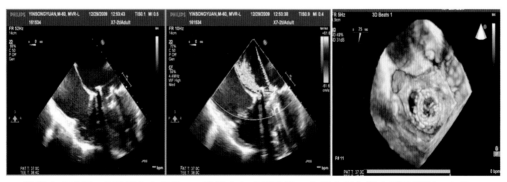

图 25-11　二维超声心动图／心脏彩色多普勒／三维超声心动图显示二尖瓣内侧象限大型瓣周漏，直径 18 mm×7 mm

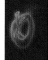

在不影响人工瓣功能基础上，尽可能完全堵闭瓣周漏，如为多发或者长条状或新月状瓣周漏建议植入 2 枚以上封堵器。

（8）如拟采用经心尖途径封堵瓣周漏，术前建议行心脏 CTA 并三维重建显示瓣周漏，联合冠状动脉造影显像，有助于确定穿刺位置、穿刺方向。如选择经皮穿刺，术前 CTA 有利于穿刺局部皮肤定位，避免术中因穿刺受损肺实质、左心室乳头肌、左冠状动脉等重要结构。

5. 封堵器植入的其他操作技巧和要点

瓣周漏自身解剖结构不规则且毗邻人工瓣膜，单个封堵器易出现封堵效果不佳（封堵器过小）或影响人工瓣膜功能等情况（封堵器过大），多个相对较小的封堵器植入可较好地解决残余反流和影响人工瓣功能等问题。

（1）多枚封堵器同期植入技术：首先根据情况选择合适的穿刺和封堵途径，建立半轨或全轨，分别将 2 个输送鞘引导至瓣周漏处，同步打开封堵器，依靠封堵器之间自膨胀力量和瓣周漏周围结构固定封堵器，术中超声和透视下确认器械稳定，残余反流明显减少且无影响人工瓣和周围结构后，依次释放封堵器（图 25-12）。依此类推，可同期植入多个封堵器。该技术需准确获取瓣周漏的形态和尺寸，选择多个合适大小封堵器，避免多个过大的封堵器同时植入后影响人工瓣功能。

（2）多枚封堵器分期植入技术：对于患者症状较重，或者一次植入困难，可在第一次植入封堵器充分内皮化后分期行瓣周漏封堵（图 25-13），一般在瓣膜不同位置呈多发瓣周漏者较宜采用该策略。首先根据超声心动图和心血管造影定位确定瓣周漏位置，然后选择合适的穿刺封堵途径，建立半轨或全轨引导输送鞘至瓣周漏，释放封堵器，同时超声和造影评估残余反流。

（二）主动脉瓣瓣周漏的封堵

1. 穿刺双侧股动脉，一侧用于植入封堵器，

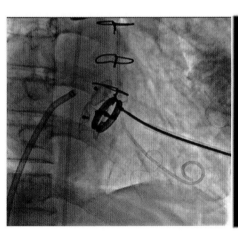
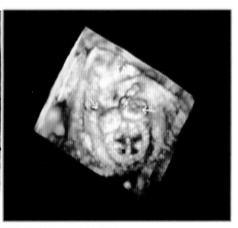

图 25-12　二尖瓣瓣周漏同期植入 2 枚封堵器

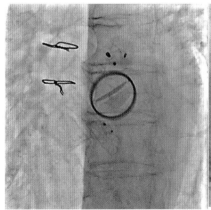
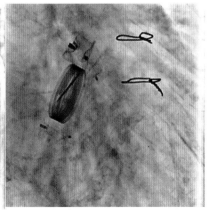

图 25-13　二尖瓣瓣周漏时多枚封堵器分期植入

另一侧用于造影判断封堵效果。

2. 肝素化，使 ACT > 300 s。

3. 冠状动脉造影，评价冠状动脉开口与人工瓣关系。

4. 主动脉根部逆行造影显示瓣周漏。

5. 导丝通过瓣周漏建立轨道（图 25-14）。

6. 选择封堵器（大小、形状）和输送鞘（抗折、长度）。

7. 透视和超声心动图影像判断封堵效果和对瓣膜活动的影响。

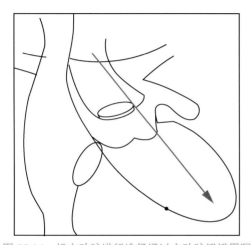

图 25-14　经主动脉逆行途径通过主动脉瓣瓣周漏

8. 重复主动脉根部造影显示主动脉瓣瓣周漏封堵的即刻疗效以及封堵器与冠状动脉开口影像学关系（图 25-15）。

特殊情况下主动脉瓣瓣周漏封堵对于逆向法鞘管无法通过扭曲隧道样瓣周漏，可采用导丝建立主动脉-瓣周漏-左心室-左心房-右心房-腔静脉轨道，然后保留导丝并从静脉侧送入鞘管，通过瓣周漏并逐步释放封堵器封堵瓣周漏（图 25-16，图 25-17）。该法适用于复杂瓣周漏，顺行释放封堵器对于判断封堵器和冠状动脉关系以及避免大型盖式封堵器影响左心室流出道较为有利。

（三）三尖瓣瓣周漏的封堵

1. 穿刺股静脉。

2. 肝素化，使 ACT > 300 s。

3. 右心导管测定右心房压、右心室压和肺动脉压。

4. 泥鳅导丝引导下将导管通过三尖瓣瓣周漏建立右心房-右心室-肺动脉轨道，交换并保留加硬导丝（图 25-18A）。

5. 将输送鞘沿导丝送入，依据超声心动图或

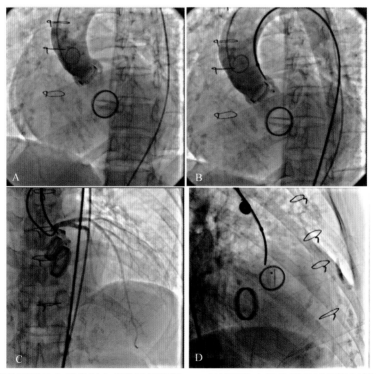

图 25-15　**A**. 主动脉根部造影显示左侧象限主动脉瓣瓣周漏；**B**. 封堵器植入后造影见瓣周漏封堵完善；**C**. 左冠状动脉造影示封堵器不影响左冠状动脉开口；**D**. 封堵器不影响机械瓣功能

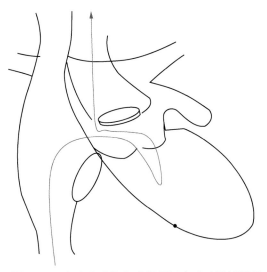

图 25-16 经左心房顺行途径通过主动脉瓣瓣周漏

右心室造影显示的三尖瓣瓣周漏反流束宽度选择封堵器（大小、形状）（图 25-18B）。

6. 透视和超声心动图影像判断封堵效果和对瓣膜活动的影响（图 25-18C、D）。

（四）经皮主动脉瓣置换术后瓣周漏的封堵

经皮主动脉瓣置换术后瓣周漏主要分为三类[24]：①支架瓣膜足够扩张且良好定位后的瓣周漏；②瓣

膜植入过高或者过低后瓣周漏；③支架瓣膜不匹配或扩张不够的瓣周漏。不同类型经皮主动脉瓣置换术后瓣周漏处理方式不同。支架瓣膜足够扩张且良好定位后，因瓣膜或左心室流出道严重钙化所引起的瓣周漏，介入封堵可取得较好的效果，操作过程与外科手术后瓣周漏介入治疗方法相同，需要注意的是，由于严重钙化的自体瓣膜未移除，介入操作时有致钙化碎片脱落而导致脑栓塞的风险。对于 CoreValve 瓣膜，指引导丝应注意避免进入瓣膜的瓣架。经皮主动脉瓣置换术后瓣周漏介入治疗国内尚无经验。国外学者报道倾向于使用 AVP 封堵器，因其可经 5 F 输送鞘管输送，通过性更好。对于支架瓣膜植入过高或过低导致中重度瓣周漏，可选择再次植入支架瓣膜（即瓣中瓣技术）；支架不匹配和扩张不够引起的瓣周漏可再次球囊扩张或支架瓣膜再植入。

八、术后处理

1. 术后卧床 12 h。
2. 心电监护 3 ~ 5 天。
3. 生物瓣瓣周漏介入术后口服阿司匹林 3 ~ 6

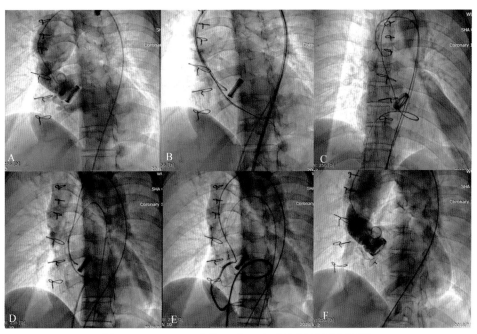

图 25-17 Bentall 术后 14 年，主动脉右冠瓣侧瓣周漏

A. 主动脉根部造影示扭曲隧道样瓣周漏；B. 输送鞘管无法完全通过隧道样瓣周漏；C. 经房间隔穿刺建立全轨道；D. 输送鞘经房间隔顺向通过瓣周漏；E. 完成封堵，不影响右冠状动脉血流；F. 瓣周漏无残余

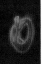

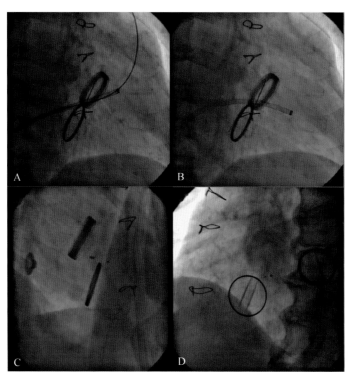

图 25-18　**A**.建立右心房-三尖瓣瓣周漏-右心室-肺动脉轨道；**B**.输送鞘通过瓣周漏；**C**.封堵器释放到位，"腰征"明显；**D**.封堵器对人工机械瓣无影响

个月，机械瓣瓣周漏介入术后，华法林抗凝治疗（INR 达 2 ～ 3）。

4.经心尖瓣周漏封堵术后，静脉给予抗生素 3 ～ 5 天。

5.术后复查超声心动图，血尿常规，肝肾功能。

6.术后 24 h 密切关注患者有无血红蛋白尿、黄疸、贫血等症状。

九、并发症及其处理

（一）封堵器移位和脱落

封堵器脱落是瓣周漏介入封堵术严重的并发症之一，其主要原因可能是瓣周漏解剖形态不规则，封堵器选择过小，操作不当导致。封堵器移位或脱落多发生在术后即刻或者数分钟内，少数发生在数日以后。笔者认为，动脉导管未闭和 AVP Ⅱ 血管塞较其他封堵器更易出现术后移位或脱落，动脉导管未闭是单边封堵器，在处理解剖形态不适合的瓣周漏时易出现脱落，而 AVP Ⅱ 的整体结构柔软，在封堵器与瘘口嵌合不牢的情况

下，易被血流冲击，出现移位和脱落。

封堵器脱落的处理原则是"及时发现，及时处理"。脱落的封堵器可用圈套器取出，对于脱落在心腔的封堵器，可用活检钳将封堵器固定，防止卡在瓣叶上，再用圈套器取出，若未成功取出，需要紧急外科手术，对于卡在瓣叶上的封堵器，应紧急再次介入，将卡在瓣叶上的封堵器推开，恢复血流动力学稳定，再使用圈套器取出或外科手术取出并修补瓣周漏。

（二）影响人工瓣膜功能

影响人工瓣膜功能分为两种，一种是封堵器在术中植入过程中即发现人工瓣叶启闭出现障碍，一般而言，金属封堵器只要进入人工瓣叶启闭范围内，即可能阻挡瓣膜开放或者影响瓣膜关闭，通过数字减影血管造影（DSA）影像或者超声心动图多能发现（图 25-19），部分患者在术中也会出现血流动力学即刻障碍，撤除封堵器能立刻恢复人工瓣膜功能。另一种情况则是封堵器植入时尚可，但在术后出现封堵器微移位，在部分心动周期影响瓣膜启闭，而随着金属瓣叶和金属封堵

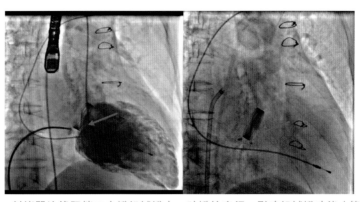

图 25-19　封堵器边缘阻挡二尖瓣机械瓣中一叶瓣的启闭，影响机械瓣功能（箭头所示）

器相互反复碰撞，可致瓣膜损坏或者封堵器断裂而需要急诊手术，这也是瓣周漏介入封堵主要风险之一和必须重视的。由于瓣周漏的解剖形态不规整且毗邻人工瓣膜，置入封堵器过程中易影响人工瓣功能，尤其在应用盖式封堵器时更易出现（图 25-20）。Sorajja 等[9] 强调需要在反复确认残余反流明显减少、多角度投射确定不影响瓣叶启闭情况下，才能释放封堵器，以避免术后"卡瓣"。

（三）封堵器影响左心室流出道或者流入道

对于一些偏大的瓣周漏，往往因选用单个大型封堵器，或者由于术者经验原因而选择过大封堵器封堵瓣周漏，都可能造成左心室流入道（多见于二尖瓣瓣周漏）或者左心室流出道（多见于主动脉瓣瓣周漏）梗阻，导致术后病情反复，加剧心功能不全。一般而言，术中超声心动图监测较为重要，如证实瓣膜封堵侧频谱或者连续多普勒血流增快，或者出现封堵器周围局部有湍流信号，应建议调整封堵器位置或者更换封堵器，必要时放弃介入封堵（图 25-21 和图 25-22）。

（四）残余漏和机械性溶血加重

瓣周漏形态多样，大多与现有封堵器形态不

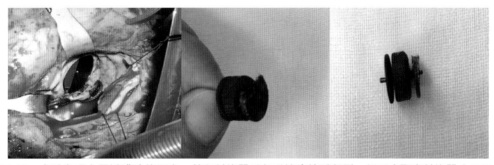

图 25-20　术后发现金属瓣膜功能不良，并和封堵器反复碰撞摩擦后断裂，经手术取出封堵器（AVP Ⅱ）

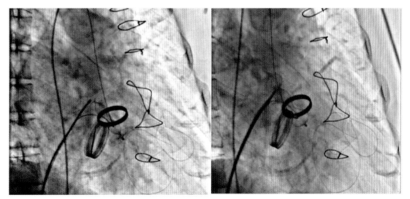

图 25-21　3 节 AVP 部分盘片虽然不影响人工二尖瓣启闭，但部分阻挡左心室流入道，更换 2 节 AVP 后完成封堵

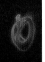

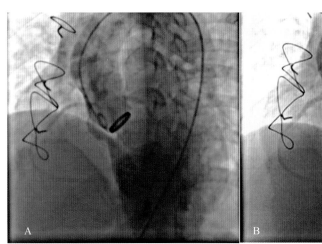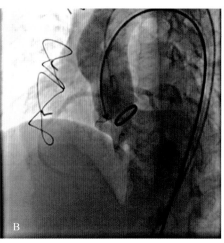

图 25-22　**A**. 主动脉瓣瓣周漏伴大量反流。提示为大型瓣周漏。**B**. 植入 24 号动脉导管未闭封堵器后尽管反流明显改善，但干扰左心室流出道，超声心动图提示流出道至主动脉跨瓣压差增加，故予以撤除封堵器，放弃介入封堵

匹配，封堵术后不可避免地会出现程度不等的残余反流。机械性溶血作为一重要并发症，多出现于术后早期，首发表现为血红蛋白尿，继之出现黄疸和贫血，后期可继发严重肝肾功能不全等症。发生溶血原因并不十分明确，一般推测可能是残余反流的高速血流通过金属封堵器和周围金属瓣膜，局部形成涡流或射流，导致红细胞破碎，发生机械性溶血的高危因素有：①二尖瓣瓣周漏介入治疗后；②以往存在机械瓣膜溶血现象者；③肌部室间隔缺损封堵器封堵瓣周漏高发；④合并心律失常心房颤动患者；⑤老年患者瓣环组织有明显钙化；⑥残余反流束细小且血液射流方向和封堵器轴向存在夹角。一旦发生术后急性溶血加重，首先大量静脉输液，并给予足量利尿剂，以稀释尿液。同时以碳酸氢钠碱化尿液，应用激素减轻红细胞膜破坏，应用 β 受体阻滞剂减慢心率，降低体循环压力。输血（若血红蛋白 < 7 g/dl），给予造血原料如维生素、铁剂等及红细胞生成素促进造血器官造血，应用药物保护肝肾功能，预防继发急性肝肾衰竭，多数患者保守治疗 1 ～ 2 周，临床症状好转，长期随访预后好，少数患者经保守治疗无好转，需转外科手术治疗。

目前预防瓣周漏介入相关机械性溶血的主要手段有：①依据影像学瓣周漏形态选择一个或者多个封堵器完全堵闭瓣周漏；②如不能完全封堵瓣周漏，选择无裙边的封堵器如血管塞或者 ADO Ⅱ，后者因其特殊结构和编织方式，以及其

质地较软，可减少残余反流局部涡流和红细胞损伤冲击及破坏。

（五）冠状动脉开口堵塞

主动脉瓣瓣周漏治疗中，位于左冠窦和右冠窦的瓣周漏，在植入较大的封堵器后有可能影响冠状动脉开口，需要在释放封堵器之前，行主动脉根部造影，反复确认瓣周反流减少，不影响冠状动脉开口及人工瓣膜功能的情况下，才可释放封堵器。若出现冠状动脉开口堵塞，应适当更换封堵器或调整器械位置。

（六）心律失常

室性早搏和短阵室性心动过速是较为常见的心律失常，可能和术中导管刺激有关。调整导管操作，心律失常可自行消失。由于部分外科手术高危瓣周漏患者多合并较低的左心室射血分数，术中导管操作不当可致心室颤动，一旦发生立即电复律，复律后根据患者情况，选择继续手术或择期再次手术。

（七）脑血管意外

瓣周漏是心腔内异常解剖通道，血流从高压腔经病变瓣周缺损至低压腔产生高速射流和湍流，其下游侧可出现血栓或赘生物，部分患者瓣周漏处合并较多钙化组织存在，导管操作过程中使血

栓、赘生物或钙化碎片脱落，引起脑梗死。因此术前需完善超声心动图检查，排除心腔内有血栓和赘生物。术中需肝素化并规范冲洗导管和输送鞘管。笔者完成的 70 例瓣周漏介入封堵术，尚未遇到脑栓塞。Sorajja 等[9]完成的 115 例瓣周漏介入封堵术中仅一例主动脉瓣周漏患者术后出现脑栓塞意外，另一例为华法林肝素过渡期间出现脑出血事件。需要注意的是，瓣周漏介入封堵术后，目前抗凝药物和抗凝时间仍根据临床医生经验决定，缺乏统一规范的术后抗凝方案。

（八）其他并发症

股动静脉漏、假性动脉瘤、腹股沟血肿、心脏破裂和心脏压塞等并发症主要和术中操作不当有关。瓣周漏介入治疗需要相对较长的手术时间和较复杂的介入步骤，术中可出现输送鞘通过困难或多次更换封堵器。对于难度较高的瓣周漏，需在有经验的介入医生指导下操作，避免术中出现严重的并发症。

十、瓣周漏介入治疗的疗效评价

瓣周漏封堵术成功标准分为两方面[9, 12]，包括技术成功和临床成功。前者为封堵器成功安置于瓣周漏而不影响人工瓣膜功能，并且介入术后 24 h 内无与介入术相关性死亡、心血管死亡、神经系统症状、心脏压塞、心肌梗死、血管或者穿刺部位相关性严重出血，介入术后 30 天无各种原

因死亡、心血管死亡、心肌梗死、神经系统症状。总之，即为介入封堵成功而无严重并发症。后者则指介入术后 6 个月心功能 NYHA 改善 1 级以上和（或）机械性溶血较术前改善，即介入治疗改善临床症状。所以应根据以上标准积极随访封堵术后患者，并加以甄别和纳入统计学研究。

1. 心导管评估

多为封堵术毕即刻评估。左心房压和肺动脉压的测定可用于评价即刻封堵疗效，尤其对血流动力学的改善，另外，可以帮助判断封堵前后有无人工二尖瓣功能受损。而术后左心室造影则可以显示残余反流程度。

2. 心脏彩超

可了解人工瓣膜功能、瓣周漏封堵效果与残余反流程度。而介入前/后左心室、左心房内径以及肺动脉收缩压等参数均可作为瓣周漏封堵后随访期评估指标（图 25-23 至图 25-25）。

3. 部分患者术后可行 CTA 复查，有助于判断封堵器和人工瓣关系（图 25-26）。

4. 临床心功能评估、6 分钟步行距离、NT-proBNP。

5. 复查血常规、肝肾功能、胆红素和乳酸脱氢酶

综合运用多种封堵器封堵瓣周漏取得了满意的技术成功率和临床成功率[12]。总的技术成功率为 86.5%，其中主动脉瓣瓣周漏介入治疗的技术成功率为 86.9%，二尖瓣瓣周漏介入治疗的技术成功率为 82.3%。总的临床成功率为 76.5%，其中

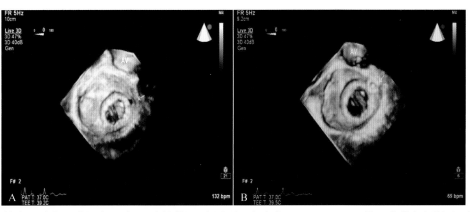

图 25-23　经食管实时动态三维超声心动图示瓣周漏呈类圆形，大小为 6 mm×5 mm，位置为前内象限（**A**）。封堵器植入后瓣周漏完全堵闭，且不影响人工瓣功能（**B**）

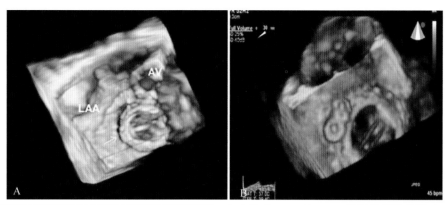

图 25-24　经食管实时三维超声心动图显示瓣周漏呈新月形，大小为 6 mm×29 mm，位置为前外象限（2 点至 6 点）（**A**）。2 枚封堵器植入后瓣周漏基本封堵完善，且不影响人工瓣功能（**B**）

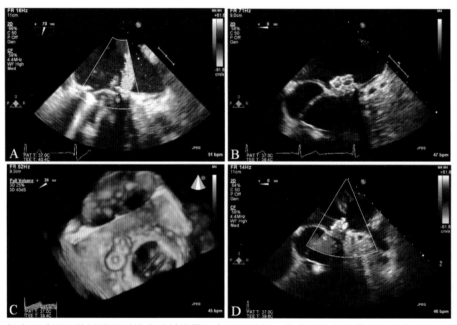

图 25-25　超声心动图评估瓣周漏封堵术后封堵器和人工瓣关系，结合彩色多普勒判断封堵术效果和残余反流

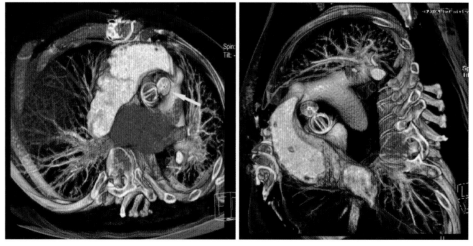

图 25-26　CTA 评估封堵术后封堵器和人工瓣关系，黄色箭头所指处为封堵器位置

主动脉瓣瓣周漏介入治疗的临床成功率为84.1%，二尖瓣瓣周漏介入治疗的临床成功率为73.7%。影响技术成功的原因主要有封堵器植入仍有明显的残余反流，影响人工瓣膜功能，指引导丝或输送鞘不能通过瓣周漏和封堵器移位等。术后残余反流是影响临床成功率的主要因素，术后残余反流是评价瓣周漏介入治疗效果的最主要指标且是决定临床成功的重要因素，不同程度的残余反流3年生存率分别为：无残余反流69.9%，轻度残余反流62.2%，中重度残余反流58.1%，而且介入治疗成功后临床心力衰竭症状缓解率为72%，血清NT-proBNP明显降低[22]。

瓣周漏介入治疗后大多数患者溶血改善不明显，因瓣周漏封堵器械限制，介入封堵术后大多患者仍有残余反流。而残余反流如高速射流和湍流是溶血的重要病因。对这部分患者的介入封堵治疗力求达到完全封闭或微量残余反流。有国外学者报道[23-26]，应用AVP Ⅲ封堵器（椭圆形，形态更适合）封堵瓣周漏，术后患者溶血性贫血指标如血红蛋白、乳酸脱氢酶均明显改善。

十一、特殊类型瓣周漏的介入治疗

（一）伴机械性主动脉瓣的二尖瓣瓣周漏的介入治疗

国内瓣周漏患者基础疾病多为风湿性心脏病联合瓣膜病变，多行双瓣机械瓣置换术。该类伴机械性主动脉瓣的二尖瓣瓣周漏的介入治疗，手术路径，方式选择较为局限，相对难度高。由于机械主动脉瓣膜的存在，一般而言，经房间隔穿刺前向途径建立半轨和经心尖途径建立全轨封堵瓣周漏是主要可选方案。对于该类患者尤其是二尖瓣瓣周漏位于间隔侧，指引导丝和输送鞘均需经较大成角到达瓣周漏，半轨引导常因输送鞘通过困难而致手术失败。经心尖途径封堵该类瓣漏技术成功率显著提高，但经心尖途径封堵术后穿刺局部出血或血胸发生率高，笔者完成的5例经心尖途径封堵，术后2例出现血胸[27]。近年来有学者为避免经心尖途径封堵瓣周漏造成的手术

创伤和术后局部出血并发症及全身麻醉，尝试直接经机械性主动脉瓣逆行途径封堵二尖瓣瓣周漏。Sanchez-Recalde等[28]报道一例二尖瓣瓣周漏合并机械性主动脉瓣，采用经机械主动脉瓣逆行成功封堵，即选用泥鳅导丝，经主动脉瓣机械瓣瓣叶之间进入左心室，然后通过二尖瓣瓣周漏进入左心房，在左心房内用圈套器拉出泥鳅导丝，建立全轨，增加支撑力，输送系统经下腔静脉-房间隔-左心房-二尖瓣瓣周漏途径封堵瓣周漏。国内学者周达新[29]报道了两例二尖瓣瓣周漏合并机械性主动脉瓣介入封堵。近年来，笔者所在中心对诊断为双瓣机械瓣置换术后的二尖瓣瓣周漏，均运用经皮介入封堵取得满意疗效。

采用该方式封堵二尖瓣瓣周漏须注意：①患者有较好的心功能储备；②术中严密的心电及主动脉压力监护，并关注患者术中表现，如询问有无头晕等现象；③人工主动脉瓣功能良好，术中密切监测其功能；④介入封堵均为静脉穿间隔途径，避免粗大的输送鞘进入机械主动脉瓣。

（二）伴白塞病或大动脉炎的瓣周漏的介入治疗

贝赫切特病（Behcet's disease，BD）亦称为白塞病，是一种慢性进行性全身多系统炎性损害性疾病，以血管炎为基本病变。目前白塞病在我国的发病率约为0.14%，好发于20～40岁的男性，且以口腔溃疡为其主要的首发症状，其治疗主要是采用非特异性的类固醇激素治疗。目前研究发现白塞病可累及心脏，主要是导致相关心脏瓣膜病变，且主要表现为主动脉瓣膜和瓣周围组织受累。由于白塞病发病率较低，并且缺乏特异性的血清学检验指标，易造成漏诊或误诊，缺乏相应的治疗，使该类患者心脏瓣膜置换术后出现瓣周漏的发生率明显升高。其病变可累及瓣膜周围的组织，可导致心脏瓣膜周围组织炎症反应明显，组织脆性增加，加上主动脉瓣部位血流冲击较大，容易在术后5～10个月出现人工瓣膜与自体瓣环的整体脱离和撕裂，从而导致瓣周漏，且有多发、易复发、进展快且程度较重等特点[30]。外科再次手术修补或行带瓣人工主动脉根部置换

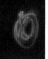

是目前主要的治疗手段，但术后仍有较高瓣周漏发生率以及其他严重手术并发症。目前白塞病相关瓣周漏是否可以接受介入治疗还没有定论。对于术后早期发生瓣周漏，瓣周缺损不超过瓣环周径40%，无人工瓣活动的情况，可采用介入治疗联合术后非特异性类固醇激素治疗，即于术后1周内给予地塞米松10 mg静脉推注，每天2次，1周后改为口服泼尼松5 mg，每天3次，其后长期激素控制症状。长期随访发现患者临床症状及瓣周漏情况均有改善。总之，在充分掌握适应证的前提下，这种类型的瓣周漏患者介入治疗效果良好，但术后易复发，需定期进行超声心动图及全主动脉CTA检查随访，尽量做到早期发现，早期介入治疗（图25-27）。

十二、介入封堵瓣周漏的现状和展望

近年来，由于逐渐认识到外科手术高危瓣周漏患者行介入封堵是安全可行的，并且随着介入器械的发展和手术经验的积累，介入封堵瓣周漏逐渐受到重视。美国AHA/ACC在2014版心脏瓣膜疾病治疗指南中指出[31]，对换瓣术后瓣周漏存在心功能不全和（或）反复机械性溶血而再次开胸手术高危，同时瓣周漏的解剖形态学符合介入条件者，建议首选经导管介入术封堵瓣周漏。2011年，Sorajja等[32]报道一组115例介入封堵瓣周漏单组长期随访研究，认为介入封堵瓣周漏在外科手术高危的病例中是安全可行的，但同时指出，介入封堵瓣周漏具有较高的技术难度和较

长的学习曲线。同年，Ruiz等[8]发表在JACC的45例3年随访临床研究，主要观点是结合多模式影像学的指导，经验丰富的介入医生可取得满意的临床效果。后期临床研究进一步认为，介入封堵瓣周漏可在中低危患者中尽早实行，而非等到病程晚期才行介入治疗。

同时，随着近年来经导管主动脉瓣置换术开展并逐渐成熟，主动脉瓣瓣周漏也成为其主要并发症之一。因此对于认识和处理瓣周漏重新引起人们的关注。在PARTNER Ⅰ A临床试验中发现应用Edwards Sapien瓣膜经导管植入组（348例）其二年瓣周漏发生率远高于（6.9% vs. 0.9%，P < 0.001）外科手术组（351例），在生存率研究分析中发现，中度以上瓣周漏是死亡独立预测因子（危险系数：2.11）。另一组报道回顾667例患者，无论经导管植入Edwards Sapien或者CoreValve瓣膜，其瓣周漏即刻发生率均达到21%。进一步分析如此高的瓣周漏发生率原因多为：①术前检查低估了原始瓣环直径；②人工主动脉瓣支架瓣膜放置定位不够准确，多偏向主动脉侧或者左心室侧；③患者原始主动脉瓣严重钙化，影响支架瓣膜的贴壁。处理经导管植入瓣膜后瓣周漏的方法有：①术中准确定位放置支架瓣膜；②大球囊支架瓣膜后扩张；③支架瓣膜中再植入支架瓣膜；④经导管用封堵器进行局部堵闭[19]。

现有的资料表明，以现有封堵器局部堵闭瓣周漏技术上完全可行。在上海交通大学附属胸科医院心内科的一组报道中[33]，对诊断主动脉瓣周漏，且漏口为中小型者，无论金属瓣或者生物

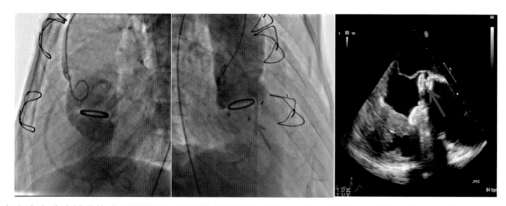

图25-27 白塞病主动脉瓣置换术后瓣周漏，封堵器伞面过于靠近二尖瓣，磨损二尖瓣前叶致二尖瓣前叶穿孔，随访5年后再次外科手术修补二尖瓣，红色箭头所指处为封堵器

瓣，封堵有效率接近100%，1年随访结果发现心功能、运动能力和生活质量指数明显提高，且无明显并发症。而如果漏口较大，或者位于二尖瓣位，需多模式影像学诊断，尤其经食管动态三维超声心动图（3DTEE）和（或）三维CT重建（3DCTA），对于建立瓣周漏完整形态有重要意义。在临床实践中，可帮助准确选择封堵器和通过途径，增加手术成功率和减少并发症。

总之，经导管封堵人工瓣膜置换术后瓣周漏是可行和有效的，由于其具有创伤小、恢复快等特点，在具备适应证和手术高危的患者中可作为替代手术的治疗选择。除了常规影像学检查外，经食管动态三维超声心动图（3DTEE）和（或）三维CT重建（3DCTA）是保证瓣周漏封堵技术成功必不可少的手段。尽管该项技术仍非完美，瓣周漏封堵术后中远期疗效也有待随访，但是作为一项新兴技术应在不断实践中进一步评估。未来希望有国内更多中心参与协作，制定统一操作规范，减少并发症发生，并期待适合瓣周漏形态和结构的新型封堵器研制。

参考文献

[1] Davila-Roman VG，Waggoner AD，Kennard ED，et al. Prevalence and severity of paravalvular regurgitation in the artificial valve endocarditis reduction trial（AVERT）echocardiography study. J Am Coll Cardiol, 2004, 44：1467-1472.

[2] O'Rourke DJ，Palac RT，Malenka DJ，et al. Outcome of mild periprosthetic regurgitation detected by intraoperative transesophageal echocardiography. J Am Coll Cardiol, 2001, 38：163-166.

[3] Genereux P，Head SJ，Van Mieghem NM，et al. Clinical outcomes after transcatheter aortic valve replacement using valve academic research consortium definitions：a weighted meta-analysis of 3,519 patients from 16 studies. J Am Coll Cardiol, 2012, 59：2317-2326.

[4] Abdel-Wahab M，Comberg T，Buttner HJ，et al. Aortic regurgitation after transcatheter aortic valve implantation with balloon-and self-expandable prostheses：a pooled analysis from a 2-center experience. JACC Cardiovascular Interventions, 2014, 7：284-292.

[5] Taramasso M，Maisano F，Denti P，et al. Surgical treatment of paravalvular leak：Long-term results in a single-center experience（up to 14 years）. The Journal of Thoracic and Cardiovascular Surgery, 2015, 149：1270-1275.

[6] Bouhout I，Mazine A，Ghoneim A，et al. Long-term results after surgical treatment of paravalvular leak in the aortic and mitral position. The Journal of Thoracic and Cardiovascular Surgery, 2016, 151：1260-1266, e1261.

[7] Hourihan M，Perry SB，Mandell VS，et al. Transcatheter umbrella closure of valvular and paravalvular leaks. J Am Coll Cardiol, 1992, 20：1371-1377.

[8] Ruiz CE，Jelnin V，Kronzon I，et al. Clinical outcomes in patients undergoing percutaneous closure of periprosthetic paravalvular leaks. J Am Coll Cardiol, 2011, 58：2210-2217.

[9] Sorajja P，Cabalka AK，Hagler DJ，et al. Percutaneous repair of paravalvular prosthetic regurgitation：acute and 30-day outcomes in 115 patients. Circulation Cardiovascular Interventions, 2011, 4：314-321.

[10] Latson LA. Transcatheter closure of paraprosthetic valve leaks after surgical mitral and aortic valve replacements. Expert Rev Cardiovasc Ther, 2009, 7：507-514.

[11] Genoni M，Franzen D，Tavakoli R，et al. Does the morphology of mitral paravalvular leaks influence symptoms and hemolysis？ J Heart Valve Dis, 2001, 10：426-430.

[12] Millan X，Skaf S，Joseph L，et al. Transcatheter reduction of paravalvular leaks：a systematic review and meta-analysis. The Canadian Journal of Cardiology, 2015, 31：260-269.

[13] Garcia-Fernandez MA，Cortes M，Garcia-Robles JA，et al. Utility of real-time three-dimensional trans-esophageal echocardiography in evaluating the success of percutaneous transcatheter closure of mitral paravalvular leaks. Journal of the American Society of Echocardiography, 2010, 23：26-32.

[14] Zoghbi WA，Chambers JB，Dumesnil JG，et al. Recommendations for evaluation of prosthetic valves with echocardiography and doppler ultrasound：a report from the American Society of Echocardiography's Guidelines and Standards Committee and the Task Force on Prosthetic Valves，developed in conjunction with the American College of Cardiology Cardiovascular Imaging Committee，Cardiac Imaging Committee of the American Heart Association，the European Association of Echocardiography，a registered branch of the European Society of Cardiology，the Japanese Society of Echocardiography and the Canadian Society of Echocardiography，endorsed by the American College of Cardiology Foundation，American Heart Association，

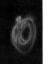
结构性心脏病心导管介入治疗

European Association of Echocardiography，a registered branch of the European Society of Cardiology，the Japanese Society of Echocardiography，and Canadian Society of Echocardiography. Journal of the American Society of Echocardiography，2009，22：975-1014；quiz 1082-1014.

［15］Pibarot P，Hahn RT，Weissman NJ，et al. Assessment of paravalvular regurgitation following TAVR：a proposal of unifying grading scheme. JACC Cardiovascular Imaging，2015，8：340-360.

［16］Mahjoub H，Noble S，Ibrahim R，et al. Description and assessment of a common reference method for fluoroscopic and transesophageal echocardiographic localization and guidance of mitral periprosthetic transcatheter leak reduction. JACC Cardiovascular Interventions，2011，4：107-114.

［17］De Cicco G，Russo C，Moreo A，et al. Mitral valve periprosthetic leakage：Anatomical observations in 135 patients from a multicentre study. European Journal of Cardio-thoracic Surgery，2006，30：887-891.

［18］De Cicco G，Lorusso R，Colli A，et al. Aortic valve periprosthetic leakage：anatomic observations and surgical results. The Annals of Thoracic Surgery，2005，79：1480-1485.

［19］Eleid MF，Cabalka AK，Malouf JF，et al. Techniques and outcomes for the treatment of paravalvular leak. Circulation Cardiovascular interventions，2015，8：e001945.

［20］Nietlispach F，Maisano F，Sorajja P，et al. Percutaneous paravalvular leak closure：chasing the chameleon. European Heart Journal，2016，37：3495-3502.

［21］Calvert PA，Northridge DB，Malik IS，et al. Percutaneous device closure of paravalvular leak：combined experience from the united kingdom and ireland. Circulation，2016，134：934-944.

［22］Pilgrim T，Franzone A. Strategies for paravalvular prosthetic leak closure：competing or complementary？ JACC Cardiovascular Interventions，2017，10：1970-1972.

［23］Bhindi R，Bull S，Schrale RG，et al. Surgery Insight：percutaneous treatment of prosthetic paravalvular leaks.

Nat Clin Pract Cardiovasc Med，2008，5：140-147.

［24］Saia F，Martinez C，Gafoor S，et al. Long-term outcomes of percutaneous paravalvular regurgitation closure after transcatheter aortic valve replacement：a multicenter experience. JACC Cardiovascular interventions，2015，8：681-688.

［25］Smolka G，Pysz P，Jasinski M，et al. Multiplug paravalvular leak closure using Amplatzer Vascular Plugs Ⅲ：A prospective registry. Catheterization and Cardiovascular Interventions，2016，87：478-487.

［26］Nietlispach F，Johnson M，Moss RR，et al. Transcatheter closure of paravalvular defects using a purpose-specific occluder. JACC Cardiovascular Interventions，2010，3：759-765.

［27］王承，潘欣，张卫，等. 经胸小切口导管封堵治疗二尖瓣置换术后瓣周漏. 中华胸心血管外科杂志，2012，28：248-250.

［28］Sanchez-Recalde A，Moreno R，Galeote G，et al. Immediate and mid-term clinical course after percutaneous closure of paravalvular leakage. Revista Espanola de Cardiologia（English ed），2014，67：615-623.

［29］Zhou D，Pan W，Guan L，et al. Retrograde transcatheter closure of mitral paravalvular leak through a mechanical aortic valve prosthesis：2 successful cases. Tex Heart Inst J，2016，43：137-141.

［30］唐杨烽，徐激斌，宋智钢，等. 白塞氏病合并主动脉瓣置换术后瓣周漏的临床分析. 中国胸心血管外科临床杂志，2010，17：506-508.

［31］Nishimura RA，Otto CM，Bonow RO，et al. 2014 AHA/ACC guideline for the management of patients with valvular heart disease：executive summary：a report of the American College of Cardiology/American Heart Association Task Force on Practice Guidelines. J Am Coll Cardiol，2014，63：2438-2488.

［32］Sorajja P，Cabalka AK，Hagler DJ，et al. Long-term follow-up of percutaneous repair of paravalvular prosthetic regurgitation. J Am Coll Cardiol，2011，58：2218-2224.

［33］潘欣，张佑俊，王承，等. Amplatzer 血管塞封堵人工主动脉瓣周围漏 15 例报告. 中华医学杂志，2014，94：3352-3353.

26 经皮肺动脉瓣植入术

（张戈军）

经皮肺动脉瓣植入术（percutaneous pulmonary valve implantation，PPVI）也被称为经皮肺动脉瓣置换术（percutaneous pulmonary valve replacement，PPVR），是人类第一种在人体上成功完成的经导管瓣膜植入技术。2000 年法国医生 Philip Bonhoeffer 首次在人体上完成了经皮肺动脉瓣植入术[1]，此后经导管瓣膜植入技术取得了长足的进步，该项技术不但成为儿童心脏病医生治疗先天性心脏病患者的里程碑，也越来越成为成人心脏科医生治疗获得性瓣膜疾病的重要方法。接受经皮肺动脉瓣植入术的患者数量一直在稳步增长，迄今为止全世界已经有超过一万例患者接受了这种治疗方法。

一、器械的发展

由于很多医疗器械生产企业致力于经皮植入瓣膜器械的研发，这方面的产品层出不穷，故很难对世界范围内的经皮植入瓣膜器械做完整的概括。但迄今为止，只有三种经皮植入的肺动脉瓣瓣膜临床使用的例数超过 100 例，包括球囊膨胀型的 Melody 瓣膜支架和 Sapien 瓣膜支架，以及自膨胀型的 Venus-P 瓣膜支架。

1. Melody 瓣膜支架

Melody 瓣膜支架是人类第一款可经导管植入的瓣膜支架[1-2]，由一个带瓣的牛颈静脉缝制负载于一个长度 28 mm 的 Zig CP 覆膜支架上组成（图26-1）。该瓣膜支架一般被装载在 18 mm、20 mm 及 22 mm 的 BIB 球囊上，通过 22 F 的专用输送系统（图 26-2）送入体内。其标准的适应证为先天性心脏病术后右心室流出道外管道丧失功能的患者，并要求失功的外管道直径不小于 16 mm。该器械于 2015 年获得美国 FDA 的认证，是目前临

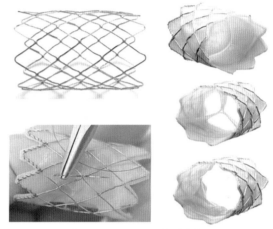

图 26-1　Melody 瓣膜支架

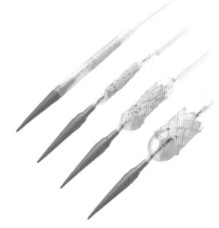

图 26-2　Melody 瓣膜支架输送系统

床使用量最多的经皮植入肺动脉瓣膜，累计使用量已超过 10 000 例。

2. Edwards Sapien 瓣膜支架

该器械设计的初衷是用于经皮主动脉瓣植入术，是人类第一款可经皮植入的主动脉瓣膜的改进型产品。2006 年 Garay 等首先将 Edwards Sapien 瓣膜支架用于肺动脉瓣位的经皮植入并获得成功[3]。Edwards Sapien 瓣膜支架由牛心包瓣缝制于不锈钢支架上制成（图 26-3），直径只有 23 mm、26 mm

两种规格；Sapien XT 瓣膜支架是 Edwards Sapien 瓣膜支架的进一步改良替代产品，直径有 23 mm、26 mm、29 mm 三种规格。输送 Edwards Sapien 瓣膜支架的输送系统为 22 ～ 24 F 的可调弯鞘管，而 Sapien XT 瓣膜支架的输送系统仅为 18 ～ 19 F。由于负载瓣膜的不锈钢支架的高度相对较短，为 14.5 ～ 16 mm，因此植入 Sapien 瓣膜支架前均需要在右心室流出道预先植入裸支架或覆膜支架以保证瓣膜支架植入的安全。Edwards Sapien 瓣膜支架目前在欧美国家的临床使用量已经超过 1000 例，2016 年获得美国 FDA 认证可用于肺动脉瓣位。

3. Venus-P 瓣膜支架

为自膨胀型瓣膜支架，该系统由人工肺动脉瓣膜支架、输送鞘管和压缩装载装置组成。Venus-P 瓣膜支架的框架部分为自膨胀型镍钛合金支架，由 3 部分组成，支架两端呈喇叭口状，中间为直

筒状，中间直筒部与下端喇叭支架内用单层猪心包进行包覆，上端喇叭口为裸支架（图 26-4，图 26-5）；瓣膜为单层猪心包膜制成的三瓣结构，三瓣均附着在一个扇形裙边上（也是由单层猪心包膜制成的），此部分被缝至中间直筒部分框架上；输送装置包括推进器及手柄、鞘管和尖端，其中心的导丝腔可容纳最大直径 0.038 英寸导丝，输送系统外径 17 ～ 22 F；压缩装载装置用于将瓣膜支架均匀压缩至理想直径并装置于输送系统中。Venus-P 作为中国企业研发的首款经皮植入肺动脉瓣膜，目前已在全球开展多中心临床试验，临床应用总量累计已经超过 100 例[4]。

二、适应证选择

目前，不同医疗机构在选择肺动脉瓣植入的

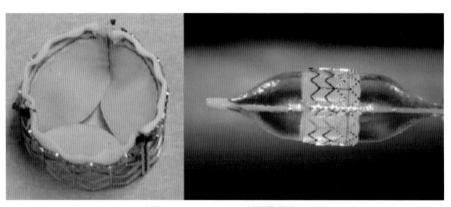

图 26-3　Sapien XT 瓣膜支架

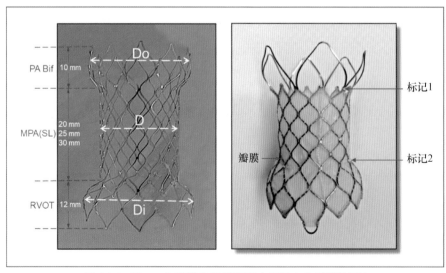

图 26-4　Venus-P 瓣膜支架侧面观（标记 2 为瓣膜位置）

注：PA Bif：肺动脉裙边；MPA（SL）：肺动脉瓣膜直径；RVOT：右心室流出道

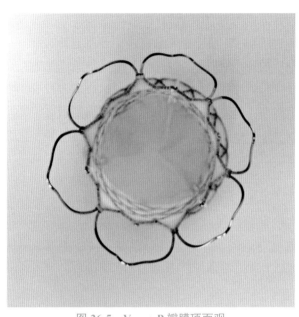

图 26-5　Venus-P 瓣膜顶面观

理想时机方面仍存在较大差异。但随着经皮肺动脉瓣植入术在过去十余年来取得了越来越多的临床研究进展，欧美已有多个关于经皮肺动脉瓣植入的指南可用于指导临床实践[5]。根据上述指南，经皮肺动脉瓣植入术主要的临床适用情况包括：①先天性心脏病外科矫治术后右心室流出道（含人工管道）狭窄；②先天性心脏病外科矫治术后或介入治疗术后肺动脉瓣中度以上反流；③狭窄与关闭不全并存。

　　先天性心脏病外科矫治术后右心室流出道狭窄（right ventricular outlet stenosis）主要见于使用外管道技术完成的法洛四联症矫治术后，肺动脉闭锁及完全性大动脉转位矫治术也常常使用外管道，随访中右心室流出道狭窄亦不算少见。对于此类患者，若出现运动耐量下降、活动后气短等症状，即应考虑经皮肺动脉瓣植入术；无症状的患者，在心功能正常的情况下，若心导管检查提示右心室收缩压 / 体循环收缩压比值≥ 2/3，也应考虑经皮肺动脉瓣植入术的必要性。

　　对于先天性心脏病外科矫治术后或介入治疗术后中度以上反流（肺动脉瓣反流指数≥ 40%）的患者，在确定其治疗的必要性时情况更复杂一些。目前大多数的指南都是以多个混合指标作为标准来确定干预的时机。有运动耐量下降、活动后心悸、气短、体循环淤血及水肿等症状的患

者，应积极考虑行经皮肺动脉瓣植入术；无症状的患者，若经心脏磁共振测量、超声心动图、心电图等多项检查评估，具备以下条件之一者应考虑进行经皮肺动脉瓣植入术：①右心室舒张末期容积指数（RVEDVI）≥ 150 ml/m^2（亦有指南认为≥ 130 ml/m^2）；②右心室收缩末期容积指数（RVESVI）> 80 ml/m^2；③右心室射血分数（RVEF）< 40%（亦有指南认为< 45%）；④心电图提示 QRS 波宽度≥ 180 ms（亦有认为≥ 140 ms）或频发 / 持续性心律失常。

　　在经皮肺动脉瓣植入术的适应证选择中，器械的特点和右心室流出道及肺动脉的解剖特征也是决定性因素。Melody 瓣膜支架和 Sapien XT 瓣膜支架主要适用于使用了人工外管道失功的先天性心脏病外科矫治术后患者，Melody 瓣膜支架要求管道的直径≥ 16 mm、≤ 24 mm；Sapine 瓣膜支架因为有更大的直径（最大直径达 29 mm），除了适用于和 Melody 瓣膜支架类似的患者，也有成功用于更大直径的外管道的报道，甚至是用于法洛四联症跨瓣环补片矫治术后肺动脉瓣反流及固有右心室流出道未重建患者的临床报告[6-7]；Venus-P 瓣膜支架的主体部分直径为 16 ～ 36 mm，目前的临床研究显示其更适合法洛四联症跨瓣环矫治术后、固有右心室流出道无明显狭窄的肺动脉瓣反流患者[4]。

　　由于在临床使用的瓣膜支架的输送系统直径均较大（18 ～ 24 F），患者的体型和静脉入路也是适应证选择中要考虑的重要因素。大多数中心的临床实践和研究提示，对于 6 岁以上、体重超过 30 kg 的患者植入上述大直径的输送系统是安全、可行的（不同直径的鞘管要求有所不同）。Berman 等[8]报告了对 25 例体重小于 30 kg（13.8 ～ 29 kg）患者施行经导管肺动脉瓣植入术的结果和成年人相似，显示了在更低体重患者中应用该技术的可行性。对于年龄更小的儿童患者或其他经皮路径困难的患者，可考虑通过剑突下经心室的复合（hybrid）技术路径植入瓣膜支架，该复合技术目前已经成功用于 Melody 瓣膜支架和 Sapien 瓣膜支架。

　　需要特别说明的是，Quail 等[9]研究发现对

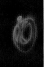

于肺动脉瓣反流而致中度右心室扩大的患者，短期（18个月）随访显示，未接受肺动脉瓣置换的患者与肺动脉瓣置换术后的患者相比，右心室功能并未见显著恶化。鉴于目前外科手术和经导管植入的瓣膜绝大多数为生物瓣膜，有一定的使用寿命，该结果提示对于上述这类患者在磁共振（MRI）密切随访下进行保守治疗也是一种可以考虑的选择。

三、无创影像学评价

无创影像学评价是进行适应证选择的重要客观依据，也是术后评价的重要手段，包括超声心动图、MRI、CT及X线平片等。

（一）超声心动图

作为目前唯一能够实时显示肺动脉瓣反流的影像学方法，超声心动图是经导管肺动脉瓣植入术前评价的一线方法，它也可通过测量收缩压差评价右心室流出道的狭窄程度，亦能评价继发于右心室扩大的三尖瓣反流。二维超声心动图在评价右心功能方面受限较多，已有研究证实三维超声心动图所获得的右心室容积和射血分数与MRI测量的数据有很好的相关性；另外，Tei心肌作功指数、右心室dp/dt等也用于右心室收缩功能的评价，对于判断患者右心功能状态很有帮助。超声心动图还可以对右心室流出道、主肺动脉及左右肺动脉的解剖数据进行测量，有助于器械的选择。超声心动图的缺点是有所谓的"操作者依赖性"、对肺动脉瓣反流量的评估有一定争议；此外，声窗的限制和外科手术后的瘢痕、粘连等都对超声心动图检查有不利的影响。

（二）MRI

目前被认为是评价右心功能的金标准，其短轴电影成像可以获得右心室舒张末期容积指数（RVEDVI）、右心室射血分数（RVEF）等右心功能指标并同时评价左心功能。MRI还可以测定肺动脉瓣反流分数（PRF），这是评价肺动脉瓣反流程度的定量指标。MRI还具有大视野、多角度成像、无辐射等诸多优点，对于心脏内、外的大多数解剖结构可以清晰显示，在决定经皮肺动脉瓣植入术适应证方面居于核心地位。MRI的缺点是检查费用较高、成像时间较长，幽闭恐惧症的患者不能耐受检查，另外，体内有金属植入物和起搏器的患者检查也受到一定限制（该问题已经逐渐被解决）。

（三）CT

CT和MRI一样属于断面成像技术，它可以通过横轴位的原始图像以及多角度的重建技术获得和MRI类似的解剖结构图像。目前均采用多排螺旋CT进行检查。和MRI相比，CT具有更高的空间分辨率，对解剖结构的形态评价和径线测量可能较MRI更精确；CT在冠状动脉成像方面较MRI优势更明显，可以显示冠状动脉的起源和走行特点，对于预测经皮肺动脉瓣植入术中冠状动脉是否会受压有独特的作用。CT还可以显示肺动脉叶、段分支的狭窄，并能显示MRI不能显示的钙化灶。目前，三维和四维CT成像也可以测量右心室的功能，可以用于不能耐受MRI检查者评价右心功能。CT的缺点是：不能直接显示肺动脉瓣反流，有一定的电磁辐射并需要使用造影剂。

（四）X线平片

作为最传统的影像学方法仍然发挥其作用，具有简便、经济的特点。可以显示心脏的整体大小，通过术前、术后随访的对比简便显示心脏的恢复情况。另外，多角度平片可以显示瓣膜支架金属结构是否有断裂，可以作为随访中超声心动图、MRI的补充。

（五）核医学检查

并不作为经皮肺动脉瓣植入术的术前常规影像学检查。其心脏血池成像可以确定心功能，可作为不能耐受其他检查方法时评价心功能的一种选择。

三、操作步骤

由于到目前为止我国仅有应用Venus-P瓣膜

支架开展过经皮肺动脉瓣植入术的临床实践，本文主要以此阐述经皮肺动脉瓣植入术的操作过程[4]。Melody 瓣膜支架和 Sapien 瓣膜支架的操作过程和 Venus-P 瓣膜支架有诸多相同或相似之处，仅将不同之处做补充说明[10]。

步骤1 全麻下分别穿刺右侧股静脉和左侧股动、静脉，动脉放置 5 F 鞘管，静脉放置 6 F 鞘管。给予肝素 100 IU/kg。经左股动脉和右股静脉分别送入 5 F 黄金标记猪尾导管和 6 F 端侧孔导管行左、右心导管检查。

步骤2 经左股静脉送入 5 F 普通猪尾导管至右心室流出道行右心室造影，于左侧位和右前斜位 30° + 头位 20° ～ 30° 摄影（图 26-6），观察右心室流出道、肺动脉形态特点并测量肺动脉瓣环或右心室流出道最窄处的直径、主肺动脉直径、肺动脉分叉至肺动脉瓣环距离等。也可采用左前斜位 30° + 头位 30° 造影测量上述数据。

步骤3 将 6 F 端侧孔导管送入肺动脉远端分支（一般放置于左肺动脉），经其送入 260 cm 长度 0.038 英寸 Landerquist 超硬导丝，将导丝头端的软段置于肺动脉分支内。

步骤4 撤出端侧孔导管和 6 F 鞘管，沿 Landerquist 导丝送入 12 F 动脉鞘，并经其送入 34 mm Amplatzer 测量球囊导管直至肺动脉瓣环水平。以

1 : 3 稀释的造影剂充盈测量球囊至完全膨胀，同时将 5 F 黄金标记猪尾导管置于主动脉根部，将 5 F 普通猪尾导管置于右心室中行造影，使球囊刚好堵塞右心室流出道，此时右心室造影剂应无法进入主肺动脉或仅微量进入，主动脉根部造影观察冠状动脉与球囊关系及其是否被测量球囊压迫（图 26-7）。如果冠状动脉显示欠佳，可行选择性冠状动脉造影。为清楚显示测量球囊和冠状动脉的关系，除步骤 2 所述的造影体位以外，也可采用正位 + 头位 20° ～ 30° 来进一步观察。

步骤5 测量球囊位于肺动脉瓣环水平的直径（此处球囊上常有一定的压迹），以此作为选择瓣膜支架直径的依据之一；同时测量肺动脉分叉到肺动脉瓣环、肺动脉瓣环到右心室流出道的长度，以此作为选择瓣膜支架长度的依据之一。结合 MRI、CT 及造影、测量球囊测量的肺动脉及右心室流出道的数值，可更精准地确定瓣膜支架的型号。

步骤6 撤出右股静脉 12 F 鞘管，沿超硬导丝送入 22 F 动脉鞘。打开选择好的瓣膜支架储存盒，将瓣膜支架用生理盐水充分冲洗后于 0 ～ 4℃ 的冰生理盐水内将其压缩装载于 22 F 的输送鞘管内。将心血管造影机平板置于右前斜位 30° + 头位 20° ～ 30° 或左前斜位 30° + 头位 30°，沿超硬导丝将装载有瓣膜支架的输送鞘管经右心房、右

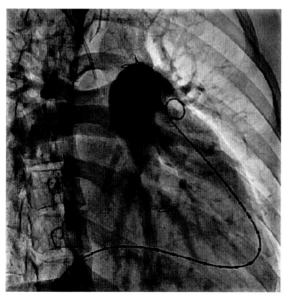

图 26-6 25 岁女性，肺动脉瓣切开术后 23 年，肺动脉瓣反流，Venus-P 瓣膜支架植入前右心室流出道造影，可见肺动脉瓣大量反流

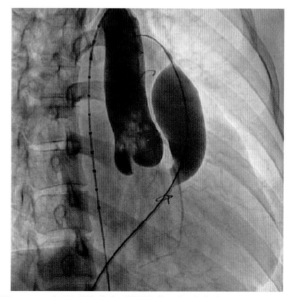

图 26-7 应用测量球囊测量瓣膜及主肺动脉，并观察测量球囊对冠状动脉有无压迫

心室、右心室流出道、主肺动脉送入，直至输送鞘管头端到达肺动脉分叉附近或左肺动脉开口。

步骤7 重复右心室造影确认输送鞘管头端位置适宜后旋转输送系统尾端的控制手柄旋钮，将瓣膜支架缓慢释放出输送鞘管，当瓣膜支架前端喇叭口状裸支架及部分直筒释放出输送鞘管后，再次重复右心室造影确认支架位置及其与肺动脉、右心室流出道的关系，若瓣膜支架位置不合适，此时可通过整体轻微拉动输送鞘管对支架位置进行微调；若瓣膜支架位置理想，则继续旋转旋钮直到整个瓣膜支架完全释放出输送系统（图26-8）。

步骤8 沿导丝退出输送系统后，再沿其送入多通道导管或端侧孔导管，行肺动脉-右心室连续测压并行肺动脉造影观察肺动脉瓣情况（图26-9）。再次行主动脉根部造影观察冠状动脉与瓣膜支架的关系，明确冠状动脉有无受压。

步骤9 以超声心动图（TTE 或 TEE）评价瓣膜功能。撤出所有导管和鞘管，压迫或缝合以闭合动静脉入路完成操作。

和 Venus-P 瓣膜支架不同，Melody 瓣膜支架和 Sapien 瓣膜支架均为球囊扩张型瓣膜支架，装载时需要用特定的压握器将支架压缩在选定直径的球囊上，然后再将球囊和支架的结合体装入输送鞘管。释放瓣膜时，在造影确定球囊和瓣膜支架结合体到达适合的释放位置后，后撤输送鞘管

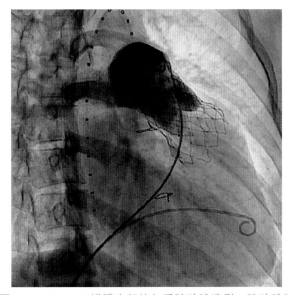

图 26-9 Venus-P 瓣膜支架植入后肺动脉造影，肺动脉瓣反流消失，人工半月瓣清晰可见

暴露球囊和瓣膜支架结合体，再次造影确认位置无误后快速充盈球囊使其完全膨胀后将瓣膜支架释放，然后回抽球囊内造影剂，小心将球囊回撤至输送鞘管内再一并撤出体外。需要说明的是，Melody 瓣膜支架在完成步骤 5 后、植入瓣膜支架前，常常在右心室流出道预先植入覆膜或裸支架来加强右心室流出道，这样可以降低 Melody 瓣膜支架植入后支架断裂的发生率；Sapien 瓣膜支架因为长度较短，单独植入定位相对困难，基本均需在步骤 5 后预先植入支架创出一个"植入区"。预先植入的支架应具备较高的径向支撑力，除 CP 支架以外，Palmaz XL 支架（Cordis，Fremont，CA）和 Andra stent XXL 支架（Andramed，Reutlingen，Germany）都是比较好的选择。

四、术后处理及随访

术后静脉给予抗生素 3 天预防感染；术后的抗栓治疗目前虽没有公认的方案，但大多数中心都采用口服抗血小板药物 6 个月的方法。

出院前及术后第 1、3、6、12 个月应随访超声心动图、心电图及 X 线胸片，术后 6 个月随访时应加做 MRI 及 CT，以评价心功能恢复情况及瓣膜支架和心脏的关系。术后 1 年之后应每年随访一次。

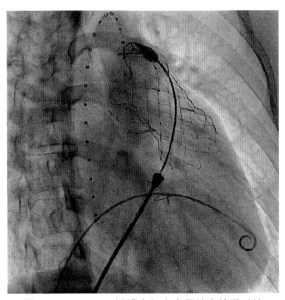

图 26-8 Venus-P 瓣膜支架完全释放出输送系统

关于术后是否应该应用长效青霉素预防感染并没有统一的意见，鉴于术后感染性心内膜炎的发生率和后果，至少可以考虑对于有感染性心内膜炎危险因素的患者使用长效青霉素 6 个月[10]。

五、并发症

除了心导管术所共有的并发症，经皮肺动脉瓣植入术有自己一些特有的并发症。

（一）冠状动脉压迫

为经皮肺动脉瓣植入术最严重的术中并发症之一，是导致患者出现术中死亡的重要原因。目前文献中已有报告经皮肺动脉瓣植入术导致冠状动脉梗阻病例[11]。应用测量球囊进行试验性球囊充盈是预判瓣膜支架植入后是否会产生冠状动脉压迫的最常用方法[10]，在该过程中，冠状动脉压迫的发生率约 5%。术前应使用无创影像学评估（包括 MRI 和 CT）仔细观察冠状动脉可能受压的高危患者，这类患者包括冠状动脉畸形（如冠状动脉单支起源）以及既往有大动脉调转手术病史的患者。

在操作过程中，可以行主动脉根部造影作为基线结果，以助于和测量球囊充盈后对比冠状动脉充盈情况，但该步骤并非绝对必要。应用试验性球囊充盈行冠状动脉评估，首选使用顺应性球囊；球囊位置应跨越主肺动脉和外管道（用 20% 左右的稀释造影剂有助于球囊快速充盈），同时将猪尾导管置于主动脉根部行造影。一般情况下，最佳投照的角度可以通过调节正位的影像增强器来获得，要展示出球囊的轴线（通常为左前斜位加头位），也可以选择侧位（图 26-10）；充盈球囊切忌压力过大，其目的不是扩张主肺动脉和外管道的任何部位，而只是模拟后面支架植入后是否会对冠状动脉及其分支的近段产生压迫；该步骤也可能仍不能充分评估冠状动脉，但可以让术者了解冠状动脉出现任何问题的可能性；在此步骤中如果有任何冠状动脉可能受压的征象，术者必须考虑进行不同角度的冠状动脉造影来确认，以排除术后出现冠状动脉受压的可能。

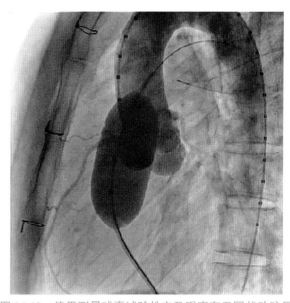

图 26-10　使用测量球囊试验性充盈观察有无冠状动脉压迫（侧位图像），可见冠状动脉充盈良好

（二）肺动脉、右心室流出道损伤及穿孔

主要见于先天性心脏病外科术后外管道狭窄合并关闭不全的患者植入 Melody 瓣膜支架和 Sapien 瓣膜支架时，Bishonoi 等[12] 报告此类并发症的总发生率约为 3% ～ 6%，目前认为外管道发生损伤穿孔的唯一危险因素是外管道的狭窄程度，狭窄越重的患者越容易发生。另外，肺动脉瓣植入时需要沿加硬导丝将输送系统送至肺动脉瓣位置，由于加硬导丝硬度很高，也可能导致肺动脉及其分支损伤、穿孔，引起肺出血或者血胸。

为了减少灾难性外管道损伤和穿孔发生的可能性，可以采用对外管道逐级扩张的方法；初次扩张适用的球囊直径一般不超过管道最窄处直径的 125%（也不应超过拟植入的瓣膜直径）；每次扩张后都应行造影观察外管道和右心室流出道有无造影剂外溢，直到球囊直径达到拟植入瓣膜的直径为止；一旦发生上述情况，可以考虑植入覆膜支架来处理，因此术前为这种情况准备好各种相关的器械（包括长鞘、覆膜支架等）非常重要；植入 Melody 瓣膜支架和 Sapien 瓣膜支架前预先植入覆膜支架，可以明显减少外管道的损伤和破裂风险。为了避免损伤肺动脉分支，操作过程中应该避免粗暴、固定好导丝。一旦出现肺动脉及其分支损伤、穿孔，应评估损伤大小，先予药物止血、球囊扩张肺动脉压迫止血、胸腔引流，必要时也可行覆膜支架植入及出血肺动脉分支的栓塞[10, 13]，严重者需要外科手术干预。

（三）瓣膜移位

大规模临床应用报告显示 Melody 和 Sapien 瓣膜移位的发生率约为 2% ～ 3%，Venus-P 瓣膜支架该并发症的发生率约为 1%[10, 14]。发生瓣膜移位的主要原因包括瓣环测量不准确、瓣膜型号选择较小、右心室流出道解剖不理想、输送途中瓣膜脱载等等，瓣膜支架到位后回撤输送系统的过程中由于硬度较高的导丝和鞘管的牵扯也可能会造成瓣膜移位。术前准确测量、评估，术中注意造影定位，术后撤出输送系统过程中细心操作、确认输送系统和瓣膜完全脱离等是避免和减少该并发症发生的方法。一旦发生该并发症，在保证安全的前提下可以考虑用网篮导丝等抓取瓣膜支架，但难度较大；用介入方法取出瓣膜支架风险过大或失败时应采取外科手术处理。

（四）瓣膜支架的断裂及崩解

该并发症目前主要见于 Melody 瓣膜支架，有 meta 分析显示其支架断裂发生率达 10% ～ 20%[11]。多元分析显示，预先在外管道植入支架、在衰败的外科生物瓣内植入 Melody 瓣膜支架的患者可较长时间免于支架断裂，而外管道受压、严重的右心室流出道和外管道狭窄、外管道直接在前胸壁后方等情况则是容易发生瓣膜支架断裂、崩解的危险因素[6]。Melody 瓣膜支架在采用预先植入固定支架技术后，该并发症发生率已经明显下降[15]，适合用于预先植入的支架应具备较高的径向支撑力，如 Palmaz XL 支架（Cordis，Fremont，CA）和 Andra stent XXL 支架（Andramed，Reutlingen，Germany）。Sapien 瓣膜支架因为长度较短，植入前均需要预先植入覆膜支架或裸支架构建瓣膜植入区，目前尚未有瓣膜支架发生断裂的临床报告。Venus-P 瓣膜支架目前虽然也可见少数患者随访中发生支架断裂的情况，但未见支架整体结构崩解及瓣膜功能受到影响，长期情况还有待于

进一步确认。

（五）左、右肺动脉狭窄或闭塞

主要见于 Melody 瓣膜支架和 Venus-P 瓣膜支架，因为这两种瓣膜支架全部或大部分覆膜，植入位置过深、接近肺动脉分叉时支架的覆膜段可能会部分或完全遮挡左、右肺动脉开口，从而造成两侧肺动脉的狭窄或闭塞。术中造影定位注意观察瓣膜支架和肺动脉分叉的关系、充分了解瓣膜支架覆膜段的长度是预防该并发症的主要手段。如果发生该并发症，轻度狭窄可以随诊观察，重度狭窄或闭塞应采用介入或外科方法进行干预。Sapien 瓣膜支架因为长度较短，常规植入位置一般不会引起两侧肺动脉狭窄或闭塞。

（六）感染性心内膜炎

感染性心内膜炎是经皮肺动脉瓣植入术后随访中最严重的并发症，这个问题也越来越受到重视，meta 分析显示感染性心内膜炎发生率高达 5% 左右[10]，多发生在术后 9 个月以内。Malekzadeh-Milani 等[16]随访连续 86 例应用 Melody 瓣膜支架行经皮肺动脉瓣植入术的患者，50 个月随访显示免于感染性心内膜炎的比率为 91%；罹患感染性心内膜炎者预后明显变差，感染发生后 20 个月时的生存和无任何心血管事件概率仅为 20%（而无感染性心内膜炎者的相对生存和无心血管事件概率则为 98.1%）；McElhinney 等[17]汇总分析了欧洲和北美的三项 Melody 瓣膜临床试验，311 例患者随访的中位数时间为 2.5 年，第一次发生感染性心内膜炎的年化比率为 2.4%，4 年免于感染性心内膜炎的概率为 97%。目前的研究显示，突然停用阿司匹林、对一些容易发生菌血症的特殊情况不采取保护措施以及人工瓣膜组织为牛颈静脉瓣、猪心包瓣等都被认为是易发生感染性心内膜炎的危险因素[16]。

术后应该严格按照人工瓣膜感染性心内膜炎预防指南的建议，预防性应用抗生素[18]。一旦出现该并发症，先予抗感染治疗，即使如此，仍有相当数量的患者需要外科手术干预。

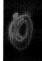

（七）人工瓣膜衰败

由于目前经导管植入的瓣膜均为生物瓣，不可避免地会出现瓣膜衰败问题。诚然，由于肺循环的压力较低、血流剪切力较小，既往外科手术置换的肺动脉瓣膜显示出比体循环更好的耐久性，据此推测经导管植入的肺动脉瓣膜可能会有类似的情况。Melody 瓣膜作为临床应用时间最长的经导管植入的肺动脉瓣膜，一项研究显示在 7 年的观察随访中，瓣膜功能良好，为人工瓣膜的长久耐用性提供证据[13]。出现瓣膜衰败（狭窄或反流）后，可采取再次介入手术（包括"瓣中瓣"技术）或外科瓣膜置换术进行干预。

六、疗效评价

Melody 瓣膜支架作为首个在临床上大规模使用的经导管植入的肺动脉瓣膜，其第一篇较大系列的研究报告发表于 2005 年[19]，全组共 59 例，技术成功率为 98.3%，治疗成功后右心室流出道收缩压差和肺动脉瓣反流均明显减轻，右心室舒张末期容积显著减小；其中 16 例进行的代谢运动试验也显示患者最大耗氧量明显改善。Melody 瓣膜支架在美国最早的临床试验结果发表于 2009 年[2]，3 所中心的 34 例患者，技术成功率为 97%，右心室流出道压差显著减小，无轻度以上的肺动脉瓣反流。2010 年，McElhinney[6] 等发表了扩展的美国多中心 Melody 瓣膜支架临床试验结果，右心室流出道收缩压差明显减小，术后 1 年未见有轻度以上的肺动脉瓣反流，术后 1 年时瓣膜支架功能正常或免于再干预的比率为 93%，术后 14 个月时 78% 的患者未见瓣膜支架断裂。Cheatham 等[13] 随后报告了作为 Melody 瓣膜支架美国临床试验中的一部分的 148 例患者的血流动力学结果，5 年免于再干预的比率为 76%，随访中位数为 4.5 年时几乎所有患者的心功能在 Ⅰ～Ⅱ级，除一例外所有患者均未再接受干预，肺动脉瓣反流均为轻度及以下，跨瓣压差较术后早期无明显变化。Melody 瓣膜支架在获得美国 FDA 认证后的多中心临床研究共有 10 个中心参与，技术成功

率为 98%，术后 1 年瓣膜功能大致正常的比率为 96.9%。Butera 等[20] 报告了来源于意大利儿童心脏病学会的经导管植入 Melody 瓣膜支架的早期结果，与美国的研究结果类似。

Edwards Sapien 瓣膜支架应用于肺动脉瓣位的国际多中心临床研究的一期结果显示[21]，36 例患者的技术成功率为 97%，术后 6 个月随访显示 97% 的患者右心室流出道收缩压差下降且肺动脉瓣反流不超过 2＋水平；该组患者 Sapien 瓣膜支架植入前均预先植入支架创造瓣膜植入区，随访中无支架断裂。Faza 等[22] 对比了经导管植入 Sapien 瓣膜支架和 Melody 瓣膜支架的结果，两者在术后即刻和随访中的跨瓣压差和肺动脉瓣反流情况无明显差异。早期接受 Sapien 瓣膜支架植入的患者，随访中位数为 22 个月时未见支架断裂和瓣膜衰败征象。

Venus-P 瓣膜支架是第一款在中国进行临床试验的可经导管植入的肺动脉瓣膜，也是全球第一个进行了较大规模临床试用的自膨胀型肺动脉瓣膜。Cao 等[4] 首先报告了在 5 例法洛四联症矫治术后肺动脉瓣反流患者固有右心室流出道内植入该支架的报告，技术成功率为 100%，瓣膜最大直径达 32 mm；平均随访 3.5 个月，所有患者的肺动脉瓣反流程度为 0～1 级。笔者应用该瓣膜支架治疗肺动脉瓣反流患者 25 例（其中 20 例法洛四联症矫治术后患者），技术成功率为 100%，19 例完成术后 1 年随访，显示瓣膜功能均良好，肺动脉反流 0～1 级。

无论是 Melody 瓣膜支架、Sapien 瓣膜支架还是 Venus-P 瓣膜支架，多项研究[23-24] 均显示右心室功能、运动耐量等均有显著改善，右心室舒张末期容积显著减小，提示经导管肺动脉瓣植入可以改善此类患者的心功能状态，有望改善整体预后。

综上所述，经导管植入肺动脉瓣膜治疗右心室流出道狭窄及肺动脉瓣反流已经成为现实。大量研究证明，其结果至少可以和传统外科手术相媲美，但大系列长期随访的数据仍然缺乏。目前，无论外科肺动脉瓣置换术还是经导管肺动脉瓣植入术，一个重要的挑战就是确定进行瓣膜植入术的最好时机和临床参数；由于很多此类患者为儿童或年轻人，为了让患者在全生命周期中既能有

结构性心脏病心导管介入治疗

效保护心功能，又可减少各种干预的次数，肺动脉瓣植入术的最佳时机确定尤显重要，目前需要综合多种指标来整体判断。另外，积极开展新器械的研发，进一步扩大适应证范围，也是未来工作的一个重要方向。

参考文献

[1] Bonhoeffer P，Boudjemline Y，SalibaZ，et al. Perculanuous replacement of pulmonary valve in a right-ventricle to pulmonary-artery prosthetic conduit with valve dysfunction.Lancet，2000，356：1403-1405.

[2] Zahn EM，Hellenbrand WE，Lock JE，et al. Implantation of the melody transcatheter pulmonary valve in patients with a dysfunctional right ventricular outflow tract conduit early results from the US clinical trial. J Am Coll Cardiol，2009，54：1722-1729.

[3] Garay F，Webb J，Hijazi ZM. Percutaneous replacement of pulmonary valve using the Edwards-Cribier percutaneous heart valve：First report in a human patient. Catheter Cardiovasc Intervent，2006，67：659-662.

[4] Cao QL，Kenny D，Zhou D，et al. Early clinical experience with a novel self-expanding percutaneous stent-valve in the native right ventricular outflow tract. Catheter Cardiovasc Intervent，2014，84：1131-1137.

[5] Warnes CA，Williams RG，Bashore TM，et al. ACC/AHA 2008 guidelines for the management of adults with congenital heart disease：A report of the American College of Cardiology/American Heart Association Task Force on Practice Guidelines（writing committee to develop guidelines on the management of adults with congenital heart disease）. Circulation，2008，118：e714-e833.

[6] McElhinney DB，Hellenbrand WE，Zahn EM，et al. Short-and medium-term outcomes after transcatheter pulmonary valve placement in the expanded multicenter US melody valve trial.Circulation，2010，122：507-516.

[7] Kenny D，Hijazi ZM，Kar S，et al. Percutaneous implantation of the Edwards SAPIEN transcatheter heart valve for conduit failure in the pulmonary position：Early phase 1 results from an international multicenter clinical trial. J Am Coll Cardiol，2011，58：2248-2256.

[8] Berman DP，McElhinney DB，Vincent JA，et al. Feasibility and short-term outcomes of percutaneous transcatheter pulmonary valve replacement In small（＜30 kg）children with dysfunctional right ventricular outflow tract conduits. Circ Cardiovasc Intervent，2014，7：142-148.

[9] Quail MA，Frigiola A，Giardini A，et al. Impact of pulmonary valve replacement in tetralogy of Fallot with pulmonary regurgitation：A comparison of intervention and nonintervention. Ann Thoracic Surg，2012，94：1619-1626.

[10] Holzer RJ，Hijazi ZM. Transcatheter pulmonary valve replacement：state of the art. CathetCardiovascIntervent，2016，87：117-128.

[11] Virk SA，Liou K，Chandrakumar D，et al. Percutaneous pulmonary valve implantation：A systematic review of clinical outcomes.Int J Cardiol，2015，201：487-489.

[12] Bishnoi RN，Jones TK，Kreutzer J，et al. NuMED covered cheatham-platinum stent for the treatment or prevention of right ventricular outflow tract conduit disruption during transcatheter pulmonary valve replacement. Catheter Cardiovasc Intervent，2015，85：421-427.

[13] Cheatham JP，Hellenbrand WE，Zahn EM，et al. Clinical and hemodynamic outcomes up to 7 years after transcatheter pulmonary valve replacement in the US melody valve investigational device exemption trial. Circulation，2015，131：1960-1970.

[14] 中华医学会心血管病学分会结构性心脏病学组，中国医师协会心血管内科医师分会结构性心脏病专业委员会. 经皮肺动脉瓣置入术中国专家建议. 中国医学前沿杂志（电子版），2016，8：20-24.

[15] Cosentino D，Quail MA，Pennati G，et al. Geometrical and stress analysis of factors associated with stent fracture after melody percutaneous pulmonary valve implantation. Circ Cardiovasc Intervent，2014，7：510-517.

[16] Malekzadeh-Milani S，Ladouceur M，Patel M，et al. Incidence and predictors of melody（R）valve endocarditis：A prospective study. Arch Cardiovasc Dis，2015，108：97-106.

[17] McElhinney DB，Benson LN，Eicken A，et al. Infective endocarditis after transcatheter pulmonary valve replacement using the melody valve：Combined results of 3 prospective North American and European studies. Circ Cardiovasc Interv，2013，6：292-300.

[18] Nishimura RA，Carabello BA，Faxon DP，et al. ACC/AHA 2008 Guideline update on valvular heart disease：focused update on infective endocarditis：a report of the American College of Cardiology/American Heart Association Task Force on Practice Guidelines endorsed by the Society of Cardiovascular Anesthesiologists，

Society for Cardiovascular Angiography and Interventions, and Society of Thoracic Surgeons. J Am Coll Cardiol, 2008, 52: 676-85.

[19] Khambadkone S, Coats L, Taylor A, et al. Percutaneous pulmonary valve implantation in humans: Results in 59 consecutive patients. Circulation, 2005, 112: 1189-1197.

[20] Butera G, Milanesi O, Spadoni I, et al. Melody transcatheter pulmonary valve implantation. Results from the registry of the Italian Society of Pediatric Cardiology. Catheter Cardiovasc Intervent, 2013, 81: 310-316.

[21] Kenny D, Hijazi ZM, Kar S, et al. Percutaneous implantation of the Edwards SAPIEN transcatheter heart valve for conduit failure in the pulmonary position: Early phase 1 results from an international multicenter clinical trial. J Am Coll Cardiol, 2011, 58: 2248-2256.

[22] Faza N, Kenny D, Kavinsky C, et al. Single-center comparative outcomes of the Edwards SAPIEN and medtronic melody transcatheter heart valves in the pulmonary position. Catheter CardiovascIntervent, 2013, 82: E535-E541.

[23] Chowdhury SM, Hijazi ZM, Rhodes J, et al. Early echocardiographic changes after percutaneous implantation of the Edwards SAPIEN transcatheter heart valve in the pulmonary position. Echocardiography, 2013, 30: 786-793.

[24] 万俊义, 陆敏杰, 张戈军, 等. 经皮肺动脉瓣植入术后患者心功能的变化 8 例分析. 中国循环杂志, 2016, 31: 683-686.

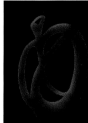

27 经导管左心耳封堵术

（姚 青 宋治远）

心房颤动（简称房颤）是最常见的心律失常之一，人群中房颤总发生率为 0.4% ～ 2.0%，且随着年龄的增加而逐渐上升，年龄每增加 10 岁，房颤发生率增加 1.4 倍[1]。房颤最主要的危害是因血栓形成导致动脉系统栓塞，是引起缺血性卒中的主要原因之一。有研究显示，房颤患者卒中的发生率高达 1.9% ～ 18.2%，卒中后 1 年死亡率高达 30%，且 5 年内有 1/3 的患者复发[2-3]。因此，治疗房颤患者的主要目标是预防卒中。

关于房颤的治疗策略，重点是节律控制（恢复窦性心律和维持窦性心律）或心率控制加抗凝药物治疗。近十余年来，房颤经导管射频消融术治疗日益受到重视并被广泛接受，但对慢性持续性房颤而言，经导管射频消融术治疗的成功率仍然较低（约 50% 左右），且部分患者需要反复多次进行射频消融术。因此，心率控制加抗凝药物治疗仍然是当前防治房颤血栓栓塞事件的主要方法。但无论是传统抗凝药还是新型口服抗凝药都存在一定的局限性。华法林是目前临床最常用的抗凝药物，meta 分析结果显示，华法林使房颤患者卒中风险降低 64%。但需严格控制其抗凝强度。临床研究显示，INR > 3.0 脑出血并发症明显增加；INR < 2.0 缺血性卒中明显增加，INR < 1.5 华法林几乎无效。因此，《2011 ACCF/AHA/HRS 房颤管理指南》[4] 及《心房颤动抗凝治疗中国专家共识》[5] 均推荐其抗凝强度 INR 在 2.0 ～ 3.0 之间为达标。

目前在临床实际工作中，国内外华法林抗凝治疗达标率均较低。即使欧美等发达国家，华法林抗凝治疗达标率也只有 50% 左右，有一半患者很难稳定地维持在达标范围内。而长期随访发现，不管任何年龄段，只要达到 5 年，停药率非常高，约 60% 的患者不能继续坚持服用。部分患者服用华法林后严重的副作用也是临床关注的问题之一[6]。另外研究还发现，随着年龄的增加，服用华法林而导致的出血风险也随之增高。Gomes 等报告了大样本队列研究结果，共有 125 195 例服用华法林的房颤患者纳入研究，结果显示年龄 > 75 岁患者的大出血风险明显高于 ≤ 75 岁患者（4.6% vs. 2.9%）[7]。此外，对于年龄 > 75 岁的房颤患者，目前多数指南也将其列为导管消融的相对禁忌证。因此，对于老年慢性房颤患者，寻求预防卒中新方法始终是该领域临床研究的重要课题。近十余年来，随着对房颤血栓形成的机制认识及器械的改进，左心耳封堵术逐渐成为非瓣膜病房颤患者血栓预防的替代治疗方式。

一、左心耳与血栓形成

根据 Framingham 研究结果，非瓣膜病性房颤引起卒中的风险较正常人群高 5 倍，而瓣膜病性房颤患者卒中风险更是正常人的 17.6 倍。既往研究显示，在非瓣膜病性房颤卒中患者中，高达

90% 的栓子起源于左心耳；且在心腔直视下，这些位于左心耳处的血栓清晰可见[8]。另有研究显示，心脏外科手术切除房颤患者左心耳，可有效降低卒中的发生率，从另一方面提示左心耳与房颤患者卒中的发生密切相关[9]。因此，为探讨左心耳易致血栓形成的机制，有学者对左心耳的形态结构与功能等进行了系列研究。

左心耳是心脏在妊娠第三周形成的原始左心房的残余附属结构，呈狭长、弯曲的管状形态，有一狭窄的尖顶部。与发育成熟的左心房不同，左心耳内有丰富的梳状肌及肌小梁。窦性心律时，左心耳因具有正常收缩能力而很少形成血栓，经食管超声心动图（transesophageal echocardiography，TEE）检查呈现特征性血流频谱：向上的排空波由左心耳主动收缩产生，其后的充盈波则由左心耳弹性回缩或当房室间压力阶差消失时肺静脉充盈左心房及左心耳所致。房颤时这种特征性频谱曲线消失，血流呈不规则的锯齿样改变，且其血流速度明显降低[10]。病理状态下左心房压力增高时，左心房及左心耳均通过增大内径及加强主动收缩力来缓解左心房压力，保证左心室足够的血液充盈。随着左心房的增大，左心耳的充盈和排空速度也逐渐降低。窦性心律患者或正常左心耳形态大多呈楔形，少数呈三角形。房颤时，左心耳入口明显增宽，呈球形或半球形改变，且失去有效的规律收缩，心耳壁的内向运动难以引起足够的左心耳排空，导致血液在左心耳淤积，进而形成血栓的病理基础[11]。另外，左心耳自身的形态特点及其内的肌小梁凹凸不平，易使血流产生漩涡和流速减慢，也是促使血栓形成的条件。

近年研究发现，房颤时左心耳内血栓形成与患者年龄、心脏功能、凝血状态及并存疾病（如高血压、糖尿病）等因素有关。这些因素可引起心耳结构和功能改变、心耳内膜损伤及凝血功能改变，从而诱发和促进心耳内血栓形成。此外，左心耳血栓的形成也与左心耳的解剖形态密切相关。Di Baise 等[12]研究发现，左心耳大致可以分为鸡翅状、菜花状、风袋状和仙人掌状四种类型（图 27-1），其中鸡翅状最少发生血栓，而菜花状最容易形成血栓。

最新研究结果显示[13]，房颤患者左心耳复杂形态是左心耳血栓的危险因素之一，是独立于临床预测因子和超声心动图下血液停滞的预测因素。该研究前瞻性观察了 564 例症状性房颤患者，均为药物治疗无效后再进行房颤导管消融术，在术前进行三维经食管超声心动图（3D TEE）检查（图 27-2），结果显示：36 例有左心耳血栓患者中，仅有 2 例（5.6%）左心耳为 1～2 叶，其余 34 例左心耳为 3～5 叶。在 296 例左心耳 1～2 叶的患者中，只有 2 例（1%）有左心耳血栓。与左心耳没有血栓的患者相比，左心耳有血栓者排空速度更慢，开口面积、深度和容积更大，左心耳叶数更多（平均 3.4 vs. 2.5，P < 0.001）。在多变量分析中，左心耳叶数和 CHA2DS2-VASc 评分作为左心耳血栓的独立预测因子，更加显著。对 CHA2DS2-VASc 评分为 0～1 分的患者进行单独分析，基于临床特征卒中风险最低的患者，最强的左心耳血栓预测因子为左心耳叶数、自发性超声显影程度和左心室射血分数，P 值分别为 0.008、0.003 和 0.022。该结果提示，在其他危险分层不能确定最佳治疗策略时，左心耳数目或许有助于指导医生进行抗凝治疗临床决策或决定是否行左

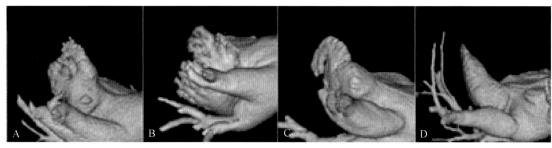

图 27-1　CT 左心耳造影显示左心耳形态
A. 仙人掌状；**B**. 菜花状；**C**. 鸡翅状；**D**. 风袋状

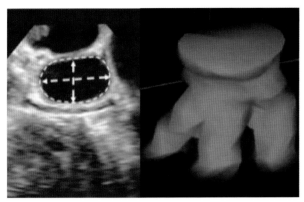

图 27-2　三维经食管超声心动图（3D TEE）检查显示左心耳形态

心耳封堵术治疗。

　　基于左心耳与房颤血栓栓塞并发症的密切关系，近年来发展起来的左心耳封堵术成为了服用华法林抗凝治疗有禁忌证、且具有栓塞高危因素房颤患者预防栓塞并发症的一种新型有效治疗手段，在临床实践中也使患者显著获益，逐渐进入各国房颤管理指南的推荐条目中。

二、左心耳封堵术的发展历史

　　鉴于左心耳在房颤患者血栓形成及血栓栓塞事件中的重要地位，早在 20 世纪 30 年代就有学者提出对左心耳进行封闭可减少房颤患者的血栓栓塞并发症。但由于外科手术创伤大，仅适用于因其他疾病需同时进行心脏外科手术治疗的慢性房颤患者，且约 36% 的患者外科手术也不能完全封闭左心耳[9]，故使这一技术的推广应用受到限制。近十余年来，经皮封堵左心耳预防房颤患者血栓栓塞受到重视，极大地促进了左心耳封堵器材的研发与应用。除 2003 年 Meier 等[14] 报道用 Amplazer 房间隔封堵器行左心耳封堵术外，目前国内外研制的左心耳封堵装置有十余种，其中有四种类型的封堵装置较成熟，并已用于临床。简述如下：

（一）PLAATO 系统

　　PLAATO 系统是由美国 Appriva Medical 公司研制的、第一个用于人体进行左心耳封堵的装置。该封堵系统由一个封堵器和一个输送导管组成，封堵器以自动膨胀的镍钛记忆合金笼为骨架，表面覆盖可扩张的聚四氟乙烯膜，此膜可阻断左心房与左心耳之间的血流。封堵器直径 15 ～ 30 mm，镍钛合金支架（骨架）杆上有数个锚状结构（图 27-3），有助于封堵器固定于左心耳开口处，还可促进周围组织增生，以及左心房内皮细胞覆盖于聚四氟乙烯膜上，预防封堵器表面血栓形成。PLAATO 封堵器通过特殊设计的房间隔穿刺鞘和一个可指向左心耳的释放导管释放。

　　2001 年 8 月，PLAATO 系统率先被临床用于左心耳封堵，主要对象为对华法林抗凝禁忌的卒中高危房颤患者。2002 年，Sievert 等[15] 首次报道用 PLAATO 封堵器预防房颤患者血栓栓塞事件的研究结果，15 例（年龄 59 ～ 78 岁）有卒中高危风险但不适合长期华法林治疗的慢性房颤患者均成功实施了左心耳封堵术，其中 1 例在第一次手术时发生心包积血、1 个月后行第二次手术封堵成功，围术期无其他并发症发生。随访 1 个月时，胸部 X 线透视和 TEE 检查显示封堵器无移位或血栓形成。2005 年，Ostermayer 等[16] 报告的 PLAATO 多中心、前瞻性试验结果，是关于 PLAATO 系统规模最大的多中心研究，该试验共入选了 111 例永久性或阵发性房颤患者，108 例左心耳封堵成功，成功率 97.3%。有 2 例患者分别于术后 173 天和 215 天发生卒中，与预计的年卒中发生率比较，使用 PLAATO 封堵器可降低卒中风险 65%。2009 年，Block 等[17] 进一步报道了上述研究中 64 例患者随访 5 年的结果，其中死亡 7 例、重症卒中 5 例、小卒中 3 例、可能脑出血 1 例、心肌梗死 1 例、心脏压塞 1 例。每年卒中发生率为 3.8%，较预测

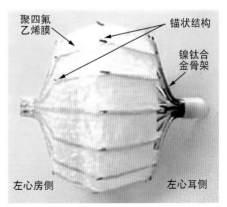

图 27-3　PLAATO 封堵器

卒中发生率的 6.6% 明显降低。2006 年，因严重并发症和经费问题，该研究被终止。

随后的欧洲 PLAATO 研究[18] 显示，180 例 CHADS2 评分为 2 分的房颤患者中 162 例左心耳封堵术获得成功（成功率 90%），2 例患者术后 24 h 死亡，6 例发生心脏压塞（其中 2 例需行外科手术治疗）；其中 129 例患者在 1 年随访期间有 3 例发生卒中，年发生率为 2.3%，远低于 CHADS2 评分预测的卒中年发生率 6.6%，提示用 PLAATO 系统封堵左心耳可有效预防房颤患者卒中的发生，但其安全性问题不容忽视。

目前，PLAATO 封堵器因为商业原因已经停产。

（二）Watchman 左心耳封堵器

Watchman 左心耳封堵器是由美国 Bosten 公司研制的。该封堵器由自膨胀型镍钛记忆合金骨架和包被在骨架上的聚乙烯滤过膜组成，其骨架上有多个锚样小钩，既可以协助堵闭器固定在左心耳开口，还可促进周围组织增生，使内皮细胞覆盖在聚乙烯膜上。封堵器直径包括 21 mm、24 mm、27 mm、30 mm、33 mm 等多种型号（图 27-4）。

封堵器植入前需先行 TEE 检查确认心腔内无血栓形成。手术通常在局麻下进行，但手术过程需在 X 线和 TEE 指导下进行。选择的 Watchman 封堵器直径应比左心耳开口直径大 30% ～ 40%。封堵器植入后再次经导管注射造影剂，观察封堵是否彻底，若不彻底可回收封堵器，调整位置后重新植入，或换用其他型号封堵器。

2005 年由 Mayo 医学中心牵头，59 所研究中心参与，共纳入美国和欧洲 707 例患者参加的

PROTECT-AF 研究[19]，是一项比较口服华法林与 Watchman 封堵器封堵左心耳预防卒中的多中心随机对照临床试验，该试验的主要目的是评价使用 Watchman 封堵器封堵左心耳预防房颤卒中的有效性和安全性。研究对象主要是有服用华法林适应证的卒中中-高危房颤患者，临床随访 2、3 年。主要有效终点事件包括缺血或出血性卒中、心血管死亡、体循环栓塞，主要安全性终点事件包括器械导致的栓塞、需治疗的心包积液、颅内或消化道出血或任何需要输血的出血。结果显示：Watchman 封堵器植入成功率 88%，Watchman 封堵器封堵组血栓事件发生率为 3.0/ 年，Watchman 封堵器降低卒中相对风险 29%（$P > 0.05$）。尽管由于学习曲线的原因，Watchman 封堵器封堵组的并发症明显多于口服抗凝药物组，其主要终点事件不劣于药物组。但因其安全性问题（如心包积液、器械所致栓塞等）导致该封堵器早期未被 FDA 批准应用于临床。2014 年 11 月，Reddy 等[20] 报告了 PROTECT-AF 研究 3.8 年随访结果显示，左心耳封堵组与华法林组事件发生率分别为 8.4% 和 13.95%，主要事件发生率分别为 2.3/1000 患者年和 3.8/1000 患者年。左心耳封堵组与华法林组比较，心血管病死亡率（3.7% vs. 9.0%，$P = 0.005$）和全因死亡率（12.3% vs. 18.0%，$P = 0.04$）分别降低了 60% 与 34%。表明左心耳封堵术预防房颤卒中效果优于华法林抗凝。

针对有服用华法林禁忌的卒中高危房颤患者植入 Watchman 封堵器封堵左心耳是否安全有效的问题，ASAP 研究（ASA Plavix feasibility study）进行了探索[21]。该研究纳入 150 例有服用华法林

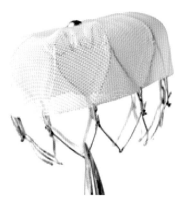
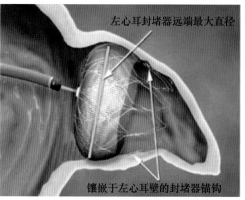

图 27-4　Watchman 左心耳封堵器

禁忌的卒中高危房颤患者，完成左心耳封堵后服用氯吡格雷 6 个月，终身服用阿司匹林。结果显示，围术期并发症有心脏压塞、器械导致的栓塞、假性动脉瘤。术后平均随访 14.4 个月，4 例发生器械相关的血栓；3 例发生缺血性卒中，其中仅 1 例影像学证实器械或左心房附壁血栓。ASAP 研究结果表明，左心耳封堵术后不服用华法林是安全可行的——对于华法林禁忌的房颤患者，左心耳封堵术可作为预防血栓事件的替代治疗。

PREVAIL 试验[22] 是一项前瞻性、随机、多中心的研究，旨在比较 Watchman 左心耳封堵器和华法林的疗效和安全性。该研究在美国 41 所医疗中心入选了 407 名患者，随机以 2∶1 的比例分配到封堵器治疗组和华法林对照组，随访 18 个月。主要终点：①术后 7 天内死亡率，缺血性卒中 / 栓塞和需干预的其他并发症；②复合终点：卒中，栓塞，心血管 / 不能解释的死亡；③ 7 天后缺血性卒中 / 栓塞发生率。试验虽有新加入的中心和新的术者，但均得到强化训练。手术安全性较 PROTECT-AF 研究大大提高。PREVAIL 研究中，植入成功率在 95% 以上，而 PROTECT-AF 研究在 5 年随访分析中为 91%[23]，左心耳封堵组主要终点发生率为 6.6%，华法林组则为 5.1%，平均比值为 1.33（95%CI 0.78 ～ 2.13），没有达到非劣效性标准。不过，对于器械植入 7 天后缺血性卒中 / 系统性栓塞的第二主要终点，左心耳封堵组的发生率为 2.55%，华法林组为 1.35%，达到了非劣效性标准。结果提示对于非瓣膜病房颤患者的卒中预防，Watchman 左心耳封堵器是华法林合理的替代选择。2017 年 5 月 12 日在芝加哥举行的 HRS 2017 年会上公布了 EWOLUTION 注册研究的新的临床结果[24]。该研究是一项关于 Watchman 左心耳封堵装置的前瞻性、单臂、多中心临床注册研究，共纳入 2013 年 10 月至 2015 年 5 月来自欧洲、俄罗斯和中东地区的 47 所中心的 1025 例房颤患者。排除解剖学不适合的 5 例患者，植入 Watchman 装置患者共 1020 例，最后成功植入 Watchman 封堵器共 1005 例。其中随访时间小于 1 年的共 112 例，包括死亡 91 例，退出研究 8 例，失访 13 例。术后 1 年随访时研究有

效患者 893 例（89%），其中经 TEE 检查患者 875 例（87%），超过 11 个月信息资料患者共 804 例（91%）。结果显示，和基于 CHA2DS2-VASc 评分的卒中预期发生率（7.2%）相比，EWOLUTION 试验中，缺血性卒中发生率为 1.1%，风险下降 84%。与基于 HAS-BLED 评分的预期出血发生率（5.0%）相比，EWOLUTION 试验中，大出血发生率为 2.6%，风险下降 48%。在 EWOLUTION 研究中 Watchman 左心耳封堵术表现出超越先前 RCT 及注册研究的植入和闭合高成功率，显示出更低的手术不良事件率。该研究的短期随访结果曾在 2016 年报道，结果表明术后即使不服用抗凝药，Watchman 封堵装置的植入成功率和安全性也均较高。对于此次真实世界研究代表的高风险的非瓣膜性房颤患者而言，1 年随访数据中极低的卒中发生率和出血发生率也与之前超过 2500 例患者（超过 6000 患者年）的随访数据保持一致。

（三）Amplatzer cardiac plug 封堵器

Amplatzer cardiac plug（ACP）封堵器是由美国 AGA 公司研制的一种双盘样左心耳封堵装置。该装置由自膨胀型镍钛记忆合金骨架和包被在骨架上的聚乙烯膜组成，置于左心耳的部分近似圆柱状，远端有六对锚钩；近端装置呈圆盘状，用于封堵左心耳口部；二者中间由凹陷的腰部连接（图 27-5）。

2011 年，Park 等[25] 报道了 ACP 封堵器用于人体的第一个注册研究结果，该研究由欧洲 10 所医学中心参加，共纳入 143 例房颤患者，其中 137 例接受 ACP 封堵器封堵左心耳治疗，132 例成功（成功率 96.4%）；较严重并发症发生率为 7.6%（10/132），包括缺血性脑卒中 3 例、植入器械栓塞 2 例（均经皮成功取出）、心包积液 5 例。术后复查 TEE 显示封堵器无移位、左心耳封闭完全、封堵器表面无血栓形成，且对二尖瓣、左肺静脉、冠状动脉回旋支无影响。2012 年，Lam 等[26] 报道了亚太地区使用 ACP 封堵器预防血栓栓塞的初期临床经验，中国香港和澳大利亚两个医学中心参加，共入选 20 例具有栓塞高危风险但对华法林治疗禁忌的非瓣膜病性房颤患者。其中 19 例左

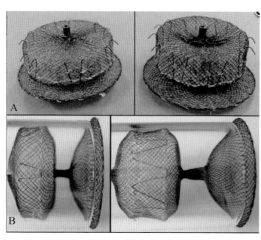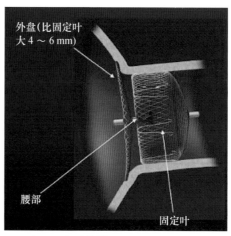

图 27-5　Amplatzer cardiac plug（ACP）封堵器

心耳封堵成功，另 1 例因导管相关血栓形成放弃。术中发生冠状动脉空气栓塞 1 例、行 TEE 检查致食管损伤 1 例。术后 1 个月复查 TEE 见所有患者左心耳口部完全封堵，无器械相关血栓形成。平均随访 12.7 个月，无脑卒中事件或死亡发生。初期临床应用结果表明，用 ACP 封堵器封堵左心耳操作简单，安全有效。

2013 年，Nietlispach 等[27]报告了单中心 10 年左心耳封堵经验，共对 152 例患者施行左心耳封堵术治疗，其中 120 例用 ACP 封堵器，30 例使用非专用装置。平均随访 32 个月，早期操作相关并发症发生率为 9.8%（其中 ACP 封堵器发生率 2%，非专用封堵器发生率 12%），无死亡、脑卒中及全身血栓栓塞发生。晚期死亡 15 例（5 例死于心血管疾病、7 例死于非心血管疾病、3 例死因不明），神经系统事件 2 例，外周血栓栓塞 1 例，大出血 4 例。同年，Urena 等[28]报道了加拿大 7 所医学中心、52 例非瓣膜病性房颤患者应用 ACP 封堵器封堵左心耳的经验，术后 1 ~ 3 个月应用双联抗血小板治疗，继后应用单一抗血小板药物。结果显示：操作成功率为 98.1%，主要并发症有封堵器脱位 1 例（1.9%）、心包积液 1 例（1.9%）。平均随访 20 个月，死亡 3 例（5.8%），卒中、心包积液和大出血各 1 例，无全身栓塞并发症发生。结果表明，对抗凝药物有绝对禁忌的心脏栓塞事件高危者，应用 ACP 封堵器封堵左心耳后行单一和双联抗血小板药物治疗是安全、有效的。

2014 年，Wiebe 等[29]对 60 例应用华法林禁忌的房颤患者（25 例有与抗凝药物无关的出血史，38 例在服用抗凝药物时并发出血）用 ACP 封堵器封堵左心耳，57 例（95%）成功。根据 CHA2DS2-VASc 评分预测每年卒中发生率为 5.8%，服用华法林估计的每年出血风险是 3.7%。在平均 1.8 年的随访期间，脑卒中的年发生率为 0，大出血的年发生率为 1.9%。上述结果提示，对口服抗凝药禁忌的房颤患者行左心耳封堵是安全的，术后脑卒中和出血风险明显降低。2014 年，Horstmann 等[30]报道了一组既往有脑出血病史的房颤患者行左心耳封堵术的研究结果，共入选 20 例患者，用 ACP 封堵器封堵左心耳均获成功。对该组患者用 CHA2DS2-VASc 及 HAS-BLED 评分进行评估，缺血性卒中年发生率为 4.0% ~ 6.7%，出血并发症年发生率为 8.7% ~ 12.5%。在平均（13.6±8.2）个月的随访期间，仅有 4 例轻度并发症发生，包括腹股沟血肿 2 例、自限性心搏停止 1 例、封堵装置上血栓形成 1 例。无缺血性卒中及出血性卒中发生。表明有脑出血病史房颤患者行左心耳封堵术安全有效。

（四）LAmbre™ 左心耳封堵装置

LAmbre 封堵器系统（先健科技，深圳）是国内第一个自主研发并具有自主知识产权的左心耳封堵器。LAmbre 意寓"左心耳内的伞（an umbrella in the left atrial appendage）"，该系统包含封堵器和输送鞘两部分。封堵器（图 27-6）为双盘状结构，包含一套以镍钛合金管为骨架的自

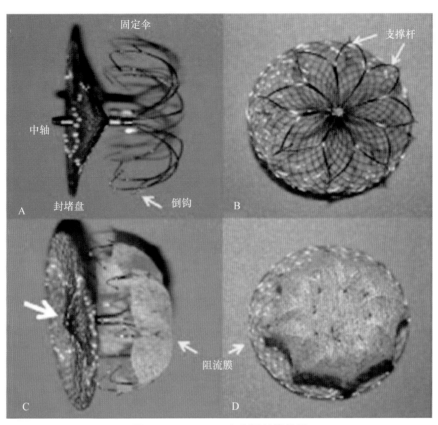

图 27-6　LAmbre 左心耳封堵装置

膨胀型固定伞和通过中心杆相连的封堵盘。固定伞由 8 个带小钩的爪型杆固定到左心耳壁，上面覆盖一层聚酯合成的纤维阻流膜。固定伞设计为 16 ～ 36 mm、间隔 2 mm，共计 11 种不同的型号，用于固定在左心耳内壁。封堵盘直径一般较固定伞大 4 ～ 6 mm，用于封闭左心耳外口。为适用于深度较浅、分叶较多类型的左心耳，LAmbre 还特别设计了"小伞大盘"的型号，封堵盘直径一般较固定伞大 12 ～ 14 mm。

　　不同于 Watchman 封堵器，LAmbre 采用类似先天性心脏病封堵器系统的非预装方式。输送系统（图 27-7）包括扩张器、输送鞘管、装载器及输送钢缆，使用时输送钢缆连接封堵器的中枢钮，并装入输送鞘管内。输送鞘外径为 8 ～ 10 F，是目前所有封堵器中使用的输送鞘管最小的。值得一提的是，不同于传统的先天性心脏病封堵器输

送鞘，LAmbre 输送鞘顶端设计为"双弯"，增加了鞘管的操作性，更加有利于进入左心耳。

　　2013 年，香港中文大学香港威尔斯亲王医院 Lam 医师率先报道了用 LAmbre™ 装置封堵左心耳的经验[31]，并于 2013 年 5 月在第 7 届东方心脏病学会议上报告了用 LAmbre™ 装置封堵左心耳的临床研究结果，2012 年 10 月至 2013 年 5 月，共入选 19 例房颤患者，平均年龄（64±10）岁，CHA2DS2-VASc 评分为 3.4±1.4。19 例患者即刻成功率为 100%，均无残余分流，未发生心脏压塞及封堵器脱落等并发症。同年，中国医学科学院阜外医院姚焰等[32] 报道了 3 例用 LAmbre™ 装置封堵左心耳的结果，也是我国内地行左心耳封堵术预防房颤脑卒中的最早文献报告。3 例患者均获成功，无并发症发生。2014 年，LAmbre 三期多中心临床研究在中国及欧洲同步开展。中国研究（NCT02029014）采用前瞻性、多中心、单组目标值的临床试验方法对受试者经股静脉植入左心耳封堵器的安全性和有效性进行评价，研究对象为非瓣膜性房颤患者、具有不适合长期使用华法林、

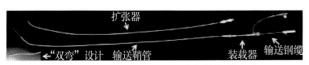

图 27-7　LAmbre 左心耳封堵器传送系统

CHA2DS2-VAS$_c$ ≥ 1 的受试者。所有受试者在出院前或术后 7 天、术后 30 天、3 个月、6 个月及 12 个月进行安全性和有效性随访；并在术中即刻、出院前或术后 7 天、术后 30 天、3 个月、6 个月和 12 个月通过 TTE 或 TEE 对封堵器的位置和左心耳封闭效果进行评估。研究最终纳入 157 例患者，研究结果显示了 LAmbre™ 装置封堵左心耳良好的安全性和封闭的有效性。

目前该装置已经在 2016 年 5 月通过 CE 认证在欧洲投入临床应用，2017 年 6 月，正式通过国家食品药品监督管理总局（CFDA）的临床应用审批，在中国临床应用，并于 2017 年 6 月开展上市后研究，进一步观察其安全性及有效性。

三、指南推荐

（一）相关指南的变迁

2006 年左心耳封堵首次在 AHA 的房颤管理指南[33]中作为预防栓塞事件的非药物途径被提及，但指南仅提出这一新措施，提出应在临床实践中观察应用左心耳封堵术是否比抗凝治疗的安全性、疗效性更强。2010 年 ESC 指南[2]也以"旁观者"的角度提及，但认为尚需要更多的循证医学证据。在 2012 年 ESC 房颤管理指南更新[34]中，推荐左心耳封堵术用于存在长期口服华法林治疗禁忌且具有栓塞高危因素的房颤患者（推荐类别Ⅱb，B）。《2014 AHA/ACC/HRS 房颤患者管理指南》[35]虽然回顾了几种左心耳封堵装置的相关研究，但没有给出相应推荐，仅指出接受心脏外科手术的房颤患者可同时切除左心耳（推荐类别Ⅱb，C）。2014 年 6 月，英国 NICE《房颤管理指南》进行了更新[36]，并首次将左心耳封堵术作为存在抗凝禁忌或对抗凝治疗不能耐受患者的治疗推荐（推荐类别Ⅰb，C）。同年 AHA/ASA 发表的《缺血性卒中及短暂性脑缺血发作的二级预防指南》中[37]，将 Watchman 装置封堵左心耳作为房颤伴缺血性卒中或短暂性脑缺血发作（TIA）患者的Ⅱb类推荐，证据等级 B。分析原因，多数新指南对左心耳封堵未给出推荐主要是

认为相关证据尚不充分，另外对左心耳封堵术围术期安全性存在一定担忧。2014 年 8 月，欧洲心律学会（EHRA）联合欧洲经皮心血管介入学会（EAPCI）共同发布了《EHRA/EAPCI 基于导管的左心耳封堵术专家共识》[38]。2014 年底中华医学会心电生理和起搏分会、中华医学会心血管病学分会、中国医师协会心律学专业委员会联合发布了相关的专家共识——《左心耳干预预防心房颤动患者血栓栓塞事件：目前的认识和建议》[39]，文中详细介绍其背景、各种类型的左心耳封堵系统，以及目前已有的研究依据，专家认为的适应证、禁忌证、评估标准和防治方法。2015 年美国心血管造影与介入治疗学会（SCAI）、美国心脏病学会（ACC）与美国心律协会（HRS）联合颁布了《左心耳封堵手术医院及术者要求专家共识》[40]。该专家共识分享汇总了各学会在左心耳封堵方面的经验，并形成文件作为安全有效实施手术的标准，最终满足房颤患者的治疗需求。

现有的指南对左心耳封堵术的推荐级别均不太高，多为Ⅱb类推荐，仅英国指南为Ⅰb推荐。指南推荐用于存在长期口服华法林治疗禁忌且具有栓塞高危因素的房颤患者，也有指南提示对于不服用或不能耐受口服抗凝药的房颤患者，可考虑左心耳封堵。在 2014 年欧洲心律学会（EHRA）联合欧洲经皮心血管介入学会（EAPCI）发布的《EHRA/EAPCI 基于导管的左心耳封堵术专家共识》专门提出：①当患者有条件应用口服抗凝药并不表现出增加出血风险时，左心耳封堵术的选项也应该被提及，尽管口服抗凝药目前仍然是治疗的标准。②当患者存在口服抗凝药禁忌时，左心耳封堵可作为替代治疗。③口服抗凝药依然出现栓塞事件的患者，可以将左心耳封堵与口服抗凝药联合使用。④对于有口服抗凝药相对禁忌的阵发性房颤患者，可考虑射频消融联合左心耳封堵治疗。

但是随着 PROTECT-AF、PREVAIL 以及 EW-OLUTION 等研究长期随访结果的陆续公布，显示左心耳封堵术良好的安全性及对卒中预防的有效性，以及左心耳封堵在世界范围内的广泛开展，左心耳封堵术实施的例数不断增加，左心耳封堵

术在房颤栓塞预防中的重要作用终将得到广泛的认可，最终推动指南的更新。

（二）国外指南与我国指南的差异

我国的心房颤动管理指南从 2006 年起，到 2012 年最新一版的发表，均提到左心耳封堵术和闭合术——对于有血栓栓塞高危因素而又不能应用华法林进行长期抗凝治疗的患者，左心耳闭合或封堵术，可能是一项有效预防血栓栓塞事件的治疗方法，但仅是提及，在内容上并未更多涉及。其原因应为指南修订时，经导管左心耳封堵术尚缺乏大型、多中心的随机试验研究，无长期安全性和疗效性评价，无临床净获益，缺乏与新型口服抗凝药相对比的研究。这与同期美国的相关指南撰写专家组的意见相似。2012 年后有多个解答上述疑问的临床研究结果发表，例如在 Protect AF（Watchman 装置 *vs.* 华法林）研究中，研究的主要有效性终点显示，介入治疗预防卒中 / 系统栓塞 / 心血管死亡不劣于华法林，但介入治疗并发症发生风险显著较高，5 年时完全性统计学无明显差异，且随操作者经验的增加，Watchman 装置的安全性也明显提高。2016 年及 2017 年公布的 PREVAI、EWOLUTION 研究也证实了左心耳封堵的有效性与安全性，相信在下一版指南更新时，左心耳封堵术将会如 ESC 及 NICE 指南一样，被纳入推荐意见，甚至会获得更高级别的推荐。

左心耳封堵术虽然在房颤管理指南中只是很小的一部分，但其疗效得到越来越多的认可，尽管目前我国尚未将左心耳封堵术列为指南推荐，但在 2014 年底中华医学会心电生理和起搏分会、中华医学会心血管病学分会、中国医师协会心律学专业委员会联合发布了相关的专家共识——《左心耳干预预防心房颤动患者血栓栓塞事件：目前的认识和建议》。但该共识出版时中国开展这项治疗非常有限，还没有掌握足够的证据，所以中国的建议水平也只是停留在专家共识的基础上，预计将来一定会不断提升。

我国的专家共识提出经皮封堵左心耳适应证为：CHA2DS2-VAS$_C$ 评分 ≥ 2 房颤患者，同时具有下列情况之一：①不适合长期口服抗凝者；②已服用华法林，国际标准化比值（INR）达标的基础上仍发生卒中或栓塞事件者；③ HAS-BLED 评分 ≥ 3 者。术前应作相关影像学检查以明确左心耳结构，除外其结构不宜植入封堵器者。考虑到左心耳封堵器植入初期学习曲线及风险，建议应在心外科条件较好的医院开展此项技术。该适应证的要求与 2014 年欧洲《基于导管的左心耳封堵术专家共识》的要求基本吻合。但欧洲的专家共识适应证更明确，也有一定的扩展，提出对于适合口服抗凝治疗的患者仍应告知左心耳封堵治疗选择，并且对于有口服抗凝药相对禁忌的阵发性房颤患者，也可考虑射频消融联合左心耳封堵治疗。

我国的专家共识中详细介绍其背景、各种类型的左心耳封堵系统，以及目前已有的研究依据，专家认为的适应证、禁忌证、评估标准和防治等都十分清楚，但并未对相关术者及中心的资质提出相应的要求建议。2015 年美国《左心耳封堵手术医院及术者要求专家共识》明确提出了对术者的要求。其作者要求医生应在术前对房颤有充分的认识，包括：①掌握房颤的药物管理及临床病程；②掌握心律及心率的控制原则；③熟练运用 CHA2DS2-VASc 等卒中风险评估工具；④熟悉口服抗凝治疗适应证及口服抗凝药物；⑤理解心率及心律控制药物的风险及获益；⑥掌握口服抗凝相关的出血风险及出血风险评估工具，例如 HAS-BLED；⑦掌握导管消融及介入性外科手术消融的适应证、风险及获益；⑧提倡共同制定决策。此外，该专家共识还要求术者对左心房及左心耳有深刻的认识，并且有丰富的左心手术经验。并且该专家共识要求医院在左心耳封堵术前至少进行过 50 例结构性心脏病或左侧导管消融手术，其中至少半数为经房间隔手术且房间隔完整。医院应配备电生理导管室或内外科嵌合导管室。其编者还建议医院对集体及医生个人的手术工作进行定期回顾总结。这些要求在一定程度上可确保医院及医生在进行左心耳封堵时具备必需的经验、培训与基础设施，以优化患者预后。这些都值得我国借鉴，相信会在以后我国相关学会制订左心耳封堵术规范化培训要求中得以体现。

我国 CFDA 较美国 FDA 更早地批准了 Watchman

装置（2014 年 3 月）及 ACP 装置（2015 年 10 月）在临床的应用，国内第一个自主研发并具有自主知识产权的左心耳封堵器 LAmbre 封堵器系统（先健科技，深圳）也于 2017 年通过批准用于临床，足以显示我国对左心耳干预预防血栓栓塞作用的认可。在该技术进入中国临床的短短 3 ～ 4 年时间，全国病例数快速增加，累计病例已达 5000 余例，相信随着经导管左心耳封堵术的深入开展，国人的相关临床研究逐渐增多，左心耳封堵术最终会进入我国的房颤患者管理指南推荐中，成为抗凝治疗的有益补充。

四、手术相关问题

（一）适应证与禁忌证

1. 适应证

目前公认的经皮左心耳封堵术入选标准是：

（1）非瓣膜病性房颤患者，房颤发生时间＞3 个月，或长期持续性房颤及永久性房颤。

（2）年龄＞18 岁。但有学者认为，左心耳封堵术理论上存在升高左心房压力、导致左心房结构重构与电重构的可能，其远期影响是否会抵消左心耳封堵带来的益处，尚缺少相关研究。故建议将患者年龄上调。目前公认的左心耳封堵术最适宜人群是＞75 岁的卒中高危患者。因为：①此类患者是导管消融术相对禁忌证；②华法林抗凝本身的出血风险已被证实高于其预防血栓的效能；③该人群预期寿命可能不足以使左心耳封堵的潜在负面效应显现。

（3）CHA2DS2-VAS$_c$ 评分≥ 2 分，且可长期服用氯吡格雷和阿司匹林者。

（4）有华法林应用禁忌证或无法长期服用华法林者。

（5）有脑出血史或缺血性卒中史者，因存在华法林禁忌证，其年龄也可适当放宽。

2. 禁忌证

左心耳封堵术的禁忌证包括以下几个方面：

（1）术前行经 TEE 检查，发现可疑或明确血栓者。

（2）房间隔显著异常。

（3）有行左心耳结扎史者。

（4）NYHA 心功能分级Ⅳ级。

（5）急性心肌梗死。

（6）有活动性出血或凝血功能异常者。

（7）肝肾功能异常。

（8）1 个月以内有脑卒中者。

（9）其他手术禁忌证。

（二）手术操作（Watchman 为例）

1. 器械准备

（1）房间隔穿刺系统：包括房间隔穿刺针及其配套鞘管。

（2）0.035 英寸 260 cm 加硬交换导丝、6 F 猪尾造影导管等。

（3）左心耳封堵系统等。

2. 患者准备

（1）术前常规行经 TEE 检查，观察有无血栓并多角度测量左心耳开口直径及深度。

（2）抽空腹静脉血检查肝功能、肾功能、出凝血时间等。

（3）建立上肢静脉通路备用。

（4）连接心电图及无创血氧饱和度监测设备。

（5）按冠状动脉造影术要求，连接好测压管道等。

3. 手术操作过程

（1）穿刺股静脉，沿股静脉和下腔静脉进入右心房。

（2）房间隔穿刺，导丝留置于左上肺静脉。房间隔穿刺成功后经静脉推注肝素 80 ～ 100 U/kg，以肝素化。

（3）封堵器外鞘沿导丝进入左上肺静脉之后，沿导丝放入猪尾造影导管，并回撤导丝。

（4）在 TEE 下多角度测量左心耳开口直径与深度。

（5）扭控封堵器外鞘和猪尾导管进入左心耳。

（6）经猪尾造影导管推注造影剂行左心耳造影，根据造影图像测量左心耳开口直径与深度。

（7）在 TEE 和左心耳造影图像的指导下，将外鞘放置于左心耳内部合适的深度与方向，再缓慢退出猪尾造影导管。

（8）沿封堵器外鞘送入封堵器，待位置合适后缓慢后撤外鞘管使封堵器展开。

（9）先行牵拉试验观察封堵器的稳固性，再经外鞘管注入造影剂，观察封堵效果。

（10）TEE 下观察展开后器械的位置，测量器械稳定性与压缩情况。如果情况良好，则完全释放器械，反之，则根据具体情况做出相应的调整。

4. 术后观察与处理

（1）术后入住 CCU 病房。

（2）持续行心电、血压、血氧饱和度监护 24 h。

（3）术后皮下注射低分子肝素（依诺肝素钠注射液）4000 U，1 ～ 2 次/天，连续 3 天。

（4）术后用药：术后 45 天口服华法林，使 INR 维持在 2.0 ～ 3.0；45 天至 6 个月，口服氯吡格雷 75 mg/d、阿司匹林 100 mg/d；半年后口服阿司匹林 100 mg/d 维持。

（5）术后次日及第 3 天分别复查经胸超声心动图，观察封堵器形态及位置变化。

（6）患者出院后分别于 1 个月、3 个月、半年及 1 年各复查超声心动图一次，直至封堵器内皮化。

五、我国的实际应用状况

随着 Watchman 左心耳封堵器同时获得了中国 CFDA 批准、美国 FDA 批准和欧洲 CE 认证，ACP 装置及 LAmbre 封堵器也进入我国临床，以及大量的临床试验数据涌现使得我们对左心耳封堵术的开展更加有信心，左心耳封堵也有了更多的器械选择。基于美国、欧洲、中国等国家和地区相继批准左心耳封堵装置用于临床，这使得中国的临床医生推进这项工作的底气更足。在短短 4 年的时间内，就积累了大量的左心耳成功封堵的临床病例，获得了大量宝贵的临床经验。

在适应证选择上，早期更多的遵循 2012 年《ESC 房颤患者管理指南》中的推荐意见，即高卒中风险、长期抗凝存在禁忌的房颤患者可行经皮左心耳封堵术（推荐类别 II b，证据等级 B）。具体操作时遵循：①房颤发生时间 > 3 个月，持续

性房颤，或是长期持续性和永久性房颤患者（非风湿性瓣膜病所致）；② > 18 岁；③ CHA2DS2-VASc ≥ 2 分；④ HAS-BLED 评分 ≥ 3 分；⑤可长期服用氯吡格雷和阿司匹林；⑥有华法林应用禁忌证或无法长期服用华法林。但在具体操作时，考虑到左心耳相关的生理功能，操作时遵循选择高龄且有卒中病史或中高危卒中风险的持续性房颤患者的原则。因为：①此类患者是导管消融术相对禁忌证；②华法林抗凝本身的出血风险已被证实高于其预防血栓的效能；③该人群预期寿命可能不足以使左心耳封堵的潜在负面效应显现。随着该项技术的开展，病例的累积，年龄限制在逐渐放宽，那些不愿服用口服抗凝药的较年轻的房颤患者，有意愿行左心耳封堵的患者也可进行该项手术。这与 2014 年 NICE 指南及 2015 年美国专家共识观点相似。同时对于经反复射频消融仍有房颤发作的患者，不愿或不能服用口服抗凝药者，也有术者进行封堵治疗。

另外，美国专家共识中对于术者及医院资质的要求，我国现实临床工作中也是基本遵循的。左心耳封堵作为一项新兴的技术，更多的是在一些大型心脏中心开展，以点带面蓬勃发展。从事该项技术的术者，多是从事房颤射频消融术或结构性心脏病介入治疗的专家，与美国专家共识的要求非常吻合。同时中华医学会心电生理和起搏分会、中华医学会心血管病学分会、中国医师协会心律学专业委员会也已经发布了相关的专家共识，详细介绍其背景、各种类型的左心耳封堵系统，以及目前已有的研究依据，专家认为的适应证、禁忌证、评估标准和防治等都十分清楚。另外，学会也拟在全国范围内进行左心耳封堵治疗的规范化培训。只有进行规范化培训才能使得其疗效和安全性得到充分的保证，让更多的医生去实施，使更多的患者获益，该疗法的优越性才会充分显现出来，更有利于这项技术在我国健康开展。

参考文献

[1] Connolly SJ. Preventing stoke in patients with atrial fibrillation：current treatments and new concepts. Am Heart J，2003，145：418-423.

［2］ Camm AJ，Kirchhof P，Lip GY，et al. Guidelines for the management of atrial fibrillation：The Task Force for the Management of Atrial Fibrillation of the European Society of Cardiology（ESC）. Eur Heart J，2010，31：2369-2429.

［3］ Kopecky SL，Grersh BJ，McGoon MD，et al. The natural history of lone atrial fibrillation. N Engl J Med，1987，317：669-674.

［4］ Valentin F，Lars ER，Davis SC，et al. 2011 ACCF/AHA/HRS Focused Updates Incorporated Into the ACC/AHA/ESC 2006 Guidelines for the Management of Patients With Atrial Fibrillation. Circulation，2011，23：e269-e367.

［5］ 中华医学会心血管病学分会，中国老年学学会心脑血管病专业委员会，中国生物医学工程学心律分会，等 . 心房颤动抗凝治疗中国专家共识 . 中华内科杂志，2012，51：916-921.

［6］ Han J，cheng J，Mathuria N. Pharmacologic nonpharmarmacologic thrapies for stroke prevention in nonvalvular atrial fibrillation. Pacing Clin Electrophysiol，2012，35：887-896.

［7］ Gomes T，Mamdani MM，Holbrook AM，et al. Rates of hemorrhage during warfarin therapy for atrial fibrillation. CMAJ，2013，185：E121-127.

［8］ Blackshear JL，Odell JA. Appendage obliteration to reduce strok e in cardiac surgical patients with atrial fibrillation. Ann Thorac Surg，1996，61：755-759.

［9］ Katz ES，Tsiamtsiouris T，Applebaum RM，et al. Surgical left atrial appendage ligation is frequently incomplete：a transesophageal echocardiographic study. J Am Coll Cardiol，2000，36：468-471.

［10］ Donal E，Yamada H，Leelercq C，et al. The left atrial appendage，a small，blind-ended structure：a review of its echocardiographic evaluation and its clinical role. Chest，2005，128：1853-1862.

［11］ Leithauser B，Park JW. Cardioembolic stroke in atrial fibrillation-rationale for preventive closure of the left atrial appendage. Korean Circ J，2009，39：443-458.

［12］ Di Biase L，Santangeli P，Anselmino M，et al. Does the left atrial appendage morphology correlate with the risk of stroke in patients with atrial fibrillation？Results from a multicenter study. J Am Coll Cardiol，2012，60：531-538.

［13］ Yamamoto M，Seo Y，Kawamatsu N，et al. Complex left atrial appendage morphology and left atrial appendage thrombus formation in patients with atrial fibrillation. Circ Cardiovasc Imaging，2014，7：337-343.

［14］ Meier B，Palacios I，Windecker S，et al. Transcatheter left atrial appendage occlusion with Amplatzer devices to obviate anticoagulation in patients with atrial fibrillation. Catheter Cardiovasc Interv，2003，60：417-422.

［15］ Sievert H，Lesh MD，Trepels T，et al. Percutaneous left atrial appendage transcatheter occlusion to prevent spoke in high-risk patients with atrial fibrillation：early clinical experience. Circulation，2002，105：1887-1889.

［16］ Ostermayer SH，eisman M，Kramer PH，et al. Percutaneous left atrial appendage transcatheter occlusion（PLAATO system）to prevent stroke in high-risk patients with nonrheumatic atrial fibrillation：results from the international multi-center feasibility trials. J Am Coll Cardiol，2005，46：9-14.

［17］ Block PC，Burstein S，Casale PN，et al. Percutaneous left atrial appendage occlusion for patients in atrial fibrillation suboptimal for warfarin therapy：5-year results of the PLAATO（Percutaneous Left Atrial Appendage Transcatheter Occlusion）Study. JACC Cardiovasc Interv，2009，2：594-600.

［18］ Bayard YL，Omran H，Neuzil P，et al. PLAATO（percutaneous left atrial appendage transcatheter occlusion）for prevention of cardioembolic stroke in non-anticoagulation eligible atrial fibrillation patients：results from the European PLAATO study. Euro Intervention，2010，6：220-226.

［19］ Reddy VY，Doshi SK，Sievert H，et al. Percutaneous left atrial appendage closure for stroke prophylaxis in patients with atrial fibrillation：2.3-Year Follow-up of the PROTECT AF（Watchman Left Atrial Appendage System for Embolic Protection in Patients with Atrial Fibrillation）Trial. Circulation，2013，127（6）：720-729.

［20］ Reddy VY，Sievert H，Halperin J，et al. Percutaneous left atrial appendage closure vs warfarin for atrial fibrillation：a randomized clinical trial. JAMA，2014，312：1988-1998.

［21］ Reddy VY，Möbius-Winkler S，Miller MA，et al. Left atrial appendage closure with the watchman device in patients with a contraindication for oral anticoagulation：the asap study（asa plavix feasibility study with watchman left atrial appendage closure technology）. J Am Coll Cardiol，2013，61：2551-2556.

［22］ Holmes DR，Kar S，Price MJ，et al. Prospe- ctive randomized evaluation of the Watchman left atrial appendage closure device in patients with atrial fibrillation versus long-term warfarin therapy：the PREVAIL trial. J Am Coll Cardiol，2014，64（1）：1-12.

结构性心脏病心导管介入治疗

［23］Reddy VY，Doshi SK，Saibal K，et al. 5-year outcomes after left atrial appendage closure：from the PREVAIL and PROTECT AF trials. J Am Coll Cardiol，2017，70：2976-2978.

［24］Boersma LV，Ince H，Kische S，et al. Efficacy and safety of left atrial appendage closure with WATCHMAN in patients with or without contraindication to oral anticoagulation：1-Year follow-up outcome data of the EWOLUTION trial. Heart Rhyth，2017，14：1302-1305.

［25］Park JW，Bethencourt A，Sievert H，et al. Left atrial appendage closure with Amplatzer cardiac plug in atrial fibrillation：initial European experience. Catheter Cardiovasc Interv，2011，77：700-706.

［26］LamYY，Yip GW，Yu CM，et al. Left atrial appendage closure with AMPLATZER cardiac plug for s ～ oke prevention in atrial fibrillation：initial Asia-Pacific experience. Catheter Cardiovasc Interv，2012，79：794-800.

［27］Nietlispach F，Gloekler S，Krause R，et al. Amplatzer left arial appendage occlusion：single center 10-year experience. Catheter Cardiovasc Interv，2013，82：283-289.

［28］Urena M，Josep Rodés-Cabau，Freixa X，et al. Percut-aneous left atrial appendage closure with the AMPLATZER cardiac plug device in patients with nonvalvular atrial fibrillation and contraindications to anticoagulation therapy. J Am Coll Cardiol，2013，62：96-102.

［29］Wiebe J，Bertog S，Franke J. Safety of percutaneous left atrial appendage closure with the amplatzer cardiac plug in patients with atrial fibrillation and contraindications to anticoagulation。Catheter Cardiovasc Interv，2014，83：796-802.

［30］Horstmann S，Zugck C，Krumsdorf U，et al. Left atrial appendage occlusion in atrial fibrillation after intracranial hemorrhage. Neurology J，2014，82：135-138.

［31］Lam YY. A new left atrial appendage occluder（Lifetech LAmbre™ Device）for stroke prevention in atrial fibrillation. Cardiovascular Revascularization Medicine，2013，14：134-136.

［32］姚焰，吴灵敏，侯炳波，等. 经皮左心耳封堵术在心房颤动脑卒中高危患者应用初步经验三例. 中华心律失常学杂志，2013，17：154-155.

［33］FusterV，RydenLE，Cannom DS，et al. ACC/AHA/ESC 2006 Guidelines for the Management of Patients with Atrial Fibrillation：a report of the American College of Cardiology/American Heart Association Task Force on Practice Guidelines and the European Society of Cardiology Committee for Practice Guidelines（Writing Committee to Revise the 2001 Guidelines for the Management of Patients With Atrial Fibrillation）. Circulation，2006，114：e257.

［34］John Camm，Gregory Y.H，Raffaele DC，et al. 2012 focused update of the ESC Guidelines for the management of atrial fibrillation. An update of the 2010 ESC Guidelines for the management of atrial fibrillation Developed with the special contribution of the European Heart Rhythm Association. European Heart Journal，2012，33，2719-2747.

［35］January CT，Wann LS，Alpert JS，et al. 2014 AHA/ACC/HRS guideline for the management of patients with atrial fibrillation：a report of the American College of Cardiology/American Heart Association Task Force on Practice Guidelines and the Heart Rhythm Society. J Am Coll Cardiol，2014，64：e1-76.

［36］K Senoo，YC Lau，GY Lip，et al. Updated NICE guideline：management of atrial fibrillation（2014）. Expert Review of Cardiovascular Therapy，2014，12：1037-1040.

［37］Kernan WN，Ovbiagele B，Black HR，et al. Guidelines for the prevention of stroke in patients with stroke and transient ischemic attack：a guideline for healthcare professionals from the American Heart Association/American Stroke Association. Stroke，2014，45：2160-236.

［38］Bernhard M，Yuri B，Khattab AA，et al. EHRA/EAPCI expert consensus statement on catheter-based left atrial appendage occlusion. Europace，2014，16，1397-1416.

［39］中华医学会心电生理和起搏分会，中华医学会心血管病学分会，中国医师协会心律学专业委员会.《左心耳干预预防心房颤动患者血栓栓塞事件：目前的认识和建议》. 中国心脏起搏与心电生理杂志，2014，28：471-486.

［40］Kavinsky CJ，Kusumoto FM，Bavry AA，et al. SCAI/ACC/HRS Institutional and Operator Requirements for Left Atrial Appendage Occlusion. J Am Coll Cardiol，2015，87：351-362.

28 经皮左心室重建术

（朱政斌 张瑞岩）

随着老龄化社会的到来，充血性心力衰竭（congestive heart failure）患病率日益增长。作为所有心脏病最终结局之一，充血性心力衰竭已成为威胁人类健康的严重公共卫生问题。据统计，我国成人充血性心力衰竭患病率为 0.9%，即患者总数约 585 万人，全球总患者人数高达 2300 万[1]。

急性心肌梗死（acute myocardial infarction）是当前充血性心力衰竭最常见的病因之一。据研究报道[2]，我国从 2001—2011 年间，每 10 万人中发生 ST 段抬高型心肌梗死的例数逐年升高（2001 年为 3.7，2006 年为 8.1，2011 年为 15.8，$P < 0.0001$）。作为一种进展性疾病，充血性心力衰竭并不因为再灌注治疗等急性心肌梗死的优化治疗策略而减少，相反却由于近 20 年来急性心肌梗死发生率和存活率显著升高而不断增加。

发生急性心肌梗死后，由于损伤心壁随着心脏泵血运动而不断发生心肌重构，即梗死区域出现室壁扩张、变薄、心肌全层坏死，坏死的心肌逐渐被纤维瘢痕组织所替代，病变区薄层的心室壁向外膨出，心脏收缩时丧失活动能力或呈现反常运动，形成室壁瘤，即表现为明显的左心室结构和功能异常。因此，近年来左心室室壁瘤也被广泛接受为结构性心脏病的类型之一。

目前研究指出，因充血性心力衰竭住院的患者中，无论是否接受目前标准的药物或器械干预治疗，其 1 年死亡率高达 32%[3]。目前常用的药物治疗包括血管紧张素转化酶抑制剂（ACEI）、血管紧张素 Ⅱ 受体拮抗剂（ARB）、β 受体阻滞剂及醛固酮受体拮抗剂等能够在一定程度上抑制充血性心力衰竭进展，但对心功能的调节和保护作用有限，虽然作为治疗基石，但已不能满足充血性心力衰竭治疗领域的发展需求。除了药物

治疗以外，现有的器械辅助支持治疗［包括心脏再同步治疗（CRT）、埋藏式心脏复律除颤器（ICD）、心脏左心室辅助装置（LVAD）等］均适用于终末期充血性心力衰竭，但疗效亦有限。

鉴于心肌梗死后充血性心力衰竭发病率逐年升高，常规治疗无法满足临床需求的现状，多种旨在对左心室结构进行修正的治疗方法获得关注，除传统的外科心室减容术（surgical ventricular reconstruction，SVR）外，微创心室成形术（less invasive ventricular enhancement，LIVE）和经皮左心室重建术（percutaneous ventricular restoration，PVR）或称经导管心室隔离成形术（transcatheter ventricular partitioning restoration，TVPR）应运而生。本章主要针对 PVR 开展讨论，将着重阐述其理论基础、患者入选标准和术前评估、手术器械选择与操作。

一、背景和理论基础

心肌梗死后充血性心力衰竭发生发展的病理生理基础包括神经内分泌调控机制和机械性作用机制两部分。对充血性心力衰竭的病理生理机制深入了解，对其治疗策略和靶点的制定具有重要意义。在此基础上，逐渐形成了充血性心力衰竭左心室结构修正的理论基础。

（一）心肌梗死后充血性心力衰竭的病理生理基础

心肌梗死后充血性心力衰竭发生发展的病理生理基础包括神经内分泌调控机制和机械性作用机制。

目前认为神经内分泌系统的慢性启动是引起

心肌细胞产生结构和功能改变的主要内在因素。结构改变包括心肌细胞大小形态的变化、细胞间连接的变化、细胞外基质和胶原的沉积，功能改变则表现为 β 肾上腺素受体表达受损、钙离子和钠离子转运异常、内质网功能异常、异常基因表达的增加以及心肌细胞的凋亡增加等。

机械性作用机制则是在心肌梗死后，心肌全层坏死部分的心壁随着心脏泵血运动发生室壁扩张、变薄，坏死的心肌逐渐被纤维瘢痕组织所替代，病变区薄层的心室壁向外膨出，心脏收缩时丧失活动能力或呈现反常运动，形成室壁瘤。根据 Laplace 定律，收缩期和舒张期室壁压力改变刺激增加存活心肌区域心肌无效作功，氧需求量进一步增加，进而引起远离心肌梗死区组织缺氧，这种循环的重构过程导致心肌的广泛扩张，使左心室容积进一步增大，从而引起充血性心力衰竭恶化的临床表现。

值得注意的是，上述两种机制并非独立存在，而是彼此相辅相成，两者的共同作用焦点是引起心肌重塑，即心肌重塑是充血性心力衰竭持续发展的病理过程，是决定发病率和死亡率的重要因素。因此，现有的针对心肌梗死后充血性心力衰竭的药物治疗和机械干预均将抑制心肌重塑作为最主要的干预靶点之一。

（二）外科心室减容术的应用与启发

1989 年 Dor 等首先提出外科心室重建术（surgical ventricular restoration，SVR）的概念，强调切除室壁瘤的同时运用补片完成左心室的几何学重建。1996 年 Batista 提出左心室减容术（partial left ventriculectomy，PLV），但随访发现 PLV 尽管能即刻降低左心室容积，但术后心室仍会继续扩大。2001 年 Buckberg 等对 Dor 术式和 Batista 术式改进，提出了前室间隔旷置术（septal anterior ventricular exclusion，SAVE），该术式将补片置于心尖与高位室间隔，对左心室急性重建，从而达到修正左心室结构的目的。

外科左心室重建术仍具有较高的风险和创伤，且对患者长期预后改善作用不确切，其适应证及疗效也存在争议。2009 年新英格兰杂志发表的 STICH 研究[4] 显示，尽管与单纯冠状动脉旁路移植术（coronary artery bypass grafting，CABG）相比，同期行冠状动脉旁路移植术和心室重建术并未显著改善左心室射血分数（left ventricular ejection fraction，LVEF）≤ 35% 患者的总体生存率和再住院率；但进一步分析结果显示：当外科心室重建术后左心室收缩末期容积指数（left ventricular end-systolic volume index，LVESVi）降低至 70 ml/m² 以下时，患者生存率显著提高[5]（图 28-1 所示）。同时

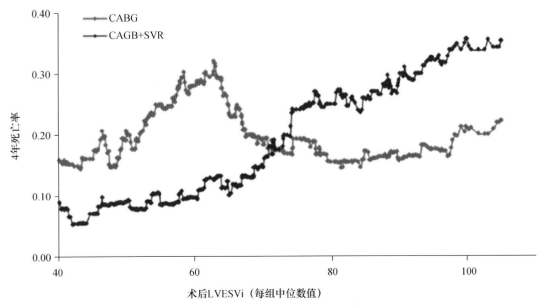

图 28-1　STICH 研究分析结果：外科心室重建术将 LVESVi 降低至 70 ml/m² 以下时，患者生存率显著提高；外科心室重建术后 LVESVi 在 40 ～ 100 ml/m² 范围内与患者 4 年的死亡率呈正相关[5]

指出，外科心室重建术后 LVESVi 在 40 ～ 100 ml/m² 范围内与患者 4 年的死亡率呈正相关。由此可见，LVESVi 是左心室结构重建的核心指标，而并非术前的基础 LVEF；因此对于术前左心室容积显著增大的患者而言，通过外科心室重建术将之降到合理范围内，将有效提高患者生存率。

此外，另一项 meta 分析研究也检索了药物和器械治疗射血分数降低心力衰竭患者的随机对照试验，对药物和器械治疗左心室重构后心功能参数的改变和患者生存率的相关性进行了分析。结果显示，当治疗后 LVESVi 降低值大于 14 ml/m²，显著降低患者死亡率的概率大于 80%[6]。

综上所述，尽管外科心室重建术存在种种争议与弊端，对于梗死后充血性心力衰竭患者而言，通过左心室减容术将 LVESVi 降低到合理范围内，对患者预后仍是有益的。那么通过微创或介入治疗手段是否能够达到同样的预期效果，甚至更优，则是 PVR 术备受瞩目的原因。

（三）经皮左心室重建术的理论基础

迄今为止，外科心室重建术未能成为外科常规治疗的原因之一是其手术风险较高。由于外科心室重建手术野涉及梗死瘢痕区域，因此手术并发症较多见，净获益受限。而 PVR 术则应用介入

技术，达到相似治疗目的，同时很大程度上避免了外科并发症风险。

PVR 是通过外周血管入路，将输送鞘送达左心室，并植入左心室隔离装置（left ventricular partitioning device，LVPD），从而将心室隔离为功能活动区域与无功能静止心腔，达到消除室壁瘤区域的逆向运动、显著降低心室容积、提高心室收缩能力等目的。其作用机制示意图如图 28-2 所示。由美国 CardioKinetix 公司研发的 Parachute® LVPD 系统于 2011 年率先获得 CE 认证，10 年来通过在多国（包括中国）的临床试验初步证实了其有效性和安全性。

2005 年 Parachute® LVPD 首次被应用于患者，此后的 Parachute 系列研究证实，LVPD 在降低心室容积及左心室压力的同时，尚能改善非梗死区域心肌的收缩能力，提高左右心室作功指数以及 LVEF、患者血流动力学以及功能状态（6 min 步行试验及生活质量评分）显著改善。Parachute Ⅲ 试验纳入了 100 例患者进行为期 1 年的随访，发现患者左心室容积显著减少，6 min 步行距离增加[7]。且相关研究发现 Parachute® LVPD 可促进心肌肉芽组织的早期愈合，从根源上避免了左心室的进一步重塑[8]。2015 年 Parachute China 研究主要终点结果公布[9]，Parachute® LVPD 达到主要终点

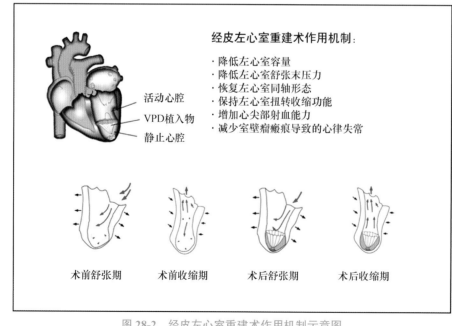

图 28-2　经皮左心室重建术作用机制示意图
VPD：心室隔离装置

（LVESVi 下降）以及两个次要终点（NYHA 分级改善以及生活质量评分改善）。

尽管上述研究初步显示了 Parachute® LVPD 的有效性和安全性，但其临床价值仍有赖于更大规模多中心、前瞻性、随机对照临床试验加以评估。Parachute Ⅳ 研究计划在美国 65 个中心选择 NYHA Ⅲ～Ⅳ 级、LVEF 在 15%～35% 的 478 例室壁瘤患者，进行为期 5 年的疗效与安全性随访。Parachute Ⅴ 临床研究旨在评估 Parachute® LVPD 植入后患者的生活质量以及心脏输出功能，该研究计划纳入 105 例接受 Parachute® LVPD 植入的患者以及 25 例对照组患者。

然而，遗憾的是上述两项研究于 2018 年被美国食品药品监督管理局中止，其原因主要是研究过程中发生多例围术期卒中，此外也有运营方面的因素。虽然上述研究暂时中止，但并不意味着 PVR 没有临床应用价值；相反地，其有效性已获得初步认定，安全性则与临床试验方案设计、研究规范性等问题相关。因此，预期可能在未来重启相关研究。

国内方面，上海心瑞医疗器械有限公司生产的 Heartech® LVPD 于 2015 年进入国家医疗器械研发绿色通道，并获得国家实用新型专利 4 项，通过国家食品药品监督管理总局天津医疗器械质量监督检验中心的型式检验，并已顺利完成首次应用于人体的（First-in-man，FIM）临床试验研究。该临床试验在国内 3 家医院进行，实际签署知情同意书并入组受试者 16 例，试验期间受试者脱落 1 例，脱落率为 6.25%；试验中未发生全因死亡、心肌梗死、需行择期 / 紧急心脏或胸主动脉手术、需采用器械或器械手术进行以导管技术为基础的介入治疗、需要透析的肾衰竭的主要不良心血管事件（MACE），未发生与试验器械相关的严重不良事件，未发生器械缺陷。主要有效性评价指标为手术后 1 个月 LVESVi 变化具有显著性差异（$P < 0.001$），主要有效性评价指标即刻手术成功率为 100%（15/15）（PPS 集），验证了 Heartech® LVPD 系统具有良好的有效性、良好的封闭性能和经导管植入的安全性。此外，术后 30 天峰值氧耗量指标、NYHA 心功能分级、6 min 步行试验、EQ5D（欧洲五维健康量表）评分、左心室舒张末期容积指数（LVEDVi）和 LVEF 均显著改善，表明 Heartech® LVPD 系统对逆转左心室重构，改善患者心功能，提高患者健康状况和生存质量方面可能带来获益。

上述 FIM 临床试验初步证明了 Heartech® LVPD 系统具有良好的安全性和有效性，对前壁心肌梗死伴有室壁运动异常引发的心力衰竭患者可能带来获益。相关主要研究结果见图 28-3。于 2018 年下半年开启一项针对 Heartech® LVPD 系统的前瞻性、多中心、单组目标值法的临床研究。

二、患者入选与术前评估

由于目前 PVR 技术手段和器械研发所限，无论 Parachute® LVPD 或 Heartech® LVPD 在植入前都应进行严格的患者筛选，目前报道的临床研究中，影像学筛除率均达到 50% 左右。因此，精准的左心室结构和功能影像学评估是 PVR 技术开展的重要前置条件。

（一）患者入选和排除标准

由于既往多项 PVR 研究所选用的患者入排标准均不完全相同，而根据理论基础和以往外科心室重建术研究结论（详见上文），LVPD 植入的治疗目标是抑制心肌重塑，故心肌梗死后心室收缩期室壁逆向运动是早期抑制心肌重塑的较佳契机；此外 LVESVi 的筛选价值优于 LVEF，故严格筛选 LVESVi 而适当放宽 LVEF 限制较为合理。因此，经专家委员会讨论制定了如下入排标准：

1. 入选标准

（1）年龄 ≥ 18 岁且 ≤ 80 岁；

（2）BMI < 40 kg/m²；

（3）LVEF ≤ 45% 且 ≥ 20%；

（4）LVESVi ≥ 50 ml/m² 的患者；

（5）经胸超声心动图表现为心肌梗死后左心室收缩期室壁呈逆向运动；

（6）在 60 天前发生前壁梗死后，出现缺血性心力衰竭（NYHA 分级为 Ⅱ 到 "未住院的" Ⅳ 级）症状；

（7）左心室必须具有适当的解剖结构（大小

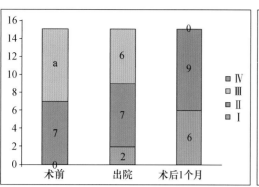

Heartech LVPD植入前后NYHA心功能分级

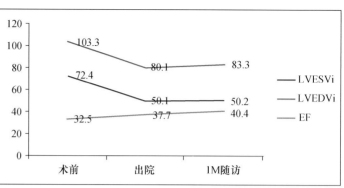

Heartech LVPD植入前后主要超声心动图检测指标

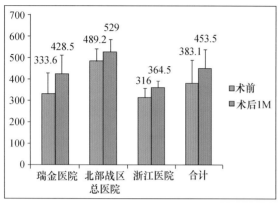

Heartech LVPD植入术前与术后1个月
6 min步行试验检测结果比较（单位：米）

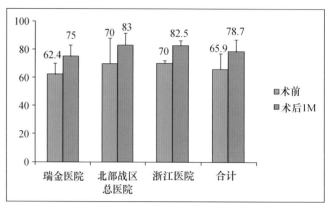

Heartech LVPD植入术前与术后1个月
EQ5D欧洲五维健康量表评分结果比较（单位：分）

图 28-3　Heartech® LVPD FIM 临床研究主要研究结果

和形态），使用心脏 CT 和左心室造影确认可以植入相应的 LVPD；

（8）根据目前 ACC/AHA 和中国心力衰竭诊治指南接受了合理的治疗。

2. 排除标准

（1）左心室解剖结构不适合 LVPD 植入的患者；

（2）除左心室前壁和左心室心尖部外的区域有明显的室壁运动异常；

（3）左心室内有血栓的患者；

（4）瓣膜狭窄或反流（三尖瓣、主动脉瓣或二尖瓣）＞ 2 ＋（中度）；

（5）近期（6 个月内）有脑血管意外（CVA）或短暂性脑缺血发作（TIA）；

（6）需进行长期透析的终末期肾脏疾病，发作中的脓毒症或活动期心内膜炎；

（7）入选住院时的预期寿命＜ 1 年；

（8）已知对阿司匹林、肝素、华法林、镍钛合金（钛和镍的合金）过敏或有禁忌证，或对造影剂敏感，在手术之前无法充分用药；

（9）筛选前 72 h 内有心源性休克发生；

（10）妊娠或有计划怀孕者。

（二）术前影像学评估

1. 超声心动图检测及分析

经胸超声心动图（transthoracic echocardiography，TTE）作为一种无创、简便、无辐射且拥有可靠重复性的影像学工具，对于 PVR 术前患者选择、围术期监护和术后疗效评估都有着重要的作用。目前，在术前筛查 PVR 适应证方面，国内外一致建议是：结合 TTE 和心脏 CT 两种无创影像技术来共同判断。通常 TTE 可以起到初筛的作用，而心脏 CT 则能进一步精确评价左心室解剖结构、几何形态、心尖部细微结构（如血栓、肌小梁等）等。因此，联合 TTE- 心脏 CT 来严格筛选适应证可以取得更为理想的围术期和短期随访结果。

PVR 的超声心动图检查方法及要点如下：和所有 TTE 检查过程类似，全面而细致的探查是 PVR 术前筛查、术后评估的基本要求。对于图像采取、留存，都应遵循规范化的 TTE 标准操作流程（表 28-1）。同时，在进行图像后处理的过程

表 28-1　PVR 术 TTE 标准操作流程

常规说明	1. 所有的超声图像需以 Dicom 格式储存
	2. 2D 超声心动图的帧频 > 30 帧 / 秒
	3. 窦性心律患者的所有图像需包含至少 3 个心动周期。房颤患者的图像需包含至少 5 个心动周期
	4. M 型的扫描速度设为 50 mm/s
	5. 频谱多普勒的扫描速度设为 50 mm/s
	6. 如果存在 2 个邻近的节段无法很好显示，需采用左心室声学增强剂并标记
	7. 可选：实时 3D 超声心动图的全容积图像（包含完整的左心室）以 Dicom 格式存储，单心动周期或 4 个心动周期
胸骨旁左心室长轴（PLAX）	1. 2D 灰阶模式：胸骨旁左心室长轴观，包含左心室、左心房、主动脉瓣
	2. 2D Zoom 模式：左心室流出道
	3. CDFI 模式：二尖瓣和主动脉瓣
	4. 如果存在中度以上二尖瓣或主动脉瓣反流，放大图像并缩小取样框聚焦于反流狭径（反流喷射口）
胸骨旁右心室流入道（RPLAX）	1. 2D 灰阶模式：三尖瓣
	2. CDFI 模式：三尖瓣
	3. 如果存在中度以上三尖瓣反流，放大图像并缩小取样框聚焦于反流狭径（反流喷射口）
	4. 如果存在三尖瓣反流，CW 模式获取最大速度
胸骨旁短轴（PSAX）	1. 2D 灰阶模式：左心室二尖瓣
	2. CDFI 模式：左心室二尖瓣
	3. 2D 灰阶模式：主动脉瓣
	4. CDFI 模式：主动脉瓣
	5. CDFI 模式：三尖瓣
	6. 如果存在中度以上三尖瓣反流，放大图像并缩小取样框聚焦于反流狭径（反流喷射口）
	7. 如果存在三尖瓣反流，CW 模式获取最大速度
	8. 2D 灰阶模式：左心室乳头肌水平，显示全部左心室壁及双侧乳头肌
心尖四腔心（A4C）	1. 2D 灰阶模式：标准心尖四腔心观（包含左心房以测量左心房容积）
	2. CDFI 模式：二尖瓣
	3. 如果存在中度以上二尖瓣反流，放大图像并缩小取样框，设定 Nyquist 极限为 20 ～ 40 以进行近端等速表面积法（PISA）测量
	4. 如果存在二尖瓣反流，CW 模式获取二尖瓣反流频谱以测量速度时间积分（VTI）
	5. PW 模式：二尖瓣瓣尖水平，测量 E、A、减速时间（DT）
	6. 脉冲组织多普勒模式：二尖瓣瓣环室间隔处及侧壁处［包含等容舒张期（IVRT）、等容收缩期（IVCT）］
	7. CDFI 模式：三尖瓣
	8. 如果存在中度以上三尖瓣反流，放大图像并缩小取样框聚焦于反流狭径（反流喷射口）
	9. 如果存在三尖瓣反流，CW 模式获取最大速度
	10. 2D 灰阶模式：聚焦左心室，包含室间隔、侧壁和整个心尖部
	PVR 术后：
	1. CDFI 模式：聚焦装置附近室间隔（并标示）
	2. CDFI 模式：聚焦装置附近侧壁（并标示）
心尖五腔心（A5C）	1. 2D 灰阶模式：左心室流出道
	2. CDFI 模式：左心室流出道
	3. 如果存在中度以上主动脉瓣反流，放大图像并缩小取样框聚焦于反流狭径（反流喷射口）
	4. PW 模式：左心室流出道

464

结构性心脏病心导管介入治疗

表 28-1　PVR 术 TTE 标准操作流程（续）

心尖二腔心（A2C）	1. 2D 灰阶模式：标准心尖二腔心观（包含左心房以测量左心房容积） 2. CDFI 模式：二尖瓣 3. 2D 灰阶模式：聚焦左心室，包含下壁、前壁和整个心尖部 PVR 术后： 1. CDFI 模式：聚焦装置附近下壁（并标示） 2. CDFI 模式：聚焦装置附近前壁（并标示）
心尖三腔心（A3C）	1. 2D 灰阶模式：标准心尖三腔心观 2. CDFI 模式：二尖瓣和主动脉瓣 3. 如果存在中度以上二尖瓣或主动脉瓣反流，放大图像并缩小取样框聚焦于反流狭径（反流喷射口） 3. 2D 灰阶模式：聚焦左心室，包含下侧壁、前间隔和整个心尖部 PVR 术后： 1. CDFI 模式：聚焦装置附近下侧壁（并标示） 2. CDFI 模式：聚焦装置附近前间隔（并标示）
对于具备实时 3D 超声心动图功能的实验室	实时 3D 灰阶模式：心尖四腔心观，聚焦左心室，包含室间隔、侧壁和整个心尖部，内膜显示清晰

中，左心室容量和 LVEF 值的计算，应采用心尖部双平面 Simpson 法估测。在此基础上，鉴于三维（three-dimensional，3D）-TTE 能不依赖几何模型假设而直接测量出左心室容量和 LVEF 值，且能半自动勾勒左心室内膜边界提高测量重复性，故在有条件的超声实验室，均应采用 3D-TTE 进行左心室容量测量和 LVEF 值换算（图 28-4）。

值得注意的是，根据 2018 年最新版《美国超声心动图学会（American Society of Echocardiography，ASE）左心室声学增强剂（ultrasonic enhancing agents，UEA）临床应用指南》，如果存在 2 个邻近的节段无法充分清晰显示，需采用 UEA 来评价左心室功能（LVEF 和左心室节段活动），特别是对于需要精确分析局部室壁运动的研究。ASE 指南指出，鉴于传统 TTE 的双平面法存在低估左心室容量的可能，应用 UEA 测量的左心室容量与心脏磁共振（CMR）的结果相关性更好，并且应用 UEA 后测量的 LVEF 值的观察者间变异度更小且与 CMR 测量值更为一致（图 28-5）。此外，ASE 指南指出应用 UEA 能在更精确地确诊心尖部室壁瘤及其大小的同时，更好地除外左心室心尖部血栓（图 28-6），鉴别假性室壁瘤。故而，UEA 在

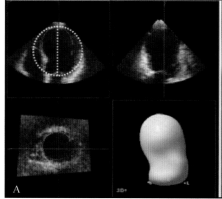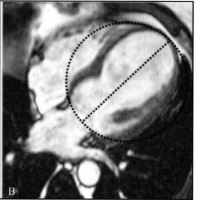

图 28-4　3D-TTE（A）和 CMR（B）显示左心室心尖部室壁瘤患者。应用 3D-TTE 技术精确计算左心室容量和 LVEF，与 CMR 结果相比较，其结果相关性更高。并且在合并室壁瘤的患者中可以精确测量室壁瘤容积和球形指数，以定量判断和筛选 PVR 患者

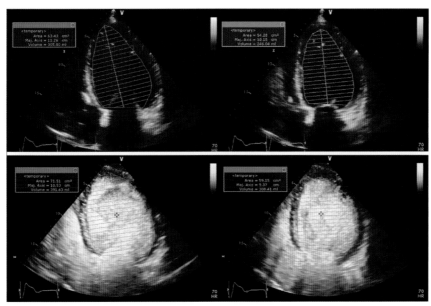

图 28-5　左心室舒张末期容积（LVEDV）和左心室收缩末期容积（LVESV）在有无应用 UEA 后的区别。上排从左向右：左心室增强前 LVEDV（306 ml）、LVESV（246 ml）。下排从左向右：左心室增强后 LVEDV（391 ml）、LVESV（308 ml）。可见增强后，计算出的左心室容量明显增加

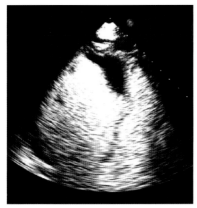

图 28-6　在非标准心尖四腔心切面观中，应用 UEA 后左心室心尖部室壁瘤处可见无增强区，考虑血栓形成

LVPD 的围术期 TTE 检查过程中有着相当可观的潜在应用前景。

对于 PVR 术后随访的患者，必须多切面探查 LVPD 装置，特别是人工装置的固定支架部位，以确定是否存在人工装置脱位（图 28-7），并调低彩色多普勒血流标尺（Scale）以探查低速的残余分流（图 28-8）。

2. 左心室及外周动脉 CTA 检测及分析

在目前阶段，左心室 CTA 检查仍是 PVR 术前影像学评估的核心手段，对于评估左心室壁瘤结构是否适宜植入 LVPD 和植入型号评估具有重要价值。

（1）左心室及外周动脉 CTA 检查方法

检查仪器要求：64 排或更高 CT 扫描仪；主要检查指标见表 28-2。

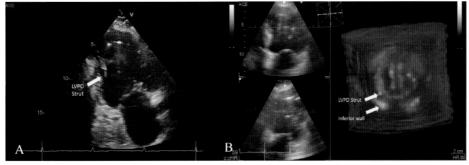

图 28-7　LVPD 人工装置固定支架微脱位

A. 心尖两腔心切面观中，可见 LVPD 人工装置的固定支架微脱位（近左心室下壁处），B. 实时三维图像（短轴切面观）再次确认固定支架微脱位，且实时动态影像中可见其在心腔内摆动

结构性心脏病心导管介入治疗

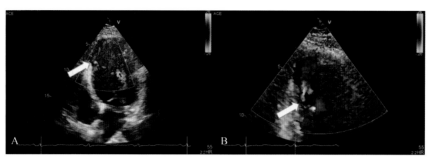

图 28-8 LVPD 人工装置残余分流

A. 心尖四腔心观，B. 心尖部局部放大（Zoom）模式。图中箭头所示部位为少量残余分流，值得注意的是，此时血流标尺设置为 - 26 ～ 26，以充分显示低速的残余分流

表 28-2 LVPD 植入前筛查左心室及外周动脉 CTA 检测要求简表	
扫描模式	回顾性 ECG 门控 CTA 扫描模式
扫描间隔	必须获得整个心动周期（0 ～ 100%）的图像，每隔 10% 心动周期进行图像重建，共重建 0%、10%、20%……100% 等 10 个心动周期的图像
扫描延迟时间	bolus tracking 扫描模式和 test bolus 扫描模式
层厚	1.5 ～ 2.5 mm
扫描范围	扫描范围需从气管分叉或者左肺动脉中层延伸到心脏下边界以下，心尖必须完全包括在内，加全主动脉增强扫描及重建（胸廓入口至膝盖平面）
其他	用 Kernel 来降低图像噪声

左心室 CTA 扫描要求①总则：心电门控，必须扫描完整心脏周期（0% ～ 100%），以完善评估左心室结构和功能。②术前心率：用 β 受体阻滞剂控制心率（非起搏器带动）< 65 次/分（建议术前 2 h 服用美托洛尔非缓释片），必要时静脉药物控制心率。③扫描范围：从气管分叉或左肺动脉中段至心底下缘，必须包含完整心尖；有室壁瘤的心脏可能需要更宽的扫描范围，须完整扫描。④ CTA 影像采集和重建方法：回顾性心电门控；完整心动周期（0% ～ 100%）：每隔 10% 心动周期进行图像重建，共重建 0%、10%、20%……100% 等 10 个心动周期的图像；bolus tracking 扫描模式和 test bolus 扫描模式；扫描层厚 1 ～ 3 mm，3 mm 层厚可能造成腱索影像缺陷，如条件允许，尽量控制在 1 ～ 2 mm；"Soft" Kernel 方法降低图像噪声。多相重建仅针对心脏，单相重建整个胸

腔，包括主动脉（按整体需求）。⑤造影剂注射方法：根据不同 CT 扫描仪要求，使用 50 ～ 100 ml；必须包含两相注射，初始注射速率 4 ～ 7 ml/s（总量取决于扫描范围），二次注射约 40 ～ 50 ml 生理盐水，速率与初始注射速率相同。⑥心脏 CTA 操作序列：患者术前沟通、训练以保证操作时能够屏住呼吸；扫描前连接心电导联，并记录节律；设定定位像，扫描野（FOV）包含头位至足位完整心脏；获取 test bolus 扫描像；控制呼吸获取图像。⑦ CTA 辐射控制：64 排以上 CT 扫描仪可获取更宽的扫描范围；控制心率可减少 50% 以上的辐射剂量；设定合适的扫描野也能够有效降低辐射剂量。

主动脉与外周入路血管 CTA 扫描要求：①范围：全主动脉增强扫描及重建（胸廓入口至膝盖平面）；②应充分显示血管内径大小、扭曲程度和钙化程度；③非门控获取骨盆影像，获取胸廓以外独立的影像。

（2）左心室及外周动脉 CTA 分析要点

CTA 图像分析是目前阶段 PVR 术最主要的影像筛选依据，选用具有三维分析能力的相关软件均可。如图 28-9 所示，CTA 图像分析应至少包含以下部分截面和重组图像：①舒张末期长轴垂直截面（图 28-9A 和 B）；②舒张末期隔离靶平面横截面（图 28-9C）；③收缩末期长轴垂直截面，需与舒张末期角度相同（图 28-9D 和 E）；④主动脉弓直径（图 28-9F）；⑤升主动脉与左心室长轴夹角（图 28-9G 和 H）；⑥入路外周血管三维图像（一般为股髂动脉，图 28-9I）；⑦双侧股动脉横截面重组图像（图 28-9J 和 K）；⑧穿刺点位置血

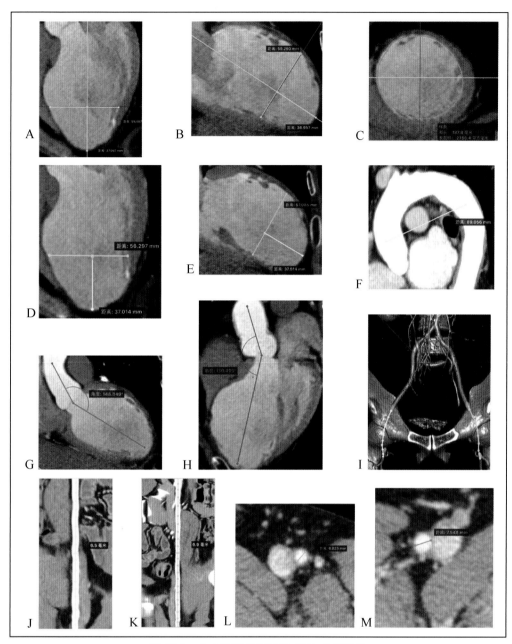

图 28-9 左心室及外周动脉 CTA 分析图像

A 和 **B**. 舒张末期长轴垂直截面；**C**. 舒张末期隔离靶平面横截面；**D** 和 **E**. 收缩末期长轴垂直截面；**F**. 主动脉弓直径；**G** 和 **H**. 升主动脉与左心室长轴夹角；**I**. 入路外周血管三维图像；**J** 和 **K**. 双侧股动脉横截面重组图像；**L** 和 **M**. 穿刺点位置血管内径

管内径（图 28-9L 和 M）。

　　CTA 图像分析主要用于鉴别患者左心室结构是否适宜植入 LVPD，并与左心室造影图像相互印证，以选择合适的 LVPD 规格。因此，是目前筛除进入影像评估阶段患者的最主要依据。患者被评估为不适宜植入 LVPD 的主要原因包括：①室壁瘤结构偏移，影响"着陆"或伞面张开（图 28-10A）；②心尖部"着陆点"周围血栓（图 28-10B）；③左心室壁内假腱索过于发达，影响系统定

位（图 28-10C）；④横位心，导引鞘管无法到达心尖部（图 28-10D）；⑤心尖部"着陆点"存在明显分隔，无法保证系统稳定性（图 28-10E）。此外，还包括室壁瘤过小、过大或入路血管问题等禁忌。

　　尽管目前 CTA 影像分析是术前结构筛查的主要依据，且已经在临床研究中广泛使用，但作者对其精确性和便捷度仍不十分满意。主要原因是现有 CTA 分析软件尚未达到四维（即左心室三维结构＋舒张／收缩时相同步显示）分析要求；同时

结构性心脏病心导管介入治疗

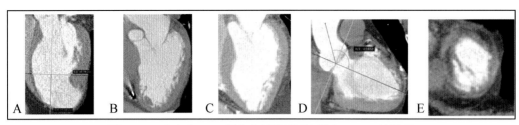

图 28-10　左心室 CTA 图像分析显示不宜植入 LVPD 的情况

A. 室壁瘤结构偏移，影响"着陆"或伞面张开；**B.** 心尖部"着陆点"周围血栓；**C.** 左心室壁内假腱索过于发达，影响系统定位；**D.** 横位心，导引鞘管无法到达心尖部；**E.** 心尖部"着陆点"存在明显分隔，无法保证系统稳定性

缺乏点对点追踪的运动和应力分析，故此对室壁瘤坏死区域的识别仍有待提高；此外，也无模拟 3D 打印显示预期植入效果的功能和人工智能识别分析能力。在此领域的新型软件（或模块）开发将有助于提高 PVR 术前影像分析的精准性和便捷性。

3. 左心室 MRI 检测及分析

相对于目前常用的 CTA 影像分析，磁共振成像（magnetic resonance imaging，MRI）在临床研究中尚未广泛应用，但其具有得天独厚的优势，同时也有限制性。

（1）常规心脏 MRI 扫描序列

①定标。②短轴录影：薄切片（5 mm）更佳，这在心腔中部和心尖部尤为重要；无切片间距。注意：确保短轴绝对是垂直于长轴，因为这将影响测量结果。③应获得完整交叠的 2 腔和 4 腔观影像，以构建完整左心室结构。④扫描长度：在整个左心室结构扫描过程中，需要获得完整短轴影像，心尖必须完全包括在内。注意：含有室壁瘤的心脏可能需要更大的扫描范围，才能获取完整扫描影像。⑤造影剂注射：扫描或测量不是必须使用钆造影剂，是否使用可自行选择。

（2）MRI 相对于 CTA 的优势与劣势

优势：①不仅能够获取精准的左心室结构影像，同时可以获取功能学数据，并替代超声心动图检测；②具有组织定征能力，可定性定量评估左心室梗死区域和"灰色区域"；③可获取心肌形变和应力数据，对 PVR 疗效评估具有重要价值；④可准确分析纤维化组织在整体心肌组织中的分布，对 PVR 疗效评估具有重要价值；⑤可通过 4D Flow 血流分析获取左心室血流动力学参数，对 PVR 疗效评估具有重要价值。

劣势：①由于技术、人员和设备原因，心脏 MRI 检测目前在国内尚未广泛开展；②获取心肌应力、纤维化和 4D Flow 血流分析等数据时，需要应用单独的扫描序列，完整检查耗时近 120 min，充血性心力衰竭患者耐受度和配合度有限；③用于 PVR 的 MRI 检测目前尚缺乏较权威的数据校准，可选择的影像分析软件多，但精准度有待进一步验证；④ MRI 扫描的经济性较 CTA 差。

三、手术器械与操作

（一）LVPD 结构组成及工作原理

现有 LVPD 系统结构组成大致相同，包括封堵器和输送系统，主要工作原理是采用微创介入方式，经皮（通常经股动脉）于左心室植入封堵器，隔离受损或异常的心室组织，降低左心室容积，从而改善左心室功能。以下描述以 Heartech® LVPD 为例。

1. LVPD 结构组成

封堵器系统主要由封堵器（隔离装置）和与其配套使用的输送系统两部分组成。封堵器由支架、隔离膜、底座、定位鞘和缝合线等组成（图 28-11A）。输送系统由手柄、导管、球囊、装载器、压力延长管等部件组成（图 28-11B）。导引鞘管主要由外鞘管、扩张器、连接件、压力延长管和三通阀等构成（图 28-11C）。

（1）封堵器规格如表 28-3 所示。

（2）输送系统规格如表 28-4 所示。

（3）导引鞘管规格如表 28-5 所示。

2. LVPD 工作机制

主要是采用微创介入方式，经皮（通常经股动脉）于左心室植入封堵器的方法，隔离受损或异常的心室组织，减少室壁瘤区域的张力从而抑制室壁

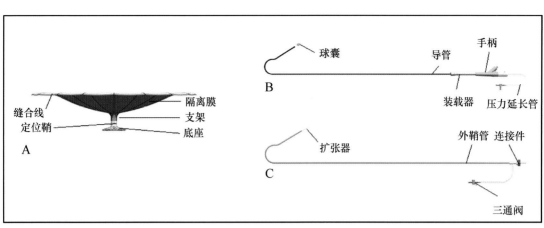

图 28-11　LVPD 结构组成

A.封堵器；**B**.输送系统；**C**.导引鞘管

表 28-3　封堵器规格尺寸表	
规格	**盘面直径 mm**
PVR-65	65
PVR-75	75
PVR-85	85
PVR-95	95
PVR-65s	65
PVR-75s	75
PVR-85s	85
PVR-95s	95

瘤的扩张，并且能降低剩余正常左心室心肌的张力负荷与左心室舒张末期压力，协助维持左心室原有的形态，改善同轴泵血能力，同时减少了心室容积和无效作功，因此具有改善左心室功能的作用。

（二）术前准备

1. 术前常规检查

包括三大常规、肝肾功能、血糖、血脂、电解质、出凝血功能、心肌蛋白、NT-Pro-BNP、血清病毒学检查和 X 线胸片检查等。上述检查用于核对入排标准及检验药物准备是否妥当。术前必须完善的功能学检查包括经胸超声心动图检查、左心室和外周血管 CTA 检查；如条件允许应完善左心室 MRI 检查，包括常规序列、T1 mapping 序列和 4D Flow 血流动力学检查序列。值得指出的是，由于梗死后充血性心力衰竭患者左心室重构是一个持续、渐进的过程，上述检查应在术前 2 个月内完成，检查具体方法详见本章前文所述。此外，还应对患者的基线生活质量进行评估，包括 6 min 步行试验和生活质量量表检测（推荐欧洲五维生活质量量表）。

2. 术前药物治疗

为减少围术期血栓事件，应在术前给予负荷剂量双联抗血小板药物，通常为阿司匹林 300 mg，氯吡格雷 600 mg；其中氯吡格雷也可在术前 1 周内持续口服达到 600 mg。可在术前开始给予华法林抗凝治疗，目标值为 INR 1.8 ～ 2.2，如术前未能稳定达到，则应在围术期开始低分子肝素抗凝

表 28-4　输送系统规格尺寸表					
	输送导管			**球囊**	
规格	**远端圆弧直径 （±5 mm）**	**有效长度 （cm±10%）**	**最大容量 （cc±10%）**	**标称直径 （mm±10%）**	**有效长度 （mm±10%）**
DS-PVR-20-35	35	156	20	32	17
DS-PVR-20	68				
DS-PVR-20-92	92				
DS-PVR-20-97	97				

结构性心脏病心导管介入治疗

表 28-5 导引鞘管规格尺寸表

规格	远端圆弧直径	外鞘管		扩张器		
		内径 mm	有效长度 cm	外径 mm	内径 mm	有效长度 cm
PGS35-12	35	3.50	112.5	3.33	1.0	121.5
PGS35-14	35	4.17		4.04	1.0	
PGS35-16	35	4.77		4.65	1.0	
PGS68-12	68	3.50		3.33	1.0	
PGS68-14	68	4.17		4.04	1.0	
PGS68-16	68	4.77		4.65	1.0	
PGS92-12	92	3.50		3.33	1.0	
PGS92-14	92	4.17		4.04	1.0	
PGS92-16	92	4.77		4.65	1.0	
PGS97-12	97	3.50		3.33	1.0	
PGS97-14	97	4.17		4.04	1.0	
PGS97-16	97	4.77		4.65	1.0	

治疗，并逐渐过渡到稳定的华法林抗凝治疗。其他常规药物如抗高血压药物、治疗糖尿病药物等均应照常服用，PVR 术前无需停药。一般情况下，PVR 术无需常规备血。术前视患者情况，可给予预防性抗生素治疗。

3. 术前谈话与签字

术前谈话应充分告知以下几个问题：① PVR 术是局麻下施行的手术，术中可能发生并发症，需转为外科紧急开胸手术（全身麻醉），因此术前应禁食 8 h。②手术的基本原理与过程，LVPD 植入的主要目的是阻断心肌梗死后心肌重塑过程，控制疾病进展，而并非完全纠正心力衰竭。③手术后需坚持抗栓抗凝治疗，中断药物治疗可能导致中枢和外周动脉血栓栓塞。④手术可能因患者心室结构异常未能成功施行。⑤签署知情同意书。

4. 器械准备

术前除了 LVPD 系统外，还应准备好如下配件，如表 28-6 所示。

术前还应准备好局部麻醉药、血管活性药物等。

（三）操作要点与注意事项

1. 麻醉、穿刺与血管预缝合

PVR 术一般采用局部麻醉，于心导管室实施

手术。根据术前 CT 影像规划选择导引鞘管入路（主路径），通常选择一侧股动脉；选择一侧桡动脉（通常为右侧）作为造影导管入路，用作释放前左心室造影定位。

首先穿刺桡动脉，置入 6 F 桡动脉鞘，然后沿 0.035 英寸导引导丝，将 6 F JR 3.5 右冠状动脉导管置入降主动脉，再选择性置入主路径侧髂动脉。在造影定位下，局麻腹股沟，并穿刺主路径股动脉正前壁，并造影检验穿刺点未涉及股动脉分支，并置入 8 F 或 10 F 鞘管。如遇桡动脉穿刺困难者，也可选择对侧股动脉穿刺造影。用两把 Percloser 血管缝合器交叉预缝合主路径股动脉穿刺点。一般情况下，应选择 2 点位置与 10 点位置，先后预缝合，使血管缝合位点交叉，以达到良好的缝合效果。预缝合完毕后，将缝线先行固定（不能扎紧缝合线），同时于缝合腔内重新置入 0.035 英寸导引导丝、8 F 或 10 F 鞘管。

2. 左心室造影与测量

在送入输送鞘之前，应用猪尾导管进行左心室造影，并根据 CT 测量角度，重新测算左心室舒张末期、收缩末期内径；LVPD 预期植入高度等直线距离。如两者相符，则可进一步送入鞘管，定位后释放。如两者存在显著差异，则应多角度

表 28-6　PVR 手术耗材和配件表

名称	具体要求	单台数量
造影剂	碘克沙醇或碘帕醇	2
缝合器	Percloser 血管缝合器	2
股动脉穿刺鞘	8 F 或 10 F	1
桡动脉鞘	6 F	1
桡动脉止血带	无	1
超滑导丝	0.035 英寸 150 cm	1
造影导丝	0.035 英寸 180 cm	1
超硬导丝	0.035 英寸 260 cm 超硬导丝；J 型头端	1
猪尾导管 6 F	带弯曲度 Pigtail	2
造影导管	6 F JR 3.5 右冠状动脉导管	1
三连三通、注射器	一次性使用介入手术器械包	1
手术包	一次性	1

行左心室造影并测量，以便调整植入器械规格，如图 28-12A 所示。

3. LVPD 定位与释放

完成测量后，用猪尾导管置换左心室内导引导丝，置入 0.035 英寸 260 cm 超硬导丝。注意置入前应充分塑形，使导丝头端形成圈状，以避免置入导引鞘管时对左心室造成损伤，同时提供足够的支撑力。导引导丝的头端应与预期的植入 LVPD "着陆点" 位置相符，可采用 CT 分析的垂直投射角度加以检验。然后沿强支撑导丝，将输送鞘植入左心室，注意避免置入过深，撤离导丝时引起左心室壁损伤。接着将 LVPD 系统沿输送系统送入左心室，仅露出 LVPD 系统头端 "着陆"

软盘，谨慎推送系统，将 "着陆" 软盘对准预期左心室 "着陆点"。同上垂直角度左心室造影，确认 "着陆点" 位置无偏移。

缓慢退后输送鞘，并于 LVPD 系统内扩张球囊中推注造影剂，造影剂稀释比例建议为 1 : 5，注意在撤退输送鞘时，应保持 LVPD 系统张力，避免释放时移位。逐渐扩张至 LVPD 系统充分展开，与左心室壁贴合良好。一般注射造影剂总量为 20 ml，可根据系统张开度酌情微调。如贴合情况不满意，可再次扩张，使系统充分展开，如图 28-12B 所示。充分展开 LVPD 系统后，可用造影定位猪尾导管注射少量造影剂以检验系统是否贴合良好。确认贴合良好后，逆时针旋转释放旋钮，将系统释放于左心室内。

4. 释放后左心室造影检查

释放系统后，应再次于垂直角度行左心室造影，确认系统固定良好，室壁瘤隔离充分。于左前斜足位（具体角度应于透视下调试）投射，检验系统边缘充分展开，然后撤出猪尾导管和输送鞘，如图 28-12C 所示。

5. 血管穿刺点缝合

撤出 LVPD 输送鞘管时，应用预埋的 Percloser 血管缝合器缝合主入路血管。一般情况下，应预留导丝，当确认缝合效果良好时，方可撤出，并再次推送缝合器直至穿刺点血管完全闭合。必要时，可通过桡动脉置入 JR 3.5 导管，行穿刺段血管造影，以确认缝合效果。最后撤出桡动脉鞘，以桡动脉压迫器压迫止血。主入路穿刺点缝合后，仍应制动并局部以砂袋压迫止血 6 h，12 h 内避免

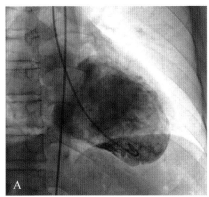
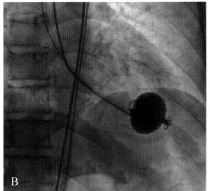
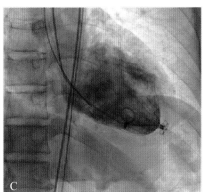

图 28-12　LVPD 系统释放过程

A. 植入前左心室造影；**B**. LVPD 球囊扩张展开；**C**. LVPD 系统释放后左心室造影

结构性心脏病心导管介入治疗

穿刺点附近关节活动。

6. 注意事项与并发症预防

（1）术前 CT 评估的 LVPD 预植入规格精准与否，是影响手术成功的关键因素。左心室造影时，应避免导管刺激左心室壁引起异常节律，从而对左心室内径等测量指标造成偏差。

（2）主入路穿刺点应位于血管正前壁，局部造影时，应保证穿刺点准确无误，以免影响缝合效果，并造成血管并发症。也可采用超声引导下股动脉穿刺的方法。

（3）初次输送系统时，不要将输送系统过于贴近"着陆点"，避免撤离导丝时损伤左心室壁。可在 LVPD 系统头端软盘释放出输送鞘时，再作调整。

（4）球囊扩张 LVPD 系统前，应确保系统头端软盘贴紧预定"着陆点"，然后一边固定系统，一边后撤鞘管，同时扩张球囊，避免系统张开时发生移位，造成 LVPD 系统未能成功张开。如发生脱落，则应考虑外科手术。同时，应注意 LVPD 系统张开前，适当泄去输送鞘管张力，降低移位风险。

（5）造影剂使用剂量应控制，初次定位造影及系统释放后造影时，推荐注射剂量 15 ml，注射速度 30 ml/s，注射压力 600 ～ 800 psi；其他辅助定位造影时，可酌情减少注射剂量。

（6）释放 LVPD 系统前，应确保室壁瘤隔离充分，无明显单侧或多点渗漏，必要时可使用球囊再次扩张，扩张时用输送鞘轻柔推送辅助。

（7）缝合血管时，应注意充分扩张皮下组织，使缝合线紧密缝合，避免血管并发症。

（8）如术前 INR 值未达到 2.0 ～ 2.5，应在术后 3 天内（或 INR 值未达标前）应用低分子肝素抗凝，避免出现围术期血栓事件。

四、总结与展望

相对于经导管主动脉瓣置换术、左心耳封堵术等成熟技术，PVR 术是当前结构性心脏病的全新领域，全球尚未有产品完成全部临床试验，并通过验收上市，因此其远期临床疗效仍有待验证。尽管如此，无论基于外科心室重建术的理论基础，还是初步临床试验结果都显示出其良好的预期性。

根据外科心室重建术临床研究结果，心肌梗死后心力衰竭患者 LVESVi 处于 40 ～ 100 ml/m^2 范围内与患者 4 年的死亡率呈正相关，而接受同期冠状动脉旁路移植（搭桥）与外科心室重建术后的患者 LVESVi 降低至 70 ml/m^2 以下时，生存率则显著提高。PVR 同样可以有效降低 LVESVi，且并发症发生率极低；对于存在明显的左心室心尖部逆向运动的患者，理论上 PVR 将更有效抑制梗死后心肌重塑。当前，国内和国际的多项 PVR 临床试验结果也同样显示出 LVPD 对提升或保持患者左心室功能及生活质量具有显著积极意义。

此外，对于 PVR 术的器械改进和影像评估技术手段仍有广阔的空间，尤其是磁共振影像对左心室结构功能的精准分析，以及专业影像学分析软件的开发等方面是研究者们热切期待的领域。

参考文献

［1］Roger VL. Epidemiology of heart failure. Circulation research，2013，113：646-659.

［2］Li J，Li X，Wang Q，et al. ST-segment elevation myocardial infarction in China from 2001 to 2011（the China PEACE-Retrospective Acute Myocardial Infarction Study）：a retrospective analysis of hospital data. Lancet，2015，385：441-451.

［3］Chen J，Normand SL，Wang Y，et al. National and regional trends in heart failure hospitalization and mortality rates for Medicare beneficiaries，1998—2008. JAMA，2011，306：1669-1678.

［4］Jones RH，Velazquez EJ，Michler RE，et al. Coronary bypass surgery with or without surgical ventricular reconstruction. New England Journal of Medicine，2009，360：1705-1717.

［5］Michler RE，Rouleau JL，Al-Khalidi HR，et al. Insights from the STICH trial：change in left ventricular size after coronary artery bypass grafting with and without surgical ventricular reconstruction. J Thorac Cardiovasc Sur，2013，146：1139-1145.

［6］Kramer DG，Trikalinos TA，Kent DM，et al. Quantitative evaluation of drug or device effects on ventricular remodeling as predictors of therapeutic effects on mortality in patients with heart failure and reduced

ejection fraction：a meta-analytic approach. JACC，2010，56：392-406.

［7］Thomas M，Nienaber CA，Ince H，et al. Percutaneous ventricular restoration（PVR）therapy using the Parachute device in 100 subjects with ischaemic dilated heart failure：one-year primary endpoint results of PARACHUTE Ⅲ，a European trial. EuroIntervention，2015，11：710-717.

［8］Ladich E，Otsuka F，Virmani R. A pathologic study of explanted parachute devices from seven heart failure patients following percutaneous ventricular restoration. Catheterization and Cardiovascular Interventions，2014，83：619-630.

［9］Yang YJ，Huo Y，Xu YW，et al. Percutaneous Ventricular Restoration Therapy Using the Parachute Device in Chinese Patients with Ischemic Heart Failure：Three-Month Primary End-point Results of PARACHUTE China Study. Chinese Medical Journal，2016，129：2058-2062.

29 微创心室折叠减容术治疗心肌梗死后室壁瘤

（王 焱）

第一节 心肌梗死后室壁瘤的形成和危害

近年来随着我国经济生活水平的提高和人民生活方式的改变，以及老龄化社会的到来，心脑血管疾病发病率和死亡率居高不下。其中急性心肌梗死发病率呈现快速上升趋势，虽然近年来我国胸痛中心建设迅猛发展，急诊 PCI 取得了巨大成就；但仍有很多患者，特别是在广大的农村地区，发病后就诊延迟，从而错过了开通罪犯血管的最佳时间窗。急性心肌梗死患者，特别是开通罪犯血管延迟或大面积心肌梗死的患者，梗死区域薄层的心室壁向外膨出，心脏收缩时丧失活动能力或呈现反常运动，约有 10% ～ 30% 患者会发生室壁瘤（ventricular aneurysm）[1-2]。鉴于我国急性心肌梗死中接受急诊 PCI 患者比例仍处于较低水平，室壁瘤患者发病率显著升高。

一、室壁瘤的分类

室壁瘤是心肌梗死后心室重构失代偿导致的结果，梗死区域因心肌全层或大量坏死而出现室壁扩张、变薄，坏死的心肌逐渐被纤维瘢痕组织所替代，病变区薄层的心室壁向外膨出，心脏收缩时丧失活动能力或呈现反常运动。按照解剖结构可分为真性室壁瘤和假性室壁瘤。真性室壁瘤是指由于大面积心肌梗死后，梗死的室壁区域在愈合过程中逐渐被纤维组织替代，逐渐变薄，呈囊状、袋状或不规则形状向室壁外突出，心脏收缩时丧失活动能力或出现反常运动[3-4]。假性室壁瘤是指各种原因心室壁破裂后，心脏出血形成的血肿被心包、纤维组织所包裹，形成一个与心室腔相通、但瘤壁没有任

何心肌组织的囊状结构，常发生于心脏术后。假性室壁瘤类似于一个"定时炸弹"，随时有发生破裂风险，需要紧急手术[5-6]。真性室壁瘤又分为急性和慢性。急性室壁瘤多在心肌梗死急性期形成，常在心肌梗死发病后 24 h 内形成，易发生心脏破裂。慢性室壁瘤指在心肌梗死愈合过程中，梗死区逐渐被结缔组织替代，形成纤维瘢痕组织。多数学者认为，心肌梗死发生 15 天后的室壁瘤为慢性室壁瘤，大多数慢性室壁瘤因瘤壁多为致密且坚韧的纤维结缔组织，因此一般不会发生瘤壁破裂。

二、室壁瘤形成的危险因素

临床上室壁瘤发生的危险因素多种多样，目前尚无明确确定的独立危险因素。一般认为前壁心肌梗死特别是前降支完全或次全闭塞、收缩压升高、再血管化时间延迟、左心室射血分数降低、既往心肌梗死病史是室壁瘤发生的重要危险因素。因为前壁或心尖部通常只有左前降支单支血管供血，且心尖部只有三层心肌，心室壁较薄，容易发生透壁性心肌梗死，在心脏收缩时特别是血压升高时容易使心室壁膨出从而形成室壁瘤。再血管化时间延误是公认的独立危险因素，时间延迟造成缺血坏死心肌增多，从而损伤加重；同既往心肌梗死病史患者相似，更容易发生左心室射血分数降低，从而更易形成室壁瘤。

三、室壁瘤的诊断

结合患者心肌梗死的病史和影像学检查，室壁

瘤的诊断并不困难。心电图作为临床最简单易行的检查，可以提供室壁瘤诊断的线索，如出现持续的 ST 段抬高，且 ST 段抬高同一导联有异常 Q 波形成，心电图对诊断室壁瘤的敏感性较好，但是诊断特异性低于其他影像学检查[7]。超声心动图是目前诊断室壁瘤的最常用方法，敏感性为65%～91%，特异性可高达83%～95%[8-9]。近年来组织多普勒成像、三维超声等技术的发展使超声心动图对室壁瘤的诊断更为准确。左心室造影能对室壁瘤的大小、位置、异常搏动以及瓣膜反流情况做出评价，但因其为有创检查，且具有一定的手术风险，故限制了其应用。核素心室造影与左心室造影的符合率达96%，是目前公认的诊断室壁瘤无创检查中较为理想的方法，同时结合核素心肌灌注显像，临床诊断价值更高[10-11]。磁共振成像可清晰显示室壁瘤的大小、形态、运动和附壁血栓的情况，是评价左心室功能和心腔大小、室壁瘢痕组织最可靠的方法，对病情评估和策略制定具有重要价值[12-13]。

四、室壁瘤的临床症状、危害和预后

大多数室壁瘤患者临床表现具有多样性，主要症状为充血性心力衰竭、血栓栓塞、心绞痛、室性心律失常、晕厥前兆或心脏性猝死等。室壁瘤因为心肌收缩力下降或丧失，左心室收缩顺序改变、瘢痕区域矛盾运动，严重影响心肌梗死后重塑的左心室功能，5 年内心力衰竭发生率为40%～60%[14]。另外，室壁瘤患者因局部心内膜损伤和矛盾运动涡流形成，致使附壁血栓更容易发生，发生率高达 20%～60%[15-17]；附壁血栓形成后容易导致脑卒中和其他周围血管栓塞事件的发生，从而使病死率和致残率较单纯心肌梗死增高50%[18-19]。再次室壁瘤大面积瘢痕形成的心力衰竭患者常常伴有心律失常，与瘢痕组织的电活动改变和心力衰竭有密切关系，其中很多为室性心动过速、心室颤动等恶性心律失常事件，但国内埋藏式心脏复律除颤器（ICD）和心脏再同步化治疗-除颤器（CRT-D）植入率很低，从而进一步增加了室壁瘤患者病死率和致残率。Bruschke观察发现室壁瘤患者 5 年死亡率为64%，而无室壁瘤的心肌梗死患者 5 年死亡率为29%[20]。

鉴于我国目前疾病谱中心脑血管疾病逐年增加，且很多急性心肌梗死患者就诊延迟，室壁瘤发病率呈逐年上升趋势。因此室壁瘤已经成为影响国人健康的重要疾病，如何应对室壁瘤成为减少急性心肌梗死患者病死率和致残率的重要课题。

第二节　左心室真性室壁瘤的治疗策略

左心室室壁瘤患者因为局部心肌组织的运动减弱或反常，导致血流动力学改变，从而有心力衰竭、血栓形成和心律失常的危害，应该积极治疗和干预。目前室壁瘤的治疗原则主要是减轻心肌重塑、再血管化治疗、血栓的预防和治疗、干细胞治疗和改变瘤体解剖结构。

一、减轻心肌重塑

对于心肌梗死的患者规范的内科药物治疗可减轻心肌重塑，包括 ACEI、β 受体阻滞剂、醛固酮受体拮抗剂等，上述药物通过改变心肌梗死后的神经-体液代偿机制，从而改善心肌重塑。上述药物结合抗血小板和他汀类调脂药物，已经成为心肌梗死患者的经典治疗，也能减轻左心室室壁瘤的心肌重塑，从而改善预后[21]。

二、室壁瘤的再血管化治疗

对于急性心肌梗死患者尽快进行有效的再血管化治疗，是有效预防室壁瘤形成的重要手段。但对于已经形成室壁瘤的患者，目前认为如果患者室壁瘤及附近区域仍有大量存活心肌，进行血运重建可减轻室壁瘤的扩张，增加残留存活细胞岛的数量，使大量处于冬眠状态的心肌恢复活力，从而改善室壁运动，改善心脏功能。但如果检查提示没有存活心肌，心肌组织完全被纤维瘢痕组织所取代，进行再血管化治疗意义不大。

三、室壁瘤附壁血栓的预防和治疗

已经发生附壁血栓的室壁瘤患者进行抗凝治疗并无争议，且目前专家认为华法林具有确凿的证据，鉴于新型口服抗凝药（NOAC）在心房颤动治疗中出血事件减少的优势，目前有多项临床研究正在进行。

另外，是否需要对未发生血栓的室壁瘤患者进行预防性抗凝治疗目前尚无定论。早在1993年Vaitkus等[22]荟萃分析了11个观察研究，共纳入856例患者，显示室壁瘤患者预抗凝治疗可显著减少附壁血栓和栓塞事件的发生。2013年Mega等[23]发现基于阿司匹林和氯吡格雷或替格瑞洛双联抗血小板基础上，加用利伐沙班（2.5 mg 1日2次）可显著降低2年后的心血管病事件，同时伴随出血事件的显著增多，但大出血事件未显著增加。上述研究为室壁瘤患者预防抗凝提供了证据，然而新近2015年Lee等研究发现室壁瘤患者使用华法林，并未显示出减少心血管病事件和栓塞事件的获益[23-24]。因此对于室壁瘤患者是否进行预防性抗凝还需要进一步研究佐证。

四、室壁瘤的干细胞治疗

再生医学是康复医学的重要方面，干细胞是具有多向分化潜能的祖细胞，干细胞可能具有分化成为心肌细胞、促进血管新生和旁分泌等机制。目前干细胞治疗陈旧性心肌梗死多为中性结果，且使用细胞种类和数量、移植途径和抑制时间等问题都未解决，临床应用还需要进一步的研究支持。

五、室壁瘤的解剖结构治疗

在上述药物治疗基础上，更重要的是改变室壁瘤的机械结构，改变室壁瘤结构可以减少左心室容积，根据Laplace定律可以减轻左心室张力，从而减少心肌耗氧、增加心肌收缩效率、改善心室收缩不同步，从而改善心功能，减少心力衰竭、附壁血栓和心律失常事件的发生。

改变室壁瘤机械结构的传统治疗方法是外科室壁瘤切除术。1912年Wieting等开始了室壁瘤的外科手术尝试；首例当代经典室壁瘤切除术于1958年由Cooley等[25]在体外循环支持下完成，其最大限度切除纤维瘢痕组织而后对左心室切口做线形缝合，成为其后数十年的经典术式。而后Dor[26]和Jatene等[27]提出了使用补片减轻缝合后张力的方法，提出了外科心室重建的概念，其手术目的并非单纯摘除室壁瘤的瘤样心肌，而是要尽力恢复左心室的原始解剖形态；补片修补的主要优势在于重建左心室的几何构型、消除矛盾运动以及缩小无运动区。而后又有学者提出左心室减容术、前室间隔旷置术和动脉瘤内缝合术等不同的术式，但具体效果仍有待进一步验证[28-30]。几乎上述所有外科术式都需要心脏停跳和体外循环，开胸切开左心室，手术创伤较大。

近年来，随着介入技术手段的不断发展，出现了数种左心室重建装置：包括Acorn CorCap，Paracor HeartNet，Myocor Myosplint and Coapsys，PARACHUTE，BioVentrix Revivent。目前使用较为成熟的两套系统分别是Cardiokinetix公司的Parachute和BioVentrix公司的Revivent TC[23, 31-33]。

Parachute系统将伞状封堵器送至植入部位，通过头端的球囊打开植入装置，使植入装置的金属支架锚定于附着部位，实现室壁瘤和左心室正常心肌的分区。目前，Parachute正在进行多项临床研究，其中三年研究结果显示可明显减少左心室舒张末期、收缩末期容积指数[28, 34-35]。2013年10月北京大学第一医院霍勇教授成功开展了我国首例经皮左心室重建术，目前国内共完成70余例。作者所在医院于2015年至今共完成25例患者的Parachute成功植入（1例患者在植入过程中、尚未释放器械时感胸闷不适，立即取出无并发症发生），术后随访3年。其中1例91岁高龄患在术后 40 天左右因严重肺部感染引发多器官功能衰竭死亡；2 例患者（分别为术后 256 天和术后 352 天）在院外发生不明原因猝死；2 例患者在随访过程中发现伞体与伞柱交界处断裂但患者无不适症状；3 例患者在术后 1 年左右发现伞部附着血栓但无脑梗死等栓塞事件发生，经抗凝治疗血栓溶解。其余患者无严重并发症发生，术后患者的 NYHA 心功能分级较前明显改善、6 min 步行试验和左心室射血分数较术前明显好转。

BioVentrix 公司的 Revivent TC 技术，即微创心室折叠术，是新近开展的微创技术，目前有限的临床资料显示具有较好的临床效果，将在后文详细介绍。

综上所述，室壁瘤作为心肌梗死的并发症，治疗一方面需要积极的综合内科治疗以减轻心肌重塑和冠心病的二级预防，另一方面如果条件许可积极进行室壁瘤的机械结构改变，从而有效减少心肌耗氧、增加心肌收缩效率、改善心室收缩不同步，继而改善心功能，减少心力衰竭、附壁血栓和心律失常事件的发生。

第三节　微创心室折叠减容术治疗室壁瘤

微创心室减容术，即 Revivent TC 技术，也称为微小创伤介入心室增强系统（Less Invasive Ventricular Enhancement TM），是美国 BioVentrix 公司推出的一款治疗技术，已经允许在欧盟上市，截止撰稿时为止，全世界已经完成病例近 150 余例，我中心完成 23 例，是目前为止完成最多的中心。

一、微创心力衰竭折叠减容术的手术过程

Revivent TC 技术是室壁瘤重建治疗中的一个重要里程碑，该系统是 Revivent 技术的改良版本，将间隔右心室侧锚定装置由通过间隔传送，改进为通过静脉系统-右心室传送（图 29-1）[31, 36]。

该技术由富有经验的心内科介入医生和心外科医生共同完成，首先通过胸前小切口穿刺室壁瘤左心室游离壁和室间隔至右心室，而后用经过颈内静脉-上腔静脉-右心房-右心室的抓捕系统进行抓捕，建立颈内静脉-上腔静脉-右心房-三尖瓣-右心室-室间隔-左心室-左心室游离壁轨道。而后沿此轨道送入锚定装置，继而收紧分别位于右心室和左心室游离壁的上述锚定装置，完成室壁瘤隔离，多数患者需要 2 ～ 4 个锚定装置即可以做到较为完全的左心室重建。这一杂交手术方式与传统的外科左心室重建相比较，无需心脏停跳和体外循环支持，无需大切口开胸和心室切开，从而显著减小了手术创伤、缩短了手术时间和平均住院日。

二、微创心力衰竭折叠减容术的临床效果

目前尚未有 Revivent TC 相关的临床研究发布，两项在欧洲进行的临床试验（BRAVE-TC 和 ALIVE）已纳入近百例的患者并接受治疗；在随访中发现左心室舒张末期 / 收缩末期容积指数较术前均减少约 30%（图 29-2），左心室射血分数增加 20%，并且 NYHA 心功能分级、6 min 步行试验和明尼苏达心力衰竭量表指数均有所改善[31-37]。

作者所在医院是亚洲首个开展 Revivent TC 技术的医疗中心，目前已经对 23 例患者成功进行了

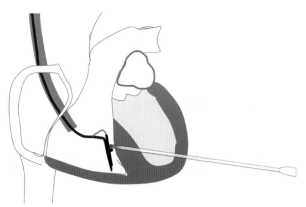

图 29-1　Revivent TC 手术轨道建立示意图

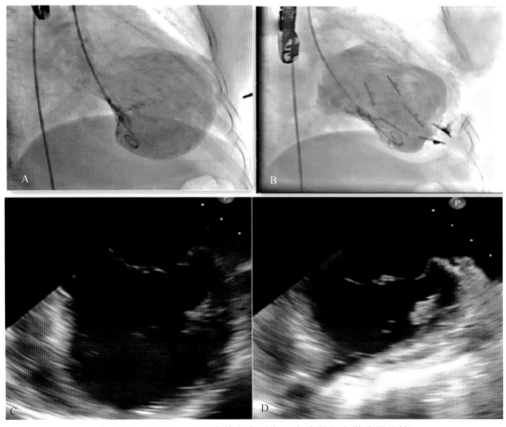

图 29-2　Revivent TC 术前和术后左心室造影和声学造影比较

A. 术前左心室造影；**B**. 术后左心室造影；**C**. 术前声学造影；**D**. 术后 1 个月声学造影

左心室减容术，是截至目前全世界开展最多的一家中心。23 例患者均成功完成了室壁瘤减容手术，截止撰稿时平均随访时间 9 个月（2～17.3 个月），仅 2 例发生严重不良心血管疾病事件。一例患者术后 48 h 发生急性左心衰竭，肝肾功能急剧恶化，超声提示三尖瓣腱索断裂、严重三尖瓣反流，明确后立即行三尖瓣换瓣术，而后体外膜肺氧合（extracorporeal membrane oxygenation，ECMO）和血滤支持治疗，后患者发生严重右下肢感染和坏疽，因患者家属拒绝及时截肢治疗最终因严重感染、多器官功能衰竭而死亡。另一例患者因术后残余分流，反复发生心力衰竭住院治疗，经强化抗心力衰竭药物治疗，目前心功能改善。术后心脏磁共振资料显示（图 29-3），Revivent TC 技术可显著减少左心室舒张末期容积分数［（117.2±20.1）ml/m^2 vs.（99.9±19.5）ml/m^2，$P = 0.021$］；改善左心室射血分数［（26.2%±8.4%）vs.（35.1%±11.5%），$P = 0.018$］，左心室心输出量［（4.05±0.81）L/min vs.（4.93±0.82）L/min，$P = 0.004$］

和左心室心脏指数［（2.22±0.78）L/（min·m^2）vs.（2.77±0.71）L/（min·m^2），$P = 0.046$］。从而显著改善患者 NYHA 心功能分级［（2.72±0.67）vs.（1.67±0.59），$P < 0.001$］和 6 min 步行试验［（362±96）m vs.（484±87）m，$P < 0.001$］。

三、微创心力衰竭折叠减容术的适应证和禁忌证

作者所在中心的资料显示 Revivent TC 技术具有良好的安全性和有效性，但并非所有的室壁瘤患者均可以进行上述微创治疗。鉴于上述嵌合技术的操作特点，Revivent TC 技术主要适用于前壁心肌梗死后室壁瘤，且延迟钆增强 CMR 显示左心室前壁、室间隔和（或）心尖部存在连续性透壁心肌梗死瘢痕患者。目前确定的适应证如下：①年龄≥ 18 岁；②透壁性前间壁心肌梗死后 90 天以上、已接受优化抗心力衰竭药物治疗、纽约

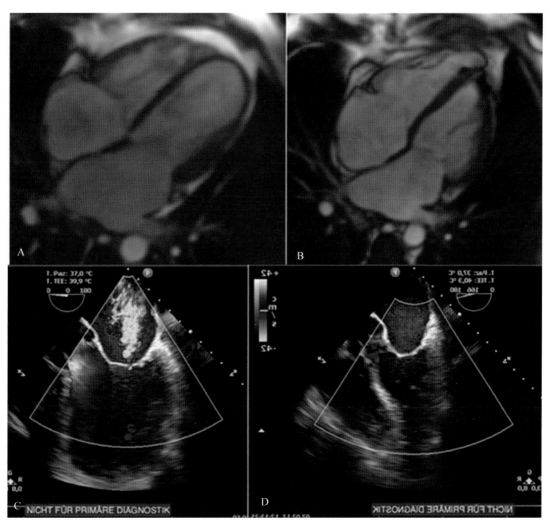

图 29-3　Revivent TC 术前和术后心脏磁共振和超声心动图比较

A. 术前磁共振成像；**B.** 术后 3 个月磁共振成像；**C.** 术前超声心动图；**D.** 术后 3 个月超声心动图

心脏协会（NYHA）心功能分级Ⅱ～Ⅲ级的心力衰竭患者；③ CMR 延迟钆增强显示左心室前壁、室间隔和（或）心尖部存在连续性透壁心肌梗死瘢痕，且左心室射血分数≥ 15% 和≤ 40%；④左心室前壁瘢痕区域存在结构异常或者运动异常；⑤折叠室壁瘤后其预期寿命超过 1 年。

对于以下情况原则上禁忌手术：冠状动脉仍需再血管化治疗；左心室和右心系统内存在血栓或其他肿物；60 天内植入包括心脏再同步化治疗（CRT）在内的永久起搏装置，右心导管测定肺动脉收缩压＞ 60 mmHg；既往有右颈部手术、心包切开或影响左侧肋间切口的手术；无法接受抗凝或抗血小板治疗的患者；感染性心内膜炎活动期或其他活动性感染，90 天内心肌梗死，严重心功能障碍，左心室射血分数＜ 15%；严重肝肾功能不全，妨碍短暂单侧肺通气的肺部疾病。

第四节　微创心室折叠减容术实践中发现的问题

因为微创室壁瘤减容术是一种全新的嵌合治疗技术，目前缺乏大规模临床试验的证实，在临床实践中发现室壁瘤减容术是一种安全有效的技术，但也存在以下问题需要在临床实践中进一步探讨。

一、微创室壁瘤减容术围术期治疗

在 Revivent TC 术前筛选和术后随访过程中，作者发现室壁瘤患者附壁血栓发生率高达 20%，因经胸超声心动图对小的附壁血栓很容易漏诊，左心室声学造影和 CMR 可较敏感地识别附壁血栓。因此对室壁瘤患者的预防性抗凝治疗至关重要，令人遗憾的是目前如何抗凝尚无定论。作者中心根据患者发生血栓和出血的危险分层进行预防性抗凝，取得了较好效果。在 Revivent TC 术后对患者使用华法林进行有效的抗凝治疗，使 INR 维持在 2.0～3.0 之间，抗凝时间为 6 个月，在随访期间没有大出血事件发生，部分患者术后 1 年左心室声学造影和 CMR 也未发现附壁血栓；说明 Revivent TC 技术可有效改变室壁瘤机械结构，可能会降低附壁血栓的发生。

围术期过程中发现 Revivent TC 技术的魅力在于微小创伤，较既往传统外科治疗明显减轻了手术创伤、缩短了住院时间，术后肺部感染和抗生素使用显著减少，手术患者得到了较好的临床治疗体验。围术期肋间切口疼痛是影响患者术后恢复的重要因素，部分患者因伤口疼痛人为减少呼吸幅度，从而增加了发生肺不张的发生率。因此术前的腹式呼吸锻炼和术后有效镇痛非常重要。

二、微创室壁瘤减容术的并发症

Revivent TC 是一种微小创伤的嵌合手术，理论上讲也可能会出现心脏介入和外科手术的某些并发症，下文列举了可能出现的并发症。

1. 三尖瓣及腱索损伤

鉴于 Revivent TC 操作过程中需要建立静脉-右心房-右心室-室间隔-左心室-左心室游离壁通道，在捕捉和牵拉导丝过程中有可能损伤右心室的三尖瓣及腱索等结构。作者中心有 1 例患者术后第二天超声心动图提示三尖瓣腱索断裂，考虑可能与术中轨道建立时损伤相关。术中实时经食管超声心动图监测三尖瓣反流情况，术者轻柔操作，特别切忌存在阻力时进行捕捉和牵拉导丝，

可有效避免损伤右心室的三尖瓣及腱索等结构。

2. 卒中或肺栓塞

是 Revivent TC 术后可能出现的并发症之一。手术过程中左心和右心系统的血栓脱落成为最主要原因，术前确定心室系统无血栓，术中充分肝素化，术后采用充足的抗凝治疗，均可减少上述并发症的发生。作者中心无一例患者出现栓塞事件。

3. 心律失常传导阻滞

由于三尖瓣瓣环与传导系统解剖上的毗邻关系，手术过程中器械导致的径向张力可致传导系统的损伤，从而可发生传导阻滞，严重者需要植入人工永久起搏器。术前识别高危因素，术中避免粗暴操作，可减少这一并发症的发生。一旦发生严重的房室传导阻滞，可以植入临时或永久心脏起搏器。作者中心所有病例没有上述并发症的发生。

除上述并发症外，Revivent TC 作为一种嵌合手术，可能还会出现出血、血管损伤、急性肾功能损伤等介入和手术并发症。

三、微创室壁瘤减容术仍有待探讨的问题

Revivent TC 技术是一种全新的室壁瘤治疗方法，在短暂的临床实践中发现还有很多问题函待解决，如室壁瘤折叠术后对心肌电活动的影响，国外曾报道一例患者 Revivent TC 术后发生室性心动过速，而后进行了射频消融治疗。国外接受 Revivent TC 治疗的一例患者已植入 ICD，ICD 记录显示在 Revivent TC 术后，患者的放电事件较术前明显减少。目前折叠治疗对室性心动过速等心律失常事件的影响并不清楚，室壁瘤瘢痕组织的折叠理论上不会对心电活动产生影响，但折叠过程中不排除损伤部分存活的心肌，以及继而导致的传导顺序改变可能会增加心律失常的发生率。

部分室壁瘤患者可能会出现术后残余分流，源于折叠治疗后铆钉方向欠佳或铆钉个数不够，发生分流后会影响折叠手术的治疗效果。在术前应仔细阅读磁共振图像，对瘢痕组织和手术入路

做出准确判断，术中应使用经食管超声心动图和左心室造影反复检测，将铆钉方向调整到最佳状态，尽力避免残余分流的发生。

为减少术后心室附壁血栓的形成，需使用华法林抗凝 6 个月，INR 调整到 2.0 ～ 3.0，对于急性冠脉综合征或冠状动脉支架植入不足 1 年的患者合并使用一种抗血小板药物，但抗凝时间是否足够，术后联合抗血小板的治疗期限，以及新型口服抗凝药是否适用等问题仍有待在以后的工作实践中进一步研究探讨。

由于心脏的运动较复杂，除沿心脏长轴和短轴运动外，还伴随扭转运动，扭转运动对正常心脏收缩功能很重要，可能还促进舒张早期心室充盈。室壁瘤形成会减弱左心室心尖部的扭转运动，从而影响心脏功能。心尖部室壁瘤术后减少了室壁瘤容积，但折叠后对左心室扭转运动的影响如何，还需要进行深入研究。

综上所述，鉴于我国急性心肌梗死的发病和治疗现状，室壁瘤患者逐年增多，因此对上述患者进行有效的药物二级预防和室壁瘤结构治疗至关重要，任重而道远。Revivent TC 技术无需体外循环和传统外科开胸，是一种微小创伤、安全性良好的嵌合手术，主要适应于前间隔和左心室前壁具有连续性透壁瘢痕组织的室壁瘤患者，术后可显著减少左心室容积、改善左心室功能和减轻心力衰竭症状。特别是针对因上述原因导致严重心力衰竭等待心脏移植患者，或因为其他原因无法接受心脏移植的患者，Revivent TC 技术是一种良好的过渡和替代治疗。但因为其是一种全新的治疗方法，开展时间较短，其长期临床效果还需要进一步的大规模临床研究加以证实，我们也希望这一技术能为更多的心肌梗死后室壁瘤患者带来福音。

参考文献

[1] Ruzza A，LSC C，Arabia F，et al. Left Ventricular Reconstruction for Postinfarction Left Ventricular Aneurysm：Review of Surgical Techniques. Tex Heart Inst J，2017，44：326-335.

[2] Dubnow MH，Burchell HB，Titus JL. Postinfarction ventricular aneurysm. A clinicomorphologic and electrocardiographic study of 80 cases. Am Heart J，1965，70：753-760.

[3] Lucas LA，Somerville C. Images in clinical medicine. Left ventricular aneurysm. N Engl J Med，2014，370：e5.

[4] Iqbal M，Denny E，Garg S，et al. Image of the month：Left ventricular aneurysm. Clin Med（Lond），2017，17：91-92.

[5] Keskin M，Kemaloğlu ÖT，Mahir AM，et al. Multiple Imaging Modalities Including Three-Dimensional Echocardiography in Left Ventricular Pseudoaneurysm After Mitral Valve Replacement. J Heart Valve Dis，2016，25：459-462.

[6] Alapati L，Chitwood WR，Cahill J，et al. Left ventricular pseudoaneurysm：A case report and review of the literature. World J Clin Cases，2014，2：90-93.

[7] Klein LR，Shroff GR，Beeman W，et al. Electrocardiographic criteria to differentiate acute anterior ST-elevation myocardial infarction from left ventricular aneurysm. Am J Emerg Med，2015，33：786-790.

[8] Gatewood RP，Nanda NC. Differentiation of left ventricular pseudoaneurysm from true aneurysm with two dimensional echocardiography. Am J Cardiol，1980，46：869-878.

[9] Bisoyi S，Dash AK，Nayak D，et al. Left ventricular pseudoaneurysm versus aneurysm a diagnosis dilemma. Ann Card Anaesth，2016，19：169-172.

[10] Sedlacek M. Left ventricular true aneurysm following myocardial infarction. Radiol Technol，2015，86：570-573.

[11] 魏红星，马圆圆，段绍峰，等 . 正电子发射断层扫描心肌代谢显像定量评价陈旧性心肌梗死患者左心室心肌重构程度的研究 . 中国循环杂志，2015，30：235-239.

[12] Rodríguez MM，Martín LI，de Castro A BG，et al. Preoperative and follow-up cardiac magnetic resonance imaging of candidates for surgical ventricular restoration. Radiologia，2016，58：38-45.

[13] Gill S，Rakhit DJ，Ohri SK，et al. Left ventricular true and false aneurysms identified by cardiovascular magnetic resonance. Br J Radiol，2011，84：e35-37.

[14] Grondin P，Kretz JG，Bical O，et al. Natural history of saccular aneurysms of the left ventricle. J Thorac Cardiovasc Surg，1979，77：57-64.

[15] Vidhya MR，Haranath K，Sathyamurthy I. Left ventricular mural thrombus following myocardial infarction—a follow up study. J Assoc Physicians India，1998，46：341-344.

［16］ Srichai MB，Junor C，Rodriguez LL，et al. Clinical，imaging，and pathological characteristics of left ventricular thrombus：a comparison of contrast-enhanced magnetic resonance imaging，transthoracic echocardiography，and transesophageal echocardiography with surgical or pathological validation. Am Heart J，2006，152：75-84.

［17］ McCarthy CP，Vaduganathan M，McCarthy KJ，et al. Left ventricular thrombus after acute myocardial infarction：screening，prevention，and treatment. JAMA Cardiol，2018，3：642-649.

［18］ Reeder GS，Lengyel M，Tajik AJ，et al. Mural thrombus in left ventricular aneurysm：incidence，role of angiography，and relation between anticoagulation and embolization. Mayo Clin Proc，1981，56：77-81.

［19］ 高立建，颜丽，邓丽，等. 心肌梗死后室壁瘤并附壁血栓抗栓治疗随访. 中国分子心脏病学杂志，2013，13：402-404.

［20］ Bruschke AV，Proudfit WL，Sones FM. Progress study of 590 consecutive nonsurgical cases of coronary disease followed 5～9 years. Ⅱ. Ventriculographic and other correlations. Circulation，1973，47：1154-1163.

［21］ Sartipy U，Albåge A，Lindblom D. The Dor procedure for left ventricular reconstruction. Ten-year clinical experience. Eur J Cardiothorac Surg，2005，27：1005-1010.

［22］ Vaitkus PT，Barnathan ES. Embolic potential，prevention and management of mural thrombus complicating anterior myocardial infarction：a meta-analysis. J Am Coll Cardiol，1993，22：1004-1009.

［23］ Mega JL，Braunwald E，Murphy SA，et al. Rivaroxaban in patients stabilized after a ST-segment elevation myocardial infarction：results from the ATLAS ACS-2-TIMI-51 trial（Anti-Xa Therapy to Lower Cardiovascular Events in Addition to Standard Therapy in Subjects with Acute Coronary Syndrome-Thrombolysis In Myocardial Infarction-51）. J Am Coll Cardiol，2013，61：1853-1859.

［24］ Lee GY，Song YB，Hahn JY，et al. Anticoagulation in ischemic left ventricular aneurysm. Mayo Clin Proc，2015，90：441-449.

［25］ Cooley DA，Collins HA，Morris GC，et al. Ventricular aneurysm after myocardial infarction；surgical excision with use of temporary cardiopulmonary bypass. J Am Med Assoc，1958，167：557-560.

［26］ Dor V，Saab M，Coste P，et al. Left ventricular aneurysm：a new surgical approach. Thorac Cardiovasc Surg，1989，37：11-19.

［27］ Cox JL. Surgical management of left ventricular aneurysms：a clarification of the similarities and differences between the Jatene and Dor techniques. Semin Thorac Cardiovasc Surg，1997，9：131-138.

［28］ Wechsler AS，Sadowski J，Kapelak B，et al. Durability of epicardial ventricular restoration without ventriculotomy. Eur J Cardiothorac Surg，2013，44：e189-192；discussion e192.

［29］ Henry MJ，Preventza O，Cooley DA，et al. Left ventricular aneurysm repair with use of a bovine pericardial patch. Tex Heart Inst J，2014，41：407-410.

［30］ 朱天宇，张瑞岩. 左心室重建术的发展过程. 国际心血管病杂志，2016，43：133-138.

［31］ Kitamura M，Schmidt T，Kuck KH，et al. Heart failure interventions targeting impaired left ventricles in structural heart disease. Curr Cardiol Rep，2018，20：8.

［32］ Isomura T，Fukada Y，Miyazaki T，et al. Posterior ventricular restoration treatment for heart failure：a review，past，present and future aspects. Gen Thorac Cardiovasc Surg，2017，65：137-143.

［33］ Nijenhuis VJ，Sanchis L，van der Heyden JAS，et al. The last frontier：transcatheter devices for percutaneous or minimally invasive treatment of chronic heart failure. Neth Heart J，2017，25：536-544.

［34］ 王建，王斌，肖国胜，等. 经皮左心室分隔术对心尖部室壁瘤形成的缺血性心力衰竭患者的安全性及疗效评估. 中国循环杂志，2016，31：775-779.

［35］ Costa MA，Mazzaferri EL，Sievert H，et al. Percutaneous ventricular restoration using the parachute device in patients with ischemic heart failure：three-year outcomes of the PARACHUTE first-in-human study. Circ Heart Fail，2014，7：752-758.

［36］ Hendriks T，Schurer RAJ，Al ALi L，et al. Left ventricular restoration devices post myocardial infarction. Heart Fail Rev，2018. doi：10.1007/s10741-018-9711-9712.

［37］ Cheng Y，Aboodi MS，Wechsler AS，et al. Epicardial catheter-based ventricular reconstruction：a novel therapy for ischaemic heart failure with anteroapical aneurysm. Interact Cardiovasc Thorac Surg，2013，17：915-922.

30 经皮闭合心肌梗死后室间隔穿孔

（朱鲜阳 肖家旺）

一、概述

急性心肌梗死后发生室间隔破裂是一种少见且严重的并发症，又称梗死后室间隔缺损或室间隔穿孔（ventricular septal rupture）。心肌梗死后室间隔穿孔发生率约为 1% ～ 2%，死亡率极高。1845 年 Latham 首先描述了在急性心肌梗死后的尸检中室间隔穿孔的解剖学特征；1923 年 Brunn 在临床病例中做出了早期诊断；1934 年 Sager 建立了明确的临床诊断标准，强调梗死后室间隔穿孔与冠状动脉疾病的关系；1957 年 Cooley 报道了一例室间隔穿孔后 9 周手术修复成功，指出间隔血供主要来自左冠状动脉前降支、右冠状动脉后降支或旋支[1]。1962 年美国 Mayo Clinic 开展外科手术矫治此类病变[2]。

冠状动脉造影发现，心肌梗死后室间隔穿孔与心肌梗死相关的冠状动脉完全闭塞相关，很少或没有侧支循环，当室间隔全层梗死后才能形成穿孔。1% ～ 2% 的心肌梗死患者在溶栓前发生室间隔穿孔，0.2% ～ 0.34% 在溶栓后发生室间隔穿孔。约 60% 的室间隔穿孔发生于前壁梗死，40% 发生于后壁或下壁梗死。室间隔穿孔可伴有二尖瓣关闭不全，继发于乳头肌梗死或功能障碍。2004 年 Holzer 等[3] 报道急性心肌梗死的患者有 0.2% 发生室间隔穿孔。心肌梗死溶栓后的患者，室间隔穿孔的平均发病时间为 1 天，没有行血运重建的患者，室间隔穿孔的平均发病时间为 3 ～ 5 天，亦有患者也可能在心肌梗死后 2 周发生室间隔穿孔。有作者发现心肌梗死相关血管的早期再开放与心肌梗死后 24 h 内发生室间隔穿孔密切相关。有报道称，有多支血管病变，尤其是左前降支的血管病变（供应前室间隔）的病例占心肌梗死后室间

隔穿孔的 60% ～ 75%。但 Mark 等报道一组 18 例患者中，后室间隔穿孔占 56%，仅有 21.4% 的患者有三支血管病变。GUSTO-1 研究中[4] 41 021 例接受溶栓治疗的急性心肌梗死患者中 84 例出现室间隔穿孔，发生率为 0.2%，发生室间隔穿孔的患者 30 天死亡率明显高于无室间隔穿孔的患者（73.8% vs. 6.8%），手术修复组（n = 34）的室间隔穿孔患者远期预后明显好于药物治疗组（n = 35），存活率分别为 94% 与 47%。GRACE 研究中的[5] 60 198 例患者，273 例（0.45%）心脏破裂，其中游离壁破裂 118 例；室间隔破裂 155 例（0.26%），心脏破裂者住院死亡率为 58%，无心脏破裂者为 4.5%，一旦出现室间隔穿孔患者预后极差。

二、发生室间隔穿孔的危险因素

1. 老年女性患者

老年（≥ 65 岁）女性，首发急性广泛前壁心肌梗死后 1 周内易发生室间隔穿孔。国内 10 年（1995—2004 年）急性心肌梗死并发室间隔穿孔有个人年龄信息的患者检索发现：①年龄 60 ～ 84 岁，其中 12 例 ≥ 65 岁（平均 71 岁）；②女性占绝对优势（12 例）；③无心绞痛病史者多见（13 例）；④急性心肌梗死部位为广泛前壁（13 例）；⑤室间隔穿孔发生时间，12 例在急性心肌梗死后 1 周内（2 ～ 7 天）；⑥ 7 例（50%）心肌梗死前有高血压，4 例（29%）有糖尿病。1995 年沈向东等[6] 报道 9 例外科手术患者仅 1 例女性。1998 年胡盛寿等[7] 报道 16 例室间隔穿孔手术患者中女性为 2 例。以上外科手术组与内科药物治疗组患者性别差别较大，其可能原因与下列两个因素

有一定关系：①两组 25 例患者中，21 例为择期手术，基本渡过了的急性期（室间隔穿孔后 2 周以上），老年女性这种机会比较少；②两组年龄分别为 37～63 岁（平均 50 岁）和 38～66 岁（平均 54.5 岁），显示男性急性心肌梗死后发生室间隔穿孔的年龄相对比女性年轻，多脏器功能优于老年女性，因此存活率高。文献中女性多于男性亦有报道，作者认为 65 岁以上急性心肌梗死伴室间隔穿孔患者中女性明显多于男性，而＜65 岁患者中，男性多于女性[8]。

2. 高血压和糖尿病

血压＞130/75 mmHg 与急性心肌梗死发生室间隔穿孔有相关性。有报道高血压和糖尿病患者小血管阻力增加，不利于侧支循环形成。也有报道室间隔穿孔合并糖尿病患者死亡率明显高于非糖尿病组，可能与糖尿病所致多脏器功能低下相关。

3. 侧支循环差[9-11]

冠状动脉并非终末动脉，其间有许多直径为 20～350 μm 的吻合支，在正常情况下处于关闭状态，没有重要的功能意义。当冠状动脉发生完全闭塞或次全闭塞（狭窄达 99%）时，这些吻合支开放，逐渐发展成为有功能意义的侧支循环。冠状动脉造影发现，在心绞痛患者中至少需要 1 个月才能形成明显的侧支循环。1998 年 Ilia 等[12]报道心肌缺血病程长的患者组（＞12 个月）侧支循环发展良好率明显高于病程短的患者组（＜1 个月）。国内检索的 14 例报道中，有 13 例为首发广泛前壁急性心肌梗死患者，室间隔穿孔均位于前间隔下段近心尖处，可能与室间隔供血主要来自左前降支的室间隔支，左前降支近、中段的急性闭塞，室间隔供血突然中断，侧支循环又未能形成而致室间隔梗死，左心室在压力负荷下发生破裂。因此，丰富的侧支循环可降低室间隔穿孔的发生率。

综上所述，根据文献报道急性心肌梗死后室间隔穿孔的主要危险因素包括：高血压、高龄（≥65 岁）、女性、糖尿病、吸烟、心绞痛或心肌梗死史、广泛前壁透壁性急性心肌梗死 1 周内、单支冠状动脉完全闭塞（尤其左前降支闭塞）和缺乏丰富的侧支循环与右心功能障碍。

三、病理解剖和病理生理

（一）病理解剖

心肌梗死的室间隔穿孔按照 Becker 和 van Mantgem 病理分型分为：Ⅰ型：无心室壁变薄，穿孔呈裂隙状，常发生于急性心肌梗死 24 h 之内。Ⅱ型：梗死的心肌坏死成缓慢腐蚀撕裂，常发生于急性心肌梗死 24 h 之后。Ⅲ型：室间隔破裂，同时合并心肌明显变薄的室壁瘤。室间隔穿孔的类型也可分为简单型和复杂型，简单型多为穿透型穿孔，多位于室间隔前部；复杂型见于原发穿孔有较长的匍形隧道，心肌撕裂范围广泛且形成夹层，多位于室间隔后部。

1. 室间隔穿孔好发部位

室间隔穿孔发生部位同冠状动脉分布有关系。左前降支完全闭塞致前壁急性心肌梗死伴发室间隔穿孔多位于前间隔远端 2/3 处，即室间隔前尖部；右优势型的右冠状动脉或左优势型的回旋支完全闭塞，导致急性心肌梗死伴发的室间隔穿孔则位于后间隔近端的 1/3 处。室间隔前间隔穿孔常见，占 66%～78%，后间隔穿孔少见，占 17%～22%。图 30-1 显示室间隔穿孔的位置，下壁心肌梗死后室间隔穿孔常发生于 1～3 个部位，前壁心肌梗死后室间隔穿孔常发生于 3～5 个部位。

2. 室间隔穿孔形态、数目及大小

前间隔穿孔多为单纯型，即室间隔两侧直接

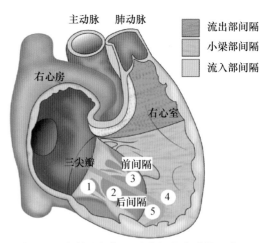

图 30-1　急性心肌梗死后室间隔穿孔的示意图

室间隔穿孔常发生于：1. 后基底部间隔；2. 后间隔中部；3. 前间隔中部；4. 心尖部前间隔；5. 心尖部后间隔

贯通，且处于同一水平，手术或介入治疗均相对容易；后间隔穿孔的形状差异很大，边缘不规则通常为复杂型，即通道出口可能远离心肌梗死部位，在室间隔上有不规则的迂曲通道，有时甚至是斜穿过室间隔，常伴心肌内出血和撕裂，给手术或介入治疗增加难度。单个裂口的室间隔穿孔占 67%～89%，室间隔穿孔直径多为 1～2 cm，最大可达 5 cm。有时会出现室间隔多处穿孔，穿孔可能同时发生或在几天内发生。

3. 室间隔穿孔与其他并发症的关系

急性心肌梗死并发室间隔穿孔几乎均为透壁性心肌梗死，因此，室壁瘤发生率很高，国外报道约为 35%～40%，国内报道为 81.3%，而急性心肌梗死后仅合并室壁瘤而无室间隔穿孔者约 12.4%；复杂型室间隔穿孔常伴有乳头肌断裂致二尖瓣关闭不全，其中重度二尖瓣关闭不全占 10%；下壁或前壁急性心肌梗死，若伴发室间隔穿孔时常常伴有右心室梗死。

（二）病理生理

与先天性室间隔缺损的左心室容量负荷不同，心肌梗死后室间隔穿孔均以右心室压力负荷急剧增加为特点。室间隔穿孔后，由于突发心室水平左向右分流，使心排血量急剧下降，其下降程度与室间隔穿孔大小、左右心室功能、肺循环阻力和体循环阻力的大小及两者之间的比值有关。一般室间隔穿孔发生后，50% 以上的患者迅速发生心力衰竭及心源性休克。早期心脏大小正常，两心室压力阶差大，右心室无法适应由于室间隔穿孔突然引起的左向右分流而出现右心衰竭；右心容量负荷增加，使肺循环血流量增多，同时引起左心房、左心室容量负荷过重，使左向右分流进一步增多，继而左心室前向血流下降，射血量减少致使左心室衰竭。当发生左心衰竭时，由于收缩压下降，可使左向右分流速度下降，分流量也相应减少。通常认为室间隔穿孔与冠状动脉分布相关，左前降支完全闭塞导致左心室广泛性坏死而造成的左心功能不全，是前间隔穿孔患者产生充血性心力衰竭和心源性休克的决定因素；继发于右优势型冠状动脉完全闭塞致使包括右心室梗死的下壁广泛坏死，其右心衰竭是后间隔

破裂患者发生充血性心力衰竭和心源性休克的主要原因。后室间隔穿孔的患者大多是右冠状动脉闭塞，主要表现为右心室功能不全，常伴乳头肌坏死或功能紊乱而引起二尖瓣关闭不全，将使血流动力学进一步恶化。后室间隔穿孔相对于前室间隔穿孔的手术死亡率更高。左心室持续处于高输出状态，血流经室间隔穿孔处进入低阻力的右心室，致使肺循环血流量急剧增加，此时，由于左至右的分流，超声心动图估测射血分数容易产生误差，虽然提示左心室功能尚好，但实际上已经很差了。右心导管或经床旁 Swan-Ganz 导管检查和采集股动脉或桡动脉血样，通过血氧分析可计算出左向右分流量，监测肺动脉压、肺血管阻力和肺楔压，将有益于指导临床治疗。

四、临床表现与诊断

心肌梗死后室间隔穿孔的患者，首先听诊体征是胸骨左缘下段或心尖内侧新出现粗糙的全收缩期杂音，有些病例心尖区最响亮，1/2 患者可触到收缩期震颤，收缩期杂音可向左腋下传导。部分患者能听到心包摩擦音，大约 20% 的患者出现急性二尖瓣关闭不全的体征。早期左心功能相对保持较好，因此肺水肿表现不突出，依其左向右分流量的大小，可在几小时内发生心源性休克。即使积极抢救，也有部分患者在短期内由于进行性血流动力学恶化而死于充血性心力衰竭或心源性休克。Cooley[13] 报道 126 例急性心肌梗死后室间隔穿孔患者手术前的临床表现，58% 出现心源性休克，65% 出现右心衰竭，44% 出现肾衰竭，16% 出现多脏器衰竭。因此，急性心肌梗死后室间隔穿孔的患者自然预后极差。

急性心肌梗死后数小时至几天内，心前区很快出现新的粗糙的全收缩期杂音伴震颤，同时伴有急剧的血流动力学变化及右心衰竭的症状和体征，是室间隔穿孔诊断的主要线索。胸部 X 线片显示肺充血或左心系统增大，但对室间隔穿孔诊断无特异性。心电图可显示 ST 段抬高，对判定室间隔穿孔部位有一定参考价值，但不能作为诊断指标。超声心动图和彩色多普勒显像可以明确诊

断室间隔穿孔（图 30-2），清楚显示室间隔穿孔部位、大小、心室水平左向右分流和心功能，并可估测肺动脉压。Smyllie 等[14] 报道脉冲和连续波多普勒超声心动图的诊断准确率为 95%，彩色血流多普勒的诊断准确率为 100%。胸骨旁长轴、心尖长轴和剑下长轴最容易看到基底部室间隔穿孔，心尖部室间隔穿孔在四腔心切面显示最清楚。右心导管能准确测量血流动力学，如左向右分流量、心排血量、肺动脉压和肺小动脉楔压。室间隔穿孔需与乳头肌断裂致二尖瓣关闭不全相鉴别，单纯乳头肌断裂首先表现为左心衰竭的症状和体征，其收缩期杂音一般不伴有震颤，而当室间隔穿孔与乳头肌断裂并存时，常需行彩色多普勒超声心动图确诊。由于室间隔穿孔的形状和解剖病变较为复杂，二维和三维超声心动图检查作用有限，作者推荐使用心脏 CTA 或者 MRI 以更好地了解室间隔穿孔的解剖结构。

冠状动脉造影是室间隔穿孔患者手术或介入治疗前必须进行的有创检查，文献报道室间隔穿孔部位与冠状动脉受累范围相关[15-16]，前间隔穿孔多为单支病变（63% ～ 88%），后间隔穿孔多支病变占多数（54% ～ 61%）。多支冠状动脉病变，室间隔穿孔较大（≥ 15 mm）合并巨大室间隔膨出瘤或有乳头肌断裂时常需外科手术修补同时进行冠状动脉旁路移植术治疗，单支冠状动脉病变、室间隔穿孔 ≤ 18 mm 可行介入治疗择期 PCI，因此患者必须接受冠状动脉造影，确定治疗方案，但要注意病情危重时冠状动脉造影可加重病情发展，引起心律失常和肾功能障碍等。

五、治疗

（一）基础治疗

基础的内科治疗旨在减少室间隔穿孔左向右分流量，增加左心室排血量以满足主要脏器灌注需要。

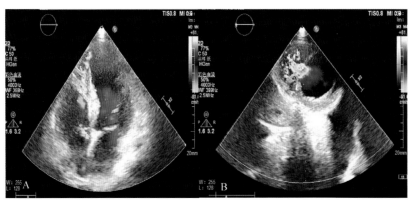

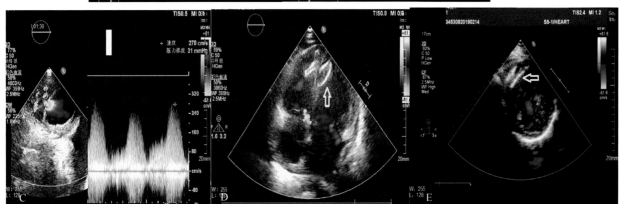

图 30-2 心肌梗死后室间隔穿孔封堵术前（A、B、C）及术后（D、E）经胸超声心动图图像
术前心尖四腔心切面（A）与心室短轴切面（B）显示过室间隔心尖部大量左向右分流束；C. 多普勒超声测量跨室间隔穿孔的血流速度。封堵术后心尖四腔心切面（D）与心室短轴切面（E）显示封堵器位置及形态良好，未见明显残余分流。红色箭头为室间隔穿孔部位；黄色箭头为室间隔穿孔封堵器

但不论用减少前负荷的硝酸甘油，还是用降低体循环阻力的硝普钠，均无法达到减少左向右分流，增加心排血量而阻止血流动力学进行性恶化的目的。有条件的医院，在主动脉内球囊反搏（IABP）辅助下，同时适当配用多巴胺和多巴酚丁胺，可使部分患者血流动力学有一定改善，增加为这些患者创造手术或实施介入治疗的益处。Sulzgruber 等[17]针对 11 641 例急性心肌梗死患者中 28 例发生梗死后室间隔穿孔病例，采用 Cox 回归危险分析评估长期生存的预后，10 例（35.7%）幸存，平均随访 9年。年龄越小（$P = 0.023$）和入院时收缩压越高（$P = 0.018$）是长期生存的重要预测因素。室间隔穿孔后 48 h 收缩压是强有力的独立生存预测因子，血流动力学稳定性和心源性休克的严重程度是临床上梗死后室间隔穿孔患者生存与否的重要决定因素。

为了延迟手术时间，临床医师采用了多种策略，如充分的液体治疗，高剂量的药物，IABP、呼吸机、体外膜肺氧合（ECMO）的循环支持，以助于提供血流动力学稳定性和保证心肌瘢痕形成的时间，但选择手术修复的最佳时机仍然有争议。Singh 等[18]分析 3 373 206 例确诊 ST 段抬高型心肌梗死患者，其中 10 012 例（0.3%）合并室间隔穿孔。这些患者 60% 年龄在 65 岁以上，49.7% 为下壁心肌梗死，41.1% 为前壁心肌梗死，平均住院时间为 7（3.0 ～ 13.5）天，仅有 7.65% 接受干预治疗，手术修复 7%，介入治疗 0.65%，36.5% 患者使用了循环机械支持装置，最常用的是 IABP（96%）。住院死亡率仍然高达 30.5%（从2001 年的 41.6% 下降到 2013 年的 23.3%）。年龄、心源性休克和住院期间心搏骤停是住院死亡率的重要预测因素。Crenshaw 等[4]回顾性分析急性心肌梗死后合并室间隔穿孔的患者，对体征、血流动力学、影像学、经皮介入治疗、手术时机和结果进行了分析。生存组收缩压高（145 mmHg vs. 98 mmHg，$P < 0.01$），平均动脉压高（96 mmHg vs. 76 mmHg，$P = 0.03$），心率较慢（75 次 / 分 vs. 104 次 / 分，$P = 0.05$）。心肌梗死后手术时间为（6.5±3.7）天，存活者与未存活者差异有统计学意义（9.8 天 vs. 4.3 天，$P = 0.01$）。存活者术前使用 IABP 的天数较长（6.5 天 vs. 3.2 天，$P =$

0.36），术后使用 ECMO 的天数较长（4.5 天 vs. 2天，$P = 0.35$）。30 天总死亡率为 71.4%，手术死亡率为 60%。血流动力学稳定和延迟至 9 天后手术与生存率的提高有显著相关性。

传统 ECMO 需要全身麻醉和机械通气，容易发生肺气压伤、呼吸道感染和血流动力学衰竭等风险，清醒状态下 ECMO 可以避免这些并发症，但是，要防止危重患者由于长期机械通气而失去肌肉力量。目前认为 ECMO 支持可以起到桥梁作用，使存在血流动力学障碍的心肌梗死后室间隔穿孔患者获得最佳手术时机。过度使用 ECMO 也有弊处，可导致溶血、出血、全身炎症和感染、血栓栓塞、神经后遗症以及与插管部位有关的血管问题等并发症[19]。

（二）外科手术治疗

美国心脏病学会（ACC）、美国心脏协会（AHA）、欧洲心脏病学会（ESC）推荐原则是，心肌梗死后室间隔穿孔的患者，无论处于何种状态均应立即手术治疗[20]。多数专家认为急性心肌梗死后室间隔穿孔诊断明确，当 Qp/Qs > 2∶1，有心源性休克，严重心力衰竭，血尿素氮升高和多脏器功能不全早期征象者是急症手术（室间隔穿孔后 48 h 以内）的指征。急症手术的依据是这类患者多于 1 周内死亡，经内科各种措施治疗后病情趋于稳定者不到 5%。尽管病情不稳定者急诊手术死亡率可高达69% ～ 71%，但仍可挽救一部分重症患者的生命，免于患者在等待中死于心源性休克、充血性心力衰竭和肾衰竭[21-22]。择期手术（室间隔穿孔后 > 2周，一般为 3 ～ 6 周）的依据是早期病变区组织脆弱，不易缝合，手术补片破裂发生率高（28%）和术后死亡率高。因此，破裂口较小和室间隔穿孔后血流动力学比较稳定的患者，在内科精心治疗 2 周以上再实施手术，可使手术死亡率降低至 10%。

外科手术修补室间隔穿孔的原则是，切除梗死区坏死的心肌组织，防止缝合口延迟性穿孔，仔细检查乳头肌有无断裂，进行修复或瓣膜替换，尽量采用补片关闭室间隔穿孔，使其无张力，手术缝线必须穿过正常健康组织，并用垫片加固，防止心肌撕裂和瓣膜牵拉变形。根据室间隔穿孔的部位可以选择以下方法[23]：①心尖间隔穿孔修补（Doggett法）；②前间隔穿孔修补法；③后间隔穿孔修补法；④双片修补法；⑤室间隔穿孔旷置修补法；⑥经右心房切口慢性心肌梗死后室间隔穿孔修补法。

关于修补室间隔穿孔是否同时进行冠状动脉旁路移植术的问题，2003年Barker等[24]在1997—2002年间，为65例急性心肌梗死后室间隔穿孔患者实施心内修补术，有42例（64.6%）接受了冠状动脉旁路移植术。接受冠状动脉旁路移植术患者中有92.9%为多支血管病变。术后30天、1年、2年和4年的存活率比较，单纯修补室间隔穿孔患者为79.1%、58.8%、49.1%和32.2%；室间隔穿孔修补并冠状动脉旁路移植术者为96.2%、91.6%、88.8%和82.8%。因此，接受冠状动脉旁路移植术明显有益于降低中期死亡率。推荐急性心肌梗死后室间隔穿孔伴有多支血管病变者应常规进行血管重建术。

（三）介入治疗

急性心肌梗死后室间隔穿孔外科手术可明显改善患者的生存率，但术后仍有很高威胁生命的并发症发生率，住院死亡率在10%～71%。2003年Szkutnik等[25]认为应用Amplatzer封堵器行介入治疗，是急性心肌梗死后室间隔穿孔患者亚急性期值得关注的选择。

1. 实施介入治疗的综合条件和应注意的问题

（1）实施介入治疗的医院应具备PCI、室间隔缺损封堵的技术和设备条件。

（2）除非病情危急，且医院或患者本人不具备或不符合手术条件，患者最好在急性心肌梗死2周后进行介入治疗。

（3）急性心肌梗死后室间隔穿孔，在选用封堵器的试封堵过程中，有使破裂口扩大的风险，因此最好在急性心肌梗死后2～3周，患者血流动力学相对平稳，且能耐受平卧2 h以上时进行介入治疗。

（4）破裂口大小要诊断精确，一般破裂口伸展直径≥15 mm者不适合介入治疗。

（5）封堵前应详细进行超声心动图检查，明确室间隔穿孔位置及其与周围组织关系：前壁急性心肌梗死合并室间隔穿孔时破裂口多在前间隔心尖部附近，而下壁急性心肌梗死合并室间隔穿孔时破裂口常位于左、右心室基底部，相对靠近二尖瓣和三尖瓣，封堵器展开后可能影响瓣膜启闭而引发瓣膜关闭不全，尤其是应用Amplatzer房间隔缺损封堵器时。

2. 常用器材、封堵器和输送鞘管

（1）常用器材：包括股动静脉穿刺针，动、静脉鞘管，猪尾导管，右冠状动脉造影导管，直径0.032英寸、长260 cm泥鳅导丝，普通右心导管和圈套器。

（2）封堵器：国外采用Amplatzer心肌梗死后肌部室间隔缺损封堵器（图30-3）或Amplatzer房间隔缺损封堵器，后者容易造成溶血，目前很少使用。国内多选用自行研发的心肌梗死后室间隔穿孔封堵器，由上海形状记忆合金材料有限公司生产（图30-4）。此种封堵器与普通肌部室间隔缺损封堵器不同，腰部直径为14～28 mm，每一型号相差2 mm，左侧盘片直径比腰部直径大14 mm，右侧盘片直径比腰部直径大4 mm，腰部长度为10 mm。这种封堵器封堵成功率高，传导阻滞发生率较低。

（3）输送鞘管：10～14 F，最好用抗折鞘，以防操作时鞘管折曲不能输送封堵器，再重建轨

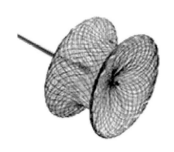
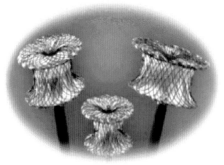

图30-3 美国AGA公司生产的Amplatzer肌部室间隔缺损封堵器

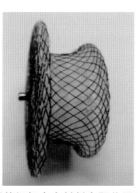

图 30-4　上海形状记忆合金材料有限公司生产的心肌梗死后室间隔穿孔封堵器

道而增加手术时间和患者风险。

3. 操作方法

操作方法与封堵先天性心脏病膜部或肌部室间隔缺损的步骤基本一致。

（1）局部麻醉下行股动、静脉（或右颈内静脉）穿刺，图 30-5 展示室间隔穿孔的介入治疗路径。一种方法是经股静脉进入右心房，穿刺房间隔后将导管和 260 cm 泥鳅导丝送入左心室，通过室间隔穿孔进入肺动脉，穿刺右颈内静脉送入圈套器至肺动脉套住导丝，建立从股静脉-房间隔-左心室-室间隔穿孔-颈内静脉的轨道，目前临床上基本不采用此种方法。常用的是经主动脉入路，将导管和导丝送入左心室，穿过室间隔穿孔送入肺动脉，经股静脉或右颈内静脉送入圈套器至肺动脉套住导丝，建立从股动脉-室间隔穿孔-股静脉或颈内静脉的轨道方法。术中注意抗凝，用肝素 100 U/kg。

（2）猪尾导管左心室造影，确定破裂口大小、位置和数目，造影的角度多采用左前斜位 40°～45°，头侧 20°～25°，以充分显示肌部室间隔穿孔。

（3）经股静脉或颈静脉行右心导管测肺动脉压和采血样分析血氧含量计算左向右分流量。

（4）选用 Judkins 右冠导管进入左心室后，经导管送入直径 0.032 英寸、长为 260 cm 泥鳅导丝并通过破裂口进入右心室至肺动脉或右上腔静脉。

（5）从股静脉或右颈内静脉送入端孔导管，将导管尖端送达泥鳅导丝到达的部位后，经导管送入圈套器，圈套住泥鳅导丝并拉出体外，建立动脉-室间隔穿孔-静脉的轨道。

（6）经静脉沿轨道导丝送入适当直径输送鞘管到左心室，再经输送鞘管送入合适直径的封堵

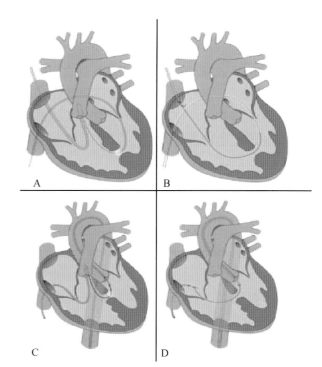

图 30-5　介入治疗心肌梗死后室间隔穿孔轨道建立的示意图
A 和 **B**. 经股静脉路径，穿刺房间隔后将导管和导丝送入左心室，通过室间隔穿孔进入肺动脉，沿右颈内静脉送入圈套器至肺动脉套住导丝，建立从股静脉-房间隔-左心室-室间隔穿孔-颈内静脉的轨道；**C** 和 **D**. 经动脉路径穿刺股动脉，导管和导丝经主动脉进入左心室，通过室间隔穿孔将导丝送入肺动脉，经股静脉送入圈套器至肺动脉套住导丝，建立从股动脉-室间隔穿孔-股静脉的轨道[26]

器，应选择带导丝方法传送封堵器以防鞘管折曲。

（7）封堵器的选择：急性心肌梗死后，早期室间隔穿孔周边组织正处于溶解和坏死过程中，破裂口直径有逐渐扩大趋势，为防止早期封堵后的封堵器脱落和封堵后大量残余分流，选择封堵器的腰径应大于破裂口直径的 50%～80%。在急性心肌梗死后 4～6 周封堵时，因室间隔穿孔周围组织瘢痕形成，其封堵器直径可按造影测量的缺损直径大 4～6 mm 进行选择。

（8）植入封堵器：在左心室内打开封堵器左侧伞盘，回拉紧贴破裂口的左心室侧后随即后退输送鞘管释放右心室侧伞盘，切忌过分牵拉使封堵器滑落至右心室造成破裂口增大。经超声心动图和左心室造影证实封堵器位置稳定可靠，无明显分流，则可释放封堵器（图 30-6 至图 30-8）。

（9）撤出鞘管后缝合或压迫动静脉穿刺口，加压包扎，结束操作。

4. 并发症

主要为出血、休克、心室穿孔、血流动力学

恶化、心室颤动、瓣膜损伤、封堵器栓塞、残余漏、溶血。封堵器释放后急性溶血可导致血红蛋白尿、急性肾衰竭而死亡。封堵器脱落的主要原因是由于穿孔估测较小，或者是穿孔周围组织进一步坏死而导致破裂口变大致使封堵器移位。封堵器脱落可考虑行外科手术。如发生三度房室传导阻滞可植入临时或永久心脏起搏器。

六、治疗效果评估

尽管目前的医疗水平明显提高，但是，心肌梗死后室间隔穿孔的死亡率仍极高，可达90%[27-28]，预后极差的病因包括心源性休克、右心衰竭。

1. 选择关闭室间隔穿孔的手术时机

自Cooley等外科手术修补室间隔穿孔以来[1]，实践证明外科手术治疗已成为改善室间隔穿孔患者预后的有效手段。手术修复能将住院死亡率从90%降低到33%～45%，但早期手术修复室间隔穿孔也与30天的高死亡率（34%～37%）有关，

急性心肌梗死后易碎的心肌增加了复发性室间隔穿孔的风险。目前的指南均推荐急性心肌梗死后室间隔穿孔的患者应急诊外科手术[20]。

2003年Cerin等[29]报道58例急性心肌梗死并发室间隔穿孔患者，平均（14±12）天手术，14例行左心室重构术，47例同时行冠状动脉旁路移植术，1周内手术的患者死亡率为75%，而大于3周的患者手术死亡率为16%，3周后手术的患者死亡率不到30%，小于3周手术的患者死亡率为50%。Cinq-Mars等[30]回顾性研究34例急性心肌梗死后室间隔穿孔手术治疗患者的死亡率，通过术前的临床表现和超声心动图变量采用单因素和多因素分析。平均年龄（69±7）岁，其中44%为女性，前室间隔穿孔11例，占32%，后室间隔穿孔23例，占68%，24例（71%）患者为心源性休克。室间隔穿孔修复的中位时间为7天，30天手术死亡率为65%，后室间隔穿孔组死亡率74%，前室间隔穿孔组死亡率46%，同时进行冠状动脉旁路移植术不影响早期或晚期存活。多因素分析发现，

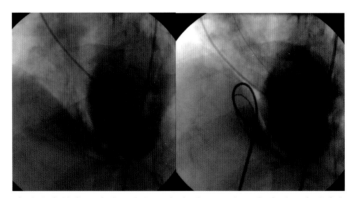

图 30-6　心肌梗死后室间隔穿孔患者的介入治疗，室间隔穿孔后 30 天左心室造影见穿孔直径 10 mm，植入 22 mm 国产心肌梗死后室间隔穿孔封堵器

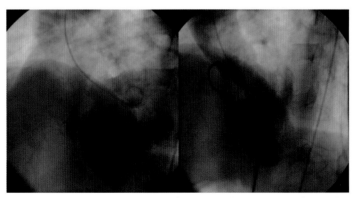

图 30-7　心肌梗死后室间隔穿孔患者，于穿孔后 21 天左心室造影，见肌部室间隔明显膨出，穿孔直径 12 mm，植入 24 mm 直径国产心肌梗死后室间隔穿孔封堵器

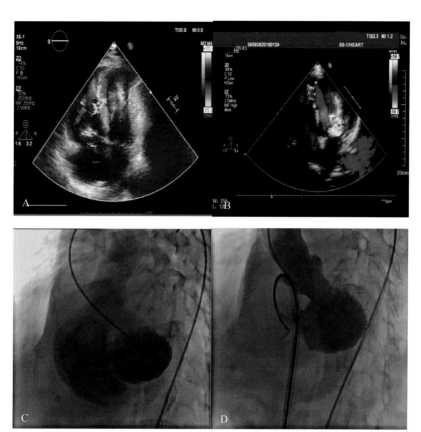

图 30-8　患者男性，79 岁，心肌梗死后室间隔穿孔 22 天选用 26 mm 直径国产室间隔穿孔封堵器成功封堵。经胸超声心动图示四腔心切面显示肌部室间隔穿孔（A）与封堵术后图像（B）。C. 封堵术中左心室造影显示室间隔穿孔。D. 带导丝植入封堵器后左心室造影图像

年龄较大（HR ＝ 1.11，P ＝ 0.0001）、室间隔穿孔时间与手术时间间隔较短（HR ＝ 0.90，P ＝ 0.015）是 30 天和长期死亡率的独立预测因素。

Papalexopopulou 等[31] meta 分析发现，室间隔穿孔后 3 ～ 7 天手术的患者死亡率为 52.4%，1 周至 1 个月手术的患者死亡率为 7.5%。表明死亡率与急性心肌梗死后室间隔穿孔手术的时间密切相关，充分提示患者能渡过急性期达 3 周以后的择期手术具有良好的预后。

已经证实急性心肌梗死后室间隔穿孔的血运重建和介入或外科修补术可以改善患者的预后，但如何选择心肌梗死后室间隔穿孔手术修补的最好时机一直存在争议。1977 年 Daggett 等[32] 将 43 例急性心肌梗死后室间隔穿孔的患者按照行外科手术时间分为 3 组，室间隔穿孔后 21 例血流动力学不稳定患者，在 21 天内行手术修补术死亡率为 52%（11/21）；3 ～ 6 周手术者死亡率降至 14%，6 周后手术者无 1 例死亡，但仅有

19%（8/43）患者能坚持到 6 周手术。来自美国胸外科医师学会（The Society of Thoracic Surgeons National Database）注册登记资料显示[33]，1999—2010 年经外科手术修补心肌梗死后室间隔穿孔 2876 例患者，男性 1624（56.5%）例，平均年龄（68±11）岁。1869 例（65.0%）术前使用 IABP，急诊手术 1430 例（49.7%），手术死亡率 42.9%（n ＝ 1235），心肌梗死后室间隔穿孔 7 天以内的手术死亡率为 54.1%（1077/1990），7 天以后手术死亡率为 18.4%（158/856）。心肌梗死发生时间和室间隔穿孔修补时间的长短（＞ 21 天）与死亡率有明显相关性（P ＜ 0.01），手术间隔时间越短死亡率越高，6 h 以内手术死亡率最高，择期手术死亡率 13.2%（56 例），急诊手术死亡率 56.0%（680 例），补救手术死亡率 80.5%（173 例）。最常见的死亡原因为心源性疾病，占 76.7%（n ＝ 947）；肺部疾病 3.5%（n ＝ 43）；神经系统疾病，占 3.2%（n ＝ 40）；感染，占 2.9%（n ＝ 36）；肾脏疾病，

占 1.9%（n = 23）；其他，占 6.5%（n = 80）。急性心肌梗死后室间隔穿孔超过 3 天至 4 周的住院死亡率为 52.4%，1 ～ 4 周住院死亡率为 7.56%。

手术时间取决于患者血流动力学状态，室间隔穿孔 ≥ 15 mm 伴有血流动力学明显恶化者应早行手术修补。已发表的文献证实（表 30-1），患者在药物、

作者、日期、杂志	入组患者时间（年份）、数目	重大风险因素			手术死亡率 < 30 天手术	备注
		心源性休克[a]	右心室功能不全[b]	早期修复[c]		
Huang SM, et al. 2015, J Cardiothorac Surg.	1995—2013 n = 47	无	N/A	有	36%（n = 17）	6 年生存率 41.1%±2.2%
Pang PYk, et al. 2013, J Cardiothorac Surg.	1999—2011 n = 38	有	有	有	40%（n = 15）	10 年生存率 44.4%±8.4%
RohnV, et al. 2013, Prague Med Rep.	2004—2012 n = 25	有	无	N/A	40%（n = 10）	最常见死因为持续低心排血量和多器官衰竭
Arnaoutakis GJ, et al. 2012, Ann Surg.	美国胸外科学会数据库 1999—2010 n = 2800	有	N/A	有	43%（n = 1235）	
Sibal AK, et al. 2010, Heart Lung Circ.	1992—2006 n = 35	有	有	有	53%（n = 19）	合并心源性休克的室间隔穿孔亚组死亡率达 90%
Coskun OK, et al. 2009, J Cardiothorac Surg.	1990—2005 n = 41	有	N/A	有	34%（n = 14）	室间隔穿孔 36 天后外科手术修补者均存活
Vargas-Barrón J, et al. 2005, Am J Cardiol.	n = 17	N/A	有	N/A	59%（n = 10）	复杂型破裂（78% vs. 38%，P < 0.001）；右心室扩张（71% vs. 29%，P < 0.001）患者死亡率更高
Labrousse L, et al. 2002, Eur J Cardiothorac Surg.	1971—2001 n = 85	有	有	N/A	42%（n = 36）	
Deja MA, et al. 2000, Eur J Cardiothorac Surg.	1986—1998 n = 117	有	无	有	35%（n = 35）	
Dalrymple-Hay MJ, et al. 1998, Semin Thorac Cardiovasc Surg.	1992—1995 n = 179	无	N/A	有	27%（n = 48）	
Killen DA, et al. 1997, Ann Thorac Surg.	1970—1994 n = 76	无	N/A	无	41%（n = 31）	早期手术修补、术前心源性休克、急性下壁心肌梗死患者的死亡率高
Parry G, et al. 1992, Eur Heart J.	1980—1989 n = 108	有	N/A	有	47%（n = 38）	与前间隔穿孔比较，后室间隔穿孔死亡率更高（53% vs. 43%）
Cummings RG, et al. 1989, Ann Thorac Surg	n = 42	有	有	有	42%（n = 14）	下壁梗死高死亡率与严重的右心室梗死和功能障碍有关
Moore CA, et al. 1986, Circulation.	1979—1984 n = 25	有	有	有	56%（n = 14）	心源性休克在下壁心肌梗死中更常见，死亡率高达 91%

表 30-1　心肌梗死后室间隔穿孔外科修复危险因素与死亡率的研究报道

[a] 心源性休克：收缩压 < 80 mmHg 或平均动脉压 < 60 mmHg，终末器官灌注不足（无尿、尿量减少、肌酐或血尿素氮水平升高或皮肤冰冷、湿冷）的征象，或需要机械或药物干预来维持血压，确保终末器官灌注

[b] 右心室功能障碍：心肌缺血 / 压力 / 容积超负荷后右心室充盈或收缩异常

[c] 早期修复：急性心肌梗死后室间隔穿孔的手术时间非常重要，作者建议推迟手术治疗时间

IABP 或 ECMO 维持下血流动力学稳定，能渡过危险期 2～3 周后手术成功率高，死亡率低。外科医师更倾向于室间隔穿孔后 3～4 周手术，此时穿孔周围坏死组织稳定，形成瘢痕，补片易于固定。

3. 经皮导管介入封堵室间隔穿孔

外科手术修补室间隔穿孔的患者存在两个主要问题：①28% 患者发生补片裂开和（或）新生的室间隔穿孔。室间隔穿孔复发会使患者突然恶化而死于心源性休克或充血性心力衰竭；②复发者再次外科手术的死亡率仍然比较高，为 13%～31%。外科医生一般都不愿意为患者进行第二次手术，因此风险较外科手术低的介入治疗可能成为大部分室间隔穿孔患者的主要抢救治疗手段。

1998 年 Lee 等[34] 报道应用 Amplatzer 室间隔缺损封堵器为急性心肌梗死后室间隔穿孔修补术后残余漏的患者实施介入治疗，取得良好效果。2004 年 Holzer 等[3] 用新型 Amplatzer 肌部室间隔缺损封堵器为 18 例室间隔穿孔患者进行介入治疗，5 例在穿孔后 6 天完成，其余患者在 14～98 天完成介入治疗。成功 16 例，未发生与操作有关的死亡。30 天内死亡率为 28%，存活 11 例，随访中位数为 332 天，作者认为应用 Amplatzer 封堵器治疗急性心肌梗死后室间隔穿孔安全有效，但远期效果仍需通过长期随访得出结论。经导管治疗心肌梗死后室间隔穿孔死亡率的报道欠缺，其效果相对于外科手术有所提高，文献荟萃亦提示介入封堵的时间与成功率和死亡率密切相关[35-36]，见表 30-2。

介入封堵室间隔穿孔的最好时机和远期疗效一直存有争议。Calvert 报道[37] 53 例心肌梗死后室间隔穿孔患者的介入治疗结果，平均年龄（72±11）岁，42% 为女性；19% 曾接受过外科手术。前壁心肌梗死 66%，下壁心肌梗死 34%，闭合室间隔穿孔的时间为 13（5～54）天。89% 的患者成功植入封堵器。主要并发症为术中死亡（3.8%）和紧急心脏手术（7.5%）。封堵后分流量减少 22%、少量分流 63%、完全无分流 16%。术后住院时间为 5.0（2.0～9.0）天。58% 患者幸存出院，随访 395（63～1522）天，4 例死亡（7.5%）。作者认为经皮室间隔穿孔封堵术是一种较为有效的治疗方法。国内应用封堵器对急性心

肌梗死后室间隔穿孔进行介入治疗报道的例数尚少[38-40]。Turner 等[41] 报道介入治疗 24 例急性心肌梗死后室间隔穿孔的患者，15 例即时介入治疗的患者存活超过 30 天（62.5%）。22 例患者随访中有 12 例存活超过 1 年，最长的存活时间超过 7 年，提示即时行心肌梗死后室间隔穿孔封堵术也可获得长期疗效。Thiele 等[42] 报道 29 例室间隔穿孔后平均 1 天时间进行封堵，成功率 86%，残余分流、左心室破裂、栓塞事件发生率为 41%，30 天生存率 35%，平均随访 730 天，生存率 31%。2013 年朱鲜阳等[43] 报道我国一组多中心资料，自 2001 年 4 月至 2011 年 9 月，采用介入治疗 35 例室间隔穿孔的患者，平均年龄（65±6）岁。合并糖尿病 12 例，高血压 15 例，有脑卒中史 6 例，心源性休克 13 例，心力衰竭 18 例；前壁心肌梗死 18 例，下或后壁心肌梗死 17 例。介入封堵的时间为室间隔穿孔后 3 小时至 36 天，平均 18 天。单一穿孔 31 例，多孔 4 例。采用股静脉封堵径路 18 例，颈静脉径路 17 例，选用封堵器直径为 10～28 mm。9 例封堵术在 PCI 之后，24 例封堵术在 PCI 之前，2 例同时进行封堵和 PCI 术。单支血管病变 25 例，2 支血管病变 8 例，3 支血管病变 2 例。治疗结果为 30 例存活，存活率为 85.7%，死亡 5 例，其中 3 例为室间隔穿孔后 2 周内封堵，2 例为室间隔穿孔 3 周后封堵。死亡原因为脑梗死并发脑出血、肺内感染、术中恶性心律失常、缺损巨大而放弃介入治疗行外科修补术后心力衰竭、封堵术失败后心力衰竭各 1 例。术后随访 9～96 个月，有 2 例死亡，6 例有少量残余分流，其他患者心功能明显改善。此后，经导管法封堵室间隔穿孔的文章报道陆续增加[44-47]。

七、室间隔穿孔的治疗小结

截至目前的文献报道认为，介入治疗是挽救心肌梗死后室间隔穿孔的一种有效救治方法，与外科手术相比安全有效。介入治疗技术具有挑战性，也是一种可行性的选择，可获得较为理想的结果，但需要把握时机，严格掌握适应证。对无介入治疗适应证的患者，应早期积极外科治疗。

表30-2　经皮介入治疗心肌梗死后室间隔穿孔的手术死亡率和预后研究报道

作者、日期、杂志	入组患者（年份、数量）	患者特征		术后30天内死亡率	年龄（岁）	封堵时间≤2周 n/N（%）(d)	封堵时间＞2周 n/N（%）(d)	结果	备注
		心源性休克	仅行经皮介入修复ª						
Tai S, et al. 2018, Cardiology	2007—2017, n=20	—	n=19 (95%)	21% (n=4)	63±9.845	—（—）	15/20 (23) (14-62)	长期全因死亡率为53%	患者急性期死亡风险高，女性以及入院时严重心功能不全患者在急性期死亡率极高
Premchand RK, et al. 2017, Indian Heart J	2005—2015, n=7	n=4 (57.1%)	n=5 (71.4%重)	57.2% (n=4)	58.29±9.8	5/5 (100) (5.29±2.73)	0	长期全因死亡率为60%	心源性休克、前壁心肌梗死、蛇形穿孔是死亡的重要危险因素
Trivedi KR, et al. 2015, Arch Cardiov Dis	2006—2012, n=6	n=4 (66%)	n=6 (100%)	50% (n=3)	75 (76~85)	3/6 (50) (50)	3/6 (50)	长期全因死亡率为50%	
Calvert PA, et al. 2014, Circulation	1997—2012, n=53	—	n=47 (89%)	34% (n=18)	72±11	29/53 (55) [7 (5~12)]	24/53 (45) [7 (5~12)]	长期全因死亡率为42%	封堵术可有效治疗急性心肌梗死后室间隔穿孔的极高危患者。虽死亡率高，但存活出院的患者长期预后良好
Xu Xudong, et al. 2014, J Cardiology	n=42	n=16 (38.1%)	n=39 (92.9%)	12.8% (n=5)	65±4	9/42 (21) [7 (5~12)]	33/42 (79) [30 (18~86)]	长期全因死亡率17.9%	介入封堵术有较高的手术成功率，如果能在穿孔时间超过14天进行手术，则有良好的效果
Zhu XY et al. 2013, Euro Intervention	2001—2011, n=35	n=13 (37%)	n=35 (100%)	14% (n=5)	65 (57~72) （—）	13/35 (37) [5 (2~7)]	22/35 (63) [23 (18~36)]	长期全因死亡率为20%	心源性休克患者的住院死亡率显著升高
Assenza GE, et al. 2013, Cardiovas Interven	1988—2008, n=30	n=17 (57%)	n=9 (30%)	23% (n=7)	67±8	—（—）	30/30, [27 (17~172)]	未获得长期随访数据	心源性休克显著增加术后30天内死亡风险
Sathananthan J, et al. 2013, J Invas Cardiology	1992—2012, n=9	n=4 (44%)	n=7 (78%)	33% (n=3)	—	—（—）	—（—）	长期全因死亡率为44%	心源性休克患者死亡率显著高于非心源性休克患者（75%, n=3）显著高于非心源性休克患者（20%, n=1）

表 30-2 经皮介入治疗心肌梗死后室间隔穿孔的手术死亡率和预后研究报道（续）

作者、日期、杂志	入组患者（年份、数量）	患者特征		术后30天内死亡率 [a]	年龄（岁）	封堵时间≤2周 n/N（%）（d）	封堵时间≥2周 n/N（%）（d）	结果	备注
		心源性休克	仅行经皮介入修复						
Maltais S., et al. 2009, Ann Thorac Surg	1995—2007 n=12	n=9 (75%)	n=12 (100%)	42% (n=5)	68±9 (52~85)	12/12 (100) (4±4.4)	0	未获得长期随访数据	确诊室间隔穿孔到经皮介入治疗的时间太短是术后30天内死亡的独立预测因子
Thiele H., et al. 2008, Euro Heart J	2003—2008 n=29	n=16 (55%)	n=29 (100%)	66% (n=19)	71±8 (58~84)	29/29 (100) [1 (1~3)]	0	长期全因死亡率为69%	心源性休克患者死亡率显著高于非心源性休克者（88%, n=14）（38%, n=5）
Demkow M., et al. 2005, Euro Interven	1999—2005 n=11	n=3 (27%)	n=10 (90%)	27% (n=3)	68 (52~81)	1/11 (9) (2)	10/11 (91) (131±154)	长期全因死亡率为27%	所有存活者（n=8）均接受延迟手术（穿孔后4~56周），血流动力学稳定
Holzer R., et al. 2004, Cath & Cardiov Inter	2000—2003 n=18	n=10 (56%)	n=8 (44%)	28% (n=5)	75 (52~86)	5/18 (28) (≤6)	13/18 (72) (14~95)	长期全因死亡率为41%	大多数心源性休克患者病情严重，并在术后6天死亡

[a] 无论是在经皮闭合术前还是术后，都没有尝试外科修复

急性期的患者由血流动力学状态决定治疗方案，患者病情不稳定，室间隔穿孔大于 20 mm，有多支冠状动脉病变，伴有巨大室间隔膨出瘤时应尽早行外科修补，切除膨出瘤重建左心室，同时行冠状动脉旁路移植术。在药物和机械辅助治疗下

患者病情相对稳定时，可观察 2～3 周后闭合室间隔穿孔，介入治疗时应尽量选择专用室间隔穿孔封堵器封堵，PCI 应在介入封堵 1 周后进行，可避免溶血等并发症，心肌梗死后室间隔穿孔患者的最佳治疗流程见图 30-9。

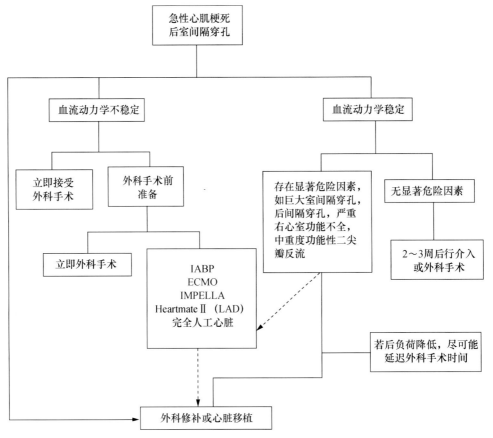

图 30-9　急性心肌梗死后室间隔穿孔患者的最佳治疗流程图

参考文献

［1］Cooly DA，Belmonte BA，Zevis LB，et al. Surgical repair of ruptured intraventricular septum following acute myocardial interaction. Surgery，1957，41：930.

［2］Radford MJ，Iohnson RA，Daggett WM，et al. Ventricular septal rupture：A review of clinical and physiologic feature and an analysis of survival. Circulation，1981，64：545-553.

［3］Holzer R，Balzer D，Amin Z，et al. Transcatheter closure of postinfarction ventricular septal defects using the new Amplatzer mascular VSD occluder：Results of a U.S Registry. Catheter Cardiovasc Interv，2004，61：196-201.

［4］Crenshaw BS，Granger CB，Birnbaum Y，et al. Risk factors，angiographic patterns，and outcomes in patients with ventricular septal defect complicating acute myocardial infarction. GUSTO-I（Global Utilization of Streptokinase and TPA for Occluded Coronary Arteries）Trial Investigators. Circulation，2000，101：27-32.

［5］López-Sendón J1，Gurfinkel EP，Lopez de Sa E，et al. Factors related to heart rupture in acute coronary syndromes in the Global Registry of Acute Coronary Events. Euro Heart J，2010，31，1449-1456.

［6］沈向东，朱晓东，萧明弟，等. 九例心肌梗塞后室间隔穿孔外科治疗. 中国循环杂志，1995，10：23-28.

［7］胡盛寿，吴洪斌，朱晓东，等. 心肌梗死后室间隔穿孔的手术治疗. 中华胸心血管外科杂志，1998，14：269-271.

［8］Sulzgruber P，El-Hamid F，Koller L，et al. Long-term outcome and risk prediction in patients suffering acute myocardial infarction complicated by post-infarction cardiac rupture. Int J Cardiol, 2017, 227: 399-403.

［9］ Shapira L, Isakov A, Burke M, et al. Cardiac rupture in patients with acute myocardial infarction. Chest, 1987, 92: 219-223.

［10］ 郭静萱, 李易, 郭丽君, 等. 冠脉侧支循环及其临床意义. 中国介入心脏病学杂志, 1999, 7: 1-3.

［11］ Pretre R, Rickli H, Ye Q, et al. Frequncy of collateral blood flow in the infarct related coronary artery in rupture of the ventricular septum after acute myocardial infarction. Am J Cardiol, 2000, 85: 497-499.

［12］ Ilia R, Carmel S, Gueron M. Patients with coronary collaterals and normal left ventricular systolic function: clinical hemodynamic, and angiographic characteristics. Angiology, 1998, 49: 631-625.

［13］ Cooley DA. Postinfarction ventricular septal rupture. Semin Thorac Cardiovasc Surg, 1998, 16: 100-104.

［14］ SmyllieJH, Sutherland GR, Geuskens R, et al. Doppler color flow mapping in the diagnosis of ventricular septal rupture and acute mitral regurgitation after myocardial infarction. J Am Coll Cardiol, 1990, 15: 1449-1455.

［15］ Deja MA, Szostek J, Widemka K, et al. Post infarction ventricular septal defect: Can we do better? Eur J Cardiothoruc Surg, 2000, 18: 194-201.

［16］ Blanche C, khan SS, Matloff MD, et al. Result of early repair of ventricular septal defect after an acute myocardial infarction. J Thorac Cardiovasc Surg, 1992, 104: 961-965.

［17］ Sulzgruber P, El-Hamid F, Koller L, et al. Long-term outcome and risk prediction in patients suffering acute myocardial infarction complicated by post-infarction cardiac rupture. Int J Cardiol, 2017, 227: 399-403.

［18］ Singh V, Rodriguez AP, Bhatt P, et al. Ventricular septal defect complicating ST-elevation myocardial infarctions: a call for action. Am J Med, 2017, 130: 863.e1-863. e12. doi: 10.1016/j.amjmed.2016.12.004. Epub 2017 Jam 5.

［19］ Park BS, Lee WY, Lim JH, et al. Delayed repair of ventricular septal rupture following preoperative awake extracorporeal membrane oxygenation support. Korean J Thorac Cardiovasc Surg, 2017, 50: 211-214.

［20］ Levine GN, Bates ER, Bittl JA, et al. 2016 ACC/AHA Guideline Focused Update on Duration of Dual Antiplatelet Therapy in Patients With Coronary Artery Disease: A Report of the American College of Cardiology/American Heart Association Task Force on Clinical Practice Guidelines: An Update of the 2011 ACCF/AHA/SCAI Guideline for Percutaneous Coronary Intervention, 2011 ACCF/AHA Guideline for Coronary Artery Bypass Graft Surgery, 2012 ACC/AHA/ACP/AATS/PCNA/SCAI/STS Guideline for the Diagnosis and Management of Patients With Stable Ischemic Heart Disease, 2013 ACCF/AHA Guideline for the Management of ST-Elevation Myocardial Infarction, 2014 AHA/ACC Guideline for the Management of Patients With Non-ST-Elevation Acute Coronary Syndromes, and 2014 ACC/AHA Guideline on Perioperative Cardiovascular Evaluation and Management of Patients Undergoing Noncardiac Surgery. Circulation, 2016, 134: e123-155.

［21］ Skillington PD, Davis RH, Luff AD, et al. Surgical treatment for infarct-related ventricular septal defect: Improved early results combined with conalysis of Late fuction status, J Thorac Cardiovasc Surg, 1990, 99: 798-808.

［22］ Parry G, Goudevenos J, Adams PC, et al. Septal rupture after myocardial infarction: is very eary surgery really worthwhile? Eur Soc Cardiology, 1992, 13: 373-382.

［23］ 易定华, 徐志云, 王辉山. 心脏外科学. 第 2 版. 北京: 人民军医出版社, 2016: P675-683.

［24］ Barker TA, Ramnarinne IR, Woo EB, et al. Repair of post-Infarct ventricular septal defect with or without coronary artery bypass grafting in northwest of England: a 5 year multi-institutional experience. Eur J Cardiothorac Surg, 2003, 24: 940-946.

［25］ Szkutnik M, Bialkowski J, Kusa J, et al. Postinfarction ventricular septal defect closure with Amplatzer occluders. Eur J Cardiothorac Surg, 2003, 23: 323-327.

［26］ Assenza GE, McElhinney DB, Valente AM, et al. Transcatheter closure of post-myocardial infarction ventricular septal rupture. Disty Circ Cardiovasc Interv, 2013, 6: 59-67.

［27］ Gay RJ, Sethna D, Matloff JM. The role of cardiac surgery in acute myocardial infarction. I with mechanical complications. Am Heart J, 1983, 106: 723-725.

［28］ Deja MA, Szostek J, Widemka K, et al. Post infarction ventricular septal defect: Can we do better? Eur J Cardiothoruc Surg, 2000, 18: 194-201.

［29］ Cerin G, Di Denato M, Dimulescu D, et al. Surgical treatment of ventricular septal defect complicating acute myocardial infarction. Experience of a north Italian referral hospital. Cardiovasc Surg, 2003, 11: 149-154.

［30］Cinq-Mars A，Voisine P，Dagenais F，et al. Risk factors of mortality after surgical correction of ventricular septal defect following myocardial infarction：Retrospective analysis and review of the literature. Int J Cardiol，2016，206：27-36.

［31］Papalexopoulou N，Young CP，Attia RQ. What is the best timing of surgery in patients with post-infarct ventricular septal rupture？ Interact Cardiovasc Thorac Surg，2013，16：193-196.

［32］Deggett WM，Guyton RA，Mundth ED，et al. Surgery for post-infarct ventricular septal defect. Ann Surg，1977，186：260-271.

［33］Arnaoutakis GJ，Zhao Y，George TJ，et al. Surgical repair of ventricular septal defect after myocardial infarction：outcomes from the Society of Thoracic Surgeons National Database. Ann Thorac Surg，2012，94：436-443.

［34］Lee EM，Roberts DH，Walsh KP. Transcatheter closure of a residual postmyocardial infarction ventricular septal defect with the Amplatzer septal occluder. Heart，1998，80：522-524.

［35］Risseeuw F，Diebels I，Vandendriessche T，et al. Percutaneous occlusion of post-myocardial infarction ventricular septum rupture. Neth Heart J，2014，22：47-51.

［36］Schlotter F，de Waha S，Eitel I，et al. Interventional post-myocardial infarction ventricular septal defect closure：a systematic review of current evidence. Euro Intervention，2016，17：94-102.

［37］Calvert PA，Cockburn J，Wynne D，et al. Percutaneous closure of post-infarction ventricular septal defect：In-hospital outcomes and long-term follow-up of UK experience. Circulation，2014，published online March 25，2014，DOI：10.1161/CIRCULATIONAHA.113.005839.

［38］秦永文，赵仙先，李卫萍，等. 经导管闭合急性心肌梗死并发室间隔穿孔一例. 中华心血管病杂志，2003，31：867.

［39］荆全民，韩雅玲，藏红云，等. 介入性方法治疗冠心病急性心肌梗死合并室间隔穿孔（附3例报告）. 中国实用内科杂志，2003，23：670-672.

［40］朱鲜阳，韩秀敏，侯传举，等. 心肌梗死后室间隔穿孔介入治疗成功一例. 中国介入心脏病学杂志，2004，12：125-126.

［41］Turner MS，Hamilton M，Morgan GJ，et al. Percutaneous closure of post-myocardial infarction ventricular septal defect patient selection and management. Intervent Cardiol Clin，2013，2，173-180.

［42］Thiele H，Kaulfersch C，Daehnert I，et al. Immediate primary transcatheter closure of postinfarction ventricular septal defects. Eur Heart J，2009，30：81-88.

［43］Xianyang Zhu，Yongwen Qin，Yaling Han，et al. Long-term efficacy of transcatheter closure of ventricular sptal defect in combination with percutaneous coronary intervention in patients ventricular defect complicating acute myocardial infarction：a multicentre study，Euro Intervention，2013，8：1270-1276.

［44］Xudong Xu，Suxuan Liu，Xin Liu，et al. Percutaneous closure of postinfarct muscular ventricular septal defects：A multicenter study in China. J Cardiology，2014，64：285-289.

［45］张端珍，朱鲜阳，韩雅玲，等. 经导管室间隔穿孔封堵术的临床效果. 中国介入心脏病学杂志，2015，23：541-544.

［46］Zhang R，Sun Y，Sun M，et al. In-hospital outcomes and long-term follow-up after percutaneous transcatheter closure of postinfarction ventricular septal defects. Biomed Res Int，2017，797：1027.

［47］Shi Tai，Jian-jun Tang，Liang Tang，et al. Management and outcome of ventricular septal rupture complicating acute myocardial infarction：what is New in the era of percutaneous intervention？ Cardiology，2018，141：226-232.

31 肥厚型心肌病的消融治疗

（王 耿）

一、概述

肥厚型心肌病（hypertrophic cardiomyopathy）是一种以心肌呈不对称性肥厚引起心室腔变小，左心室舒张功能下降，心室充盈受阻为基本特征的心肌病，是具有高猝死风险的常染色体显性遗

传疾病（图 31-1）。

肥厚型心肌病是最常见的遗传性心脏病，在普通人群中占 1/500[1]。大约 2/3 的肥厚型心肌病患者在静息或生理刺激时左心室流出道有明显的梯度，被归类为梗阻性肥厚型心肌病（obstructive hypertrophic cardiomyopathy）[2]。对于严重左心室

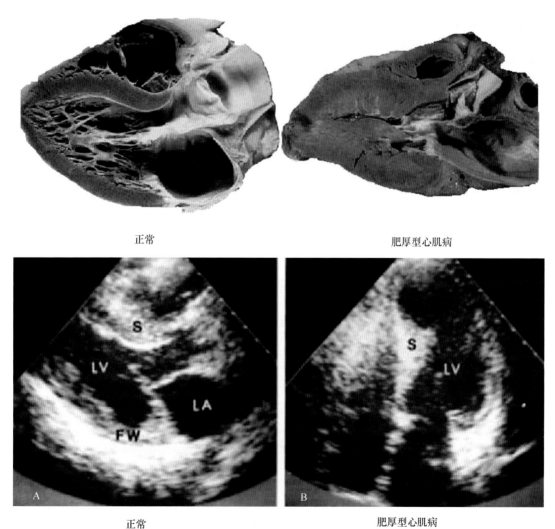

正常　　　　　　　　　　　　　　　　肥厚型心肌病

正常　　　　　　　　　　　　　　　　肥厚型心肌病

图 31-1　正常心脏与肥厚型心肌病患者的心脏解剖与超声心动图表现

流出道梗阻的患者，一线治疗是使用负性肌力药物（β 受体阻滞剂、维拉帕米和丙吡胺等）[3-4]。在 5% ～ 10% 的患者中，尽管经最佳的药物治疗，但仍有严重症状的患者，可以通过手术切除心肌或酒精间隔消融术（alcohol septal ablation）进行治疗[3-5]。

在 20 世纪 80 年代末，一种使间隔缩小的介入方法出现。Brugada 等[6]最早在左前降支的间隔支内注射无水酒精来治疗患者。然而，他们的目的不是治疗左心室流出道梗阻，而是作为化学消融术来治疗室性心动过速。在 Brugada 等报道的化学消融之后的几年里[6]，两组研究人员几乎同时发展了治疗梗阻性肥厚型心肌病的酒精间隔消融术。Gietzen 等[7]于 1994 年在德国心脏学会年会上介绍了他们的初步研究结果，Sigwart 于 1994 年 6 月在伦敦的皇家布罗普顿医院发表了研究结果，并报道最初 3 例经皮腔内室间隔心肌化学消融术（transdermal intraventricular septal myocardial chemical ablation）的效果。

在过去的 20 年中，酒精间隔消融术已发展成为一种有效和安全的手术方法，并报告了一些良好的长期疗效，对于手术风险较高或不愿外科手术的患者，经皮腔内室间隔心肌化学消融术是一种有效的治疗选择，效果类似于心肌切除术，可以有效缓解症状和改善生活质量。

二、肥厚型心肌病的基因研究和病理生理

肥厚型心肌病目前已经发现 20 多种包含了 450 余个肥厚型心肌病致病基因突变[8]。其中已证实肌节蛋白与大部分突变有关，属于基因突变所致的常染色体显性遗传病，并由一种编码肌节蛋白基因突变所致。而最主要的基因突变为以下 3 种：心脏肌球蛋白重链基因，该基因突变引发肥厚型心肌病多为青壮年人群，且极易发生猝死；心肌肌钙蛋白 T 基因，该类基因突变引发肥厚型心肌病多为青年时期起病，且危险性极高；肌球蛋白结合蛋白 C 基因，该类基因突变引发肥厚型心肌病发病较晚，大多为中老年人，且程度较轻，预后较好。由于肥厚型心肌病具有特异性，即使致病基因及突点完全相同，患者的临床表现及预后也会存在较大差异[9]。也有人指出，神经内分泌的失调是诱发基因突变的首要因素[10]。

肥厚型心肌病病理改变主要是在心肌。大体上，心脏表现为质量增加，心室壁增厚，左心室腔变小或者不变。有些肥厚型心肌病患者还有特异的病理改变，比如二尖瓣的延长、增厚，乳头肌的错位（嵌入二尖瓣）等。肥厚心肌的镜下改变主要是心肌细胞的肥大、纤维化和心肌细胞纤维排列紊乱。由于心肌一般不会扩张，肥厚的心肌导致心房和心室腔的体积变小，为协助心室充盈，心房收缩加强，左心室被动充盈，常需要更长的时间来放松，但心室收缩功能可以是正常或提高，射血分数往往正常或增加。心肌肥厚会使乳头肌功能失常，从而导致二尖瓣关闭不全。室壁弹性的丧失，导致充盈压异常，增加了左心室舒张末期压力，舒张功能受累，最终导致肺充血和水肿等相关的血流动力学改变。肥厚的室间隔造成左心室流出道狭窄，导致二尖瓣收缩期前向运动（systolic anterior movement，SAM）（图 31-2）和左心室流出道压力阶差形成，从而引起一系列病理

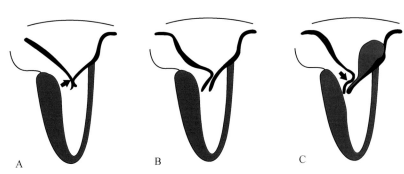

图 31-2　二尖瓣 SAM 现象：肥厚的室间隔造成左心室流出道狭窄，导致二尖瓣收缩期前向运动

生理改变。

绝大多数梗阻性肥厚型心肌病患者，无论压力阶差及症状如何，都存在舒张功能异常，这些异常多数与心肌肥厚程度和分布无关。不管心室腔正常或狭小，舒张功能不全均可引起心室充盈压增高，导致肺静脉压增高。梗阻性肥厚型心肌病患者舒张功能不全主要是由腔室僵硬度增加和迟缓功能受损所致。梗阻性肥厚型心肌病患者心肌重量增加、心室容量减少、心肌纤维化，使心室僵硬度增加，顺应性下降；左心室舒张功能可因心室负荷状态改变和心肌收缩的不一致性增加而受到伤害。

梗阻性肥厚型心肌病患者出现心肌缺血、心绞痛症状的原因有：左心室高压使心肌耗氧量增加；高动力收缩压迫心肌内冠状动脉；心肌内小冠状动脉异常狭窄及增厚。主要为肥厚心肌的氧需与冠状动脉的氧供不平衡所致。通常可逆性灌注缺损是缺血的指标，而固定性灌注缺损可能是心肌瘢痕的标志，主要见于收缩功能受损的患者。

三、背景

（一）经皮腔内室间隔心肌化学消融术的历史和临床依据

1995 年 Ulrich Sigwart 首次报道经皮腔内室间隔心肌化学消融术[11]，Sigwart 通过球囊阻塞室间隔的主要动脉，观察肥厚型心肌病患者左心室流出道梗阻程度与局部缺血的关系，但是当球囊回缩后左心室流出道梗阻程度又回到初始水平。在第一次报告中，他通过将酒精注入一支间隔支动脉致使靶目标室间隔区域坏死（图 31-3），成功地使 3 例患者左心室流出道梗阻持久性减轻，难治症状得到持续改善。随后的一系列研究报道了相对较少例数的酒精间隔消融术的早期经验，证实了左心室流出道压力阶差成功降低和症状改善[12-15]。经过早期研究后技术上得到改进，操作过程中通过心肌声学造影（myocardial contrast echocardiography）引导，将酒精灌注到候选间隔支动脉[16]，对目标区域的消融更具有选择性和精

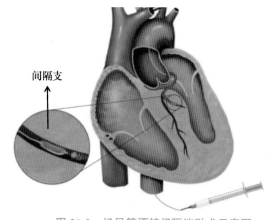

间隔支

图 31-3　经导管酒精间隔消融术示意图

确性，使并发症发生率降低。酒精消融术已在全球范围内被成功推广，治疗了许多重症肥厚型心肌病和左心室流出道梗阻患者，包括曾行外科心肌切除术不成功的患者[17]。

当手术在经验丰富的中心进行时，减少左心室流出道梗阻手术成功率＞90%，并且手术死亡率低。外科心肌切除术的研究，其中可能包括同时进行二尖瓣修补术，也显示对患者长期生存率有利，甚至可以接近正常寿命[18-22]。值得注意的是，由于掌握手术所需的技术专长不同，在经验丰富的中心以外进行的外科心肌切除术的效果很差。在 2003—2011 年间，美国的 1049 家医院 6386 例外科心肌切除术患者的临床分析中，在一级、二级、三级医院手术死亡率分别为 3.8%、9.6%、15.6%[23]。一份关于这些机构 3700 例患者报道中所述，具有最高专业知识水平的外科中心进行的手术，手术死亡率＜1%[24]。综上所述，这些数据导致指南建议，对于药物治疗得不到改善、具有顽固性症状的梗阻性肥厚型心肌病在一个经验丰富的中心进行外科心肌切除术是首选的治疗方式。

酒精间隔消融术在 20 多年前出现，作为治疗梗阻性肥厚型心肌病的外科心肌切除术的一种替代方法。伴随着导管基础手术的进展，经皮腔内室间隔心肌化学消融术有如下优点，例如相对较小的侵入性，潜在的更广泛的可用性，更短的住院周期。据报道，经皮腔内室间隔心肌化学消融术的手术死亡率为 1%～2%，相比外科心肌切除术，较少依赖术者的经验[23]。然而，当人们使用

经皮腔内室间隔心肌化学消融术治疗梗阻性肥厚型心肌病时，经常会注意到三个主要问题：①手术的效果；②医源性心肌梗死对长期生存的潜在影响；③各医院在肥厚型心肌病方面缺乏多学科专业知识。

如果患者经慎重考虑后决定行经皮腔内室间隔心肌化学消融术，有一个或更多适合消融的间隔支动脉且术者具备适当的技术操作，其临床疗效可与外科心肌切除术相媲美。在大多数患者中，左心室流出道梗阻的缓解是一项值得关注的指标，尤其是对于高手术风险的患者或不能接受外科手术治疗的患者，但是当患者可以进行外科手术时，经皮腔内室间隔心肌化学消融术仍是相对较差的选择。对于年轻患者来说经皮腔内室间隔心肌化学消融术有较高的复发率[25]。优化经皮腔内室间隔心肌化学消融术的结果是必要的，因为消融后不仅症状复发的可能性更高，而且残余左心室流出道梗阻与更高的死亡率有关[25-26]。酒精间隔消融术的核心内容是有针对性地创建医源性心肌梗死。通过超声心动图对比和精细的酒精注射技术，心肌梗死的大小通常是左心室面积的 5%～10%。注射的酒精直接导致细胞毒性和血栓，引起立即血流动力学效应，并通常在 3～6 个月完成进一步的心室重塑[27]。因为医源性心肌梗死，自第一次描述的经皮腔内室间隔心肌化学消融术以来，心律失常一直是值得关注的问题[28]。事实上，在一项研究报道中，在平均（5.4±2.5）年的随访时间中，91 例接受治疗的患者中有 18 例发生心脏性猝死或是恶性心律失常[29]。然而，在其他分析中，经皮腔内室间隔心肌化学消融术后长期生存的损害并不明显。一项对 177 例接受经皮腔内室间隔心肌化学消融术患者的研究中，8 年生存率为 79%，与外科手术患者的生存率以及预期的生存率相当[25]。Vriesendorp 等还报告了平均随访 7.6 年的长期结果[30]，经皮腔内室间隔心肌化学消融术治疗的 321 例患者的生存率与外科心肌切除术和非梗阻性肥厚型心肌病患者的生存率相当。经皮腔内室间隔心肌化学消融术治疗的患者每年发生心脏性猝死的概率较低，为 1%，但是依旧高于心脏性猝死概率为 0.8% 的外科心肌切除术[30-31]。无论

经皮腔内室间隔心肌化学消融术的长期疗效是否确定，其术后确实有更高的起搏器植入率、残余症状发生率以及重复干预率。经皮腔内室间隔心肌化学消融术后行外科心肌切除术的结果更糟糕，所以在选择何种方式治疗药物难治性症状时，需要考虑这一增加的风险[32]。较低的临床疗效和一些对长期生存的不确定性在所有肥厚型心肌病患者的管理中具有重要意义，特别是对于那些具有低风险、可行外科手术的年轻患者来说更是如此。

四、肥厚型心肌病的临床表现

（一）症状

（1）呼吸困难：是最常见的表现，且多为活动后出现，主要是由心室舒张末期压力降低而影响其顺应性导致肺静脉压升高所致。

（2）胸痛：是患者劳累后常见的症状，由于劳累后患者对硝酸甘油反应不佳所导致，而且心肌肥厚、排列紊乱、供血及供氧量不足、舒张储备较差、血管病变等都是肥厚型心肌病患者出现胸痛的因素。

（3）晕厥：是患者发生猝死的最危险因素，晕厥及晕厥前症状常为患者发病的唯一主要临床症状。

（4）心脏性猝死：为患者的首发临床表现。心脏磁共振成像检查可见明显的影像变化如老年患者可见左心室范围较大的肥厚现象，而青少年患者可见心肌细胞严重的结构紊乱现象。

（二）体征

可闻及心尖内侧或胸骨左缘中、下段有收缩中期或晚期喷射性杂音，特点为杂音随着心肌收缩力的增加（如体力劳动后或过早搏动后）而增强；当患者下蹲或握拳时则减弱。

（三）辅助检查

1. 心电图

无特异性，主要表现为 ST-T 改变、倒置 T 波和异常 q 波等。约 80% 以上患者可出现非特异性

ST-T 改变，且冠状动脉多数正常。心尖肥厚型心肌病由于心肌内血管分布异常可有巨大倒置 T 波。部分患者有深而窄的异常 Q 波。左心室肥厚及左束支传导阻滞也较常见。也可有各种类型的心律失常。

2. 超声心动图

是肥厚型心肌病最常见的辅助检查，典型的梗阻性肥厚型心肌病超声心动图表现为：①不对称的室间隔肥厚，室间隔厚度与左心室后壁厚度之比＞（1.3～1.5）∶1，室间隔厚度至少＞15 mm。室间隔流出道部分于左心室内突出，左心室腔缩小，流出道狭窄。②有 SAM 征。③左心室舒张功能异常。运用多普勒法可以判断杂音的起源和计算梗阻前后的压力差便于后续治疗。肥厚型心肌病伴左心室流出道梗阻多普勒频谱显示为一特征性加速血流信号，波峰靠后呈"匕首"征（图 31-4），作为临床上诊断肥厚型心肌病的最常用依据，超声心动图具有较高的敏感性和特异性，但其准确性一定程度上受超声科医师经验、投射角度及透声条件影响。经食管超声心动图能评价肥厚型心肌病患者的二尖瓣关闭不全和瓣膜状态，有助于排除任何形式的先天性左心室流出道梗阻（图 31-5）。

3. 心脏磁共振成像（cardiovascular magnetic resonance，CMR）

CMR 是临床用来判断心肌厚度最敏感可靠的无创检查方法，主要应用于一些高度怀疑肥厚型心肌病但超声无法确诊的患者。

4. 遗传咨询和遗传检测

肥厚型心肌病是心脏肌球蛋白基因突变引起的常染色体显性遗传疾病，常呈家族聚集分布，2014 年欧洲心脏病学会（ESC）肥厚型心肌病指南建议对于肥厚型心肌病患者家族成员进行遗传咨询和对于先证者进行遗传检测以便本病早期诊断和早期治疗[11]。

五、肥厚型心肌病的治疗

肥厚型心肌病的治疗主要为了缓解症状、减少合并症及预防猝死，包括一般性治疗、药物治疗、介入治疗及手术治疗。一般性治疗主要是生活方式干预，避免诱发或加重左心室流出道梗阻以预防猝死发生。药物治疗主要包括 β 受体阻滞剂、二氢吡啶类钙通道阻滞剂及抗心律失常药物。介入治疗包括经皮室间隔化学消融、起搏治疗及埋藏式心脏复律除颤器。手术治疗包括室间隔切

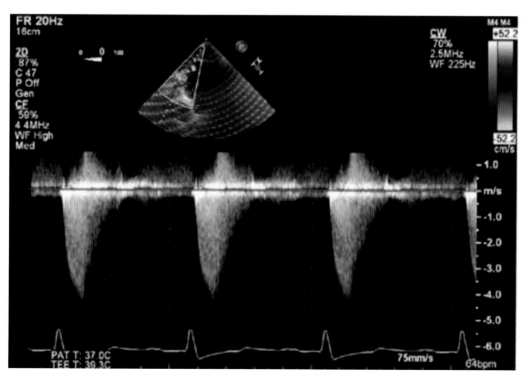

图 31-4 超声心动图对左心室流出道的评估显示：多普勒频谱呈典型的"匕首"型轮廓

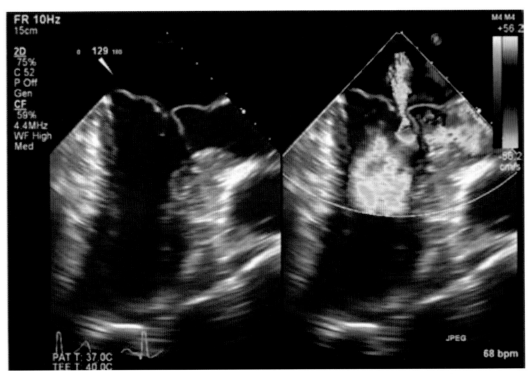

图 31-5 超声心动图上 SAM 征与左心室流出道梗阻和二尖瓣反流的关系示意图

除法和心脏移植。治疗过程中应注意个体化。

（一）经皮腔内室间隔心肌化学消融术适应证和患者的选择

1. 临床适应证

（1）适合于经过严格药物治疗 3 个月，基础心率控制在 60 次 / 分左右，静息或轻度活动后仍出现临床症状，既往药物治疗效果不佳或有严重不良反应、纽约心脏学会（NYHA）心功能 III 级以上或加拿大心血管学会（CCS）胸痛分级 III 级以上的患者。

（2）尽管症状不严重，NYHA 心功能未达到 III 级，但左心室流出道压力阶差高及有其他猝死的高危因素，或有运动诱发晕厥的患者。

（3）外科室间隔切除或植入带膜式调节功能的双腔（DDD）起搏器失败。

（4）外科手术合并症风险增加的患者。

2. 有症状的血流动力学适应证

经胸超声心动图和多普勒检查，静息状态下左心室流出道压力阶差 ≥ 50 mmHg，或激发后左心室流出道压力阶差 ≥ 70 mmHg。

激发试验：应激压力的测定①药物刺激法：多巴酚丁胺 5 ～ 20 μg/（kg·min）或异丙肾上腺素静滴，亦可使用硝酸甘油，使心率增加 30%；②程控期前刺激法；③ Valsalva 动作；④最近有报告运动负荷超声心动图测定应激压力阶差更有意义。

多巴酚丁胺是药物激发试验的常用药物，激发前 24 h 停用 β 受体阻滞剂与钙通道阻滞剂。静脉泵入多巴酚丁胺，以 5 μg/（kg·min）为起始剂量，每隔 5 min 增加 5 μg/（kg·min），最大剂量为 20 μg/（kg·min）。每一剂量泵入 2 min 后进行超声心动图检查，应用彩色多普勒超声显像系统，探头频率 2.5 ～ 3.5 MHz。于胸骨左心室长轴切面测量室间隔和左心室后壁厚度；于心尖五腔心切面以连续多普勒测量左心室流出道最大血流速度及压差，二维 Simpson 法测量左心室射血分数。

运动激发试验的主要方法：运动前记录血压、心率，超声取左侧卧位测左心室流出道压力阶差。患者取直立位行运动平板试验，运动方案根据患者体力及平日的运动耐量制定，基本按照 BRUCE 方案，连续心电监测，每隔 3 min 增加一级功量。运动终点：取次极量运动，目标心率（次 / 分）= 195 − 年龄，或症状限制运动，即患者出现胸痛、胸闷症状或运动肌肉疲乏而终止运动。分别于运动高峰和运动结束恢复期记录心率、血压、直立位测左心室流出道压力阶差，然后进行超声心动图检查，方法同上。

目前经皮腔内室间隔心肌化学消融术仍是一种较新的治疗方法，在适应证方面仍存在若干问题，例如①如有严重临床症状，静息压力阶差是否必须 ≥ 50 mmHg；②若静息压力阶差 ≤ 50 mmHg，应激压力阶差的标准如何；③激发试验方法的选择及安全性。在 2008 年欧洲心脏病年会上，德国著名医师 Seggewise 认为静息状态下左心室压力阶差 > 30 mmHg 或激发的左心室压力阶差 > 60 mmHg 可以作为经皮腔内室间隔心肌化学消融术的指征。

3. 形态学适应证

（1）超声心动图示室间隔肥厚，梗阻位于室间隔基底段，合并与 SAM 征有关的左心室流出道梗阻及左心室压力阶差，排除乳头肌受累和二尖瓣叶过长。

（2）冠状动脉造影有合适的间隔支，间隔支解剖形态适合介入操作。心肌声学造影可明确拟消融的间隔支为梗阻心肌提供血供，即消融靶血管。

（3）室间隔厚度 ≥ 15 mm。

4. 患者的选择

2011 年 ACCF/ACC 对肥厚型心肌病诊断和治疗指南[3]特别推荐（推荐类别 Ⅱ b，证据等级 B），在有经验的医疗中心，经全面衡量和评估，患者倾向于间隔消融术治疗，酒精间隔消融术可以考虑替代难治性梗阻性肥厚型心肌病成年患者外科心肌切除术。最近的数据显示，43% 的美国患者接受的是酒精间隔消融术而不是外科手术[23]，而在欧洲，这组数据甚至更高[33]。一项研究表明，在 9 年的时间里，美国的次级医疗机构完成了少于 10 例的外科心肌切除术，然而 4 家有经验的医疗中心完成所有外科心肌切除术的 36%。这一结果发现，与有经验的医疗中心相比，次级医疗机构的住院死亡率（15.6%）要高出 3 倍。对酒精间隔消融术进行同样的研究，67% 的医疗中心完成了少于 10 例的经皮腔内室间隔心肌化学消融术，研究发现酒精间隔消融术的住院死亡率与

是否在有经验的医疗机构进行无关[23]。这些发现并不意味着酒精间隔消融术可以在任何地方进行，而外科手术只需要在个别中心进行。对需要间隔缩小治疗的肥厚型心肌病患者均应该选择在经验丰富的中心进行所有医疗工作，因为可以作为一种互补而非竞争的方式使用上述两种方法。做外科心肌切除术或酒精间隔消融术手术的决定并不仅仅是基于上述结果。与接受外科或导管主动脉瓣置换术的患者类似[34]，所有接受间隔缩减治疗的患者都应由一名心脏病专家、一名有酒精间隔消融术经验的介入心脏病专家和一名有过外科心肌切除术经验的外科医生组成的多学科心脏小组进行讨论。此外，还应该考虑到其他与患者有关的因素。例如，在大多数情况下，同时要进行瓣膜手术或冠状动脉旁路移植术时，以及乳头肌梗阻（肥厚乳头肌、副乳头肌、前外侧乳头肌直接插入二尖瓣前叶）需要矫正，外科手术是更好的选择。相反，由于高龄或合并其他疾病，手术风险很高，常常选择酒精间隔消融术。有时酒精间隔消融术是无法进行的，因为没有合适的间隔支靶区。然而，患者存在的传导阻滞对决策有一定的作用，由于酒精间隔消融术经常引起右束支传导阻滞，预先存在左束支传导阻滞会使外科心肌切除术成为较好的选择。相反，由于外科心肌切除术经常会引起左束支传导阻滞，所以预先存在右束支传导阻滞可能导致术者选择酒精间隔消融术。所有拟行室间隔缩减的患者均应进行心脏性猝死（SCD）危险因素的风险评估[35]。如果发现危险因素，这些患者需要预防性植入埋藏式心脏复律除颤器（ICD）。值得注意的是，选择酒精间隔消融术的患者，预先植入双腔起搏 ICD 有利于避免植入临时起搏器的相关风险以及减少长期卧床带来的痛苦。接受酒精间隔消融术的患者植入永久起搏器的概率为 10%，而这种风险在外科术后为 25%[36]。此外，在接受酒精间隔消融术治疗的患者中，有 1/13 的患者将不得不接受再次干预治疗包括重复酒精间隔消融术或者外科心肌切除术，这种风险发生的概率是外科术后的 5 倍。在长期随访中，两种术式对梗阻性肥厚型心肌病症状的缓解是相似的[37]，所以每位患者应权衡风险

结构性心脏病心导管介入治疗

后选择适合自己的手术方式。

（二）经皮腔内室间隔心肌化学消融术禁忌证

1. 非梗阻性肥厚型心肌病。

2. 合并必须行心脏外科手术的疾病，如严重二尖瓣病变、冠状动脉多支病变等。①梗阻性肥厚型心肌病合并二尖瓣关闭不全：主动脉瓣狭窄的患者，二尖瓣关闭不全的严重程度与收缩期二尖瓣瓣叶前向运动的程度有关。应注意排除结构异常，如乳头肌异常或二尖瓣脱垂。②梗阻性肥厚型心肌病合并冠心病：约有 12% 有症状的梗阻性肥厚型心肌病患者合并冠心病，若梗阻性肥厚型心肌病合并多支病变，应进行外科血运重建加肥厚心肌切除术。若梗阻性肥厚型心肌病合并单支病变（前降支）可同时行介入治疗，先行经皮腔内室间隔心肌化学消融术再行冠状动脉介入。

3. 无或仅有轻微临床症状，无其他高危因素，即使左心室流出道压力阶差高亦不建议行经皮腔内室间隔心肌化学消融术。

4. 不能确定靶间隔支或球囊在间隔支不能固定。

5. 室间隔厚度 ≥ 30 mm，呈弥漫性显著增厚。

6. 终末期心力衰竭。

7. 年龄虽无限制，但原则上对年幼患者禁忌，高龄患者应慎重。

8. 已经存在左束支传导阻滞。

（三）经皮腔内室间隔心肌化学消融术具体技术

1. 酒精间隔消融术原理

行酒精间隔消融术后，乙醇诱导动脉发生凝固性坏死，坏死的碎片引起相关动脉扩张及无血小板–纤维蛋白性血栓，造成医源性的肥厚室间隔心肌组织的梗死和坏死，引起心肌顿抑、心肌坏死，减少了室间隔的厚度，局部室间隔心肌的质量明显下降，心肌收缩力下降，从而增加了左心室流出道的宽度，改变左心室射血，进一步降低了左心室流出道的压力阶差，达到缓解梗阻的治疗目的。

2. 术前准备

包括指引导管，0.014 英寸导引导丝，Over the wire 球囊导管。指引导管一般选择 Judkins 左或 XB-LAD 3.5 或 EBU 3.5 等。导引导丝通常选择 BMW 或亲水的柔软超滑导丝（Pilot 或 Wisper）等。球囊一般选择 Maverick OTW 球囊，以 1.5 mm× 9 mm、2.0 mm×9 mm、2.5 mm×9 mm 最常用。注意球囊直径应略大于靶间隔支的直径。术前准备同一般心血管疾病介入治疗，提前停用各种心脏药物，如 β 受体阻滞剂、钙通道阻滞剂和阿司匹林等。

常规行左、右冠状动脉造影，造影时，行右前斜加头位识别间隔支动脉近端，间隔支动脉多起源于前降支近端和中段，有时经第二或第三间隔支或来自第一对角支动脉分支或间隔支分支动脉灌注目标区域。在一次消融术中最好不要消融超过 2 支间隔支动脉。通常压力阶差随着时间推移而降低，心肌纤维化的发生使室壁增厚。

3. 经皮腔内室间隔心肌化学消融术方法

确定进行酒精间隔消融术后，植入临时起搏电极至右心室心尖部，调试临时起搏器工作良好，预防术中和术后心脏传导阻滞。给予肝素 50 ～ 100 U/kg，使活化凝血时间（ACT）达到 250 ～ 300 s，防止血栓形成，术者在植入临时起搏电极时应优先考虑经颈内静脉放置起搏导管，可避免经股静脉途径时间过长，在术后观察期间可以适当减轻患者痛苦。

基本血流动力学监测包括静息和诱发状态下左心室内收缩期压力峰值的测量，在整个操作过程中，连续监测血流动力学和左心室流出道压力阶差。方法：①单导管技术。用端孔导管在左心室与主动脉间连续监测，获得连续压力曲线，测得左心室流出道压力阶差。②双导管技术。经一通路送端孔导管于主动脉瓣上，经另一通路送猪尾端孔导管置于左心室心尖部，同步测量主动脉根部及左心室压力曲线，在无主动脉瓣疾病时，其压力阶差即为左心室流出道压力阶差。若静息左心室流出道压力阶差 < 50 mmHg，需测激发后左心室流出道压力阶差。

根据间隔支动脉解剖，导丝通过选定的候选间隔支动脉通常是具有挑战性的步骤，指引导管通过候选血管难易不同；通常使用标准的 0.014 英寸导引导丝可获得成功。在一些复杂病例中，

WHISPER 0.014 英寸中度支撑导丝一旦插入靶血管分支，无论入口角度如何均可支撑球囊导管推进，也可应用其他 0.014 英寸泥鳅导丝。插入间隔支动脉时需要一根头部特别弯曲，并依次带有 45° 角度，且第二弯曲长度与前降支成比例的导丝，导丝上预先放置一个比所选择的间隔支动脉直径略大的短 over-the-wire 球囊。对于近端分叉的间隔支动脉，采用左前斜位加头位角度血管造影有助于选择偏左侧、供应左侧间隔心内膜的亚分支血管。导丝插入间隔支动脉后球囊沿着导丝进入间隔支动脉近端并充盈至足够压力将血管堵塞，通过指引导管进行血管造影确认充盈的球囊将间隔支完全堵塞。注意如果有血流顺利通过球囊周围，应更换另一较大

球囊直到完全堵塞血管为止。撤出导丝，通过球囊导管注射造影剂确定间隔支动脉远端血管分布情况，有无血液倒流。酒精倒流进入前降支将导致前壁心肌梗死，所有术者都应意识到此并发症发生的可能性和危险性。球囊充盈同时于球囊导管注射盐水稀释的超声声学造影剂，进行超声心动图检查，确定靶向间隔支动脉灌注的区域。稀释的造影剂可以注入间隔支动脉中，通过超声心动图多切面观察，让术者充分了解到所灌注的非对称间隔区域范围与所接触的间隔 SAM 运动位点关系。值得注意的是，在注入造影剂过程中，采用心肌声学造影（图 31-6）观察心尖四腔心切面以排除右心室心肌结构病变，观察心尖四腔心切面以除外心室中

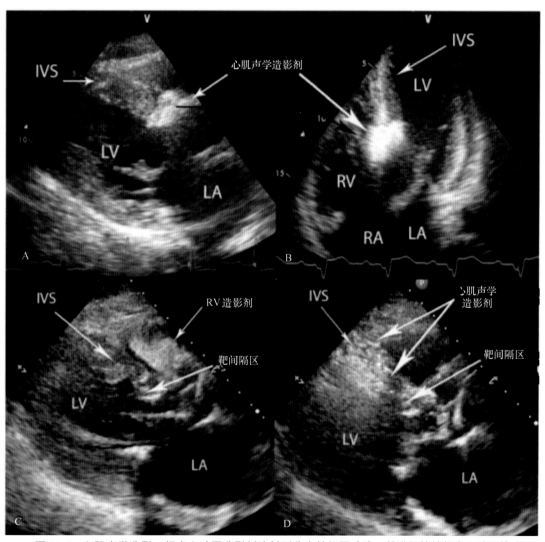

图 31-6 心肌声学造影：超声心动图造影剂注射到选定的间隔动脉，并进行持续超声心动图检查

A、B 显示在胸骨旁长轴切面超声心动图造影剂定位。C. 显示胸骨旁长轴切面，在右心室腔内可见造影剂，远离靶心肌区域。D. 造影剂在中隔区域，远离靶心肌区域。IVS：室间隔；LV：左心室；LA：左心房；RV：右心室；RA：右心房

部至心尖部任何乳头肌被靶向间隔支动脉所灌注。MCE（心肌声学造影）灌注区域检查欠佳可能有几个原因，造影剂所增强的间隔区域不能覆盖靠近间隔 SAM 运动接触位点附近的间隔基底部凸起部分。这种情况，消融术对压力阶差的减少不会起效，应该重新定位另一候选间隔支动脉并重复影像学检查。由于存在的血管分支或间隔支动脉与其他血管相连接，造影剂不仅可以适当增强靶向区域也可对距离较远的区域进行显像，在注射酒精时，距离靶向区域较远的区域也可存在心肌梗死的风险。造影剂增强区域范围也可超出预期的靶向区域，比如进入右心室心内膜。此时，应重新插入导丝并选择性地定位球囊至亚血管分支，重复影像学检查以使可接受的区域被隔离开来（图 31-7）。以加压扩张球囊封堵拟消融的间隔支动脉，通过球囊中心快速注射造影剂 1～3 ml，排除该间隔支至左前降支或右冠状动脉的侧支循环。用生理盐水 5～10 ml 经球囊中

心腔注入以清除造影剂后，确定消融靶血管。以球囊封堵 10～15 min 后，患者心脏听诊杂音明确减轻和导管测压左心室流出道压力阶差下降，也是确定消融靶血管的一种方法。

在消融前，确保球囊在测试过程中没有移位，封堵压力无衰减，临时起搏器工作良好。为减轻患者胸痛，消融前 10～15 min 静脉注射吗啡 5～10 mg。并根据间隔支动脉及其支配供血区域的大小，初步判断无水酒精的用量。经球囊中心腔连续缓慢匀速（0.5～1.0 ml/min）注入 96%～99% 无水酒精 1～2 ml（实际注射入间隔支的剂量）。若压差无变化，且无房室传导阻滞发生，可适当增加酒精注入量，但是须注意无水酒精用量越少越安全，酒精注射过快会增加房室传导阻滞和室性心律失常的发生，也会造成酒精流入非靶向血管而致心肌梗死。注射酒精时用力不要太大，以防充盈的球囊弹出误将酒精注入左前降支。整个过程在 X 线透视下完成，注射酒精时

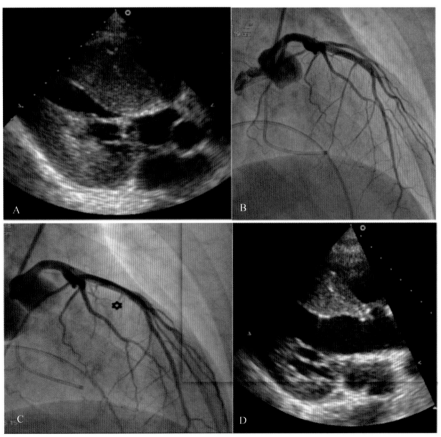

图 31-7　酒精间隔消融术超声心动图和造影对比示意图

A. 超声心动图发现室间隔肥厚以及主动脉下梗阻的表现；**B**. 左冠状动脉造影图像；**C**. 酒精间隔消融术后间隔支闭塞；**D**. 同一位患者酒精间隔消融术后超声心动图

避免回抽，以防球囊中心腔凝血。整个操作过程中须严密监测患者的血压、左心室流出道压力阶差（图 31-8）和心电图的变化以及患者胸痛的程度，如果出现持续性室性心律失常，立即静脉注射利多卡因并开始持续静脉滴注，患者多出现胸痛，可见心电图 ST 段抬高，通常给予足量的吗啡镇静。完成酒精注射后，应使球囊在无注射情况下继续停留 10 min，退出球囊之前可用少量生理盐水冲洗球囊导管，去除残留的酒精。球囊撤出后，复查左冠状动脉造影检查，明确靶向间隔支近端闭塞以及其余冠状动脉是否通畅（图 31-7BC）。注射过程中若出现房室传导阻滞或严重室性心律失常或者血流动力学变化应立即暂停注射操作。整个过程结束后固定临时起搏器，复查超声心动图（图 31-7D）和心脏造影明确是否有心包积液。术后即使无任何传导阻滞发生，也应进行临时起搏，并于 48 h 内调整至较低起搏心率，术后将患者送至监护室监测 24 h 以上，若明确出现短暂或持续高度房室传导阻滞，需延长临时起搏时间并密切观察。术后建议适当应用抗凝药预防深静脉血栓的形成。与心肌梗死相似，每 6 ~ 8 h 监测心肌生物标志物。患者从监护室转至普通病房时应继续监测 3 ~ 4 天，完全性心脏传导阻滞或室性心律失常，常常于术后 4 天内突然发生，第 4 天后风险逐渐减小，大多数患者在早期恢复期间症状可得到改善。然而，对于一些高度房室传导阻滞演变成心动过缓或者无法恢复至正常窦性心律的患者，需要尽快植入双腔永久起搏器。

接受酒精消融术的患者术后 3 个月和每年要进行肥厚型心肌病标准运动负荷心动图检查（与基础负荷超声心动图评估相同）。随访研究发现，在 3 个月室间隔变薄最明显，应监测休息、运动、做 Valsalva 动作和应用亚硝酸异戊酯时残余左心室流出道压力阶差，尽管在这一时间点上，酒精消融术的最大益处可能尚未实现，但是，术后 3 个月至 1、2 年期间左心室重塑和左心室流出道压力阶差会有明显改善。

4. 经皮腔内室间隔心肌化学消融术的并发症

（1）胸痛：注入无水酒精时可发生剧烈胸痛，发生率占 95.8%，持续数分钟至数小时不等。胸痛的发生与无水酒精引起的心肌坏死有关，胸痛的程度与栓塞间隔支的数目无关，似乎与注入无水酒精的量也无关，可能与患者疼痛阈值相关。

（2）心律失常：①束支传导阻滞是经皮腔内室间隔心肌化学消融术后最为常见的心电图改变，发生率为 40% ~ 58%，其中右束支传导阻滞多见，占 43%，左束支传导阻滞占 12%，部分能够恢复。②高度或三度房室传导阻滞。高位室间隔是房室传导的通路，间隔支血管化学消融可直接损伤房室传导组织，引起持久的房室传导阻滞。三度房室传导阻滞发生的主要决定因素是房室交界区希氏束是否由被消融的间隔支供血。③室性心律失常。多为一过性频发室性早搏、短阵室性心动过速，大多数可在术后 24 h 内完全恢复。

（3）心肌梗死：球囊封堵不严或弹出，使无水酒精泄漏至前降支，轻者可诱发冠状动脉痉挛，

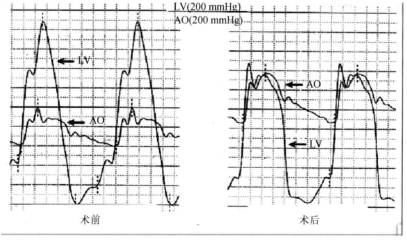

图 31-8　消融前后左心室压力变化示意图

重者可造成冠状动脉急性血栓形成导致急性闭塞，形成急性广泛前壁心肌梗死；而短暂血管堵塞后诱发侧支循环开放，或无水酒精注入过多，使血管腔内压力增高，可通过间隔支走行变异或侧支循环致使酒精流向非靶消融区域，导致下壁、右心室心肌梗死或传导系统损伤。

（4）死亡：发表文献中住院病死率为2%，各中心不一，其范围为0～4%，死亡多发生在经皮腔内室间隔心肌化学消融术开展早期。经皮腔内室间隔心肌化学消融术围术期死亡率为1%～1.4%，原因包括前降支夹层、顽固性心室颤动、心脏压塞、肺栓塞、泵衰竭及传导阻滞等；远期死亡率约0.5%，死亡原因为猝死、肺栓塞、心力衰竭及非心源性死亡；减少经皮腔内室间隔心肌化学消融术死亡关键在于围术期并发症的防治。

（5）不常见的并发症：导丝使前降支撕裂或夹层、冠状动脉痉挛、冠状动脉血栓形成、乳头肌功能不全致急性二尖瓣关闭不全、窦性心动过缓、血压下降、室间隔穿孔、卒中等。

5.经皮腔内室间隔心肌化学消融术并发症的防治

为预防经皮腔内室间隔心肌化学消融术引发的胸痛，可在注入无水酒精前，静脉或肌内注射吗啡5～10 mg，可以避免或减轻胸痛。对于经皮腔内室间隔心肌化学消融术引发的室性心律失常，可给予钾镁合剂静滴，必要时可给予胺碘酮等抗心律失常药物对症。为降低经皮腔内室间隔心肌化学消融术的并发症，要求术者严格掌握手术的适应证。

5.手术适应证的选择

2003年ACC/ESC《肥厚型心肌病专家共识》主张静息或激发后左心室流出道压力阶差≥50 mmHg为经皮腔内室间隔心肌化学消融术的手术指征。我国《经皮腔内室间隔心肌消融术治疗的参考意见》建议静息左心室流出道压力阶差≥50 mmHg，或激发后≥70 mmHg作为经皮腔内室间隔心肌化学消融术手术指征。左心室流出道压力阶差选择过低，会给患者增加不必要的手术风险和经济负担。左心室流出道压力阶差选择过高，会使部分梗阻性肥厚型心肌病患者得不到及时治疗。对于

术前已存在右或左束支传导阻滞的患者需要注意，经皮腔内室间隔心肌化学消融术后发生高度或三度房室传导阻滞的风险明显增加，导致永久性起搏器植入风险显著增加。

（1）靶血管的选择：正确选择梗阻相关的间隔支动脉，精确定位消融范围是经皮腔内室间隔心肌化学消融术成功的关键。该间隔支动脉绝大多数起源于左前降支。靶血管的主要判定方法：①功能法：使用球囊封闭间隔支后（一般＞5 min）左心室流出道压力阶差下降；②心肌声学造影：是通过于冠状动脉选择性地注射造影微气泡（声学造影剂）使含造影剂的心肌超声心动图显像增强（由于微气泡直径在10 μm以下，且血液流变学特征与红细胞相似），从而实时定量评价心肌灌注。

（2）经皮腔内室间隔心肌化学消融术球囊的选择：球囊的直径应略大于靶血管的直径，以保证球囊扩张时紧密封闭靶血管。根据间隔支动脉直径选择合适的Over-The-Wire球囊（动脉与球囊直径比1∶1.1）。球囊准确定位于靶血管开口之后，打开球囊并通过球囊导管向远端用力注射造影剂，判断是否有造影剂逆流及球囊移位，以防酒精外渗。

（3）酒精用量及速度：多个研究显示，经皮腔内室间隔心肌化学消融术并发症与酒精用量有关，而酒精的剂量并不是术后左心室流出道梗阻改善的一个独立预测因素。可以根据靶血管直径大小及分支情况，初步判定推注无水酒精的剂量及患者对其的耐受程度。注意推注无水酒精的速度，一般控制在（0.5～1）ml/min，推注速度不宜过快，应密切观察患者心电、血压改变及不良反应，同时观察球囊的位置是否固定良好。一旦发现球囊移位或者患者出现胸痛加重伴有心电、血压等的变化，应立即停止推注，重复造影观察血管情况，并及时处理。

（4）栓塞介质的改进：由于无水酒精作为消融介质存在一定的弊端，比如其流动渗透性相对较强，消融过程中可引起较大面积的心肌梗死，也可泄漏至非靶向血管中，引起无关心肌的误消融。因此，近年来梗阻性肥厚型心肌病介入治疗进展主要集中在如何更准确地确定靶血管，并试

图寻找新的途径和材质，降低酒精消融的相关并发症。应用弹簧圈、可吸收明胶海绵或聚乙烯乙醇泡沫颗粒封堵靶间隔支替代无水酒精，就是摒弃了无水酒精的不足而进行的新尝试。

（5）应用其他方法消融室间隔：经导管于右心室侧射频消融室间隔治疗梗阻性肥厚型心肌病作为经皮腔内室间隔心肌化学消融术的一种替代方法已于近年应用于临床。压力阶差法联合心肌声学造影可更准确地确定靶血管，减少手术并发症。磁导航技术的应用可克服导引导丝进入靶间隔支的困难。

长期随访研究显示，经皮腔内室间隔心肌化学消融术可以改善梗阻性肥厚型心肌病患者的临床症状和心功能，提高生活质量。但由于经皮腔内室间隔心肌化学消融术技术要求高，可能会人为地引起心肌损伤、坏死，发生并发症的可能性较大，所以，术者要经过严格培训，把握好适应证和禁忌证，选择好靶血管，注意酒精剂量和注射速度，减少并发症的发生。

6. 经皮腔内室间隔心肌化学消融术临床疗效

德国 Seggewiss 等[38]早期进行了当时世界上最大样本（241 例）的经皮腔内室间隔心肌化学消融术疗效及安全性的观察性研究，对比术前和术后 3 个月、1 年和 2 年的左心室流出道压力阶差和心功能变化。结果显示，左心室流出道压力阶差随着时间的推移进一步下降，心功能改善，运动时间及耐力也逐渐增加。Alam 等[39]荟萃分析 1996—2005 年已发表的 42 项研究，入选经皮腔内室间隔心肌化学消融术患者 2959 例，随访观察 1.5 ～ 43.2 个月。发现经皮腔内室间隔心肌化学消融术可使左心室流出道压力阶差持续下降，肥厚间隔变薄，梗阻性肥厚型心肌病患者的症状和心功能改善，运动耐力提高，30 天平均死亡率 1.5%，远期死亡率 0.5%。其他并发症：心室颤动 2.2%，左前降支（LAD）闭塞 1.8%，三度房室传导阻滞、植入永久性起搏器 10.5%，心包积液 0.6%。2003 年，ACC/ESC《肥厚型心肌病专家共识》中比较分析了经皮腔内室间隔心肌化学消融术与外科间隔心肌切除术的疗效及安全性。结果显示，经皮腔内室间隔心肌化学消融术可以改善梗阻性

肥厚型心肌病患者的临床症状，降低左心室流出道压力阶差，是药物治疗难以改善症状的梗阻性肥厚型心肌病患者的一种有效治疗方法[40]。2007年，德国 Seggewiss 等[41]又报道了经皮腔内室间隔心肌化学消融术的长期随访结果。对 100 例接受经皮腔内室间隔心肌化学消融术患者术后 3 个月、1 年和 8 年进行了随访，发现心功能 NYHA 分级由术前 2.8±0.6 降至 1.4±0.6、1.5±0.6 和 1.6±0.7（$P < 0.001$）。无创监测发现左心室流出道压力阶差进行性降低，室间隔厚度减小，运动耐力提高。2009 年，Alam 等[42]荟萃分析了 5 项经皮腔内室间隔心肌化学消融术与外科心肌切除术的对比研究，共观察了 351 例患者，其中 183 例为经皮腔内室间隔心肌化学消融术患者，168 例外科手术患者。经皮腔内室间隔心肌化学消融术组随访观察时间 3.0 ～ 27.7 个月，外科心肌切除术组观察 3.0 ～ 45.6 个月。结果两组心功能均改善，静息左心室流出道压力阶差均可下降至 < 20 mmHg（1 mmHg = 0.133 kPa），但外科心肌切除术组较经皮腔内室间隔心肌化学消融术组下降更明显（$P < 0.001$）。住院死亡率两组间差异无统计学意义，但经皮腔内室间隔心肌化学消融术组因三度房室传导阻滞植入永久性起搏器者多于外科组（$P = 0.04$）。2010 年，Agarwal 等[43]荟萃分析了 12 项经皮腔内室间隔心肌化学消融术与外科心肌切除术研究，显示在近期及远期死亡率、心功能、室性心律失常和术后复发及二尖瓣反流等方面，两者间差异无统计学意义，但消融后发生右束支传导阻滞需植入永久起搏器的风险，经皮腔内室间隔心肌化学消融术组高于外科心肌切除术组，经皮腔内室间隔心肌化学消融术可使左心室流出道压力阶差下降，但下降程度小于外科心肌切除术组。2010 年，世界首家报道此项技术的英国皇家布鲁顿医院报道了最早接受经皮腔内室间隔心肌化学消融术治疗的 12 例梗阻性肥厚型心肌病患者 10 年的随访结果，发现左心室流出道压力阶差下降维持超过 10 年。在 126 个月随访时，左心室流出道压力阶差由术前 70 mmHg 降至中位数 3 mmHg（$P < 0.01$）。2 例患者接受了再次经皮腔内室间隔心肌化学消融术，2 例患者于术后 91 个月和 102 个月猝死，

心功能 NYHA 分级在术前为 2.7±0.6，术后 10 年随访降至 1（$P < 0.01$），患者症状长期改善。此项具有历史意义的小队列研究证实，经皮腔内室间隔心肌化学消融术可长期改善梗阻性肥厚型心肌病患者的症状及血流动力学状态[44]。2010 年，Leonardi 等[45]荟萃分析了 19 项经皮腔内室间隔心肌化学消融术研究，涉及患者 2207 例，以及 8 项外科心肌切除术组研究，涉及患者 1887 例。发现两组术后全因死亡率和猝死率均降低，无差异。校正患者基线后，经皮腔内室间隔心肌化学消融术与外科心肌切除术组比较，发生全因死亡和猝死的可能性更低。

7. 经皮腔内室间隔心肌化学消融术的缺点与局限性

如损伤左冠状动脉需急诊旁路移植或植入支架，有时球囊不能进入靶间隔支，有时不能确定靶间隔支。有些年轻患者的压力阶差降低效果不理想。可能原因：间隔支具有良好的侧支循环；间隔肥厚程度较高，纤维化程度较高，间隔消融后瘢痕形成较差（表 31-1）。

8. 经皮腔内室间隔心肌化学消融术护理

（1）术前

①心理护理，安慰患者、减轻压力；②讲述手术大致过程，疼痛程度，麻醉方式；③清洁皮肤，腹股沟皮肤及会阴部备皮；④指导床上练习大小便；⑤遵医嘱进行碘过敏试验；⑥术前晚保证患者充足睡眠；⑦完善常规检查（血常规、凝血功能、生化、心电图、心脏彩超、X 线等）。

（2）术后

①心电监护：术后入 CCU 病房，给予持续心电监护，观察有无传导阻滞及室性心律失常的发生，定时行床边 12 导联心电图描记，观察各导联 ST-T 改变。②生命体征：监测血压、呼吸、心率、心律、记 24 h 尿量，并作记录。术后严密监测心肌酶学变化，注意倾听患者主诉，监测血电解质变化，及时纠正低钾、低镁。③穿刺点护理：严密观察并记录右股动脉穿刺点有无渗血，周围有无淤斑血肿，足背动脉搏动是否良好。右下肢伸直制动，注意皮温、血运。足背动脉搏动突然减弱，可能为下肢动脉栓塞；肢体肿胀但足背动脉搏动良好，可能为静脉栓塞，应及时报告医生配合处理。④鞘管护理：密切观察股动脉及股静脉鞘管处有无渗血，防止鞘管的扭曲和断裂。拔鞘管前、后除注意观察伤口有无渗血外，还应观察足背动脉搏动情况及双下肢端皮肤温度、颜色等下肢血液循环情况，嘱患者平卧 24 h，弹性绷带加压包扎 20 h 并保持术肢伸直位。⑤严密观察出血倾向：由于导管术中应用了大量的肝素抗凝，易引起出血、穿刺部位周围血肿，术后患者平卧、患肢伸直，密切观察穿刺口及全身皮肤黏膜有无出血现象，发现出血及时处理。⑥临时起搏器护理：术后保持临时起搏器穿刺点干燥清洁；放置临时起搏器的一侧肢体制动，起搏器电极固定良好，防止滑脱渗血；对已经发生三度房室传导阻

表 31-1　经皮腔内室间隔心肌化学消融术与外科心肌切除术比较	
经皮腔内室间隔心肌化学消融术	外科心肌切除术
优点	优点
（1）避免由体外循化引起的其他风险	（1）可以完全解除静息和活动引起的梗阻
（2）适于治疗孤立的隔中部梗阻或合并瓣下梗阻	（2）文献报道疗效长达 30 年
（3）住院时间短	（3）可同时治疗并存的冠心病和瓣膜疾病
（4）恢复时间短	（4）可同时治疗乳头肌异常
（5）花费低	
潜在缺点	潜在缺点
（1）左冠状动脉损伤而导致急诊旁路移植或左主干 / 左前降支植入支架	（1）对术者经验要求较高
（2）有可能无法进入间隔支	（2）少数患者术后主动脉瓣关闭不全
（3）对于二尖瓣和乳头肌异常的患者和室间隔严重肥厚的年轻患者成功率较低	（3）左束支传导阻滞
	（4）要求体外循环

滞、术后应用起搏器的患者，要随时观察起搏器功能是否正常，了解起搏频率，根据患者情况进行调节，同时要观察三度房室传导阻滞有无恢复，并做好护理记录。⑦术后预防感染：术后即遵医嘱静脉点滴抗生素，并按时测量体温，腹股沟穿刺点辅料保持清洁干燥。

六、经皮腔内室间隔心肌化学消融术新进展——胶（氰基丙烯酸酯）间隔消融术（glue septal ablation）

是一种很有前途的酒精间隔消融术的替代方法。自 1995 年首次引入酒精间隔消融术治疗难治性梗阻性肥厚型心肌病以来，随着这项技术经验的增加，与手术有关的并发症越来越被熟知和理解。酒精本身由于液体性质和毒性，除了有与间隔支梗死有关的并发症外，还会引起心脏传导阻滞、血流动力学损伤等并发症。近来成功地发现了一种在梗阻性肥厚型心肌病中用胶（氰基丙烯酸酯）进行隔膜消融的方法，这将减少酒精间隔消融术并发症的发生。长期以来，胶水一直被用作血管内栓塞剂，用于治疗血管畸形和出血[46]。然而，它似乎可以很好地替代酒精在间隔消融术中发挥作用。

（一）胶间隔消融术的基本原理、优势和患者选择

氰基丙烯酸正丁酯是一种无色透明、不溶于水的液体[47-48]。正丁基氰基丙烯酸正丁酯（单体形式）在离子物质如水分、血液或液体组织的存在下迅速聚合[47-49]。氰基丙烯酸正丁酯作为血管内栓塞剂治疗血管畸形和出血已经有很长时间，其在梗阻性肥厚型心肌病中的使用是从实验模型中发展而来的。Matos 等[49]进行了一项研究，用氰基丙烯酸正丁酯控制犬心肌梗死的可行性。研究证明胶水不会通过毛细血管或小的侧支血管从靶动脉流出，并在注入血管的供应区产生清晰的瘢痕。另一方面，乙醇滴注可通过直接坏死、急性脱水和周围组织固着化等途径引起组织损伤[49-50]，由

于体内组织与酒精的结合，坏死组织缺乏白细胞和巨噬细胞的渗透和吞噬作用，不能转化为肉芽组织。酒精间隔消融术的结果为室间隔缺损和大小、边界不规则的瘢痕组织。此外，对猪进行酒精注射时，单纯性室性心动过速可能是由室性刺激而诱发[47-48]。然而，在对犬进行注射胶水造成的心肌梗死后，不能诱发单纯性室性心动过速。考虑到上述因素，氰基丙烯酸正丁酯似乎在非外科手术室间隔厚度减少中具有重要的优势。此外，酒精是一种黏度低的液体化学剂，在球囊不完全扩张或球囊破裂时可漏入左前降支[50]。酒精通过间隔动脉流动至其他冠状动脉分支可诱发远距离心肌梗死[51]。从这个角度来看，由于立即聚合，胶水似乎比酒精更好，这样可以防止漏入左前降支。胶间隔消融术对右冠状动脉消融患者尤其有用，而酒精消融对于右冠状动脉是禁忌[50]。胶间隔消融术的主要过程类似于酒精间隔消融术（图 31-9）。通过经导管途径栓塞室间隔动脉分支，降低室间隔厚度和左心室流出道是胶间隔消融术的主要目的。基底室间隔不对称肥厚和 SAM 是左心室流出道梗阻的两个重要原因。二尖瓣前叶至间隔接触区是胶间隔消融的主要区域，供血的间隔动脉是胶间隔消融术的主要靶区[52]。通常，最大的近端间隔支是酒精间隔消融术的靶点。有时，间隔消融需要多个小的近端间隔支和多条动脉为靶点才能取得临床上的成功[52]。患者的适当选择仍然是非外科手术成功的基石。患者的选择是基于对个别临床和超声心动图参数的评估（室间隔肥厚是指厚度 > 15 mm，间隔与后壁厚度之比 > 1.7/1）[40, 48]。根据目前推荐，左心室流出道梗阻导致症状严重、药物治疗困难、心功能 Ⅲ～Ⅳ级的充血性心力衰竭，以及不对称性室间隔肥厚（ASH）和 SAM 现象所致静息或诱发后左心室流出道压力差 > 50 mmHg 患者，应建议酒精间隔消融术，因此，在这些建议的基础上，应考虑对有酒精间隔消融术指征的患者进行胶间隔消融术治疗。原发性二尖瓣病变或乳头肌结构异常的患者更适合行外科心肌切除术，因为患者可能需要同时进行二尖瓣手术。合并冠心病患者可考虑同时行冠状动脉旁路移植术和间隔肌切除术。

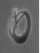

结构性心脏病心导管介入治疗

（二）胶间隔消融术操作技术

术前进行冠状动脉造影评估整体解剖状况和间隔支，经右股静脉送临时起搏电极至右心室心尖部（图 31-9A）。应用肝素预防血栓栓塞并发症的发生。结合心肌声学造影，其操作过程与酒精间隔消融术类似，不同之处在于介质的改进，送入微导管通过 4 F 导管深入到间隔动脉。将大约 0.5 ml 的氰基丙烯酸正丁酯与 2.5 ml 的碘混合，产生 1/6 稀释胶（17%）。氰基丙烯酸正丁酯和造影剂混合物通过微导管缓慢注入间隔动脉，观察染色剂在间隔支中的持续存在（图 31-9B、C）。由于胶水的即刻聚合以及回流到左前降支的风险较低，所以不需要在间隔动脉近端膨胀球囊。然后，微导管被拉回 4 F 导管内，以防止剩余的胶水粘在微导管的顶端流到左前降支中。如果显示左心室流出道梯度下降不足，经超声心动图证实第二间隔动脉也为肥厚心肌供应血管后，第二间隔动脉可通过同样的技术进行靶向消融。手术过程中患者可能出现胸痛。胶间隔消融术后应进行血管造影检查证实间隔动脉闭塞情况和左前降支的完整性。使用适当的技术可以避免胶间隔消融术后并发症。早期的胶水聚合可能发生在微导管中，有导致管腔堵塞和潜在的非靶血管丢失的风险，如果发生这种情况，建议更换微导管。应避免微导管尖端过度回流，微导管周围聚合胶的回流可能附着在导管尖端，增加了非靶血管栓塞的风险[53]。正如前面提到的，胶间隔消融术不需要球囊膨胀，在不经意间膨胀的球囊可能会导致胶水黏附在球囊上，从而产生一个巨大的栓子。所有患者术后需在重症监护治疗病房接受至少 48 h 的监护。应每 4 h 检查一次心肌酶（肌红蛋白、CK-MB 和肌钙蛋白 T），直到 CK-MB 达到高峰。

七、总结

对于因梗阻性肥厚型心肌病引起的药物难治

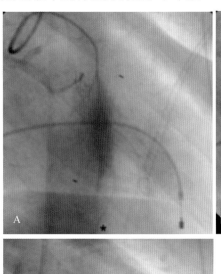
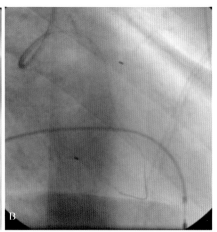
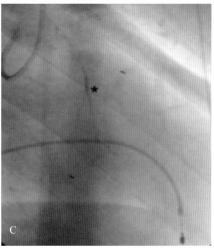

图 31-9 胶间隔消融术消融示意图
A. 造影显示间隔支图像；**B.** 以 0.014 英寸导丝穿过间隔支延伸至后降支（PD）；**C.** 于间隔支动脉注射胶及造影剂混合物达到消融的目的

性症状患者，间隔消融术是可行的，是一种可替代的治疗方案。有研究表明在 4 年的时间里，有76% 的患者症状得到改善。应用酒精间隔消融术治疗梗阻性肥厚型心肌病的 20 年后，消融后导致的心律失常似乎被过分强调。然而，当系统地回顾所有酒精间隔消融术和长期随访的外科心肌切除术的研究时，发现两种术式心脏性猝死和死亡率发生率相同且均较低。相反，应将重点转移到如何降低酒精间隔消融术后再次行介入治疗和植入心脏起搏器的比率，因为酒精间隔消融术在这方面似乎仍然不如外科心肌切除术。造成这一差异的部分原因是酒精间隔消融术受间隔穿支路径的限制，而心肌切除术则不受限制。

许多梗阻性肥厚型心肌病患者通过侵入性治疗缓解了梗阻。事实上，他们的临床症状的改善相当惊人。随着介入和外科手术治疗的发展，以及长期研究结果的改善，这些治疗方法有可能使一大部分患有这种疾病和心力衰竭的患者受益，相对来说，手术过程和长期风险都很小。最近的观察数据也表明，早期和适当的治疗可能会对这些患者的生存产生积极的影响，这两种方法都是如此。在技术不断发展的同时，很显然患者受益于拥有专业人员、临床专业知识以及开展大量的外科手术和介入治疗的大型医疗中心。一些机构强烈支持外科心肌切除术，而另一些则强烈支持酒精间隔消融术。在许多情况下，这是由于特定机构的文化、背景，以及每种不同术式的进行数量决定的。的确，做大量外科手术的中心通常不进行酒精间隔消融术，反之亦然。未来的目标是同时拥有两个可用治疗选项，只有这样，才能将患者的个体化病理生理和风险作为选择治疗方式的前提。因此，要一直努力提供高质量的所有治疗方法，结合临床症状、解剖学和血流动力学改变以及个性化患者风险因素作为选择治疗方式的驱动因素。对于酒精间隔消融术受间隔支路径限制的问题可以通过以下方式改进：①将酒精间隔消融术局限于具备优秀操作能力的肥厚型心肌病中心；②多学科心脏小组的参与，对患者的选择进行完善；③使用心肌声学造影选择正确的间隔分支；④使用适量的乙醇。

参考文献

［1］Maron BJ，Gardin JM，Flack JM，et al. Prevalence of hypertrophic cardiomyopathy in a general population of young adults：echocardiographic analysis of 4111 subjects in the CARDIA study. Circulation，1995，92：785-789.

［2］Maron MS，Olivotto I，Zenovich AG，et al. Hypertrophic cardiomyopathy is predominantly a disease of left ventricular outflow tract obstruction. Circulation，2006，114：2232-2239.

［3］Gersh BJ，Maron BJ，Bonow RO，et al. 2011 ACCF/ AHA guideline for the diagnosis and treatment of hypertrophic cardiomyopathy：executive summary：a report of the American College of Cardiology Foundation/ American Heart Association Task Force on Practice Guidelines. JACC，2011，58：2703-2738.

［4］Authors/Task Force Members，Elliott PM，Anastasakis A，et al. 2014 ESC Guidelines on diagnosis and management of hypertrophic cardiomyopathy：the Task Force for the Diagnosis and Management of Hypertrophic Cardiomyopathy of the European Society of Cardiology（ESC）. Eur Heart J，2014，35：2733-2779.

［5］Maron BJ，Bonow RO，Cannon RO Ⅲ，et al. Hypertrophic cardiomyopathy：interrelations of clinical manifestations，pathophysiology，and therapy. N Engl J Med，1987，316：844-852.

［6］Brugada P，de Swart H，Smeets JL，et al. Transcoronary chemical ablation of ventricular tachycardia. Circulation，1989，79：475-482.

［7］Gietzen F，Leuner C，Gerenkamp T，et al. Abnahme der obstruktion bei hypertrophischer Kardiomyopathie während passagerer Okklusion des ersten Septalastes der linken Koronararterie. Z Kardiol，1994，83：146.

［8］李秀兰. 肥厚型心肌病的辅助检查进展. 国际儿科杂志，2013，40：109-122.

［9］周任，赵强. 超声心动图在肥厚型心肌病诊断与评估中的应用进展. 国际心血管病杂志，2016，43：276-279.

［10］邢湘君. 益心舒胶囊与富马酸比索洛尔联合治疗肥厚性心肌病临床观察. 中西医结合心脑血管病杂志，2011，9：1033-1034.

［11］Sigwart U：Nonsurgical myocardial reduction for hypertrophic obstructive cardiomyopathy，Lancet，1995，346：211-214.

［12］Seggewiss H，Gleichmann U，Faber L，et al. Percutaneous transluminal septal myocardial ablation in hypertrophic obstructive cardiomyopathy：acute results and 3-month follow-up in 25 patients, JACC, 1998, 31: 252-258.

[13] Knight C, Kurbaan AS, Seggewiss H, et al. Nonsurgical septal reduction for hypertrophic obstructive cardiomyopathy: outcome in the first series of patients, Circularion, 1997, 95: 2075-2081.

[14] Lakkis NM, Nagueh SF, Dunn JK, et al. Nonsurgical septal reduction therapy for hypertrophic obstructive cardiomyopathy: one-year follow-up. JACC, 2000, 36: 852-855.

[15] Lakkis NM, Kleiman N, Killip D, et al. Hypertrophic obstructive cardiomyopathy: alternative therapeutic options. Clin Cardiol, 1997, 20: 417-418.

[16] Faber L, Seggewiss H, Gleichmann U. Percutaneous transluminal septal myocardial ablation in hypertrophic obstructive cardiomyopathy: results with respect to intraprocedural myocardial contrast echocardiography. Circulation, 1998, 98: 2415-2421.

[17] Faber L, Welge D, Hering D, et al. Percutaneous septal ablation after unsuccessful surgical myectomy for patients with hypertrophic obstructive cardiomyopathy. Clin Res Cardiol. 2008, 97: 899-904.

[18] Ommen SR, Maron BJ, Olivotto I, et al. Longterm effects of surgical septal myectomy on survival in patients with obstructive hypertrophic cardiomyopathy. JACC, 2005, 46: 470-476.

[19] Vriesendorp PA, Schinkel AF, Soliman OI, et al. Long-term benefit of myectomy and anterior mitral leaflet extension in obstructive hypertrophic cardiomyopathy. Am J Cardiol, 2015, 115: 670-675.

[20] Woo A, Williams WG, Choi R, et al. Clinical and echocardiographic determinants of long-term survival after surgical myectomy in obstructive hypertrophic cardiomyopathy. Circulation, 2005, 111: 2033-2041.

[21] Smedeira NG, Lytle BW, Lever HM, et al. Current effectiveness and risks of isolated septal myectomy for hypertrophic obstructive cardiomyopathy. Ann Thorac Surg, 2008, 85: 127-133.

[22] Balaram SK, Ross RE, Sherrid MV, et al. Role of mitral valve plication in the surgical management of hypertrophic cardiomyopathy. Ann Thorac Surg, 2012, 94: 1990-7; discussion 1997-1998.

[23] Kim LK, Swaminathan RV, Looser P, et al. Hospital volume outcomes after septal myectomy and alcohol septal ablation for treatment of obstructive hypertrophic cardiomyopathy: US Nationwide Inpatient Database, 2003—2011. JAMA Cardiol, 2016, 1: 324-332.

[24] Maron BJ, Dearani JA, Ommen SR, et al. Low operative mortality achieved with surgical septal myectomy: role of dedicated hypertrophic cardiomyopathy centers in the management of dynamic subaortic obstruction. JACC, 2015, 66: 1307-1308.

[25] Sorajja P, Ommen SR, Holmes DR Jr., et al. Survival after alcohol septal ablation for obstructive hypertrophic cardiomyopathy. Circulation, 2012, 126: 2374-2380.

[26] Veselka J, Toma sov P, Janu scka J, et al. Obstruction after alcohol septal ablation is associated with cardiovascular mortality events. Heart, 2016, 102: 1793-1796.

[27] Van Dockum WG, Beek AM, ten Cate FJ, et al. Early onset and progression of left ventricular remodeling after alcohol septal ablation in hypertrophic obstructive cardiomyopathy. Circulation, 2005, 111: 2503-2508.

[28] Noseworthy PA, Rosenberg MA, Fifer MA, et al. Ventricular arrhythmia following alcohol septal ablation for obstructive hypertrophic cardiomyopathy. Am J Cardiol, 2009, 104: 128-132.

[29] Ten Cate FJ, Soliman OI, Michels M, et al. Long-term outcome of alcohol septal ablation in patients with obstructive hypertrophic cardiomyopathy: a word of caution. Circ Heart Fail, 2010, 3: 362-369.

[30] Vriesendorp PA, Liebregts M, Steggerda RC, et al. Long-term outcomes after medical and invasive treatment in patients with hypertrophic cardiomyopathy. JACC HF, 2014, 2: 630-636.

[31] Jensen MK, Prinz C, Horstkotte D, et al. Alcohol septal ablation in patients with hypertrophic obstructive cardiomyopathy: low incidence of sudden cardiac death and reduced risk profile. Heart, 2013, 99: 1012-1017.

[32] Quintana E, Sabate-Rotes A, Maleszewski J, et al. Septal myectomy after failed alcohol ablation: does previous percutaneous intervention compromise outcomes of myectomy? J Thorac Cardiovasc Surg, 2015, 150: 159-167.

[33] Maron BJ, Yacoub M, Dearani JA. Controversies in cardiovascular medicine. Benefits of surgery in obstructive hypertrophic cardiomyopathy: bring myectomy back for European patients. Eur Heart J, 2011, 32: 1055-1058.

[34] Bonow RO, Carabello BA, Chatterjee K, et al.2008 focused update incorporated into the ACC/AHA 2006 guidelines for the management of patients with valvular heart disease: a report of the American College of Cardiology/American Heart Association Task Force on Practice Guidelines (Writing Committee to revise

the 1998 guidelines for the management of patients with valvular heart disease）. Endorsed by the Society of Cardiovascular Anesthesiologists, Society for Cardiovascular Angiography and Interventions, and Society of Thoracic Surgeons.JACC, 2008, 52: e1-142.

［35］Spirito P, Seidman CE, Mckenna WJ, et al. The management of hypertrophic cardiomyopathy, N Engl J Med, 1997, 336: 775-785.

［36］Agarwal S, Tuzcu EM, Desai MY, et al. Updated meta-analysis of septal alcohol ablation versus myectomy for hypertrophic cardiomyopathy.JACC, 2010, 55: 823-834.

［37］Liebregts M, Vriesendorp PA, Mahmoodi BK, et al. A systematic review and meta-analysis of long-term outcomes after septal reduction therapy in patients with hypertrophic cardiomyopathy. JACC, 2008, 52: e1-142.

［38］Seggewiss H, Faber L, Gleichmann U. Percutaneous transluminal septal myocardial ablation in hypertropic obstructive cardiomyopathy. Thorac Cardiovasc Surg, 1999, 47: 94-100.

［39］Alam M, Dokainish H, Lakkis N. Alcohol septal ablation for hypertrophic obstructive cardiomyopathy: a systematic review of published studies. J Interven Cardiol, 2006, 19: 319-327.

［40］Maron BJ, McKenna WJ, Danielson GK, at el. American College of Cardiology/European Society of Cardiology Clinical Expert Consensus Document on Hypertrophic Cardiomyopathy A Report of the American College of Cardiology Foundation Task Force on Clinical Expert Consensus Documents an d the European Society of Cardiology Committee for Practice Guidelines. JACC, 2003, 42: 1687-1713.

［41］Seggewiss H, Rigopoulos A, Welge D, et al. Long-term follow-u p after percutaneous septal ablation in hypertrophic obstructive cardiomyopathy. Clin Res Cardiol, 2007, 96: 851-855.

［42］Alam M, Dokainish H, Lakkis NM. Hypertrophic obstructive cardiomyopathyalcohol septal ablation vs.myectomy: a meta —analysis. Eur Heart J, 2009, 30: 1080-1087.

［43］Agarwal S, Tuzcu EM, Desai MY, et al. Updated meta-analy-sis of septal alcohol ablation versus myectomy for hypertrophiccardiomyopathy. JACC, 2010, 55: 823-834.

［44］Lyne JC, Kilpatrick T, Duncan A, et al. Long-term follow-up of the first patients to undergo transcatheter alcohol septal ablation. Cardiology, 2010, 116: 168-173.

［45］Leonardi RA, Kransdorf EP, Simel DL, et al. Meta-analyses of septal reduction therapies for obstructive hypertrophic cardiomyopathy: comparative rates of overall mortality and sudden cardiac death after treatment. Circ Cardiovasc Interv, 2010, 3: 97-104.

［46］Pollak JS, White RI. The use of cyanoacrylate adhesives in peripheral embolization. J Vasc Interv Radiol, 2001, 12: 907-913.

［47］Oto A, Aytemir K and Deniz A. New approach to septal ablation: glue（cyanoacrylate）septal ablation. Catheter Cardiovasc Interv, 2007, 69: 1021-1025.

［48］Oto A, Aytemir K, Okutucu S, et al. Cyanoacrylate for septal ablation in hypertrophic cardiomyopathy. J Interv Cardiol, 2011, 24: 77-84.

［49］Matos GF, Hammadeh R, Francois C, et al. Controlled myocardial infarction induced by intracoronary injection of n-butyl cyanoacrylatein dogs: a feasibility study. Catheter Cardiovasc Interv, 2005, 66: 244-253.

［50］Holmes DR, Jr., Valeti US, Nishimura RA. Alcohol septal ablation for hypertrophic cardiomyopathy: indications and technique. Catheter Cardiovasc Interv, 2005, 66: 375-389.

［51］Agarwal SC, Purcell IF, Furniss SS. Apical myocardial injury caused by collateralisation of a septal artery during ethanol septal ablation. Heart, 2005, 91: e2-e2.

［52］Angelini P. The "1st septal unit" in hypertrophic obstructive cardiomyopathy: a newly recognized anatomo-functional entity, identified during recent alcohol septal ablation experience. Tex Heart Inst J, 2007, 34: 336-346.

［53］Tokuda T, Tanigawa N, Shomura Y, et al. Transcatheter embolization for peripheral pseudoaneurysms with n-butyl cyanoacrylate. Minim Invasive Ther Allied Technol, 2009, 18: 361-365.

32 结构性心脏病修复术后心律失常的介入治疗

（王祖禄）

结构性心脏病（尤其是先天性心脏病）所合并的心律失常是临床常见问题，种类广泛，包括几乎各类室上性与室性心动过速、窦房结功能不良、房室与束支传导阻滞等。这些心律失常的发生机制复杂，包括心脏传导系统的先天发育异常，先天性心血管畸形所致的血流动力学变化对心腔大小、心肌肥厚、心脏组织电生理学特性和特殊传导系统的影响，而先天性心脏病患者外科矫正术后的心肌组织损伤、瘢痕和补片等所致的心律失常也并非少见。结构性心脏病介入或外科修复术后心律失常包括围术期急性发作或术后多年后发作的心律失常，并发的心律失常在部分患者中具有起病急、复杂多变、进展较快的特点，如不能迅速做出正确判断及时处理，可引起血流动力学急剧或逐渐恶化，甚至危及生命。近年来，结构性心脏病介入或外科修复术后心律失常的经导管消融治疗取得很大进展，消融成功率和安全性明显升高，复发率明显降低，故对结构性心脏病介入或外科修复术后心律失常的及时诊断和治疗非常重要，可明显改善症状，降低此类患者的致残率和死亡率[1-4]。

一、结构性心脏病的分类和相关心律失常

结构性心脏病泛指一大类先天性或获得性的以心脏和大血管结构异常为主要表现的心血管疾病，如传统定义的先天性心脏病、心脏瓣膜疾病和心肌病等。广义的结构性心脏病是指除原发心电疾患（因某些电生理异常而发生的室速/室颤）和循环疾病（部分高血压、稳定型心绞痛、急性冠脉综合征）以外，任何心脏结构的异常，任何与心脏和大血管结构有关的疾病。而狭义的结构性心脏病是指解剖异常引起的心脏结构改变所造成的心脏的病理生理变化。

（一）结构性心脏病的分类

1. 先天性心脏病

是指先天性心血管病的结构异常，包括室间隔缺损、房间隔缺损、动脉导管未闭等。我国先天性心脏病发病率约5‰～12‰（平均7‰），出生的新生儿患各种先天性心脏病的概率为（120～150）万/年，约35万到儿童期才能检出。美国、加拿大成人先天性心脏病患病率为0.38%。先天性心脏病临床上分为发绀型和非发绀型。常见的非发绀型先天性心脏病有：室间隔缺损（占20%）、动脉导管未闭（占15%）、房间隔缺损（占10%）、肺动脉狭窄（8%）、单纯主动脉缩窄（5%）等；发绀型先天性心脏病有：法洛四联症、右心室双出口、大动脉转位、单心室等复杂畸形。

2. 心脏瓣膜疾病

包括先天性和获得性，可以发生在二尖瓣、三尖瓣、主动脉瓣、肺动脉瓣等。先天性包括二尖瓣、三尖瓣、肺动脉瓣和（或）主动脉瓣的瓣膜狭窄及关闭不全，腱索及乳头肌结构发育异常，大动脉半月瓣发育异常等。获得性包括风湿性心脏瓣膜疾病，老年退行性变，细菌性心内膜炎，继发性心脏疾病（心肌病、心肌梗死等）。心脏瓣膜疾病为最常见的心脏病之一，其中主要为：①风湿热导致的瓣膜损害；②退行性病变导致的

瓣膜损害：2005年底中国人口抽样调查显示，>65%岁以上老龄人>1亿，占全国人口的7.7%，中、老年退行性心脏瓣膜疾病逐年增加，退行性改变表现为钙化、黏液变性等，主动脉瓣钙化65%以上，增厚发生率为29%，狭窄发生率2%，合并主动脉瓣关闭不全率为75%；③代谢障碍性瓣膜损害；④先天性瓣膜疾病。

3. 心肌病

心肌病是指心肌细胞病变导致心肌功能紊乱，产生心律失常、心力衰竭或猝死，类型包括扩张型心肌病、肥厚型心肌病、限制型心肌病、致心律失常性右心室心肌病、心肌致密化不全等。未成年人（0～18岁）心肌病发病率1.13/10万人，其中扩张型心肌病占51%，肥厚型心肌病占42%，限制型心肌病占3%，其他4%。已知的导致心肌损害的外在因素包括病毒感染、药物性、酒精中毒性、缺血性等。

4. 心肌梗死后室间隔穿孔、室壁瘤、瘢痕心肌等。

（二）结构性心脏病与介入或外科矫正术后相关心律失常[1-5]

1. 先天性心脏病

先天性心脏病介入或外科修复术前、术中和术后均可出现心律失常，与先天性心脏病畸形程度、手术年龄、外科术式等相关，通常先天性心脏病术后多为典型心房扑动（房扑），外科切口相关折返性房性心动过速（房速）和心房颤动（房颤）；但法洛四联症术后室性心动过速（室速）较常见。

2. 心脏瓣膜疾病

心脏瓣膜疾病（尤其是二尖瓣）外科瓣膜置换术或修复术后出现心律失常较常见，多为房颤、典型房扑，部分可出现二尖瓣环折返性房扑。

3. 心肌病

心肌病外科治疗相对少见，少数肥厚型心肌病外科治疗后可出现室性心律失常，多与术前心肌肥厚严重程度相关，部分肥厚型心肌病化学消融术后可出现房室传导阻滞；扩张型心肌病和致心律失常型心肌病均可发生室性心律失常，但多与原发疾病相关。

4. 心肌梗死

心肌梗死后出现室性心律失常和心脏性猝死常见，多与心肌梗死后心肌瘢痕形成相关，与外科冠状动脉旁路移植术或室间隔穿孔修补术等多无关。

二、未经手术治疗的先天性心脏病合并心律失常

（一）快速性心律失常[5-7]

先天性心脏病患者手术治疗前的心律失常可直接由心血管畸形引起，也可继发于进行性血流动力学变化。以下介绍常见的先天性心脏病合并快速性心律失常，此类快速性心律失常可以出现在外科矫正手术术前、围术期或术后，了解其特征有助于及时、正确诊断和治疗。

1. 房间隔缺损合并快速性心律失常

未经手术治疗的房间隔缺损年幼患者一般无心律失常，随着年龄的增长，长期的左向右分流加重右心负荷，导致右心房和右心室扩张，可出现各种心律失常，主要为房性心律失常，如房性早搏、房性心动过速、心房扑动和心房颤动。由于房性心律失常时多伴有右束支或室内传导阻滞，故应与室性心律失常鉴别。房间隔缺损所致的室性心律失常少见，但随着年龄的增长可出现室性早搏或短阵室速，可能与右心室负荷增加和右心室肥大有关。

2. 室间隔缺损合并快速性心律失常

室间隔缺损是较常见的先天性心脏畸形，它可单独存在，也可为法洛四联症或其他先天性心脏病的一部分。室间隔缺损可发生在室间隔的各个部位。在未经手术治疗的患者中，缺损对心脏传导系统的影响和发生心律失常的危险可能与血流动力学效应有关，与缺损的部位几乎无关。大多数中等和较大的缺损患者，心电图可显示右心室和左心室肥厚以及左心房扩大。儿童和成年单纯室间隔缺损患者，常见的心律失常有频发室上性早搏和频发室早，以及室速等。平均肺动脉压升高预示有发生严重心律失常的可能，但房颤在

年轻室间隔缺损患者中极少见。

3. 房室间隔缺损合并快速性心律失常

房室间隔缺损又名心内膜垫缺损，此时，房室传导系统多受累。常见房室结和左束支向后下移位，以及左前分支发育不良，致心电图 QRS 波电轴左偏。由心电图反映的心房和心室大小取决于血流动力学改变，在大多数完全性房室间隔缺损的病例，心电图可显示左、右心室肥厚和两心房扩大。房室隔缺损患者术前电生理明显异常者较少见。房室旁路和室上性心动过速可发生在房室间隔缺损患者，其旁路多位于后间隔。

4. 三尖瓣下移畸形合并快速性心律失常

三尖瓣下移畸形又称 Ebstein 畸形。本病可合并房间隔缺损、室间隔缺损和动脉导管未闭等畸形，因此当右心房增大和压力增高时患者可出现发绀。部分三尖瓣下移畸形病例，右心室发育不全和房室旁路可能并存。这种解剖和生理学上的异常易致心律失常，其发生率随年龄增长而逐渐增加。三尖瓣下移畸形易伴发预激综合征。此外，中度或重度病例童年时期的心电图即可显示右心房扩大和右心室传导延缓、房颤或房扑、室速。三尖瓣下移畸形患者在心导管检查中可因心律失常死亡，包括心搏骤停、室速、室颤以及难以控制的室上速。

三尖瓣下移畸形患者心电图上伴有预激综合征表现者占 10% ～ 29%（绝大多数位于右后、外侧游离壁或右间隔旁路，即 B 型预激综合征），其中半数以上有房室折返性心动过速发作。加上部分伴隐匿性旁路患者，故约占 15% ～ 20% 三尖瓣下移畸形患者出现阵发性房室折返性心动过速。在预激综合征伴有先天性心脏病的患者中，三尖瓣下移畸形占 1/3 左右，高于预激综合征合并其他先天性心脏病者。三尖瓣下移畸形合并房室折返性心动过速的发病年龄为 0 ～ 80 岁，无明显性别差异，通常大多数患者房室旁路位于瓣膜下移的同侧，即右侧房室旁路（65%），其次为后间隔房室旁路（29%），左侧房室旁路仅占 3.8%。而且多达 25% ～ 50% 的患者可出现多条旁路，可能反映出此类患者胚胎发育时三尖瓣环的发育不良，纤维结构不完整。

5. 单心室合并快速性心律失常

本病常伴有其他先天性心血管畸形，临床上以单心室合并三尖瓣闭锁多见。在这一联合的先天性心血管畸形中，室间隔仍处在早期发育阶段时的形态，房室结位置正常或位于右心房底部盲端凹陷的后侧部。几乎所有患者的心电图均显示右心房扩大，约 3/4 的患者有心电轴左偏。三尖瓣闭锁患者在心导管检查中易发生心律失常，如心搏骤停、房颤、房扑以及室颤等，这可能与导管的机械刺激有关。因此，对这些患者行心导管检查时，操作需极小心，并在术前做好一切必要的应急准备，以防发生意外。少数患者出现慢性房颤的原因可能是由于长期的体循环至肺分流，使心房容量负荷增加。

三尖瓣闭锁合并旁路的发生率为 9% ～ 10%，合并室上性心动过速的发生率也约为 10%，此类患者的体表心电图可提示如 P-R 间期缩短和预激波等预激综合征的存在信息。但由于三尖瓣闭锁较为少见（占先天性心脏病的比例为 1.1% ～ 2.7%），而且如不经外科手术治疗预后较差，故射频消融治疗房室旁路很少报道。

6. 动脉导管未闭合并快速性心律失常

为较常见的先天性心血管畸形，可孤立发生，也可与其他先天性心脏畸形如室间隔缺损或房间隔缺损共存。由于主动脉压力高，无论在收缩期或舒张期，均为左向右分流，从而导致左心房和右心室容量负荷增加。在婴幼儿和青少年患者，心律失常尤其是快速房性心律失常极少见。未经手术治疗的动脉导管未闭患者的年龄达到 50 或 60 岁时，将会出现房颤伴有充血性心力衰竭症状。患者较少发生其他类型的心律失常。

7. 法洛四联症与单纯肺动脉瓣狭窄合并快速性心律失常

法洛四联症是一种常见的联合先天性心血管畸形，占发绀型先天性心脏病的首位。其病理基础为室间隔缺损、肺动脉瓣狭窄、主动脉右位和右心室肥厚。手术矫正前主要血流动力学改变为右心室高压伴肥厚。心电图常显示右心室肥厚，右侧胸前导联 R 波多明显增高，伴有 ST 段压低与 T 波倒置，部分患者可有右心房增大改变，P

波高尖，额面心电轴大多右偏，心电轴左偏者均有完全性房室间隔缺损。室性心律失常在婴幼儿患者极少见，随年龄增大而逐渐增加，室性心律失常的发生率高达 14% ～ 31%，心脏性猝死的发生率达 1.4% ～ 8.3%。

单纯肺动脉瓣狭窄在临床并非少见。肺动脉瓣狭窄时由于严重的流出道阻塞致右心室压力负荷增加，右心室增大。外科手术矫正或瓣膜球囊扩张可引起肺动脉瓣关闭不全，导致继发性右心室容量负荷增加。本病的心电图变化取决于病变程度、病程长短和右心室的压力改变。疾病早期或狭窄程度较轻时，心电图可正常；疾病的中晚期或严重狭窄病例可显示右束支传导阻滞或右心室增大。

8. 大动脉转位合并快速性心律失常

①右位型大动脉转位（d-TGA）：又称为完全型大动脉转位，在右位型大动脉转位时，因右心室作为体循环心室，心电图常显示右心室肥大。单纯右位型大动脉转位患者术前心律失常发生率与正常儿童无明显不同。②左位型大动脉转位（l-TGA）：又称"校正型"大动脉转位。校正型大动脉转位在解剖上有大动脉转位，即形态学的右心室发出主动脉，形态学的左心室发出肺动脉，主动脉居于肺动脉干的左前或右前。但在生理上都已得到校正，即形态学的右心房（体静脉心房）的血流进入形态学的左心室，到达肺动脉；形态学的左心房（肺静脉心房）的血流进入形态学的右心室，到达主动脉。所谓"校正"是指血流动力学得到了校正，如果不合并心内畸形，血流动力学与正常人完全相同。但本病多合并室间隔缺损、肺动脉瓣狭窄等心内畸形。由于房室传导系统在结构上有所不同，因此在体表心电图上 V_1 导联常呈 QS 或 qR 型，而 V_6 导联呈 rS 或 RS 型。对左位型大动脉转位患者特殊传导系统的解剖学研究发现，其房室结位于二尖瓣和肺动脉瓣接合部前的右心房内，希氏束环绕肺动脉瓣前侧区，其在室间隔前部开始分支。在合并室间隔缺损的左位型大动脉转位病例，希氏束位于缺损的前部边缘。在大多数病例，房室结发育不全。年龄较大的患者，细长的环行传导束被纤维组织浸润或完全破坏，因此，部分患者心电图可显示完全性房室传导阻滞。有些左位型大动脉转位患者的先天性房室传导阻滞也可能由于心房和特殊传导系统缺乏联系所致。校正型大动脉转位由于经常发生心房与心室的连接不正常和成熟的纤维性房室环形成上的缺陷，故常常有传导组织的异常及房室附加旁路的存在。此类患者中合并室上性心动过速的发生率也较高。合并房室旁路多为左侧旁路，经导管射频消融的成功率较高。本病合并多条房室旁路的发生率不详，作者曾成功消融 1 例校正型大动脉转位伴室间隔缺损合并多条左侧旁路（左后间隔、左前侧游离壁房室旁路）患者。

9. 永存左上腔静脉畸形合并快速性心律失常

永存左上腔静脉畸形是一种最常见的体静脉异常连接，也是射频消融时多见的心脏畸形之一。正常人左颈总静脉与左锁骨下静脉汇总于无名静脉，而后汇入上腔静脉和右心房。永存左上腔静脉畸形时无名静脉缺如，左颈总静脉与左锁骨下静脉汇合到永存左上腔静脉，引流开口于冠状窦后进入右心房，或开口于左心房。开口于右心房者如不合并其他心脏畸形，与正常人的血流动力学相同，为临床最为常见的类型。开口于左心房时，含氧量低的血流进入左心系统，临床上可出现发绀。本病多合并继发孔型房间隔缺损，其他可合并单心房、房室间隔缺损、室间隔缺损、法洛四联症、右心室双出口、大动脉转位、全肺静脉异位引流或左侧肺静脉异位引流等。永存左上腔静脉畸形多合并左侧房室旁路并房室折返性心动过速或房室结折返性心动过速。合并这种畸形时对房室旁路射频消融操作具有一定影响，具体表现在以下几个方面：①异常的导丝和电极导管走行。永存左上腔静脉畸形时经左锁骨下静脉穿刺时指引钢丝走行与正常不同，此时导丝沿脊柱左缘下行可与导丝进入降主动脉的表现相似。鉴别的重要方法是继续推送导丝可进入右心房，这是导丝位于左上腔静脉而非降主动脉的表现，必要时可通过不同体位下透视明确导丝走行。②影响冠状窦电极的标测价值。永存左上腔静脉畸形时因冠状窦明显扩张，冠状窦电极与二尖瓣环已不呈平行关系，降低了其指导标测的参考价值。

③对房间隔穿刺的影响。合并这种畸形时因冠状窦口巨大，对房间隔的局部结构有所影响，因此房间隔穿刺的难度增加，穿破冠状窦导致心脏压塞的危险也随之增加。④对消融的影响。由于冠状窦口巨大，冠状窦明显扩张，故对二尖瓣上心房侧解剖结构影响较大，影响旁路消融。慢径消融时导管定位通常较为困难。

10. 艾森门格（Eisenmenger）综合征合并快速性心律失常

Eisenmenger 综合征患者可有室上性和室性心律失常，其原因可能与继发性红细胞增多和心肌严重缺氧有关。室间隔缺损伴肺动脉压增高和右至左分流的 Eisenmenger 综合征患者，室性早搏较正常人群明显增多，出现成对室早、多形性室早，甚至可有室速发作。该组室性心律失常远较单纯性室间隔缺损、主动脉瓣狭窄或肺动脉瓣狭窄组明显增多。Eisenmenger 综合征患者猝死的发生，室性心律失常是否为其主要原因，尚未得到证实。

11. 先天性左心室流出道阻塞合并快速性心律失常

可引起室上性和室性心律失常及房室传导阻滞，其发生率与年龄的增大有关。房颤或房扑、房早、交界性心动过速和阵发性室上速的发生率在年龄较小组相同，但在年龄较大组中房颤或房扑的发生率高。室性心律失常，尤其是室性早搏的发生率在主动脉瓣狭窄者中较高。本病可引起猝死，阵发性缺血、房室分离、心搏骤停、室速、室扑和室颤可能是其原因。

12. 冠状动脉先天性异常合并快速性心律失常

冠状动脉先天性异常虽较罕见，但具有十分重要的临床意义，可导致突然性心肌缺血、室颤和死亡。冠状动脉先天性畸形主要有以下几种：①冠状动脉起源于肺动脉；②冠状动脉在主动脉上的开口位置异常；③冠状动脉瘘畸形。起源于肺动脉的冠状动脉畸形以左冠状动脉起源于肺动脉多见。有婴儿型和成人型两种，前者在婴儿期即出现心绞痛、心肌梗死、室颤和心力衰竭而死亡；后者左、右冠状动脉间侧支循环发展良好，左冠状动脉接受来自右冠状动脉的侧支循环血液供应，因此临床症状出现较晚。在第二种冠状动

脉开口异常中，左冠状动脉主干起源于主动脉右冠窦较右冠状动脉起源于主动脉左冠窦常见。这种异常常伴有起始部狭窄，在运动时位于升主动脉和肺动脉之间的冠状动脉往往受压。大约 50% 的患者猝死前有运动诱发的晕厥。在从儿童至中年的猝死病例中，5% ～ 35% 的尸检病例证实有这种先天性异常。这种先天性异常患者心律失常和死亡的发生率较高。与此不同，起源于主动脉左窦的右冠状动脉畸形患者大多数有良性临床过程。冠状动脉瘘指其主干或其分支与某一心腔或血管直接沟通，形成左至右或左至左分流。心电图改变包括心室增大，心肌缺血或偶见心肌梗死。室上性或室性心律失常发生率低。

13. 冠状静脉窦憩室、心室憩室和左心室假腱索合并快速性心律失常

冠状静脉窦和其静脉分支憩室是一种先天性畸形，该憩室常位于后间隔或左后游离壁区域的心外膜下，为圆形或椭圆形的瓶状结构，憩室体部直径多在 2 ～ 5 cm，开口于邻近心中静脉的冠状窦或开口于心中静脉的近端。由心室肌组成之瘤壁，通过冠状窦与心房肌连接，从而构成房室旁路。消融憩室某部位后可治愈房室旁路及房室折返性心动过速。房室旁路多位于冠状窦憩室的颈部。先天性心室憩室常见于左心室，右心室憩室罕见。憩室可以是肌性，位于左心室心尖部；也可以为纤维性，位于左心室心尖部或心底部。心律失常主要为非持续性和持续性室速，猝死病例也有报道。外科手术治疗可以根治室速。左心室假腱索是连接室间隔和左心室其他部位的索状结构，有报告健康人群中的发生率可超过 50%，常有室性早搏。有研究表明左心室假腱索与左心室间隔部的特发性室速有关，但并非所有有假腱索的人均有室速，可能与假腱索的发育和结构有关。既往外科手术切除假腱索可有效治疗室速，假腱索内也证实有浦肯野纤维。目前经导管射频消融治疗此种室速有很高的成功率。

（二）缓慢性心律失常

1. 窦房结功能不良

多种类型先天性心脏病均可能合并窦房结功

能不良，原因包括窦房结先天发育异常及窦房结供血障碍等。

（1）房间隔缺损所合并的窦房结功能不良：据统计，房间隔缺损患者中41%～77%存在窦房结或房室结电生理学异常，后者包括AH间期延长和房室结文氏点异常，并且这种异常出现很早，发生率随患者年龄增大而逐渐升高。窦房结功能不良的表现为窦房结恢复时间及窦房传导时间延长。窦房结功能下降的发生率与缺损的大小及肺-体分流指数（Qp/Qs）无关，而只与缺损部存在的时间呈正相关，即缺损处分流量大小不会影响窦房结的功能，而分流的持续时间却是对其造成影响的重要因素。另外，窦房结功能异常的发生率在继发孔型房间隔缺损病例中低，而在静脉窦型房间隔缺损中较高，其原因可能为静脉窦型房间隔缺损同时伴有窦房结局部解剖异常。

（2）先天性右上腔静脉缺如所合并的窦房结功能不良：先天性右上腔静脉缺如多同时伴有永存左上腔静脉。该种先天性心脏病患者最常合并的心律失常为窦房结功能不良与房室传导阻滞，前者约占其所合并心律失常的44%。窦房结功能不良的早期表现为缓慢的心房率伴有心房电轴异常。窦房结功能不良发生的原因可能是由于右上腔静脉与右心房连接处呈完全闭锁或缺失，位于邻近的窦房结发育易受到影响。伴永存左上腔静脉患者多合并冠状静脉窦的异常扩大，可能影响周围房室结或心脏传导组织而导致房室传导异常。

（3）先天性心房异构所合并的窦房结功能不良：心房异构是一种先天性心脏畸形，双侧心房均表现为左心房的结构或右心房的结构，分别称为"左心房异构"或"右心房异构"。患者多伴有全身脏器畸形，心房异构是全身脏器畸形的组成部分。右心房异构患者常具有双侧窦房结；而左心房异构患者常伴窦房结缺失或发育不良，故多有窦房结功能不良表现。窦房结功能不良的发生率在婴儿期左心房异构患者中为20%，15～30岁患者中为70%。心房率的减慢伴房室交界区逸搏是左心房异构患者窦房结功能不良的典型表现，在患者的病程中可表现为暂时性，但为其早期临床表现之一。

2. 房室及束支传导异常

先天性心脏病可同时伴有房室及束支传导方面的异常。原因多为先天性心脏病合并的传导系统畸形及各种原因造成的心脏传导系统变性与纤维化。这种传导异常可表现为先天性，亦可能在病程中逐渐出现，最常见于房间隔缺损、先天性校正性大动脉转位、左心房异构、室间隔缺损与三尖瓣下移畸形患者。

（1）房间隔缺损：房间隔缺损患者中房室传导阻滞的发生率较高，发生率随年龄增长逐渐升高，20岁后更为多见。房间隔缺损患者房室结位于缺损后部，希氏束位于室间隔上缘，这些部位易受到分流血流影响而导致房室传导阻滞。

（2）先天性校正性大动脉转位：患者在病程中可逐渐出现房室传导阻滞，发病率随患者年龄增长以每年2%的幅度递增。阻滞可发生于窦房结与房室结之间、房室结下部与希氏束之间、希氏束内或希氏束下部，其中阻滞发生于希氏束下部的患者容易发生晕厥与猝死。阻滞部位病理学变化包括纤维化、脂肪组织或单核细胞浸润或局部组织的钙化。

（3）左心房异构：左心房异构患者中20%～50%合并房室传导阻滞，最早可发生于胎内，其余则随年龄增长呈进行性发展。合并其他心脏畸形（如房间隔缺损、室间隔缺损、房室间隔缺损、先天性校正性大动脉转位）的左心房异构患者房室传导阻滞的发生率更高。伴房室传导阻滞的左心房异构患者心脏传导组织病理多表现为房室结与心室中传导组织之间缺乏连接。另外发现少数患者具有双侧房室结与希氏束系统，可发生由两套房室传导系统构成折返环的房室结折返性心动过速（但此型心动过速多发生在右心房异构患者中）。

（4）室间隔缺损：临床中经常可以观察到室间隔缺损患者在病程中逐渐出现房室与束支传导阻滞。目前考虑可能与缺损部自然闭合过程中对其附近的心脏传导系统造成的破坏有关，机制可能是局部血小板积聚与三尖瓣隔瓣的遮盖效应（sealing curtain effect）参与的缺损局部纤维化。以上过程对于位置结构异常的传导系统更易造成影响。

（5）三尖瓣下移畸形：合并心脏房室传导异常并不少见。其典型的心电图表现为 P 波时限延长，P-R 间期延长与右心房扩大，多伴有右束支传导阻滞。P 波延长的发生机制是三尖瓣位置下移导致右心房扩大，使心房中激动传导延迟，其延长程度与三尖瓣下移的程度呈正相关。造成 P-R 间期延长的原因是房室结-希氏束系统的传导异常。右束支传导阻滞见于 75% ～ 90% 的患者，反映了激动在房化右心室中的传导延迟。对三尖瓣下移畸形患者进行心电生理学检查发现其可存在希氏束下部与内部的传导延迟，但合并完全性房室传导阻滞者少见。

（6）胎儿期房室传导阻滞：对于先天性心脏病所导致的胎儿时期发生的房室传导阻滞报道较多，随着胎儿超声心动图等诊断方法的应用，很多伴有先天性心脏病的完全性房室传导阻滞可在胎儿时期做出诊断，有利于早期治疗。据统计，约 50% 的先天性房室传导阻滞胎儿同时合并先天性心脏病。最常见的心脏畸形为房室间隔缺损，并且发现伴房室间隔缺损的完全性房室传导阻滞患者均同时伴有左心房异构。其他常见畸形包括右心室双出口、大动脉转位、肺动脉闭锁、主动脉狭窄与主/肺动脉瓣狭窄。伴有先天性心脏病的完全性房室传导阻滞胎儿容易于宫内发生心力衰竭，病死率高。

二、结构性心脏病介入修复术后心律失常的类型和治疗

随着介入材料和技术的进展，近十年来结构性心脏病的介入治疗取得了很大的进展，介入治疗的病种在不断拓宽，介入治疗的病例在逐年增加，由于其创伤小、风险低、并发症少、住院周期短等特点，介入治疗已成为结构性心脏病治疗的重要手段。动脉导管未闭、房间隔缺损、室间隔缺损的封堵治疗已获得丰富的经验，取得了良好效果。经皮瓣膜修复及置换术作为结构性心脏病介入治疗领域的新亮点，取得了快速发展，技术正在不断改进和完善。嵌合治疗技术汲取内、外科所长，为先天性心脏病的治疗提供了一种新

模式。然而，与诊断性心导管术相比，介入治疗更复杂、并发症的风险增高，下面主要探讨介入诊断和治疗相关性心律失常。

（一）介入诊断和治疗围术期心律失常

1. 介入诊治围术期快速性心律失常[5, 8]

与先天性心脏病介入治疗相关的快速性心律失常包括窦性心动过速、房性心律失常（房性早搏、房性心动过速、心房扑动与心房颤动）和室性心律失常（室性早搏、室速和室颤等）。

（1）窦性心动过速：窦性心动过速可发生于任何类型先天性心脏病患者。术前发生者多与精神紧张有关；术中发生者则多与精神紧张或应用阿托品等药物有关。一般不需特殊处理，严重者可给予镇静剂或 β 受体阻滞剂。

（2）房性早搏与房性心动过速：房性早搏与房性心动过速是先天性心脏病介入治疗相关的常见心律失常，常见于右心导管检查时或房间隔缺损封堵术中或术后。发生原因多与患者精神紧张、导管刺激及封堵伞刺激有关。一般不需特殊处理，多可自行恢复。严重者可口服抗心律失常药物（β 受体阻滞剂、维拉帕米等）。

（3）心房扑动与心房颤动：心房扑动与心房颤动常见于房间隔缺损患者，特别是缺损大、年龄长者。该类患者术前多有阵发性房颤、房扑发作史，术后房颤、房扑发作次数可减少或消失。发生原因多与精神紧张，心房扩大或心功能不全，导丝、导管或封堵器刺激心房壁有关。防治要点如下：①尽量减轻或消除患者紧张情绪；②对合并心功能不全者，应先纠正心功能不全，再行介入治疗；③术中尽量减少导管或导丝对心房壁的刺激；④避免房间隔缺损封堵伞过大，尽量减少其对心房壁的刺激；⑤有该类心律失常发作患者介入术后应加强抗凝及抗血小板治疗；⑥对房间隔缺损合并阵发性房颤，有射频消融术指征并拟行消融治疗时，应先消融、后封堵房间隔缺损。

（4）室性早搏与阵发性室速：室性早搏与阵发性室速常见于心导管检查、心血管造影及室间隔缺损封堵术患者，可发生于心脏增大或正常

者，术前、术中或术后均可发生。室早常表现为多形性，室速多为短阵性，其中术后发生的室速频率一般不太快。发生原因：术中发生者多与导丝、导管刺激心室壁或腱索有关，多数为一过性，演变成室颤的情况少见，一般暂停操作后即消失。但伴 QT 间期延长、已有室性心律失常、成人发绀型先天性心脏病伴心脏明显增大和使用高渗性离子型造影剂时应警惕致室颤的可能性。术后发生者多与封堵器刺激有关。防治要点：①术中发生的室早及短阵室速因与导丝、导管刺激心室壁有关，调整导管位置或终止操作即可消失，不需特殊处理；②术前纠正患者并发的严重心力衰竭、低氧血症、电解质紊乱、严重感染等可以减少术中严重心律失常的发生；③术后发生或术中发生术后持续存在者，因多与心脏增大、电解质紊乱或封堵器刺激心室壁等有关，轻者不需特殊处理，病因治疗即可；④术后出现的严重室性心律失常、药物治疗无效，如与封堵器相关，可考虑外科手术取出封堵器；⑤大量临床资料表明小婴儿尤其是新生儿心导管术包括诊断性及治疗性心导管术，其并发症的发生率及死亡率明显高于其他年龄组，故在手术前应注意生理状态异常（包括低温、低血压、低氧血症、低血糖等）的调整与治疗。

2. 介入诊治围术期缓慢性心律失常[9-12]

（1）常见类型：常见缓慢性心律失常有"窦性心动过缓、房室传导阻滞及束支传导阻滞"。房室传导阻滞包括一度、二度及三度。束支传导阻滞包括完全性左束支传导阻滞及完全性右束支传导阻滞等。

（2）发生特点：①窦性心动过缓多发生于房间隔缺损封堵术患者，可在放置封堵器后立即出现，患者有明显的心悸、恶心等不适，其原因多与封堵器过大有关，回收封堵器后多数心律可自行恢复，少数患者需给予阿托品治疗。②房室传导阻滞多见于室间隔缺损封堵术，少数发生于房间隔缺损封堵术患者，可于术中或术后（迟发性）出现。发生在术中的三度房室传导阻滞经短时间处理大多可完全恢复正常，使封堵顺利完成，时间较长仍不能恢复者或反复发生者建议放弃介入封堵。③束支传导阻滞多见于房间隔缺损、室间

隔缺损等患者，发生在介入治疗术中或术后，多因导丝、导管或封堵器刺激所致。

（3）房间隔缺损介入治疗与房室传导阻滞：文献报道房间隔缺损介入治疗导致房室传导阻滞较室间隔缺损介入治疗发生率低，其发生原因可能与封堵器过大有关，部分患者更换较小型号封堵器后房室传导阻滞消失，可继续完成介入治疗术；但仍有部分患者因此放弃介入治疗。有文献报道，在房间隔缺损封堵术中出现一过性三度房室传导阻滞者，术后发生迟发性三度房室传导阻滞，经激素治疗无效，行外科手术取出封堵器后可恢复正常。

（4）室间隔缺损介入治疗与心脏传导阻滞：室间隔缺损是最常见的先天性心脏病之一。近年来，经导管封堵室间隔缺损技术越来越成熟，已经成为室间隔缺损治疗的重要方法。虽然经导管封堵室间隔缺损具有安全、有效、创伤小、恢复快等优点，但是在术中、术后出现的三度房室传导阻滞也已经成为其最严重的并发症之一。

1）术中发生的心脏传导阻滞：室间隔缺损介入治疗术中发生的心脏传导阻滞多与手术操作有关，绝大多数均可恢复。导丝或导管刺激发生的三度房室传导阻滞，终止操作即消失者，一般可继续完成介入治疗；选择封堵器过大，放置封堵器后即刻发生三度房室传导阻滞，回收封堵器后立即消失者，可更换较小型号封堵器重新进行封堵治疗；所选封堵器不大、放置封堵器即刻发生三度房室传导阻滞者，则应放弃介入治疗。

2）迟发性心脏传导阻滞：室间隔缺损经导管封堵术后出现束支或房室传导阻滞主要见于膜部室间隔缺损封堵术后，较常见的是完全性右束支传导阻滞，少见完全性左束支传导阻滞、左前分支阻滞和不同程度的房室传导阻滞，可能与封堵器压迫周边室间隔组织导致心肌水肿有关。膜部室间隔缺损封堵术后出现延迟三度或高度房室传导阻滞国内已有较多报告，发生率约为 1% 左右，多见于小年龄儿童。室间隔缺损介入治疗术后发生的迟发性心脏传导阻滞多发生在术后 3～7 天，也有报告于术后 13 个月发生者。室间隔缺损封堵术后发生的迟发性三度房室传导阻滞的特点是：

①临床症状重，常发生晕厥，并有发生猝死的危险。②常表现为间歇性三度房室传导阻滞，甚可长达 10 s 无 QRS 波。③大剂量激素治疗有效。④多数患者可恢复正常心律，恢复时间为出现症状后 7 ～ 20 天，发生永久性三度房室传导阻滞的概率极低。采取以下防治措施，可能有助于防治室间隔缺损封堵术后的迟发性三度房室传导阻滞：①选用室间隔缺损封堵器应个体化，切忌过大。②对室间隔缺损介入术后新发完全性左束支或完全性右束支传导阻滞，不论有无临床症状，均建议用肾上腺皮质激素进行治疗。③术后需观察 1 周以上，并行动态心电图监测。

（二）介入治疗术后快速性心律失常

先天性心脏病介入治疗术后相关的快速性心律失常很少报道，由于介入治疗避免了在心房壁、心室壁和（或）房 / 室间隔的手术切口，故可以明显降低外科术后瘢痕相关性房性或室性心律失常的发生率。在部分患者可出现典型心房扑动（图 32-1，图 32-2）或瘢痕折返性房速等，主要

为先天性心脏病畸形较严重或介入治疗手术时间过晚导致心房心肌病、三尖瓣环结构和（或）传导功能改变所致。但由于先天性心脏病介入治疗的历史较短，故部分介入治疗术后是否出现心律失常（如较大房间隔缺损封堵术后围绕封堵器折返的房速等）尚需进一步的长期随访。

三、结构性心脏病外科修复术后心律失常的类型和治疗

心律失常是先天性心脏病术后常见并发症之一，术后短期急性心律失常多与心肌收缩功能障碍、心内膜下缺血、残余畸形、代谢失衡、中枢神经系统损伤、传导系统局部损伤或心内膜炎有关，而瘢痕、心脏肥厚扩大和残留血流动力学影响则是导致术后慢性心律失常的主要原因。一旦出现心律失常，存在残留血流动力学异常者症状往往更明显，而频发心律失常及抗心律失常药物的应用将进一步损害心肌功能，影响患者生存年限和生活质量。

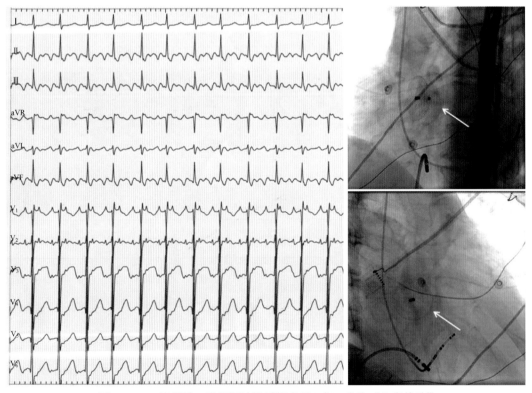

图 32-1　62 岁男性，房间隔缺损封堵术后 2 年，发作"心房扑动"

左图，"心房扑动"体表心电图，房室呈 2 : 1 传导；右上图为左前斜位 X 线影像，右下图为右前斜位 X 线影像，白色箭头为封堵器位置

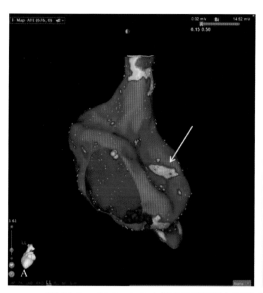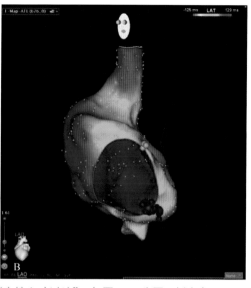

图 32-2　CARTO-3 电解剖标测系统标测 "房性心动过速"，与图 35-1 为同一例患者

A. 右心房电压标测图，除房间隔封堵器处（白色箭头）显示电压略低外，其他部位均为紫色的 "正常" 电压区；**B**. 右心房激动标测图，提示为围绕三尖瓣环折返的 "典型心房扑动"

（一）快速性心律失常[13]

1. 交界性心动过速

先天性心脏病矫正术后即刻出现的较为常见的心律失常为交界性心动过速，约占先天性心脏病矫正手术后心律失常的 8%。心动过速一般发生在先天性心脏病术后 24 h 内，由于心室充盈障碍和房室收缩不同步，有报道其病死率可高达50%。与其有关的心脏手术包括法洛四联症矫正术、大动脉转位矫正术（Mustard 手术）、室间隔缺损修补术、房室间隔缺损手术、完全肺静脉异位引流畸形矫正术和右心房或上腔静脉与肺动脉吻合（Fontan 手术）等。与先天性交界性心动过速相似，矫正术后交界性心动过速的心室率常超过 200 次 / 分，其产生机制可能多与自律性增高有关，手术操作和手术缝线引起希氏束损伤、水肿、术后肺动脉压力增高使束支紧张性增高均可诱发交界性心动过速发生。心房或心室早搏刺激，超速抑制及直流电复律均不能终止心动过速。

降低心室率和改善患儿的血流动力学状况是治疗术后交界性心动过速的主要策略。对于婴儿，心动过速的心室率应降至 180 次 / 分以下，年龄较大的患儿应少于 150 次 / 分。治疗中应尽量避免给予外源性儿茶酚胺，因其可增加心动过速的

心室率。此外，要维持电解质如钾和钙的正常血清浓度。抗心律失常药物如胺碘酮或氟卡尼可减慢心室率，普罗帕酮也有一定的价值。有报道用中度低温法（肛门或直肠温度 31 ~ 34℃）治疗心动过速可减慢心室率，但这可能导致代谢性酸中毒。采用心房起搏与中度低温治疗相结合，效果可能更好。心室率已减慢，但房室分离有恶化血流动力学迹象的患者，可通过心房起搏达到房室同步收缩的目的。上述措施无效者可考虑导管消融治疗，消融通常较为困难，导致房室传导阻滞的风险较高；药物等治疗无效且患者血流动力学改变的情况下，在向患者和亲属充分交代知情后，可行导管消融希氏束治疗，术后植入双腔起搏器。

2. 房性心律失常

房性心律失常多见于完全性大血管转位 Mustard、Senning 术后及 Fontan 术后，亦可见于房室瓣置换术后，房间隔缺损、肺静脉异位引流修补后。典型房扑和切口折返性房速是最常见的房性心律失常[14-17]。窦房结损伤、心房存在切口、广泛的手术缝线和（或）补片、心功能不全、心房压力和（或）容量超负荷、静脉回流障碍等，加上心脏原有的自然解剖结构如房室瓣环、腔静脉等构成多个传导障碍区，均为术后发生典型房扑或切口折返性房速提供了解剖基础。

心房内激动折返是房扑或切口折返性房速发生的主要机制[5-6, 18]。有研究表明，Mustard 术后90% 患者心房内传导时间延迟，41% 心房有效不应期延长。51% 电生理检查诱发持续性折返性房速，其中 48% 日后发展为典型房扑或切口折返性房速。有研究发现，Mustard 术后存在严重窦房结功能不良者房扑发生率增高。改良 Fontan 术后患者 50% 校正窦房结恢复时间延长，30% 为异位房性节律或交界性节律，另外 70% 窦性节律患者只有半数窦房传导时间正常。76% 心房内传导延迟，43% 心房不应期延长，27% 诱发持续性折返性房速，10% 房室传导异常。典型房扑或切口折返性房速发生率随术后年限的延长而增高，是引发猝死的原因之一。

直流电复律和经食管心房超速起搏能有效地终止房扑的急性发作。药物治疗首选地高辛，ⅠC 类药物或Ⅲ类药物可与地高辛合用。许多患儿经 Mustard 和 Senning 术后，其房扑多以 2：1 的比例房室下传，常无临床症状，因此对其是否应用抗心律失常药物存在争议。有人推荐给予地高辛，以防止房扑发生 1：1 传导。若患儿心功能尚可，给予钙通道阻滞剂或 β 受体阻滞剂不仅可达到同样目的，而且控制运动时的心室率比地高辛好，但通常不能终止房扑和防止复发。此

外，也可选用ⅠA 类和Ⅲ类抗心律失常药物。如有 1：1 传导的房扑，有导致猝死的危险，药物无效时须考虑导管射频消融治疗。抗心律失常药物会抑制窦房结功能，必要时可应用人工心脏起搏以维持足够的心室率。美国心脏病学会和美国心脏病学院推荐心房手术后安装起搏器的指征为：有症状的心动过缓，显著的运动不耐受，充血性心力衰竭，心动过速-心动过缓综合征应用地高辛以外抗心律失常药物（如 β 受体阻滞剂、维拉帕米、奎尼丁、普鲁卡因胺、氟卡尼、索他洛尔、胺碘酮）治疗可能抑制窦性节律者。超速起搏对部分患者有效，但并不能防止猝死。

近年来导管射频消融的应用日益广泛，典型房扑的导管射频消融已取得很高的成功率，近年来 CARTO 等心脏三维标测系统用于指导切口折返性房速消融已取得很好的效果（图 32-3，图 32-4）。应用血管紧张素转化酶抑制剂减轻心脏后负荷，通过心导管介入或手术解除局部梗阻，关闭手术后残余缺损，改善血流动力学状况后可能有助于减少房速 / 房扑的发生。

3. 室性心律失常

（1）发生率：室性心律失常可见于法洛四联症修补术后、Fontan 手术后，最多见于法洛四联症修补术后。法洛四联症术后猝死发生率最高可达

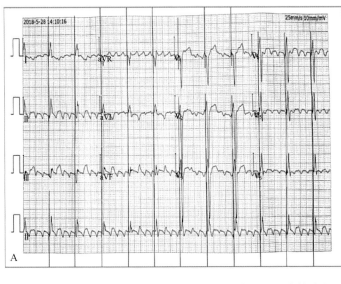
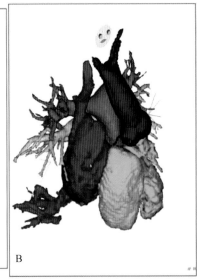

图 32-3　男性，19 岁，先天性心脏病单心室外科矫正术后"心房扑动"，13 年前因"单心室"行外科矫正手术，术后因"三度房室传导阻滞"植入 VVI 起搏器，出现心悸，诊断"心房扑动"

A."心房扑动"时体表心电图；B. 术前心脏 CT 三维重建图，紫色、天蓝色、橙色、绿色和深蓝色依次为右心房、右心室、肺动脉、左心室和主动脉

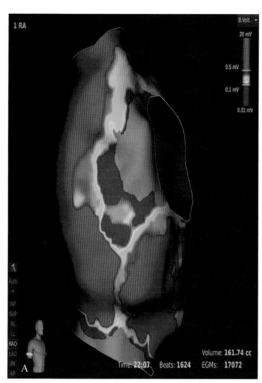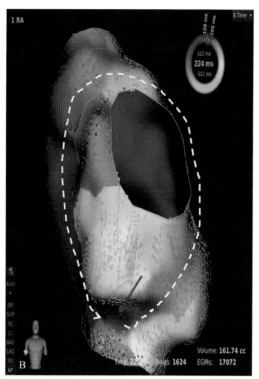

图 32-4　应用 RHYTHMIA 电解剖标测系统标测先天性心脏病单心室外科矫正术后"心房扑动"

与图 35-3 为同一例患者，右心房标测时间 22 min，自动采点 17 072 个，标测结果示右心房增大。**A**. 电压标测示高位游离壁近三尖瓣环处有较大面积瘢痕（上方灰色区域），下方为可能的外科切口处；**B**. 激动标测示围绕三尖瓣环（含瘢痕、切口）和下腔静脉之间的大折返性房性心动过速（白色虚线），近下腔静脉处（黑色箭头）单点消融终止心动过速

6%，其主要原因可能为室性快速性心律失常[19]。近年来研究发现室性心律失常，尤其是运动试验诱发严重室性心律失常者猝死风险大。室性心律失常的发生及其严重程度通常与手术年龄大、右心室收缩压增高（≥ 60 mmHg）、右心室射血分数下降、右心室舒张末压力增高、体外循环时间长有关，且心律失常的发生率随随访年限的延长而增高，再次手术后室性心律失常的发生率更高。

（2）危险分层：迄今为止，尚无衡量术后猝死风险的"金标准"。一般而言，法洛四联症术后患儿宜每 2 ～ 5 年进行一次常规心电图、运动试验和 Holter 检查，有晕厥、晕厥前兆或心悸的患者应接受侵入性的电生理检查。目前有 3 种非侵入性的方法可用于评价发生猝死的风险：①信号平均心电图（又称高分辨率心电图）：阳性提示缓慢传导存在，有引起心室内折返性心动过速的可能。但目前晚电位用于预测法洛四联症术后发生室性心律失常危险的效果尚不肯定。② QRS 时限：QRS 时限是反映心室扩张的指标。有研究表明法洛四联症术后窦性心律下体表心电图 QRS 时限 > 180 ms 为预测持续性室速及猝死患者的良好指标。③ QT 间期离散度：法洛四联症术后患者往往同时存在心肌除极和复极异常，易诱发室速。QT 离散度延长可作为预测室速风险的参考指标，但价值有限。

（3）在先天性心脏病患者中实施心电生理检查的指征[5]：在部分高选择性的先天性心脏病患者中，如心室程序性电刺激可诱发室性心律失常（室颤、单形性室速或多形性室速），心律失常发病风险和总体死亡率均增加。这些选择性的病例往往有心律失常症状（持续心悸 / 晕厥）和（或）其他预测因素，例如大龄时手术、QRS 波宽度 > 180 ms、复杂室性早搏、右心室或左心室功能不全和活动耐力下降。大龄先天性心脏病和法洛四联症患者，心室程序性电刺激阳性结果可增加 ICD 植入、猝死和血流动力学恶化风险，阳性预测值 20% ～ 60%。相反，在相对年轻、未经过筛选的先天性心脏病患者中，心电生理检查预测价

值很低。室上性心动过速，尤其是房速，在先天性心脏病患者中常见，并可以导致 ICD 不恰当放电，因此在心电生理检查中需要进行房速的评估。选择合适的先天性心脏病患者进行心电生理检查时应综合考虑多种因素，包括症状、血流动力学状态和外科手术史。对于危险度较低的患者，如心功能正常、低级别的室性早搏和临床症状轻微等患者，可以临床随访观察，暂不考虑心电生理检查。

（4）法洛四联症术后室速的电生理机制：右心室流出道部位瘢痕或补片所导致的缓慢传导引起心室内折返是引发室性心律失常的主要机制，偶见触发活动引起室性心律失常。

尽管法洛四联症包括 4 种病理解剖异常，但其主要病变是由特征性的肺动脉狭窄和室间隔缺损两种畸形所组成的。由于肺动脉狭窄的部位、程度和范围不同，以及室间隔缺损的部位和面积不同，外科矫正术时需采用不同的右心室（或右心房）切口，切除不同范围的导致肺动脉狭窄的右心室心肌肥厚部分（部分患者尚需应用补片加宽右心室流出道），并修复室间隔缺损。由于心脏畸形的程度和所采用手术式的差异，法洛四联症外科矫正术后产生的右心室瘢痕形状和范围可有很大差异，但导致瘢痕折返性室速的主要基质（substrate）为右心室外科手术切口和（或）补片加宽右心室流出道周围、室间隔缺损补片周围两个主要瘢痕区，以及其与肺动脉瓣环（主动脉瓣环）和三尖瓣环等解剖屏障之间所形成的多个可能折返环[3, 5, 19]。

Zeppenfeld 等[20]应用 CARTO 三维电解剖标测系统对法洛四联症矫正术后患者中导致室速的可能右心室峡部进行了标测，结果发现右心室流出道切口 / 补片和三尖瓣环之间作为室速的峡部最为常见，而右心室流出道切口和肺动脉瓣之间、室间隔缺损修补补片与三尖瓣环之间、室间隔缺损修补补片与肺动脉瓣之间均可能形成室速的峡部，经导管射频消融这些峡部可成功消融室速[20-25]。

（5）处理：先天性心脏病有自发持续性室速者，应考虑侵入性血流动力学检查和电生理检查

评估，推荐的治疗包括导管消融或外科切除以彻底消除室速，如果不适合或者不成功，推荐植入 ICD[1-5]。植入 ICD 术后的先天性心脏病患者如频繁放电，治疗策略包括抗心律失常药物、消融（导管或外科）以及抗心动过速起搏治疗。目前尚无前瞻性的临床研究提供指导性的治疗建议，所以目前此类患者的治疗推荐仅基于专家共识。

抗心律失常药物常用于减少室性早搏和低危非持续性室速。症状明显改善或者室性早搏减少定义为有效，但是否能降低死亡率目前尚无定论。抗心律失常药物（例如美西律、普罗帕酮、索他洛尔和胺碘酮）的安全性和有效性的证据来源于少数病例系列研究，仅胺碘酮用于先天性心脏病室速的儿童患者有小部分前瞻性研究。对于植入 ICD 的患者和因解剖因素无法植入 ICD 的患者，以上抗心律失常药物仍然可以使用。ICD 程控时，提高室颤的诊断频率及延长室速的识别时间，可以减少针对非持续性室速的抗心动过速起搏（ATP）或者放电治疗，这些非持续性室速往往可以自行终止。β 受体阻滞剂应用于先天性心脏病室速患者同样缺乏前瞻性数据，因其使用范围广泛也常被选择用来控制室性早搏。

多项研究证实了导管射频消融先天性心脏病合并单形性室速患者的可行性，报道的成功率为 60% ～ 90%。传统上对于瘢痕折返性室速经导管消融的主要方法为在血流动力学稳定室速发作时标测最早局部心室激动、舒张期电位，结合拖带标测等方法标测室速折返环的缓慢传导区并进行消融（图 32-5），但是对于难以标测的室速（如非持续性或不能诱发室速、血流动力学不稳定室速、多形性室速）的标测和消融却有较大的局限性。近年来，随着心脏三维电解剖标测系统（CARTO 系统等）的应用和不断改进，器质性心脏病室速的标测和消融有了很大的进展，在室速时和窦性心律下均可引导室速和（或）其病理基质（substrate）的标测和消融，可以精确地构建心室心内膜和或心外膜的三维立体图像，并可以根据局部电压的幅度和持续时间来确定心肌瘢痕组织，有助于提高器质性室速，尤其是难以标测室速的经导管射频消融成功率。尤其是法洛四联

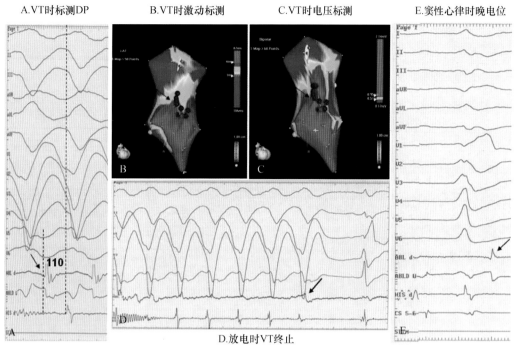

A.VT时标测DP　　B.VT时激动标测　　C.VT时电压标测　　E.窦性心律时晚电位

110

D.放电时VT终止

图 32-5　法洛四联症外科矫正术后合并血流动力学稳定室速的标测和消融

为 8 岁男孩，4 岁时行外科矫正术，发作血流动力学稳定室速 1 年。A. 右心室标测在室速时进行，局部舒张期电位（DP）提前室速体表心电图 QRS 波 110 ms。B.CARTO 系统室速激动标测图，提示折返环的激动传导方向和可能的缓慢传导区。C.CARTO 系统电压标测图，提示"正常"心肌（紫色）、瘢痕区（红色）和可能的峡部。D. 结合 CARTO 系统的激动和电压标测图，在标测到 DP（A 中箭头所示）的部位（B、C 中箭头所示）及附近放电，终止室速。E. 在窦性心律下标测到有明显晚电位（箭头）的部位消融

症术后室速，由于有较为明确的室速折返环峡部，经导管射频消融这些峡部在多数病例中可成功消融室速[20-25]（图 32-6）。

　　总之，在过去的二十年，ICD 治疗已从先天性心脏病患者中的二级预防上升为一级预防（表 32-1）。系列回顾性研究已显示，在不同类型的先天性心脏病患者中，除室性心律失常外，无论是左心室还是右心室功能障碍均是心脏性猝死（SCD）的危险因素。强调了有效处理心室功能障碍的重要性，可通过外科或介入处理残余缺陷、优化药物治疗及合适的 CRT 治疗来实现。先天性心脏病患者伴晕厥或非持续性室速应接受血流动力学及电生理评估。程序性心室刺激可用于确定患者心脏性猝死的风险[21]。外科修补术后反复发作持续性室速的先天性心脏病患者，导管消融及外科治疗可作为 ICD 的备选或附加治疗方案。

（二）缓慢性心律失常

　　缓慢性心律失常是心血管外科术后常见的心律失常。由于心动过缓减少了心排血量，体外循环结束后心率需要保持于 70 ～ 100 次 / 分，以维持血流动力学稳定。增加心率可以提高心肌收缩力和心排血量。心脏瓣膜手术和冠状动脉旁路移植术（CABG）后，约 2% ～ 4% 患者因完全或高度房室传导阻滞需要植入永久性起搏器。冠状动脉旁路移植术后，因窦房结功能不全或房室传导阻滞需要植入永久起搏器的患者占 0.8% ～ 3.4%。再次心脏瓣膜手术患者的永久起搏器植入比例高于初次心脏瓣膜手术患者。心脏移植患者中，窦房结功能不全较常见，约 8% 患者需要植入心脏永久起搏器；而房室传导阻滞发生率相对较少，需要植入永久起搏器的患者约 4.5%。先天性心脏病术后常见的缓慢性心律失常有窦房结功能不良和房室传导阻滞。

　　1. 窦性结功能不良

　　尽管某些罕见类型先天性心脏病可合并先天性窦房结功能失调或缺如，但大多数病理性窦性心动过缓多见于先天性心脏病术后。多见于心房手术者，如 Fontan、Mustard 或 Senning 术后及房间隔缺损修补术后。手术损伤窦房结及其邻近区域或

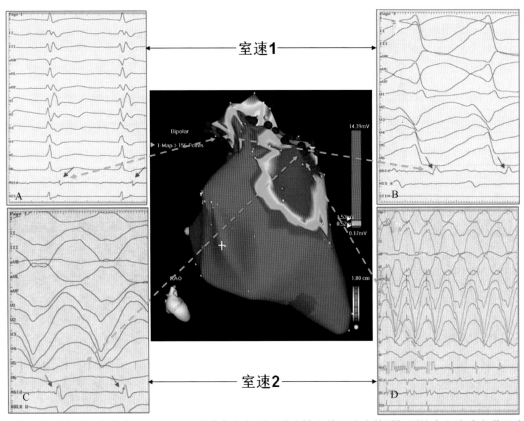

图 32-6 法洛四联症术后室速患者，CARTO 三维电解剖标测系统窦性心律下瘢痕基质标测结合血流动力学不稳定室速激动标测

病例为 14 岁男性，2 岁时手术矫正，发作 2 种形态室速伴晕厥 1 年。应用 CARTO 系统在窦性心律下行电压标测瘢痕基质，提示右心室外科手术切口及可能的右心室流出道补片部位（中图红色区），并标测出延迟、碎裂电位部位，提示室速时重点标测部位。**A** 图为窦性心律下可标测到晚电位（红色箭头所示）。心室程序刺激诱发室速 1，室速 1 时在窦性心律下标测到晚电位的部位附近可标测到舒张期电位（DP，**B** 图红色箭头所示，提示可能应用肺动脉瓣和室间隔缺损补片之间的"峡部"）；**C**、**D** 为在室速 2 时标测，**C** 图中红色箭头提示可能的 DP，**D** 图为室速 2 时行拖带标测，示隐匿性拖带，起搏后间期等于室速 2 周长，提示可能应用肺动脉瓣和右心室流出道补片之间的"峡部"

表 32-1 先天性心脏病患者预防猝死和治疗室性心律失常的专家推荐[1-2]

推荐	推荐类别	证据等级
评估事件诱因并排除可逆性因素后，心搏骤停复苏成功的先天性心脏病患者均应植入 ICD	I	B
先天性心脏病伴有经血流动力学及电生理评估后的症状性持续性室速患者推荐植入 ICD	I	B
先天性心脏病伴反复发作单形性室速或 ICD 适当治疗的患者，程控及药物仍无法控制，导管消融可作为附加或备选治疗	I	C
先天性心脏病成人患者，体循环 LVEF ＜ 35%，双心室生理功能，优化药物治疗后仍有症状性心力衰竭（NYHA II～III级），推荐植入 ICD	I	C
不明原因晕厥伴晚期心室功能障碍或程序性心室刺激诱发的持续性室速或室颤的先天性心脏病患者，应考虑植入 ICD	IIa	B
法洛四联症伴 SCD 多危险因素（包括左心室功能障碍、非持续性室速、QRS 波时限＞ 180 ms 或程序性心室刺激可诱发的持续性室速）的患者，应考虑植入 ICD	IIa	B
已植入 ICD 的先天性心脏病患者伴症状性持续性单形性室速，导管消融可作为药物治疗的备选治疗	IIa	B
晚期孤立性的或参与体循环的右心室功能障碍伴有其他危险因素（如非持续性室速，NYHA 分级 II～III 级或参与体循环的房室瓣膜严重反流）患者，应考虑植入 ICD	IIb	B

表 32-1　先天性心脏病患者预防猝死和治疗室性心律失常的专家推荐[1-2]（续）		
推荐	推荐类别	证据等级
法洛四联症伴有左心室功能障碍、非持续性室速和 QRS 波时限＞ 180 ms 中一项或多项危险因素的患者，应考虑程序性心室刺激用于 SCD 危险分层	Ⅱ b	B
先天性心脏病伴非持续性室速患者可考虑程序性心室刺激以评定发生持续性室速的风险	Ⅱ b	C
先天性心脏病伴临床持续性室速的患者，接受心外科手术时，具有可诱发的持续性单形性室速并能确定关键峡部时，在电生理标测引导下可考虑外科消融	Ⅱ b	C
程序性心室刺激不推荐用于无其他危险因素或症状的先天性心脏病患者危险分层	Ⅲ	B
无症状的偶发室性早搏及心室功能稳定的先天性心脏病患者不推荐导管消融及预防性抗心律失常治疗	Ⅲ	C

ICD，埋藏式心脏复律除颤器；LVEF，左心室射血分数；NYHA，纽约心脏病协会；SCD，心脏性猝死

窦房结动脉受损是导致窦房结功能不良的主要原因。Holter 检查中 Mustard 术后 7 年只有 66% 患者有稳定的窦性节律，而电生理检查显示 Mustard 术后 6 年只有 14% 患儿窦房结功能正常。完全性大血管转位并单纯室间隔缺损 Senning 术后 15 年 34% 患儿保持窦性节律，并其他缺损者只有 7% 保持窦性节律。功能性单心室 Fontan 术后窦房结功能不良的发病率更高。患者发生心房内折返性心动过速或房颤的可能性明显增大。对任何症状性窦房结功能不良的患者放置心房或双腔起搏器为 I 类适应证，包括大多数伴快慢综合征和反复发作症状性房速患者，同时也适合任何伴有长间歇依赖性室速患者。窦房结功能不良伴有明显症状，或心动过速-心动过缓综合征需长期应用抗心律失常药物者安装永久心脏起搏器后预后良好。对于静息心率小于 40 次 / 分或长间歇大于 3 s 的无症状成人患者，植入心脏永久起搏器为 Ⅱ b 类适应证。心尖部起搏有发生心室功能不全的可能性。尽管植入双腔起搏器，应正确程控以尽可能维持心房起搏和正常的房室传导。在先天性心脏病患者中植入心脏起搏器有一些特殊性，比如经静脉途径植入起搏电极应根据心脏病变、外科手术补片和解剖狭窄的部位作相应调整，如某些 Mustard 或 Senning 术后的患者。某些 Fontan 术后或应用心内管道的患者，不可能经静脉途径植入心脏起搏电极，因此需经心外膜途径放置起搏电极。不论经由心内膜或心外膜途径放置起搏电极，均可能因纤维化和心内补片而难以找到具有合适起搏和感知

功能的部位，尤其对于放置心房起搏电极者。对先天性心脏病特殊解剖的了解和对手术记录的详细分析对于完成好起搏器植入具有重要意义。

2. 房室结及传导系统异常

房室传导阻滞多发生于手术区域位于房室结及希氏束的先天性心脏病术后，如房室间隔缺损修补术、室间隔缺损修补术、Mustard 或 Senning 术后和房室瓣置换术后。患儿常表现为易疲劳、晕厥、晕厥前兆或严重的心动过缓。房室交界区水肿造成的术后暂时性房室传导阻滞一般 7 ～ 10 天内恢复正常。高二度或三度房室传导阻滞持续超过 7 ～ 10 天以上者应植入起搏器（Ⅰ 类适应证），安装永久心脏起搏器后患者通常预后良好。术后房室传导阻滞恢复，但遗留有永久性双分支阻滞的患者，植入心脏永久起搏器为 Ⅱ b 类适应证。房室间隔缺损术后可发生一度房室传导阻滞和右束支传导阻滞，但完全性房室传导阻滞少见；法洛四联症术后可有完全性右束支传导阻滞，右束支传导阻滞和电轴左偏（双束支传导阻滞）或右束支传导阻滞、电轴左偏和一度房室传导阻滞（三束支阻滞）存在。对于先天性心脏病术后有晕厥前兆或晕厥症状，运动时引起房室交界区 Wenckebach 型阻滞的频率小于 120 次 / 分患者，电生理检查是必要的。

3. 缓慢性心律失常的治疗

2017 年中国心脏重症心律失常专家委员会制订了《成人心血管外科术后心律失常治疗专家共识》，其对外科术后缓慢性心律失常的诊治推荐如下[13]：

Ⅰ类推荐：①应尽可能明确病因、纠正可逆因素（推荐类别Ⅰ，证据等级A）。②对于高危患者，建议术中放置临时心脏起搏导线（推荐类别Ⅰ，证据等级A）。③患者出现缓慢心室率且术后未放置心外膜起搏导线者，推荐置入临时心内膜起搏电极（推荐类别Ⅰ，证据等级A）。④心脏手术和经导管主动脉瓣植入术后高度或完全性房室传导阻滞：应进行为期7天的临床观察，以评估心律紊乱是否为短暂性，能否自行消失。但如果发生完全性房室传导阻滞伴缓慢性逸搏心律，由于自行消失的可能性较低，观察期可以缩短（推荐类别Ⅰ，证据等级C）。⑤心脏手术和心脏移植后窦房结功能障碍：应进行为期5天至数周的临床观察，以评估心律紊乱能否自行消失（推荐类别Ⅰ，证据等级C）。⑥对于高度房室传导阻滞患者，用药要慎重。禁用β受体阻滞剂、胺碘酮（可达龙）、钙通道阻滞剂、地高辛等药物（推荐类别Ⅰ，证据等级C）。

Ⅱ类推荐：①心脏移植后变时功能不全：在移植后晚期发生变时功能不全，影响生活质量时，应考虑植入心脏永久起搏器（推荐类别Ⅱa，证据等级C）。②窦性心动过缓患者，可以使用阿托品，起始剂量为0.5 mg静脉注射，必要时重复，总量不超过3.0 mg（推荐类别Ⅱb，证据等级C）。

参考文献

［1］Al-Khatib SM，Stevenson WG，Ackerman MJ，et al. 2017 AHA/ACC/HRS Guideline for Management of Patients With Ventricular Arrhythmias and the Prevention of Sudden Cardiac Death：Executive Summary：A Report of the American College of Cardiology/American Heart Association Task Force on Clinical Practice Guidelines and the Heart Rhythm Society. J Am Coll Cardiol，2018，72：1677-1749.

［2］Pedersen CT，Kay GN，Kalman J，et al. EHRA/HRS/APHRS expert consensus on ventricular arrhythmias. Europace，2014，16：1257-1283.

［3］Priori SG，Blomström-Lundqvist C，Mazzanti A，et al. 2015 ESC Guidelines for the management of patients with ventricular arrhythmias and the prevention of sudden cardiac death：The Task Force for the Management of Patients with Ventricular Arrhythmias and the Prevention of Sudden Cardiac Death of the European Society of Cardiology（ESC）. Eur Heart J，2015，36：2793-2867.

［4］曹克将，陈明龙，江洪，等. 室性心律失常中国专家共识. 中国心脏起搏与心电生理杂志，2016，30：283-325.

［5］Khairy P，Van Hare GF，Balaji S，et al. PACES/HRS Expert Consensus Statement on the Recognition and Management of Arrhythmias in Adult Congenital Heart Disease. Canad J Cardio，2014，30：e1-e63.

［6］LeRoy SS，Dish II M. Supraventricular arrhythmias. In：Zeigler VL，Gillette PC，eds. Practical management of pediatric cardiac arrhythmias. New York：Futura publishing company，2001：53-109.

［7］Zeigler VL，Gillette PC. Ventricular arrhythmias. In：Zeigler VL，Gillette PC，eds. Practical management of pediatric cardiac arrhythmias. New York：Futura publishing company，2001：111-160.

［8］中华医学会心血管病学分会，中国生物医学工程学会心律分会，中国医师协会循证医学专业委员会，等. 心律失常紧急处理专家共识. 中华心血管病杂志，2013，41：363-376.

［9］Yip WC，Zimmerman F，Hijazi ZM，et al. Heart block and empirical therapy after transcatheter closure of perimembranous ventricular septal defect. Cath Cardiov Interv，2005，66：436-441.

［10］Butera G，Carminati M，Chessa M，et al. Percutaneous closure of ventricualr septal defects in children age ＜ 12：Early and mid-term results. Eur Heart J，2006，27：2889-2895.

［11］Echahidi N，Pibarot P，O'Hara G，et al. Mechanisms，prevention，and treatment of atrial fibrillation after cardiac surgery. J Am Coll Cardiol，2008，51：793-801.

［12］Aeger FJ，Trohman RG，Brener S，et al. Permanent pacing folling repeat cardiac valve surgery. Am J Cdrdiol，1994，74：505-507.

［13］中国心脏重症心律失常专家委员会. 成人心血管外科术后心律失常治疗专家共识. 中国循环杂志，2017，32：627-632.

［14］Driscoll DJ，Offord KP，Feldt RH，et al. Five-to fifteen-year follow-up after Fontan operation. Circulation，1992，85：469-496.

［15］Balaji S，Johnson TB，Sade RM，et al. Management of atrial flutter after the Fontan procedure. J Am Coll Cardiol，1994，23：1209-1215.

［16］Girod DA，Fontan F，Deville C，et al. Long-term results after the Fontan operation for tricuspid atresia. Circulation，1987，75：605-610.

［17］Murphy JG，Gersh BJ，McGoon MD，et al. Long-termoutcome after surgical repair of isolated atrial septal defect. Followup at 27 to 32 years. N Engl J Med，1990，323：1645-1650.

［18］Nakagawa H，Shah N，Matsudaira K，et al. Characterization of reentry circuit in macroreentrant right atrial tachycardia after surgical repair of congenital heart disease. Circulation，2001，103：699-709.

［19］Gatzoulis MA，Balaji S，Webber SA，et al. Risk factors for arrhythmia and sudden cardiac death late after repair of tetralogy of Fallot：a multicenter study. Lancet，2000，356：975-981.

［20］Zeppenfeld K，Schalij MJ，Bartelings MM，et al. Catheter ablation of ventricular tachycardia after repair of congenital heart disease：electroanatomic identification of the critical right ventricular isthmus. Circulation，2007，116：2241-2252.

［21］Kapel GF，Reichlin T，Wijnmaalen AP，et al. Re-entry using anatomically determined isthmuses：a curable ventriculartachycardia in repaired congenital heart disease. Circ Arrhythm Electrophysiol，2015，8：102-109.

［22］Kapel GF，Reichlin T，Wijnmaalen AP，et al. Left-sided ablation of ventricular tachycardia in adults with repaired tetralogy of Fallot：a case series. Circ Arrhythm Electrophysiol，2014，7：889-897.

［23］Kapel GF，Sacher F，Dekkers OM，et al. Arrhythmogenic anatomical isthmuses identified by electroanatomicalmapping are the substrate for ventricular tachycardia in repaired tetralogy of Fallot. Eur Heart J，2017，38：268-276.

［24］van Zyl M，Kapa S，Padmanabhan D，et al. Mechanism and outcomes of catheter ablation for ventricular tachycardia in adults with repaired congenital heart disease. Heart Rhythm，2016，13：1449-1454.

［25］王祖禄，黄从新，梁延春，等. 应用电解剖标测系统引导经盐水灌注导管消融法洛四联症术后的室性心动过速. 中华心律失常学杂志，2007，11：95-102.

33 经皮介入治疗慢性血栓栓塞性肺动脉高压

（蒋 鑫 荆志成）

第一节 慢性血栓栓塞性肺动脉高压的诊断和评估

一、定义

慢性血栓栓塞性肺动脉高压（chronic thromboembolic pulmonary hypertension，CTEPH）是一种因症状性或非症状性肺栓塞（pulmonary embolism，PE）诱发肺动脉内膜纤维性重构，致机械性肺动脉狭窄或闭塞，同时诱发非梗阻区小肺动脉发生不同程度重构，两者共同导致肺动脉压力（pulmonary artery pressure，PAP）和肺血管阻力（pulmonary vascular resistance，PVR）升高，进而发生进展性右心衰竭而致残致死的疾病[1]。在2018年最新肺动脉高压（pulmonary hypertension，PH）分类指南中，CTEPH被列为第四大类慢性阻塞性肺动脉高压中的一个亚类疾病[2]。

CTEPH临床定义包括三方面内容。首先，为排除因急性肺栓塞所致的肺动脉压力增高，诊断CTEPH前需接受至少3个月的充分抗凝治疗；其次，综合影像学评估，至少包括肺灌注显像和CT肺动脉造影（CT pulmonary angiography，CTPA）或导管肺动脉造影，确认患者存在多发肺动脉狭窄或闭塞，且排除其他因素所致；再次，诊断CTEPH还需满足血流动力学定义，即静息状态下，肺动脉平均压（mean pulmonary artery pressure，mPAP）≥ 25 mmHg且肺小动脉楔压（pulmonary artery wedge pressure，PAWP）≤ 15 mmHg。需同时符合以上三条标准才能临床诊断CTEPH[3]。

临床上还有部分患者存在慢性肺栓塞的影像特点，但导管测定肺动脉压力未达肺动脉高压诊断标准即平均肺动脉压力（mPAP）< 25 mmHg，可合并或不合并活动耐力降低或低氧血症等症状，这类患者目前可诊断为慢性血栓栓塞性肺血管病（chronic thromboembolic pulmonary disease，CTED）。

二、流行病学

急性肺栓塞患者远期可能出现CTEPH，但实际上有相当比例CTEPH患者并无明确静脉血栓栓塞症（venous thromboembolism，VTE）病史。因此，CTEPH确切病因尚未阐明。西方国家注册登记研究显示约1/4 CTEPH患者无VTE病史，而中国医学科学院阜外医院血栓中心诊断的CTEPH患者更是超过半数无明确VTE病史。急性PE患者发生CTEPH的比例约为0.57% ~ 9.1%，且基本均在肺栓塞发生2年内出现[4]。西方国家CTEPH年发病率为（3 ~ 30）/百万人口。CTEPH发病率可能和当地急性肺栓塞发病率和治疗情况密切相关。需强调的是，不同地区和人种CTEPH患者流行病学特点、危险因素和临床表现可能也存在差异。根据现有研究报道，急性肺栓塞在美国人群中发病率为104/100 000人，日本则仅有7/100 000人；而CTEPH在美国人群中发病率为5.1/100 000人，日本则为1.9/100 000人。日本人群中这种CTEPH发病率/肺栓塞发病率比，显著高于美国人群的原因，可能是日本急性肺栓塞患者更易转变为CTEPH，或者日本CTEPH人群有独立于急性肺栓塞的不同发病机制。

三、发病机制

CTEPH 最重要的病理特征是肺动脉内膜纤维性增生重构，伴新生管腔形成，而有效肺血管床面积大幅降低，通气灌注比失衡，进而导致肺动脉压力和肺血管阻力增高。此外，在部分 CTEPH 患者中也观察到非阻塞部位发生与特发性肺动脉高压（idiopathic pulmonary arterial hypertension，IPAH）患者类似的小肺动脉重构，包括内膜纤维化、中层肥厚，甚至丛样病变[5]。导致这种重构的机制包括肺血流过度灌注引起的高剪切力、炎症浸润和肺动脉内舒缩血管物质失衡等。这些非阻塞部位肺动脉继发重构是 CTEPH 病情进行性恶化的重要原因。

CTEPH 患者可能同时存在反复血栓栓塞发作、血栓溶解吸收不完全和肺动脉内膜纤维性增生，从而导致肺动脉管壁进行性重构。遗传相关因素、纤溶功能、凝血因子和血管新生方面的机制是否参与 CTEPH 的发病机制尚不明确。有研究报道，CTEPH 患者中有 15% 存在纤维蛋白原遗传突变，但临床意义仍未明确。此外，CTEPH 患者存在血管新生基因表达下调和内皮细胞功能降低，这些因素可能也会对血栓溶解能力产生影响。目前确认的易栓症遗传突变因子，如 Leiden V 因子、蛋白 C 和蛋白 S 均未发现和 CTEPH 发病有明显相关性。有研究发现 CTEPH 患者中Ⅷ因子水平有一定程度增高，但两者相关性尚未得到研究确认。

全身性炎症反应在 CTEPH 发生发展中也起重要作用。部分慢性炎症疾病如慢性炎症性肠病等，会导致 CTEPH 发病风险增加。而且，在 CTEPH 患者血浆和剥离血栓组织中可观察到包括 C 反应蛋白、TNF-α、白介素 -1B、白介素 -2、白介素 -4、白介素 -8、白介素 -10、基质金属蛋白酶 -9、巨噬细胞炎症蛋白 -1α 和单核细胞趋化蛋白 -1 等多种炎症因子表达增高。此外，在 CTEPH 患者近端肺动脉中也观察到炎症细胞浸润。既往组织病理和当前血管腔内影像研究均确认 CTEPH 患者外膜滋养动脉会明显增加，腔内纤维增生组织也会出现血管新生。而且，在 CTEPH 患者中，血管新生程度和患者预后相关，血管新生越少的 CTEPH 患者预后相对越差。

四、危险因素和相关疾病

与 CTEPH 发病相关的危险因素包括四方面：非症状性肺栓塞相关危险因素，和 CTEPH 相关疾病状态，凝血和纤溶异常以及遗传因素。急性肺栓塞事件血栓负荷越重，肺动脉压力越高，未来发生 CTEPH 风险也随之增加。此外，无诱因肺栓塞和反复发作肺栓塞也易导致 CTEPH。会增加 CTEPH 发生风险的疾病状态则包括：抗磷脂抗体综合征（约占 CTEPH 患者的 20%）、脾切除、既往因脑积水行脑室-心房分流术、慢性炎症疾病（如慢性炎性肠病、骨髓炎、恶性肿瘤和骨髓增生性疾病）、甲状腺激素替代治疗、导管留置和心脏起搏器植入。而且，在这些疾病中，恶性肿瘤、慢性炎性肠病、脾切除和导管留置似乎更易诱发外周型 CTEPH；而抗磷脂抗体综合征则易诱发近端型 CTEPH。在动物模型中发现，葡萄球菌感染会延迟血栓溶解，这也解释了为何导管留置和起搏器植入可能导致 CTEPH 发病风险增加。而在脾切除患者中，循环中存在大量异常的红细胞和血小板，会导致高凝状态从而诱发 CTEPH 发生。

五、临床表现和自然病程

急性肺栓塞患者在发展为 CTEPH 的过程中会有数月到数年的"蜜月期"，表现为完全无症状或仅有轻微活动耐力下降。当因复发肺栓塞、血管重构等因素导致肺血管床阻塞面积超过 40% 时，患者会表现出气促、乏力、胸痛、头晕、晕厥、水肿和咯血等症状。相比第一大类肺动脉高压（pulmonary arterial hypertension，PAH）患者，CTEPH 患者因存在显著肺动脉机械性梗阻，肺组织缺血严重，支气管动脉代偿扩张更加普遍和严重，发生咯血的比例也明显高于肺动脉高压患者（4.8% vs. 0.6%）（图 33-1）。此外，有研究发现，CTEPH 患者中有 10% 存在冠状动脉-肺动脉侧支循环（图 33-2）。低氧血症在 CTEPH 患者中发生比例也更高，除肺动脉高压本身的低心输出量和肺弥散功能受损等因素外，慢性血栓栓塞性肺动脉高压患者存在的严重通气-血流不匹配也是重要

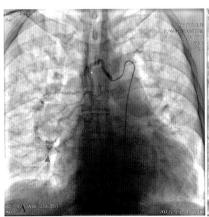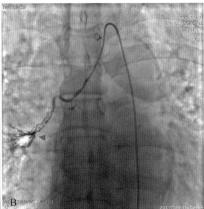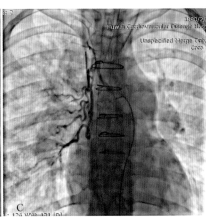

图 33-1　CTEPH 患者的支气管动脉扩张影像

A 和 B.患者男，57 岁，确诊 CTEPH 4 年，有反复咯血病史；支气管动脉造影提示支气管动脉显著迂曲扩张，行支气管动脉弹簧圈栓塞治疗后好转。C.患者男，27 岁，肺动脉内膜剥脱术后反复气道内出血，支气管动脉造影提示右侧支气管动脉显著代偿迂曲扩张，行弹簧圈栓塞治疗后，气道内出血好转

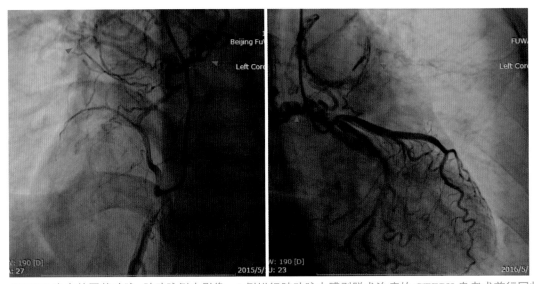

图 33-2　CTEPH 患者的冠状动脉-肺动脉侧支影像。2 例拟行肺动脉内膜剥脱术治疗的 CTEPH 患者术前行冠状动脉造影提示冠状动脉到肺动脉侧支供血（红色箭头）

原因。体征方面，绝大多数 CTEPH 患者可伴有肺动脉高压、右心衰竭或下肢深静脉瓣功能不全体征。此外，有约 10%CTEPH 患者可在肩胛区闻及血管杂音，此比例要显著低于大动脉炎累及肺动脉患者。主要原因是大动脉炎所致的肺动脉狭窄往往累及近端肺动脉分支，更多表现为血管腔内局限性狭窄导致血流速度增快而出现杂音，而 CTEPH 患者腔内因纤维增生所致的多孔管道血流通过严重受限，因此较少出现杂音。

对于既往有急性肺栓塞或下肢深静脉血栓形成病史的患者，一旦发生活动耐力下降等临床症状，需重点筛查 CTEPH。考虑到相当比例患者无肺栓塞或下肢深静脉血栓形成病史，因此，任何疑诊肺动脉高压患者均需排除 CTEPH 可能。CTEPH 患者在渡过"蜜月期"后，会出现进展性活动耐力下降和右心功能失代偿，如无法得到有效治疗，大多数患者会因为右心衰竭或咯血等原因死亡。

六、影像学评估

（一）X 线胸片

慢性血栓栓塞性肺动脉高压患者 X 线胸片可表现为心影增大，近端肺动脉增粗，外围肺动脉稀疏或缺失以及胸膜增生等异常（图 36-3）。这些胸膜增生可能是既往肺梗死灶所致。对于存在单侧肺动脉闭塞或严重近端狭窄患者,可出现该侧肺血明显减少,两侧肺血分布不对称表现。经过外科或介入治疗后,患者心脏扩大和肺血分布异常均可有明显改善。

(二)超声心动图

CTEPH 患者接受超声心动图检查的目的在于评估肺动脉压力、右心结构功能并排除其他潜在导致肺动脉压力增高的原因。对于急性肺栓塞患者,尤其是存在肺动脉压力增高和右心增大的中高危患者,需在发病后 2 年内接受规律的超声心动图复查,以评估是否发生 CTEPH。考虑到有 10% ~ 31% 的 CTEPH 患者可能存在超声心动图估测中低估肺动

脉收缩压的情况,故还需要评估提示肺动脉压力增高的间接征象,如右心房、右心室扩张,右心室收缩功能降低和右心室流出道多普勒血流异常等。3D 多普勒超声也逐渐在临床开展,便于更全面准确地评估 CTEPH 患者的右心结构和功能。

(三)肺灌注显像(V/Q)

V/Q 核素显像是排除所有可能导致节段性肺血流灌注缺失性疾病(急性肺栓塞、CTEPH、肺动脉肿瘤、肺血管炎、肺静脉闭塞病、纤维纵隔炎、外周肺动脉狭窄和先天性肺血管发育异常等)的关键影像技术(图 33-4)。正常的 V/Q 显像可

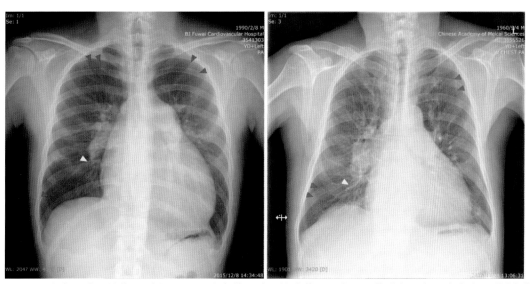

图 33-3 CTEPH 患者远达正位片。2 例 CTEPH 患者的远达正位胸片可见右心显著增大,右下肺动脉呈"残根"样截断改变(黄色箭头),外周肺动脉分支纤细,肺血明显减少(红色箭头)

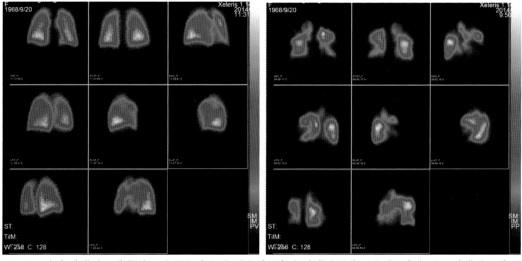

图 33-4 CTEPH 患者肺灌注显像影像。左图和右图分别为肺通气和肺灌注显像,和肺通气相比,肺灌注显像呈多发节段性灌注缺损

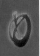

有效排除 CTEPH，敏感性达 90% ～ 100%，特异性达 94% ～ 100%。国内外指南均将 V/Q 显像作为排除 / 诊断 CTEPH 的一线方法，与 CT 检查相比能减少 CTEPH 误诊和漏诊。

尽管既往关于急性肺栓塞自然病程的研究发现，新发肺栓塞通常在 30 天内完全或接近完全溶解，但超过 50% 患者在初次肺栓塞事件 6 个月后行 V/Q 检查仍会持续存在灌注缺损。此时，血栓溶解进入平台期，需进一步随访患者是否会发生 CTEPH。V/Q 检查中不仅需关注肺血流灌注缺失情况，还需注意肺通气显像情况，可以提供鉴别慢性肺部疾病、心力衰竭和肺炎的重要信息。

单光子发射断层显像（singe photon emission CT，SPECT）进行肺灌注扫描能从冠状、矢状和水平 3 个断面显示病灶，避免了周围射线散射对深部病灶和小病灶成像的干扰。因此，SPECT 肺灌注显像相比传统平面多体位 V/Q 显像能更准确地观察到节段性灌注缺失，进一步提高了诊断敏感性。对于部分临床疑诊肺栓塞，但平面 V/Q 显像为低度肺栓塞可能的患者，可考虑行 SPECT 肺灌注显像以进一步明确诊断。

（四）CT

1. CT 肺动脉造影（CTPA）

在急性肺栓塞诊断中，CTPA 因具有极高的敏感性、特异性和准确性，且临床应用广泛而成为首选影像诊断方法。然而在 CTEPH 患者中，仅进行 CTPA 检查易造成漏诊，尤其是仅累及外周肺动脉的患者。有研究报道，CTPA 诊断 CTEPH 的敏感性仅为 51%，而 V/Q 显像则能达到 96%。造成漏诊的主要原因是部分患者近端肺动脉无任何偏心充盈缺损或狭窄表现，而仅在段或亚段肺动脉水平存在狭窄或闭塞，需要非常仔细地对 CTPA 影像进行分析和甄别。优化 CTPA 成像和后处理方法是提高诊断 CTEPH 敏感性的关键。减少呼吸屏气时间（3 ～ 5 s）成像可减少呼吸运动的干扰。使用薄层三维重建模式也能提高亚段肺动脉和管腔内分隔的显像水平。此外，使用心电门控 CTPA 比门控核磁肺动脉显像和数字减影肺动脉造影能更清晰地显示段和亚段肺动脉。螺旋 CT 还可以

定量评估右心功能、室间隔形态和运动情况，但辐射剂量会明显增加，目前尚未在临床常规开展。

尽管可能存在漏诊，但 CTEPH 患者行 CTPA 检查是非常必要的，因其可提供重要的鉴别诊断信息，同时也能指导后续外科或介入治疗。近端肺动脉扩张，外周肺动脉纤细或缺支是几乎所有 CTEPH 患者 CTPA 影像的共有特征（图 33-5）。部分患者可在肺动脉主干或分支动脉发现偏心附壁血栓，部分可合并钙化，这种征象是和急性肺栓塞鉴别的重要特征。支气管动脉扩张也是 CTEPH 患者常见的继发改变，而且合并支气管动脉扩张的患者行肺动脉内膜剥脱术（pulmonary endarterectomy，PEA）的围术期死亡率相对更低。需强调的是，在行 CTPA 检查时支气管动脉往往显影不清，必要时还需单独行 CT 主动脉造影来明确支气管动脉的情况。

CTEPH 患者行 CTPA 检查时，也需重视肺窗影像评估。常见征象包括"马赛克征"，即肺窗可观察到存在高灌注和低灌注区，并有明显分界。低灌注区提示局部肺动脉血流减慢，高灌注区则可能是因局部肺动脉未受累而有更多血流灌注所致。因 CTEPH 患者大多数肺动脉分支均有受累，故低灌注区面积往往显著大于高灌注区。此外，CTEPH 患者还可观察到楔形陈旧肺梗死、空洞和肺膨胀不全等征象，这些均提示既往曾发生急性肺栓塞事件。

CT 技术的进步使得目前可在 CTPA 检查后进行三维影像重建，然后和血管造影机的二维透视影像进行实时影像融合，可获得任意角度的肺动脉造影影像（图 33-6）。这种影像融合技术，已在部分进行 CTEPH 患者肺血管介入治疗的中心广泛开展。

2. 双能 CT

双能 CT（dual-energy CT，DECT）可通过计算肺组织碘分布情况（肺灌注血流容量图，PBV）定性和定量评估肺组织低灌注区域的面积（图 33-7）。已有研究证实，PBV 积分和 CTEPH 患者的肺动脉压力和肺血管阻力呈正相关。而且，由于 DECT 能同时评价肺血管形态和肺组织灌注情况，故较单纯 V/Q 显像和传统 CTPA 影像有更大优势，可减少因传统 CTPA 无法观察肺灌注情况而造成 CTEPH 漏诊。

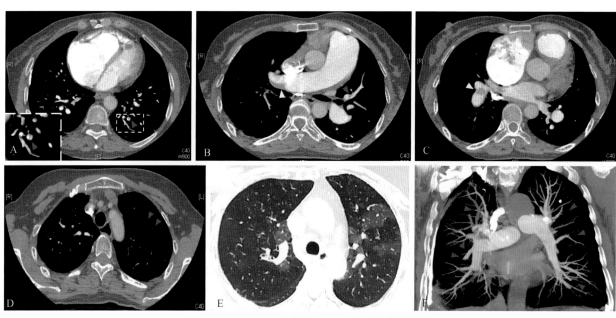

图 33-5　CTEPH 患者行 CTPA 检查的典型影像

A. 左下肺动脉分支可见腔内线样充盈缺损，考虑为增生的纤维分隔所致（红色箭头），心脏影像提示右心显著增大，室间隔左移压迫左心（黄色箭头）；B. 左肺动脉分支内可见沿血管走行分布的线样充盈缺损，考虑为增生的纤维分隔所致（红色箭头）；C. 右下肺动脉可见偏心充盈缺损，考虑为附壁血栓（黄色箭头），需和急性 PE 鉴别；D. 双侧肺动脉分布不对称，左侧肺野肺动脉分支近乎缺失（红色箭头），提示存在左肺上叶肺动脉闭塞；E. CTPA 肺窗可见肺野存在片状高灌注区域（马赛克征，红色箭头）；F. 可在不同轴位获得肺动脉二维影像，以尽可能准确评价患者肺动脉影像，该患者冠状位可见多发肺动脉分支狭窄或闭塞，诊断 CTEPH（红色箭头）

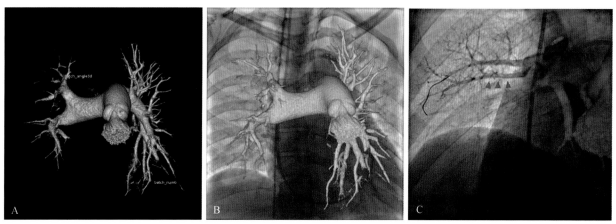

图 33-6　CTEPH 患者 CTPA 重建影像和血管造影机二维透视影像融合

A. CTEPH 患者行 CTPA 检查后行三维重建影像；B 和 C. CT 三维重建影像和血管造影机的二维透视影像融合，可用于指导肺血管介入治疗，尤其是外周肺动脉介入治疗

（五）磁共振影像（MRI）

MRI 是右心结构和功能评价的金标准，被推荐用于第一大类 PAH 患者的临床病情评估中。CTEPH 患者中，MRI 同样可用于评价右心结构和功能情况（图 33-8）。有多项研究证实，在肺动脉内膜剥脱术或者肺动脉介入治疗前后行 MRI 检查能准确判断患者右心结构、质量和生理功能的变化。此外 MR 造影（MR angiography，MRA）也可评估肺动脉形态，用于临床诊断（图 33-9）。尤其对那些对含碘造影剂过敏患者，MRA 是确诊 CTEPH 的关键技术。而且，MRA 在判断肺动脉近端血栓起始部位方面，要明显优于传统肺动脉造影，可为肺动脉内膜剥脱术提供更准确的手术操作指导。但 MRA 对亚段水平病变的诊断敏感性则仅有 75%，低于肺动脉造影检查。因此，单纯使用 MRA 诊断外周型 CTEPH 有一定局限性。

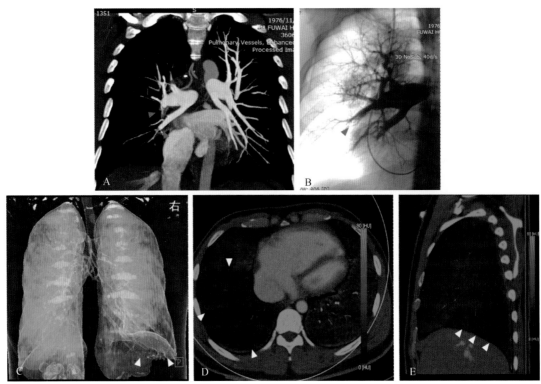

图 33-7　CTEPH 患者 DECT 影像

A 和 **B**. 分别为患者 CTPA 和 3D 肺动脉造影征象，提示双肺多发肺动脉分支狭窄和闭塞，右肺下叶为著（红色箭头）。**C**、**D** 和 **E** 为 DECT 显示患者肺血流灌注征象，双肺多发节段性灌注缺失，右肺下叶为著（黄色箭头）

高时间分辨率对比增强 MRA 技术还可获得 CTEPH 患者的肺血流灌注影像结果，表现为节段性肺血流灌注缺失。考虑到 MRI 是无创影像评估手段，诊断准确性和可重复性较高，适合用于 CTEPH 患者的随访评估。不管对于经外科或介入治疗的 CTEPH 患者，均可使用 MRI 评估术后肺动脉血流和灌注改善情况，同时用于评估右心功能变化情况。

（六）正电子发射断层成像（positron emission tomography，PET-CT）

增高的肺动脉压力和肺血管阻力会导致肺动脉高压患者右心室肥厚，出现右心室相对缺血表现。有研究证实，CTEPH 患者右心室对 18 氟和 - β - 甲基 -p- 碘苯基十五烷酸（BMIPP）标记的葡萄糖和脂肪酸摄取会在肺动脉内膜剥脱术后明显降低。而且 BMIPP 在右心室累积量与患者肺循环血流动力学受损程度呈正相关。

尽管如此，PET-CT 在临床中更重要的价值是用于 CTEPH 鉴别诊断。肺动脉肉瘤（pulmonary artery sarcoma）是一类需要和近端 CTEPH 进行鉴别的疾病。研究显示，PET-CT 影像显示肺动脉肉瘤患者肺动脉占位的最大标准化摄取值（SUV_{max}）是 CTEPH 患者肺动脉内机化血栓 SUV_{max} 的 3 倍。使用 3.5 作为截取值诊断肺动脉肉瘤的敏感性、特异性和准确性均可达到 100%。在该研究中肺动脉肉瘤患者肺动脉占位的中位 SUV_{max} 为 10.2（范围 4.9 ～ 42.5），而 CTEPH 患者肺动脉近端机化血栓的中位 SUV_{max} 为 1.7（范围 1.3 ～ 2.1）。不过，需要强调，PET-CT 仅能作为疑诊肺动脉肉瘤的检查手段，确认仍需要病理结果。此外，外周肺梗死灶可能出现较高的 SUV_{max} 值而被误诊为恶性肿瘤转移的卫星灶。整体而言，CTEPH 患者肺动脉内纤维增生组织较无血栓的肺动脉摄取水平仍有明显增高，这种改变可能和炎症细胞浸润纤维增生组织有关，而且摄取水平的高低与巨噬细胞和中性粒细胞数量相关。此外，大动脉炎累及肺动脉时，同样因为炎症区域富含巨噬细胞而会造成肺血管壁呈高摄取状态。需强调，大动脉炎出现血管壁高摄取时往往是在炎症活动期，但临床多数大动脉炎患者血浆炎症指标已恢复正常，此时

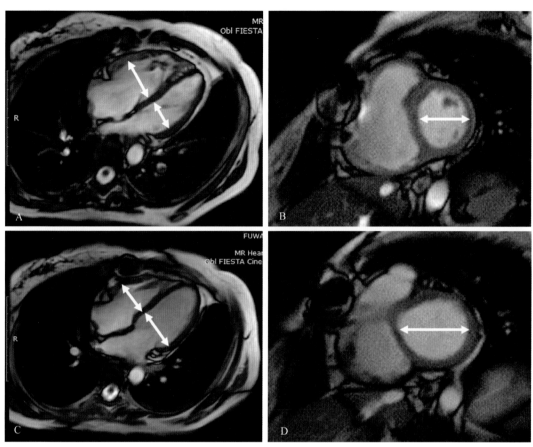

图 33-8　CTEPH 患者 MRI 评价右心结构和功能影像

A 和 **B** 分别为患者基线 MRI 横断面和矢状面影像，提示右心明显增大，室间隔左移，收缩受压变小，右心室射血分数（RVEF）显著降低至 16%，右心室-肺动脉耦联仅为 0.19；**C** 和 **D** 为患者经 6 次经皮腔内肺动脉成形术（PTPA）治疗后 MRI 影像，提示右心明显回缩，室间隔右移，左心室内径恢复正常，RVEF 升高至 39%，右心室-肺动脉耦联提高至 0.64，但远未达到正常水平

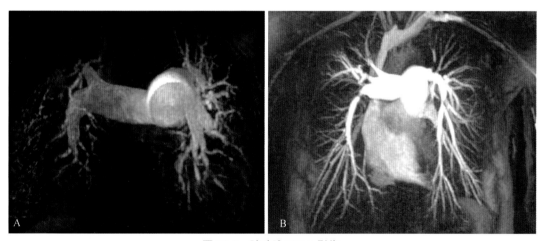

图 33-9　肺动脉 MRA 影像

A 为 CTEPH 患者 MRA 影像，提示主肺动脉显著扩张，双下肺动脉分支可见多发狭窄，远端纤细；**B** 为纤维纵隔炎患者 MRA 影像，提示右上、右下、左下肺动脉近端呈局限性狭窄，远端肺动脉正常

行 PET-CT 检查常常表现为阴性。

（七）肺动脉造影

　　导管肺动脉造影仍是评价肺血管的金标准，

但目前通过肺动脉造影来诊断 CTEPH 的需求已逐渐被 CTPA 和 MRI 影像取代（图 33-10）。不过，肺动脉造影同时可行肺循环血流动力学测定。并且选择性肺动脉造影对外周型 CTEPH 的诊断准确

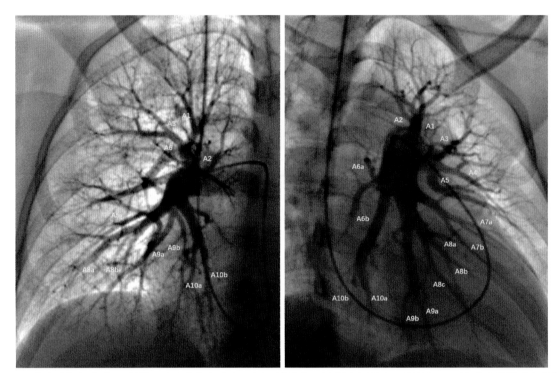

图 33-10　肺动脉解剖分段示意图。肺动脉分支众多，呈三维分布，解剖变异较多，常需行 3D 肺动脉造影或多投照体位常规肺动脉造影才能充分暴露各个分支情况

性明显优于 CTPA。此外，肺动脉造影还能动态观察肺动脉前向血流以及肺静脉回流情况，这些信息可反映肺循环血流生理功能，需要和血管结构变化结合起来整体判断肺动脉情况（图 33-11）。需强调的是，CTEPH 患者肺动脉造影血管特点与冠状动脉和外周动脉粥样硬化性疾病有显著差异，相当部分病变尽管管腔未见严重狭窄甚至完全无狭窄，但肺动脉血流灌注速度显著减低，易被临床漏诊。这种常规造影不可见的狭窄病变（invisible stenosis）可通过肺动脉腔内影像和压力导丝技术明

确发现。现代影像设备技术的进步，使得部分中心可开展 3D 肺动脉造影，从任意角度评估肺动脉分支血管情况，给 CTEPH 外科和介入治疗提供了更加立体准确的肺动脉解剖信息（图 33-12）。

　　为尽可能提高造影影像的清晰程度，在疑诊 CTEPH 患者中行肺动脉造影时至少应考虑行单侧肺动脉选择性造影，对于无法显影清楚的分支还需要进行叶一级动脉的超选造影。对于能配合屏气的患者，首选进行数字减影造影（DSA），而对于无法配合屏气的老年或心力衰竭严重患者，则

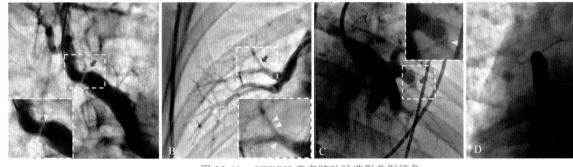

图 33-11　CTEPH 患者肺动脉造影典型征象

A. 束带征或环形狭窄（band 或 ring-likestenosis），指机化血栓沿血管横断面分布，造影呈线样局限性充盈缺损；**B**. 网格征（web），机化血栓在肺动脉腔内可沿血管长轴分布或团状分布，造影显示肺动脉腔内存在和血管同轴分布的线样充盈缺损或呈团状充盈缺损，血管形态未见明显狭窄；**C**. 突发狭窄（abrupt narrowing），指机化血栓阻塞肺动脉分支近端，远端分支突然纤细，前向血流缓慢，常可见弧线样充盈缺损，提示血栓负荷重；**D**. 血管闭塞，指机化血栓完全阻断血流，肺动脉前向血流和肺静脉回流均消失

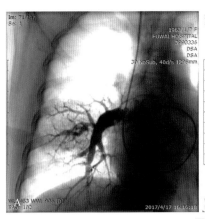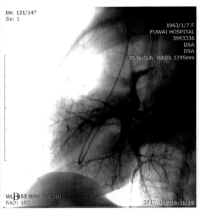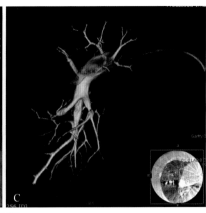

图 33-12　CTEPH 患者 3D 肺动脉造影影像

A 和 **B**. 3D 肺动脉造影后（GE IGS730 数字血管造影机，单侧肺动脉造影需要造影剂总量 60 ml，高压注射器造影速度为 10 ml/s）可任意角度清晰呈现目标肺动脉；**C**. 3D 造影后可行血管重建，融合影像可用于 PTPA 术中参考

可考虑进行普通心脏模式造影。为充分展开下叶肺动脉分支，应选择对侧投射造影策略，即若要观察右下肺动脉分支应选择左前斜位 30°～45° 体位造影；而要观察左下肺动脉分支，则应选择右前斜位 30°～45° 造影。

肺动脉造影技术也可用于术前预判肺动脉内膜剥脱术或球囊肺动脉成形术疗效。有研究显示，进行单侧肺动脉 DSA 造影时，如外周肺野灌注有广泛缺失患者，说明外周小肺动脉存在狭窄或闭塞，因病变过于靠外周，故难以通过外科或介入方法得到充分治疗，从而造成这类患者不管外科还是介入治疗效果都差于那些外周肺动脉灌注较好患者。

（八）肺动脉腔内影像

尽管肺动脉高压分类复杂，但几乎所有肺动脉高压患者均会出现不同程度的肺动脉血管壁和（或）肺动脉腔内的重构改变。传统影像学评价手段，包括 CT、MRI 和肺动脉造影均难以对肺动脉管壁和腔内改变进行清晰观察。肺组织活检可获得肺动脉管壁及管腔重构信息，但鉴于肺动脉高压患者行肺组织活检风险极高，故临床已极少有中心行诊断性肺活检术。而腔内影像技术的出现则为评价肺动脉腔内病变情况提供了有力的武器。

1. 血管内超声

20 世纪 90 年代，有学者使用血管内超声（intravenous ultrasound，IVUS）研究肺动脉高压患者的弹性肺动脉管壁、管腔和生理功能特点。近年来，随着肺动脉介入治疗技术广泛应用，也有部分中心使用 IVUS 评价 CTEPH 患者介入治疗前后肺动脉内结构和血流的变化，用以指导介入

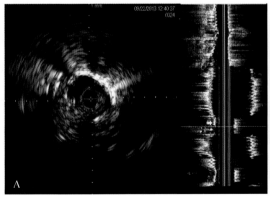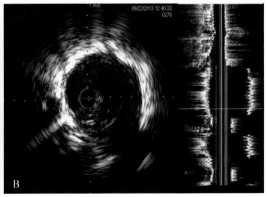

图 33-13　CTEPH 患者 IVUS 影像

A. 肺动脉分支狭窄处，可见管腔明显狭窄，管壁及腔内显示不清；**B**. 肺动脉狭窄近端管腔，管腔内径较狭窄处明显增粗，管壁代偿性增厚，腔内可见多普勒血流信号

操作并评价疗效（图 33-13）。整体而言，限于分辨率，IVUS 在评价肺动脉管壁和腔内结构方面存在一定局限性。

2. 光学相干断层成像

近年来，一系列研究已证实光学相干断层成像（optical coherence tomography，OCT）技术是目前评价弹性肺动脉管壁和腔内结构的最佳方法，限于 OCT 技术的景深，目前比较适合行 OCT 评价的肺动脉内径范围为 2 ～ 5 mm。CTEPH 患者存在特征性的肺动脉 OCT 影像，即腔内纤维增生分隔和渐进性管壁重构征象（图 33-14 至图 33-16）。在肺动脉造影可见的外周肺动脉狭窄部位，

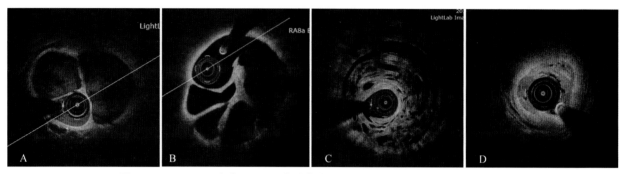

图 33-14　CTEPH 患者 OCT 影像分类（影像来自中国医学科学院阜外医院）

A.薄壁少孔分隔狭窄；**B**.薄壁分隔多孔狭窄；**C**.厚壁多孔分隔狭窄；**D**.厚壁单孔狭窄。不同狭窄的病理形态代表着对肺动脉血流不同程度的影响，也可预测介入治疗疗效

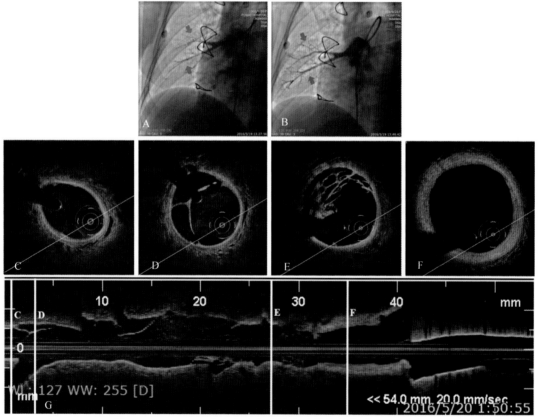

图 33-15　CTEPH 患者存在狭窄肺动脉分支的典型 OCT 影像

A.选择性肺动脉造影提示右肺中叶分支开口狭窄，远端动脉纤细，血流显著受限。**B**.经球囊扩张治疗后，狭窄缓解，远端肺动脉分支显影明显改善（红色箭头）。**C**.狭窄远端动脉，管壁呈薄壁单层正常肺动脉 OCT 结构。**D**.远端狭窄处，管腔呈薄壁少孔分隔狭窄。**E**.近端狭窄处，肺动脉呈薄壁多孔分隔狭窄，纤维分隔负荷增加。**F**.狭窄近端肺动脉，管壁呈均一增厚，提示因腔内血流受限引起肺血管阻力增高导致近端血管重构。**G**.长轴定位显示横截面。CTEPH 患者存在狭窄肺动脉分支的典型 OCT 影像呈"正常管壁和管腔（狭窄远端）-轻度增厚管壁和腔内纤维增生分隔阻塞管腔（狭窄处）-显著增厚管壁和正常管腔（狭窄近端）"征象。图 C 至 G 均为该患者肺动脉基线 OCT 影像

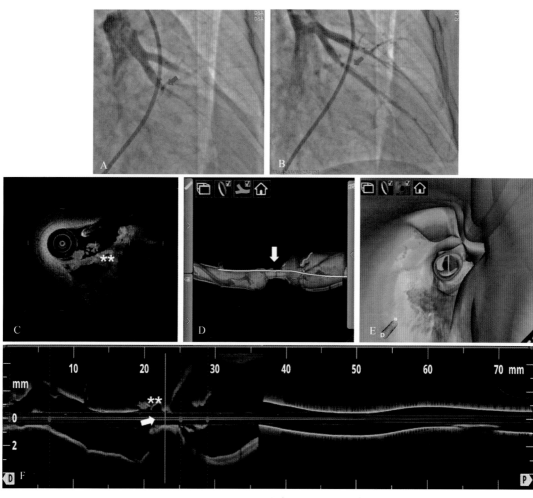

图 33-16　CTEPH 患者三维 OCT 影像

A. 左肺舌叶分支动脉选择性肺动脉造影提示存在突发狭窄性病变；B. 经皮肺动脉球囊扩张治疗后，该分支动脉狭窄解除，远端肺动脉充分快速显影；C. 左肺舌叶分支肺动脉 OCT 影像，提示腔内存在较多纤维分隔影（星号），管腔显著狭窄受限；D. 肺动脉三维 OCT 影像，可见局限性狭窄影（白色箭头）和狭窄病变近端的代偿性扩张；E. 三维巡航模式下可见腔内管腔内径明显缩小（红色圆圈为狭窄最严重处）；F. OCT 长轴定位显示横截面

OCT 均可观察到腔内纤维增生分隔征象。甚至在部分肺动脉造影看似"正常"的肺动脉，OCT 也可发现腔内存在不同程度的纤维分隔征象。我们认为这种普遍腔内纤维分隔征象要比传统 CT 和肺动脉造影能更精准地诊断 CTEPH。目前将 CTEPH 患者肺动脉 OCT 的腔内影像特点分为 4 类：①薄壁少孔分隔狭窄（腔内分隔管腔数量 ＜ 5）；②薄壁多孔分隔狭窄（腔内分隔管腔数量 ≥ 5）；③厚壁多孔分隔狭窄；④厚壁单孔狭窄。整体而言，厚壁分隔征象提示纤维增生负荷较重，行球囊扩张治疗后肺动脉前向血流难以完全恢复正常；而薄壁分隔征象经球囊扩张治疗则相对易恢复正常肺动脉前向血流。

（九）鉴别诊断

1. 急性肺栓塞

CTEPH 患者常因抗凝不足而导致合并急性肺栓塞复发，有时和急性肺栓塞鉴别存在困难。需要从病史、症状体征、实验室检查、影像学、血流动力学和治疗方面去综合鉴别（表 33-1，表 33-2，图 33-17）。

2. 肺动脉肉瘤

原发性肺血管肿瘤临床上较罕见，其病理改变以低分化、高致命性的肺动脉肉瘤多见。肺动脉肉瘤包括内膜肉瘤和平滑肌肉瘤，其中内膜肉瘤占绝大多数。肺动脉肉瘤大多以突向管腔形式

结构性心脏病心导管介入治疗

表 33-1　肺动脉解剖分段说明

	右肺动脉			左肺动脉	
上叶	A1	尖段	上叶	A1 + 2	尖后段
	A2	后段			
	A3	前段		A3	前段
中叶	A4	外侧段	舌叶	A4	上段
	A5	内侧段		A5	下段
下叶	A6	背段	下叶	A6	背段
	A7	前基底段		A7	前基底段
	A8	内基底段		A8	内基底段
	A9	外基底段		A9	外基底段
	A10	后基底段		A10	后基底段

表 33-2　急性 PE 和 CTEPH 临床鉴别要点

	急性 PE	CTEPH
症状体征	起病急，可有晕厥、胸痛、气促、发热、咳嗽、咯血（量少，可有坏死组织：肺梗死所致） 急性右心衰竭体征，一般不合并下肢水肿，多浆膜腔积液	起病慢，以进行性气促、乏力为主，部分有晕厥、咯血（鲜红色，量多；支气管动脉扩张破裂所致） 慢性右心衰竭体征，严重患者合并下肢水肿，多浆膜腔积液，黄疸
D-dimer	显著增高，随病情改善逐步回落	正常或轻度升高；出现复发 PE 事件或浆膜腔积液时可显著增高
心电图	严重者心肌损伤为主要表现，可有典型 S I Q Ⅲ T Ⅲ 征象	右心室肥厚为主表现
CTPA	肺动脉中央型充盈缺损；右心室轻中度或无明显扩张；无支气管动脉迂曲扩张；无冠状动脉-肺动脉侧支	肺动脉内可见机化血栓纤维增生所致的"网格征"；两侧肺动脉分布不对称；右心室显著扩张，室间隔明显左移；常合并支气管动脉迂曲扩张和冠状动脉-肺动脉侧支
肺动脉造影	主肺动脉轻度或无扩张；管腔内居中充盈缺损	肺动脉显著扩张；有附壁血栓或仅表现为血管分叉处狭窄闭塞；病程久者可见外周肺动脉迂曲扩张
血流动力学	绝大多数患者肺动脉收缩压一般小于 70 mmHg；肺动脉平均压小于 40 mmHg	肺动脉收缩压可显著增高至 70 mmHg 以上
治疗	溶栓或抗凝治疗可缓解症状	溶栓或抗凝治疗可部分缓解症状（对再发 PE 患者）或基本无效

生长，易被误诊为急性肺栓塞或 CTEPH。肺动脉肉瘤患者一般无明确既往肺栓塞和 DVT 病史。CTPA 多表现为肺动脉主干或左右肺动脉内较大占位，呈膨胀性、分叶性生长，往往浸润肺血管壁（图 33-18）。肺动脉造影可发现管腔内呈分叶状肿瘤随血流往复运动征象。PET-CT 检查可发现肺动脉内高浓聚灶。上述影像特征均高度提示肺动

脉肉瘤可能。目前中国医学科学院阜外医院血栓性疾病诊治中心可对部分疑诊肺动脉肉瘤患者行肺动脉内占位活检术，为诊断肺动脉肉瘤、制订后续治疗方案提供病理学支持。此外，对于初诊为急性肺栓塞且表现为近端肺动脉受累为主患者，一旦溶栓或抗凝治疗完全无效，也需警惕肺动脉肉瘤可能。

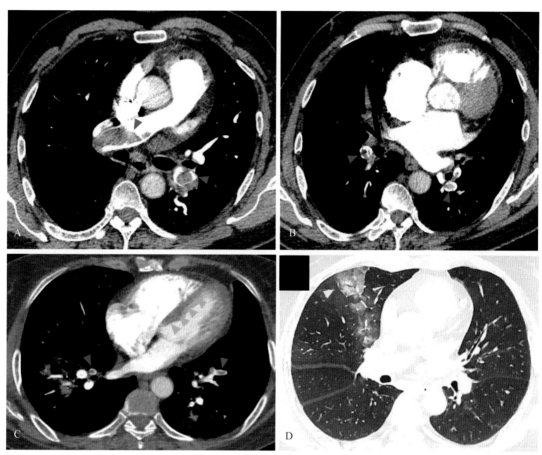

图 33-17　急性肺栓塞患者 CTPA 典型征象

A、B 和 **C**.两例急性肺栓塞患者 CT 纵隔窗影像，可见肺动脉近端及分支多发充盈缺损，呈典型血栓在管腔中间"漂浮"，造影剂沿管壁包绕血栓征象（红色箭头）；**图 C** 还可见右心室增大，将室间隔推向左心室侧征象（蓝色箭头），提示血栓负荷重，患者至少为中危急性肺栓塞患者；**图 D**.一例合并肺梗死急性肺栓塞患者的 CT 征象，患者有咯血、气促和发热等典型临床表现，肺窗可见典型楔形梗死灶（黄色箭头，底部向胸膜，尖部指向肺门）

3.大动脉炎

大动脉炎（Takayasu arteritis）是指累及主动脉及其主要分支的慢性非特异性炎症引起不同部位动脉狭窄或闭塞，出现相应部位缺血表现，少数也可引起动脉扩张或动脉瘤。大动脉炎常累及肺动脉，晚期可并发肺动脉高压和右心衰竭。本病好发于亚洲和中东地区，多见于中青年女性。超过半数大动脉炎可累及肺动脉，而且受累比例随着病程的延长而增加。临床上单纯累及肺动脉的肺动脉型大动脉炎常被误诊为 CTEPH。

从症状方面看，大动脉炎患者除可出现肺动脉高压和右心衰竭症状外，部分活动期患者可有全身炎症性反应，如全身不适、易疲劳、发热、食欲不振、恶心、出汗、体重下降、肌痛、关节炎和结节红斑等症状，可急性发作，也可隐匿起病。当局部症状或体征出现后，全身症状可逐渐减轻或消失。因大动脉炎多数有主动脉或其分支受累，可合并不同器官缺血的症状与体征，如头痛、头晕、晕厥、卒中、视力减退、四肢间歇性疲劳等。从体征方面，大动脉炎患者因合并局限性肺动脉狭窄而在肩胛区出现血管杂音的比例要显著高于 CTEPH 患者。此外，也可合并其他主动脉分支动脉狭窄或闭塞的体征，如肱动脉或股动脉搏动减弱或消失，颈部、锁骨上下区、上腹部、肾区出现血管杂音，两上肢收缩压差大于 10 mmHg。若有较多的肺动脉外阳性体征，则提示大动脉炎可能性大。

从实验室检查方面，大动脉炎患者如处于炎症活动期，可检测到炎性指标增高，如红细胞沉降率（血沉）、C 反应蛋白升高等。但实际临床中，大部分大动脉炎患者炎症指标无显著增高，这也是易造成漏诊的原因之一。

结构性心脏病心导管介入治疗

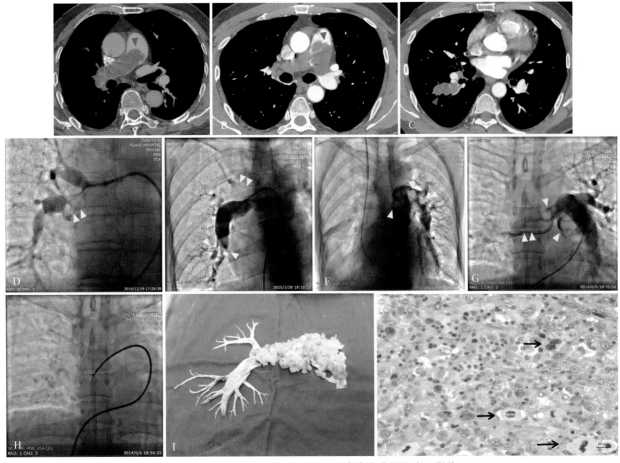

图 33-18　肺动脉肉瘤患者 CTPA、肺动脉造影及病理影像

A ～ C. 肺动脉肉瘤患者 CTPA 征象，**图 A** 和**图 B** 红色箭头所指提示主肺动脉及左、右肺动脉近端分叶状大块充盈缺损，并浸润管壁；**图 C** 示右下肺动脉占位充盈缺损浸润至血管外肺组织。D ～ G. 肺动脉肉瘤患者肺动脉造影征象，可见肺动脉近端及分支动脉内大块占位，呈充盈缺损表现，可随血流往复运动（黄色箭头）。**图 H**. 肺动脉占位的肺动脉活检术，可协助部分患者进行鉴别诊断。I. 肺动脉肉瘤患者行外科手术后的大体病理影像，近端串珠分叶状生长的为肉瘤组织，远端为增生的肺动脉内膜组织。J. 肺动脉肉瘤患者肺动脉肉瘤组织的光镜病理征象（HE 染色），示核异型性明显，高倍视野下多个核分裂象（黑色箭头），病理确诊为内膜肉瘤。其中图 A、D 和 I 均来自同患者，男性，78 岁，诊断肺动脉肉瘤

　　CTPA 和肺动脉造影是临床上诊断大动脉炎合并肺动脉受累的关键技术，特征性影像包括（图 33-19，图 33-20）：①左、右肺动脉主干呈"鼠尾样"狭窄，这是由于非特异性炎性增生导致远端管腔狭窄或闭塞所致；②肺动脉分支可出现"线样"狭窄，是血管出现长段弥漫狭窄，接近闭塞前的影像学表现；③肺动脉出现狭窄后显著扩张征象，部分严重患者可呈瘤样扩张；④ CTPA可见肺血管管壁呈环形增厚，导致管腔狭窄。

　　OCT 影像，可为慢性狭窄性肺血管疾病的鉴别诊断提供重要信息。大动脉炎导致肺动脉狭窄的患者，OCT 可观察到内膜呈非对称性正性增生重构，导致管腔面积缩小，而且增生组织和内膜有明显分界，可表现为局限性狭窄或长段弥漫性狭窄

（图 33-21）。对于局限性狭窄病变，肺动脉腔内一般无纤维增生分隔征象；而对于闭塞或接近闭塞的外周肺动脉狭窄，则常能观察到和 CTEPH 类似的腔内纤维增生分隔征象，这提示原位血栓形成可能是促进患者肺动脉最终闭塞的重要因素。

　　4. 外周肺动脉狭窄

　　外周肺动脉狭窄（peripheral pulmonary stenosis）是一类以肺动脉分支纤细和外周肺动脉多发狭窄为特点的疾病，可能为一类独立的先天性疾病，也可能是 William 综合征肺动脉受累表现或其他原因所致。临床可累及儿童患者或成人，孤立外周肺动脉狭窄患者常被误诊为 CTEPH 或 IPAH。外周肺动脉整体纤细和多发狭窄是孤立外周肺动脉狭窄患者的典型肺动脉影像特点（图 33-22）。也有部分

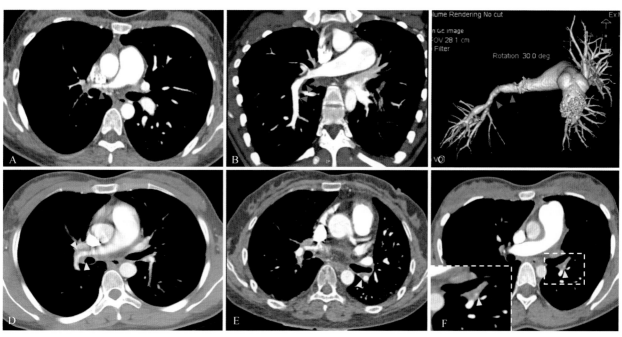

图 33-19　大动脉炎累及肺动脉患者 CTPA 典型影像

A ～ C.肺动脉"鼠尾样"狭窄征象，表现为右肺动脉自近中段起出现长段缩窄病变（红色箭头）；**D ～ F.**肺动脉管壁环形增厚征象，表现为肺动脉外有均匀环形低密度影，为管壁增厚所致，导致管腔显著狭窄（黄色箭头）

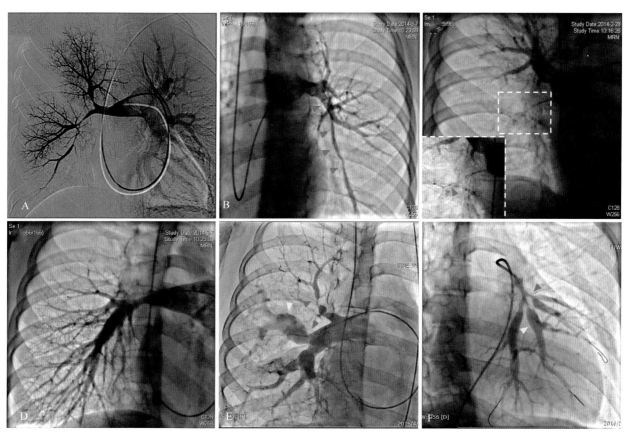

图 33-20　大动脉炎累及肺动脉患者的肺动脉造影典型影像

A ～ C.肺动脉主要分支的长段弥漫性线样狭窄（红色箭头）；**D.**右肺动脉"鼠尾样"狭窄，右肺上叶动脉闭塞；**E.**右上肺动脉局限性狭窄，狭窄近端有囊样扩张，右肺中叶狭窄后显著扩张（黄色箭头）；**F.**左肺下叶中段及分叉开口处多发缩窄性狭窄

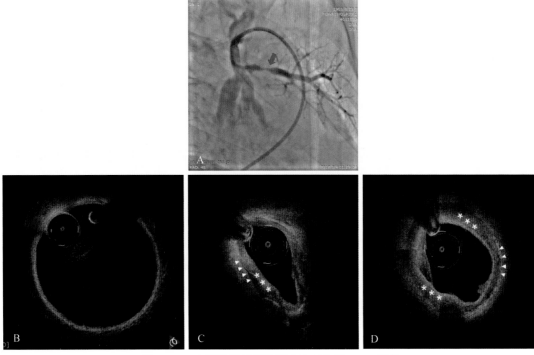

图 33-21　大动脉炎累及肺动脉患者典型 OCT 征象

A. 选择性肺动脉造影提示左肺舌叶分支动脉近中段重度狭窄。**B ～ D** 为该患者肺动脉 OCT 影像：**B**. 狭窄远端动脉，管腔轻度扩张，管壁呈正常肺动脉薄壁单层 OCT 结构；**C** 和 **D**. 管腔狭窄处，管壁显著增厚，内膜增生，向管腔内呈偏心性生长（星号），增生组织和管壁有明显分界（白色箭头），造成管腔显著狭窄，腔内未见 CTEPH 的纤维分隔结构

合并肺动脉近端多发狭窄或者闭塞患者，临床考虑孤立性肺血管炎可能，但因无明确炎症活动或主动脉分支受累证据而被诊断为外周肺动脉狭窄。

5. 纤维纵隔炎

纤维纵隔炎（fibrosing mediastinitis）是一类因纵隔纤维组织增生压迫纵隔内脏器、血管或气道所致的慢性进展性疾病，因受压部位不同而表现出不同的临床症状和自然病程。纤维纵隔炎一般继发于肉芽肿性疾病，如结节病、结核或组织胞浆菌病，也可由于放疗、自身免疫疾病或其他特发性原因所致。在我国，结核是导致纤维纵隔炎的最重要病因。患者临床症状与受压部位密切相关，常表现为咳嗽、胸痛、气促等症状。当纤维纵隔炎累及肺血管时，可能导致肺动脉和（或）肺静脉受压，从而出现肺动脉高压和心力衰竭表现。CTPA 是鉴别纤维纵隔炎和肺动脉高压 CTEPH 的关键方法。纤维纵隔炎往往仅累及双侧肺动脉近端，纵隔窗常可见双侧肺门处有增大淋巴结或软组织影包绕两侧肺

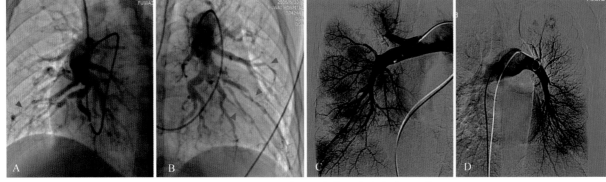

图 33-22　外周肺动脉狭窄患者典型肺动脉造影征象

图 A、B 和图 C、D，分别为 1 例儿童外周肺动脉狭窄患者和 1 例成人外周肺动脉狭窄患者，肺动脉造影均提示两肺近端肺动脉分支正常，外周肺动脉纤细，合并多发肺动脉狭窄和闭塞

动脉近端分支，造成肺动脉狭窄，而远端肺动脉分支一般无明显受累（图33-23）。此外，纤维纵隔炎还常合并肺静脉和支气管受压征象。这些影像特征和CTEPH存在明显差异。

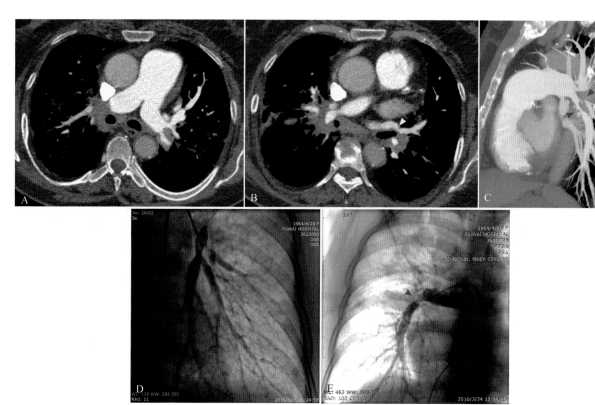

图 33-23　纤维纵隔炎患者 CTPA 和肺动脉造影征象

A、B 和 **C**. 1 例纤维纵隔炎患者 CTPA 征象，提示左、右肺动脉被周围低密度影包绕压迫所致狭窄（红色箭头），部分肺静脉也受压狭窄（黄色箭头）；**D** 和 **E**. 纤维纵隔炎患者肺动脉造影征象，两侧肺动脉近端分支狭窄，远端分支未见异常

第二节　慢性血栓栓塞性肺动脉高压的治疗策略

一、肺动脉内膜剥脱术（PEA）

由于血管内膜纤维增生是导致血管床面积受损的最主要原因，因此肺动脉内膜剥脱术是目前指南推荐治疗 CTEPH 的首选方法。肺动脉内膜剥脱术能将近端机化血栓和远端内膜增生组织从肺动脉中剥离，恢复肺动脉血流灌注，大幅降低患者肺动脉压和肺血管阻力，长期预后得到显著改善，部分患者可以得到彻底治愈。因手术技术和器械所限，肺动脉内膜剥脱术适合那些肺动脉近端受累为主，即美国加州大学圣地亚哥医学中心（UCSD）CTEPH 临床分型 I 或 II 型病变的患者。而对于肺动脉远端受累为主，即 UCSD III 和 IV 型

病变患者行肺动脉内膜剥脱手术难度较大，术后发生残余肺动脉高压的风险高，目前可根据各个中心经验选择肺动脉内膜剥脱术或介入治疗[6]（图33-24）。尤其 UCSD IV 型病变患者，肺动脉内膜剥脱术难以有效剥离，故应首选介入治疗。对于肺血管阻力显著增高（超过 15 Wood·U）且和肺动脉狭窄情况不匹配的患者，肺动脉内膜剥脱术后残余肺动脉高压和各类围术期并发症发生率均明显增高，需谨慎选择肺动脉内膜剥脱术。

目前欧洲报道的肺动脉内膜剥脱术整体围术期死亡率为 4.7%，而在部分手术量较大的欧美中心围术期死亡率可达到 1% 以下[7]。肺动脉内膜剥脱术围术期比较常见的并发症包括：感染（机械通气相

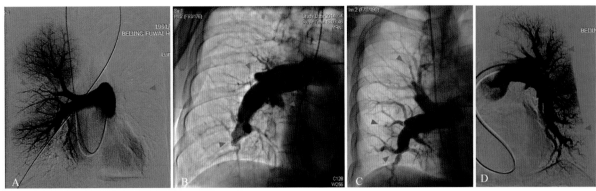

图 33-24　CTEPH 患者的 UCSD 临床分型

图 A：UCSD Ⅰ型，病变累及主肺动脉或两侧肺动脉近端，部分可导致单侧肺动脉完全闭塞，该患者为左肺动脉闭塞；**图 B**：UCSD Ⅱ型，病变累及叶一级肺动脉，导致叶一级肺动脉狭窄或闭塞；该患者右肺下叶远端及右肺中叶近端严重狭窄；UCSD Ⅲ型，病变仅累及段一级肺动脉；该患者右肺上叶及下叶段一级肺动脉多发狭窄；**图 D**：UCSD Ⅳ型，病变累及亚段一级肺动脉及其分支；该患者左肺动脉上叶及下叶亚段一级肺动脉受累狭窄，近端肺动脉分支未见异常。UCSD Ⅰ型和Ⅱ型患者首选 PEA 手术治疗，Ⅳ型首选 PTPA 治疗，Ⅲ型患者根据各中心外科和介入治疗经验可酌情选择

关、导管相关、纵隔炎或其他）、术后持续肺动脉高压、神经系统并发症、出血、再灌注性肺水肿、心包积液等。2016 年报道的英国国家 CTEPH 注册研究显示，肺动脉内膜剥脱术后仅有 28% 患者平均肺动脉压力可降至完全正常（20 mmHg 以下），平均肺动脉压力仍高（≥ 25 mmHg）患者多达 51%。而且随着时间推移，有部分肺动脉内膜剥脱术后残余肺动脉高压患者临床症状再次加重，导致需要使用肺动脉高压靶向治疗的患者比例逐渐增加[8]。

2015—2018 年，中国医学科学院阜外医院完成超过百例肺动脉内膜剥脱术，围术期死亡率低于 1%，多数患者术后肺循环血流动力学指标恢复正常或接近正常，活动耐力显著改善，是目前国内乃至亚洲最大的肺动脉内膜剥脱术中心（图 33-25）。肺动脉内膜剥脱术能显著改善 CTEPH 患者长期预后，术后 10 年生存率可达 75%。2016 年公布的国际多中心注册研究显示，肺动脉内膜剥脱术后患者 3 年生存率为 89%，而药物治疗组仅有 70%[8-9]。

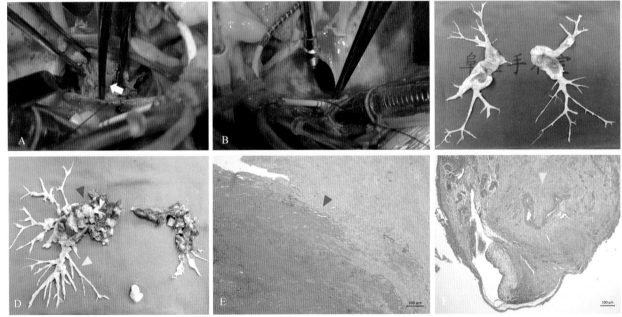

图 33-25　CTEPH 患者肺动脉内膜剥脱术中剥离组织标本及病理影像

A. 准备进行肺动脉内膜剥脱术时，可见机化血栓组织阻塞肺动脉开口（白色箭头）；**B.** 肺动脉内膜剥脱术后肺动脉开口显露；**C** 和 **D.** 肺动脉内膜剥脱手术剥离组织，其中**图 D** 近端红色为未溶解的机化血栓（红色箭头），远端白色为机化增生组织（黄色箭头）；**E.** 机化血栓的病理切片，纤维增生组织逐渐浸润到血栓中（红色箭头）；**F.** 提示纤维组织显著增生（黄色箭头），可见新生血管

二、经皮腔内肺动脉成形术（PTPA）

临床中有相当比例患者因存在较多远端肺动脉受累或其他严重合并症，并不适合行肺动脉内膜剥脱术。即便在开展肺动脉内膜剥脱术经验较多的西方发达国家仍有近半数 CTEPH 患者不具备肺动脉内膜剥脱术指征。而在发展中国家能接受肺动脉内膜剥脱术治疗的 CTEPH 患者比例更低。而且受到患者肺动脉受累部位和手术技术所限，仍有一定比例患者肺动脉内膜剥脱术后会残余肺动脉狭窄和肺动脉高压。此外，还有部分患者尽管静息肺循环血流动力学指标正常，但活动后仍有症状，无法达到正常的运动心肺功能水平。近年来，随着日本学者对经皮腔内肺动脉成形术（percutaneous transluminal pulmonary angioplasty，PTPA），也称为球囊肺动脉成形术（balloon pulmonary angioplasty，BPA）技术策略的革新[10-11]，这项技术在 CTEPH 患者中的应用得到蓬勃发展，临床疗效和安全性均有极大提高，已成为 CTEPH 患者，尤其是不适合肺动脉内膜剥脱术或肺动脉内膜剥脱术后残存肺动脉高压患者的最重要治疗方法。

三、药物治疗

在已上市的所有肺动脉高压靶向治疗药物中，目前唯一具有 CTEPH 治疗适应证的药物是鸟苷酸环化酶激动剂利奥西呱[12]。该药物已于 2018 年 7 月于我国上市。此外，新型组织型双重内皮素受体拮抗剂马昔腾坦[13] 和皮下注射曲前列尼尔[14] 也已被证实可改善 CTEPH 患者的运动耐力和血流动力学指标。其他已批准治疗第 1 大类肺动脉高压患者的靶向药物也曾用于 CTEPH 治疗，但疗效尚未得到大规模临床试验研究证实。肺动脉高压药物使用的时机尚无定论，在不同国家地区实际应用经验有显著差异。整体而言，公认适应证为不适合行肺动脉内膜剥脱术患者或肺动脉内膜剥脱术后残余或复发肺动脉高压患者。目前在我国，绝大多数中心在拟进行肺动脉内膜剥脱术或者 PTPA 术前一般均先启动肺动脉高压药物治疗。

抗凝也是 CTEPH 诊断和治疗中的关键环节。CTEPH 诊断标准强调需接受 3 个月充分抗凝再进行影像学和血流动力学评估（图 33-26）。我们

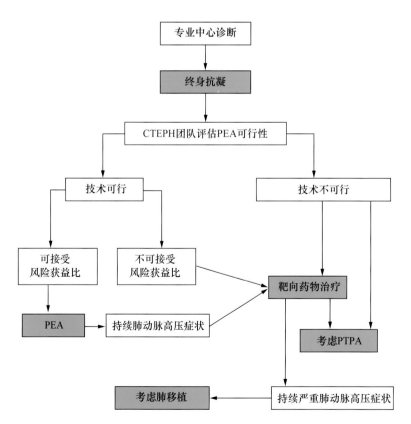

图 33-26　CTEPH 患者治疗策略流程图

在临床实践中也观察到部分影像学或病史提示为"陈旧血栓"的患者，在进行充分抗凝治疗 3 个月后，其肺动脉内血栓还会发生不同程度溶解，导致患者血流动力学等临床指标明显好转。

第三节　PTPA 适应证及技术要点

一、经皮腔内肺动脉成形术适应证

CTEPH 患者拟行 PTPA 治疗的适应证包括：①影像学（肺动脉 CT 或肺动脉造影）提示合并较严重外周肺动脉狭窄性病变而不适合行肺动脉内膜剥脱术患者（UCSD 分型 Ⅲ 型或 Ⅳ 型）；②存在高龄（75 岁以上）或其他严重合并症而不适合行肺动脉内膜剥脱术的 CTEPH 患者，包括 UCSD 分型 Ⅰ 或 Ⅱ 型患者；③肺动脉内膜剥脱术后仍残余肺动脉高压或仍有临床症状（运动耐力下降或低氧血症）患者。此外，对于存在活动耐力下降但肺动脉压力不高的慢性血栓栓塞性肺血管病患者，也可考虑进行 PTPA 治疗。CTEPH 患者的治疗目标不再仅限于肺循环血流动力学指标恢复正常，而是要尽可能多地恢复肺动脉血流，最大限度降低肺血管阻力，改善通气血流比，改善右心功能。

二、经皮腔内肺动脉成形术的技术要点

（一）术前血流动力学指标测定和肺动脉造影

术前建议使用漂浮导管测量肺循环血流动力学指标，计算肺血管阻力，并根据肺血管阻力升高程度和肺水肿预测评分指数预估本次手术拟扩张的血管数量和扩张程度。在有条件的中心，可行 3D 肺动脉造影，通过三维重建肺动脉影像和实时二维透视影像融合，帮助术者直接选取最合适的投照体位充分暴露目标血管，从而减少了造影剂用量和射线暴露量（图 33-27）。而且，一次 3D 肺动脉造影重建影像可为后续多次 PTPA 治疗做影像参考。

（二）长鞘管＋指引导管或双指引导管策略

由于呼吸运动和心脏搏动的影响，以及右

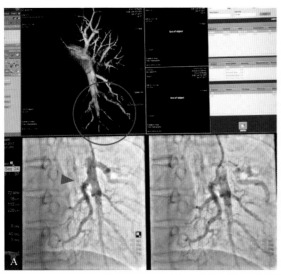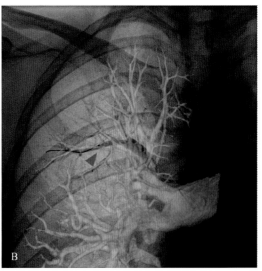

图 33-27　3D 肺动脉造影和二维透视影像融合技术指导 PTPA 治疗

A. 3D 肺动脉造影重建影像（红色圆圈）可实时为肺动脉造影二维透视影像提供位置和角度参考，以便提前选择最合适的体位充分暴露目标血管；**B.** 3D 肺动脉造影重建影像和肺动脉造影二维透视影像的融合技术，可协助判断导丝的走行

心房、室扩大，瓣膜严重反流冲击带来的不稳定性，为获得较好支撑并超选到合适目标血管，改良 PTPA 技术的关键策略之一是使用双导管策略。可选择 8 F 加长抗扭转螺纹长鞘或 8 F 长指引导管配合 6 F/7 F 指引导管进行操作。外鞘管或指引导管的作用主要是增强支撑和固定位置，避免内指引导管在旋转时发生回弹（图 33-28）。内指引导管的选择需根据血管的分段和形态具体选择。根据中国医学科学院阜外医院血栓中心经验，一般右肺动脉上、中、下叶和左肺动脉上、下叶分支均可首选 JR4 指引导管进行超选，而左肺舌叶则首选 JL4 指引导管进行超选（图 33-29）。部分血管扭曲较严重的分支，也可选用其他形态指引导管进行操作。在指引导管到位前建议先进行全身肝素化，因考虑到术中有发生咯血风险，故中国医学科学院阜外医院血栓中心推荐成人 5000 U 静注，后每 1 h 追加 1000 ～ 2000 U 肝素。

　　内指引导管超选完成后，对于两肺下叶分支可首选对侧投射体位进行血管分段判断，即前面所提及的右下肺动脉选左前斜位 30° ～ 45°，左下肺动脉选右前斜位 30° ～ 45°。对于存在血管分支重叠或短缩时，可再选择同侧投射体位造影，以清晰暴露并展开目标血管。对于右肺中叶分支可选择左头位和右前斜位进行造影；左肺舌叶则选择左头位和右前斜位进行造影。在内指引导管深

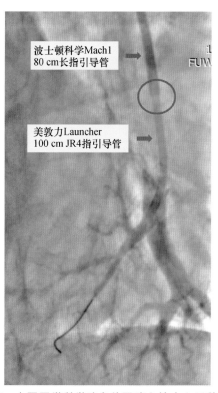

图 33-28　中国医学科学院阜外医院血栓中心目前使用的双指引导管方案。近端 8 F Mach1 指引导管主要用于支撑；远端 JR4 指引导管用于超选肺动脉分支

插或和目标血管不同轴时应轻柔缓慢造影，避免发生血管壁夹层损伤。

（三）微导管及导丝通过病变

　　将指引导管送至合适的部位后，送入 0.014 英

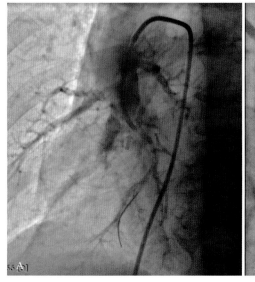
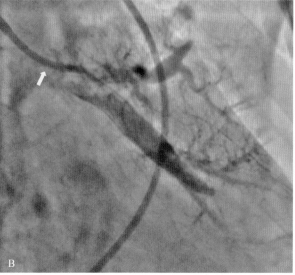

图 33-29　PTPA 内指引导管的选择

A. 右肺下叶 A10 段肺动脉选择性造影，内指引导管为 JR4.0（红色箭头），在外指引导管的支撑下，旋转内指引导管可超选下叶各肺动脉段动脉；B. 左肺舌叶 A5 段肺动脉选择性造影，内指引导管为 JL4.0（黄色箭头）

寸操作导丝配合微导管使用，小心通过病变并送至远端。微导管使用目的有两个，其一是为了增加导丝支撑通过严重狭窄病变；其二是交换其他特殊导丝，如压力导丝或 OCT 导丝（图 33-30）。根据病变狭窄严重程度及通过性的差异，可选择不同类型工作导丝。为获得清晰影像，如要进行 OCT 腔内影像评价，建议选择血管内径 < 5 mm 且指引导管可到位进行清晰选择性造影的肺动脉分支来进行。对于内径较大肺动脉分支，可考虑使用 IVUS 进行腔内影像评估。

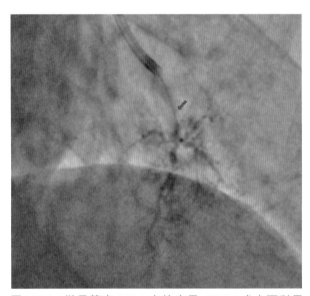

图 33-30 微导管在 PTPA 中的应用。PTPA 术中可利用微导管的支撑，使导丝顺利通过严重狭窄或闭塞病变，并可通过微导管造影确认导丝进入真腔或假腔，避免误判后球囊扩张造成的血管损伤

（四）肺动脉血流功能评价

1. 肺动脉血流分级

肺动脉血流分级（pulmonary flow grade，PFG）的概念类似于冠状动脉 TIMI 血流分级，根据目标肺动脉充盈和肺静脉回流速度来分级评价肺动脉和肺静脉的生理血流功能，从而判断血管狭窄严重程度以及扩张后效果（表 33-3）。整体而言，对于术前因肺动脉阻塞所致的肺动脉充盈及肺静脉回流均减慢甚至消失的患者（肺动脉血流分级 0 ~ 1 级），需通过介入治疗实现快速肺动脉充盈和肺静脉回流（肺动脉血流分级 2 ~ 3 级）（图 33-31）[15]。

2. 压力导丝

压力导丝是改良 PTPA 技术的关键步骤[16]。通过使用压力导丝测定狭窄肺动脉近端平均压（即指引导管口压力，Pa）、远端平均压（Pd）和 Pd/Pa 比值可发挥以下三方面重要作用：①定量评价狭窄严重程度，单根血管 PTPA 的治疗目标为 Pd/Pa > 0.8；②狭窄部位造影显示不清（隐匿 Web 病变）或呈弥漫狭窄血管，可通过回撤压力导丝来判断罪犯血管狭窄位置以指导球囊扩张；③预警术后再灌注性肺水肿：对于扩张后 Pd > 35 mmHg 的病变需警惕术后发生再灌注性肺水肿风险。

既往 PTPA 完全依赖肺动脉形态学特征来判断病变和评价疗效，而肺动脉血流分级和压力导

表 33-3 肺动脉血流分级（PFG）定义		
PFG	**肺血流分级定义**	**肺血管血流功能评价**
0 级	肺动脉无灌注或仅有少量近端肺动脉灌注 造影剂无法达到远端肺动脉分支及肺血管床，无对应部位的肺静脉回流	基本无功能
1 级	肺动脉部分灌注 造影剂可充盈肺动脉远端分支和肺血管床，但充盈速度和消除速度均明显减慢，基本无对应部位肺静脉回流	
2 级	完全肺动脉灌注但部分肺静脉回流 造影剂可完全充盈肺动脉远端及肺血管床，但速度稍慢，肺静脉回流显影明显延迟（1 个心动周期以上）	功能减低
3 级	完全肺动脉灌注及肺静脉回流 造影剂可完全快速充盈肺动脉远端分支及肺血管床，肺静脉回流快速显影（1 个心动周期以内）	功能正常

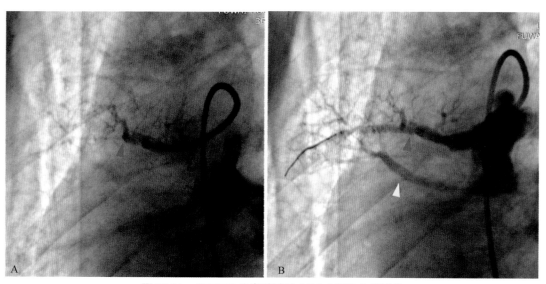

图 33-31 CTEPH 患者肺动脉 PFG 0 级和 3 级影像

A. 右肺下叶动脉 A6 节段自中段闭塞（红色箭头），PDF 为 0 级；B. BPA 治疗后肺动脉远端分支快速显影（红色箭头），且肺静脉快速回流（黄色箭头），PFG 为 3 级

丝的引入则更多关注肺动脉血流功能评价，因为血流生理功能的恢复要远比形态学恢复更为重要。而且，单纯追求形态学的恢复有可能导致对病变血管的过度扩张，从而造成并发症发生风险增加（图 33-32）。

（五）多部位多次球囊扩张策略

多部位多次球囊扩张是 PTPA 治疗的核心策略，这样可在提高疗效同时减少术后并发症发生。根据目标血管内径和狭窄情况差异，可选择

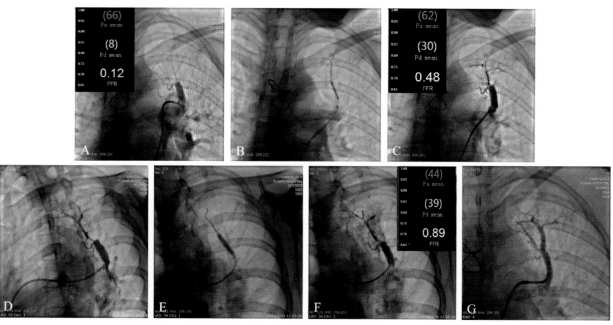

图 33-32 CTEPH 患者 PTPA 治疗前后肺动脉造影及 Pa/Pa（FFR）变化

患者女，45 岁，通过分次 PTPA 策略，左肺上叶 A1 节段肺动脉血流得到显著改善，肺动脉血流功能恢复正常（FFR ＞ 0.8）同时避免了一次过度扩张导致再灌注性肺水肿的发生。和最后一次 PTPA 治疗后即刻选择性肺动脉造影相比（图 F），7 个月后复查造影（图 G）提示患者肺动脉分支明显增粗，血流改善。这种现象称为肺动脉的"自发膨胀"。A. 第一次 PTPA 前 PFG0 FFR 0.12；B. Tazuna 2.0 mm×20 mm 球囊以 12 atm 扩张；C. 第一次 PTPA 后 PFG2 FFR 0.48；D. 第二次 PTPA 前 PFG2 FFR 0.41；E. Sterling 4.2 mm×20 mm 球囊以 14 atm 扩张；F. 第二次 PTPA 后 PFG3 FFR 0.89；G. 7 个月后复查 PFG3 FFR 0.96

不同型号和特点的球囊进行扩张。一般首选非顺应性球囊,最大内径可选择狭窄病变近端血管内径的 1.2 倍。对于狭窄近端和远端内径有较大落差患者,则应适当选择内径偏小、长度较长的球囊。为避免发生过度扩张导致血管损伤和再灌注性肺水肿,建议由小到大逐级扩张,根据 PFG 和 Pd/Pa 评价扩张效果,根据肺水肿预测评分指数(pulmonary edema predictive scoring index,PEPSI)和 Pd 绝对值及升高幅度决定何时需终止治疗。根据中国医学科学院阜外医院血栓中心经验,需对肺血管阻力较高(肺血管阻力 > 10 Wood·U),基础肺动脉狭窄程度较重(肺动脉血流分级为 0 或 1 且 Pd/Pa < 0.4)的病变,在初始扩张时格外谨慎,因这类病变过度扩张极易造成术后再灌注性肺水肿。对上述高危患者,推荐初次尽量避免选择内径 ≥ 3.0 mm 球囊进行扩张,并将扩张后肺动脉血流分级控制在 1 ~ 2,Pd/Pa 控制在 0.6 以下且 Pd < 35 mmHg 为宜。对于肺血管阻力显著增高患者,初次 PTPA 可选择对多支狭窄肺动脉进行轻度扩张策略。

目前无明确推荐的目标血管扩张顺序。日本大阪医学中心的研究报道在行初次 PTPA 治疗时,有 3/4 会选择双肺下叶病变,因下叶动脉血流分布较多,对肺血管血流贡献比更高。但也正因下叶血流分布相对更多,扩张后更易出现再灌注性肺水肿事

件。中国医学科学院阜外医院血栓中心推荐球囊扩张应遵循先易后难的原则,并不需要一定选择下叶进行扩张,而是应先选择指引导管更容易到位、导丝更容易通过的病变进行操作,尽量避免在肺血管阻力较高时发生各种血管损伤并发症。通过 2 ~ 3 次扩张,患者肺动脉狭窄程度有部分改善、肺血管阻力明显下降后,可酌情对初次扩张的血管选择更大尺寸球囊进行扩张,目标肺动脉血流分级为 2 ~ 3,Pd/Pa 目标至 0.8 以上(图 33-33)。

部分肺动脉狭窄病变,尤其是 OCT 形态表现为厚壁单孔狭窄和厚壁多孔分隔狭窄病变,经过足够尺寸球囊扩张后仍无法使得 Pd/Pa 达到 0.8 以上。这时并不建议一味选择更大球囊扩张,因会显著增加血管损伤风险。PTPA 治疗应以整体肺循环血流动力学指标、运动耐力和右心功能恢复为目标,不应纠结于某一处肺动脉狭窄恢复情况,待其他部位肺动脉狭窄都得到有效治疗后,如患者仍未恢复至满意状态,则可以考虑对这些狭窄血管进行进一步处理。整体而言,目前 PTPA 治疗仅选择球囊扩张即可使得大多数患者得到显著改善,不推荐植入支架治疗(图 33-34)。

(六)PTPA 的并发症预警及处理

PTPA 术整体安全性良好,但仍有较多潜在并发症发生可能,可引发致命性风险,必须有防范

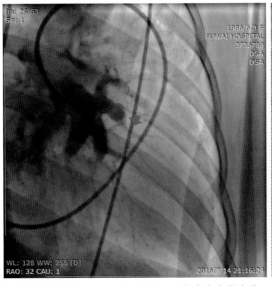
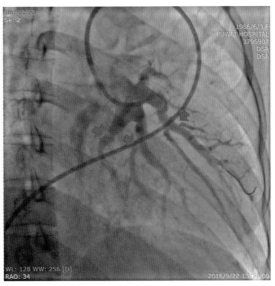

图 33-33 CTEPH 患者 PTPA 治疗后左下肺动脉造影变化。左下肺动脉 A8 近端近乎闭塞,A9 分叉处重度狭窄,PTPA 后血流显著改善

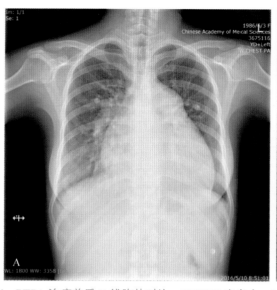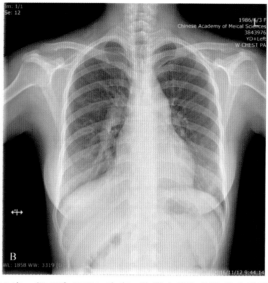

图 33-34　PTPA 治疗前后 X 线胸片对比。CTEPH 患者女，29 岁，经 5 次 PTPA 治疗，临床症状和血流动力学指标显著改善。X 线胸片提示右心明显重构回缩

A. PTPA 前 X 线胸片，提示右心显著扩大，外周肺动脉稀疏，PAP 85/37/50 mmHg，PVR 11.08 Wood·U；**B**. 5 次 PTPA 后 X 线胸片，提示右心明显回缩，外周肺动脉影增多，PAP 38/18/26 mmHg；PVR 3.17 Wood·U

处理围术期并发症的意识和能力。

1. 肺动脉损伤

肺动脉损伤是 PTPA 术中最常见并发症，严重者可能诱发致命性大咯血。肺动脉损伤包括以下四种情况：①肺动脉穿孔：常由导丝穿破肺动脉所致，可表现为造影剂滞留、造影剂外渗或咯血。咯血一般量较少，可在数分钟内自行终止，严重时可使用球囊压迫或弹簧圈栓塞。②高灌注损伤：高灌注损伤原理类似再灌注性肺水肿，当肺动脉压力较高（mPAP > 50 mmHg）患者接受段或亚段一级分支动脉球囊扩张后，狭窄明显解除，血流快速充盈至末梢血管，灌注节段全域可迅速显影，导致患者出现血痰或少量咯血。术中一般无需特殊处理，但需在术后格外关注患者有无继发肺水肿征象。③肺动脉破裂：由于球囊扩张或指引导管机械性损伤所致，可导致严重大咯血发生，需立即使用鱼精蛋白中和肝素，并行球囊封堵，必要时使用覆膜支架或弹簧圈栓塞破裂肺动脉分支。④肺动脉夹层：可由指引导管造影、导丝或球囊扩张损伤所致，一般无需特殊处理，夹层一般可自行愈合。

2. 再灌注性肺水肿

再灌注性肺水肿是 PTPA 术后常见并发症之一，严重者可发生急进性肺水肿而导致患者迅速死亡。再灌注性肺水肿发生有两个必备条件：高肺动脉压力和高血流灌注。因此，发生再灌注性肺水肿患者往往是肺动脉压力较高，且有多支血管接受了较充分的球囊扩张治疗。既往研究显示，有超过半数的 PTPA 治疗会导致术后再灌注性肺水肿的发生，部分严重患者需要行机械通气等治疗，对围术期安全造成严重影响。近年来 PTPA 技术进步的关键之一就是找到了再灌注性肺水肿的预警和处理方法。肺水肿预测指数（PEPSI）是目前帮助预警术后再灌注性肺水肿的重要方法。PEPSI 和患者基础肺血管阻力、单次 PTPA 扩张肺动脉数量以及扩张前后 PFG 变化情况相关（PESPI = 基线肺血管阻力 × 单次 PTPA 治疗所有血管肺动脉血流分级改善分数总和）。举例说明，假定患者 PTPA 前肺血管阻力为 10 Wood·U，术中对 2 根肺动脉分支进行扩张，治疗前后的肺动脉血流分级分别为 0 ～ 3 和 1 ～ 2，那该患者的 PEPSI = 10×[（3 - 0）+（2 - 1）] = 40。研究显示 PEPSI 值 < 35.4 时，对再灌注性肺水肿的阴性预测值达 92.3%。此外，压力导丝测定的扩张后目标血管 Pa 绝对值也能预警再灌注性肺水肿的发生风险。对于扩张前目标血管肺动脉血流分级较低（0 或 1），但扩张后增加 2 级或以上（PFG2 ～ 3）患者，如果扩张后 Pd > 35 mmHg，提示该目标血管血

流显著改善，血流量显著增加，但患者整体肺动脉压力尚未降低。此时，目标血管同时有高压力和高血流灌注，因此术后发生再灌注性肺水肿风险也会明显增高（图33-35）。因此，目前预防再灌注性肺水肿的推荐方法就是在每次PTPA治疗后，达到单支目标血管的Pd ＜ 35 mmHg，且所有扩张血管的整体PEPSI也小于35。

PTPA术后需对患者进行严密观察，尤其对术中扩张血管较多、PEPSI分值超过35的患者需严密观察有无再灌注性肺水肿发生的症状和征象。

再灌注性肺水肿可在术后即刻发生，但大多数患者在术后24 h内出现典型症状，因此在术后第一天需格外关注患者。患者术后应常规吸氧，监测生命体征，并复查动脉血气和床旁X线胸片等检查。提示发生再灌注性肺水肿的征象有：呼吸频率加快；气促加重（尤其平卧时），需提高鼻导管或面罩吸氧浓度；指尖氧饱和度和动脉血气氧分压较术前明显降低；出现咳嗽、咳粉色或黄色泡沫样痰；X线胸片或胸部CT平扫提示局部透过度降低，严重者可有肺内大片渗出影（图33-36）。

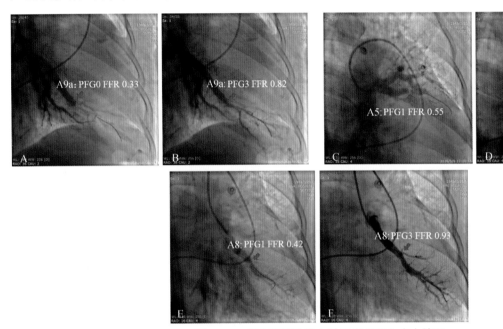

图 33-35　发生再灌注肺水肿患者 PTPA 术中情况

患者女，67岁，第三次PTPA。该次PTPA前PAP 111/29/56 mmHg，PVR 8 Wood·U。PEPSI（PFG变化×PVR）＝ [（3 － 0）＋（3 － 1）＋（3 － 0）] ×8 ＝ 64；三支血管球囊扩张后Pd均超过35 mmHg，这均提示肺动脉扩张过度，为发生再灌注肺水肿高危患者。按照PEPSI高限35.4，35.4/8 ＝ 4.4，且同时狭窄远端Pd ＜ 35 mmHg，故患者可接受的安全扩张方案之一应为A9扩张后（PFG 0 → 2），轻度扩张A5或A8（PFG 1 → 2）

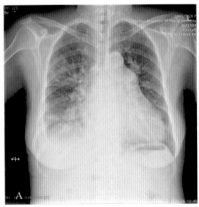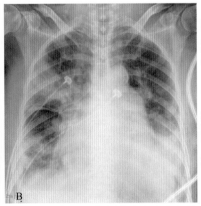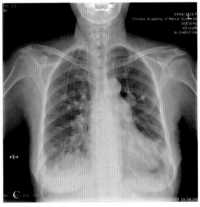

图 33-36　PTPA 术后发生再灌注性肺水肿患者的 X 线胸片变化

患者女，67岁，第三次PTPA术后12 h出现严重肺水肿。A.患者第三次PTPA前胸片；B.患者术后12 h出现严重肺水肿，咳大量粉红色泡沫痰；C.经机械通气、利尿、糖皮质激素和抗感染等抢救治疗后好转，胸片渗出吸收

对再灌注性肺水肿高危患者，术后强化吸氧、限水、利尿和应用静脉糖皮质激素治疗，但目前尚无证据支持这种策略能有效减少再灌注性肺水肿的发生频率或降低严重程度。一旦再灌注性肺水肿发生，需根据严重程度选择不同的治疗策略。对于再灌注性肺水肿较轻，患者仅表现为轻度气促和血氧降低，X线胸片无明显改变或仅有局部轻度肺透过度下降表现时，可给予强化吸氧（面罩或麻醉机），静脉给予利尿治疗即可。但对于重症患者，表现为面罩高流量吸氧无法纠正的严重气促，低氧血症，肺部可出现啰音，甚至咳粉红色泡沫痰患者，X线胸片提示单侧或双侧大片渗出影时，则需立即给予无创正压通气治疗。一旦无创正压通气仍无法缓解患者症状和低氧血症，则需尽快行有创机械通气治疗，并给予较高的呼气末正压（PEEP）。对于机械通气仍无法改善患者症状和纠正低氧血症时，则应尽快在循环呼吸衰竭前行体外膜肺氧合支持治疗（extracorporeal membrane oxygenation，ECMO）。

3. 造影剂肾病

术后还需监测患者肾功能情况，尤其对高龄、有基础肾功能不全（eGFR < 60 ml/min）、贫血、术中造影剂使用量较多或2周内曾使用过造影剂患者（如行CTPA检查等）需连续监测血肌酐水平至少3天。可在术前6 h至术后6 h内进行水化，静滴生理盐水1～1.5 ml/（kg·h）。对于基础心功能较差、再灌注性肺水肿风险较高患者，需酌情减少水化用量。

三、PTPA 长期预后

PTPA治疗长期预后良好，根据目前两项由日本医师报道的研究显示，PTPA术后5年生存率均超过95%[17-18]。而且，因为病情显著改善而停用肺动脉高压靶向治疗患者比例也显著增加。此外，PTPA术后患者肺循环血流动力学指标改善情况在长期随访过程中得以保持，说明在充分抗凝治疗情况下，患者极少发生肺动脉再狭窄或CTEPH再发。

四、PTPA 的国内现状

国内CTEPH患者数量众多，但目前能准确进行CTEPH诊断、评估和治疗的中心较少，每年能接受肺动脉内膜剥脱术手术的患者数量非常有限。因此，有大批CTEPH患者亟需通过PTPA进行治疗。中国医学科学院阜外医院血栓性疾病诊治中心较早开始进行CTEPH的腔内影像评估和介入治疗探索[18]，于2016年率先在国内开展改良PTPA技术。截至2018年12月已对100余例CTEPH患者行超过400次PTPA治疗。初步结果显示，经过多次PTPA介入治疗，大多数CTEPH患者肺血管阻力可显著降低50%～80%，相当比例患者可恢复血流动力学指标正常或接近正常。伴随肺动脉高压的逆转，患者心功能、运动耐力、生物标志物以及心脏结构和功能均得到显著改善。目前国内已有10余家中心开展PTPA治疗，未来会有更多患者因这项技术的推广而获益。

总之，多数CTEPH是急性肺栓塞的远期并发症，但仍有相当比例患者无肺栓塞或无明确静脉血栓栓塞症病史，因此其发病机制尚未被阐明。CTEPH临床易被误诊漏诊，自然预后恶劣。随着近年来外科、介入和药物治疗领域的快速进展，CTEPH患者已成为最有希望被临床治愈或显著改善的一类肺动脉高压人群。CTEPH的现代化治疗技术和策略已在国内多家中心开展，尤其是改良PTPA介入治疗技术在国内更易于推广，对提高我国CTEPH患者的整体治疗水平有极其重要价值。

参考文献

[1] Galiè N, Humbert M, Vachiery JL, et al. 2015 ESC/ERS guidelines for the diagnosis and treatment of pulmonary hypertension: the Joint Task Force for the Diagnosis and Treatment of Pulmonary Hypertension of the European Society of Cardiology (ESC) and the European Respiratory Society (ERS): endorsed by: Association for European Paediatric and Congenital Cardiology (AEPC), International Society for Heart and Lung Transplantation (ISHLT). Eur Heart J, 2016, 37: 67-119.

[2] Kim NH, Delcroix M, Jais X, et al. Chronic throm-

boembolic pulmonary hypertension. Eur Respir J, 2018: 213.

［3］Pengo V, Lensing AW, Prins MH, et al. Incidence of chronic thromboembolic pulmonary hypertension after pulmonary embolism. N Engl J Med, 2004, 350: 2257-2264.

［4］Simonneau G, Torbicki A, Dorfmüller P, et al. The pathophysiology of chronic thromboembolic pulmonary hypertension.Eur Respir Rev, 2017, 26（143）.

［5］Gopalan D, Delcroix M, Held M. Diagnosis of chronic thromboembolic pulmonary hypertension. Eur Respir Rev, 2017, 26（143）.

［6］Madani MM, Auger WR, Pretorius V, et al. Pulmonary endarterectomy: recent changes in a single institution's experience of more than 2, 700 patients. Ann Thorac Surg, 2012, 4: 97-103.

［7］Cannon JE, Su L, Kiely DG, et al. Dynamic risk stratification of patient long-term outcome after pulmonary endarterectomy: results from the United Kingdom national cohort. Circulation, 2016, 133: 1761-1771.

［8］Delcroix M, Lang I, Pepke-Zaba J, et al. Long-term outcome of patients with chronic thromboembolic pulmonary hypertension（CTEPH）: results from an international prospective registry. Circulation, 2016, 133: 859-871.

［9］Jenkins D, Madani M, Fadel E, et al.Pulmonary endarterectomy in the management of chronic thromboembolic pulmonary hypertension. Eur Respir Rev, 2017, 26（143）.

［10］Ghofrani HA, D'Armini AM, Grimminger F, et al. Riociguat for the treatment of chronic thromboembolic pulmonary hypertension. N Engl J Med, 2013, 369: 319-329.

［11］Ghofrani HA, Simonneau G, D'Armini AM, et al. Macitentan for the treatment of inoperable chronic thromboembolic pulmonary hypertension（MERIT-1）:

results from the multicentre, phase 2, randomised, double-blind, placebo-controlled study. Lancet Respir Med, 2017, 5: 785-794.

［12］Sadushi-Kolici R, Jansa P, Kopec G, et al. Subcu-taneous treprostinil for the treatment of severe non-operable chronic thromboembolic pulmonary hypertension（CTREPH）: a double-blind, phase 3, randomised controlled trial. Lancet Respir Med, 2019, 7（3）: 239-248.

［13］Mizoguchi H, Ogawa A, Munemasa M, et al. Refined balloon pulmonary angioplasty for inoperable patients with chronic thromboembolic pulmonary hypertension. Circ Cardiovasc Interv, 2012, 5: 748-755.

［14］Kataoka M, Inami T, Hayashida K, et al. Percutaneous transluminal pulmonary angioplasty for the treatment of chronic thromboembolic pulmonary hypertension. Circ Cardiovasc Interv, 2012, 5: 756-762.

［15］Inami T, Kataoka M, Shimura N, et al. Pulmonary edema predictive scoring index（PEPSI）, a new index to predict risk of reperfusion pulmonary edema and improvement of hemodynamics in percutaneous transluminal pulmonary angioplasty. JACC Cardiovasc Interv, 2013, 6: 725-736.

［16］Inami T, Kataoka M, Shimura N, et al. Pressure-wire-guided percutaneous transluminal pulmonary angioplasty: a breakthrough in catheter interventional therapy for chronic thromboembolic pulmonary hypertension. JACC Cardiovasc Interv, 2014, 7: 1297-1306.

［17］Inami T, Kataoka M, Yanagisawa R, et al. Long-term outcomes after percutaneous transluminal pulmonary angioplasty for chronic thromboembolic pulmonary hypertension. Circulation, 2016, 134: 2030-2032.

［18］Jiang X, Peng FH, Liu QQ, et al. Optical coherence tomography for hypertensive pulmonary vasculature. Int J Cardiol, 2016, 222: 494-498.

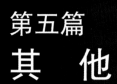

第五篇
其　他

34 结构性心脏病介入治疗并发症的防治

（蒋世良）

　　结构性心脏病介入治疗成功率高、创伤小、术后恢复快、疗效满意，目前在大的医疗中心已成为某些常见结构性心脏病常规治疗手段。施行该技术，若出现适应证选择不当、经验不足、操作技术不规范、病变解剖部位特殊或器材本身质量问题等均有在术中及术后发生严重并发症的潜在风险，少数在随访过程中也可出现迟发严重并发症。而发生并发症后一旦处理不及时或措施不当可给患者遗留严重功能障碍甚至导致死亡。因此，介入医师应充分了解结构性心脏病介入治疗中及治疗后可能发生的并发症及其原因，并掌握严重并发症的防治措施。

一、介入器材移位或脱落

1. 发生率

　　常见于房间隔缺损封堵术，发生率为 0.25% ～ 1.44%。其次是室间隔缺损封堵术，发生率为 0.53% ～ 3.8%；少见于卵圆孔未闭封堵术、动脉导管未闭封堵术、主动脉窦瘤破裂封堵术、冠状动脉瘘栓塞术、肺动静脉瘘栓塞术、瓣周漏封堵术、左心耳封堵术、经导管主动脉瓣置换术、经皮肺动脉瓣植入术及经皮心室重建术等[1-5]。多发生于介入术中，也可见于介入术后。国外报道最长时间房间隔缺损封堵术后 1 年才发现封堵器脱落的病例。

2. 发生原因

　　常为介入器材选择过小、病变解剖部位特殊、适应证选择不当、操作有误或器材本身质量问题等所致。

3. 主要表现

　　视脱落部位不同表现也不相同，若介入器材脱落于左心室或右心室，患者常感心慌，心电图示频繁室性早搏；若脱落于左心房或右心房，一般介入器材多为短暂停留，很快进入左（或右）心室、肺动脉或主动脉，心电图可为一过性房性早搏或房性心动过速等；若脱落于肺动脉，患者除感一过性心慌外，可有胸闷、气短不适感；若脱落于胸降主动脉或腹主动脉且未影响其重要分支血流时，患者可无异常感觉；一旦阻塞分支动脉血流，则可造成重要脏器缺血甚至坏死等一系列临床症状，如腹痛、肾功能不全、截瘫、肠坏死、败血症等严重后果。若房间隔缺损封堵术后患者发生青紫，一般为封堵器脱入下腔静脉入口处，导致部分不含氧的体静脉血进入左心房。若封堵器脱落至二尖瓣口，可导致二尖瓣反流，高速血流冲击封堵器金属网丝，引起红细胞的破坏及血红蛋白尿。国外有报道左心耳封堵术后 1 个月，患者突发呼吸困难，发现封堵器脱落导致左心室流出道梗阻、二尖瓣腱索断裂及反流，最终死亡[4]。

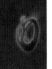

4.防治措施

首先要严格掌握适应证，术前检查应全面、仔细及准确。对局部解剖条件差者，应充分评估其介入治疗的可行性。属于介入治疗禁忌证者，不应尝试实施。术中操作要规范，应选择适当的介入器材，尤其对房间隔缺损近下腔静脉侧的边缘薄而短者，释放封堵器前一定要反复推拉封堵器并经超声心动图和X线透视确定其位置、形状有无异常；应备有圈套器及异物钳。一旦发生介入器材脱落，根据脱落的部位、介入器材的类型、大小以及患者情况来选择介入抓取还是外科手术处理。一般对介入器材较小或栓堵的部位尚未引起生命体征明显异常且术后不超过1个月者，可先尝试用圈套器抓取（图34-1）。若不成功或对栓堵于重要脏器者应行紧急外科手术，以免延误病情，造成严重不良后果甚至死亡。值得注意的是，在采取处理措施之前，一定要判断准确介入器材脱落的部位，避免盲目外科手术或介入抓取，给患者带来不必要的创伤或遭受过多的X线辐射。同时应根据介入医师的操作经验、患者情况及所在单位器械条件等，来决定行介入处理还是外科手术，以防发生因介入所带来的并发症。另外，先天性心脏病封堵术后的患者在6个月内应尽量避免剧烈运动及提重物等，随访中如突然发生胸闷、心慌等症状应及时就诊。经导管主动脉瓣置换术中一旦发生支架稍移位至左心室流出道者，可酌情采用导丝及圈套器方法将下移的支架轻轻向升主动脉侧牵拉。经皮肺动脉瓣植入术后若支架稍移位至右心室流出道者，可酌情采用外科缝吊技术将支架向主肺动脉侧牵拉固定，也可取得较满意的临床效果。

二、心包积液、心脏压塞

1.发生率

最常见于房间隔缺损封堵术、球囊二尖瓣成

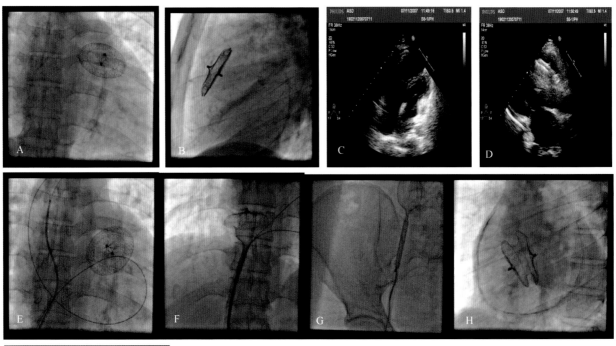

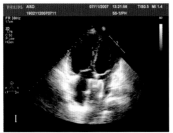

图34-1　ASD封堵器直径36 mm，释放后封堵器脱落入右心室流出道

A.后前位X线片；**B.**左侧位X线片。**C**和**D.**超声心动图示封堵器位于右心室流出道。**E～G.**先送一导丝穿过封堵器网眼，减少其活动度，再送入圈套器套取封堵器、收入大输送鞘内。**H**和**I.**收回封堵器，更换更大型号封堵器封堵成功

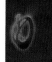

形术、卵圆孔未闭封堵术及球囊肺动脉瓣成形术，少见于左心耳封堵术、经导管主动脉瓣置换术、动脉导管未闭及室间隔缺损封堵术等[1-3]。房间隔缺损封堵术心脏压塞发生率为 0.12% ～ 0.47%，一般发生于术中，也可发生于术后数天、数周、2 年甚至 3 年者。

2. 发生原因

多发生于开展介入治疗早期，一般与术者缺乏介入治疗经验、心脏 X 线解剖不熟悉、介入器材直径选择过大、操作不当或封堵器的锐利边缘磨蚀心房壁所致。房间隔缺损封堵器选择过大，或随着心房水平左向右分流消失，右心房逐渐缩小，封堵器边缘可紧邻心房壁，进而磨蚀心房壁造成心包积液或心脏压塞。肺动脉瓣环直径测量有误，采用过大球囊扩张肺动脉瓣狭窄时也可发生瓣环或右心室流出道撕裂，导致心脏压塞。球囊二尖瓣成形术及左心耳封堵术主要是由于穿刺房间隔时或术中损伤心房壁或左心房耳部所致，也有左心耳封堵术后封堵器顶端侵蚀左心房耳壁及邻近肺动脉壁，引起局部穿孔的报道。

3. 主要表现

患者感胸闷、气短、心慌或胸痛，严重者烦躁不安或表情淡漠及意识丧失。体征表现为血压下降、脉压变小、心率减慢等。透视下可见心脏搏动减弱或消失。经胸超声心动图可示心包腔内液性暗区。

4. 防治措施

首先介入术者应熟悉心脏 X 线解剖，导丝导管及输送鞘管等应在透视下插送，切忌暴力操作。房间隔缺损介入治疗前应重复经胸超声心动图检查，主要明确有无心包积液及其积液量的多少。术中操作要轻柔，尤其当导丝及导管试图进入左上肺静脉时，一定要判断准确，切勿伤及左心耳部；初学者或介入治疗经验不足者应慎用肺静脉法封堵房间隔缺损。由于部分卵圆孔未闭解剖形状特殊以及孔径过小等，在卵圆孔未闭封堵术中，若采用导丝及导管多次尝试还难以通过房间隔时，应停止操作，终止封堵术，也不主张采用穿刺房间隔方法实施封堵，以防操作不当引起心脏压塞。肺动脉瓣狭窄球囊扩张术前应准确测量瓣环直径

及正确选择球囊导管。需要穿刺房间隔的介入治疗，定位要准确无误，穿刺困难时可借助超声心动图监测。另外，术中及术后应严密观察病情，尤其是对介入术后突发胸闷、胸痛等症状者，应及时诊治。经胸超声心动图可明确"心包积液"量的多少，以便酌情选择心包引流或外科手术。

三、三度房室传导阻滞

1. 发生率

常见于经导管主动脉瓣置换术后、室间隔缺损封堵术中或术后，少见于房间隔缺损封堵术中或术后；也可见于球囊主动脉瓣成形术及梗阻性肥厚型心肌病化学消融术（PTSMA）[5-10]。采用球囊扩张型及自膨胀型经导管主动脉瓣置换术后需要安装永久起搏器者分别占 4% ～ 6% 及 18% ～ 44%[7]。室间隔缺损封堵术后三度房室传导阻滞发生率为 0.1% ～ 3.0%[3]。房间隔缺损封堵术后发生率 < 0.50%。室间隔缺损封堵术后三度房室传导阻滞多发生于术后 1 周内，也有发生于室间隔缺损封堵术后数年的病例，目前国内室间隔缺损封堵术后 10 年以上发生三度房室传导阻滞者已有 3 例，最长者为术后 13 年[8-10]。早期多见于使用进口偏心性室间隔缺损封堵器的患者，近年来临床上也偶见于采用新型国产室间隔缺损封堵器、国产动脉导管未闭封堵器及进口 ADO II 封堵器封堵术后。

2. 发生原因

一般认为与导管刺激、介入器材直径选择过大、压迫、挤压摩擦室间隔造成局部水肿、瘢痕形成或缺损边缘靠近房室传导束有关。

3. 主要表现

患者可有头晕、视物模糊或晕厥等症状。心电图示房室呈完全性分离（P 波与 QRS 波无关），且 PP 间期和 RR 间期各有自己的规律，心房率快于心室率。心房多为窦性心律，也可为房性异位心律。心室为缓慢匀齐的交界性或室性逸搏心律。部分患者室间隔缺损封堵术后近期发生完全性右束支传导阻滞，随访过程中逐渐演变为间断性完全性左束支传导阻滞，最终发展为三度房室传导阻滞。

4.防治措施

对 5 岁以下室间隔缺损患儿，若缺损直径 ≤ 3 mm 且无心脏增大者，不应急于行介入治疗，除注意避免感染性心内膜炎外，可定期随访。实施介入治疗时，建立动静脉轨道操作要轻柔，介入器材直径选择不宜过大，室间隔缺损封堵植入术后常规应用激素 3 ～ 5 天，住院观察时间也应适当延长，一般 5 ～ 7 天。一旦发生三度房室传导阻滞，除继续应用激素外，尚需使用维生素 C 及营养心肌等药物，并酌情植入临时起搏器。值得注意的是，该并发症有复发的潜在风险，对恢复窦性心律者，短期内也应密切观察患者的症状及心电图的变化，以便及时治疗。而对于临时起搏器的保留时间，目前尚无统一的意见。国外专家认为若观察 2 周仍未转复为窦性心律，应植入永久起搏器（图 34-2）。国内报道 1 例安装临时起搏器及保守治疗 3 周左右转为窦性心律的患者。另外，发生三度房室传导阻滞后行外科手术的时机以及术后能否恢复为窦性心律等，目前也无统一的看法，需要不断积累经验并加以总结。国内曾报告 1 例 1 岁 9 个月的患儿，室间隔缺损封堵术后 1 年发生三度房室传导阻滞，施行外科手术取出了封堵器并修补室间隔缺损，术后 1 周转为窦性心律[8]。但也有室间隔缺损封堵术后发生三度房室传导阻滞 1 周行外科手术未恢复窦性心律者。国内先天性心脏病介入器材生产厂家已对膜周部室间隔缺损封堵器进行了改进，增加了封堵器的腰部长度，减少了封堵器对室间隔缺损周边组织的压迫，明显降低了房室传导阻滞的发生率。值得注意的是房间隔缺损封堵术后发生三度房室

传导阻滞主要为封堵器过大所致，若术中（释放封堵器前）发生该并发症，应收回封堵器；释放封堵器后发生三度房室传导阻滞的患者，应及早进行外科手术为宜。

四、心脏及大血管磨蚀

1.发生率

结构性心脏病介入术后发生心脏及大血管磨蚀，包括主动脉-左 / 右心房瘘、主动脉-右心室瘘及肺动脉破裂等。主动脉-左 / 右心房瘘是房间隔缺损封堵术后晚期严重并发症之一，国外文献报道发生率为 < 0.1%；国内发生率为 0.013%。多数发生在封堵术后 72 h 内，国外报道有晚至术后 8.6 年者[11-16]。主动脉-右心室瘘仅见于经导管主动脉瓣置换术后个案报道[17]。肺动脉破裂见于左心耳封堵术后个案报道[18]。

2.发生原因

一般认为是由于房间隔缺损位于前上方以及选择的封堵器偏大、锐利的封堵器边缘机械性摩擦主动脉根部所致。

3.主要表现

多数患者有持续性胸痛，可发生溶血，个别患者无特殊症状。部分患者可于心前区闻及双期杂音。超声心动图示主动脉根部与左心房或右心房之间高速血流信号。升主动脉造影可见造影剂自主动脉根部喷入左心房、右心房或右心室。

4.防治措施

封堵器选择不宜过大，尤其是位于前上方的房间隔缺损应格外注意，所选择封堵器的左心房

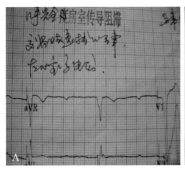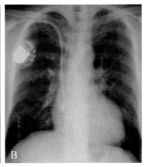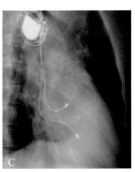

图 34-2　男，32 岁，采用 AGA 偏心型室间隔缺损封堵器封堵膜周部室间隔缺损，术后 2 年发生三度房室传导阻滞（A）；植入永久起搏器（B 和 C）

侧盘的直径不应超过房间隔的最大径。而对主动脉侧缺损的边缘较短或缺如者，应将该侧的封堵器呈"Y"或"V"字型骑跨在主动脉根部，以避免锐利的封堵器边缘直接接触主动脉根部且随心脏搏动而发生磨损及穿孔。因此，对于拟行房间隔缺损封堵术的患者及其家属除交代术中可能发生的并发症外，还应要求成功地施行了房间隔缺损封堵术后的患者严格随访。一旦发现该种并发症一般行手术治疗（图34-3），但国内外也有采用介入治疗成功的个案报告[15-17]。据统计国内房间隔缺损封堵术后发生主动脉-右心房/左心房瘘者已有8例（包括外科开胸植入封堵器1例），其中施行外科手术处理3例，1例采用介入治疗（图34-4），1例随访中自愈，其余3例仍在随访中。

五、主动脉瓣关闭不全

1. 发生率

为室间隔缺损封堵术及球囊主动脉瓣成形术的严重并发症之一，偶见于主动脉窦瘤破裂封堵术及房间隔缺损封堵术后[1-2, 19-22]。室间隔缺损封堵术后主动脉瓣关闭不全的发生率为0.32%；国内已有室间隔缺损封堵术后7年发现主动脉瓣中到大量反流的病例。

2. 发生原因

主要由于缺损上缘距主动脉瓣的距离太近，封堵后封堵器影响主动脉瓣的关闭，或建立股动脉-室间隔缺损-股静脉轨道时损伤了主动脉瓣所致。另外，封堵术后封堵器移位也会造成主动脉

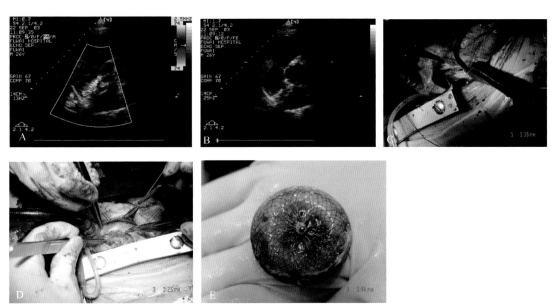

图34-3 男，26岁。采用AGA直径28 mm封堵器封堵房间隔缺损，术后8天患者感胸痛；术后10天行TTE示主动脉-右心房瘘（A、B）；封堵术后2个月行外科修复手术证实（C至E）

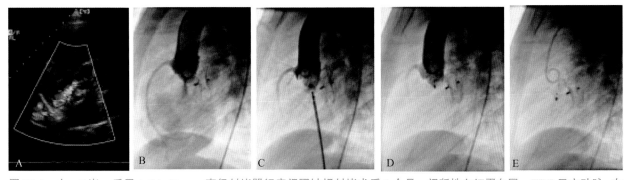

图34-4 女，7岁。采用AGA 16 mm直径封堵器行房间隔缺损封堵术后1个月，间断性血红蛋白尿，TTE示主动脉-右心房瘘（A）；术后2个半月升主动脉造影证实主动脉无冠窦-右心房瘘（B），采用6/4 mm动脉导管未闭封堵器行主动脉-右心房瘘封堵术（C至E）

瓣关闭不全。主动脉窦瘤破裂封堵术及房间隔缺损封堵术后主要为封堵器挤压或牵拉主动脉窦，导致主动脉瓣反流。球囊选择过大是球囊主动脉瓣成形术后发生主动脉瓣关闭不全的主要原因。

3. 主要表现

封堵器植入即刻、释放封堵器后或球囊扩张术后，超声心动图即可显示主动脉瓣关闭不全及其程度或有无主动脉瓣穿孔等；升主动脉造影示造影剂自升主动脉反流入左心室。在随访过程中可于患者胸骨左缘 3 ～ 4 肋间闻及舒张期递减性哈气样杂音；超声心动图可显示主动脉瓣反流的程度及有无左心室增大等。

4. 防治措施

为避免该并发症的发生，除使用超滑导丝引导导管通过室间隔缺损外，尚需严格掌握适应证，根据室间隔缺损的部位、直径、距主动脉瓣的距离等选择适当的封堵器；植入封堵器时一定要经超声心动图及升主动脉造影证实无主动脉瓣关闭不全和残余分流，且封堵器的形状、位置无异常后才可释放封堵器。若植入封堵器后（未释放前）发现少至中量主动脉瓣关闭不全，应收回封堵器，否则释放后会加重其反流量。球囊主动脉瓣成形术要避免选择过大球囊直径，若介入术后发生轻度主动脉瓣关闭不全可严密随访观察；中度或中度以上的主动脉瓣关闭不全应行外科手术。

六、三尖瓣关闭不全

1. 发生率

多见于球囊肺动脉瓣成形术及室间隔缺损封

堵术，也可见于动脉导管未闭封堵术，其发生率 < 2.0%[1-2, 23]。

2. 发生原因

主要由于导管或导丝通过右心室时穿过腱索或乳头肌，球囊过长，扩张、建立轨道或释放封堵器时损伤了三尖瓣结构（图 34-5），或三尖瓣隔瓣附着异常，封堵器移位、随心脏搏动磨损侵蚀影响其功能所致。

3. 主要表现

于三尖瓣区可闻及收缩期杂音，严重者可有颈静脉怒张、肝大及下肢水肿等。超声心动图可显示右心房室增大，三尖瓣叶、乳头肌及腱索结构异常情况，彩色多普勒可显示三尖瓣反流程度。

4. 防治措施

操作过程中切勿将导丝、导管或鞘管穿过右心室内的腱索和乳头肌。对伴有较薄弱膜部瘤的室间隔缺损尽量不要将封堵器植入膜部瘤内，而对发生轻度三尖瓣关闭不全者，若无明显临床症状可密切随访观察，严重者应施行外科手术。

七、二尖瓣关闭不全

1. 发生率

可见于二尖瓣球囊成形术、房间隔缺损封堵术，房间隔缺损封堵术后发生率 < 0.3%。偶见于室间隔缺损封堵术、梗阻性肥厚型心肌病化学消融术及左心耳封堵术[1-2, 4, 21-22]。

2. 发生原因

主要为房间隔缺损的边缘距二尖瓣较近，封堵器的左心房侧边缘影响了二尖瓣的关闭或机械

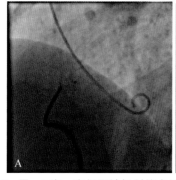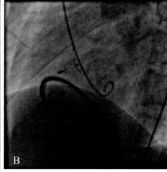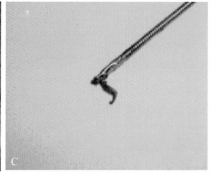

图 34-5　男，5 岁，室间隔缺损封堵术后释放封堵器时异常困难（A、B）；最终释放后发现输送钢缆前端有部分纤维组织（C）

性摩擦造成二尖瓣穿孔；释放室间隔缺损封堵器时左心室侧盘缠绕二尖瓣腱索或乳头肌；或左心耳封堵器脱落卡于左心室流出道，导致二尖瓣腱索断裂。

3. 主要表现

于心尖部可闻及收缩期高频吹风样杂音，可向腋下传导。超声心动图可显示二尖瓣叶、乳头肌及腱索的结构异常情况，随着时间的延长，左心房室可有不同程度增大；彩色多普勒可示二尖瓣反流程度。

4. 防治措施

术前应严格掌握适应证，对距二尖瓣前叶 < 7 mm 的房间隔缺损不应盲目行封堵术。术中操作要规范，释放封堵器前需经超声心动图仔细观察封堵器的边缘是否接触二尖瓣而影响了其功能；术后应严格随访，尤其对释放后有轻度二尖瓣关闭不全者，要观察其关闭不全的程度有无变化，近期逐渐加重者应行外科处理。

八、肺动脉夹层、主动脉夹层

1. 发生率

为动脉导管未闭封堵术或动脉导管未闭合并主动脉缩窄同时行介入治疗的罕见严重并发症[2]，其发生率 < 0.05%。主动脉夹层也可见于经导管主动脉瓣置换术[1]。

2. 发生原因

多与局部动脉壁本身发育异常有关，部分与术中操作不当所致。

3. 主要表现

患者可有胸痛或胸部不适感。造影显示主肺动脉或主动脉腔内造影剂滞留；CTA 显示肺动脉或主动脉真假腔。

4. 防治措施

肺动脉夹层，临床处理较棘手，尤其合并重度肺动脉高压者，手术风险大，效果也不满意。因此，介入治疗术中操作要规范、轻柔，避免导管、导丝及输送鞘管对动脉内膜的损伤。而对于主动脉夹层，成人患者可酌情采用覆膜支架植入术；而对于低体重的患儿有时应行外科手术处理。

九、封堵器脱载

1. 发生率

可见于房间隔缺损封堵术，其发生率 < 0.20%[2]。偶见于动脉导管未闭封堵术。

2. 发生原因

主要为器材本身质量问题所致，个别操作不当也可引起本并发症。

3. 主要表现

封堵器在推送或拟行位置调整时，封堵器与输送导丝连接处过早发生脱离。

4. 防治措施

封堵器植入体内前应仔细检查，包括检查输送鞘管及其附件等。术中推送封堵器切忌旋转动作以免发生脱载。一旦发生封堵器脱载可酌情采用圈套器取出或外科手术处理。

十、溶血

1. 发生率

常见于动脉导管未闭和室间隔缺损封堵术，其发生率动脉导管未闭封堵术为 < 0.80%，室间隔缺损封堵术为 0.51% ~ 5.88%[1-2, 24-27]。罕见于房间隔缺损封堵术后发生主动脉–心房瘘[16]或合并二尖瓣反流者（图 34-6）及主动脉窦瘤破裂封堵术后。

2. 发生原因

一般为残余分流、房室瓣或主动脉瓣关闭不全时高速血流冲击封堵器导致的红细胞破坏。可发生于术后 1 ~ 24 h 内，也有室间隔缺损封堵术后 3 个月发生溶血者。

3. 主要表现

小便颜色呈洗肉水样，严重者为酱油色尿，可伴发热、黄疸、血红蛋白下降及乳酸脱氢酶升高等。

4. 防治措施

尽量避免高速血流的残余分流；一旦发生术后溶血可使用激素、碳酸氢钠等以碱化尿液，保护肾功能，多数患者可自愈。也可采用弹簧栓子等再次封堵残余分流。若患者持续发热、溶血性贫血及黄疸等，则应酌情给予外科处理。

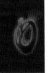

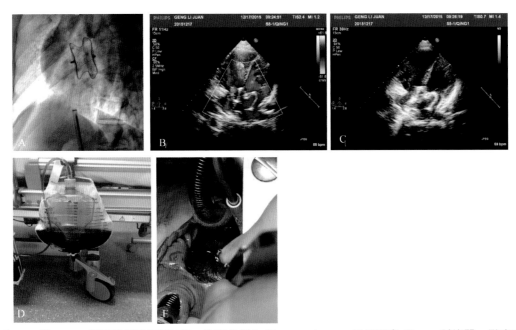

图 34-6 女，30 岁，TTE 示双孔型房间隔缺损，直径分别为 30 mm、6 mm，采用国产 40 mm 封堵器，影响二尖瓣，更换 36 mm（A），少量残余分流。出院术后第 5 天出现血红蛋白尿，术后 10 天出现黄疸、血红蛋白下降。术后 1 个月来院检查 TTE 示二尖瓣前叶根部穿孔反流 4 mm 直径，反流峰值流速可达 6 m/s（B，C）。血红蛋白尿呈"酱油色"（D）。外科手术发现二尖瓣前叶两处穿孔；取出封堵器，修补房间隔缺损及二尖瓣（E）；术后当晚尿色变黄

十一、完全性左束支传导阻滞伴左心室进行性增大

1. 发生率

多见于 7 岁以下室间隔缺损封堵术后患儿[2]，发生率约为 0.33%。

2. 发生原因

目前致病因素尚不十分清楚。

3. 主要表现

患者活动量受限，心电图示完全性左束支传导阻滞；超声心动图示左心室增大，室壁运动减弱，射血分数降低；其心功能随着心脏增大而日趋下降，预后极差，是最棘手的术后并发症。全国已有 7 例报道。其中 3 例发生死亡（图 34-7）。

4. 防治措施

对于年龄小、无血流动力学意义的室间隔缺损不应过早施行介入治疗。目前缺乏理想的治疗

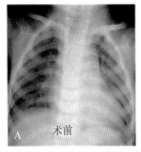
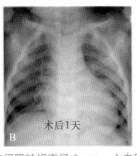
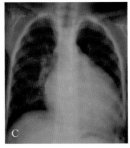
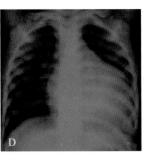

图 34-7 男,3 岁，左心室造影：室间隔缺损直径 3 mm，心电图示窦性心律，左心室高电压；X 线胸片示心 / 胸比 0.60（A）；术前 TTE 示 LVEDD 34 mm EF 70%。采用 AGA 6 mm 偏心性封堵器封堵室间隔缺损。术后 24 h X 线胸片：肺血较术前减少，心 / 胸比 0.59（B）；术后 5 天（出院前）心电图正常。术后 1、3、6 个月因故未能按要求严格随访。术后 6 个月随访（当地）TTE：无残余分流，房室内径尚可，心电图不详。术后 1 年来院随访时：X 线胸片示双肺淤血，心脏增大（C），心 / 胸比 0.65，心电图示完全性左束支传导阻滞。术后 2 年来院随访心电图示室内传导阻滞；TTE：LVEDD 62 mm，EF 28%；X 线胸片示双肺淤血重，心 / 胸比 0.69（D）。活动耐量明显减低，术后 4 年因心力衰竭死亡。LVEDD：左心室舒张末期内径；EF：射血分数

方法，主要采用抗心力衰竭及营养心肌等药物，国内外也有尝试安装起搏器者，有望改善心功能。一旦室间隔缺损封堵术后发生完全性左束支传导阻滞，应密切随访。国内曾报告一例室间隔缺损封堵术后 3 天发生完全性左束支传导阻滞的病例，至介入术后 13 个月行外科手术取出封堵器修补室间隔缺损，于外科术后 3 个月心电图转变为完全性右束支传导阻滞[28]。

十二、体循环栓塞

1. 发生率

可发生于室间隔缺损、房间隔缺损封堵术中或术后及冠状动脉瘘栓塞术中，发生率约为 0.16%[1-2]。也可见于经导管主动脉瓣置换术及左心耳封堵术。

2. 发生原因

主要为术中操作不规范、输送系统排气不彻底、弹簧栓子脱落、术中或术后抗凝治疗不当所致；高龄患者部分与动脉管壁粥样斑块脱落有关。

3. 主要表现

视栓塞部位不同其临床表现也不相同，可有复视、视野缺失、言语不清、口眼歪斜、肢体活动障碍等。CT 及 MRI 可显示栓塞的确切部位及受累范围等。

4. 防治措施

介入术中操作要规范、房间隔缺损及室间隔缺损应肝素化；术后严格抗凝治疗，尤其是对于房间隔缺损封堵术后合并心房颤动者，应服用华法林至少 6 个月。一旦明确诊断，应尽早酌情采取抗凝或溶栓治疗，但要防止脑出血等次生并发症的发生。

十三、冠状动脉空气栓塞

1. 发生率

主要发生于房间隔缺损封堵术及肺动静脉瘘栓塞术中，发生率分别为 1.0% ～ 4.7% 及 10.2%[1-2]。也可见于室间隔缺损封堵术中、球囊二尖瓣成形术及左心耳封堵术中。

2. 发生原因

常由于导管及输送鞘管内排气不净或输送封堵器时带入气体所致。因操作时患者处于仰卧位，右冠状动脉开口朝上，一旦气体经左心房-左心室达升主动脉，极易进入右冠状动脉而发生冠状动脉空气栓塞。

3. 主要表现

术中患者常突然感胸闷、气短、胸痛及烦躁不安等；心电图示 ST 段抬高及心率减慢（图 34-8）。

4. 防治措施

要彻底排净导管及输送鞘管内的气体，封堵器在进入人体内前应将其放入生理盐水中充分浸泡排气，若为成人患者可嘱其咳嗽以便使鞘管内的气体排出。发生冠状动脉空气栓塞后应立即给患者吸氧，酌情使用阿托品及血管扩张药，一般 20 min 内症状即可缓解。

十四、心肌梗死

1. 发生率

主要发生于室间隔缺损封堵术、冠状动脉瘘栓塞术、梗阻性肥厚型心肌病化学消融术、经导管主动脉瓣置换术及经皮肺动脉瓣植入术，目前多为个案报告[1-2, 29]。

2. 发生原因

常由于术中或术后抗凝不够所致，冠状动脉瘘栓塞术后其近心端冠状动脉内血栓形成并逐渐阻塞正常冠状动脉分支造成相应区域心肌梗死；以及介入术中操作不当损伤冠状动脉开口，带瓣支架压迫冠状动脉近心段或栓塞正常冠状动脉分支等。

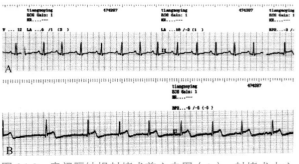

图 34-8　房间隔缺损封堵术前心电图（A）；封堵术中心电图（B）

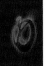

3. 主要表现

患者可有胸痛；心电图示心肌缺血或梗死；超声心动图示局部室壁运动减弱、消失或有矛盾运动。

4. 防治措施

术中操作要轻柔，避免损伤冠状动脉开口；应肝素化，术后严格抗凝，尤其对于冠状动脉瘘栓塞的患者至少抗凝 6 个月或更长。经导管主动脉瓣置换术及经皮肺动脉瓣植入术中可置入冠状动脉导引鞘及导丝以便紧急情况下植入冠状动脉支架。

十五、血小板减少

1. 发生率

多见于动脉导管未闭封堵术后，少见于室间隔缺损封堵术后[1-2, 30-31]，罕见于房间隔缺损封堵术后。

2. 发生原因

多与应用较大直径封堵器和（或）残余分流有关，使血小板发生聚集或破坏；个别与使用肝素或可能对封堵器过敏有关。

3. 主要表现

血化验示血小板减少，严重者可有出血倾向。

4. 防治措施

尽量封堵完全，一旦发生该并发症，应积极寻找原因，可酌情应用激素、碱化尿液、降压及输入血小板等，若无效应行外科手术取出封堵器及处理动脉导管未闭等。

十六、头痛

1. 发生率

头痛多见于房间隔缺损封堵术后，其发生率在 0.50% ～ 35%[1-2]。少见于室间隔缺损及动脉导管未闭封堵术后。

2. 发生原因

目前其确切原因尚不清楚。推测可能与植入封堵器后房间隔发生改变或封堵器本身释放血管活性物质有关，但难以解释那些术前即有头痛而封堵术后症状消失的情况。

3. 主要表现

常发生于封堵术后数小时之内，少数可出现于术后数周或数月内，一般表现为间断性偏头痛，有时伴呕吐。多于术后半年内自行缓解，个别患者可持续 3 年。CT 或 MRI 检查常无阳性发现。

4. 防治措施

若除外脑出血后，则可加强抗凝，对症处理，有人尝试缓和脱水治疗有效。对术后半年仍有头痛者，经影像学检查除外颅内病变后，可酌情延长抗凝治疗时间。对采用药物治疗无效的严重头痛患者，国内已有 3 例经外科手术取出封堵器修补房间隔缺损取得满意效果的病例报道。

十七、残余分流

1. 发生率

可见于各种先天性心脏病封堵术后，即刻残余分流发生率 1.16% ～ 40%[1-2]。随着随访时间的延长，发生率逐渐降低。

2. 发生原因

多与缺损边缘不规则、封堵器选择偏小或多发孔缺损有关。

3. 主要表现

部分病例听诊可于相应部位闻及病理性杂音，介入术后超声心动图或造影发现异常残余分流。

4. 防治措施

术前检查要全面、准确；选择封堵器要适当；封堵后应仔细核对有无残余分流，若由于封堵器偏小所致残余分流，应更换大型号封堵器。如为多发缺损，可酌情采用特殊类型或双枚封堵器堵闭。

十八、医源性主动脉缩窄或左肺动脉狭窄

1. 发生率

发生率较低，约为 0.2%，一般发生于动脉导管未闭封堵术后的患儿[1-2]。

2. 发生原因

主要为动脉导管未闭直径偏大或漏斗部偏小，

植入大型号封堵器后造成主动脉峡部或左肺动脉狭窄。

3. 主要表现

术后自升主动脉至降主动脉或自左肺动脉远端至主肺动脉连续测压可发现有意义的收缩压差；超声心动图、主动脉造影及主动脉 CTA 均可提示该并发症（图 34-9）。

4. 防治措施

释放封堵器前，应仔细核对除外有无该并发症的可能。若超声心动图测定跨主动脉狭窄处收缩压差 < 10 mmHg，可严密随访观察；若狭窄较重应酌情更换较小直径封堵器或放弃介入治疗。若封堵器释放后发现较重医源性狭窄，应采用介入方法取出封堵器或外科手术处理。

十九、封堵器过敏反应

1. 发生率

国内外仅见个案报告，多为房间隔缺损及卵圆孔未闭封堵术后[32]。

2. 发生原因

主要对镍过敏，多见于对金属过敏的女性患者。

3. 主要表现

封堵术后皮肤瘙痒、起皮疹，可有胸闷、胸部不适感，也可有发热、心包积液等。

4. 防治措施

术前应详细询问患者有无金属过敏史，必要时可行封堵器手腕部贴敷试验（图 34-10），观察 24 h 后，若局部皮肤无发红、皮疹等，可行封堵介入治疗。

二十、三尖瓣狭窄

1. 发生率

国内外仅见个案报告，见于室间隔缺损封堵术后[1]。

2. 发生原因

主要为封堵器影响三尖瓣的开放所致，多见于合并膜部瘤的患者。

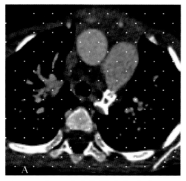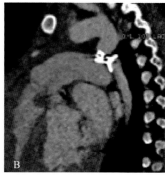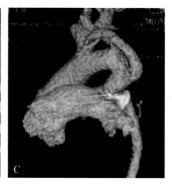

图 34-9　男，2.9 岁。动脉导管未闭直径 6 mm，血压 90/60 mmHg。1 岁时在当地医院行动脉导管未闭封堵术，采用直径 10/8 mm 封堵器。术后 3 天经胸超声心动图见少量残余分流。术后 1 年 9 个月血压：150/90 mmHg。主动脉增强 CT：主动脉缩窄伴动脉导管未闭术后残余分流（A 至 C）。后行外科手术

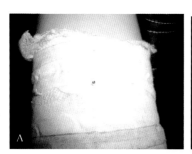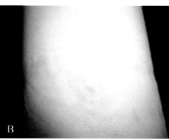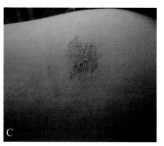

图 34-10　封堵器贴敷试验：将封堵器用绷带固定于前臂（A）；24 h 后观察局部皮肤无反应为阴性（B）；局部皮肤有皮疹、水泡等为阳性（C）

3. 主要表现

封堵术后即刻若血压及血氧饱和度下降，超声心动图示右心房进行性增大，应考虑该并发症的可能。随访中患者可有下肢水肿、肝大等右心衰竭表现。超声心动图可显示三尖瓣狭窄的程度。

4. 防治措施

室间隔缺损封堵术中应采用超声心动图监测，一旦发现封堵器影响三尖瓣功能，不可释放封堵器。若释放后发生三尖瓣狭窄，一般采用外科手术处理。国外也有采用球囊扩张术治疗的个案报告[1]。

二十一、医源性室间隔缺损

1. 发生率

主要见于室间隔缺损封堵术，发生率为 0.24%；也可见于经导管主动脉瓣置换术后[1-2]。

2. 发生原因

为术中未能将导管及导丝通过原有的室间隔缺损建立动静脉轨道，而是通过极薄弱的室间隔进入右心室侧，造成医源性室间隔缺损。经导管主动脉瓣置换术后，由于带瓣支架的左心室流出道端磨蚀室间隔也可导致该并发症。

3. 主要表现

封堵术后左心室造影显示原室间隔缺损仍存在，一般在其下方发现位于室间隔处的封堵器。经胸超声心动图也可明确诊断。

4. 防治措施

术中建立动静脉轨道时，轻柔操作及植入介入器材准确定位可防止该并发症发生。一旦发生医源性室间隔缺损，可酌情行介入或外科手术。

二十二、股动静脉瘘

1. 发生率

见于房间隔缺损封堵术、球囊肺动脉瓣成形术、室间隔缺损封堵术及动脉导管未闭封堵术，其发生率分别为 0.43%、0.13%、0.33% ～ 1.38% 及 0.05%；也可见于球囊二尖瓣成形术[1-2]。

2. 发生原因

主要与输送鞘管较粗、穿刺点不当或局部血管走行异常有关。

3. 主要表现

患者常感插管处疼痛，更换鞘管时原股静脉插管处可见鲜红色血液涌出，测量该处鲜血血氧饱和度明显升高，达 95% 以上；若动静脉均插管，透视下动静脉插入的导丝或导管于较低位置（股骨头以下）交叉，而不在高位交叉；包扎后听诊该处可闻及血管性杂音；血管造影或血管超声显示股动静脉之间存在交通。

4. 防治措施

穿刺时患者下肢尽量外展，股静脉穿刺点不应过低，要避开股动脉。介入术前在行右心导管检查时，如怀疑股动静脉瘘，应避免置入更大直径的鞘管。若经超声证实股动静脉瘘直径 ≤ 3 mm，可先采用局部压迫法，无效者可随访观察，一般 1 ～ 3 个月可自愈。仍未愈合者应施行外科手术，高龄患者也可采用覆膜支架介入治疗。

二十三、感染性心内膜炎

1. 发生率

目前先天性心脏病介入治疗后发生感染性心内膜炎仅见个案报告，包括经皮肺动脉瓣植入术及室间隔缺损、动脉导管未闭及房间隔缺损封堵术后[1-2, 33-35]。

2. 发生原因

一般与介入术后患者自身抵抗力差、患者合并其他疾患、术前 1 个月内曾有发热或所用器械灭菌不彻底等有关。

3. 主要表现

患者术后常有持续发热，血细菌培养可为阳性，超声心动图或 CTA 检查心腔内可发现赘生物。

4. 防治措施

因先天性心脏病一般不是急诊治疗，因此若患者封堵术前 1 个月内有发热感染史，暂不宜行介入治疗。对于植入封堵器的患者术后应常规应用抗生素，一旦患者术后发热应积极处理，酌情延长术后随访观察时间，以避免感染性心内膜炎的发生。而对于术后发生感染性心内膜炎的患者若药物治疗无效，应行外科手术。

二十四、死亡

1. 发生率

一般发生在房间隔缺损封堵术及球囊肺动脉瓣成形术，其死亡率均 < 0.40%；少见于动脉导管未闭、室间隔缺损封堵术、肺动静脉瘘栓塞术、球囊主动脉瓣扩张术、房间隔造口术、经导管肺动脉瓣植入术（PPVI）、经导管主动脉瓣置换术、球囊二尖瓣成形术及左心耳封堵术等[1-2]。

2. 发生原因

主要为介入术中和术后发生心脏压塞或介入器材脱落且处理不当或不及时所致；经皮肺动脉瓣植入术中因球囊直径选择过大造成瓣环撕裂-心脏压塞、扩张时位置不当或导丝/导管刺激右心室流出道而发生严重痉挛和心律失常等均可导致死亡。另外，结构性心脏病介入术中若伤及冠状动脉，术后发生感染性心内膜炎、脑梗死、脑出血、重度肺动脉高压未缓解、室颤或晕厥等均可导致死亡。一般死亡发生于术中或术后近期内，但也有于房间隔缺损封堵术后1年半不明原因猝死者。

3. 防治措施

①对重度肺动脉瓣狭窄患儿，应在气管插管麻醉下实施介入治疗，且尽量避免刺激右心室流出道，以防发生流出道痉挛、缺氧发作及致命性心律失常。②动脉导管未闭合并重度肺动脉高压患者，介入治疗后应严密观察病情，即使肺动脉压力下降满意者，也要注意患者的心律、心率、呼吸、血压等生命体征及电解质的变化，以便及时有效地处理。③对重度主动脉瓣狭窄患者，力争首次扩张球囊准确到位、有效，以防发生致命性心律失常。④对复杂先天性心脏病患儿行房间隔造口术时，应选择最佳治疗时机及实施方案；对高龄高危患者可在嵌合手术室进行，以提高治疗的成功率和安全性。⑤对于介入术后发生持续发热、黑矇、晕厥或不明原因的持续性胸痛、胸闷患者，应尽快查找原因，积极酌情处理。

总之，结构性心脏病介入治疗的并发症发生率较低，大多数并发症经保守治疗或及时、正确、有效处理可以恢复正常或不会遗留严重后果；但若处理不及时或措施不当，则有导致严重功能障碍及死亡的潜在风险。因此，术前介入医师除严格掌握适应证外，还应与患者及其亲属进行充分沟通，交代拟行介入治疗的适应证、成功率及并发症等。术后嘱其注意事项，定期严格随访。一旦发生并发症，介入医师应根据各自医疗机构的具体情况，选择恰当的处理方法，尽量避免次生并发症的发生，切忌给患者造成更加严重的后果。

参考文献

[1] 韩雅玲，王祖禄，朱鲜阳. 规避陷阱——心血管疾病介入并发症防治攻略. 北京：人民卫生出版社，2016：558-650.

[2] 蒋世良，徐仲英，赵世华，等. 先天性心脏病介入治疗并发症分析. 中华心血管病杂志，2009，37：976-980.

[3] 韩宏光，张南滨，汪曾炜，等. 外科手术治疗房室间隔缺损介入治疗严重并发症16例分析. 中国介入心脏病学杂志，2010，18：89-92.

[4] Aminian A, Chouchane I, Compagnie M, et al. Delayed and fatal embolization of a left atrial appendage closure device. Circ Cardiovasc Interv, 2014, 7：628-630.

[5] Chakravarty T, Jilaihawi H, Doctor N, et al. Complications after transfemoral transcatheter aortic valve replacement with a balloon-expandable prosthesis：The importance of preventative measures and contingeacy planning. Catheter Cardiovasc Interv, 2018, 91：E29-E42.

[6] 牛红霞，吴永建，滕思勇，等. 经导管主动脉瓣置入术后管理和常见并发症分析——早期单中心经验. 中国循环杂志，2013，28：422-426.

[7] 刘东亮，王前胜，蔡继锐，等. 经导管主动脉瓣植入术后并发三度房室传导阻滞一例. 中华心血管病杂志，2015，43：1099.

[8] 刘凌，刘君，高磊，等. 室间隔缺损封堵术后迟发性三度房室传导阻滞恢复窦性心律一例. 中华心血管病杂志，2014，42：966.

[9] 马依彤，杨毅宁，马翔，等. 房间隔缺损介入封堵术后完全性房室传导阻滞外科治疗一例. 中国介入心脏病学杂志，2008，16：230-231.

[10] Al-Anani SJ, Weber H, Hijazi ZM, et al. Atrio-ventricular block after transcatheter atrial septal defect

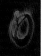

closure using the Amplatzer septal occluder：Risk factors and recommendations. Catheter Cardiovasc Interv，2010，75：767-772.

[11] Aggoun Y，Gallet B，Acar P，et al. Perforation of the aorta after percutaneous closure of an atrial septal defect with an Amplatz prosthesis，presenting with acute severe hemolysis. Arch Mal Coeur Vaiss，2002，95：479-482.

[12] Crawford GB，Brindis RB，Krucoff MW，et al. Percutaneous atrial septal occluder devices and cardiac erosion：A review of the literature. Catheter Cardiovasc Interv，2012，80：157-167.

[13] Food and Drug Administration. Food and Drug Administration. Accessed June 10，2012. http://www.fda.gov/downloads/AdvisoryCommittees/Committees MeetingMaterials/MedicalDevices/MedicalDevicesAdvisoryCommittee/CirculatorySystemDevicesPanel/UCM305808.

[14] Lange RA. Confidence in atrial septal defect occluder devices is eroding. Catheter Cardiovasc Interv，2012，80：175-176.

[15] Mahadevan VS，Horlick EM，Benson LN，et al. Transcatheter closure of aortic sinus to left atrial fistula caused by erosion of Amplatzer septal occluder. Catheter Cardiovasc Interv，2006，68：749-753.

[16] Wan JY，Zhang GJ，Jiang SL，et al. Transcatheter closure of aorta-to-right atrium fistula caused by erosion of Amplatzer Septal Occluder. JACC Cardiovasc Interv，2017，10：e33-e35.

[17] Nakamura K，Passenger JJ，Inglessis-Azuaje II. Percutaneous closure of acute aorto-right ventricular fistula following transcatheter bicuspid aortic valve replacement. Catheter Cardiovasc Interv，2017，90：164-168.

[18] Sepahpour A，Ng MK，Storey P，et al. Death from pulmonary artery erosion complicating implantation of percutaneous left atrial appendage occlusion device. Heart Rhythm，2013，10：1810-1811.

[19] Kenny D，Tometzki A，Martin R. Significant aortic regurgitation associated with transcatheter closure of a perimembranous ventricular septal defects with a deficient aortic rim. Catheter Cardiovasc Interv，2007，70：445-449.

[20] 祝沪军，夏宏伟，吴雏伟. 室间隔缺损封堵术后主动脉瓣关闭不全手术治疗 1 例. 中华胸心血管外科杂志，2006，22：269.

[21] 蒋世良，徐仲英，黄连军，等. 室间隔缺损封堵术的并发症及其防治. 中国介入心脏病学杂志，2007，15：302-305.

[22] 张玉顺，李寰，刘建平，等. 膜周部室间隔缺损介入治疗并发症的分析. 中华儿科杂志，2005，43：35-38.

[23] Mertens L，Meyns B，Gewillig M. Device fracture and severe tricuspid regurgitation after percutaneous closure of perimembranous ventricular septal defect：A case report. Catheter Cardiovasc Interv，2007，70：749-753.

[24] 邢镇华，唐亮，胡信群. 房间隔缺损封堵器封堵巨大动脉导管未闭后发生机械性溶血二例. 中国介入心脏病学杂志，2015，23：239-240.

[25] 程守全，王诚，刘加立，等. 膜周部室间隔缺损封堵术后三个月溶血一例. 中国介入心脏病学杂志，2014，22：197-198.

[26] 刘延亮，王玉林，汪翼，等. 室间隔缺损介入治疗术后并发机械性溶血及三度房室传导阻滞一例. 中华儿科杂志，2004，42：871-871.

[27] 孙琦，徐健，何浩，等. 经导管封堵室间隔缺损修补术后残余分流并发机械性溶血一例. 中国介入心脏病学杂志，2012，20：294-296.

[28] 戴辰程，魏淑萍，郭保静，等. 室间隔缺损封堵术后持续性完全性左束支传导阻滞外科治疗缓解一例. 中国介入心脏病学杂志，2010，18：358-359.

[29] 孙广宏，武玲. 室间隔缺损封堵术后并发心尖部室壁瘤形成一例. 中华心血管病杂志，2007，35：370-371.

[30] 郑林琼，张伟华，鲁一兵，等. 动脉导管未闭封堵术后血小板减少 10 例临床分析. 中国介入心脏病学杂志，2012，20：275-277.

[31] 卢竞前，吕云，李易. 与动脉导管未闭介入封堵相关的血小板减少症三例临床分析. 中国介入心脏病学杂志，2012，18：299-300.

[32] Lai DW，Saver JL，Araujo JA，et al. Pericarditis associated with nickel hypersensitivity to the Amplatzer occluder device：A case report. Catheter Cardiovasc Interv，2005，66：424-426.

[33] 卜丽萍，王齐兵，潘翠珍，等. 巨大动脉导管未闭经导管介入封堵术后并发感染性心内膜炎一例. 中华心血管病杂志，2006，34：77-78.

[34] 张健发，马依彤，黄定杨，等. 膜周部室间隔缺损 Amplatzer 封堵术后亚急性感染性心内膜炎一例. 中国循环杂志，2007，22：389.

[35] Amat-Santos IJ，Carlos C，Varela-Falcon LH. Delayed left anterior mitral leaflet perforation and infective endocarditis after transapical aortic valve implantation—Case report and systematic review. Catheter Cardiovasc Interv，2017，89：951-954.

35 结构性心脏病经皮生命支持器械的临床应用

（胡　琼　张刚成）

第一节　概　述

结构性心脏病患者若发生严重的呼吸循环衰竭，将会严重影响到患者的生存率，利用生命支持装置，对这类患者进行长时间的生命支持，一直是医学界的梦想，也是一大难题。医学先驱们不断尝试，直到 20 世纪 50 年代后，临床体外循环技术开始发展，并取得长足进步，使得这一梦想成为可能。其后，随着医学的不断发展，体外生命支持（extracorporeal life support）技术也不断完善，作为体外循环技术的一个分支，已经成为生命维持的可靠手段，为病情发展具有可逆性可能的呼吸 / 循环衰竭患者提供支持。体外生命支持可以为新生儿、婴儿、儿童及成人心肺功能衰竭患者提供机械辅助支持[1]，当然也为抢救和治疗结构性心脏病患者、急危重症患者赢得了宝贵的时间和空间，提高了抢救成功率。本章主要介绍经皮植入的常见生命支持系统。

一、历史

1953 年 John Gibbon 运用体外循环机替代人体心肺的泵血和氧合功能，促成了世界第一例心内直视房间隔修补术，开创了直视心脏手术的新纪元[2]。1956 年，美国梅奥诊所完成了 21 例心肺转流下的心内室间隔修补手术，其中 17 例存活[3]。心脏外科因为体外循环技术的出现和成熟而迎来了蓬勃向上的发展机遇。同年，Clowes 等研发了气体交换膜，随着交换膜材料的不断改进，仿生呼吸的膜式氧合器（膜肺）逐渐在临床普及

使用，膜肺的气体交换能力强、生物相容性好、血细胞破坏少、气栓发生率低，尤其是纤维膜肺的研制，具有良好的稳定性和安全性，为长时间体外氧合应用提供了可能[4]。1970 年，Baffes 等首次将体外生命支持用于 1 例姑息性心脏手术后的患者进行循环支持治疗[5]。1972 年，Hill 用 Bramson 膜肺首次成功救治一例多器官损伤合并急性呼吸窘迫综合征（acute respiratory distress syndrome，ARDS）患者[6]。1975 年，Bartlett 首先报道体外膜肺氧合（extracorporeal membrane oxygenation，ECMO）救治一名传统治疗手段基本存活无望的新生儿，使其有机会进行治疗，经 72 h 的呼吸支持，患儿脱离辅助，并长期生存[7]。1979 年，Cattinoni 等将体外清除 CO_2 和低频正压通气结合（low frequency positive-pressure ventilation with extra-corporeal CO_2 removal，LFPPV-ECCO$_2$R），在换气支持技术发展史上是一个里程碑式技术成就，使急性呼吸窘迫综合征患者的存活率从 10% 上升至 50%。1982 年，Bartlett 报道了体外生命支持应用于 45 例新生儿、早产儿和足月儿呼吸衰竭的经验，这些预期死亡率 90% 的患儿存活率达到 55%，80% 的存活者短期正常生长发育[8]。早期的 ECMO 探索是成功与失败交织的过程，但随着 ECMO 在新生儿的成功应用，20 世纪 80 年代末 90 年代初，其应用领域迅速扩展，随之在成人领域，尤其是对急性呼吸窘迫综合征成人的治疗作用才得以重新评估。CESAR 研究为 ECMO 在急性呼吸窘迫综合征治疗中的应用价值提供了迄今

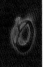

为止最有力的证据。

1983 年美国在 Virginia 医学院、Michigan 大学和 Pittsburgh 大学分别建立了 ECMO 中心。至 1986 年全美已有 90 个中心开展新生儿呼吸支持[9]。1989 年在美国成立了体外生命支持组织（extracorporeal life support organization，ELSO），并成为目前国际上对 ECMO 相关数据进行汇总、分析，评价患者预后及进行学术交流的主要学术平台。根据 ELSO 数据库资料，Zwischenberger 等报道了对 553 例心脏外科术后低心排需要 ECMO 辅助的患者，其生存率可达 46%[10]。自 2008 年开始，特别是 ECMO 对 A 型流感患者给予成功的呼吸支持被广泛认识之后，全球 ECMO 应用数量呈现迅速增长的趋势。至 2015 年，在 ELSO 注册的 ECMO 中心有 310 个，登记各种 ECMO 病例总数量 74 170 例。

随着大量研究人员开始不断改进并研究新型氧合技术，以及 ECMO 临床效果的提高，人们逐渐对体外生命支持技术产生极大热情。在随后的发展中，研究者运用了多种不同的策略来探索体外生命支持，Impella 系统、Tandemheart 系统、全人工心脏等应运而生，这包括"短期"和"长期"的装置，"左心室""右心室"和"双心室"辅助装置，以及"搏动""离心"和"轴流"装置等等。随着研究者的不懈追求，一个完善的体外生命支持系统必将诞生，它应该既可实现随身携带，最小程度影响患者的生活，也能提供多器官功能支持。

二、定义及分类

体外生命支持是指当体内脏器功能障碍危及生命时，在体外用仪器设备部分或完全替代

脏器功能以维持患者生命的治疗方法[11]。广义的体外生命支持应该包括体外循环心肺支持系统，ECMO，连续性肾替代治疗（continuous renal replacement therapy，CRRT），血浆吸附以及人工肝技术（molecular adsorbent recirculating system，MARS）[12]。体外生命支持狭义上是指 ECMO[13]，是指通过胸腔外插管，运用机械装置，对心肺衰竭患者提供长时间体外循环支持治疗，是通过以循环血流泵与体外气体交换装置为核心组成的人工体外循环装置，进行以体外替代性气体交换支持和心脏替代支持为目的的呼吸循环支持技术。一般来讲，这些装置包括插管、连接管路、反馈调节血泵和气体交换装置、热交换器和各种监测装置。

已有多个名词可以用来描述体外生命支持，当在手术室应用人工心肺机，采用静脉-动脉模式为心脏手术患者提供完全的心肺支持时，该技术被称为心肺转流即体外循环；当使用胸腔外插管进行呼吸支持和（或）心脏支持时，改技术被称为体外膜肺氧合（ECMO），体外肺支持（ECLA）和体外 CO_2 排出（$ECCO_2R$），当使用胸腔外插管进行急诊心脏支持时，该技术被称为心肺支持（CPS）或体外心肺复苏（ECPR）。血泵可以单独使用，作为左心室辅助装置（LVAD）、右心室辅助装置（RVAD）或双心室辅助装置（BiVAD）。

体外生命支持总的适应证是急性、严重的可逆性心或肺功能衰竭，其原发病即使采用最好的传统治疗方法，死亡率也达 50% ～ 100%。根据目前报道，应用体外生命支持的患者，新生儿呼吸衰竭的存活率为 77%，小儿呼吸衰竭的存活率为 56%，成人呼吸衰竭的存活率为 53%，小儿心力衰竭存活率为 43%，成人心力衰竭存活率为 32%。

第二节　体外心肺支持治疗

一、原理和操作模式

ECMO 实施通过一导管将体内血液引流出至

储血罐，然后机械泵将血泵入膜氧合器，经过膜肺将血液氧合并排出 CO_2，再通过另一管道送入人体。体外生命支持的目的是在适合全身代谢比

例下，维持全身氧供和CO_2排出。在体外生命支持下，呼吸机参数和正性肌力药物的应用剂量都较低，这在非体外生命支持状态下是不可能耐受的。这种设置可以减少进一步的呼吸机肺损伤，并改善全身灌注，为急性心肺疾患的恢复赢得时间。

　　体外生命支持是对危重症患者的重要治疗手段，因此，治疗模式的选择和治疗过程中的处理要全面了解患者的血流动力学、呼吸、肾脏、消化、凝血系统等病理生理变化。全面综合地考虑体外生命支持基本生理和患者原发病的病理生理过程是 ECMO 辅助成功的关键。

　　ECMO 可分为静脉-动脉（venous-arterial，VA）工作模式（图 35-1）和静脉-静脉（venous-venous，VV）工作模式（图 35-2）。静脉-动脉 ECMO 为流入管道经股静脉插入送至右心房与腔静脉入口处，静脉血液由离心泵驱动经股静脉引出流经体外气体交换装置，进行气体交换后再经过温度调整，经动脉管道泵入腹主动脉，可额外增加心输出量达 6 L/min 以上，有效替代患者自体心泵，维持循环功能，减轻心脏负荷，提高冠状动脉灌注，改善心肌血供，主要被用于心源性休

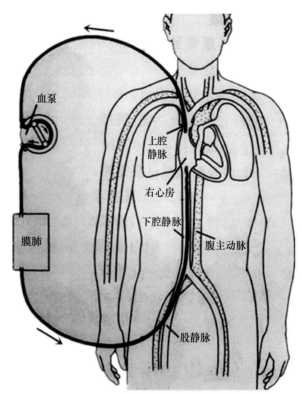

图 35-2　静脉-静脉（venous-venous，VV）ECMO 工作模式

克等严重心肺功能不全或心脏完全无作功的患者。静脉-静脉 ECMO 血液经腔静脉 / 右心房引出经体外氧合后再被泵入股静脉，不能提供循环支持，适用于严重呼吸衰竭和氧合障碍的患者，如：急性呼吸窘迫综合征、肺栓塞等。

　　最初，静脉-动脉 ECMO 是以新生儿体外生命支持为标准的，静脉-动脉分流术提供了一个极好和可能接近心肺功能支持目标的途径，但静脉-动脉 ECMO 主要缺点是：①需要对插管的大动脉至少暂时结扎；②发生的气栓或血栓会直接导致动脉系统栓塞；③肺灌注显著降低；④动脉逆向灌注增加了左心室后负荷；⑤冠状动脉主要的灌注依赖相对低氧左心室的血流，动脉灌注常常通过右颈内动脉，静脉回流通过右颈内静脉。相较而言，静脉-静脉 ECMO 提供气体交换，虽然不直接提供循环辅助功能，但理论上提供间接的心脏辅助，而且无需结扎大动脉。静脉-静脉 ECMO 支持优点：①免除颈内动脉结扎，能提供足够气体交换；②气栓和血栓会受阻于肺血管内，而不造成全身动脉系统栓塞；③为肺动脉和冠状动脉循环的灌注提供富含氧的血流，能增强心功

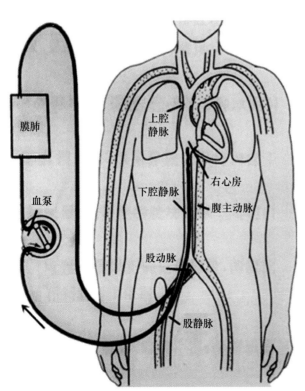

图 35-1　静脉-动脉（venous-arterial，VA）ECMO 工作模式

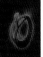

能和改善肺功能；④体外生命支持灌注未增加心脏后负荷。

二、静脉-动脉体外膜肺氧合管理

静脉-动脉 ECMO 将血液从体循环静脉引出，对于心力衰竭的患儿大部分通常经右颈内静脉取自右心房，然后通过右颈总动脉弓处将血液回输入体循环动脉。成人静脉-动脉 ECMO 可使用几种不同的插管方式。颈静脉到颈动脉转流效果良好，尤其是在同时心肺支持时，能为主动脉弓和远端主动脉的所有分支提供良好灌注，同时升高了主动脉压而增加后负荷。颈静脉或股静脉到股动脉转流能提供充分的远端灌注，如果患者原本心功能良好就不能灌注主动脉弓，会导致身体的上半部分低氧。此时，可以另加一根回输管到静脉循环，到颈静脉或股静脉来解决这个问题。

静脉-动脉 ECMO 和静脉-静脉 ECMO 管理的很多细节是相同的。降低呼吸机参数设置以便肺休息。通常应减低呼吸频率、潮气量（气道峰压）和吸入氧浓度，同时维持更长的吸气时间和呼气末正压（PEEP）防止完全呼气时气道塌陷。尽量减少镇静药物的使用，以减少药物蓄积和进行更准确的神经系统评价。肌松剂也应避免使用，如果使用，最好隔天使用一次。新生儿应通过经颅骨多普勒超声进行检查。仔细的皮肤护理、避免发生压疮、口腔护理、会阴清洁以及其他的常规护理都要仔细进行。

以往 ECMO 的营养支持几乎全部使用全胃肠外营养。但是，近来的经验显示新生儿静脉-静脉 ECMO 可以安全进行肠内营养[14]。在儿童静脉-静脉和静脉-动脉辅助模式中，肠内营养已经被很好地耐受，而且这是一种能提供足够热量摄入的高性价比方式[15]。在成人病例报道中肠内营养也显示了较好的耐受度，所以通过肠内营养提供全部营养是最好的选择[16]。

在那些没有出血危险的病例中，常规监测参数包括：血小板计数大于 100 000/mm³，凝血酶原时间正常范围，纤维蛋白原大于 100 mg/ml，活化凝血时间（ACT，Hemochron 系统）在 180 ～ 200 s。

在高出血风险的病例中，应调整纤维蛋白原大于 150 mg/ml，活化凝血时间在 160 ～ 180 s。

在静脉-动脉 ECMO 和静脉-静脉 ECMO 辅助的患者中，经常会出现容量超负荷的情况。在非搏动血流的静脉-动脉 ECMO 辅助中，肾功能减退需常规使用血滤治疗。尽管保留了搏动血流，但在新生儿静脉-静脉 ECMO 辅助中仍然有肾功能减退的情况。尽管血压和血浆渗透压正常，容量呈正平衡，在静脉-静脉辅助的前 48 h 内，尿量通常小于 1 ml/（kg·h）。辅助 96 h 后，肾功能一般会恢复正常。导致这种肾功能减退现象的原因还不清楚，但可能与体外管路刺激血管活性物质分泌增多，降低了肾血流量有关。尽早进行持续血滤治疗有助于减轻容量过载和帮助 ECMO 支持期间的液体管理，避免使用大剂量的利尿药物。超滤时必须严格监控容量情况，血管内容量不足会影响所需的流量。

通过静脉-动脉 ECMO 辅助治疗难治性心力衰竭应用日渐增多。由于冠状动脉疾病引起的成人急性左心衰竭可用主动脉内球囊反搏和 ECMO 辅助，其作为长期循环支持效果较单纯药物治疗更有效。儿童生理不同于成人，单纯左心衰竭相对较少，同时往往合并右心衰竭、肺动脉高压和缺氧等情况，所以单纯的主动脉内球囊反搏和左心辅助应用受限。儿童心脏病在传统药物治疗失败的情况下，进行 ECMO 治疗可降低死亡率。

三、静脉-静脉体外膜肺氧合管理

静脉-静脉 ECMO 通常有两种插管方式，一种是引流和供血分别插管（two-site VV ECMO），另一种是单根的双腔插管（DLVV ECMO）。

引流和供血分别插管静脉-静脉 ECMO 模式，是儿童和成人严重呼吸衰竭的首选模式，需要两根不同的大静脉分别插管，最常用的静脉是颈静脉和股静脉。在这种模式中，血液通常是通过颈内静脉从右心房引出，从股静脉返回；或者也可从股静脉插管引流，需要时增加颈静脉头侧插管，到右心房插管回流。

单根双腔静脉-静脉 ECMO 模式，血液由右心房通过双腔插管的一个孔引流出，经氧合器氧合后通过双腔管的另一个孔返回右心房，是婴儿和儿童患者常用模式。随着各种型号的双腔管的发展，使得婴儿和儿童患者可以通过单根双腔静脉插管同时进行引流和供血。小于 4 kg 的新生儿，双腔管可以插入颈内静脉从而避免使用股静脉。单根双腔静脉-静脉 ECMO 是新生儿最常用的静脉-静脉 ECMO 模式，其成功的关键是设计良好的双腔导管可以最大程度地减少再循环。静脉-静脉 ECMO 的首要缺点是不能直接提供循环辅助。由于 ECMO 回流的氧合血和体循环回流的静脉血混合，静脉-静脉模式氧合可能低于静脉-动脉 VA 模式。顽固的低血压、代谢率的增加和感染等都会加重氧合不足。

尽管静脉-静脉 ECMO 不直接提供循环支持，但它可以提供多种与静脉-动脉 ECMO 相比更有利于循环的优点。由于和从中心静脉回流的血量是相同的，所以静脉-静脉 ECMO 不会增加右心室前负荷、减少肺血流和左心房回流，继而影响左心室输出。所以，静脉-静脉模式不影响左心室后负荷，将避免静脉-动脉模式中左心室"顿抑"综合征的发生。但是，在个别情况下静脉-静脉模式下的患者会发生右心室"顿抑"的症状。这些患者出现严重的肺动脉高压伴右心室膨胀，右心室膨胀使室间隔向左心室膨出，由此减少了左心室充盈和心脏输出。静脉-静脉模式的另一个优点是保留了生理的搏动灌注，与非搏动灌注相比，搏动血流能降低血管阻力和后负荷，改善器官灌注。

ECMO 模式的选择需要仔细研究患者的病情。目前，还没有急性呼吸衰竭的患者使用静脉-静脉 ECMO 的绝对适应证标准。新生儿、儿童和成人除了不能插入合适的静脉插管，顽固心力衰竭经最大剂量升压药物治疗仍无法缓解，或近期发生心搏骤停外，均应考虑静脉-静脉 ECMO。静脉-静脉辅助一般不用于心脏术后的心力衰竭患者，或新近发生心搏骤停或反复发生心搏骤停的患者，以及体外循环低血压引起的顽固性心律失常患者。

静脉-静脉 ECMO 选择最佳流量来获得足够的氧供，并再循环最小化是非常重要的。插管后，流量从 10 ~ 15 ml/（kg·min）开始运转，逐渐增加流量，10 ~ 15 min 后最高可达到 140 ~ 150 ml/（kg·min）。获得最高流量有助于得知该患者和该环路可得到的最大流量。然后根据患者经皮脉搏氧饱和度逐渐降低流量，直到能获得足够氧供的最佳流量。氧饱和度大于 88% ~ 90% 是可以接受的，偶尔的氧饱和度偏低也可以耐受。

静脉-静脉 ECMO 中机体的氧合情况很难监测，可以通过监测下列指标来评估：①氧合器前脉搏氧饱和度的变化，反映动脉氧合情况，但不能反映组织氧供是否合适；②如果有头侧插管的情况，则检测颈内静脉氧饱和度；③氧摄取量（不考虑肺的气体交换功能）；④物理检查和酸碱平衡的变化情况。这些指标有助于评价氧合情况，但没有特异性，而且关注数值变化趋势和快速变化比具体的数值要有用。

与静脉-动脉模式相比，静脉-静脉模式的另一个优点是可以在不拔管的情况下试验性地停机，只要中断氧合器的氧供即可。静脉-动脉模式中，中断氧供会产生一个大的右向左分流，且不能正确评估。静脉-静脉模式一种试验性撤机的方法是随着氧合的改善，逐渐减低流量至最低 40 ml/（kg·min）（总流量 200 ml/min）。另一种方法是降低 ECMO 系统吸入氧浓度而不是流量。然而，由于氧合器氧合性能很好，即使吸入氧浓度降到最低，氧合器的氧合也不会明显降低。可用另一种称作"氧挑战"的技术来判断自身肺的功能，即将患者呼吸机吸入氧浓度调至 1.0，监测患者 PaO_2 的水平（大于 100 认为足够）。如果此时患者随着呼吸机氧浓度增加情况下，PaO_2 也能充分提高，在最小 ECMO 流量下可以平稳维持气体交换，则调整呼吸机参数到预计 ECMO 撤离后可接受范围设置水平，并抽取第一个动脉血气样本。如果第一个血气结果可接受，则中断氧合器的氧供，将氧气入口和出口用橡胶管连接。这时经过氧合器的血还可以保持 10 ~ 20 min 的氧合，直到氧合血和引流管的血颜色相同时抽取第二个血气样本。如果 1 ~ 2 h 后，在合理的呼吸机设置的情况下，血气结果在可接受的范围则可以撤除 ECMO。

新生儿患者撤除 ECMO 前，需要评估患儿肺

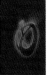

血管阻力，这在 ECMO 辅助前有肺动脉高压和先天性膈疝的患儿中尤为重要。超声证实有肺动脉高压的患儿，应延迟 24 h 拔管并重新评估肺动脉压力，避免撤除 ECMO 后的压力反跳可能。

四、适应证和禁忌证

随着人们对 ECMO 认识和管理的逐渐深入，体外生命支持越来越多地用于传统治疗失败的危重症患者。随着体外生命支持在心搏骤停、心脏移植、脓毒血症、烧伤、哮喘和一些以前认为禁忌的病例中的应用，显示了随着经验的积累和技术的进步，体外生命支持在我国的应用也越来越广泛[17-19]。

（一）适应证

主要用于病情严重，预期病死率 80% 以上，但有逆转可能的患者。ECMO 适用于新生儿呼吸衰竭、儿童呼吸衰竭、新生儿和儿童心力衰竭、成人心肺功能衰竭的患者。

1. 新生儿呼吸衰竭

一般来说，孕周大于 34 周、体重大于 2 kg 的新生儿，没有颅内出血及凝血功能障碍性疾病，可逆性肺损伤且机械通气时间短于 10～14 天，没有无法纠正的先天性心内畸形，没有致命的先天畸形，没有不可逆的大脑损伤，可考虑选择 ECMO。常见疾病包括：①胎粪吸入综合征；②顽固性肺动脉高压；③先天性膈疝；④重症肺炎；⑤新生儿呼吸窘迫综合征。

2. 儿童、成人呼吸衰竭

各种原因致成人与儿童气体交换障碍而导致的顽固性低氧血症；动脉血氧分压 / 动脉氧饱和度 < 200 mmHg 或失代偿高碳酸血症伴 pH < 7.2；吸入 100% 浓度氧持续 2 h，经皮血氧浓度低于 90%；呼气末正压增加 15 cmH$_2$O 时顺应性和动脉氧分压均没有改善；机械通气时间低于 7 天；肺静态顺应性低于 0.5 ml/（cmH$_2$O·kg）；肺内分流分数 > 30% 的患者。常见于以下疾病：①重症肺炎；②手术后、创伤或全身重症感染引起的急性呼吸窘迫综合征；③哮喘持续状态；④创伤、烧伤、吸入性呼吸道或肺损伤；⑤大面积肺栓塞；

⑥全身重症感染。

3. 儿童、成人心力衰竭

各种原因导致成人与儿童顽固性低心排血量，心脏术后无法脱离体外循环，药物治疗无法改善，患者出现持续性低血压、乳酸进行性升高。常见疾病包括：①急性心肌梗死等引起的心搏骤停或心源性休克；②心肺移植手术的围术期；③心律失常；④急性暴发性心肌炎；⑤心脏创伤；⑥心脏术后心力衰竭；⑦心导管室或手术室中的支持治疗等。

（二）禁忌证

体外生命支持主要禁用于：①心脏反复停跳，不可逆脑损害；②急、慢性不可逆性疾病；③恶性肿瘤；④重度中枢神经系统损伤；⑤活动性出血或严重凝血功能障碍；⑥无法治疗的败血症性休克；⑦无法解决的外科问题；⑧存在严重的免疫功能低下而预计 ECMO 不能使其获得较高生活质量的患者。

五、操作方法

1. 术前检查

需完善的术前检查包括：胸部 X 线、动脉血气分析、凝血功能（活化凝血酶原时间、部分凝血酶原时间、国际标准化比值、D- 二聚体、纤维蛋白原）、全血细胞计数、血清电解质、肾功能、肝功能、经颅多普勒、心脏超声检查、血乳酸等。

2. 术前准备

（1）物品与药品：离心泵、管道支架系统、氧合器、体外循环管道或 ECMO 套包、动静脉穿刺导管、乳酸林格液、肝素、肾上腺素、白蛋白、单采红细胞、新鲜冰冻血浆、血小板等。

（2）人员准备：需要多学科合作的专业团队，包括高级别外科医生（儿科、心血管科或心胸外科）、手术助手、ICU 医生（进行循环功能的监测和评价）、灌注师（连接和预冲管道，保证 ECMO 正常运转）、洗手护士和巡回护士、ICU 护士（处理静脉内输液或给药并监测患者的生命体征变化）、呼吸治疗师负责呼吸机调节。动脉穿刺、建立静脉通路等应在患者全身肝素化之前完成。

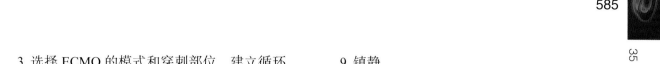

3. 选择 ECMO 的模式和穿刺部位，建立循环通路

（1）静脉-静脉 ECMO：是治疗呼吸衰竭最常用的途径，目前多采用双腔导管建立静脉-静脉通路，以减少穿刺部位及穿刺并发症。

静脉-静脉 ECMO 的优点是穿刺简单，对血流动力学影响小，下肢缺血发生率低；缺点是氧合不完全，且对心脏无直接辅助作用。

（2）静脉-动脉 ECMO：是治疗心肺功能衰竭的常用途径，应用经皮 Seldinger 法穿刺颈内静脉或股静脉，将导管置入右心房或下腔静脉内作为引血管，另一根导管通过颈动脉（新生儿、儿童）或股动脉置入主动脉的根部作为回输血管。静脉-动脉模式不能经颈部或腹股沟置管，尤其是心外科术后的患者，可以使用体外循环的技术经胸直接动静脉置管。

静脉-动脉 ECMO：优点是对心肺同时进行辅助，保证主要器官的灌注和氧供；缺点是脑血管意外的发生率高，选择股动脉时容易导致肢端缺血。

4. 管路安装

连接并安装体外循环管道，预冲管道，将空氧混合气体连接到氧合器上，固定各连接处，检查渗漏。

5. 肝素化

使用肝素，调整并维持活化凝血时间 180～200 s，出血高危患者活化凝血时间可维持在 160～180 s。

6. 管路连接

将管路与患者连接，调整血流速度，逐渐增加流速，以维持合适的氧合、血压和内环境状态。

7. 机械通气参数调整

患者的氧合和循环改善后，可逐渐降低呼吸机条件，以减轻肺损伤。

8. 监测

治疗期间密切观察患者的生命体征变化，进行必要的实验室检查：胸部 X 片、肝功能、肾功能、血电解质、全血细胞计数、凝血功能检查（活化凝血时间、活化部分凝血活酶时间、INR、纤维蛋白原、D- 二聚体）、血气分析、血糖和乳酸等。应每小时检查一次穿刺侧肢体末端血运情况，如：动脉搏动、肢体皮肤温度和颜色等。

9. 镇静

适当镇静，实施每日唤醒计划，定期对神经系统进行评价。

10. 撤离 ECMO 的标准

（1）肺功能：当自身肺功能开始改善后，逐渐降低 ECMO 流量，直到自身肺能承担 50%～80% 的气体交换，即可开始试停机。一般来说，呼吸机吸入氧浓度 ≤ 50%，呼气末正压 ≤ 5 cmH$_2$O，动脉血氧饱和度 ≥ 90%，动脉血二氧化碳分压 < 50 mmHg 可停机。

（2）心功能：心室辅助流量 ≤ 1 L/min，肾上腺素 ≤ 2 μg/min，心脏指数 > 2.0 L/（min·kg），肺动脉楔压和（或）中心静脉压 < 16 mmHg 可停机。

11. 撤离 ECMO

将体外循环的血液回输入患者体内，并予以鱼精蛋白中和肝素，使活化凝血时间恢复到治疗前水平。停止血泵，拔出引血管和回输血管。按压或修补血管，防止出血或血肿形成。继续密切观察患者的生命体征变化和穿刺侧肢端血运。

12. 注意事项

（1）ECMO 最常见的并发症是出血。新生儿最常见的并发症是颅内出血，成人最常见的是胃肠道出血和手术切口出血。因此，在治疗期间要密切监测患者的凝血功能，出血高危患者，维持活化凝血时间至 160～180 s，并使血小板维持在 100×10^9/L。有出血倾向者，应及时调整抗凝策略。

（2）治疗期间要密切监测患者的血红蛋白、胆红素和尿的颜色变化情况，如果出现严重贫血、高胆红素血症和血红蛋白尿，要注意保护肝、肾功能，必要时进行血液净化治疗。

六、并发症

1. 出血

包括插管部位出血、外科手术部位出血、肺出血、胃肠道出血、脑血管意外等。

2. 血栓和栓塞

置管侧肢体缺血、肺动脉栓塞、脑血管意外等。

3. 插管相关并发症

股动脉或髂动脉穿孔、腹膜后出血、主动脉

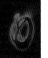
结构性心脏病心导管介入治疗

夹层、肢体缺血、静脉引流不佳、插管失败等。

4. 灌注不足

缺血性脑损伤、肾功能衰竭、肝功能衰竭、多脏器功能衰竭等。

5. 心室减负不足

心室膨胀和肺水肿。

6. 技术原因

设备故障、溶血、感染等。

第三节　连续性肾替代治疗

一、概述

1960 年，美国 Scrihner 等提出连续性血液净化治疗的概念。1977—1979 年，美国 Kratnef 和 Bamauer-Bichoff 等先后运用连续动静脉血液滤过（continuous arteriovenous hemofiltration，CAVH）技术及连续静脉-静脉血液滤过（continuous venovenous hemofiltration，CVVH）技术抢救急性肾衰竭的患者，标志着连续性肾替代治疗（continuous renal replacement therapy，CRRT）的正式诞生。

血液净化或肾替代治疗是指利用净化装置通过体外循环方式清除体内代谢产物、异常血浆成分以及蓄积在体内的药物或毒物，以纠正机体内环境紊乱的一组治疗技术。随着机械和电子技术的进展，血液净化治疗方式也逐渐拓展，应用范围不断扩大，不仅广泛应用于肾衰竭和（或）心功能不全、脑水肿、严重的全身水肿等情况，而且广泛用于全身性感染、急性呼吸窘迫综合征、急性重症胰腺炎、高分解代谢状态、多器官功能衰竭等非肾脏疾病，为危重患者提供了一条新的治疗途径。

血液净化根据方式不同可分为血液透析、血液滤过、血浆置换、免疫吸附等。腹膜透析虽然没有经过体外循环，但从广义上讲，也属于血液净化的范畴。血液净化根据时间不同可以分为间断血液净化和连续性肾替代治疗。

原理为将血从体内引出，经过血滤器处理清除有害物质后再回输入体内。有害物质可通过 3 种机制加以清除[20]：

（1）弥散：是指溶质由高浓度处通过半透膜向低浓度处转运的过程。弥散量（JX）除了与溶质的浓度梯度（dc）有关，还受膜面积（A）、厚度（dx）、溶液温度（T）及溶质弥散系数（D）的影响，其关系可用以下公式描述：$JX = DTA(dc/dx)$。血液透析主要是弥散清除小分子物质，如尿素氮、尿酸和肌酐等。但对分子量较大的物质，弥散清除作用有限。

（2）对流：是指在跨膜压的作用下，溶质和溶剂一起从压力高的一侧向压力低的一侧转移。对流类似于人体肾小球的滤过方式，对小分子物质及部分中、大分子物质均可非选择性清除。滤过量与跨膜压的大小成正比。血液滤过主要通过对流机制发挥作用。

（3）吸附：是指某些有孔的半透膜可与疏水物质（如多肽及低分子蛋白）结合，从而达到清除的目的。一些炎症介质可通过吸附清除。吸附量的大小与血滤器膜的结构特点有关，不同血滤器吸附能力有差别。

危重患者使用 CRRT 的适应证：①肾功能障碍、少尿或无尿。②严重脓毒症，如感染性休克、多器官功能衰竭等。③液体负荷过大。危重患者液体复苏等治疗后常会出现液体量输入过多的情况。CRRT 治疗可能比使用利尿剂更有效，较早开始（输液后体质量增加 10%）CRRT 治疗可显著降低病死率。④急性呼吸窘迫综合征。⑤全身性炎症反应综合征（SIRS）。

连续性肾替代治疗 CRRT 是持续 24 h 或接近 24 h 的一种连续性的血液净化方式[21]。CRRT 常用模式有 3 种：连续性静脉-静脉血液透析（continuous venovenous hemodialysis，CVVHD）（图 35-3）、连续性静脉-静脉血液滤过（CVVH）（图 35-4）、连续性静脉-静脉血液透析滤过（continuous venovenous hemodiafiltration，CVVHDF）[22]（图 35-5）。

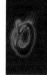

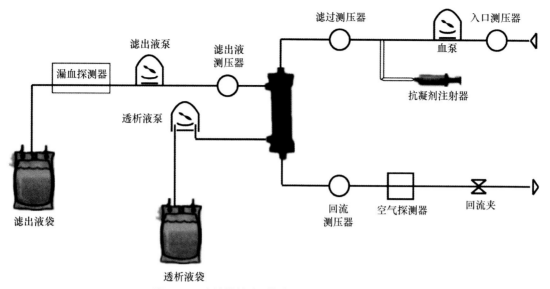

图 35-3 连续性静脉-静脉血液透析（CVVHD）

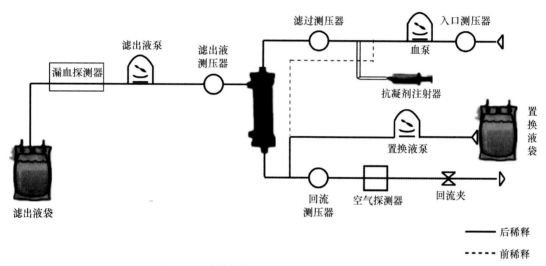

图 35-4 连续性静脉-静脉血液滤过（CVVH）

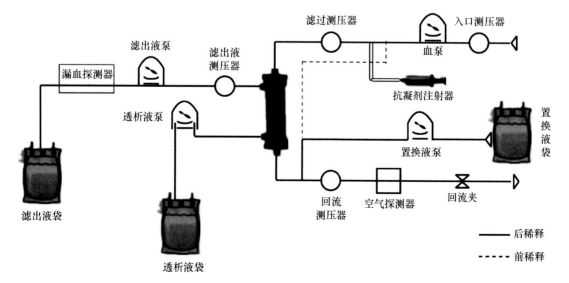

图 35-5 连续性静脉-静脉血液透析滤过（CVVHDF）

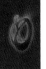

连续性静脉-静脉血液透析滤过是连续性静脉-静脉血液透析与连续性静脉-静脉血液滤过两种模式的结合应用。

连续性血液滤过是采用中心静脉留置双腔导管建立血管通路，应用血泵驱动进行体外血液循环，通过高通量的滤器超滤作用清除过多的水分，以对流原理清除大、中、小分子溶质，然后补充体积相似的与细胞外液成分相似的电解质溶液（称置换液）的一种血液净化治疗方式。

（一）适应证

1. 肾脏疾病

（1）急性肾衰竭（ARF）。

（2）慢性肾衰竭维持性血液透析患者出现急性肺水肿或血流动力学不稳定。

（3）少尿患者而又需要大量补液时。

（4）因肾功能不全引起的慢性液体潴留：肾性水肿、腹腔积液等。

（5）因肾功能不全引起的严重酸碱失衡和电解质紊乱：高钾血症等。

2. 如下非肾脏疾病，血液滤过可以作为相对适应证

（1）全身炎症反应综合征。

（2）多器官功能障碍综合征。

（3）急性呼吸窘迫综合征。

（4）挤压综合征。

（5）急性坏死性胰腺炎。

（6）慢性心力衰竭。

（7）肝性脑病。

（8）毒物中毒。

（二）基本设备及操作程序

血滤机、滤器、管道连接空气捕获器、容量控制系统及监控系统。

（1）开启血滤机，待自检后进行管路连接。

（2）配置预冲液进行管路预冲。

（3）根据患者病理生理指标制定适宜的置换液配方。

（4）选择适宜的治疗模式及参数设定。

（5）将管路与患者的血管通路相连接。

（6）按预设的治疗模式及参数开始治疗。

（三）并发症

（1）导管相关并发症：穿刺部位出血、血肿，穿刺引起的血胸、血气胸等，导管相关感染，导管移位。

（2）血液滤器及管道相关的并发症：滤器内中空纤维压力过高，滤器内漏血，滤器和管道内血栓堵塞，泵管破裂。

（3）与抗凝相关的并发症：出血、血栓、滤器内凝血、血小板降低。

（4）全身并发症：超滤液过多，置换液不充足，导致血容量不足和低血压；补液不当引起酸碱失衡及电解质紊乱；感染和脓毒症；生物相容性和过敏反应；低温；经血液滤过的患者还可发生激素丢失引起的内分泌系统紊乱。

（四）注意事项

（1）对于不同病理生理状态的危重患者应根据具体情况选用不同治疗模式，随时调整治疗参数，保证患者水、电解质、酸碱平衡，避免出现血容量波动或严重电解质紊乱及酸碱失衡。

（2）根据患者凝血功能的变化采用适宜的抗凝方式，注意避免出血等并发症发生。

（3）保持循环管路密闭、通畅，避免空气进入、受压、扭曲、管路内凝血；保持穿刺部位清洁、干燥，定期换药，减少感染机会；妥善固定体外循环管路，避免管路松动、脱落。

（4）监测穿刺侧肢体围度变化，早期发现血栓形成。

（5）根据患者情况调整置换液配方，液体配置时严格无菌操作。

（6）监测循环管路各压力变化，及时发现管路或滤器凝血，必要时更换。

（7）监测患者生命体征，尤其是体温的变化。

（8）对患者进行心理护理。

CRRT 在稳定的血流动力学状态下，通过对流、吸附和弥散等方式，可持续、缓慢、等渗地清除水和溶质，以减轻脏器的损害，有效克服了常规血液透析容易导致的透析低血压、血液循环

不良及贫血等问题，更加适用于老年患者、严重高分解代谢及需静脉高营养疗法的患者。2014 年，Chen 等对 80 例重症监护治疗病房中多器官功能损伤患者的临床资料进行分析，结果显示 CRRT 可有效控制氮质血症，有利于重症急性肾衰竭或伴有多脏器功能障碍患者的救治。在药物中毒、败血症和心力衰竭等危急重症患者的治疗中使用 CRRT，也取得了很好的效果。

有研究表明，ECMO 在治疗心力衰竭过程中可引起败血症、加重溶血、激活补体系统，以及由于大量输血和逆行的非动脉反流增加左心室后负荷，其中大多数发展为急性肺水肿，最终导致急性肾衰竭。这种形式的急性肾衰竭，尽管血清肌酐和尿素氮水平低，但是可引起全身性水肿和液体负荷过重，并迅速恶化而死亡。2003 年，Yap 等的一项前瞻性研究表明，ECMO 和 CRRT 联合使用可作为临时替代治疗与心脏移植之间的"桥梁"，降低单独使用 ECMO 的死亡率。2013 年，Santhanakrishnan 等设计及应用能同时满足 ECMO 和 CRRT 的氧合膜泵，提高了液体输送效率，同时降低了液体输送的误差，为今后能够满足多个脏器替代治疗的一体机提供了技术支持。

血液灌流虽然也是同 CRRT 一样从体内引血的方式，但处理方式却不同[23]。血液灌流是通过灌流器吸附清除外源性或内源性有毒物质。非特异性吸附材料主要是活性炭和树脂，能吸附多种化学物质，特别是对药物与毒物具有很高的清除率。特异性吸附材料能有效清除内毒素。

血浆置换是指将患者血中的一种或多种成分分离清除，同时将相应的健康成分补充给患者[24]。血浆置换能够清除病理性自身抗体、免疫复合物、冷球蛋白、骨髓瘤轻链蛋白等。

第四节　人工肝支持系统

一、分类

肝衰竭（liver failure）是由多种因素引起的肝合成、解毒、排泄和生物转化等功能发生严重障碍或失代偿，出现以凝血功能低下、黄疸、肝性脑病等为主要表现的一种临床症候群，病死率极高。人工肝支持系统（artificial liver support system，ALSS），简称人工肝，是暂时替代肝部分功能的体外支持系统，其治疗机制是基于肝细胞的强大再生能力，通过体外的机械、理化和生物装置，清除各种有害物质，补充必需物质，改善内环境，为肝细胞再生及肝功能恢复创造条件，或作为肝移植前的桥接。

1950 年，Merrill 首次用非生物型人工肝对肝衰竭患者进行血液净化治疗。人工肝支持系统根据材料类型分为非生物型、生物型和混合型[25]。非生物型系统包括血液透析、血液滤过、血液灌流、血浆置换（plasma exchange，PE）、血液透析滤过（hemodiafiltration，HDF）。20 世纪 90 年代，由德国罗斯托克大学肝脏病研究中心开发研制出的人工肝系统（molecular adsorbent recirculating system，MARS）可以有效清除蛋白结合毒素和水溶性毒素，并纠正水、电解质、酸碱平衡。目前，非生物型人工肝在国内外肝衰竭治疗中已得到广泛应用，而生物型人工肝的临床研究及应用尚处于早期阶段。

二、人工肝系统

肝衰竭时，一系列毒性物质在体内积聚，包括胆红素、胆酸、芳香族氨基酸、短链及中链脂肪酸、炎症介质、血氨和肌酐等。这些有毒物质，除氨以外，均具有非水溶性的理化性质，绝大多数以与白蛋白结合的形式存在。用传统的血液净化疗法清除蛋白结合毒素，疗效有限，难度较大。MARS 是一种非生物型人工肝，是在白蛋白透析的基础上，采用特殊的纤维膜滤过，选择性清除血液中与白蛋白结合的水溶性毒

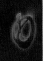

结构性心脏病心导管介入治疗

性物质；体内的原有白蛋白及与其他蛋白结合的各种有益物质，包括激素、生长因子等则丢失较少。

（一）治疗原理

MARS人工肝应用现有的透析技术，模拟肝解毒过程，通过MARS膜（模拟肝细胞膜）和白蛋白透析（模拟肝的解毒过程）选择性地有效清除体内代谢毒素。MARS从体内引血的方式同CRRT，但体外处理依次经过3个步骤：

（1）连续性白蛋白透析：患者的血液流经MARS透析器时，与生物膜另一侧20%白蛋白透析液接触，患者血浆中能与白蛋白结合的毒性物质，通过MARS膜转运至白蛋白透析液中，与透析液中的白蛋白结合。同时，血液中的水溶性毒性物质也随之一同进入透析液中。

（2）常规透析/滤过：白蛋白透析液再经过一个滤器，清除白蛋白透析液中的大部分水溶性毒性物质如尿素氮、肌酐、氨等。

（3）白蛋白再循环：白蛋白透析液流经活性炭和阴离子交换树脂吸附柱，通过吸附作用清除硫醇、7-氨基丁酸、游离脂肪酸等与白蛋白紧密结合的毒性物质或脂溶性高的毒性物质，使得白蛋白透析液得以再生和循环再利用。

（二）人工肝系统的临床应用

患者出现肝性脑病及肝肾综合征时，可应用MARS。MARS可有效逆转急性和慢性肝衰竭患者的肝性脑病及肝肾综合征病情。可以显著改善患者的血清总胆红素、凝血酶原活动度、血氨等指标及肝性脑病症状[24]。

三、非生物型人工肝治疗

（一）适应证

（1）各种原因引起的肝衰竭早、中期，凝血酶原活动度（PTA）介于20%～40%的患者为宜；晚期肝衰竭患者病情重、并发症多，应权衡利弊，慎重治疗，同时积极寻求肝移植机会。

（2）终末期肝病肝移植术前等待肝源、肝移植术后排异反应及移植肝无功能期的患者。

（3）严重胆汁淤积性肝病经内科药物治疗效果欠佳者、各种原因引起的严重高胆红素血症患者。

（二）禁忌证

（1）活动性出血或弥散性血管内凝血者。

（2）对治疗过程中所用血制品或药品如血浆、肝素和鱼精蛋白等严重过敏者。

（3）血流动力学不稳定者。

（4）心脑血管意外所致梗死非稳定期者。

（5）血管外溶血者。

（6）严重脓毒血症者。

（三）疗效判断

临床上一般以近期和远期疗效评价人工肝支持系统的治疗效果。

1. 近期疗效

（1）治疗后有效率：①肝性脑病级别降低；②消化道症状的改善；③血清胆红素降低；④凝血酶原活动度或国际标准化比值（INR）改善；⑤终末期肝病模型（MELD）评分下降；⑥其他实验室指标，如血氨、内毒素下降等。

（2）治疗后4周好转率：①肝性脑病减轻；②消化道症状显著改善；③凝血酶原活动度稳定在30%以上；④血清胆红素降低。

急性、亚急性重型肝炎以临床治愈率作为判断标准。临床治愈标准：乏力、食欲不振、腹胀、尿少、出血倾向和肝性脑病等临床症状消失。黄疸消退，肝恢复正常大小。肝功能检查基本恢复正常。国际标准化比值恢复正常。

慢性重型肝炎以临床好转率为判断标准。临床好转标准：乏力、食欲不振、腹胀、出血倾向等症状明显好转，肝性脑病消失；肝功能检查明显好转，总胆红素降至正常的1/5～1/2以下，凝血酶原活动度0.4以上。

2. 远期疗效

远期疗效用生存率来评价，包括治疗后12周、24周及48周生存率。

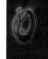

（四）并发症及防治

1. 出血

进行非生物型人工肝治疗的患者多有凝血功能障碍，再加上治疗过程中需要加用抗凝药物，部分患者可能出现置管处、消化道、皮肤黏膜、颅内出血等并发症。

（1）置管处出血：临床表现为置管处渗血、皮下出血或血肿，严重者可危及生命。原因有置管时损伤血管、留置导管破裂或留置管自行脱落等。一旦发现置管处出血，应及时压迫止血，并加压包扎，严重出血影响循环者需积极扩容、止血治疗，必要时拔除静脉置管。

（2）消化道出血：临床表现为呕血、血便、黑便、皮肤苍白。出血严重者可迅速出现烦躁、皮肤湿冷、脉搏细速、血压下降等症状。有出血倾向者术前可用抑酸剂治疗，出血倾向明显的患者术中应尽量少用或不用肝素，或采用体外肝素化。一旦发生消化道大出血，应正确估计出血量，及时予以扩容、抑酸剂、止血等治疗。在人工肝治疗过程中出现消化道出血时，应立即停止治疗，尽快回输管路中的血液，并予以内科相应止血措施。

（3）其他部位出血：临床多表现为鼻衄、皮肤淤点、淤斑等。颅内出血是最严重的出血性并发症，可致脑疝而死亡，需请神经科医生协助紧急处理。

2. 凝血

接受人工肝治疗的患者可能会出现凝血并发症，表现为血浆分离器、灌流器、体外循环管路和静脉留置管内等凝血。

（1）血浆分离器、灌流器等凝血：表现为跨膜压（TMP）急剧上升，对血细胞造成机械性破坏，以致非生物型人工肝治疗后血细胞数量明显下降，尤以血小板减少为甚。如跨膜压超过警戒值，则无法继续进行人工肝治疗。应及时采取等渗氯化钠溶液冲洗血浆分离器、灌流器，加大肝素用量，必要时更换血浆分离器、灌流器等。

（2）静脉留置管凝血：封管液肝素浓度不够或用量不足以及患者凝血功能障碍均可导致留置管凝血，表现为在进行非生物型人工肝治疗时血液引出不畅。故在留置管封管时，肝素用量要适当，必要时重新留置静脉导管。

（3）留置管深静脉血栓形成：留置管深静脉血栓形成是非生物型人工肝治疗的常见并发症之一，以股静脉置管多见，表现为患者出现腿围增粗，有时可出现下肢肿胀疼痛。应及时进行下肢深静脉超声检查，确定有无血栓形成。如超声提示有少量附壁血栓形成，患者需要卧床休息和抬高患肢，忌久站及久坐。如患者患腿肿胀进行性加重，并出现胀痛，或超声提示置管处血流不畅，建议拔除深静脉留置管，对于有较大血栓脱落导致肺栓塞风险的患者，在拔管前建议血管外科协助处理。

3. 低血压

可见于非生物型人工肝治疗初期和治疗的中后期。低血压发生的原因有：有效循环容量不足，过敏，水、电解质及酸碱失衡，心律失常和血小板活性物质的异常释放等。在人工肝治疗过程中要进行预防和处理。主要措施有：①低蛋白血症患者在非生物型人工肝治疗术前或术中输血浆、白蛋白或其他胶体溶液，维持患者血浆渗透压，严重贫血者在非生物型人工肝治疗前应输血治疗；②有药物或血浆过敏史者应预先给予抗过敏治疗；③纠正酸碱失衡和水、电解质紊乱；④治疗心律失常；⑤接受非生物型人工肝治疗患者术中需密切观察血压、心率变化，一旦发现血压较低或临床症状明显（面色苍白、出汗），如非心源性原因所致则立刻输入等渗氯化钠溶液以补充血容量，但补液量不宜过多，酌情控制，经补液治疗后血压仍不上升者，应立刻使用升压药物。如有心律失常，应及时处理。

4. 继发感染

静脉留置管处出现感染应作血培养和局部分泌物培养，并及时拔除留置管。在获得培养结果报告前可选用覆盖革兰氏阳性球菌的药物或根据所在医疗机构的细菌流行情况给予经验性抗菌治疗。

5. 过敏反应

（1）血浆过敏：临床表现为皮肤反应（荨麻疹），胃肠道症状（恶心、呕吐、腹痛），呼吸系统症状（呼吸困难、支气管痉挛），心血管系统

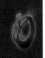

症状（心动过速、低血压）等。可予抗过敏药物对症处理，较严重者应停止输注血浆。对出现低血压、休克和支气管痉挛等症状的患者，应立即采取积极有效的治疗措施。迅速扩容恢复血容量，纠正动脉缺氧，静脉滴注糖皮质激素和肾上腺素。对于较顽固的支气管痉挛，应给予氨茶碱，必要时予以开放气道机械通气。严重低血压时，可给予多巴胺、肾上腺素或去甲肾上腺素。心搏和（或）呼吸骤停的患者，必须立刻进行心肺复苏术。

（2）其他过敏反应：肝素、鱼精蛋白、血浆代用品等也可出现过敏反应，处理措施同血浆过敏反应的处理。

6. 失衡综合征

指在非生物型人工肝治疗过程中或治疗结束后不久出现的以神经、精神系统为主要症状的症候群，常持续数小时至 24 h 后逐渐消失。轻度失衡时，患者仅有头痛、焦虑不安或恶心、呕吐，严重时可有意识障碍、癫痫样发作、昏迷甚至死亡，有时需要与肝性脑病、高血压脑病、低血糖等进行鉴别诊断。

7. 高枸橼酸盐血症

由于血浆中含有抗凝剂枸橼酸盐，血浆置换时患者可出现高枸橼酸盐血症，表现为低血钙、抽搐、手脚麻木等。血浆置换时尽早补充钙剂可减少抽搐、手脚麻木症状的发生，另外，将血浆置换与血液滤过、血液透析滤过等方法联合应用，可纠正高枸橼酸盐血症。

四、联合应用

救治结构性心脏病多器官功能衰竭的危重患者时，ECMO 治疗管路内可安全接入血浆置换、CRRT 及白蛋白透析设备，根据临床需要进行相应的治疗。ECMO 与 CRRT 联合应用可以提高疗效。近年来，国内也有联合应用体外支持治疗的报道，如血液净化联合血浆置换治疗小儿重型溶血尿毒症综合征，CVVH 联合血浆置换治疗肝衰竭等。而将人工肝治疗方法进行联合或序贯应用，相互间取长补短，达到最优化效果，已成为近年

来非生物人工肝的发展趋势。体外支持治疗没有统一的"处方"，应根据患者病情、现有设备、医务人员的技术水平、患者的经济条件等灵活选用。

五、生物型人工肝支持系统

生物型人工肝支持系统由装有人工培养肝细胞的生物反应器和净化装置的体外灌流系统组成，通过反应器内的半透膜与肝细胞进行物质交换与生物作用。其既可解毒，还具有与人类肝一样的合成和代谢功能。生物型人工肝支持系统的临床研究仅局限于个案报道及少数病例观察，目前仍处于Ⅲ期临床试验阶段。生物型人工肝的细胞来源问题是限制其发展的因素。干细胞可解决细胞来源这一问题，一旦获得突破，生物型人工肝支持技术将很有可能成为肝衰竭的可靠治疗方法。

尽管人工肝的应用在肝衰竭患者的治疗中取得了显著成绩，但以血浆置换为代表的国内常用非生物型人工肝技术面临血浆来源受限的问题，而国外应用最为广泛的 MARS 也因白蛋白来源不足及价格昂贵而无法在我国广泛应用。生物型人工肝在治疗肝衰竭方面被寄予殷切期望。生物型人工肝的主要挑战在于肝细胞源的选择、如何维持肝细胞的形态和功能的稳定以及生物反应器的设计问题。科研人员努力在细胞功能、免疫排斥、病毒带入、致瘤性、伦理方面、培养时间、成本及便携性方面不断优化；在反应装置方面，不断筛选适合种子细胞生长、发挥其作用的理想装置；在辅助系统方面，材料工程学家也在努力研制新的材料产品为生物型人工肝服务。

经过三十多年的发展，虽然生物型人工肝在各个方面取得一定进展，但依然处于尚未成熟阶段。生物型人工肝的研究是一个长期艰难的过程，最近研究结果表明，不同类型的肝脏疾病导致的肝衰竭，需要不同的生物型人工肝支持系统治疗才能取得更好效果，这就为人工肝的个体化治疗提出了更高要求。在各型人工肝治疗的选择方面，临床医师也需要结合患者及家属的病情、期望值及经济条件等多个方面综合考虑。相信随着基础

和临床研究的不断深入，各型人工肝的装置设计将进一步优化，而其各自的治疗指征也将越来越明确，更利于临床医师制订个性化的治疗方案，早期治疗，取得更好疗效。

第五节　使用 Impella 导管植入的心脏辅助装置

Impella 系统是一种导管嵌入式微型轴流泵，该装置的管道部分跨越主动脉瓣，可以从左心室泵出血液通过主动脉瓣进入主动脉根部。Impella 分为 2.5 和 5.0 两种类型，最大可向外周提供 2.5 L/min 和 5 L/min 的 血 流 量。Impella2.5 系统自 2008 年 6 月在美国常规应用，目前已在 40 个国家应用，Impella5.0 系统也于 2009 年 4 月开始在美国应用，整个 Impella 家族已获得 CE mark 批准和获得加拿大卫生署批准。CE mark 批准的 Impella2.5 系统辅助时间为 5 天。

Impella 基本模拟正常生理过程，通过逆向植入微型轴流式血泵，跨过主动脉瓣并将血液直接泵入升主动脉，直接降低左心室负荷并主动地向全身供血，减少了心室收缩末期容积和压力，减少心脏作功和心肌回缩力，从而减少心肌氧耗，并能增加冠状动脉血流量，对心源性休克患者的心功能恢复有积极的作用。另外，还可通过调节泵转速来控制泵入主动脉的血流量。

一、系统的植入

Impella2.5 是目前能经皮穿刺植入的最小体积的轴流泵，Impella2.5 系统由直接透视下采用的改良单轨技术植入，利用接近马达处的压力管腔和马达电流监测来进行位置确认。在严格无菌情况下，在股动脉穿刺处放置 13 F 撕脱鞘，放入一根 0.018 英寸冠状动脉导引导丝引导冠状动脉指引导管，导丝通过主动脉瓣进入左心室。当导丝通过主动脉瓣时，移出指引导管，沿着导丝送入 Impella 导管。当 Impella 装置固定在左心室后，再撤走导丝，然后 Impella 控制台以最小工作水平开始调整，在确认 Impella 位置合适和固定后，可将 Impella 性能调整到更高水平。

二、基本原理

Impella 的设计目标是代替心脏的自然作功，即将血液从左心室通过主动脉瓣，泵入主动脉根部。由于 Impella 的流量方向模拟血流的自然路径，它可以提供主动流量和体循环压力，以增加心脏输出作功。而且，Impella 直接从心室导入血流，减轻了心室的舒张末容积和压力[26]，而舒张末期容积和压力的降低使得机械作功和心肌耗氧均降低[27-28]。增加的体循环压力和降低的室壁张力使得冠状动脉血流增加，增加了心肌的氧供。所以，Impella 能改善心肌氧供需平衡，增加心肌在缺氧时的生存力。

三、作用

（一）体循环血流动力学辅助

Impella 对血流动力学辅助源自其对流量和压力的增强，使得心输出量增加。Impella 作为主动前向血流泵，可以提供最多 2.5 L/min 或最多 5 L/min 的流量辅助。

（二）心肌保护

1. 增加冠状动脉血流量

由于 Impella 直接从心室中抽吸血液，使舒张末期容积和压力均降低，从而降低室壁张力和微血管阻力。Impella 操作水平增加时，随着体循环压力的增加和微循环阻力的下降使得冠状动脉血流也随之增加。

2. 降低氧耗，改善血氧供需比

除了增加心肌氧供外，Impella 降低舒张末期容积、压力和室壁张力，而导致心肌耗氧量下降。

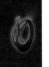
结构性心脏病心导管介入治疗

Impella 通过心脏辅助装置取得的净效应是减少心肌耗氧，并通过增加冠状动脉血流量而增加氧供，改善血氧供需比。

四、安全性和使用方面

Impella 的安全性和易于使用方面主要体现在以下三个方面：首先是尺寸方面。Impella 的 12 F 泵头和 9 F 导丝能经单一血管点穿刺植入，可大大减少相应并发症。其次，Impella 是一个主动流动泵，提供血流支持，不需要心肌收缩药物的支持[29]。最后，Impella 提供的血流支持并不受心电图和同步压力波形的约束。据研究报道，Impella 植入到完成支持具有极其低的失败率，并发症发生率也很少。Impella 的植入和操作过程都较简便，造成心脏室壁破裂和对主动脉瓣造成严重损伤的风险非常低[30-32]，欧洲相关的注册研究证实其发生率为 4%～6.2%[33-35]。

五、临床应用

Impella 是唯一直接从心室抽吸血液，泵入升主动脉，直接减轻心脏负荷的装置。可以完全或部分代替心脏维持血流动力学的稳定，但 Impella 也会带来一些并发症，诸如心脏压塞、血栓形成、肢体缺血和出血以及血管事件等。

在前瞻多中心 Europella 研究中，144 例冠心病患者在 Impella 2.5 的支持下，接受了经皮冠状动脉介入治疗。研究结果显示，Impella 2.5 可以安全有效地用于高危经皮冠状动脉介入治疗患者，预防术中血流动力学紊乱[36]。Sjauw 等[37]纳入 20 例 ST 段抬高型心肌梗死合并心源性休克患者，比较 Impella 支持与常规治疗，随访 4 个月，Impella 组左心室射血分数平均增加 12%，对照组无明显改变。ISAR-SHOCK 随机研究对比 Impella 2.5 和主动脉内球囊反搏术治疗心源性休克患者，Impella 2.5 组患者心脏指数和平均动脉压较主动脉内球囊反搏术组明显降低[38]。此外，Impella 2.5 组的血清乳酸水平也较主动脉内球囊反搏术组低。两组间病死率、出血、截肢、缺血、心律失常和感染等并发症

的发生率差异无统计学意义。一项 Tandem Heart 32 例和 Impella 2.5 的 36 例研究显示[39]，两者在高危经皮冠状动脉介入治疗中的安全性及有效性相同，并且短期及长期的临床预后均可接受。

在我国经皮体外生命支持虽然起步较晚，但近年来发展迅速，在大型危重症和心肺疾病医疗中心，体外生命支持在临床急危重症患者的救治中已得到较为普遍的应用，且取得了良好的效果。该技术代表一个医院，甚至一个地区急危重症患者的救治水平。对于急危重症患者，在常规治疗方法无法奏效时，应尽早考虑器官的体外替代或支持治疗。这种体外的器官功能替代或支持治疗，不仅能为重症患者的救治争取宝贵的时间，同时还能减少受损脏器的负担，让其得到充分"休息"，有利于其功能的恢复。随着体外支持系统的发展，对于结构性心脏病急危重症及围术期重要脏器功能障碍以及各种原因导致的术中、术后严重并发症，体外生命支持将进一步提高其救治成功率。

目前，所研制的生命支持系统均为单一的器官支持或替代治疗。随着转化医学的研究深入，计算机信息技术、自动控制技术、新型材料技术、纳米技术、生物人工膜技术以及其他医学工程技术的发展在医学领域的不断推广应用，体外生命支持将向系统操作相对简便、自动化模块建设、更接近人体生理、集成多种器官功能联合支持技术、移动式、便携式的趋势发展，体外生命支持将被不断改革，对于急危重症患者院前急救、院际转诊途中的救治具有重要的意义，并能够满足长期需要生命支持系统的要求，更加安全、有效、广泛地使用。

参考文献

[1] Bartlett RH. Extracorporeal life support for cardiopulmonary failure. CurrProblSurg, 1990, 27: 621-705.

[2] Gibbon JH, Jr. Application of a mechanical heart and lung apparatus tocardiac surgery. Minn Med, 1954, 37: 171-185.

[3] Lillehei CW. History of the development of extracorporeal circulation. Boston: Blackwell Scientific Publications, 1993: 9-30.

［4］ClowesGH Jr，Hopkins AL，Neville WE. An artificial lung dependent upon diffusion of oxygen and carbon dioxide through plastic membranes. J Thorac Surg，1956，32：630-637.

［5］Baffes TG，Fridman JL，BicoffJP，et al. Extracorporeal circulation for support of palliative cardiac surgery in infants. Ann ThoracSurg，1970，10：354-363.

［6］Hill JD，Brien TG，Murray JJ，et al. Prolonged extracorporeal oxygenation for acute post-traumatic respiratory failure（shock-lung-syndrome）. Use of the Bramson membranes lung. N Engl J Med，1972，286：629-634.

［7］Bartlett RH，Gazzaniga AB，Jefferies MR，et al. Extracorporeal membranes oxygenation（ECMO）cardiopulmonary support in infancy. Trans Am SocArtif Intern Organs，1976，22：80-93.

［8］Bartlett RH，Esperanza. Presidential Address. Trans Am SocArtif Intern Organs，1985，31：723-726.

［9］Custer JR，Bartlett RH. Recent research in extracorporeal life support for respiratory failure. ASAIO J，1992，38：745-771.

［10］Zwischenberger JB，Cox CS，Jr. ECMO in the management of cardiac failure. Asaio J，1992，38：751-753.

［11］宋国维.体外生命支持模式及临床应用.中国小儿急救医学，2011，18：193-195.

［12］许天祥，王晓霞，嵇武.体外生命支持系统在急危重症患者救治中的应用进展.上海交通大学学报（医学版），2016，36：757-760.

［13］习丰产，虞文魁，李维勤，等.体外生命支持在创伤及危重患者的应用进展.医学研究生学报，2012，25：971-976.

［14］Hanekamp M，Spoel M，Sharman-KoendjbiharieI，et al. Routine enteral nutrition in neonates on extracorporeal membranes oxygenation. Ped Crit Care Med，2005，6：275-279.

［15］Pettignano R，Heard M，Davis R，et al. Total enteral nutrition versus total parenteral nutrition during pediatric extracorporeal membranes oxygenation. Crit Care Med，1998，26：358-363.

［16］Scott LK，Boudreaux K，ThaljehF，et al. Early enteral feedings in adults receiving venovenous extracorporeal membranes oxygenation. J Parenteral Enteral Nutr，2014，28：295-300.

［17］邱俊涛，罗新锦，王巍，等.ECMO技术在成人体外心肺复苏中的效果分析.中华胸心外科杂志，2016，32：265-268.

［18］洪小杨，周更须，刘宇航，等.机械辅助支持技术在救治心跳骤停重症先天性心脏病婴幼儿4例报告.中国体外循环杂志，2013，11：165-168.

［19］徐凌峰，李欣，郭震，等.序贯式双肺移植中应用体外循环经验探讨.中国体外循环杂志，2005，3：167-169.

［20］Huang Z，Letteri JJ，Clark WR，et al. Operational characteristics of continuous renal replacement modalities used for critical ill patients with acute kidney injury. Int J Artif Organs，2008，31：525-534.

［21］Scott MS，Stuart LG，Steven RA.The prospective pediatric continuous renal replacement therapy（ppCRRT）registry：A critical appraisal. Pediatr Nephrol，2014，29：2069-2076.

［22］邱海波，黄英姿.ICU监测与治疗技术.第4版.上海：上海科学技术出版社，2014：248-255.

［23］刘莎，刘文虎.血液灌流技术应用与进展.中国血液净化，2008，7：618-621.

［24］CarcilloJA. Multiple organ system extracorporeal support in critically ill children. Pediatric Clin N Am，2008，55：617-646.

［25］Rafeal B，Maria C，Javier V. Liver support systems：will they ever reach prime time？ Curr Gastroenterol Rep，2013，15：312.

［26］Valgimigli M，Steendijk P，Sianos G，et al. Left ventricular unloading and concomitant total cardiac output increase by the use of percutaneous Imeplla Recover LP 2.5 assist device during high risk coronary intervention. Cathet Cardiovasc Interv，2005，65：263-267.

［27］Suga H，Hayashi T，Shirahata M. Ventricular systolic pressure-volume area as predictor of cardiac oxygen consumption. Am J Physiol，1981，240：H39-H44.

［28］Suga H，Total mechanical energy of a ventricle model and cardiac oxygen consumption. AM J Physiol，1979，236：H498-H505.

［29］Siegenthaler M P，Brehm K，Strecker T，et al. The Impella Recover microaxial left ventricular assist device reduces mortality for postcardiotomy failure：a three-center experience. J Thorac Cardiovasc Surg，2004，127：812-822.

［30］Seyfarth M，Sibbing D，Bauer I，et al. A randomized clinical trial to evaluate the safety and efficacy of a percutaneous left ventricular assist device versus inter-aortic balloon pumping for treatment of cardiogenic shock caused by myocardial infarction. J Am CollCardil，2008，52：1584-1588.

［31］Burzotta F，Paloscia L，Trani C，et al. Feasibility and long-term safety of elective Impella-assisted high-risk percutaneous coronary intervention: a pilot two-centre study. J Cardiovasc Med, 2008, 9: 1004-1010.

[32] Dixon SR, Henriques JPS, Mauri L, et al. A prospective feasibility trial investigating the use of the Impella 2.5 system in patients undergoing high-risk percutaneous coronary intervention (The PROTECT I Trial): initial US experience. JACC Interv, 2009, 2: 91-96.

[33] Burzotta F, Paloscia L, Trani C, et al. Feasibility and long—term safety of elective Impella-assisted high-risk percutaneous coronary intervention: A pilot two-centre study. J Cardiovasc Med (Hagerstown), 2008, 9: 1004-1010.

[34] Henriques J P, Remmelink M, Baan J J, et al. Safety and feasibility of elective high-risk percutaneous coronary intervention procedures with left ventricular support of the Impella Recover LP 2.5. Am J Cardiol, 2006, 97: 990-992.

[35] Seyfarth M, Sibbing D, Bauer I, et al. A randomized clinical trial to evaluate the safety and efficacy of a percutaneous left ventricular assist device versus intra—aortic balloon pumping for treatment of cardiogenic shock caused by myocardial infarction. JACC, 2008, 52: 1584-1588.

[36] Kriszhan Dsjauw. Christian Hassaer Supported high-risk percutaneous coronary intervention using the Impella LP 2.5 device. J The Europella Registry. Circulation, 2008, 118: 890-893.

[37] Sjauw KD, Engstrom AE, Henriques JP. Percutaneous mechanical cardiac assist in myocardial infarction. Where are we now, where are we going? J Acute Card Care, 2007, 9: 222-230.

[38] Seyfarth M, Sibbing D, Bauer I, et al. A randomized clinical trial to evaluate the safety and efficacy of a percutaneous left ventricular assist device vs. intra—aortic balloon pumping for treatment of cardiogenic shock caused by myocardial infarction. JACC, 2008, 52: 1584-1588.

[39] Kovacic J C, Nguyen H T, Karajgikar R, et al. The Impella recover 2.5 and TandemHeart ventricular assist devices are safe and associated with equivalent clinical outcomes in patients undergoing high-risk percutaneous coronary intervention. J Catheter Cardiovasc Interv, 2013, 82: E28-E37.

结构性心脏病心导管介入治疗

36 结构性心脏病介入治疗的麻醉

（张铁铮　刘晓江　付万林）

结构性心脏病是指任何先天性或获得性的以心脏和大血管解剖结构异常为主要表现的心脏疾病，包括先天性心脏病、心脏瓣膜疾病和心肌病等。先天性心脏病不仅是结构性心脏病临床中最常见疾病，也是小儿心血管病中的最常见疾病。外科手术疗法是治疗先天性心脏病的传统方法，目前已经积累了非常丰富的经验，并且仍在不断发展。随着介入心脏病学的发展，介入治疗先天性心脏病也获得了成功。早在 1966 年国外学者 Rashkin 和 Miller 采用球囊导管扩张卵圆孔行心房间隔造口术，以作为完全性大血管转位的姑息疗法，从此开始了先天性心脏病介入治疗的新途径。1982 年 Kan 又开展经皮球囊瓣膜成形术治疗先天性肺动脉瓣狭窄，并取得了满意的疗效。1997 年 Amplatzer 封堵器的问世，极大地推动了先天性心脏病介入治疗的开展[1]。此后介入治疗作为一项新崛起的技术，广泛应用于临床，被誉为先天性心脏病治疗学上的一项"革命"。其优越性是避免了开胸手术的创伤和危险，患者痛苦小，康复时间短，并发症少，疗效可靠，患者和家属乐于接受，具有外科手术无可比拟的优点。随着介入器材的不断改进、介入治疗经验的积累和操作技术的提高，先天性心脏病介入治疗的适应证范围将会日趋扩大，包括先天性心脏病复合畸形的介入治疗、外科术后残余分流或残余狭窄的介入治疗、介入技术与外科联合治疗复杂先天性心脏病等，将进一步减轻患者痛苦，提高成功率，降低并发症发生率。

接受先天性心脏病介入治疗的患者多为小儿。小儿年龄范围自出生至 12 岁。年龄在 1 个月以内者称新生儿，1 个月至 1 岁称为婴儿，2 ～ 3 岁称为幼儿，4 ～ 12 岁为儿童。年龄越小，在解剖、生理、药理方面与成人的差别越大。因此，不能把小儿看成是成人的缩影。先天性心脏病是心血管疾病的常见病，依其类型不同，有其自身的疾病特点。先天性心脏病介入治疗通常在心导管室内进行，特殊的检查和治疗设备要求麻醉医生要在不同于手术室的环境下实施麻醉，从而增加了麻醉的难度。因此，先天性心脏病介入治疗的麻醉要兼顾小儿麻醉、先天性心脏病手术麻醉和手术室外麻醉的特点。但麻醉的基本原则和要求是相同的，即确保患儿在麻醉期间能处于生理内环境稳定的状态，从而使小儿安全渡过麻醉和手术，并在术后顺利恢复。

第一节　先天性心脏病介入治疗麻醉的特点

一、小儿解剖生理特点

（一）呼吸系统

婴儿呼吸系统的特征是呼吸节律不规则，各种形式的呼吸均可出现。胸廓不稳定，肋骨呈水平位，膈肌位置高，腹部较膨隆，呼吸肌力量薄弱，纵隔在胸腔所占位置大，容易引起呼吸抑制。小儿头大、颈短、舌大，鼻腔、喉及上呼吸道较狭窄，唾液及呼吸道分泌物较多，均有引起呼吸道阻塞的倾向。婴儿每千克有效肺泡面积是成人的 1/3，每千克耗氧量是成人的 2 倍，表明换气效率不佳。加之小儿心肺储备能力很小，一旦发生气道梗阻或呼吸抑制，很快就会发生血氧饱和度的急

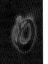

剧下降，故小儿麻醉时应特别重视呼吸的管理。

（二）循环系统

新生儿由于卵圆孔和动脉导管闭合，心室作功明显增加，尤以左心室更为明显，处于超负荷状态。与成人相比，新生儿的心肌结构，特别是与收缩性有关的心肌群发育差，心室顺应性较低，心肌收缩性也差，每搏量较小，心功能曲线左移，这些特点使新生儿和婴儿有心力衰竭倾向。患先天性心脏病的小儿心脏对容量负荷敏感，对后负荷增高的耐受性差，心排血量呈心率依赖性。这些特点使患先天性心脏病的小儿更易发生心力衰竭。

正常新生儿收缩压 60～80 mmHg，心率120～140 次/分，随年龄增长，血压逐渐升高，心率逐渐下降。小儿血容量按千克体重计算，比成人大，但因体重低，血容量绝对值很小，手术时稍有出血，血容量即明显降低。新生儿血红蛋白 170 g/L，大部分是胎儿血红蛋白，胎儿血红蛋白氧离曲线左移，P_{50} 为 18 mmHg（成人 P_{50} 为 26 mmHg）。6 个月时胎儿血红蛋白由成人血红蛋白替代，血红蛋白也降至 110 g/L，故 6 个月以内婴儿，血红蛋白携氧能力显著下降。

（三）神经系统

新生儿已有传导痛觉的神经末梢，外周神经与脊髓背角有交通支，中枢神经系统髓鞘已发育完全。新生儿大脑皮质已有功能，婴儿存在精细的感觉通路和皮质内联系。新生儿对疼痛性刺激有生理及生化反应。现已确认，新生儿能感知疼痛，对伤害性刺激有应激反应，故小儿应和成人一样，手术时要采取完善的麻醉镇痛措施[2]。

（四）肝肾和胃肠系统功能

新生儿肝功能未发育完全，与药物代谢有关的酶系统虽已存在，但药物的酶诱导作用不足，对药物的降解反应减少，以致药物清除半衰期延长。新生儿血浆蛋白含量低，故药物蛋白结合力低，血浆中游离药物浓度高。早产儿肝糖原储备少，且处理大量蛋白负荷的能力差，故早产儿有低血糖和酸中毒倾向。

肾功能发育很快，出生 20 周时，肾小球滤过率和肾小管功能已发育完全，至 2 岁时肾功能已达成人水平。新生儿肾灌注压低且肾小球滤过和肾小管功能发育不全，按体表面积计算，肾小球滤过率是成人的 30%。新生儿吸收钠的能力低，易丧失钠离子，输液中如不含钠盐，可产生低钠血症。对葡萄糖、无机磷、氨基酸及碳酸氢盐的吸收也少，且不能保留钾离子。此外，新生儿对液体过量或脱水的耐受性差，输液及补充电解质的量应精细调节。

刚出生时新生儿胃液 pH 呈碱性，出生后第 2 天胃液 pH 值与年长儿处于相同的生理范围。吞咽与呼吸的协调能力在出生后 4～5 个月才发育完全，故新生儿出现胃食管反流的概率高。

（五）体液平衡和代谢

小儿体液占体重的比例随年龄而不同，新生儿体液占体重的 70%～80%，1 岁时为 70%，2 岁以后比例逐渐降低至 65% 以下，至成人为 60%。小儿细胞外液在体重中所占比例较成人大，成人细胞外液占体重的 20%，小儿占 30%，新生儿占 35%～40%。小儿水转换率（turnover rate）比成人大，婴儿水转换率达 100 ml/（kg·d），故婴儿容易脱水。细胞外液与细胞内液比率出生后逐渐下降，2 岁时与成人相近。

小儿新陈代谢率高，氧耗量也高，成人氧耗量 3 ml/（kg·min），小儿 6 ml/（kg·min），故小儿麻醉期间应常规吸氧。新生儿及婴儿对禁食及液体限制耐受性差，机体糖及脂肪储备少，较长时间禁食易引起低血糖及代谢性酸中毒倾向，故婴儿手术前禁食时间应适当缩短，术中可适当输注葡萄糖。

小儿基础代谢率高，细胞外液比例大，效应器官的反应迟钝，常需应用较大剂量的药物，易于出现用药过量及毒性反应。麻醉时应考虑麻醉药的吸收和排泄，从而控制用药剂量。

（六）体温调节

新生儿基础代谢低，体温调节机制发育不全，皮下脂肪少，体表面积相对较大，每分通气量与体重之比较高，容易散热，故体温易下降。新生儿无寒战反应，只能通过褐色脂肪以化学方式产生热量。体温下降时全身麻醉易加深，引起呼吸循环抑制，同时麻醉苏醒延迟，术后肺部并发症增多，并易并发硬肿症，故新生儿麻醉时应采取保温措施。6个月以上小儿麻醉期间体温有升高倾向。若麻醉期间体温升高，新陈代谢及氧耗量相应增高，术中易缺氧，体温过高可发生惊厥。

二、小儿药理作用特点

小儿尤其是新生儿对药物的反应与许多因素有关，包括身体组成（脂肪、肌肉、水含量）、蛋白结合、体温、心排血量的分布、血脑脊液屏障、肝肾功能等。新生儿体液总量、细胞外液量和血容量与体重之比大于成人，应用水溶性药物时由于分布容积较大，故新生儿按体重给药需较大剂量以达到需要的血药浓度。体内脂肪及肌肉含量随年龄增长而增加，新生儿及婴儿脂肪及肌肉相对较少，应用依赖再分布至脂肪或肌肉而终止其作用的药物时，临床作用时效较长。新生儿出生时血脑脊液屏障未发育完全，故许多药物在脑内的浓度比成人高。药物的代谢速率取决于肝的大小和肝微粒体酶系统的代谢能力。新生儿肝体积占体重的4%，但酶系统未发育，故药物的血浆半衰期较长。婴儿和儿童肝体积亦占体重的4%，但酶系统已成熟，故药物的血浆半衰期较短。虽然新生儿体内与药物代谢有关的酶系统发育不全，氧化药物的能力差，但水解药物的能力与成人相仿。大多数药物及其代谢产物最终都经肾排泄。新生儿肾小球滤过率低，影响药物的排泄。

三、病情特点

先天性心脏畸形有100多种，分类方法亦多。按病理生理变化将其分为四类，对麻醉处理更有裨益。

（一）分流性病变

系指心脏所排出的一部分血液未能沿着正常通路流动，血液在心脏内或心外发生分流。按分流方向不同，又分为左向右分流和右向左分流。

1. 左向右分流病变

包括室间隔缺损、房间隔缺损、动脉导管未闭、主肺动脉间隔缺损、部分肺静脉异位引流和房室间隔缺损等。因左、右心腔或主、肺动脉间有异常通道，左心压力和阻力高于右心而使一部分左侧动脉血经异常通道流入右心或肺动脉，而致右心室容量负荷过重和肺血增多，甚至可发生肺动脉高压和充血性心力衰竭。一般无发绀，若在晚期发生肺动脉高压，有双向或右向左分流时，则出现发绀。由于肺血多而使吸入性全麻药在血液中完全饱和的机会增多，故药效发挥迅速而易于加深。又因在心肺之间有重复循环，故静脉麻醉药起效延迟。分流量取决于体肺循环阻力，体循环阻力愈高或肺循环阻力愈低则分流量愈大。因此，麻醉的原则是避免体循环阻力增高和（或）肺循环阻力降低（表36-1）。

2. 右向左分流病变

包括法洛四联症、法洛三联症、肺动脉闭锁（合并室间隔缺损）、二尖瓣闭锁（合并房间隔缺损或卵圆孔未闭）、三尖瓣闭锁、永存动脉干、大血管转位及艾森门格综合征等。因肺血管或右心室流出道阻力大于体循环阻力，而使一部分血液未经肺循环而流入左心，致肺血减少及心室压力负荷过重。又因流入主动脉的血流未完全氧合而

表36-1 影响血管阻力的因素		
	体循环阻力	**肺循环阻力**
增加	交感刺激	低氧血症
	α 受体激动药	高碳酸血症
	氯胺酮	酸血症
	双下肢屈曲	肺内压、气道平均压高
		交感神经兴奋
		α 受体激动药
		血容量过多
降低	血管扩张药物	吸入氧浓度增加
	α 受体阻滞药	低碳酸血症
	β 受体激动药	碱血症
	钙慢通道阻滞药	前列腺素 EI/ 依前列醇
	挥发性麻醉药	α 受体阻滞药
	组胺释放	血管扩张药

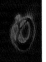

结构性心脏病心导管介入治疗

发生低氧血症，重症时伴有发绀、酸中毒和红细胞增多。静脉注射药物时，一部分药物未经肺循环而直接到达左心室继而入脑，故药效发挥迅速。因肺血少，吸入全麻药起效较迟。麻醉原则是避免体循环阻力降低和（或）肺循环阻力增高。麻醉的血管活性作用可改变肺循环和体循环血管阻力，而肺、体循环血管阻力平衡的改变对心内分流有直接作用。麻醉中影响体、肺循环阻力的因素见表36-1。

（二）混合性病变

包括完全性肺静脉异位连接、右心室双出口、大动脉转位（合并室间隔缺损）、三尖瓣闭锁、单心房、单心室及永存动脉干等，其肺动脉与主动脉类似两条并联的管道，造成肺循环与体循环血流比（Qp/Qs）失调及体循环与肺循环的血液相混合。肺动脉血氧饱和度高于体循环静脉血，而体循环动脉血氧饱和度却比肺静脉血氧饱和度低得多，因而引起严重低氧血症。其严重程度取决于肺血流多少，后者则受体循环阻力与肺循环阻力的影响。若体循环阻力大于肺循环阻力则肺血流增多，其病理生理与麻醉原则类似左向右分流病变；若体循环阻力小于肺循环阻力则肺血减少，其病理生理类似右向左分流病变，麻醉原则亦同。

（三）阻塞性病变

包括肺动脉瓣和肺动脉干狭窄、原发性肺动脉高压、主动脉瓣狭窄（瓣上与瓣下）、主动脉缩窄、二尖瓣狭窄、主动脉弓离断及左心发育不良综合征或右位心等。此类病变并不产生分流，只造成心室排血受阻及心室压力负荷过重。左心室阻塞者可致左心衰竭、体循环低血压、冠状动脉灌注不足及室性异位节律；右心室阻塞引起右心室功能障碍、肺血少及低氧血症。此类病变多依赖动脉导管提供主动脉或肺动脉远端血流。因每搏量减少，心排血量主要靠心率维持。麻醉原则是避免心肌抑制、循环阻力增加（表36-1）和心动过缓。

（四）反流性病变

主要是 Ebstain 畸形（三尖瓣下移）及其他原因所致瓣膜关闭不全，心脏排出的血液有一部分又返回心腔，并且循环阻力愈大反流量亦愈多，终致心脏容量负荷过重、心室扩大甚或充血性心力衰竭。麻醉原则是避免循环阻力增高，且设法适度降低后负荷以减少反流量。

四、环境特点

环境造成先天性心脏病介入治疗麻醉困难的因素很多，最常见的是建筑设计时没有考虑到麻醉的需要，空间有限，此外放射源、摄影机、血管造影仪器、C 臂透视仪等设备均妨碍麻醉医师靠近患者，造成重大的安全隐患，所以麻醉前要了解现场布局，做好相应的准备。其次是工作场所远离手术室，麻醉医师需与不经常接触麻醉工作的人员一起配合，平时相互协作的机会少，一旦发生紧急情况或麻醉仪器故障较难得到恰当的帮助。此外，所处环境常常缺乏中心供氧、中心吸引设备，抢救设备和药品也不如手术室完备，增加了麻醉的难度。

放射学检查时放射线增加，若要留在患者身边需穿射线防护衣，增加了麻醉操作和管理的困难。造影期间，麻醉医师有时不能一直守候在患者身边，需要通过观察窗或闭路电视观察患者和麻醉监护设备。室内灯光不同于手术室，不利于观察患者的皮肤颜色、呼吸运动，以及麻醉机和监护仪、钢瓶内气体等情况。由于缺乏专供麻醉和监护用的独立电源，所以监护仪需要进行适当的接地处理。其他电器设备也常常对监护仪造成干扰。

为保证麻醉安全，美国麻醉医师学会有关手术室外麻醉指南[3]推荐的内容包括：①供氧源；②吸引器；③废气排除系统；④必要的麻醉装备、药物和监护仪器；⑤电源接头；⑥照明；⑦足够的空间；⑧急救设备；⑨通讯设备；⑩专用安全代码。由于各种诊疗场所的环境不同，这些麻醉的基本条件有时可存在一定的差异。

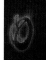

第二节 麻醉前准备与麻醉前用药

一、麻醉前检查与评估

对先天性心脏病介入治疗的患者麻醉前检查与评估，应该与心脏手术患者同等对待。麻醉前访视除了解患儿心理状况外，应从家长处了解病史及既往史，有无变态反应史、出血倾向、肾上腺皮质激素应用史以及麻醉手术史。家族中有无遗传性缺陷病或麻醉后长期呼吸抑制病史。应注意患儿体重，并与预计体重［年龄（岁）×2＋8 kg］比较，可了解患儿发育营养情况，有无体重过低或超重以及患儿的合作程度。麻醉前应全面了解病情及手术方案，制订麻醉计划及应急措施。术前应详细回顾心脏病史，参阅超声心动图、之前心导管检查资料、吸空气时的血氧饱和度、心脏手术病史。明确心脏畸形的种类、病理生理改变以及活动状况。体格检查时注意牙齿有无松动，扁桃体有无肿大，是否有水肿、肝大以及心肺功能情况。是否有发热、贫血、脱水等情况，如有脱水，应在麻醉前纠正，每脱水 1% 需输液 10 ml/kg。

应注意化验资料，有无低血糖、低血钙以及钾钠情况，有无凝血功能障碍。凡有肛温 38℃以上，血红蛋白 80 g/L 以下，上呼吸道炎症，严重心肺功能不全，严重水、电解质紊乱等，均应暂缓安排手术，待病情改善后再行先天性心脏病介入治疗。此外，还应了解拟实施诊疗的基本步骤、创伤程度以及可能的出血量。

二、麻醉前准备

（一）病房准备

先天性心脏病患儿的生长发育落后于同龄正常儿，这与血流动力学改变有关，如大的左向右分流型先天性心脏病伴心功能不全，还常伴呼吸

道感染、肠道吸收不良，使营养摄入障碍。另外，由于低氧血症，影响全身脏器功能，对细胞代谢有直接影响。因此，对严重心功能不全和低氧血症的患儿术前应给予洋地黄和每日吸氧治疗，以提高对麻醉的耐受力。

小儿不易合作，即使应用部位麻醉（包括局部麻醉）也应按全身麻醉准备。应向其父母强调空腹的重要性，说明麻醉前保持胃排空，可减少呕吐误吸危险，保证麻醉安全。患儿体内营养物质储备少，经常处于酸中毒状态，在行介入治疗前合理地安排好禁食时间，既可避免低血糖和脱水，又可预防麻醉并发症。小儿代谢旺盛，体液丢失较快，容易发生脱水或代谢性酸中毒，年龄越小，禁食、禁水时间应越短。对小儿麻醉前禁食时间的放宽是小儿麻醉领域中一个较为明显的变化。实行偏长的禁食时间，不仅会引起患儿不适，还可增加低血容量，甚至低血糖的发生。小儿禁食时间超过 12 h 可发生低血糖，并有代谢性酸中毒倾向，故小儿禁食时间以不超过 8 h 为宜。近年研究小儿胃内液体排空快，进液体后 1/2 在 11 min 内自胃排出，2 h 内其余液体可自胃排出[4]，故主张适当缩短麻醉前禁食、禁饮时间，通常安排如下：①1 岁以下婴儿禁食时间为 4 h；②1 岁以上的幼儿为 5～6 h，禁食后应补液，供给糖、水及电解质（血钾在 4.0 mmol/L 左右）；③幼儿给水 100～120 ml/（kg·d），学龄前小儿给水 60～80 ml/（kg·d），所供液体量须根据心、肾功能及其他异常损失而适当调整（表 36-2）。

表 36-2	小儿术前禁食（饮）时间	
月龄	固体食物、牛奶（h）	糖水或清液（h）
新生儿	4	2
1～5	4	2
6～36	6	2～3
＞36	6～8	2～3

（二）心导管室准备

心导管室内麻醉时远离中心手术室，在紧急情况下最能提供有效帮助的就是仪器设备。为了保证患儿安全，心导管室内应具备施行全麻患者所需的基本条件，如带呼吸机的全能麻醉机（潮气量最低应达 50 ml）、氧气、吸引器、带有创血压和末梢血氧饱和度监测的心电监护仪、面罩吸氧设备、喉镜、气管导管、简易呼吸器、心肺复苏设备等。药品准备方面除麻醉药、肌松药外，还应备齐各种急救药。

麻醉前除了对患者的一般情况和病情进行评估外，先天性心脏病介入治疗麻醉前还必须对麻醉环境和场所、相应的诊疗操作过程和可能出现的问题有所了解，包括诊疗时患者的体位、是否应用造影剂、麻醉机和监护仪有无足够的空间摆放、诊疗期间麻醉医师可否留在导管室、诊断或治疗仪器对麻醉机和监护仪的影响等。还要求有适当的灯光便于观察患者、麻醉机和监护仪，对可能发生的各种意外都要有充分的准备。

麻醉过程中，尤其是放射性检查时，麻醉医师经常要暂时离开导管室，此时监护仪就成为麻醉管理不可或缺的部分，要确立一个可行的麻醉监测方案。仪器设备有助于提高安全性，但需经常维护保养，尤其是放置在心导管室的监护仪器，利用率较低，必须有充分的麻醉前或操作前准备，以确保仪器设备功能正常。

三、麻醉前用药

对接受先天性心脏病介入治疗术的患儿应常规给予麻醉前用药，麻醉前用药的目的是使患儿术前充分镇静、防止小儿术前恐惧，以便顺利和家人分离进入导管室。同时抑制呼吸道黏膜分泌、阻断迷走神经反射以及减少全麻药需要量。小儿新陈代谢旺盛，术前用药按千克体重计算，用量较大。鉴于很多麻醉用药均需应用阿托品以对抗其负反应（迷走神经兴奋或唾液分泌增加），因此，阿托品在小儿麻醉前用药中占重要地位，剂量为 0.02 mg/kg，肌内注射，其作用维持约 1 h。对手术时间冗长的麻醉，应每小时追加阿托品（追加量 0.01 mg/kg 静

脉注射）才能达到预期目的。阿托品的副作用是引起热潴留，对已有高热或脱水的患儿，可术前静脉注射给药 0.01 mg/kg。临床上对于已经建立静脉通道的患儿，均应避免肌注用药方式，以减少对患儿造成的伤害。婴儿（1 岁以下）对陌生环境的刺激比儿童和幼儿轻得多，可以不给镇静药。但抗胆碱药必须用，其目的在于预防围术期喉痉挛和减少分泌物。在阿托品和东莨菪碱药物的选择中，以阿托品为首选，它除可减少口咽、呼吸道分泌物外，还可防止患儿心率过慢。其用量为 0.01 ～ 0.02 mg/kg，麻醉前 30 ～ 50 min 肌内注射。1 岁以上小儿，可加用镇痛药哌替啶 1 mg/kg 或吗啡 0.08 ～ 0.1 mg/kg，麻醉前 30 ～ 50 min 肌内注射，常可获得满意的镇静镇痛作用。由于哌替啶和吗啡易造成小儿和儿童呼吸抑制，应慎用，对吸收功能差的患儿应减量。芬太尼片剂是目前获得美国 FDA 批准唯一可用于小儿的阿片类麻醉前用药。若剂量介于 10 ～ 15 μg/kg 之间，且能够在 10 min 之内到达手术室，发生缺氧的可能性较小。口服后芬太尼的血药浓度持续上升，胃肠摄取后的缓慢消除过程使之可提供长达数小时的镇痛作用[5]。咪达唑仑 0.05 ～ 0.1 mg/kg 单独肌内注射 1 min 即起效，10 ～ 15 min 作用达高峰，可产生良好的镇静及抗焦虑作用。

术前用药的途径有肌内注射、口服、经直肠给药等。对于小儿来说，打针是一种恶性刺激，加之患先天性心脏病小儿经常出入医院，对手术、陌生环境和人员的恐惧，可能导致术后行为的改变，给小儿心理带来伤害。为避免肌内注射时的疼痛对小儿造成不良刺激，现多改用口服法给药。目前研究认为多数小儿能接受口服给药，且无打针的痛苦，作用快，抗焦虑效果好，口服药时的饮水量也不会影响胃的排空，适合小儿术前用药。常用咪达唑仑 0.25 ～ 0.5 mg/kg 加适量糖浆或含糖饮料口服，用药后 10 ～ 15 min 即产生镇静作用，20 ～ 30 min 作用达峰值，口服咪达唑仑后不影响术后苏醒时间[6]。口服氯胺酮 4 ～ 6 mg/kg 及阿托品 0.02 ～ 0.04 mg/kg 亦为常用的小儿麻醉前用药，用药后 10 ～ 15 min 可使小儿保持安静。氯胺酮大剂量（8 ～ 10 mg/kg）口服，镇静效果好，但不良反应发生率亦高，不宜应用。而氯胺

酮 4 ～ 6 mg/kg 与咪达唑仑 0.25 ～ 0.5 mg/kg 伍用，镇静深度可增加。亦可采用咪达唑仑 0.05 mg/kg、阿托品 0.02 mg/kg 及氯胺酮 3 ～ 4 mg/kg 混合后肌内注射作为小儿术前用药，可获得满意镇静效果[7]。小儿常用的麻醉前用药见表 36-3，但剂量不可千篇一律，应视病情、体质状况、年龄及精神状态

表 36-3 小儿镇静、麻醉前用药种类与剂量		
药名	给药途径	剂量（mg/kg）
抗胆碱药		
阿托品	肌内注射	0.02（最小量 0.1）
	静脉注射	0.01
苯二氮䓬类		
地西泮	口服	0.10 ～ 0.30
	静脉注射	0.10 ～ 0.30
	肌内注射	0.10 ～ 0.30（不推荐）
	直肠内给药	0.20 ～ 0.30
咪达唑仑	口服	0.25 ～ 0.75
	静脉注射	0.05 ～ 0.15
	肌内注射	0.05 ～ 0.10
	直肠内给药	0.05 ～ 0.10
	鼻腔给药	0.20 ～ 0.30（不推荐）
阿片类		
吗啡	口服	0.20 ～ 0.50
	静脉注射	0.05 ～ 0.20（＜ 2 kg 者禁用）
	肌内注射	0.10 ～ 0.20（＜ 2 kg 者禁用）
哌替啶	口服	1.00 ～ 2.00（推荐仅使用一次）
	静脉注射	0.50 ～ 2.00（推荐仅使用一次）
	肌内注射	1.00 ～ 2.00（推荐仅使用一次）
芬太尼	口服	0.005 ～ 0.015
	静脉注射	0.001 ～ 0.003
	肌内注射	0.001 ～ 0.002
氯胺酮	口服	4.00 ～ 10.0
	静脉注射	0.50 ～ 1.00
	肌内注射	3.00 ～ 6.00
	直肠内给药	4.00 ～ 10.0
	鼻腔给药	4.00 ～ 6.00（不推荐）
巴比妥类		
戊巴比妥	口服	2.00 ～ 4.00
甲基炔巴比妥	静脉注射	1.00 ～ 2.00
	直肠内给药	25.0 ～ 30.0（10% 溶液）
硫喷妥钠	肌内注射	15.0 ～ 20.0（不推荐）
	直肠内给药	20.0 ～ 30.0（10% 溶液）
其他		
异丙酚	静脉注射	0.25 ～ 0.50

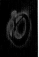
而定。国外大多数医院推荐小儿术前 30 min 口服咪达唑仑 0.5 mg/kg，最大剂量 15 mg[8]。一般可让患儿比较顺利地进入手术室，入手术室后根据需要，可选择追加抗胆碱能药阿托品或东莨菪碱，减少口咽、呼吸道分泌物，预防因迷走神经张力过高引起的心动过缓等。国内大多数医院目前仍以肌内注射术前药物为主，如哌替啶 1 ~ 2 mg/kg，阿托品 0.01 ~ 0.02 mg/kg 等。

舌下及鼻腔内滴入也可作为小儿术前用药途径。口腔黏膜血管丰富，药物可迅速吸收，而鼻腔内滴药药物吸收不如舌下途径快，且小儿常感不适，故鼻腔内滴药应用不广泛[9]。咪达唑仑（0.05 ~ 0.1 mg/kg）、氯胺酮（4 ~ 10 mg/kg）、硫喷妥钠（20 mg/kg）也可直肠内灌注给药，但直肠内灌注操作较繁琐，且镇静效果不一致，有些患儿呈睡眠状态，有些则仍清醒甚或哭闹，主要与肠道内有无粪便及灌注药物是否被患儿排出肛门外有关，目前应用较少[10]。肌内注射硫喷妥钠（15 ~ 20 mg/kg）以往曾作为基础麻醉应用，但硫喷妥钠肌内注射可产生呼吸循环抑制、喉痉挛等并发症，随着氯胺酮、咪达唑仑等药物在小儿麻醉中的广泛应用，此法已不再使用。

第三节　麻醉处理原则和麻醉方法

介入治疗中，为了保证稳定的血流动力学水平和手术操作的顺利进行，足够的镇静和平稳的麻醉非常重要。先天性心脏病介入治疗手术患者多为婴幼儿、儿童，术中多不能主动配合，而且这类患者常合并不同程度的呼吸循环功能障碍，呼吸循环储备能力差。另外心腔内操作容易导致血流动力学改变和缺氧等一系列问题。这需要有经验的麻醉医师在场进行监测和处理，以确保手术的安全顺利进行。完善的麻醉在于对病情的详细了解，灵活选用各种合适的麻醉药物和方法，尽可能让所选择的麻醉方法对患者呼吸循环的干扰最小，用最少量的麻醉药物即能达到理想的效果，并能使药物的不良反应降低到最小程度。总之，麻醉既要达到一定的深度，又不加重心脏的病理生理改变，并尽可能地向有利于血流动力学平稳和心功能恢复转化，这些是先天性心脏病麻醉的总目标。完善的麻醉是使患者有一个轻松、舒适的术前期，平稳而无过度应激的手术期，良好的镇静和记忆遗忘，完善的镇痛以及术后平稳迅速恢复。

一、麻醉处理原则

（一）保持安静

麻醉深度要适度，在介入治疗的全程中始终保持患儿安静不动。如果患儿哭闹与挣扎将对血流动力学产生直接的影响，它还可引起心腔内压力和血氧饱和度发生显著的改变，不仅使心内分流量发生变化，还可使分流方向发生改变。术中动、静脉穿刺时疼痛刺激相对较强，麻醉变浅时要及时追加麻醉药，使患儿保持深睡眠状态。手术时间长短变化不定，患儿配合程度不一，因此可根据患儿病情、年龄、手术医师操作熟练程度等选择不同的麻醉方法。事实上，小儿即使行无痛性、诊断性检查或治疗，也常难以配合，需要镇静或麻醉。但幼儿在不影响其呼吸功能的前提下常难以获得有效镇静，且镇静药的作用时间在小儿较难预料，副作用发生的机会也相对较多。全麻不仅可以使患者舒适，而且可以保证诊疗时间任意延长。故先天性心脏病介入治疗的麻醉多选择全麻。

（二）保持循环稳定

避免心率过快和血压剧烈波动，除维持适当的麻醉深度外，术中操作动作轻柔，避免失血过多，及时补液等都很重要。

（三）保持呼吸稳定

保持患儿呼吸道通畅，呼吸频率正常，通气

量良好，避免缺氧，特别强调维持血氧饱和度的稳定。

（四）麻醉一致性，以保证诊断的准确性

先天性心脏病介入治疗通常与心导管检查同时进行，需要在不同时点进行多种测量和反复抽取血样，为了保证对血流动力学和分流量计算的准确性，检查过程中应保持呼吸和心血管状态的相对稳定，所以要保持麻醉平稳和方法一致，尽可能避免不同麻醉方法对诊断数据造成影响。这种对麻醉一致性的要求使麻醉处理较为困难，为了保证诊断的准确性，氧饱和度不应低于基础值，同时要避免氧分压过高引起的动脉痉挛。为使患儿耐受创伤性操作，常需很深的镇静，在如此深度的镇静状态下，小儿易发生呼吸抑制，必要时可采用控制呼吸措施，以避免 $PaCO_2$ 升高，从而减少对诊断准确性的影响。控制呼吸本身对心导管检查诊断的准确性并无影响，每分通气量和呼吸频率可根据动脉血气分析结果设定，然后进行调节。术中镇痛、镇静或全麻的深浅必须恰当，既要预防心动过速、高血压和心功能改变，又要避免分流增大、高碳酸血症和低碳酸血症。过度心肌抑制、前后负荷改变、液体失衡或过度刺激均可致分流增大而影响诊断的准确性。氯胺酮可增加全身氧耗，但不会影响诊断的准确性，故较常使用。

二、麻醉方法

先天性心脏病介入治疗的麻醉方法，除对较大儿童可用局部浸润麻醉外，应以全身麻醉为首选，而且一般不必施行气管内插管。麻醉方法的选择应根据患儿年龄、病情、病症种类、检查时间长短等条件来决定。常用的方法有下列几种。

（一）镇静

镇静可分为清醒镇静和深度镇静，清醒镇静是患者轻度的意识抑制，对外界刺激能产生反应，维持气道通畅和保护性反射。深度镇静则是较深程度的抑制患者神志，患者可能难以被唤醒或失去气道保护性反射，有时难以维持气道通畅，也可能发生呼吸抑制或呼吸停止，类似于全麻。镇静前同样应了解病史和进行必要的体格检查，镇静或镇痛方法的选择根据患者的需要、医疗条件、特殊检查的种类及操作者的熟练程度和经验而定。熟悉相关操作步骤有助于最佳用药时间和药物的选择。目前没有任何一种药物或剂量适用于所有患者，单纯镇静只适用于一部分患者。

（二）局麻加镇静和镇痛

随着短效、可控性强的镇静、镇痛药物的出现，镇静和镇痛技术在临床上得到了越来越广泛的应用。如果患儿一般情况好，可以在完善的局麻下，给予充分的镇静和镇痛进行介入治疗。

局麻联合镇静和镇痛是近年来备受关注的监测麻醉（monitored anesthesia care）最常用的方法之一[11]。监测麻醉系指在局部麻醉或无麻醉下接受诊治时，需要麻醉医师提供特殊的麻醉服务，监护和控制患儿的生命体征，并根据需要给予适当的麻醉药物或其他治疗。局麻联合镇静和镇痛则指在局部麻醉时联合应用镇静、镇痛药物，让患儿能够耐受不愉快的操作，而且维持满意的循环和呼吸功能，并能对语言指令或触觉刺激做出相应的反应。

由于所有麻醉药物对中枢神经系统的抑制作用具有剂量依赖性，在局麻联合镇静和镇痛过程中，患者可能处于轻微镇静（患者清醒、放松）与深度镇静（无意识、睡眠），甚至全身麻醉状态（如对疼痛刺激无体动反应）这一连续统一体之间。由于不同患者对同一剂量镇静、镇痛药物的反应也有明显的个体差异，另外患者从轻度镇静状态转入全身麻醉的变化过程可以相当迅速，所以临床工作中对患者生命体征的监护就显得尤为重要。

（三）全身麻醉

对于时间较长的诊疗操作，应用全麻的并发症低于多数镇静方法。全身麻醉常联合应用麻醉

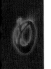

性镇痛药、巴比妥类药、抗胆碱能药、强安定药和苯二氮䓬类药。最常采用静脉途径进行全麻。静脉给药较直肠给药或肌内注射容易控制，诱导时间短、成功率高、副作用少，且恢复迅速。近年来多采用短效静脉麻醉药如丙泊酚持续静脉输注或靶控输注，能较好地控制清醒时间，若疼痛刺激较强，可加用芬太尼等麻醉性镇痛药[12]。先天性心脏病介入治疗麻醉通常无须采用气管内插管吸入麻醉或静吸复合麻醉。对病情较重、体质较差或较小的婴幼儿以及手术时间长或手术对循环干扰较大时，为确保全麻期间患者的通气和氧合，可选用鼻导管、面罩和口咽导气管，必要时考虑应用喉罩。

对于先天性心脏病介入治疗患儿多采用非气管插管术全身麻醉，但常常造成呼吸管理困难，特别是病情严重者，术中易出现气道阻塞、呼吸暂停、缺氧等，处理不当则引发严重并发症。近年来，各级医院相继建立了重症监护治疗病房（ICU）和麻醉后监护治疗病房（PACU），为施行气管内插管全麻提供了有利条件。相比之下，施行气管插管全身麻醉，易于控制麻醉深度、清除呼吸道分泌物、保证呼吸道通畅，并便于供氧，使安全性大大提高。对于术中偶尔给予过量的肌肉松弛药和过量麻醉药的患儿可送入 ICU 或 PACU 监护，直至患儿完全清醒后拔除气管插管。对气管插管的全身麻醉多数以基础麻醉开始，如肌内注射氯胺酮或硫喷妥钠，口服地西泮、氯胺酮，直肠注入氯胺酮等。由于接受先天性心脏病介入治疗术的患儿体内复杂畸形居多，不宜用氟烷、地氟烷等进行吸入诱导。患儿入睡后开放外周静脉，注入肌肉松弛药肌松后可行气管内插管。麻醉维持宜以静脉为主，近来有人主张以氯胺酮复合瑞芬太尼持续静脉注入，用于先天性心脏病介入治疗术麻醉维持[13]。实施气管内插管或喉罩通气全身麻醉后，可以采用自主呼吸或呼吸机控制呼吸，以确保呼吸道通畅，从而将更多的注意力集中到循环的管理上。肌肉松弛药应以短效肌松药为宜。

（四）常用药物

用于镇静和镇痛的药物很多，主要为静脉麻醉药如苯二氮䓬类药物、氯胺酮、丙泊酚和阿片类药物。用于镇静和镇痛的理想药物应具备以下条件：①起效快、作用时间短，具有特定并可预测的量-效关系；②无刺激性和兴奋性；③对心血管系统和呼吸系统无抑制作用。虽然选择理想的镇静和镇痛药物十分重要，但精确和恰如其分地给药，既能达到理想的镇静和镇痛效果，又能避免呼吸、循环功能抑制。

1. 咪达唑仑

咪达唑仑是目前临床应用的唯一水溶性苯二氮䓬类药，具有抗焦虑、催眠、抗惊厥、肌松和顺行性遗忘等作用。其有起效快、作用时间相对短，遗忘效果优于地西泮，静脉刺激及注射部位疼痛发生率低等优点。口服后吸收迅速，0.5～1 h 血药浓度达峰值。单次静脉注射后分布半衰期为（0.31±0.24）h，相当于地西泮的 1/2，消除半衰期（2.4±0.8）h，约为地西泮的 1/10。肌内注射后吸收迅速且基本完全，注药后 30 min 血药浓度达峰值，生物利用度为 91%。小儿直肠注入后吸收迅速，约（16±7）min 血药浓度达峰值，但生物利用度不到 60%。用于全麻诱导和维持时通常采用静脉注射，剂量为 0.1～0.4 mg/kg。作为先天性心脏病介入治疗麻醉时的辅助用药，一般剂量为 0.1～0.15 mg/kg。在局麻前，首次给予咪达唑仑负荷剂量 0.025～0.05 mg/kg，然后以 1～2 μg/（kg·min）的速率进行连续静脉输注，可以维持比较满意的镇静效果。由于咪达唑仑的量-效关系曲线的斜率比地西泮大，表明咪达唑仑的安全用药范围比地西泮小，所以在镇静用药时应更加谨慎。

咪达唑仑有一定的呼吸抑制作用，其程度与剂量相关，静脉注射小剂量（0.075 mg/kg）不影响对 CO_2 的通气反应，静脉注射 0.15 mg/kg 对每分通气量的影响与地西泮 0.3 mg/kg 相似[14]。此药对正常人心血管系统影响轻微，表现为心率轻度增快，体血管阻力和平均动脉压轻度下降，以及左心室充盈压和每搏量轻度下降，但对心肌收缩力无影响。值得注意的是，咪达唑仑到达中枢神经作用峰值需要 2～4 min，短时间反复给药有导致药物累积效应增加的可能，出现由镇静偏浅转至镇静过深的现象。

2. 氯胺酮

氯胺酮为苯环己哌啶的衍生物,可出现镇静或麻醉分离现象。临床观察表明亚麻醉剂量的氯胺酮就具有镇痛作用,近年来氯胺酮在小儿麻醉中的应用备受重视。氯胺酮易溶于水,无刺激性,作为全身麻醉药,其体表镇痛效果好,对呼吸和循环的影响较轻。氯胺酮不仅可静脉注射,而且肌内注射也有效。氯胺酮对各器官毒性作用小,可以重复用药。

采用肌内注射氯胺酮的麻醉方法在先天性心脏病介入治疗中应用较广泛,特别适用于体重小的患儿。其优点是用药后起效迅速,作用时间短暂,注药后对局部无刺激。患儿对操作的刺激不感到疼痛,麻醉中患儿能维持一部分保护性反射,有利于保持呼吸道通畅。虽然理论上氯胺酮对心血管系统有显著的兴奋作用,能使心率加快和血压升高。但有报道先天性心脏病介入治疗时使用氯胺酮麻醉对心率、血压、肺动脉压和血氧分压等无明显影响[15]。使用氯胺酮时只要保持呼吸道通畅,维持足够的通气量,则对肺血管阻力无明显影响,术前应常规给予阿托品或东莨菪碱,避免氯胺酮引起的分泌物增多或痉挛的发生。肌内注射剂量为 5 ～ 6 mg/kg,注药后 2 ～ 8 min 入睡,维持 20 ～ 50 min。第 2 次用药量为首次量的1/2 ～ 2/3。

静脉内注射氯胺酮麻醉适合于学龄前儿童在应用局部浸润麻醉后,患儿不愿合作,使诊疗无法进行,经精神鼓励无效时,或作为肌内注射氯胺酮的补充。使用时将氯胺酮 100 mg 加生理盐水稀释为 10 ml,首次剂量为 1.5 ～ 2.0 mg/kg,经静脉缓慢注入,注射后 60 ～ 90 s 后入睡,维持时间为 10 ～ 30 min。需要再次注药时可静脉注射0.5 ～ 1.0 mg/kg。

氯胺酮具有精神不良反应,剂量大时有抑制呼吸的可能。该药可使唾液及呼吸道分泌物增加,麻醉前必须应用颠茄类药物。氯胺酮诱导时有暂时性心血管兴奋作用,使血压、心排血量、脉搏均升高,中心静脉压及外周血管阻力也增加。早期曾认为氯胺酮安全而无并发症,甚至提出饱食患儿亦可选用氯胺酮麻醉。研究发现,氯胺酮麻醉时对喉反射有抑制,故饱胃患儿不能用氯胺酮[15]。新生儿或 6 个月以下婴儿用氯胺酮后可发生呼吸抑制,应严密观察,及时处理。休克及低心排血量小儿用氯胺酮后,由于其负性心肌变力性作用,可引起血压下降,甚至心搏骤停,故休克患儿不宜用氯胺酮麻醉。氯胺酮增加脑血流及脑氧耗,增高颅内压,并存神经系统疾患的小儿应慎用。氯胺酮麻醉后恶心、呕吐发生率高(33% ～ 44%),术后苏醒延迟,有时烦躁不安。术后幻觉及噩梦在小儿中少见,如与咪达唑仑或地西泮伍用,发生率可进一步下降[16]。

随着对氯胺酮应用经验的积累和研究的发展,人们越来越清楚地认识到,大剂量氯胺酮引起的全身麻醉效应与小剂量氯胺酮的镇静镇痛作用的差别,所以小剂量氯胺酮在围术期得到了广泛的应用。小剂量氯胺酮一般是指单次给药时,肌内注射剂量 < 2 mg/kg;静脉注射的负荷剂量 < 1 mg/kg,连续静脉输注时的速率 < 20 μg/(kg·min)。小剂量氯胺酮麻醉时,对体循环和肺循环阻力影响较小,特别适合先天性心脏病患者的麻醉。研究还发现,应用更小剂量的氯胺酮,虽然本身没有镇痛效果,但与阿片类药物联合应用时,可明显减少阿片类药物的用量,而且其疼痛缓解效果优于二者单独应用时。静脉应用氯胺酮的镇痛作用受输注速度、负荷剂量和是否负荷应用阿片类药物等因素的影响。单次应用氯胺酮 0.3 ～ 0.5 mg/kg 具有镇痛效果,但作用时间短暂;单纯小剂量氯胺酮连续静脉输注 4 μg/(kg·min)并没有明显的镇痛效果,但如果在输注前给予小的负荷剂量,并以1 ～ 6 μg/(kg·min)的速度连续输注,则具有镇痛作用[17]。

3. 丙泊酚

是具有高度亲脂性的静脉麻醉药,静脉注射后快速分布至血管丰富的器官,麻醉起效快而平顺,能在一次臂脑循环内发挥作用,呛咳、呃逆发生率低。因其药动学特性,故非常适合采用连续静脉输注给药,手术后恢复指标满意。丙泊酚的麻醉强度是硫喷妥钠的1.8 倍,代谢清除率快,是硫喷妥钠的 10 倍。由于小儿中央室分布容积大,且清除

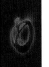

率快，分布广，故小儿丙泊酚剂量按千克体重计比成人大，而且需连续静脉输注才能达到预计的稳态血药浓度，维持镇静催眠效果。应用丙泊酚 1.5～2.5 mg/kg 进行麻醉诱导时，患者可在 60 s 内入睡，4～8 min 内清醒；用于镇静时，可用 0.5 mg/kg 的负荷剂量静脉注射或以 100～150 μg/（kg·min）的速率静脉输注 3～5 min，手术中静脉输注的维持速率为 25～75 μg/（kg·min），用于各种心脏介入治疗手术效果良好，停止静脉输注后患者很快清醒。但剂量较大时可能出现心率变慢，血压下降，因此，可以联合应用小剂量丙泊酚和氯胺酮输注。由于小剂量丙泊酚静脉输注镇静时，患者手术中的遗忘效果较差，故可在静脉输注丙泊酚前静脉给予小剂量的咪达唑仑 0.05～0.1 mg/（kg·min），以增强其镇静、抗焦虑和遗忘作用，而且不延迟手术后患者的恢复时间。由于丙泊酚具有上述麻醉恢复时间早，清醒迅速，脑功能如精神活动、认知能力恢复完善，麻醉后恶心、呕吐发生率低等特点，是目前先天性心脏病介入治疗麻醉最常用的药物之一。

镇静剂量丙泊酚对患者潮气量和每分通气量的影响较小，但使用较大剂量时或复合使用阿片类药物时，则应警惕对呼吸功能的协同抑制作用。丙泊酚呼吸抑制作用的发生及持续时间与剂量有关，2.5 mg/kg 静脉注射时 20% 患儿有呼吸暂停，故麻醉时需吸氧和加强呼吸道管理[18]。使用丙泊酚后收缩压、舒张压、平均压、心排血量和体循环阻力有不同程度下降，但不引起心率增快。丙泊酚可直接抑制心肌，使心肌氧耗量下降。丙泊酚注射时疼痛发生率高达 33%～50%，应选择肘前大静脉注射，若药液中加入利多卡因 0.2 mg/kg 可减轻甚或消除注射痛[19]。小儿用丙泊酚诱导时可发生不自主运动，其原因不明，因此在需绝对镇静的情况下不宜用丙泊酚。丙泊酚无镇痛作用，手术时必须辅用其他麻醉药及镇痛药。

4. 羟丁酸钠

羟丁酸钠为饱和脂肪酸的钠盐，入睡剂量 40～50 mg/kg。麻醉诱导可静脉缓注 60～80 mg/kg。静脉注射后 15 min 血中浓度达峰值，在 60 min 时迅速下降，其后在较长时间内维持于较低水平。羟丁酸钠 80%～90% 在体内代谢成 CO_2 和水，前者自呼吸道排出，其余在 4～5 h 内随尿液排泄。静脉注射后 3～5 min 患者嗜睡，约 10 min 进入睡眠状态，20～30 min 始充分发挥作用，持续 60～90 min，个别可长达 4～5 h，是目前静脉麻醉药中作用时间最长的药物。麻醉过程类似自然睡眠，逐渐加深。

羟丁酸钠毒性很低，对呼吸、循环影响小。麻醉后呼吸频率略减慢，但呼吸加深，潮气量稍增加，故每分通气量不变或略增多，中枢神经系统对 CO_2 的敏感性不变，故很少发生呼吸抑制。若无外界刺激，血压稍下降，心率明显减慢，脉搏有力，心排血量无改变或略减少。麻醉浅时，心率增快，血压明显升高，心排血量亦增多。羟丁酸钠对心肌无明显影响，可改善心肌对缺氧的耐受力，用药后很少发生心律失常，为其用于小儿先天性心脏病介入治疗麻醉的优点。目前该药主要用于麻醉诱导和维持，但由于其苏醒期较长，诱导缓慢，并有椎体外系副作用，又因其无镇痛作用，只能作为全麻的辅助药。虽然近年来该药在临床麻醉中的应用已逐渐减少，但配合氯胺酮用于长时间的先天性心脏病介入治疗麻醉尚可取得满意的效果。

5. 阿片类药物

阿片类药物用于局部麻醉镇静和镇痛时，主要是为了减轻注射局部麻醉药时的疼痛以及手术中因各种原因导致的患者不适，如长时间躺在手术台上的体位不适感，深部组织的牵拉或按压疼痛等。

局部麻醉时可以单独应用小剂量的阿片类药物，但其镇静效果差，还可出现呼吸抑制。芬太尼是镇静和镇痛时最常用的药物，静脉给予 0.5～1 μg/kg，起效时间为 3～5 min，达峰值作用时间大约需要 10 min，作用时间为 45～60 min。即使应用小剂量的芬太尼，也容易引起呼吸抑制，特别是与镇静药联合应用时。单次给药后，芬太尼造成呼吸抑制的时间一般为 30 min，比吗啡的呼吸抑制时间（4 h）相对短。随着用药剂量增加，阿片类药物的呼吸抑制作用逐渐增强，主要表现为 CO_2 通气反应曲线右移、$PaCO_2$ 升高，以及对低氧兴奋通气的抑制。在患者睡眠和外在刺激减轻时，阿片类药物的呼吸抑制作用增强。芬太尼的呼吸抑制作用比阿芬太尼和舒芬太尼强。瑞芬太尼是芬太尼家族中的最新成员，其在体内的代谢途径是被组织和血浆中非特异性酯酶迅速水解，其时-量相关半衰期（context-sensitive half time）极短，为 3.7 min，因此，非常适合静脉输注。瑞芬太尼与镇静药物联合应用时可采取间断给药（0.1 ～ 0.5 μg/kg）或连续静脉输注给药 [0.05 ～ 0.15 μg/（kg · min）]。

第四节 麻醉期间的监测与管理

一、麻醉期间的监测

先天性心脏病介入治疗麻醉同开胸手术相比，创伤虽然小，但麻醉风险是同等的，在条件相对简陋，患儿年龄小，病情重的条件下，麻醉风险应比在手术室内大，所以无论全麻或镇静、是否应用镇痛药，监测都应与手术室内麻醉相同。先天性心脏病介入治疗麻醉中和麻醉后的监测应以能及时发现异常情况、保证患者安全为标准。

在麻醉的全过程中，始终要有一位合格的麻醉医生在场；一般应监测以下指标：①心电图；②血压及心率；③脉搏-氧饱和度（SpO₂）；④体温；⑤尿量。

（一）临床观察

现代化的监测仪器给临床提供了很多便利，但任何仪器都不能代替麻醉医生的临床观察。患者氧合情况的监测需要合适的照明和靠近患者，根据患者皮肤颜色进行判断。通气是否适当可以根据胸廓运动及听呼吸音进行判断。若采用气管内插管控制呼吸时，应确认导管的位置，呼吸环路内应连接压力、流量等报警装置。听诊器方便随时使用，应随时在麻醉期间听诊心前区，可评估小儿心率、心律、心音强弱以及呼吸音性质，有经验的麻醉医生可通过心音强度的改变而估计心血管功能的变化。听诊器可放置在心脏底部或胸骨切迹处，可清晰闻及心音及呼吸音。在某些情况下，如造影期间一些基本的监测可能无法照常应用，但应努力保证患者在操作期间得到适当的监护，除了通过观察窗或闭路电视在操作室外连续观察患者和监测仪外，也可以用电子听诊器监测患者的呼吸音。

（二）心电图监测

患儿入室施行基础麻醉入睡后，应连接心电图导联，监测心率及心律。一般情况下选择 II 导联，若出现心律失常，应寻找原因，积极处理。

（三）血压监测

采用间接法测血压时，血压计袖带大小对测定数值的正确性有重要影响，正确的袖套宽度应是上臂长度的 2/3。无创自动血压计测血压，数值比较正确，即使新生儿也可测得血压。血压测定对输血输液有指导意义，所以应至少隔 5 min 测血压一次。多数患儿可采用袖带法无创测量血压，但对重症患儿应穿刺桡动脉或股动脉，施行直接测压法，以确保血压的准确性。

（四）呼吸监测

对施行基础麻醉的患儿，可保留自主呼吸，借助心导管机荧光屏观察患儿胸部呼吸活动度或在患儿一侧鼻孔处贴置棉花纤维束，观察棉花束的动度，以间接了解呼吸状态。无论对患儿保持自主呼吸或给肌松药后气管插管，脉搏-氧饱和度的应用都十分重要，只要血氧饱和度保持在入室时水平，就可保证患儿呼吸处于正常状态。脉搏-氧饱和度仪是小儿麻醉监测中最大的进展，由于该仪器无创伤性，可连续测定，应用方便，数据可靠，为早期发现低氧饱和度血症及低氧血症提供了可靠的监测手段，可明显提高小儿麻醉的安全性。早期低氧血症患儿往往不出现心率、心收缩力和呼吸变化，也无发绀或心电图改变，单凭临床体征难以诊断，而氧饱和度仪可早期发现低氧血症并报警，提供早期诊断。除麻醉期间监测外，氧饱和度仪监测亦应广泛应用于术后转送途中和重症监测病房。

（五）尿量监测

多数患儿施行心导管检查术无需留置尿管，但对病情重、估计检查时间长的病例，应在患儿麻醉后留置导尿管，以监测每小时尿量。尿量的测定很有临床意义，正常尿量为 1 ~ 2 ml/（kg·h）。小儿每小时尿量＞ 20 ml、婴儿＞ 10 ml 提示肾功能正常。

（六）体温监测

麻醉期间体温变化很大，体温监测与呼吸、循环监测同等重要。婴幼儿体温调节功能不全，体温易受环境温度的影响，若导管室室温过低，麻醉期间体温易下降，可产生一系列并发症，如术后苏醒延迟、呼吸抑制、心率减慢等。另一方面，患儿被消毒单紧密覆盖，产热不易散发，体温往往上升，出现高热、晕厥。因此，麻醉期间应监测体温，将体温控制在 36.5 ~ 37℃。小儿除普通温度计测口腔及肛门温度外，为连续测定体温，现常用半导体测温计测定。

（七）麻醉深度监测

目前小儿麻醉大多采用多种药物的复合麻醉，给判断麻醉深度带来一定困难。应根据生命体征、循环系统变化等多种临床征象，综合判断麻醉深浅。一般认为只要面色红润，循环功能良好，心音强，血压、脉搏稳定，尿量满意，患儿可称为安全。反之，应寻找原因，是否麻醉过深或其他麻醉并发症。必要时可应用脑电双频谱（BIS）或听觉诱发电位（AEP）等技术。

二、呼吸管理

在先天性心脏病介入治疗时，根据患者的病情和手术需要，可以保留患者自主呼吸，也可辅助呼吸。应选择对呼吸、循环干扰小的麻醉。一般情况较好，无特殊情况的患者，可以在充分镇静下保留自主呼吸。无论患者保持自主呼吸或控制呼吸，避免发生低氧血症和高碳酸血症对先天性心脏病介入治疗的顺利进行至关重要。

三、循环管理

先天性心脏病患者麻醉循环维持中，一个比较特殊的问题是术中心内分流的改变。血液分流的方向和程度取决于缺损的大小和远端对血液分流的阻抗（如房间隔缺损时的左右心室顺应性之比，或室间隔缺损时的肺循环阻力和体循环阻力影响）。小缺损常称为限制性缺损，在缺损两端存在压差，分流量受缺损影响相对固定。分流远端血流阻抗的改变对分流量的影响不大。大缺损常称为非限制性缺损，缺损两端的压差常常较小，分流量很大程度上取决于血流阻抗。

在肺血流增加性缺损患儿的麻醉中，通过增加右心压力与左心压力的比值可减少分流，增加全身血流灌注。虽然临床上单独调节右心和左心充盈压、心室顺应性或心肌收缩状态不太容易，但是通过控制各心室血流阻抗，即控制体、肺循环阻力，可改变右心和左心压力。如低氧血症、高碳酸血症、酸血症、气道平均压增高、交感刺激和血容量过多等，可增加肺血管阻力，减少肺血流。在临床缺乏肺血管收缩药物的情况下，避免低碳酸血症，在血氧饱和度足够的前提下降低吸入氧浓度，和通气中维持较高的气道平均压（如 PEEP）是临床维持肺血管阻力较常用的方法。通过使用血管扩张药来降低全身血管阻力从而达到增加肺血管与全身血管阻力比值的效果不会太理想。因为血管扩张药和一些麻醉药物，对肺循环和体循环无选择性，表现出类似的血管活性而不能改变肺血管与全身血管阻力比值。

在肺血流减少性缺损患儿的麻醉中，应避免增加右向左分流引起的肺血流进一步减少。通过降低右心与左心压力比值，可增加肺血流减少时的右向左分流。如通过改善右心室心肌梗死程度和维持全身血管阻力，可使跨室间隔缺损两侧压差发生有益性改变。在右心流出道阻抗相对固定的缺损，增加全身血管阻力时可明显改变分流量，增加肺血流量。避免麻醉过深，以及使用 α 受体激动药有助于维持或增加全身血管阻力。如法洛四联症患儿使用去氧肾上腺素可减少心内分流而提高全身血氧分压。相反，血管扩张药和加深麻醉可降低全身血管阻力，增加心内分流，减少肺血流量并引起发绀。如果肺血流梗阻性先天性心脏病同时存在低血容量和全身性低血压，右向左分流和发绀均加剧，如不及时处理将导致休克和心搏骤停。使用高浓度氧气过度通气和避免平均气道压增高，可增加肺动脉血流量。

麻醉对心肌收缩性的抑制并非总是有害的。与成人瓣膜狭窄不同，小儿主动脉瓣狭窄和肺动脉瓣狭窄常位于瓣下（如漏斗部）。通过对漏斗部梗阻的调节，可改变前向血流和心肌氧平衡，如法洛四联症漏斗部肌性流出道肥厚狭窄的患儿，心动过速和低血容量，可加重漏斗部右心室流出道梗阻，全身血管扩张通过反射性增加心率和心肌收缩性，也可加重漏斗部右心室流出道梗阻。在这种情况下应避免交感张力过高、保证足够的静脉回流并控制全身血管阻力。负性频率及肌力作用的麻醉药物和 α 受体阻滞药有助于缓解肌性右心室流出道梗阻。

四、麻醉期间输血输液

小儿麻醉期间输液是保证手术安全的重要措施，对施行先天性心脏病介入治疗的患儿应常规补液。小儿水代谢比成人快，不能耐受脱水，手术前禁食及手术创伤均有液体丧失，必须及时补充。小儿每天必需液体量随体重而有所不同，低于 10 kg 小儿，需 100 ml/（kg·d）；10 ～ 20 kg，除第一个 10 kg 需 100 ml/（kg·d）外，超过 10 kg 部分的需要量是 50 ml/（kg·d）；20 kg 以上，除第一个 20 kg 需液量为 150 ml/（kg·d）外，超过 20 kg 的部分再加 20 ml/（kg·d）。手术麻醉期间输液常按每小时计算，其计算公式见表 36-4。

麻醉期间输液的基本目的是：①补充术前欠

表 36-4 小儿每小时液体维持量

体重	液体维持量（ml/h）
< 10 kg	kg×4
10 ～ 20 kg	kg×2 + 20
> 20 kg	kg + 40

缺量；②补充不显性失水量及维持必要的尿量；③提供维持体内化学反应及酸碱平衡必需的电解质；④提供能量；⑤补充丢失的蛋白质，维持胶体渗透压；⑥补充体外丢失量及体内转移量；⑦补充因麻醉引起的液体丢失。

患儿术前自禁食至手术开始即有液体丧失。失液量＝禁食时间 × 每小时需要量。维持输液量指补充代谢需要量，大部分小儿术前不输液，故均有液体丧失，需补充。小儿术中及麻醉期间损失的是细胞外液，故手术中应输注乳酸钠复方氯化钠溶液（平衡液），平衡液输注可补充血容量，减少术中及术后低血压发生率，减少输血量，维持肾血流、增加尿量，预防术后肾功能不全。对脱水的患儿以及重复多次给予造影剂的患儿，应酌情追加晶体液的入量，减少造影剂对肾的损伤。对于鞘管处出血较多的患者，应考虑输注浓缩红细胞或血浆。对手术出血，除注意失血量外，还应考虑失血占血容量的百分比。麻醉前应估计血容量，按体重计，新生儿血容量 85 ml/kg；小儿 70 ml/kg；肥胖小儿 65 ml/kg。手术失血 < 10% 血容量，可不输血而仅输平衡液；失血 > 14% 血容量，应输红细胞混悬液，同时补充平衡液；失血 10% ～ 14% 血容量，应根据患儿情况决定是否输注血液制品。此外，根据下列公式可计算出最大容许出血量（maximal available blood loss，MABL）。MABL ＝估计血容量（EBV）×（患儿血红蛋白含量－ 30）/ 患儿血红蛋白含量。麻醉医师根据 MABL 及估计血容量而决定容量补充治疗中所用液体的种类，失血量在 1/3 MABL 以下，单纯输注平衡液；失血量 > 1/3 MABL 而 < 1 MABL，根据情况输血输液，可加用胶体液（羟乙基淀粉、明胶制剂、右旋糖酐等）补充[20]。补充平衡液量与失血量之比应为 3：1，胶体液与失血量之比为 1：1。

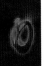

612

结构性心脏病心导管介入治疗

小儿术中是否需输注葡萄糖液，尚存争议。有些作者认为手术麻醉的应激反应，可使血糖增高，故主张术中不输葡萄糖液而仅输平衡液[21]。也有作者认为小儿术前禁食有发生低血糖可能，虽然低血糖的发生率并不高，但如仅输平衡液，不能纠正术前偏低的血糖水平及可能产生的脂肪消耗和酮症酸中毒，而输注葡萄糖液可提供热量并预防代谢性酸中毒，主张输注平衡液同时输注葡萄糖液。但葡萄糖液的用量一定要适当，过量应用可能会引起术中高血糖，导致多尿，继发脱水及电解质紊乱。血糖过高可引起并加重缺血性脑损害，对患儿不利[22]。目前主张对术前缺液量及术中第三间隙液体的丧失量用平衡液补充，而每小时维持输液量则用 5% 葡萄糖液补充，按 120 ～ 300 mg/（kg·h）的速度缓慢静脉滴注[23]（最好用微泵控制）。小儿输液安全界限较低，极易引起输液过量或输液不足，二者均可引起严重后果，术中应严密观察，随时调整输液量。

第五节　常见结构性心脏病介入治疗的麻醉特点

一、房间隔缺损封堵术

据报道，目前我国采用进口 Amplatzer 封堵器治疗的房间隔缺损封堵术已逾 3500 余例，技术成功率 98.1%。严重并发症发生率为 0.9%（包括封堵器脱落 0.5%，心脏压塞 0.4%），病死率仅 0.2%。房间隔缺损患者一般情况较好，手术过程中主要是使心率、心肌收缩力及前负荷维持在正常水平，保持一定的心排血量，麻醉期间避免出现呼吸抑制和低氧血症，可能导致心内的反向分流。另外术中用药时避免空气进入静脉，以预防体循环气栓。

二、室间隔缺损封堵术

多年来室间隔缺损封堵术一直是介入治疗的难点，其原因除缺损解剖部位特殊外，还缺少理想的封堵器，致使该技术发展缓慢。2002 年美国 AGA 公司开发研制出一种新型自膨胀型非对称性双盘状膜部室间隔缺损封堵器，经过国内外近几年的临床应用，取得了满意的效果[13]。但由于技术要求高，操作复杂，初期开展缺乏经验，手术时间可能比较长，其并发症发生率相对较高，达 2.7%，主要有封堵器脱落、溶血、房室传导阻滞、主动脉瓣或三尖瓣关闭不全等，目前，仍未获得美国 FDA 在临床使用的批准。室间隔缺损封堵术

中，需要用一根交换导丝逆行进入左心室，并通过室间隔缺损而建立动-静脉轨道，这些过程中难免有出血，而且是隐性的。因此，术中循环变化较大，除出血外，导管通过心室的缺损处导致的心律失常，封堵器植入后可能造成瓣膜的损伤而致房室瓣反流或主动脉瓣反流，以及封堵伞放置错误或移位均可引起血流动力学的变化。如果患者配合较好，病情不是很重，手术者操作熟练，可以考虑采用局麻加镇静和镇痛法，但是如果手术操作不熟练，或术中出现严重的低血压、心律失常应施行气管内插管控制呼吸，以保证良好的通气，同时处理循环问题。

三、动脉导管未闭栓塞术

动脉导管未闭是常见的先天性心血管畸形，1967 年 Porstmann 首先报道采用泡沫塑料堵闭动脉导管未闭获得成功。近年来国内外广泛应用蘑菇伞 Amplatzer 封堵器堵闭动脉导管未闭。此种方法操作简便，适应证广，成功率高[14]。动脉导管未闭对血流动力学的影响因分流量不同而异，细小的动脉导管未闭对血流动力学不产生明显的影响。粗大的动脉导管未闭可加重心室负荷，严重者可引起右心肥厚或右心衰竭。麻醉中应避免体、肺循环阻力出现过大的波动以及呼吸抑制和低氧血症。在放置封堵伞时，可以适当用降压药，使

动脉导管内血流量减少，以利于植入封堵伞。

四、心脏电生理检查和异常传导通路射频消融术

心脏电生理检查是将专用的多电极导管放置到心腔内，诊断异常心律的起源、通路等，并确定最合适的治疗方案。通常选用股动脉和股静脉进行血管穿刺放置导管，在颈内静脉放置另一根导管。使用标准的血管内导管，在右心室或左心室的顶部希氏束（His）附近进行程序刺激，通过特殊的定时脉冲刺激，诱发心律失常，并使用导管电极和体表电极进行心电监测。再经过准确定位的导管对异位心律起搏点或附属旁路进行消融，也可将植入式除颤器的电极准确放置到适当的位置。

很多新生儿由于持续性心动过速、心房颤动或心力衰竭而需要行射频消融，先天性心脏病手术修补后有时也因伴发心律失常而需行射频消融。射频消融常要使用多种导管，持续时间长，而且如果导管的部位接近房室结，一旦患者稍有移动，消融导管位置改变就可能导致永久性的房室传导阻滞。对于小儿来说很难做到长时间的安静体位，常需用镇静、镇痛药，所以最好选择全身麻醉。麻醉中应注意使用抗心律失常药物可能会影响对异位心律起搏点以及附属旁路的监测，所以检查前及术中不宜使用抗心律失常药。消融时室上性心动过速若不能通过导管超速抑制终止，则需电复律，可用硫喷妥钠或异丙酚做短时间的全麻。面罩控制呼吸时，应避免颈内静脉导管滑脱。静脉麻醉和吸入麻醉都可用于电生理检查。

五、球囊瓣膜成形术

经皮球囊瓣膜成形术系用球囊导管扩张狭窄的心脏瓣膜或大血管，用于治疗二尖瓣、三尖瓣、主动脉瓣或肺动脉瓣的狭窄以及主动脉、肺动脉的狭窄等疾患。常用于外科手术危险性高的患者。球囊扩张时，循环被阻断，会导致严重的低血压，由于患者比较衰弱，球囊放气后不能立即恢复，

可能需要使用正性肌力药和抗心律失常药，并给予静脉输液改善前负荷。在行球囊二尖瓣狭窄扩张术时，球囊扩张导致心排血量突然降低，致使肺静脉压力上升，可能导致肺水肿。术后最主要的并发症是二尖瓣反流，再加上左心房顺应性较低，可能导致肺水肿。球囊肺动脉瓣扩张的患者，一般在局麻加镇静和镇痛下即可完成，而对肺动脉瓣严重狭窄伴有发绀的新生儿，需要给予前列腺素 E 和机械通气。对单纯的主、肺动脉球囊扩张患者，采用局麻加镇静和镇痛就足够，但动脉扩张引起的疼痛常导致患者苏醒并有挣扎，有时可引起咳嗽，这对单纯肺动脉扩张一般不是很大的问题，但在支架植入时可能导致支架阻塞肺叶或肺段的支气管动脉，所以保持患者在扩张时安静不动非常重要，最好在支架植入前追加镇静镇痛药物。在扩张主动脉瓣时，需要两条静脉通路，而其他瓣膜手术通常一条静脉通路即可。球囊扩张时，如果患者的血流动力学不稳定，需立即抽瘪球囊。在球囊扩充时，可能会导致对迷走神经的刺激使心率变慢，需用阿托品治疗。

六、经导管主动脉瓣植入术

经导管主动脉瓣植入术（transcatheter aortic valve implantation，TAVI）是指将组装好的主动脉瓣膜经导管植入主动脉根部，在功能上完成主动脉瓣的置换，也称作经导管主动脉瓣置换术（transcatheter aortic valve replacement，TAVR）。TAVR 手术具有微创、手术时间短、无需心肺转流等优势，适用于不耐受开胸手术、高龄、左心功能差或合并其他重要脏器严重疾患的主动脉瓣病变患者。行 TAVR 的重度主动脉瓣狭窄患者多伴有严重合并症，麻醉医师应重点关注围术期高风险因素，术前心脏结构和功能是评估的重点。

TAVR 手术可选择全身麻醉、监测麻醉管理（monitored anesthesia care，MAC）或局部麻醉。经锁骨下、升主动脉及心尖路径的手术创伤大、刺激强，常规选择气管内插管全身麻醉。对于一般情况尚可的经股动脉路径患者可以选择 MAC 或局部麻醉。麻醉方式的确定需综合考虑手术方

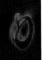

式、患者情况、术者因素和麻醉科医师经验等。

　　血流动力学是 TAVR 围术期最基本、最重要的管理内容。管理目标是：①保证适当的左心室前负荷。严重主动脉瓣狭窄患者术前应用利尿剂可导致血容量绝对不足，麻醉药物的扩血管作用可导致有效循环血量的相对不足。麻醉后低血容量是需首要关注的问题，可在超声心动图指导下调整适宜的左心室前负荷。②避免心动过速。既可降低心肌氧耗，亦可保证舒张期有效的冠状动脉灌注，提高心肌氧供。③维持正常连续的房室传导，保证心室足够的舒张充盈时间。④维持足够的平均动脉压和冠状动脉灌注压，保证重要脏器的灌注。维持血流动力学平稳的关键是避免低血压。长时间的低血压可导致冠状动脉供血不足和继发性低心排血量。

　　快速心室起搏（rapid ventricular pacing，RVP）是 TAVR 术中常用的特殊技术，指在人工起搏器的作用下患者心率提高到 160 ～ 200 次 / 分，以达到心室无有效射血、减少血流冲击力的目的，以

利于主动脉瓣球囊扩张、精确定位和释放人工心脏瓣膜。诱发功能性心脏停搏过程是 TAVR 手术中导致血流动力学剧烈波动的关键操作，麻醉科医师需预先做好充分准备，并加强与操作医师的沟通。尽量限制 RVP 的应用次数和持续时间。建议在开始 RVP 前将心功能调控到最佳状态，维持动脉收缩压约 120 mmHg（平均动脉压 > 75 mmHg）；维持内环境的稳定，包括酸碱平衡和电解质稳态，特别是应将血钾水平维持在 4.0 ～ 5.5 mmol/L；在起搏前后可应用 α 受体激动剂（如去甲肾上腺素或去氧肾上腺素）维持心脏灌注压；停止起搏后若出现室性或室上性心律失常，可给予胺碘酮或利多卡因等抗心律失常药物处理。若无法恢复自主心律，则需继续人工起搏。若出现室性心动过速或心室颤动，则需行电击除颤。RVP 后应注意防止快速恢复导致的高血压，过高的血压不仅可能导致出血增加，甚至可引发心室破裂，对于经心尖途径行 TAVR 术者尤为危险。

第六节　麻醉并发症及其处理

　　小儿对麻醉的代偿能力有限，麻醉期间必须严密观察，如能在出现异常反应的早期及时发现和处理，很多并发症可以避免。多年来临床资料分析表明，小儿麻醉并发症的发生与下列因素有关：①麻醉前准备不足：术前未认真地询问病史，未作必要的体格检查和生化检查，对术前高热、上呼吸道感染、严重水 / 电解质紊乱（脱水、低血钾、低血钙）、低血糖等未作适当处理，因而麻醉期间并发症明显增多。无论施行何种麻醉，麻醉前均应禁食，以降低麻醉期间呕吐误吸的危险。②麻醉器械准备不足：小儿不论施行何种麻醉，均应准备氧气、吸引器、面罩加压吸氧装置、麻醉机、咽喉镜、小儿气管导管，以便随时应用。切莫待麻醉过程中病情发生剧变时才临时寻找麻醉抢救器械，以致延误病情，造成严重后果。③麻醉方法选择不当或药物逾量：应根据小儿不同病情而选择合适的麻醉方法。氯胺酮肌内注射

是短小手术很好的麻醉方法，但对时间冗长的小儿手术，过度依赖氯胺酮麻醉，常致氯胺酮超量，因而引起麻醉苏醒延迟，严重者可导致呼吸循环抑制。④麻醉期间观察及监测不够：小儿麻醉期间机体生理状况改变很快，如麻醉医师对麻醉期间出现的危象，如呼吸费力、呼吸抑制、皮肤苍白或发绀、脉搏细弱、血压下降、心率变慢、体温过高或过低等未能及时发现和处理，可造成严重后果。⑤输液输血不当：对细胞外液和血液的丧失如未及时补充，可造成血容量不足、休克、少尿等并发症。如输液过多，可引起心力衰竭、肺水肿等并发症。临床上因输血输液逾量引起的并发症比输液不足更多见。

一、呼吸系统

　　呼吸系统并发症是小儿麻醉最常见的并发症，

主要由于呼吸抑制、呼吸道阻塞及氧供不足所致，可发生于术中及术后，处理原则包括清除呼吸道分泌物、进行辅助呼吸以及增加氧供。

术前用药过量或患儿对术前用药有过敏反应均可引起呼吸抑制。术后呼吸抑制可因全麻过深和（或）麻醉用药残余作用引起，应针对原因进行处理。舌后坠及分泌物过多是上呼吸道阻塞的常见病因。小儿舌大、口腔小、头大、颈短、腺体分泌较多，容易因舌下坠而发生呼吸道梗阻。对于新生儿，应了解其呼吸道的解剖特点，在处理舌下坠时按常规方法托起下颌，有时反而会加重梗阻程度。将下颌向下轻轻拉开，改善舌体与上腭之间的气体通道，反而能解除上呼吸道梗阻。小儿喉腔面积小，喉部黏膜轻度水肿即可产生严重的喉梗阻。小儿急性喉梗阻常由炎症、损伤、过敏和过量输液等因素所致，其处理包括：①镇静、吸氧；②静脉注射地塞米松 2 ~ 5 mg；③局部喷雾麻黄碱及地塞米松（喷雾液配方：麻黄碱 30 mg、地塞米松 5 mg 加 0.9% 氯化钠液至 20 ml）。喉痉挛也是小儿麻醉期间常见的并发症，多因浅麻醉下局部刺激（机械性或分泌物）所致，先天性心脏病介入治疗期间行经食管超声检查时尤易诱发喉痉挛。轻症可经吸氧或加深麻醉而缓解，重症可由于呼吸道急性梗阻，发生严重低氧血症，甚至危及生命，须行面罩加压供氧辅助呼吸，如无效应及时静注肌松药行气管插管。

支气管痉挛是一种常见而严重的呼吸系统并发症。表现为通气阻力骤然增高，呼气性呼吸困难，呼吸作功明显增加，听诊肺部广泛哮鸣音。如不及时处理，可导致低氧和二氧化碳蓄积并影响循环功能。病因主要有原先存在支气管哮喘或呼吸道炎症病史，也可由于浅麻醉下局部刺激所致。一旦发生支气管痉挛，如因麻醉过浅所致，可加深麻醉。亦可试用支气管平滑肌扩张药，如氨茶碱。如无心血管方面禁忌，则可选用异丙肾上腺素气管内雾化吸入。值得注意的是，部分婴幼儿在急性上呼吸道感染期间或初愈阶段接受氯胺酮麻醉后可出现连续呛咳、呼吸困难、唾液分泌增多，以致血氧饱和度下降的现象，有时病情虽非严重，但处理亦非容易。重要的是避免在上呼吸道感染期间或初愈阶段实施氯胺酮麻醉。一旦发生上述不良反应，可采用下列联合疗法：①面罩下加压给氧；②地塞米松（氟美松）静脉注射；③氨茶碱（或肾上腺素）稀释后气管内雾化吸入。

误吸呕吐物是另一容易发生在小儿的麻醉并发症，可能导致严重后果。常见原因有：①饱胃情况下实施全身麻醉；②对全麻诱导期间发生胃胀气所做不恰当的处理；③硫喷妥钠、阿托品等药物致贲门括约肌松弛。麻醉前禁食、禁饮有助于预防呕吐物误吸，详见本章第二节麻醉前准备与麻醉前用药。

二、循环系统

小儿心导管诊疗麻醉期间，循环系统并发症虽较呼吸系统少见，但由于其疾病特点，处理上有一定困难。

正常婴儿应用阿托品后心率可增快达 180 次/分，一般情况下并无不良后果。麻醉期间心率减慢可因术前阿托品剂量不足、低氧血症、迷走神经刺激或心肌抑制所致。婴儿依靠心率维持心排血量，当心率减慢时，心排血量随之降低。小儿麻醉时出现心动过缓提示有危险性因素存在。

左向右分流性病变因肺血多和（或）肺血管阻力增加，可致肺动脉高压。如未予控制，可发生肺水肿和右心衰竭。治疗原则是降低肺循环阻力与减少右心室负荷，见表 36-1。提高吸氧分数、适当过度通气降低 $PaCO_2$ 并提高 pH 值，可有效地降低肺循环阻力。药物治疗方面目前常用的有硝普钠［0.1 ~ 0.8 μg/（kg·min）］、硝酸甘油［0.1 ~ 7.0 μg/（kg·min）］、前列腺素 E1［0.05 ~ 0.4 μg/（kg·min）］以及前列环素与米力农等。

左心功能障碍的治疗措施为保持最佳的前负荷和心率，增加冠状动脉灌注压、维持 Ca^{2+} 水平以及正性肌力药的应用等。滴注多巴胺［3 ~ 10 μg/（kg·min）］，可增加心排血量和提高组织灌注。左心功能严重障碍者，常用肾上腺素［0.02 ~ 0.2 μg/（kg·min）］。氨力农既可增加心肌收缩力，又可扩张体、肺血管。婴幼儿和儿童的

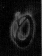

剂量是 2 ～ 3 mg/kg，滴速为 5 ～ 15 μg/（kg·min），可有效治疗低心排血量综合征。此外，多巴酚丁胺亦是有效的药物。

治疗右心室功能障碍的方法是直接监测肺循环阻力，维持冠状动脉灌注且避免右心室膨胀。纠正代谢性酸中毒，给予正性肌力药。常用多巴胺或多巴酚丁胺，也可给予小剂量肾上腺素 [0.01 ～ 0.03 μg/（kg·min）]。如无低血容量，可并用血管扩张药（硝普钠等），维持中心静脉压（CVP）< 12 mmHg，若大于此值应给予呋塞米利尿。

心搏骤停是麻醉期间最严重的并发症，麻醉期间心电图监测可早期发现各种心律异常，及时诊断心搏骤停。发现心搏骤停时应立即停止麻醉，进行胸外挤压，静脉注射肾上腺素，非气管内麻醉者应立即作气管插管，并用纯氧进行过度通气。小儿胸壁弹性较好，胸外挤压常可取得满意的效果。

三、体温

麻醉期间体温下降的原因有：①患儿年龄越小，体温越易下降，新生儿麻醉期间体温易降低。②环境温度过低。麻醉期间导管室温度是决定小儿体温的重要因素。不论患儿年龄、诊疗类别、麻醉方法如何，如导管室温度保持在 24 ～ 26℃，患儿常能保持正常体温。③麻醉因素可干扰正常体温调节机制。④输注冷溶液可降低体温，大量输注冷血和冷液体可使血管温度迅速下降。预防和治疗可根据散热原因采取相应的措施。

麻醉期间体温增高的原因有：①环境温度过高，患儿覆盖物过厚，手术灯光照射以及其他加温设施均可使体温升高。②呼吸道阻塞，患儿用力呼吸以克服呼吸道阻力，产热增加，使体温升高。③术前有脱水、发热、感染、菌血症等均易引起体温升高。④输血、输液反应。⑤恶性高热。治疗包括降低室温，体表用冰袋降温，除去覆盖物，应用控制呼吸代替自主呼吸。呼吸道有阻塞时应及早解除。适当补液（应用冷溶液）。必要时可行直肠、胃内冰盐水灌注，使体温下降，同时应用碳酸氢钠纠正代谢性酸中毒。

四、神经系统

中枢神经系统缺氧可因麻醉期间缺氧造成。一旦发生脑缺氧，患儿术后昏迷，甚或抽搐，必须及时采用低温、脱水治疗，并予加压吸氧，有抽搐时可应用地西泮或硫喷妥钠治疗，如治疗不及时，即使患儿清醒，也会造成智能低下、痴呆等后遗症。麻醉期间惊厥常因局麻药中毒或高热所致。氯胺酮麻醉时可发生肌震颤，减浅麻醉后很快消失，通常无后遗症。

五、其他麻醉并发症

恶心、呕吐可发生在麻醉各阶段，多与饱胃和疾病因素有关，大量呕吐物涌出可能发生误吸，排空胃内容物是防治此并发症的要点。肝肾功能改变与麻醉期间缺氧及低血压有关[19]。婴儿尤其是新生儿吸氧时间长、浓度高，可引起氧中毒，表现为晶体后增生，应引起注意。其他并发症如药物中毒、变态反应、输血输液反应等亦应高度警惕。

六、先天性心脏病介入治疗中异常情况的处理

先天性心脏病介入治疗期间，除应防范麻醉并发症外，还须注意介入治疗中的并发症，包括心律失常、低血压、缺氧发作以及造影剂不良反应等。严重者会导致心搏骤停。因此，应对患儿进行严格的循环和呼吸监测，以便及时发现、及时处理。

（一）心律失常

心律失常是先天性心脏病介入治疗期间最常见的并发症，发生率接近 100%。多由导管触碰室壁或造影剂注入后刺激室壁所致。最常见的心律失常为室性早搏或室性心动过速，也可出现窦性心动过缓和二、三度房室传导阻滞。亦可见房性早搏、室上性心动过速、心房扑动、心房颤动、

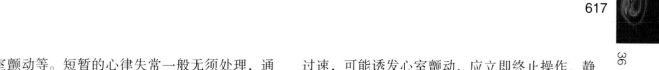

心室颤动等。短暂的心律失常一般无须处理，通常少许撤回导管心律失常即可消失。有时会发生严重的心律失常或心律失常持续时间较长，若处理不及时会导致患儿死亡，对这类心律失常须早期诊断、及时治疗。

1.心律失常的原因

（1）心血管畸形及心脏病变：一些心血管畸形极易发生心律失常，如三尖瓣下移畸形，心导管操作过程中易引起房性心律失常；矫正型大动脉转位，当心导管经右心到达肺动脉时容易引起心动过缓及传导阻滞；重度发绀型先天性心脏病，如单心室、流出道严重肥厚、重度肺动脉高压等患者都易出现心律失常。

（2）心导管刺激导致的心律失常：当心导管进入心房或心室，导管尖端刺激或抵触房室壁，可引起各种类型的心律失常。右心导管检查时，导管刺激右心室流出道易引起室性心律失常。如果导管尖端抵触室壁导致持续的室性心律失常，须暂时，将导管后撤。

（3）造影剂导致的心律失常：造影时引起心律失常，常与造影剂快速注入直接刺激心内膜有关，尤其是高渗碘造影剂，当将造影剂快速注入的同时，心导管尖端可同时向前漂动而刺激心内膜，且造影剂快速注入心腔引起酸血症及高渗透压，使冠状动脉血供改变，均会促使心律失常的发生。

（4）其他：术前缺氧、酸血症、低钾血症、洋地黄过量或中毒都是诱发心律失常的因素。

2.心律失常的种类和处理

（1）期前收缩：期前收缩是先天性心脏病介入治疗术中最常见的心律失常，导管头端刺激心房可发生房性期前收缩，有时可呈阵发性房性心动过速，导管头端探入右心室，尤其是右心室流出道时最易发生室性期前收缩，有时呈短暂室性心动过速。一般不需用药物处理，只要导管快速通过敏感区或撤离后期前收缩即可消失。室上性心动过速持续发作时，首先采取刺激迷走神经的方法，无效时可给予毛花苷C或艾司洛尔。

（2）室性心动过速：多数发生在导管尖端刺激心肌或心功能不全的状态下，持续性室性心动过速，可能诱发心室颤动，应立即终止操作，静脉注射利多卡因 1～2 mg/kg。对较大儿童可经静脉插入临时起搏导管至右心室中部做超速抑制或程控刺激终止。

（3）房室传导阻滞：多数由导管直接刺激房室交界区引起，大多呈一过性，如果房室交界处有明显损伤则可在导管术后持续数日，待局部损伤逐渐愈合后方可恢复窦性心律。因此，应提醒术者操作轻柔，避免或减少因盲目探查而引起的损伤。术中发现高度房室传导阻滞经撤离导管后未好转者，应静脉注射阿托品或持续静滴异丙肾上腺素，对上述方法无效者，可考虑安置右心室内膜临时起搏。同时用激素减轻局部水肿，以加速房室传导阻滞的恢复。

（4）心动过缓：在先天性心脏病介入治疗术中常可出现窦性心动过缓，严重时会使血压下降。出现心动过缓时应暂停操作，撤回导管，密切观察，同时寻找原因，可单次缓慢静脉注射阿托品 0.1～0.2 mg，对迷走神经张力增加所致心动过缓者效果显著。无效者可改用单次静注异丙肾上腺素 2～6 μg。严重的心动过缓影响血流动力学者需安装临时起搏器。

（二）低血压

先天性心脏病介入治疗时低血压的发生也较常见，若处理不好会导致心搏骤停。所以对血压的监测很重要，一经发现应积极治疗。低血压常出现在下列情况：

1.酸血症或低血糖

患儿在先天性心脏病介入治疗术前禁食时间过长，常会发生酸血症或低血糖。特别对较小的患儿在介入治疗术前不宜禁食时间过长，禁食开始后应补液，给予正常需水量及一定量的糖和电解质。对严重发绀的患儿，在检查中可给予 4%碳酸氢钠 3 ml/kg。低血压发生后可酌情补液，也可同时注入 25% 葡萄糖注射液 10～20 ml。多数患儿经以上处理后血压都可回升到正常水平，对少数无效者可考虑用小量正性肌力药，如氯化钙 0.1～0.2 g，多巴胺 0.5～1.0 mg 用生理盐水稀释后缓慢静注。

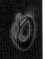

结构性心脏病心导管介入治疗

2. 失血与溶血

主要是静脉穿刺部位的失血,特别是操作技术不熟练者往往失血较多,体重大的患儿出血量不多时,一般对循环血容量影响不大,不必处理。但对体重小的患儿即使失血量不多,也会导致血压下降,应引起操作者足够的重视,尽量仔细操作减少失血。对影响血压者应注意补充液体,必要时需输血。

溶血与残余分流有关,是高速血流喷射使红细胞撞击在金属上造成机械性破碎,患者多于术后 4~8 h 出现酱油色尿,进行性贫血。若残余分流明显,可再植入弹簧圈封堵器或外科手术矫正,若仅有微量残余分流,可密切观察并用止血药,等待封堵器上形成血栓,一旦分流消失,溶血可自行停止。

3. 心脏及大血管穿孔

在先天性心脏病介入治疗术中如出现原因不明的血压急剧下降、心导管位置异常、压力曲线的改变时,应怀疑心脏及大血管穿孔,心室壁或大血管损伤出血虽然少见,但后果严重,是导致患者死亡的主要原因,尤其是小儿患者。

心室壁或大血管损伤出血的主要原因是推送导管或导丝用力过猛刺透心室壁或血管所致。先天性心脏病介入治疗导致心脏及大血管穿孔时,心包积血量不多即可引起心脏压塞表现。心脏压塞有特征性的血流动力学改变,血液回心受阻,静脉系统容量和压力增加,心排血量减少。表现为进行性低血压、颈静脉怒张、奇脉、X 线透视下纵隔增宽及心脏运动减弱或消失。超声心动图检查可以确诊。心脏压塞后应立即在超声心动图指导下进行心包穿刺减压。出血量较多或持续出血的患者应同时备血,并通知手术室护士和心外科医生,送入手术室紧急施行手术以修补穿孔处。

(三)缺氧发作

在先天性心脏病介入治疗中,尤其是发绀型心脏病患儿可发生缺氧,如处理不及时常可引起严重并发症,甚至患儿死亡。

1. 缺氧发作的诊断

(1)缺氧发作的相关因素:术前应向家长询问有无缺氧发作史,缺氧发作多见于 4 岁以下的发绀型患儿,5 岁以后随着侧支循环的建立会自然减少或消失。一般情况下血氧饱和度和缺氧发作无明显关系,右心室流出道狭窄及肺动脉发育不良的患者,其缺氧发作与肺动脉发育无明显直接关系,而与右心室流出道狭窄程度有关。须注意的是导管操作时间过长和心血管造影剂可诱发缺氧发作。

(2)缺氧发作的表现:患儿呼吸困难,发绀加重。开始时呼吸加快,随后呼吸变慢,心动过缓,动脉血氧饱和度严重下降、血压下降。严重者意识丧失,牙关紧闭,口吐白沫,并可伴有晕厥和抽搐,如不缓解则迅速死亡。

2. 缺氧发作的处理

(1)术前处理:术前对有缺氧发作史者应口服 β 受体阻滞药,可预防缺氧发作,对高血红蛋白血症的发绀型先天性心脏病患儿应输低分子右旋糖酐,以改善血液黏稠度,每日定时吸氧。发绀患儿常伴有代谢性酸中毒,术前应给予碳酸氢钠治疗。

(2)缺氧发作的处理:当发现患儿缺氧发作时应持续吸氧,如患儿出现呼吸暂停、呼吸不规则时可施行气管内插管,人工辅助呼吸或给予呼吸机治疗,给予碳酸氢钠纠正酸血症,根据血气结果随时调整碳酸氢钠用量。对右心室流出道痉挛引起的缺氧发作可给予 β 受体阻滞药如普萘洛尔（0.01 μg/kg）或艾司洛尔（0.5~1.0 mg/kg），酌情给予多巴胺、多巴酚丁胺等升压药;或静脉注射去氧肾上腺素（1~5 μg/kg）亦可增加外周血管阻力。若发生心搏骤停,则应立即施行心肺复苏。

(四)造影剂及其不良反应

1. 造影剂不良反应

造影剂是一种不易透过 X 线的化学制剂,其作用是提高组织的相对密度。碘密度高、毒性低,是大多数造影剂的基本成分。理想的造影剂要有足够的浓度,在 X 线下,阴影浓,显影清晰;此外,还应具备低黏稠性和低毒性,以便快速注射和反复多次使用。目前,尚无达到这种要求的理想造影剂。现行国内较常用的造影剂有 60%~70% 的泛影葡胺、优维显（Ultra-vist）、欧乃派克（Omnipaue）和 Lopamire。泛影葡胺含有离子碘，属于高张性，渗透压超过 2000 mOsm/L，显影效果好，但对人体毒性相对较大。后三种造影剂均属于非离子型碘造影剂，渗透压 600 ～ 700 mOsm/L，毒性较小，相对更加安全，血管内注射严重并发症发生率约为 1/10 万，适用于血红蛋白病、休克、心力衰竭所致的缺血性心脏病、肺动脉高压或对高渗造影剂过敏的患者。当造影剂以快速高浓度注入患儿体内后，可引起一系列不良反应，多数为一过性的轻度反应，如恶心、呕吐、头晕等，但严重者可出现休克，处理不及时可致患儿死亡。

造影剂的不良反应主要与造影剂本身的毒性、高渗性和患者的过敏体质有关。高张性造影剂快速大量注入后能明显增加血管内容量和渗透压，引起血流动力学变化，注入后首先出现一过性的高血压，血浆渗透压增加，血液稀释，血红蛋白和血细胞比容降低，血管内容量、中心静脉压、肺动脉压和心排血量增加，全身血管阻力降低。在造影检查后常引起渗透性利尿、低血容量和氮质血症。肾衰竭是造影剂的一种严重并发症，术前患有肾脏疾病的患儿或伴有肾血流减少的患儿尤应注意。当造影剂由肾排出后，渗透压和血管内容量即恢复正常，达到血管内和细胞外液体成分平衡一般至少需要 10 min，所以在注射造影剂后应对患者进行密切观察 20 min 以上。

造影剂也可通过非增加血容量的机制影响心血管系统功能，应用大剂量造影剂后，血浆钙离子水平降低，产生负性肌力作用和影响心脏传导功能，发生心律紊乱和心肌缺血，原有心脏疾患的患者发生率尤高。造影剂的毒副作用还包括红细胞的收缩和凝聚，与其他药物竞争蛋白结合位点，干扰补体和凝血系统，透过血脑屏障引起抽搐，引起肺水肿和心搏骤停，作用于下丘脑引起寒战、发热等。

2. 造影剂不良反应的表现

清醒患者使用造影剂后大约有 5% ～ 8% 的患者出现全身反应，但全麻中造影剂反应报道极少。

（1）轻度不良反应：头痛、头晕、打喷嚏、咳嗽、恶心、呕吐等，清醒患者可伴有焦虑。施行气管插管全身麻醉的患儿可无表现，只施行基础麻醉的患儿可表现出呛咳、呕吐等。超过 1/5

的患者轻度反应是重危反应的前驱症状。

（2）中度不良反应：未施行麻醉的患儿可出现胸闷、气急、呼吸困难、声音嘶哑、肢体颤动等。已施行全身麻醉的患儿以上症状一般表现不出来，但可出现荨麻疹、眼睑、面颊、耳垂水肿。

（3）重度不良反应：患儿面色苍白，四肢青紫，手足痉挛，心率增快，血压下降，如不及时处理则心率减慢、血压严重下降、大小便失禁甚至心搏骤停。造影剂反应引起的低血压可导致患者意识丧失，有癫痫病史者可发生惊厥。过敏性休克和呼吸道水肿可以在应用造影剂后即刻发生，也可以在操作完成数小时后出现，迅速发展为气道梗阻和支气管痉挛，影响氧合和通气，甚至死亡。

3. 造影剂不良反应的预防

既往有过敏和心血管疾病病史的患者，对造影剂的反应较大，虽然过敏试验和预防性用药可以减少或减轻严重反应的发生，但不能杜绝副作用的发生，因此所有使用造影剂的患者都有潜在的危险，甚至威胁到生命安全。麻醉医生在应用造影剂期间要高度警惕。

（1）重视术前访视：麻醉医师或承担检查的医师术前应详细询问病史，对存在高危因素者如有药物过敏史者尤其要重视。对碘过敏皮试阴性，但有对药物过敏、鱼虾过敏史者，术前 3 日口服泼尼松，每日 3 次，每次 3 ～ 5 mg。

（2）碘过敏试验：使用造影剂前必须常规进行碘过敏试验。①皮内试验：取 30% 试验用碘造影剂皮内注射 0.1 ml，观察 10 ～ 15 min，红肿范围超过 1 cm 或伴"伪足"者为阳性；②结膜试验：将造影剂 1 ～ 2 滴滴入患儿眼结膜囊内，3 ～ 5 min 后结合膜充血和有刺激征者为阳性；③口服试验：术前给患儿口服 5% 碘化钾溶液，每次 3 ～ 5 ml，每日 3 次，如患者在试验期间出现眼结合膜充血、流涎、恶心、呕吐和皮疹等为阳性。若采用非离子型造影剂，一般不需进行过敏试验，对既往使用碘造影剂发生严重过敏反应的患者应禁止使用碘造影剂。

（3）加强术中观察：值得指出的是碘过敏试验为阴性者，在造影过程中仍可出现严重不良反应。因此，术中应加强观察，在使用造影剂后患儿出现呼吸困难、眼结膜红肿、皮疹等应通知术者，并做好急救准备。

4. 造影剂不良反应的处理

（1）轻度不良反应：应使患儿安静，可供氧、输液，并密切观察病情变化。症状明显者可用地塞米松 3～5 mg 静注和抗组胺药（苯海拉明），以防进一步发展。

（2）中、重度不良反应：应积极处理，常见的处理措施有①全身性荨麻疹和血管神经性水肿的患儿，可皮下注射肾上腺素 0.1～0.2 mg，肌内注射苯海拉明 10～20 mg，或异丙嗪 10～25 mg，

喉头出现水肿者应静脉注射地塞米松 5～10 mg；②喉头支气管痉挛的患儿，应皮下注射肾上腺素 0.2～0.5 mg，静脉注射地塞米松 5～10 mg，将氨茶碱 0.2～0.5 mg 加入 5% 葡萄糖溶液 250～500 ml 中缓慢静滴，同时肌内注射异丙嗪 5～15 mg，吸纯氧加压通气。

（3）过敏性休克：一旦发生过敏性休克，情况紧急，应争分夺秒地抢救，可皮下或静脉注射肾上腺素 0.25～0.5 mg、异丙嗪 10～25 mg，静脉滴注氢化可的松 50～100 mg。血压严重下降者可补充代血浆或全血扩容，并可静脉滴注去甲肾上腺素 0.25～0.5 mg，气管插管纯氧通气。

第七节　麻醉后管理

麻醉结束后，全麻患儿应待呼吸道通畅、通气良好、病情稳定后送返病房、ICU 或 PACU。有时转送患者时其处于镇静或麻醉状态更为有利，以便让患者在恢复室内苏醒，从而避免在转运途中发生苏醒期躁动或恶心、呕吐。自心导管室转送至病房或麻醉后恢复室途中应将患儿头转向一侧，转送途中持续吸氧。转运路程或所需时间较长时应予以监护，脉搏/氧饱和度监测尤其具有意义。重症患儿推床应配备监测仪、供氧、气道管理、静脉输液等设备以及复苏药物。

麻醉后要特别注意呼吸系统护理，苏醒期由于麻醉用药的残余作用，可引起呼吸抑制而导致通气不足。术后疼痛可引起通气不足，导致低氧血症。早期低氧血症的临床症状不明显，需监测 SPO_2 才能发现，故苏醒期应常规吸氧。

麻醉后循环系统的管理应尽量维持血容量和心排血量正常，纠正低血压，适当输液和补充电解质。一般的心电监护可发现心律失常，但难以发现心肌缺血和 ST-T 改变。在麻醉后恢复室内，应继续进行与麻醉期间相当程度的监测措施。

术后要注意体温变化，新生儿手术后要保温，应将新生儿置于暖箱内观察及护理，幼儿及儿童要防止体温升高。小儿全麻苏醒期常可发生寒战，

可能与血管扩张，散热增加有关。寒战使氧耗量增高，对寒战患儿应面罩给氧。全麻后恶心呕吐时有发生，苏醒期应严密观察。先天性心脏病介入治疗麻醉同样可按清醒程度、呼吸道通畅程度以及肢体活动度进行全麻苏醒评分（表 36-5）。苏醒评分总分 6 分，评分需达到 4 分，才能离开麻醉后恢复室或解除麻醉后监护。

尽管绝大多数先天性心脏病介入治疗术后小

表 36-5　全麻苏醒评分表

项目	评分
清醒程度	
完全清醒	2
对刺激有反应	1
对刺激无反应	0
呼吸道通畅程度	
可按医嘱咳嗽	2
不用支持可维持呼吸道通畅	1
呼吸道需支持	0
肢体活动度	
肢体能有意识活动	2
肢体无有意识活动	1
肢体无活动	0

儿无须予以镇痛，但对于创伤较大、术后疼痛剧烈的患儿可适当进行镇痛治疗。既往由于对小儿应用镇痛药尤以麻醉性镇痛药的药代动力学了解不够，并且对小儿术后疼痛缺乏满意的判断方法，加之小儿害怕注射，因此小儿术后用镇痛药较少。研究表明：医务人员对小儿疼痛往往估计不足，导致不少小儿术后疼痛未能得到合理治疗。近年研究发现小儿对疼痛可产生明显的应激反应，表现为血浆肾上腺皮质激素、儿茶酚胺、生长激素、胰高糖素增高而胰岛素降低[24]。围术期代谢反应包括血糖、乳酸盐、丙酮酸盐增加，非酯化脂肪酸、甘油、酮体增加，这些反应可被完善的麻醉镇痛减轻。

肌内注射本身可引起疼痛，对小儿应避免肌内注射给予镇痛药，可改用肛门塞药或静脉单次或持续给药（用输液微泵控制）。对乙酰氨基酚（paracetamol, acetaminophen）是小儿常用的非激素类抗炎镇痛药，它抑制中枢神经系统的环氧酶（cyclo-oxygenase），由此抑制前列腺素和血栓素合成，而产生镇痛作用。对乙酰氨基酚副作用较少，不抑制呼吸，也无中枢作用，无成瘾性，应用较大剂量［60 mg/（kg·d）］仍安全，常用量为肛门塞 30 mg/kg。其他非激素类抗炎镇痛药如吲哚美辛（消炎痛）、萘普生（naproxen）也可应用。小儿应用非激素类镇痛药的胃肠道症状比成人少见，即使出现症状也较轻微。

麻醉性镇痛药镇痛作用强，但副作用较多，其呼吸抑制作用曾限制了此类药物在小儿中的应用。近期研究表明吗啡在新生儿中的消除半衰期比成人长，但 6 个月时其代谢消除已接近成人。6 个月以下婴儿用阿片制剂作用时间长，副作用可能增多，应慎用或不用。6 个月以上可以应用阿片制剂进行术后镇痛，单次静注吗啡 0.05 ~ 0.08 mg/kg，持续静滴 10 ~ 20 μg/（kg·h），可提供良好的镇痛，而不致引起呼吸抑制。用药期间如发现患儿嗜睡，应减慢滴速[25]。对 6 岁以上能合作的小儿，阿片类药可用患者自控镇痛（patient control analgesia, PCA）装置给药，但应严密观察，且不能合用其他镇静镇痛药。

第八节　心导管室中麻醉医师及患者的安全防护

在心导管室中工作的医护人员常年接触放射线会对身体造成损害。据报道 X 线电影照相术时放出的射线每分钟高达 0.1 ~ 0.2 Sv（10 ~ 20 REM），如此大量的射线对患者和工作人员身体都可造成损害。有人发现放射性红斑、白内障是人体 DNA 受损或细胞直接受损害的结果[26]。放射吸收量用雷姆（REM）或放射吸收剂量——国际单位西弗特（Sievert，100 rem = 1 Sv）来表示。有人对医务人员推荐的放射量一年为 0.05 Sv（5 REM），每增加 0.001 Sv 发生致命性癌的风险为 0.04%。麻醉医师接触放射线的量每月可达 0.0017 Sv（0.17 rem）（在防护好的情况下）[27]，为了患者，为了工作，医务人员有时不顾个人安危，难免间接或直接接触 X 线，长期会对身体造成伤害。无论是患者或工作人员都应注意防护，以减少不必要的伤害。

一、患者的防护

无论施行心导管检查术或心血管造影术或先天性心脏病介入治疗术，是将 X 射线直接照射于患者身体上，从而采取血液标本或摄取一些资料，此时患者接受的放射剂量较大。为了明确诊断，给治疗提供可靠的依据，放射线的接触难以避免。但对一些"易损部位"应积极加以保护，如患者的双眼部位，可用铅条、铅带加以覆盖，或给患者带具有防护功能的眼镜。性腺（睾丸、卵巢）、甲状腺等部位也应用含铅的材料加以保护。

二、麻醉医师的防护

工作于心导管室的麻醉医师，其工作量往往较大，因为多数医院的放射科医师习惯于将心导管检

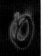

查术、造影术或介入治疗术的小儿集中安排，统一实施。每日的手术麻醉患儿多达 5 ～ 10 例[28]。麻醉医师为了观察病情，给麻醉药和治疗处理，须站立于患者头部，距 X 线放射球管很近，所以吸收的放射线剂量往往很大。麻醉医师除保证患者安全、完成工作任务外，还须注意个人防护。

（一）人员的合理安排

麻醉科应实行心导管室轮流工作制度，具有临床麻醉经验的医师都应轮流去心导管室工作，不应将 1 人长期固定在此处工作，从而减少每名麻醉医师每年接触 X 线照射的剂量。

（二）必要的防护措施

1. 穿戴含铅防护服

心导管室工作的麻醉医师，入室完成对患儿的麻醉诱导后，在开启放射线以前应穿铅衣，戴铅手套、铅帽和有 X 线防护功能的眼镜，并可戴含铅围领以保护甲状腺。

2. 远距离监护

对患儿的各种麻醉操作完成后，如患儿情况处于平稳状态，麻醉医师可进行远距离的监护，以减少接触放射线剂量，如位于铅防护板后，或进入监控室，利用监控室的监护仪或透过监控室玻璃窗对患儿进行严密监护。如果患儿有异常应立即入室进行必要的处理。注射造影剂时要撤离到监控室内，注射完毕应即刻回到患儿身旁，观察患儿对造影剂有无不良反应。

3. 术者的配合

麻醉医师在对患儿进行麻醉操作、给药、吸痰、调整体位时，台上检查者应暂停操作，尽量减少麻醉医师接触 X 线照射的剂量。

参考文献

［1］Holst KA，Said SM，Nelson TJ，et al. Current interventional and surgical management of congenital heart disease. Circulation Research，2017，35：13-18.

［2］Ancora G，Lago P，Vincent JL，et al. Evidence-based clinical guidelines on analgesia and sedation in newborn infants undergoing assisted ventilation and endotracheal intubation. Anesthesiology，2018，108：208-217.

［3］Lauryn R. Rochlen1，Struys MM，et al. Assessing anesthesiology residents' out of the operating room emergent airway management. BMC Anesthesiology，2015，17：96-105.

［4］Stack CG. Bereavement in paediatric intensive care. Paediatr Anaesth，2013，13：651-658.

［5］Kim N，Park JH. Effects of intravenous fentanyl around the end of surgery on emergence agitation in children：Systematic review and meta-analysis. Paediatr Anaesth，2017，27：885-892.

［6］Masue T，Shimonaka H，Bammer R，et al. Oral high-dose midazolam premedication for infants and children undergoing cardiovascular surgery. Paediatr Anaesth，2010，13：6627-6635.

［7］Poonai N，Canton K Intranasal，Carter RE. Ketamine for anesthetic premedication in children：a systematic review. Pain Manag，2018，8：495-503.

［8］Manoj M，Satya Prakash MVS，Schuman EM. Comparison of ease of administration of intranasal midazolam spray and oral midazolam syrup by parents as premedication to children undergoing elective surgery. J Anesth，2017，31：351-357.

［9］Shaffer TH，Wolfson MR，Link AJ. Airway structure，function and development in health and disease. Paediatr Anaesth，2014，14：310-318.

［10］Cote CJ，Alexander J. Drug development for children：the past，the present，hope for the future. Paediatr Anaesth，2013，13：279-286.

［11］Eseonu CI，ReFaey K，Miller M. Awake Craniotomy Anesthesia：A Comparison of the Monitored Anesthesia Care and Asleep-Awake-Asleep Techniques. World Neurosurg，2017，104：679-686.

［12］Doğanay G，Ekmekçi P. Effects of alfentanil or fentanyl added to propofol for sedation in colonoscopy on cognitive functions：Randomized controlled trial. Turk J Gastroenterol，2017，28：453-459.

［13］Elkomy MH，Drover DR，McCallister KE，et al. Population pharmacokinetics of ketamine in children with heart disease. Int J Pharm，2015，78：223-231.

［14］Manoj M，Satya Prakash MVS. Comparison of ease of administration of intranasal midazolam spray and oral midazolam syrup by parents as premedication to children undergoing elective surgery. J Anesth，2017，31：351-357.

［15］Loomba RS，Gray SB，Schmidt GA，et al. Hemodynamic effects of ketamine in children with congenital heart disease and/or pulmonary hypertension. Congenit

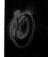

Heart Dis, 2018, 13: 646-654.

[16] Wagner D, Pandit U, Esbrook CL, et al. Dolasetron for the prevention of postoperative vomiting in children undergoing strabismus surgery. Paediatr Anaesth, 2013, 13: 522-528.

[17] Elkomy MH, Drover DR, Graham B, et al. Population pharmacokinetics of ketamine in children with heart disease. Int J Pharm.2015, 478: 223-231.

[18] Veselis R, Kelhoffer E. Propofol sedation in children: sleep trumps amnesia. Sleep Med, 2016, 27-28: 115-120.

[19] Lang BC, Yang CS.Efficacy of lidocaine on preventing incidence and severity of pain associated with propofol using in pediatric patients: A PRISMA-compliant meta-analysis of randomized controlled trials. N Engl J Med, 2017, 96: 11-16.

[20] Paul M, Dueck M, Joachim HH, et al. A randomized, controlled study of fluid management in infants and toddlers during surgery: hydroxyethyl starch 6% (HES 70/0.5) vs. lactated Ringer's solution. Paediatr Anaesth, 2003, 13: 603-610.

[21] Mierzewska, Schmidt M. Intraoperative fluid management in children-a comparison of three fluid regimens. Anaesthesiol Intensive Ther, 2015, 47: 125-130.

[22] Huang XZ, Wang H. Association between perioperative glucose levels and adverse outcomes in infants receiving open-heart surgery with cardiopulmonary bypass for congenital heart disease. Anaesth Intensive Care, 2012, 40: 789-794.

[23] Snaith R, Peutrell J. An audit of intravenous fluid prescribing and plasma glucose monitoring: a comparison with guidelines from National Patient Safety Agency. Paediatr Anaest, 2008, 18: 940-946.

[24] Frey TM, Florin TA. Effect of Intranasal Ketamine vs Fentanyl on Pain Reduction for Extremity Injuries in Children: The PRIME Randomized Clinical Trial. JAMA Pediatr, 2018, 28: 940-946.

[25] Pacifici GM. Metabolism and pharmacokinetics of morphine in neonates: A review. Clinics (Sao Paulo), 2016, 71: 474-480.

[26] Giordano BD, Baumhauer JF, Memtsoudis SG.Patient and surgeon radiation exposure: comparison of standard and mini-c-arm fluoroscopy. Journal of Bone and Joint Surgery, 2009, 91: 297-304.

[27] Arii T, Uchino S, Pohlman MC. Radiation exposure to anaesthetists during endovascular procedures. Anaesthesia, 2015, 70: 47-50.

[28] 张铁铮, 刘晓江. 小儿心导管诊疗的麻醉//张玉顺, 朱鲜阳, 张军. 先天性心脏病介入治疗与超声诊断进展. 西安: 世界图书出版公司, 2005: 284-297.

37 结构性心脏病介入治疗的专科护理技术

（吕　欣）

结构性心脏病（structural heart disease，SHD）是指以心脏和大血管解剖结构异常为主要表现的先天性或获得性疾病，包括先天性心脏病、心脏瓣膜疾病、心肌病和心脏肿瘤等[1]。虽然结构性心脏病诊治已经历漫长的探索过程，但真正将上述疾病归纳为结构性心脏病，仍是近10多年所形成的。此类疾病具有以下共同特点：①以心脏和大血管解剖异常为基础病变，继而引起血流动力学改变和其他病变；②基本上全部依赖影像学而获得诊断；③随着介入治疗技术的推广与成熟，大部分解剖结构合适的结构性心脏病可通过介入方式而获得矫治。作为一种新兴亚专业，由于发展时间短，许多技术仍在不断问世和进展之中，结构性心脏病介入治疗对护理专业提出了诸多挑战，如何从护理方面对患者进行全面评估，围术期进行规范化护理，防止并发症出现或者尽早发现并发症，已成为护理专业的全新课题。

一、先天性心脏病介入治疗的护理技术

先天性心脏病（congenital heart disease）是指胚胎发育时期心脏和大血管形成障碍或发育异常而引起的解剖结构异常，或心血管系统存在出生后本应自动关闭却未关闭的通道。先天性心脏病介入治疗经过20余年的发展，目前大部分技术已经成熟，介入操作程序也已规范化。与冠心病介入治疗不同，先天性心脏病介入治疗方式多变，不同疾病甚至同一种疾病也存在多种操作方式，有时需要多种路径进行操作，而且先天性心脏病患者年龄跨度大，既有需要全身麻醉的婴幼儿和

儿童，又有血管条件差、并发症多的老年人，还有部分患者同时合并智力障碍，如Williams综合征。对于不同年龄、不同病种、不同心理健康程度和不同操作方式的患者，护理方法也完全不同。目前先天性心脏病介入治疗主要为封堵术，即通过器材采用经皮经导管方式闭合缺损，对先天性肺动脉瓣/主动脉瓣狭窄、主动脉缩窄与血管狭窄通过球囊扩张或支架植入术获得缓解，术后的护理技术因疾病差别而各有其需特殊关注之处。

（一）常见护理问题与原因

（1）活动时耐力差：活动时耐力差是大部分先天性心脏病患者的早期表现，部分患者表现不明显，系心功能下降或血氧饱和度降低所致。

（2）生长发育迟缓和营养失调：几乎所有先天性心脏病患儿均可出现营养不良，其中大型室间隔缺损和动脉导管未闭患儿更为严重。先天性心脏病患儿营养不良机制如下：①心肺功能不良导致喂养困难，加上胃肠缺血或淤血导致吸收障碍和摄入不足；②静息能量消耗增加；③发绀、缺氧等导致细胞代谢障碍[2]。

（3）低效性呼吸型状态：与心肺功能不全及反复呼吸道感染有关。

（4）组织灌注量改变：全身麻醉时术前需禁食水6 h以上，禁食时间过长，加上患儿哭闹均可导致体液丢失，术中失血也可引起机体组织灌注量不足。

（5）舒适度改变：与术后肢体制动和穿刺处加压包扎有关。

（6）尿潴留：全身麻醉患者在未清醒之前无

法自行排尿，术后需平卧 20 h，由于习惯问题，部分成年人在排尿姿势改变后也可出现排尿困难。

（7）易感染：先天性心脏病患者发育差，营养不良，机体免疫力低下，体-肺分流患者肺循环血量增加，肺处于充血状态，存在心力衰竭或体循环血流受阻等使肺处于淤血状态，均容易引起肺内感染。此外，侵入性操作本身也可导致感染。

（8）皮肤完整性受损：与术中、术后卧床及活动受限、机械性压迫有关。

（9）窒息：主要与全身麻醉有关，麻醉后呼吸肌松弛，舌后坠，导致呼吸困难，部分患者麻醉后呼吸道分泌物明显增多，引起呛咳，也可出现窒息。窒息现象在局部麻醉患者中非常少见，但若出现意识丧失，抢救过程中同样可以发生。

（10）焦虑和恐惧心理：原因多样，害怕侵入性操作、担心手术失败、顾虑经济费用等都可引起这种心理。

（11）知识缺乏：与患者及家属对相关专业知识缺乏有关。

（12）潜在并发症[3]：穿刺部位出血、血肿、动静脉瘘或假性动脉瘤，血管夹层或血管破裂，心律失常，封堵器脱落或移位，心脏压塞，溶血或血红蛋白尿，气体或血栓栓塞，感染性心内膜炎，迷走神经反射导致血压、心率急剧降低，心脏瓣膜损伤，造影剂所致肾功能不全，急性心力衰竭，心搏、呼吸骤停和死亡。

（二）介入治疗术前护理评估

1.临床护理的常规评估

常规评估包括以下内容：①性别、年龄、身高和体质量。②既往健康状况、药物过敏史和家族史。③活动耐力、发绀情况、睡眠时体位、营养和生长发育状况。④心功能分级与肺功能测定。其中，体质量容易被人忽略或不受重视，对于需要全身麻醉的患儿，体质量尤其重要，它不仅涉及麻醉药物和术中造影剂剂量，同时也涉及术前能量和水、电解质的准确补充。

2.专科症状的护理评估

（1）生命体征：包括静息状态下的体温、脉搏、呼吸、血压、心率和心律，此外，面容、声音和体位也非常重要。脉搏绝对不齐者应同时测量脉搏和心率，怀疑存在主动脉病变者应同时测量四肢血压，口唇色暗者应测量指尖脉搏氧饱和度，指甲/趾甲颜色不同者，应同时监测上下肢血氧饱和度。三尖瓣关闭不全严重者可见面色暗红，即所谓"三尖瓣面容"，多见于巨大房间隔缺损合并三尖瓣关闭不全和房室间隔缺损等疾病。部分先天性心脏病患者可能存在智力障碍，如唐氏综合征呈先天愚型面容。发育差、肺动脉压力高者可出现声音嘶哑或哭闹无力等表现。左心功能不全患者多采取半卧位和坐位，法洛四联症患者还可出现蹲踞体位和俯卧屈膝位等特征体位。

（2）相关病史：仔细询问有无晕厥、头痛、视物模糊、肢体活动障碍、咯血、活动与哭闹后发绀等。先天性心脏病患者脑血栓发生率明显高于正常人群，从而引起相关症状，如晕厥、肢体活动障碍、视力和视野改变等；心脏瓣膜疾病患者，尤其是重度肺动脉瓣狭窄或主动脉瓣狭窄患者均可出现活动后晕厥，甚至抽搐，提示病情较重。许多先天性心脏病患者可出现咯血，如肺动静脉瘘、主肺动脉侧支循环和肺动脉高压等患者，而且咯血量往往较大，需与肺、支气管病变所致咯血进行区分。法洛四联症等复杂畸形以及肺动脉高压患者有时静息状态下面容正常，活动时则出现发绀或者活动后发绀加重。

（3）喂养困难、发育迟缓、反复呼吸道感染，往往提示缺损大，心功能差。

（4）观察患者是否具有毛细血管搏动征和枪击音等周围血管征，常常提示心脏杂音呈连续性或两期性，表明患者动静脉系统之间有较大的分流，或存在主动脉瓣反流。

（5）皮肤完整性、出入量是否平衡。

（6）专科病情轻重缓急，是否合并其他疾病和并发症。

3.心理及社会因素的评估

评估内容包括患者及其家属对先天性心脏病和介入手术治疗的认知程度，有无焦虑、紧张、恐惧等心理。部分家长因患儿先天畸形而产生自责、担忧、抱怨心理，患得患失，也因此而过度呵护和溺爱患儿，导致患儿心态不健康，表现为依赖性强，心理非常脆弱，以自我为中心，交流困难。亦有部分患者或家属则走向另外一个极端，认为目前没有症状，抱着无所谓心态，一旦因病情延误而无法手术、手术失败或者出现并发症，则无法接受现实，发生医患纠纷。

4. 辅助检查评估

先天性心脏病主要通过影像学方法进行诊治。术前需完善的影像学检查包括心电图、心脏X线片和超声心动图等，对于诊断不明确者尚需行经食管超声心动图、心脏大血管CT造影甚至磁共振成像等检查，对于病情复杂的心血管畸形，上述检查无法清晰显示其结构者，需行心导管检查或心血管造影进一步判断是否具有介入治疗适应证。实验室检查包括血常规、出凝血时间、电解质、肝肾功能和常见传染病指标等。

（三）介入治疗围术期护理

1. 术前护理

（1）病情观察及护理：①建立合理的生活制度。合理安排患者的作息时间，保持病室空气流通、安静、舒适、温、湿度适宜。治疗护理应相对集中，避免刺激，保证患者睡眠充足。②严格活动管理。评估患者活动耐力，观察活动时有无缺氧及反常呼吸等。每日测量心率/脉率2～4次，每次不少于1 min。③积极预防和控制感染。避免与感染性疾病患者接触，减少人员流动，防止呼吸道感染。保持患者皮肤、口腔清洁，进行口腔有创治疗时应预防性使用抗生素，防止感染性心内膜炎发生。④补充能量和水、电解质。根据患者病情补充能量和水、电解质，通常心功能正常者在术前禁食水期间应根据患者体重补充能量和水、电解质，而存在心功能不全的患者如果补液过多，则有可能加重心力衰竭，而发绀患者除应充分补液外，还需纠正酸碱紊乱，补充碳酸氢钠碱化血液，防止循环血量减少而发生脑血管意外。心功能不全患者补液期间应观察呼吸、脉搏、心率、血氧饱和度和尿量变化，出现呼吸困难、端坐呼吸、反复咳嗽、心率增快、水肿、少尿等心力衰竭症状时，应及时纠治。全身麻醉患儿术前禁食水时间长，应足量补充能量和液体，

防止患儿哭闹，致使体液丢失过多。维持血电解质平衡，尤其是血钾应维持在相对较高水平。⑤对肺动脉高压患者应重点关注。合并肺动脉高压的先天性心脏病患者拟行手术治疗前应减少活动、避免情绪激动，遵照医嘱强心、利尿、降低肺动脉压力等治疗，严密观察病情变化。

（2）饮食与营养：根据不同年龄和病情给予相应饮食。婴幼儿应给予营养丰富易消化的稠厚食物，体重小的患者也可给予营养配方奶粉促进生长发育。发育迟缓患儿吸吮费力者，应少量多餐，可采用间歇喂乳或滴管哺养，避免呛咳。头高俯卧位、半坐卧位及直立位可防止患儿呕吐。

（3）术前特殊准备：对拟行介入检查和治疗的患者和家属，术前要给予相关疾病知识的教育，使他们对所进行的技术操作过程有一定的了解，增强配合治疗的信心，减轻心理负担。同时进行术前准备，患者双侧腹股沟区（包括会阴部）备皮；全身麻醉者禁食水6 h以上，局部麻醉者根据具体情况确定，为防止因术中操作、造影剂使用而引起呕吐，或者术中可能需行经食管超声心动图等检查，术前也建议禁食水；成人在左上肢静脉穿刺留置静脉针，小儿为方便术中固定及给药，通常选择左足背静脉穿刺留置静脉针；训练患者床上大小便；术前当晚保证充足睡眠，必要时术前晚给予镇静剂。并且叮嘱患者/家属术前准备好个人用品：水杯和吸管，便盆，创可贴，大号尿不湿，每袋500 g的食盐（成人和青少年2袋，幼儿1袋）用于术后穿刺部位局部压迫。

2. 术中护理

（1）严格落实查对及转交接制度：核查患者姓名、床号、诊断、手术名称、检查结果、医嘱执行情况及术前准备是否到位等。

（2）手术体位：协助患者取平卧位，双臂伸直于躯体两侧，血管穿刺侧下肢外展。

（3）生命体征监测：连接多功能心电监护仪，密切观察心率、心律、血压、呼吸和指尖血氧饱和度变化。倾听患者不适主诉，及时发现、报告、处理各种心律失常、血压骤降或升高、呼吸困难等异常情况。全身麻醉患儿需专人看护，防止坠落造成意外伤害，观察有无呼吸异常、发绀和分

泌物过多等，并定时检查静脉通道是否通畅。需要指出的是，术中指尖脉搏血氧饱和度监测反应较慢，对于存在呼吸困难的患者，应不断观察口唇颜色变化，一旦颜色变暗，应立即处理，而不能单纯观察指尖脉搏血氧饱和度数值。部分患者术中因紧张和疼痛可出现迷走神经反射症状，表现为血压和心率进行性下降、面色苍白、皮肤湿冷等。如出现 ST 段抬高、低血压、胸痛等，往往提示冠状动脉栓塞。术中如果患者出现头痛、失语或肢体活动障碍，则提示出现脑血管意外。一旦出现上述征象，应立即报告医生，并配合抢救。

（4）配备抢救设备与药品：心电除颤仪、临时起搏器、简易呼吸器、气管插管、负压吸引器、开口器、舌钳、心包穿刺包等急救物品和急救药品常规配备齐全，检查各种抢救器械是否性能良好，处于急救备用状态。除常规心导管检查必备抢救用药外，尚需配备盐酸氨溴索（沐舒坦）、甲氧氯普胺和吗啡等药物。

（5）拔除穿刺鞘管时的护理：局部麻醉操作时间较长者，拔除鞘管时容易因疼痛而出现迷走反射，导致心率、血压下降。全身麻醉患儿拔除鞘管时可因疼痛而出现不自主活动甚至哭闹，在苏醒过程中也因制动、加压包扎处疼痛而出现不自主活动和哭闹，需按住包扎处，同时握住四肢，防止发生撞伤、跌落和包扎处出血。确认穿刺局部加压包扎完好，无渗血及血肿，患者一般状况良好后，方可送回病房。

3. 术后护理

（1）安全护送：手术结束后，由医生和护士共同用平车将患者护送至病房，途中应随时查看穿刺处敷料有无移位及渗血，加压固定装置有无松脱。移动患者时应轻挪轻放，防止因振动导致局部出血。全麻及神志不清者应在心导管室苏醒室严密看护至清醒后由专人护送回病房，防止途中发生意外。

（2）监护生命体征：术后持续心电监护 24 h，严密监测生命体征变化，每 15 min 测量一次，连续 6 次，平稳后 4 h 一次。维持正常的血压及心率：成人 60 ～ 100 次 / 分，儿童 80 ～ 120 次 / 分，幼儿 90 ～ 140 次 / 分。护送过程中以及术后 24 h

均需观察有无心搏骤停和心律失常发生。

（3）保持呼吸道通畅，防止窒息：全麻术后未清醒患者应在心导管室苏醒室严密监护，持续氧气吸入，肩背部予以小枕垫高，保持呼吸道畅通，平卧并将头偏向一侧，防止分泌物及呕吐物误吸致窒息。观察呼吸频率、节律、深度，观察有无喉头水肿和口唇发绀。及时听诊双肺呼吸音，如痰鸣音明显，及时给予吸痰，吸痰时给予高流量吸氧，动作轻、快、准确、效果切实，每次吸痰时间不超过 15 s。

（4）加压穿刺部位观察与护理：取平卧位，穿刺处局部砂袋压迫 4 ～ 6 h，加压包扎 12 ～ 20 h（静脉穿刺通常 12 h，动脉穿刺通常 20 h）。严密观察穿刺点敷料有无渗血，局部有无进行性肿胀、变硬、剧痛等出血、血肿现象。撤除穿刺点敷料时，观察有无皮肤瘀斑、血肿，听诊有无杂音，并嘱咐患者暂时不可突然做深蹲、蹦跳等下肢突然用力动作，防止穿刺处血管出血。如出现血肿、出血和血管连续性杂音，应立即通知医生采取相应措施。使用止血压迫器的患者，可将自黏性软聚硅酮（美皮康，超薄型）泡沫敷料，裁剪成 5 cm×5 cm 大小的方块，于术后 2 h 第一次松解减压后，将其垫于压迫板下，使美皮康边缘大于压迫板边缘（切勿充垫于穿刺点壳聚糖贴下，以免影响壳聚糖止血效果），可有效地防止压迫器边缘对周围皮肤组织的机械性压伤（图 37-1）。

（5）防止血栓形成：介入操作患者容易出现血栓形成，主要与以下因素有关：①穿刺本身必然造成血管伤口，时间过长有时在穿刺鞘管上即可形成，如果肝素化不够或者拔除穿刺鞘处理不当，即可导致穿刺血管处血栓形成。②体液量不够，血液处于高凝状态，患者术前常常需要禁食水，导致血液黏稠性增加，操作时间长，造影剂用量大，术后有些患者因排尿困难而故意减少饮水，均可导致血液黏稠而易于形成血栓。③局部压迫导致血流受阻，尤其是静脉受压，远端血流淤滞，从而易于形成血栓，尤其是老年患者。④肢体制动，术后由于局部需要加压包扎、活动疼痛而不愿意活动肢体，部分患者担心活动后穿刺处出血而长时间保持肢体制动状态。预防方法如

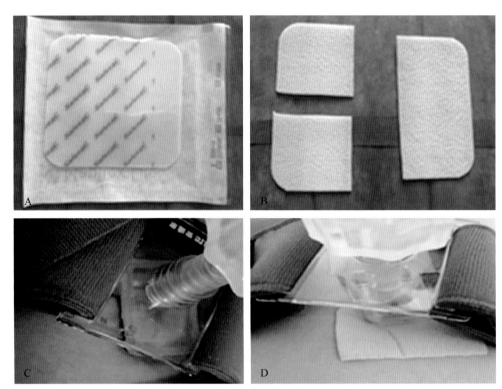

图 37-1　美皮康泡沫敷料使用方法

A. 包装完好的原始泡沫敷料；**B**. 将泡沫敷料修剪成适当形态；**C**. 在穿刺处周围粘贴上修剪好的敷料，然后旋转压迫止血器将其固定；**D**. 固定后的形态

下：①术后尽量补充液体，或者督促患者适度多喝水，这样既可以补充丢失的液体，也可促进造影剂的排出。②局部加压包扎并非严格制动，尤其是手术 6 h 以后，如果患者不做大幅度弯曲下肢活动，通常不会诱发出血现象；另外，制动部位主要是髋关节，而不是整个下肢，患者可以取舒适体位，定时翻身，并指导患者在床上进行踝泵训练（图 37-2），促进血液流动，防止血栓形成。③及时减压，避免加压包扎时间过长。④撤除敷料后尽早下床活动。⑤对于需要制动时间较长或者处于高凝状态的患者，可以给予普通肝素或低分子肝素抗凝治疗，预防血栓形成。

（6）协助生活护理：术后每 2 h 协助患者轴式翻身，缓解不适。安抚患儿，避免患儿剧烈哭闹。局麻术后及全麻术后完全清醒 2 h 即可进半流食或容易消化的食物，次日改为普食。24 h 内禁忌生、冷、硬、易产酸、易产气的食物，如牛奶、豆制品、碳酸饮料等，以免患者卧床期间出现腹胀及胃肠道不适症状，同时注意观察有无低血糖的发生。术后指导患者多饮水，促进造影剂排泄，

对于卧位排尿困难的患者，可以指导患者排尿，必要时进行留置导尿。调整室温，避免出汗较多造成体液过度丢失。遵医嘱静脉补充电解质，以维持水、电解质平衡。叮嘱患者勿用力咳嗽，保持大便通畅，排便时要按压包扎敷料处，防止因腹压增加导致穿刺部位出血。穿刺部位敷料包扎解除后，予以安尔碘消毒，并外敷创可贴，告知患者 3 日内不可用普通水擦洗穿刺处，防止感染。嘱咐患者下床活动时应动作缓慢，逐渐适应不同体位，以免由于动作过快，导致直立性低血压的发生。

（7）潜在并发症观察与处理

1）心律失常：围术期常出现的心律失常包括心房颤动、室性心律失常和传导阻滞或心搏骤停，应严密观察心电监护变化。①心房颤动，多见于成人大型房间隔缺损封堵术后[4]，虽然心房颤动短期并无生命危险，但心房颤动可引起心室射血量降低，患者明显不适，而且如果不及时治疗，可能转化为持续性甚至永久性心房颤动，因此需要立即告知医生，给予药物或电复律等措施。

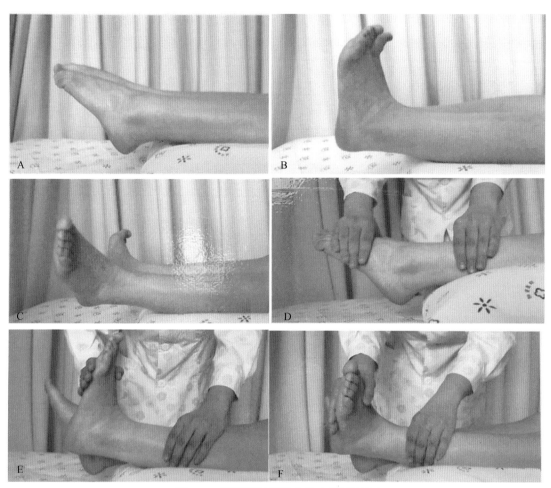

图 37-2　预防下肢静脉血栓（踝泵练习）

A. 跖屈，双脚向下踩（让脚尖向下），尽量保持时间延长（5～10 s）。**B**. 背伸，尽最大角度向上勾起脚尖，保持时间延长。**C**. 内翻／外翻，双脚同时向内或向外作环绕运动。**D**. 护士／家属协助患者脚尖向下踩（5～10 s）。**E**. 护士／家属协助患者最大限度向上勾脚。**F**. 护士／家属协助患者同时向内或向外作环绕运动

②室性心律失常，相对少见，往往是恶性心律失常的前兆，需注意患者尿量排出过多而致电解质紊乱。频发多源性室性早搏也提示封堵器脱落至右心室。③传导阻滞，当出现三度房室传导阻滞时需紧急处理，多见于室间隔缺损封堵术后[5]，但房间隔缺损、冠状动脉瘘和主动脉窦瘤破裂等封堵术后同样可以发生。突发三度房室传导阻滞，患者可突然心跳停止，如果房室结下游起搏心率较慢，患者则可出现晕厥，此时需立即行临时起搏器治疗。左束支传导阻滞也可引起心力衰竭等严重后果，因此亦是心电图观察的重点。

2）封堵器移位或脱落：与患者缺损边缘条件差和封堵器选择偏小有关，剧烈咳嗽，激烈争吵，胸部剧烈撞击也有致封堵器脱落或移位的报道，与胸部压力突然急剧增加有关。封堵器脱落多见

于房间隔缺损封堵术，因房间隔非常薄弱，如果边缘条件差或者封堵器选择过小，则有脱落可能，较大封堵器可能脱落至右心室，撞击心室壁引起心悸，心电图可见不规则多源性室性早搏；如果封堵器小，则可能直接脱落至肺动脉，患者可完全无症状。非外力因素所致封堵器脱落多发生于术后 24 h 以内，建议术后 24 h 持续心电监测，并观察患者有无不适症状，必要时行超声心动图检查，观察封堵器是否在位。如超声心动图未见心腔内有封堵器，应立即在 X 线透视下寻找封堵器所脱落位置，确定取出方案，同时加强抗凝，防止封堵器血栓形成而导致经导管取出困难，或者引起肺动脉血栓或周围组织器官及大血管的血栓栓塞。

3）瓣膜损伤，存在以下三种情况：①针对瓣

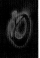
膜本身实施操作，如经皮球囊主动脉瓣和肺动脉瓣成形术等；②因缺损邻近瓣膜而导致封堵器磨蚀瓣膜，室间隔缺损封堵术患者如果缺损靠近主动脉瓣或三尖瓣，有分别损伤这两个瓣膜的风险；房间隔缺损封堵术如果缺损巨大或者靠近房室瓣，也可造成二尖瓣或三尖瓣磨损。③因操作器材经过而损伤瓣膜，如室间隔缺损封堵术中输送鞘和导管等必须经过三尖瓣和主动脉瓣，操作不慎即可导致瓣膜损伤。瓣膜损伤后病情发展取决于瓣膜损伤的严重程度，轻者无特殊症状，重者可立即出现严重症状甚至死亡，需立即处理。

4）心脏压塞：早期患者可出现胸部疼痛，心率增快和非特异性 ST 段抬高，随着积液量增多，患者出现急性循环衰竭，表现为血压下降、心率增快、呼吸困难、面色苍白、出汗、进行性血压下降，听诊心音遥远。先天性心脏病介入操作出现心脏压塞均系心脏或大血管穿孔所致，一旦出现上述表现，应立即紧急处理，通过 X 线和超声心动图检测心包积液量多少，如果量少而且不逐渐增多，可停止操作观察。根据介入操作情况给予鱼精蛋白中和肝素。如果积液量大或者逐渐增多，应立即行心包穿刺，并快速输注氯化钠溶液，穿刺抽出的血液可以进行自体回输以减少失血量。如果心包穿刺反复抽取后积液量仍不减少，应立即外科手术。

5）机械性溶血：溶血常发生于术后 24 ～ 72 h 内，主要与术后残余分流有关[6]，尤其是心室和大动脉水平的残余分流。由于左、右心系统压力阶差大，高速血流通过封堵器时，红细胞碰撞封堵器而引起机械性破损，需要注意的是，房间隔缺损封堵术后也有机械性溶血的报道。术后要注意观察患者尿液颜色变化，如果尿液呈酱油色，应按医嘱给予激素、增加输液量同时碱化尿液，保护肾功能等治疗，嘱患者卧床休息，多饮水。每次排尿后按先后顺序留取尿液标本对比观察颜色变化（图37-3），如果尿液颜色逐渐变淡，可以继续观察，如果颜色持续不变，则需外科手术取出封堵器。

6）血栓或栓塞：术后应严密观察穿刺肢体远端皮肤颜色和温度是否正常，有无疼痛及感觉障碍，远端脉搏是否可触及。如果出现远端肢体皮肤颜色苍白，温度低，动脉搏动减弱或消失，应立即解除加压包扎进一步观察，如果仍不好转，需考虑穿刺处动脉血栓形成；如果出现远端肢体肿胀，皮肤颜色发暗或青紫，解除加压包扎后仍不好转，需考虑静脉血栓形成。一旦发现血栓形成，应加强抗凝治疗，同时观察肢体颜色和温度变化，必要时可行溶栓、介入或外科取栓治疗。心房颤动，操作时间过长或者肝素化不彻底，也可出现脑栓塞和冠状动脉栓塞等并发症，前者患者可出现视力和视野变化，剧烈呕吐、口角歪斜、肢体活动障碍，后者则可出现剧烈胸痛、ST 段抬高和心肌酶改变。

7）头痛：术后出现头痛与全身麻醉和应用造影剂有关，部分患者同时伴有恶心和呕吐，此时可加大输液量促进麻醉药物代谢和造影剂排泄，呕吐者可给予甲氧氯普胺等止吐药物。长时间头痛多见于房间隔缺损封堵术后，应询问患者术前有无头痛病史，部分患者加强抗血小板药物治疗后头痛可减弱甚至消失。

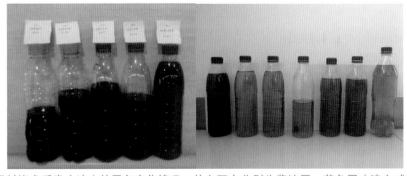

图 37-3　室间隔缺损封堵术后发生溶血的尿色变化情况。从左至右分别为酱油尿、茶色尿（溶血减轻，尿液中血红蛋白量减少）、浅红色尿（溶血进一步减轻），逐渐恢复至正常的尿液颜色

8）感染：术中应严格执行无菌操作，注意保暖，防止受凉；术后遵医嘱使用抗生素，并注意体温的变化。动脉导管未闭封堵术后的患儿可出现短暂体温升高，通常不超过38℃，原因不明。如果体温过高或术后4～6天仍有体温升高，应进一步检查感染指标，必要时加强抗感染治疗。

9）假性动脉瘤和动静脉瘘：二者形成原因不同，假性动脉瘤系压迫和加压包扎不当引起，而动静脉瘘系穿刺不当所致。假性动脉瘤可见穿刺处出现肿块，局部有波动，有的可闻及杂音。假性动脉瘤形成时间短且肿块较小者可重新手动压迫并加压包扎，大部分可以愈合，如果血肿较大，可以在超声指导下在血肿内注入凝血酶。此外，嘱咐患者尽量避免咳嗽、打喷嚏、用力排便等，防止腹压增高而使肿物增大。若患儿哭闹不止，可遵医嘱适当使用镇静药。动静脉瘘通常无血肿，听诊可闻及连续性杂音，需行血管超声检查，根据瘘道的大小和位置采取不同措施。瘘口很小（3 mm以下）大部分可以自动闭合，也有动静脉瘘可通过手动压迫而闭合，如果瘘口大，建议采取介入或外科方式修复。需要注意的是，无论是动静脉瘘还是假性动脉瘤，均不建议长时间高压压迫，这样不仅患者疼痛剧烈，而且非常容易引起皮肤坏死。

10）急性心功能不全：多见于左心室小的大型房间隔缺损封堵术后和重度肺动脉瓣狭窄球囊成形术后的患者，系左心室容量负荷突然急剧增加所致。表现为呼吸困难，端坐呼吸，严重者咳嗽频繁，咳粉红色泡沫样痰，烦躁不安伴有恐惧感，呼吸频率可达30～50次/分，心率快，两肺满布哮鸣音或湿啰音。心电监测可见心率增快，血氧饱和度和血压下降。此时需立即手扶患者坐起或呈半卧位姿势减少回心血流量，同时给予吸氧甚至正压通气、吗啡、利尿剂和强心药物等进行抢救。

11）血电解质紊乱：主要是血钾降低，多见于巨大动脉导管未闭合并心力衰竭封堵术后。患者由于存在心力衰竭，术前给予利尿等药物，封堵术后心功能改善，肾灌注压升高，尿量突然大量增加导致血钾急剧下降，曾有因此而导致患者死亡的病历报道。此类患者术前应保持血钾于较高水平，术后根据尿量及时补钾，并行心电监测

和血钾检查。

12）肺动脉高压危象：是先天性心脏病合并肺动脉高压术后少见但严重的并发症，死亡率高达50%[7]，表现为呼吸困难，动脉血氧饱和度急剧降低，而肺动脉压力急剧升高。发生肺动脉高压危象后应严密心电血压、血氧饱和度和血流动力学监测，立即给予镇痛、镇静、气管插管和呼吸机辅助呼吸，高浓度吸氧，同时给予利尿、强心和升高体循环血压药物及降低肺动脉高压的靶向静脉制剂治疗。

（8）心理护理：责任护士实行床边责任制，建立良好的护患关系，了解患者思想情况与要求，耐心解答患者的疑问，主动解决实际问题。向患者及家属做好解释工作，包括术前各项检查的意义、内容及方法，手术过程，成功病例的良好术后效果等，以消除其思想顾虑，建立乐观面对的思想，增加手术成功的信心，使其主动配合治疗。

4. 健康教育

（1）入院教育：教育内容包括住院环境、作息时间、管理规定、安全须知、责任医师、护士介绍等。

（2）在院教育：包括常规用药、检查、治疗意义、目的、方法及作用。

（3）术前指导：介绍心导管室环境、术前禁食时间、手术大致过程、术中配合要点、术后注意事项等。指导患者练习肢体制动、床上排便；告知患者进入心导管室前摘掉佩戴首饰、义齿等，长发盘至头顶，排尽大小便。

（4）术后指导：告知患者饮食要求，进行卧位指导，介绍术后用药和复查内容。

（5）出院康复指导：①用药指导：指导患者正确服用药物，告知药物作用，服用方法，不良反应，遵医嘱正确服药，未遵医嘱可能出现的后果。需要指出的是，不同先天性心脏病术后用药并不相同，例如，房间隔缺损封堵术后通常需要阿司匹林抗血小板治疗6个月，如果存在心房颤动，则需长期华法林抗凝治疗；室间隔缺损封堵术所用封堵器小，血流速度快，指南认为需阿司匹林治疗，但存在残余分流者可以不用，而动脉导管未闭封堵术后为防止残余分流出现，不建议

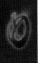

采用抗血小板或抗凝药物治疗。②活动指导：嘱患者6个月内避免剧烈运动，防止胸背部剧烈撞击。③防治感染：半年之内防止感染，如果发生肺内感染或进行口腔手术，及时给予抗生素，预防感染性心内膜炎发生。④复查时间：出院当日算起，第1、3、6、12个月到医院门诊复查，此后每年复查一次。如有不适及时就诊。

（四）护理评价

术后护理需进行以下评价：①活动耐力是否增加，能够按要求从事活动和运动。②患儿是否喂养得当，营养均衡，患儿能顺利进食，体格发育基本正常。③术后观察与护理是否及时得当，做到病情观察及时、报告及时、处理及时。④患者术后舒适度是否得到改善，无压伤。⑤患者尿潴留现象是否得到有效解决。⑥患者穿刺处压迫是否得当，有无出血、血肿及下肢皮温发凉、疼痛、色泽异常等下肢血管闭塞现象发生。⑦潜在相关并发症是否得到及时有效控制。⑧焦虑、恐惧心理是否得到缓解，能够主动配合治疗与护理。⑨患者及家属是否掌握相关疾病知识，并将所掌握知识融入自我照护生活管理中。

（五）卵圆孔未闭右心声学造影的护理

卵圆孔未闭（patent foramen ovale，PFO）是卵圆窝处原发隔与继发隔未能粘连融合留下的裂隙（图37-4）。一般在生后第1年自行闭合，若大于3岁仍不闭合，称之为卵圆孔未闭，成人卵圆孔未闭发生率20%～35%不等。许多研究显示，

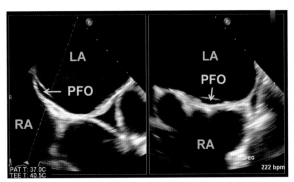

图37-4　卵圆孔未闭超声心动图图像。原发隔和继发隔相互重叠，但中间残留缝隙，与房间隔缺损完全不同
LA：左心房，RA：右心房，PFO：卵圆孔未闭[8]

卵圆孔未闭与不明原因脑卒中、减压病和偏头痛有关，临床随机对照研究显示，关闭卵圆孔未闭可降低脑血管事件发生率[9]。

卵圆孔未闭封堵术操作过程、术后并发症和护理要点与房间隔缺损基本相同，但并非所有卵圆孔未闭均需要实施封堵术，只有存在脑栓塞、短暂性脑缺血发作、偏头痛、晕厥等怀疑与卵圆孔未闭相关的症状者方具有关闭卵圆孔未闭的必要性。关于卵圆孔未闭引起不明原因脑卒中的机制，目前证据最为充足的是反常栓塞学说[10]，即来自静脉系统的血栓在右心系统压力突然增高的情况下经过卵圆孔未闭而进入左心系统，继而引起脑动脉栓塞。评价卵圆孔未闭是否可引起反常栓塞的重要方法即右心声学造影（contrast transthoracic echocardiography，cTTE），也称之为发泡试验[11-12]，其基本原理是注入带有气泡的生理盐水作为造影剂，观察在右心系统压力突然增高的条件下，微小气泡能否通过卵圆孔未闭进入左心系统，从而判断卵圆孔未闭是否为构成反常栓塞通路的重要一环。

1. 右心声学造影适应证

存在卵圆孔未闭或者存在以下症状怀疑与卵圆孔未闭有关者：①不明原因脑卒中或短暂性脑缺血发作未发现其他原因者；②偏头痛，尤其有先兆偏头痛者；③减压病；④潜水员或航天员上岗前检查。

2. 右心声学造影禁忌证

目前尚未统一，主要禁忌证如下：①呼吸困难，无法深呼吸者；②意识不清；③严重心功能不全；④脑梗死并梗死后出血；⑤拒绝配合者。

3. 患者准备

签署知情同意书，告知患者操作过程，吸气、吹气等Valsalva动作训练。

4. 操作器械准备

24 G静脉留置针1支，三通管1个，10 ml注射器2个，50 ml生理盐水1袋。

5. 示范宣教

操作前由护士对患者进行讲解并示范，练习使用压力表吹气，使表针指至40 mmHg以上（图37-5）。

6. 操作过程

（1）于患者左侧肘正中静脉置入静脉留置针，

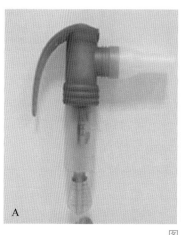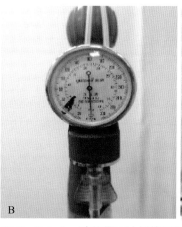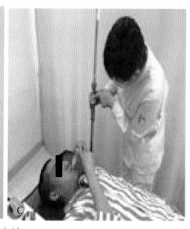

图 37-5　Valsalva 动作是否达标检测方法

A.医用雾化器喷嘴，与气体压力表连接，供患者吹气用，使用雾化器喷嘴更利于患者用力吹气；B.气体压力表，可让患者实时观测其吹气力度；C.患者口含雾化器喷嘴，用力吹气，同时观察压力表，压力是否达到 40 mmHg 以上

建立静脉通路，连接三通管，取 10 ml 注射器 2 个，一个抽取生理盐水 8 ml，另一个抽取空气 1 ml，通过三通管相互连接，抽取生理盐水的注射器回抽患者血液 1 ml，将混有血液的生理盐水在两支注射器间来回推注不少于 20 次，使空气、生理盐水、血液混合均匀（即声学造影剂）后存于一支注射器内（图 37-6）。

（2）准备推注声学造影剂前嘱患者尽力吸气后屏气 5s，将声学造影剂弹丸式注射，然后嘱患者迅速吹气，使胸腔压力 ≥ 40 mmHg，观察超声心动图左心微泡显影情况。

（3）移除静脉穿刺针，取下检查设备，让患者坐起。个别患者可出现头晕、恶心，休息片刻即可缓解。检查不会对患者产生重大影响，没有特殊禁忌。

7. 阳性标准

Valsalva 动作后 5 个心动周期内出现右向左分流，左心房内出现微泡显影，即为阳性。根据左心房内气泡多少，将右向左分流分为 4 级[13]：0 级，左心房无气泡显影；1 级，左心房微泡数目 < 10 个；2 级，左心房微泡数目 11 ~ 30 个微泡；3 级，左心房微泡数目 > 30 个。

二、心脏瓣膜疾病介入治疗的护理技术

心脏瓣膜病是指由于炎症、黏液样变、退行性病变、先天畸形、缺血性坏死、创伤等原因引起单个或多个瓣膜结构（包括瓣叶、瓣环、腱索或乳头肌）的功能或结构异常，导致瓣口狭窄或关闭不全，进而产生血流动力学障碍的一组疾

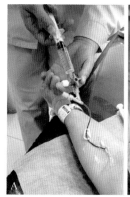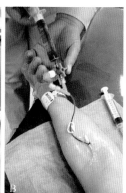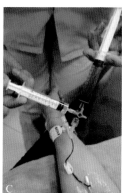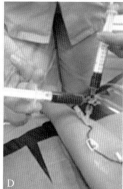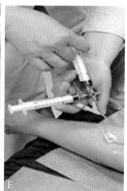

图 37-6　声学造影剂制作和推注过程

A.留置套管针，将套管针与三通管连接，取 10 ml 注射器抽取 8 ml 生理盐水与三通管连接；B.抽取生理盐水的注射器再通过三通管抽取 1 ml 血液；C.将另一支注射器抽取 1 ml 空气，与三通管连接；D.将 2 支注射器反复推送，使血液、生理盐水和空气充分混匀成混悬液；E.患者吸气时将混悬液弹丸式注射

病。心脏瓣膜疾病传统治疗方法为外科手术。随着导管介入技术的普及和材料技术的进步，心脏瓣膜疾病介入治疗也获取巨大进展。经皮球囊主动脉瓣／二尖瓣成形术、经导管主动脉瓣／肺动脉瓣置换术和经皮二／三尖瓣修复术均取得了良好效果[14-15]。虽然治疗过程中仍有很多问题需要解决，但为未来心脏瓣膜疾病介入治疗提供了全新发展方向。通过介入治疗前后的全面评估，制订合理的日常及术后护理方案，可有效减少术后并发症发生，促进患者恢复。心脏瓣膜疾病介入治疗根据操作路径可分为两类，一类是静脉路径操作，如经皮二尖瓣、三尖瓣和肺动脉瓣介入治疗，由于静脉血管较粗，通常采用穿刺即可进入，术后出血风险低；另一类必须经过动脉途径操作，主要是经导管主动脉瓣置换术，由于鞘管粗大，必须评估整个动脉路径有无血管狭窄、钙化等病变。经皮球囊主动脉瓣成形术也以动脉为操作路径，但鞘管通常较小，而且多为儿童和青少年，对操作血管要求相对宽松。

（一）护理评估

1. 常规护理评估

常规护理评估包括性别、年龄、身高和体重，既往史、家族史和过敏史等。了解发病时间、治疗过程以及伴随的临床疾病。

2. 专科的护理评估

（1）患者状况：包括患者神志、面容、体位、精神状况和营养状况，有无头颈部动脉搏动和点头样呼吸，腹部是否膨隆，双下肢是否有明显水肿，患者能否平卧。

（2）专科既往病史：包括风湿病史、链球菌感染史、高血压史、糖尿病史、脑栓塞、晕厥和冠心病史，下肢活动情况，包括有无间歇性跛行和下肢静脉曲张等，有无长时间发热病史。

（3）心功能评估：患者活动耐力是否正常，是否存在劳力性呼吸困难，夜间能否平卧。

（4）生命体征：脉搏是否规整，脉率是否与心率相等，四肢血压是否正常，上下肢血压符合正常规律，血氧饱和度及氧饱和度曲线是否正常，中心（周围）静脉压是否正常。

（5）超声评估：除常规评估心脏结构和心功能以外，尚需评估瓣膜条件，包括瓣膜发育是否正常，瓣膜狭窄和关闭不全程度，瓣膜厚度、粘连和钙化程度，瓣膜与周围组织结构关系，有无其他心脏畸形，左心房（尤其是左心耳）是否存在血栓。

（6）全身动脉血管 CT 造影评估：经导管主动脉瓣置换术所用的输送鞘管较粗大，且以动脉为入路，患者均为老年人，血管容易出现狭窄、钙化或迂曲等，为防止血管破裂，术前需对全身血管进行评估，包括主动脉和股动脉，以便确定操作路径是否适合手术操作。如果常规穿刺点存在钙化和狭窄，则需选择其他非常规的路径如颈内动脉或心尖路径，或者改用其他手术方式。根据 CT 造影，确定患者有无冠心病，以及冠状动脉走向，瓣膜植入后冠状动脉是否受压；有无颅内血管瘤形成，防止围术期脑出血。

4. 辅助检查评估

术前完善各项影像学检查和化验检查。除常规影像学检查外，尚包括经食管超声心动图和心血管 CT 造影等。

（二）常见护理问题与诊断

（1）头晕或晕厥：心脏瓣膜疾病所致头晕多数与血压偏低有关，尤其是重度主动脉瓣狭窄患者，头晕比较常见，严重者可引起晕厥。

（2）疼痛：可表现为多种，肺动脉和主动脉扩张患者可出现胸部隐痛，主动脉瓣狭窄或关闭不全可因冠状动脉供血不足而出现心绞痛，二叶主动脉瓣患者甚至可出现主动脉夹层，引起剧烈撕裂样疼痛。

（3）不能平卧：左心系统心脏瓣膜疾病导致肺血回流障碍，肺组织呈淤血状态，平卧后静脉回流血量增加导致肺淤血加重，呼吸困难，需要坐起症状方可缓解。

（4）感染：与肺淤血和机体抵抗力下降有关。

（5）其他：参见"一、先天性心脏病介入治疗的护理技术"。

（6）潜在并发症：心脏瓣膜疾病介入治疗常见并发症包括大出血、血管夹层或破裂、瓣膜受损或撕裂、空气或血栓栓塞、心脏压塞、传导束受压导致传导阻滞、心肌梗死和猝死等。

（三）护理措施

1.术前护理

（1）严密观察病情变化：观察心率、心律、呼吸、血压、血氧饱和度，病情严重者需持续心电监测。主动脉瓣狭窄患者防止剧烈活动，严重者卧床休息，变换体位时，动作不要过急、过猛，防止心绞痛和晕厥发生，加强巡视，防止夜间猝死。观察患者是否咳嗽、咳痰，痰的性状和颜色，有无咳粉红色泡沫痰和卧位型心绞痛发生。保持大便通畅，避免排便用力而发生意外。需要注意的是，左心系统瓣膜病变心力衰竭主要表现为肺淤血和呼吸困难，而右心系统瓣膜病变主要表现为体静脉循环回流障碍，患者腹水和肢体水肿比较明显，注意二者的区别有助于判断患者病情严重程度和病情变化。

（2）改善心功能：保持病室安静，限制探视，避免感染；遵医嘱给予药物改善心功能，准确记录24 h尿量及出入量，严格液体出入管理。瓣膜病变不同治疗方式也不同，瓣膜狭窄以适度利尿减轻前负荷为主，重度狭窄，尤其是主动脉瓣重度狭窄不可大量利尿以免前负荷降低过多导致心输出量下降，而瓣膜关闭不全主要是前向血流减少，因此需同时利尿和增强心肌收缩力以增加前向血流，降低外周血管阻力。

（3）关注其他系统病变：心脏瓣膜疾病患者多为成人和老年人，年龄相关性疾病较多，包括呼吸系统疾病、高血压、冠心病和肿瘤等，部分患者甚至全身脏器功能减退或衰竭，护理中不可单纯注意瓣膜病变而忽视其他病变的可能性。

（4）术区准备：不同手术操作入路不同，术前询问医生，根据手术入路进行术区备皮。

（5）建立液体通路：通常介入治疗采用右侧肢体进行操作，但如果右侧肢体血管条件差或者存在某些病变，如血管狭窄或偏瘫，则需使用左侧肢体操作，建立输液通路时需根据患者具体情况确定，必要时需留置颈静脉通路，以免介入治疗时不能及时输入液体和药物。

2.术中护理

（1）手术体位：常规采取平卧位行股动脉及股静脉插管，部分患者可能需采用桡动脉和颈部血管作为入路，需根据个体情况和具体手术方式协助患者摆好手术体位。

（2）心电监测：心电监护导联应放于患者手臂或肩部，以消除医生胸部视野障碍。

（3）病情观察：严密观察生命体征及全身情况，保持压力连接管通畅。密切注意心率、心律的变化，准确记录心腔和大血管压力和压力曲线以便操作人员精准判断。实时压力检测非常重要，反应也最为迅速，也最为直接，一旦压力发生异常，需立即告知操作医师停止操作并采取相应措施。

（4）控制输液速度：心功能不全患者切忌短时间内输入大量液体，加重心脏负担，导致心力衰竭加重。术中应定时巡视，如输液是否通畅，有无渗漏，三通衔接是否牢固等。

（5）配合抢救：心脏瓣膜疾病介入治疗时病情变化快，由于心脏重构，心肌应激性增强，可随时发生恶性心律失常甚至猝死等并发症，而且瓣膜与其他组织结构关系密切，如冠状动脉和传导束等，经导管主动脉瓣置换术植入瓣膜可分别压迫冠状动脉和传导束，引起相应并发症。瓣膜狭窄球囊成形术者，如果瓣膜条件差，可导致瓣膜过度撕裂而出现重度关闭不全，引起严重血流动力学障碍。操作时抢救物品和药品应配置齐备，保证除颤器处于良好备用状态，备齐临时起搏电极和起搏器，一旦患者出现心率减慢需及时植入起搏电极，主动脉瓣置换术时常规植入临时起搏电极，需熟练掌握临时起搏器操作程序，一旦发生意外，立即配合医生抢救。

（6）防止血栓及空气栓塞：在操作过程中应充分肝素抗凝治疗，严格执行操作规程。

（7）拔管护理：手术完成后拔管时动作应轻柔，防止因疼痛或压迫过度致迷走神经反射而引起心动过缓、血压下降。部分鞘管比较粗、硬，末端弯曲，拔除时需防止鞘管刮伤血管壁，引起出血、血管夹层甚至破裂等。鞘管拔除后应在穿刺口压迫止血15～20 min，确认无出血后局部弹力绷带加压包扎，加压力度以能触摸到足背动脉

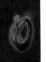
搏动为宜。

3. 术后护理

（1）严密监护：术后给予心电监护，每15～30 min 测体温、脉搏、呼吸及血氧饱和度并记录。密切观察心率、心律和呼吸频率和面容，心电图有无 ST 段下移及 T 波改变。听诊心音、杂音及肺部啰音。婴幼儿球囊主动脉瓣成形术后 2 h 内复查超声心动图及时除外心脏压塞。术后 24 h 常规进行超声心动图、心电图和胸部 X 线检查，发现可能出现的严重并发症。

（2）加强穿刺伤口及肢体观察与护理：术后平卧 20 h，术侧肢体伸直制动 6～12 h，动脉穿刺处盐袋局部压迫 6 h。密切观察穿刺处有无出血、渗血、红肿及皮下活动性出血等情况，保持伤口干燥、避免潮湿；严密观察术侧肢体足背动脉搏动、皮肤温度、颜色及双下肢粗细是否一致。24 h 拆除绷带查看伤口，无出血时逐渐增加活动量。对于伤口并无渗血，而面色苍白、血红蛋白下降者，需疑及腹腔内出血的可能。

（3）术后饮食：部分患者使用造影剂较多，术后需适当增加饮水量，以促进造影剂排泄，避免食用产酸、产气食物，如牛奶和豆制品等，以免引起腹胀等不适。

（四）并发症观察与处理

经静脉途径实施瓣膜介入治疗的并发症与先天性心脏病介入治疗相似。经导管主动脉瓣置换术由于患者均为老年人，血管条件差，全程经动脉操作，主动脉瓣与冠状动脉和传导束关系密切，因此需要重点关注以下并发症[16]：

1. 栓塞

老年人血管和瓣膜钙化多见，球囊扩张、输送鞘管刮碰，均可导致斑块脱落而引起栓塞，这种栓塞与因肝素化不足或操作时间长引起的血栓栓塞机制不同，处理困难，关键在于预防。

2. 心律失常与传导阻滞

经导管主动脉瓣置换术可因带瓣支架压迫传导束而引起房室传导阻滞，多发生于术后 1 周内，一旦发生需行起搏器治疗，药物治疗无效。瓣膜狭窄，尤其是主动脉瓣狭窄，可导致心肌显著增厚，从而引起恶性心律失常，即使狭窄解除，心肌重构仍需较长时间，因此即使瓣膜狭窄解除成功，半年内也不可剧烈运动，以免诱发心律失常。

3. 冠状动脉阻塞与心肌梗死

系经导管主动脉瓣置换术严重并发症之一，自体瓣膜上翻堵住冠状动脉开口，带瓣支架压迫冠状动脉均可引起。植入瓣膜时需行冠状动脉造影观察冠状动脉是否通畅，一旦发生心肌梗死表现，应收回瓣膜或者外科手术处理。

4. 瓣周漏

为经导管主动脉瓣置换术常见并发症，后果严重，可导致心力衰竭甚至死亡，如果发现存在瓣周漏，可考虑行瓣周漏封堵术或外科手术。

三、急性心肌梗死后室间隔穿孔的护理技术

室间隔穿孔（ventricular septal rupture，VSR）是急性心肌梗死（acute myocardial infarction，AMI）的一种少见的致命性并发症，占急性心肌梗死的 0.2%，病情凶险，病死率高，24 h 内可达 24%，1 周内可达 46%，2 个月内可达 67% 以上[17-18]。室间隔穿孔预后凶险的原因在于，发生室间隔穿孔的患者均为冠状动脉完全闭塞或者高度狭窄患者，而且侧支循环尚未建立，心肌坏死导致心功能严重受损，肺部淤血和体循环血压下降，而穿孔后大量左向右分流进一步导致血流动力学崩塌。早期室间隔穿孔均需外科手术治疗，近年来，随着室间隔缺损封堵术的全面开展，室间隔穿孔也可实施介入治疗，而且效果优于外科手术。研究显示，心肌梗死后 3 周内无论外科手术还是介入治疗，均效果欠佳，因此目前室间隔穿孔封堵均选择在心肌梗死 3 周后进行。如何使患者安全度过心肌梗死后 3 周的危险期，目前尚无较好方法，早期主动脉内球囊反搏（intra-aortic balloon pumping，IABP）虽然可以使部分患者获益，但仍存在某些争议[19]。室间隔穿孔封堵术与先天性肌部室间隔缺损封堵术操作基本相同，但由于室间隔穿孔病情凶险，大部分术前需行 IABP 治疗，因此独立介绍其护理特点。

（一）常见护理问题与诊断

1. 心源性休克

系室间隔穿孔后血流动力学急剧恶化引起，病情凶险，需立即抢救。

2. 疼痛

胸痛提示仍有缺血心肌，手术可引起伤口疼痛，长期卧床可导致背部疼痛。

3. 便秘

与紧张恐惧、长期卧床、进食少、不能下床排便、纤维素摄入不足和室间隔穿孔后心力衰竭所致胃肠功能紊乱有关。

4. 出血

心肌梗死并室间隔穿孔后往往需使用多种抗栓药物，如肝素、阿司匹林和氯吡格雷等。

5. 感染

与肺淤血、机体抵抗力下降和置管操作等有关，而一旦发生感染，尤其是肺内感染，又将进一步加重心力衰竭。

6. 潜在并发症

患者可出现血流动力学恶化、恶性心律失常甚至猝死，长期卧床可导致压疮和皮肤坏死，介入操作可引起瓣膜损伤，封堵器移位、脱落，残余分流及溶血等并发症。

（二）护理评估

1. 一般资料评估

除性别、年龄、身高、体重等常规评估外，尚需询问梗死前有无高血压、糖尿病病史，心肌梗死发病时间，梗死部位，是否行冠状动脉造影以及冠状动脉病变数目与严重程度，治疗过程和治疗后病情变化。

2. 专科症状、体征评估

（1）神志、面容、精神状况，是否可以平卧。

（2）体温、脉搏、呼吸、血压、心律、中心静脉压和尿量，重点关注心率、心律、血压和中心静脉压，必要时置 Swan-Ganz 漂浮导管，根据血流动力学变化，确定输液量和治疗方案。

（4）评估穿孔的位置，破裂口大小，是否为多发。

（5）心脏杂音性质和位置是否发生变化。

（6）皮肤是否完整，出入量是否平衡，有无感染征象。

3. 辅助检查评估

心电图观察 ST-T 变化和有无心律失常；超声心动图不仅可以诊断室间隔穿孔，显示室间隔穿孔部位和大小，还可估测肺动脉压，观察有无室壁瘤形成及室壁瘤大小，心脏有无节段性运动异常并评估心功能；心脏 X 线片可观察心脏形态，有无肺内感染等。实验室检查重点关注血电解质、肝肾功能、心肌酶、B 型利钠肽（BNP）和肌钙蛋白等。

（四）护理措施

1. 术前护理

（1）严密监护：室间隔穿孔患者病情重，预后凶险，病情变化快，需持续床边心电监护，严密观察患者生命体征，注意有无血压进行性下降和呼吸频率改变，并监测血氧饱和度；动态观察心电图变化，及时发现各种恶性心律失常，警惕心室颤动和传导阻滞发生；观察患者面色及末梢循环情况，注意有无尿量减少、皮肤湿冷及神志改变，维持酸碱平衡，保证组织灌注，防止心源性休克。

（2）改善心功能：急性期绝对卧床休息，呼吸困难不能平卧者调整为端坐卧位，吸氧。保持环境安静，严格限制探视，避免感染。遵医嘱给予强心、利尿药，准确记录 24 h 出入液量及每小时尿量，严格控制液体输入速度，保证有效血容量的同时，防止出现肺水肿或心力衰竭加重。监测血糖及离子，及时发现血糖异常及离子紊乱。加强基础护理及生活护理，指导床上排尿、排便，视病情采取渐进式床上活动。加强皮肤护理，活动受限和长期卧床者可视病情给予美皮康或坦银离子藻酸盐（康乐保）渗液吸收贴减压保护，防止压疮发生。平衡饮食，少量多餐，给予易消化食物，避免排便用力，必要时遵医嘱给予缓泻剂，保持大便通畅。

（3）药物治疗：治疗的根本目的为增加左心室排血量以满足主要脏器灌注需要，防止心力衰

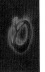

竭。严格用药管理，药物剂量按患者体质量配置，确保药物输注的精准无误。用药期间密切观察血压和尿量变化，监测血电解质，防止低血钾。如果体循环血压难以维持或者患者出现心源性休克，应尽快予以 IABP 等心脏机械辅助装置，以维持心功能稳定，增大舒张期冠状动脉灌注压和周围组织血液灌注。

2. 主动脉内球囊反搏辅助循环护理

（1）平卧位或床头抬高≤ 30°，妥善固定导管，术侧肢体制动，防止导管脱出。

（2）监测 IABP 波形变化，观察反搏效果（图 37-7）。如突然出现尿量锐减需怀疑是否为球囊移位所致。

（3）观察术侧肢体感觉、温度、皮肤颜色、有无动脉搏动减弱或消失等下肢血栓发生倾向。抬高下肢 15°～ 30°，避免屈膝屈髋，以免球囊打折引起停搏。

（4）每天观察穿刺处有无渗血及敷贴松动，如有异常立即更换，避免感染和出血。若球囊导管内出现血液，提示球囊破裂，应立即更换。

（5）严密观察心功能变化，及时调整血管活性药物剂量，如病情显著改善，可遵医嘱逐渐减少反搏频率直至停机。

（6）监测凝血，防止出血及血栓形成。

（7）抢救设备及药品：床旁配备除颤仪、临时起搏器和抢救用药，须保证各种急救物品和药品处于完好备用状态。

3. 封堵术前特殊准备

（1）根据患者具体情况决定术前 3 ～ 5 日是否停用阿司匹林及氯吡格雷等抗血小板药物。

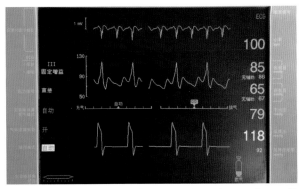

图 37-7　主动脉内球囊反搏实时监测。不仅要观察显示数据，同时尚需观察波形是否正常

（2）拟行介入治疗术前禁食水 4 ～ 6 h。

（3）留置导尿。

（4）由于患者病情危重，随时可能出现传导阻滞、恶性心律失常和心力衰竭加重，因此在送往导管室途中均需严密心电监护，同时携带急救器材和药品，并有医护人员陪同。

4. 术中和术后护理

与先天性室间隔缺损封堵术相似。需要注意的是，虽然室间隔穿孔封堵术后血流动力学迅速改善，体循环血压上升，部分患者可短期内迅速撤除 IABP，但可能出现以下紧急状况：

（1）坏死心肌导致恶性心律失常，因此术后心电监测时间宜适当延长，确定心律平稳后方可停止监测。

（2）封堵器移位、脱落和残余分流发生率较先天性肌部室间隔缺损封堵术更高，这主要与室间隔穿孔发病机制有关。一方面，心肌梗死后心肌重构，坏死心肌将随之变薄导致穿孔，梗死的延展和扩展可使穿孔增大；另一方面，由于室间隔穿孔系心肌坏死撕裂所致，穿孔周围极不规则[20]，呈隧道形，内部仍有肌肉组织相互连接（图 37-8）。这种结构导致封堵器无法完全关闭穿孔，从而产生残余分流，而随着穿孔内心肌的坏死和扩大，则有可能出现封堵器移位与脱落。

心肌梗死后室间隔穿孔患者介入术后仍需严密观察病情变化，加强临床护理不能掉以轻心，防止患者可能出现的任何意外情况，保证抢救治

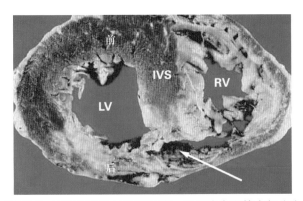

图 37-8　室间隔穿孔的解剖形态。由于病变血管大部分为前降支，穿孔部分多位于靠近心尖的肌部室间隔，与先天性室间隔缺损边缘相对规整不同，室间隔穿孔系心肌坏死后撕裂所致，故缺损大而不规整

LV：左心室；RV：右心室；IVS：室间隔[19]

疗及时有效。

四、左心耳封堵术介入治疗的护理技术

心房颤动是常见的心律失常，我国 35 ～ 59 岁人群心房颤动患病率高达 0.77%[21]。心房颤动最常见并发症为脑卒中，研究显示，约 25% 的脑卒中系心房颤动所致，非瓣膜性心房颤动患者的 90% 血栓来源于左心耳[22]。左心耳（图 37-9）呈 "口小肚子大" 形态，心房颤动发生后，一方面左心房规律收缩消失，左心耳内血液不流动，另一方面左心耳心内膜纤维化也有助于血栓形成。

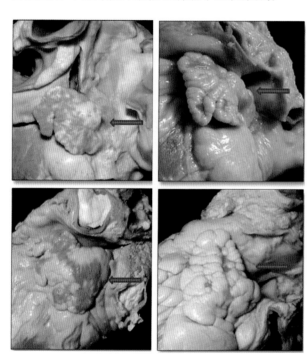

图 37-9 左心耳形态。左心耳位于心脏左后上方，不同人左心耳形态不同[23]

近年来，诸多研究显示，封堵左心耳可降低心房颤动脑卒中发生率[24]，并已研制出多种封堵器。单纯心房颤动患者虽然心功能有所降低，但绝大部分处于正常范围，封堵器材质与先天性心脏病封堵器相同，而形态不同。护理要点与先天性心脏病介入治疗相似，不同之处在于：①左心耳封堵术对象为存在心房颤动并且具有脑栓塞高风险患者，因此术前严格评估患者脑栓塞风险非常重要；②与房间隔缺损不同，左心耳封堵操作心腔为左心房，因此必须严格控制气体和血栓栓

塞；③左心耳心肌非常薄，而封堵器均带有锚钩，因此封堵术后出现心包积液不可避免，具体处理措施取决于积液量多少；④术后抗栓治疗更加严格。

（一）常见护理问题与诊断

左心耳封堵术常见问题与其他心脏病介入治疗大部分相同，不同之处如下：

1. 误吸

左心耳封堵术前均需行经食管超声检查，观察左心耳形态，测量左心耳大小，并观察其内是否存在血栓，术中操作需全身麻醉并再次行经食管超声检测，指导房间隔穿刺，观察是否存在残余漏，封堵器形态是否理想。无论是局部麻醉还是全身麻醉，经食管超声心动图检查均存在呕吐物误吸的可能。

2. 潜在并发症

除常规心导管术并发症外，以心包积液、心脏压塞和空气 / 血栓栓塞较多见。

（二）护理评估

1. 一般资料评估

与常规心血管疾病介入治疗相同。

2. 专科症状体征评估

除心血管疾病介入治疗常规外，重点评估以下内容：

（1）心房颤动时间与性质，是持续性还是阵发性心房颤动。

（2）按照 CHA2DS2-VASc 评分表（表 37-1）

表 37-1 CHA2DS2-VASc 评分表	
危险因素	分值
充血性心力衰竭 / 左心功能不全	1
高血压	1
年龄 ≥ 75 岁	2
糖尿病	1
卒中 /TIA/ 血栓病史	2
血管病变	1
年龄 65 ～ 74 岁	1
性别（女性）	1
总分	9

TIA：短暂性脑缺血发作

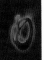

和 HAS-BLED 评分表（表 37-2）对患者进行评估，CHA2DS2-VASc 评分 ≥ 2 分，HAS-BLED 评分 ≥ 3 分方具有左心耳封堵术适应证，同时询问抗凝药物使用情况，有无华法林等抗凝药物使用禁忌证。

（3）经食管超声判断左心耳形态、开口最大直径、深度，与左肺静脉关系。

3. 辅助检查评估

需行动态心电图和经食管超声心动图检查，既往有卒中史者，应行头部 CT 或 MRI 检查。

（三）护理措施

（1）围术期护理：与其他心血管疾病介入治疗相同。

（2）潜在并发症观察与处理：左心耳封堵术并发症大部分与心导管术相同，其多发而具有自身特点的并发症如下：

1）心包积液/心脏压塞：任何心脏介入治疗均可出现此种并发症，左心耳封堵术出现心包积液/心脏压塞的关键在于寻找原因，可存在这三种情况：穿刺房间隔位置不佳刺破心房壁；封堵器锚钩刺破左心耳壁；封堵器或导管刺破心房壁或肺静脉。由于左心耳壁非常薄而封堵器必须使用锚钩，因锚钩刺伤心耳壁而出现术后心包积液几乎不可避免，但这种积液通常量不多，可以继续观察，而其他方式导致心脏压塞则必须紧急处理。

2）封堵器脱落：偶有发生，与先天性心脏病介入术时的封堵器通常脱落至右心系统不同，左心耳封堵器一旦发生脱落，必然位于左心系统，

导致经导管取出封堵器困难，而且容易因经导管取封堵器而进一步引发其他并发症。

3）空气/血栓栓塞：由于是在左心房内操作，一旦进入空气，必然导致冠状动脉、脑和周围动脉栓塞，尤其是冠状动脉和脑动脉栓塞，后果严重。此外，左心系统为高凝系统，当肝素化不足或导管长时间置于左心房内更容易诱发血栓形成。术中应严密观察，操作过程中有无气泡从导管和输送鞘进入体内，是否有 ST 段抬高，撤出导管或封堵器时是否附有血栓，如果操作时间延长，要定时追加肝素，常规是操作时间超过 1 h 要追加 1000 U 肝素。患者清醒后观察有无失语、偏瘫、意识障碍，有无肢体疼痛与感觉障碍，观察肢体皮肤颜色，触摸肢体远端动脉搏动。

（3）术后抗血小板或抗凝治疗：左心耳封堵术后如何选用抗栓/抗凝治疗存在一定争议，也与先天性心脏病封堵术后仅抗血小板治疗半年不同，通常左心耳封堵器植入术后至少接受 45 天的华法林抗凝治疗，然后采用双联抗血小板即氯吡格雷和阿司匹林药物，6 个月后单独口服阿司匹林。

参考文献

[1] 朱鲜阳，肖家旺. 结构性心脏病认识与进展. 中国实用内科杂志，2013，33：256-258.

[2] Nydegger A, Bines JE. Energy metabolism in infants with congenital heart disease. Nutrition, 2006, 22: 697-704.

[3] 中华儿科杂志编辑委员会，《中华医学杂志英文版》编辑委员. 先天性心脏病经导管介入治疗指南. 中华儿科杂志，2004，42：234-239.

[4] 中国医师协会心血管内科医师分会先心病工作委员会. 常见先天性心脏病介入治疗中国专家共识. 介入放射学杂志，2011，20：3-9.

[5] 唐立鸿，薛玉梅. 膜周部室间隔缺损介入封堵术对传导系统影响及其防治的相关研究进展. 中国介入心脏病学杂志，2017，25：290-292.

[6] 中华医学会心血管病学分会结构性心脏病学组，中国医师协会心血管内科医师分会结构性心脏病专业委员会. 中国动脉导管未闭介入治疗指南 2017. 中国介入心脏病学杂志，2017，25：241-248.

[7] 张慧慧，王玲玲，于晨曲，等. 室间隔缺损相关性重度肺高压围手术期肺高压危象的预防及护理. 中国实用护理杂志，2018，34：705-708.

表 37-2 HAS-BLED 出血风险评估表

字母	临床特点	计分
H	高血压（收缩压 > 160 mmHg）	1
A	肝、肾功能异常（各 1 分）	1 或 2
S	卒中史	1
B	出血史	1
L	INR 值波动	1
E	老年（年龄 > 65 岁）	1
D	药物（抗血小板药物联用或非甾体抗炎药）或嗜酒（各 1 分）	1 或 2

［8］Sun YP，Homma S. Patent foramen ovale and stroke. Circ J，2016，80：1665-73.

［9］刘扬，陈伟红，李睿，等.卵圆孔未闭的研究进展.国际心血管病杂志，2018，45：132-135.

［10］Mas JL，Derumeaux G，Guillon B，CLOSE Investigators. Patent foramen ovale closure or anticoagulation vs. antiplatelets after Stroke. N Engl J Med，2017，377：1011-1021.

［11］王豪，孙园园，邓雅琴，等.隐源性缺血性脑卒中合并卵圆孔未闭的临床及影像学检查分析.中国现代医学杂志，2019，29：67-70.

［12］王文婷，黄海韵，柳强维，等.经胸超声心动图结合右心声学造影在判断卵圆孔未闭右向左分流中的临床价值.第三军医大学学报，2017，39：1648-1653.

［13］王胰，曾杰，李文华，等.改良右心声学造影与传统右心声学造影对照研究.中华医学超声杂志（电子版），2016，13：191-197.

［14］Mack MJ，Leon MB，Thourani VH，et al. PARTNER 3 Investigators. Transcatheter aortic-valve replacement with a balloon-expandable valve in low-risk patients. N Engl J Med，2019. doi：10.1056/NEJMoa1814052.［Epub ahead of print］.

［15］Patel A，Bapat V. Transcatheter mitral valve replacement：device landscape and early results. EuroIntervention，20174，13：AA31-AA39.

［16］Arora S，Misenheimer JA，Ramaraj R. Transcatheter aortic valve replacement：comprehensive review and present status. Tex Heart Inst J，2017，44：29-38.

［17］Zhu XY，Qin YW，Han YL，et al. Long-term efficacy of transcatheter closure of ventricular septal defect in combination with percutaneous coronary intervention in patients with ventricular septal defect complicating acute myocardial infarction：a multicentre study. EuroIntervention，2013，8：1270-1276.

［18］张端珍，朱鲜阳，韩雅玲，等.经导管室间隔穿孔封堵术的临床效果.中国介入心脏病学杂志，2015，23：541-544.

［19］Birnbaum Y，Fishbein MC，Blanche C，et al. Ventricular septal rupture after acute myocardial infarction. N Engl J Med，2002，347：1426-1432.

［20］陈伟伟，高润霖，刘力生，等.中国心血管病报告2013概要.中国循环杂志，2014，29：487-491.

［21］Alipour A，Swaans MJ，van Dijk VF，et al. Ablation for atrial fibrillation combined with left atrial appendage closure. JACC Clin Electrophysiol，2015，1：486-495.

［22］Reddy VY，Doshi SK，Kar S，PREVAIL and PROTECT AF Investigators.5-Year outcomes after left atrial appendage closure：from the PREVAIL and PROTECT AF trials. J Am Coll Cardiol，2017，70：2964-2975.

［23］Beigel R，Wunderlich NC，Ho SY，Arsanjani R，Siegel RJ. The left atrial appendage：anatomy，function，and noninvasive evaluation. JACC Cardiovasc Imaging，2014，7：1251-1265.

［24］Reddy VY，Holmes D，Doshi SK，et al. Safety of percutaneous left atrial appendage closure：results from the watchman left atrial appendage system for embolic protection in patients with AF（PROTECT AF）clinical trial and the continued access registry. Circulation，2011，123：417-424.

索　引